Oralpathologie: Mundhöhle, angrenzendes Weichteil- und Knochengewebe

Springer-Verlag Berlin Heidelberg GmbH

Gerhard Seifert (Hrsg.)

Oralpathologie

Mundhöhle, angrenzendes Weichteil- und Knochengewebe

Mit Beiträgen von

A. Burkhardt · K. Morgenroth · G. Seifert

Zweite, völlig neu bearbeitete Auflage
mit 339 Abbildungen in 424 Einzeldarstellungen und 65 Tabellen

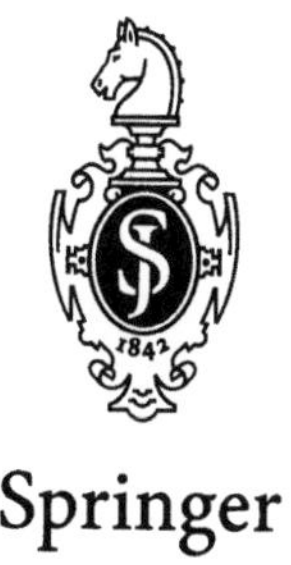

Springer

Sonderausgabe von Spezielle pathologische Anatomie, Band 1/III, 2. Auflage
Herausgegeben von Gerhard Seifert

ISBN 978-3-642-63053-8 ISBN 978-3-642-57026-1 (eBook)
DOI 10.1007/978-3-642-57026-1

Die Deutsche Bibliothek - CIP-Einheitsaufnahme
Oralpathologie. - [Sonderausg.], 2., völlig neu bearb. Aufl. - Berlin ; Heidelberg ; New York ; Barcelona
Hongkong ; London ; Mailand ; Paris ; Singapur ; Tokio : Springer
Mundhöhle, angrenzendes Weichteil- und Knochengewebe : mit 65 Tabellen / mit Beitr. von
A. Burkhardt ... - 2000
ISBN 978-3-642-63053-8

Springer-Verlag ist ein Unternehmen der Fachverlagsgruppe BertelsmannSpringer.

Ursprünglich erschienen bei Springer-Verlag Berlin Heidelberg New York 2000
Softcover reprint of the hardcover 2nd edition 2000

Reproduktion der Abbildungen: AM-productions, Wiesloch
Satz: Fotosatz-Service Köhler GmbH, Würzburg
Druck- und Bindearbeiten: Konrad Triltsch, Graphischer Betrieb, Würzburg

Gedruckt auf säurefreiem Papier SPIN 10744004 24/3135/op - 5 4 3 2 1 0

Autoren

BURKHARDT, A., Prof. Dr. med.
Pathologisches Institut, Kreiskliniken Reutlingen
Steinenbergstraße 31, 72764 Reutlingen

MORGENROTH, K., Prof. Dr. med.
Abteilung Pathologie, Ruhr-Universität Bochum
Universitätsstraße 150, 44710 Bochum-Querenburg

SEIFERT, G., Prof. Dr. med.
Institut für Pathologie der Universität Hamburg
Martinistraße 52 UKE, 20246 Hamburg

Vorwort des Herausgebers

Die Oralpathologie als Teil der speziellen Pathologie hat seit der 1. Auflage des Bandes 1 des Gesamtwerkes der „Speziellen pathologischen Anatomie“ auch in Deutschland eine stärkere Bedeutung erlangt, nachdem zuvor bereits in den USA, in Japan sowie in Europa, speziell in Skandinavien und England, die Entwicklung zu einer selbständigen Fachdisziplin eingetreten war. Die Entwicklungstendenzen der Oralpathologie wurden im Vorwort zu Band 1/I dargelegt. In der Zwischenzeit ist die Oralpathologie in das umfassendere Gebiet der „Head and Neck Pathology“ integriert worden. In der „Head and Neck Working Group“ der European Society of Pathology haben sich Pathologen aus zahlreichen europäischen Ländern ein Forum geschaffen, das durch Symposien, Schnittseminare und andere Veranstaltungen auf den Kongressen der European Society of Pathology wissenschaftliche Schwerpunkte setzt und zugleich die Fortbildung auf diesem speziellen Gebiet der Pathologie fördert. Die Bände über die Oralpathologie (1/I–1/III) und die „HNO-Pathologie“ (4) repräsentieren somit das Gesamtspektrum der „Head and Neck Pathology“. Die Oralpathologie umfaßt drei Teilbände. Der 1966 erschienene Teilband 1/I bringt einen aktuellen Überblick über die „Pathologie der Speichedrüsen“, der 1988 erschienene Teilband 1/II eine detaillierte Abhandlung der „Pathologie von Zahnsystem und Kiefer“. In dem jetzt vorgelegten Teilband 1/III wird eine ausführliche Dokumentation der „Pathologie der Mundhöhle mit angrenzendem Weichteil- und Knochengewebe“ vorgelegt. Im angelsächsischen Schrifttum liegen zu dieser Thematik zahlreiche umfangreiche Lehrbücher, Atlaswerke und spezielle Monographien vor. Aus der Fülle der Publikationen seien nur „Biopsy Pathology of the Oral Tissues“ von Odell u. Morgan, „Lucas’ Pathology of Tumors of the Oral Tissues“ (5. Auflage) von Cawson, Speight, Binnie u. Wright“ und „Color Atlas of Oral Diseases. Clinical and Pathologic Correlations“ (2. Auflage) von Cawson, Binnie u. Eveson genannt. Auf die deutschsprachigen Bücher, die vorwiegend auf studentische Belange insbesondere der Zahnmediziner ausgerichtet sind, wurde im Vorwort zu Band 1/II näher eingegangen. Das neuerdings erschienene umfassende Standardwerk „Erkrankungen des Mundes. Ein interdisziplinäres Handbuch und Atlas“ von dem Dermatologen O. Hornstein ist überwiegend klinisch orientiert und mit einem vorzüglichen Bildmaterial ausgestattet.

Vor diesem Hintergrund füllt der Band 1/III eine Lücke im deutschsprachigen Schrifttum aus und bringt eine ausführliche Abhandlung der speziellen Pathologie der Mundhöhle unter besonderer Berücksichtigung der im Schrifttum weit gestreuten morphologischen Befunde.

Im einleitenden 1. Kapitel wird die normale Struktur der oralen Mukosa bezüglich der topographischen Anatomie, der vaskulären und nervalen Versorgung sowie des histologischen Bauplans in den verschiedenen Mundschleimhautregionen einschließlich der Immunhistologie und Ultrastruktur näher analysiert und auch auf die Alterswandlungen der Mundhöhle eingegangen.

Das 2. Kapitel über die Entwicklung der Mund-, Kiefer- und Gesichtsregion bildet die Grundlage für das 3. Kapitel mit der ausführlichen Dokumentation der Fehlbildungen, Heterotopien und Anomalien der Mund-, Kiefer- und Gesichtsregion. Bei der Klassifikation der Fehlbildungen werden grundlegende Defekte, Doppelbildungen und Teratome ebenso abgehandelt wie Aplasien, Hypo- und Hyperplasien. Besonders eingehend wird wegen der klinischen Bedeutung auf die Spaltbildungen (ventrale Dysraphien) und fissurale Zysten eingegangen, im weiteren auf kombinierte Fehlbildungen und Fehlbildungssyndrome.

Den metabolischen Veränderungen (Pigmentablagerungen, Amyloidosen, extraossäre Kalzinosen und Ossifikationen, Intoxikationen u. a.) und den vaskulären Veränderungen sind weitere Kapitel gewidmet. Von klinischer Relevanz sind die Kapitel über die „Beteiligung der Mundschleimhaut bei Dermatosen, Allgemeininfektionen und systemischen Erkrankungen“ und die „Entzündungen der Mundschleimhaut (Stomatitis)“ mit den verschiedenen histologischen Erscheinungstypen, Aphthosen, viralen und mykotischen Infektionen sowie besondere topische Aspekte der Entzündungen im Bereich der Lippen und Zunge.

Im Mittelpunkt der Oralpathologie stehen die Oraltumoren. Nach den Kapiteln über „Benigne epitheliale Tumoren“ und „Prämaligne orale Veränderungen (Präkanzerosen)“ folgt im 10. Kapitel eine umfassende Dokumentation des Oralkarzinoms mit Tumorstadien, Tumordifferenzierung und Prognosefaktoren wie DNA-Analyse, Proliferationsmarker, Angioneogenese und Tumorinvasionsfront. Beim Plattenepithelkarzinom (PEK) werden die Pathohistologie ebenso berücksichtigt wie die Befunde der Immunhistochemie sowie die Bedeutung der Proto-Onkogene, Suppressor-Gene und genetischen Aberrationen für die Prognose und Therapie. Zu den Formvarianten des PEK gehören das adenoidsquamöse, basaloidsquamöse und adenosquamöse PEK, zu den sonstigen Formen des PEK das verruköse Karzinom (Ackerman-Tumor), das Carcinoma cuniculatum, das Spindelzellkarzinom und weitere seltenere Entitäten. Abschließend wird auf den zervikalen Lymphknotenstatus als Prognosemarker und Therapie-induzierte Veränderungen beim PEK eingegangen.

In weiteren Kapiteln werden die mesenchymalen oralen Tumoren nach den Prinzipien der WHO-Klassifikation, die melanozytären (melanogenen) oralen Tumoren und sonstige seltenere orale Tumoren ausführlich analysiert.

Im Rahmen der Oralmedizin kommt der Beteiligung der Mundhöhle an systemischen Krankheiten eine besondere Bedeutung zu. Hierzu gehören die Hämoblastosen und malignen Lymphome sowie destruierende Läsionen mit umstrittener Ätiologie wie das Mittellinien-Syndrom, die Wegener-Granulomatose oder die Langerhans-Zellgranulomatose. Von praktischer Relevanz ist auch das Kapitel über „Reaktive und tumorartige Läsionen“ mit ausführlicher Erörterung der differentialdiagnostischen Kriterien.

Bei den Metastasen extraoraler Primärtumoren wird eine systematische Klassifikation der Metastasen nach der Lokalisation der Primärtumoren und dem Sitz der oralen Metastasen vorgenommen und vor allem auf den Umstand hingewiesen, daß in zahlreichen Fällen die orale Metastase die erste klinische Manifestation eines bis dahin unbekannten okkulten Primärtumors darstellt.

In einem Abschlußkapitel wird eine kurze Übersicht über topische Besonderheiten der Lippen, Zunge, Wangen, Gaumen und Gingiva gebracht.

Im Teilband 1/III wird in insgesamt 18 Kapiteln eine Aktualisierung des gesamten Wissensstandes unter besonderer Berücksichtigung der umfangreichen Literatur vorgenommen. Die zahlreichen Abbildungen und Tabellen sollen sowohl dem Pathologen als auch dem interessierten Kliniker den weiteren Zugang zu den vielfältigen Krankheiten der Mundhöhle ermöglichen. Der Band wendet sich daher besonders auch an die Fachdisziplinen der Zahnmedizin, Mund-, Kiefer- und Gesichtschirurgie, Hals-, Nasen- und Ohrenheilkunde sowie an die Dermatologie und Innere Medizin.

Bei den beteiligten Autoren – Herrn Professor Dr. Morgenroth, Bochum und Herrn Professor Dr. Burkhardt, Reutlingen – handelt es sich um Experten auf dem Gebiet der Oralpathologie, denen mein besonderer Dank für das Engagement bei der Gestaltung einzelner Kapitel gilt. Herausgeber und Autoren geben der Hoffnung Ausdruck, mit dem Erscheinen dieses Bandes einen aktuellen informativen Beitrag zur Klinik und Pathologie der Mundhöhle erbracht zu haben.

Zusätzlich zu meinem herzlichen Dank an die beteiligten Autoren möchte ich Frau Stephanie Benko und Frau Inge Oppelt von der Abteilung Buchherstellung des Springer-Verlages dafür danken, daß sie die Vorbereitung und Drucklegung dieses Bandes stets mit großer Umsicht und präziser Zusammenarbeit geleistet haben. Mein weiterer Dank gilt ebenso Herrn Professor Dr. phil. Dietrich Götze und Frau Dr. Agnes Heinz für die stets verständnisvolle Förderung und Unterstützung der Konzeption des Gesamtwerkes „Spezielle pathologische Anatomie“ auch in kritischen und wirtschaftlich schwierigen Zeiten.

Mein besonderer persönlicher Dank gilt meiner Sekretärin Frau Monika Schacht für ihre ständige Einsatzbereitschaft und tatkräftige Unterstützung meiner Arbeit als Herausgeber. Zum Gelingen dieses Werkes hat auch der Leiter des Photolabors am Institut für Pathologie, Herr Koppelmeyer, wesentlich beigetragen. Mein Dank richtet sich auch an die zahlreichen Kollegen für die freundliche Überlassung von Bildmaterial. Einzelheiten über die Herkunft der Abbildungen finden sich in den jeweiligen Bildlegenden.

Hamburg, Mai 2000 Gerhard Seifert

Inhaltsverzeichnis

Kapitel 1

Normale Struktur und Alterswandlungen der Mundschleimhaut

G. Seifert

Kapitel 2

Entwicklung der Mund-, Kiefer- und Gesichtsregion . . . 39

A. Burkhardt

Kapitel 3

Fehlbildungen, Heterotopien und Anomalien der Mund-, Kiefer- und Gesichtsregion

A. Burkhardt

Kapitel 4

Metabolische Veränderungen

G. Seifert

Kapitel 5

Vaskuläre Veränderungen

G. Seifert

Kapitel 6

Beteiligung der Mundschleimhaut bei Dermatosen, Allgemeininfektionen und systemischen Erkrankungen

K. MORGENROTH

Kapitel 7

Entzündungen der Mundschleimhaut (Stomatitis)

K. MORGENROTH

Kapitel 8

Benigne epitheliale orale Tumoren

K. Morgenroth

Kapitel 9

Prämaligne orale Veränderungen (Präkanzerosen)

G. Seifert

Kapitel 10

Orale Karzinome

G. SEIFERT

Kapitel 11

Mesenchymale orale Tumoren

G. Seifert

Kapitel 12
Melanozytäre (melanogene) orale Tumoren
G. Seifert

Kapitel 13

Sonstige orale Tumoren

G. Seifert

Kapitel 14

Hämoblastosen, maligne Lymphome

G. Seifert

Kapitel 15

Destruierende Läsionen umstrittener Ätiologie

G. Seifert

Kapitel 16

Reaktive und tumorartige Läsionen

G. Seifert

Kapitel 17
Metastasen extraoraler Tumoren
G. Seifert

Kapitel 18
Topische Besonderheiten der Mundhöhle
G. Seifert

Kapitel 1

Normale Struktur und Alterswandlungen der Mundschleimhaut

G. Seifert

1 Anatomie

Die Mundhöhle mit ihren vielfältigen Strukturen bildet den Mittelpunkt des sog. „orofazialen Systems“ (Schumacher 1991) als komplexen biologischen Funktionskreis. Die Hauptaufgaben dieses Systems sind mastikatorische Funktionen bei der Nahrungsaufnahme und -verarbeitung, die Rezeption von Tastempfindungen und Geschmacksreizen, die Mitwirkung bei der Sprachbildung und bei der Mimik mit ihrer besonderen Bedeutung für die Physiognomie und menschliche Verständigung.

Die kontinuierliche Schleimhautauskleidung stellt eine primäre Strukturbarriere zwischen äußerem und innerem Umweltmilieu dar und schützt gegen mechanische und toxische Schädigungen, Mikroorganismen und Flüssigkeitsverluste. Regionale Variationen der Struktur werden als Folge einer funktionellen Anpassung an mechanische Belastungen beim Kauakt interpretiert (Squier u. Meyer 1971; Mackenzie u. Binnie 1983). Unter dem Begriff der „oralen Strukturbiologie“ wird eine zusammenfassende Betrachtung von Entwicklung, Makroanatomie, Histologie und Histopathologie vorgenommen, wobei besonders die zelluläre Aktivität unter normalen und pathologischen Bedingungen analysiert wird (Schroeder 1991, 1992, 1997).

Die topographische Einteilung der Mundhöhle muß sowohl die makroskopischen Bauprinzipien als auch das für die Klinik und operative Taktik wichtige System der Gefäß- und Nervenversorgung der Mundhöhle (Tillmann 1997) berücksichtigen. Angesichts des umfangreichen Schrifttums der Zahn-, Mund- und Kieferheilkunde können in diesem Einleitungskapitel nur die für den Pathologen besonders relevanten Aspekte berücksichtigt werden.

1.1 Mundhöhle (Cavum oris)

Die Mundhöhle (Cavum oris) als Anfangsteil des Verdauungstraktes geht ventral am Lippenrot in die äußere Haut und dorsal an der Schlundenge (Isthmus faucium) in den Pharynx über (Abb. 1.1). Beim Kieferschluß durch die Alveolarfortsätze und Zahnreihen des Ober- und Unterkiefers wird sie in zwei Höhlen unterteilt. Der kleinere Mundvorhof (Vestibulum oris) ist ein hufeisenförmiger Spaltraum, der ventral durch die Lippen und Wangen und dorsal von der Alveolarschleimhaut, dem Zahnfleisch sowie den labialen und bukkalen Zahnoberflächen begrenzt wird. Die größere eigentliche Mundhöhle (Cavum oris proprium) ist ventral und lateral von den lingualen und palatinalen Zahnoberflächen sowie

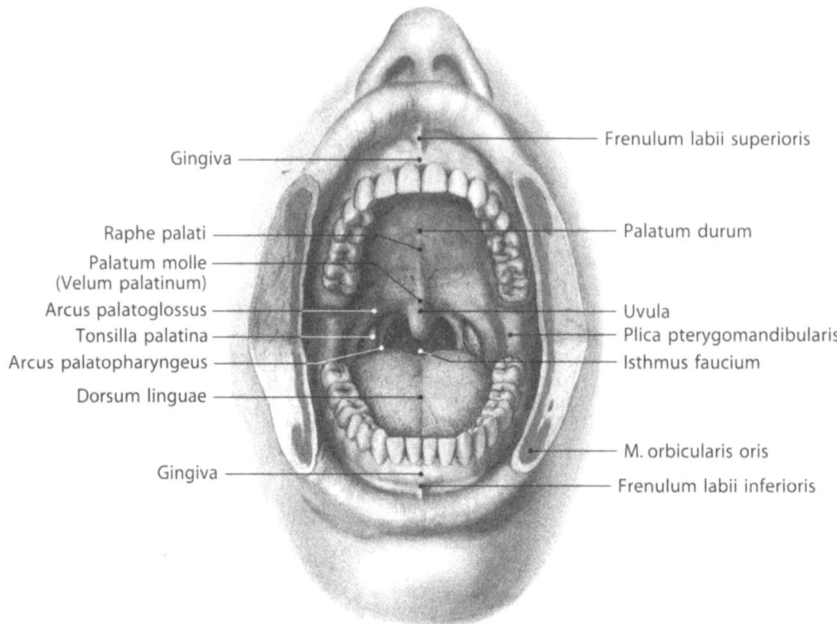

Abb. 1.1. Mundhöhlenvorhof und Mundhöhle mit Rachenenge. Anschnitt der Wangen und der Lippen. (Mod. nach Tillmann 1997)

dem Zahnfleisch umgeben, kranial vom harten und weichen Gaumen, kaudal von Zunge und Mundboden und dorso-lateral von den Gaumenbögen und Tonsillarnischen. Bei der Begrenzung der beiden Höhlen handelt es sich teils um knöcherne Strukturen (Ober- und Unterkiefer), teils um Weichteile (Muskulatur und Bindegewebe mit Einschluß von Gefäßen und Nerven). In das Lumen der Mundhöhle ragen der knöcherne Alveolarfortsatz mit den Zähnen, die vorwiegend aus Muskulatur aufgebaute Zunge und die Gaumentonsillen hinein. Einen weiteren Raum bildet das retromolare Dreieck, welches von der Rückseite des letzten oberen Molaren bis zur Rückseite des letzten unteren Molaren reicht.

Das Vestibulum oris wird ventral in der Medianebene durch ein oberes und unteres Lippenbändchen (Frenulum labii superioris et inferioris) unterbrochen. Lateral des oberen 2. Molaren mündet beiderseits auf kleinen papillären Erhebungen der Wangenschleimhaut (Papillae parotideae) der Ausführungsgang (Ductus parotideus) der Parotis.

Im Cavum oris proprium sind in der Medianebene ebenfalls Schleimhauterhebungen vorhanden. Hierzu gehören das Zungenbändchen (Frenulum linguae), welches die Zungenunterseite mit dem Mundboden und dem Zahnfleisch verbindet. Beiderseits dieses Bändchens finden sich papilläre Erhebungen (Carunculae sublinguales), auf denen die Ausführungsgänge der Glandula submandibularis und der Glandula sublingualis münden. Nach lateral-dorsal sind die Plicae sublinguales entwickelt, auf deren Kamm die Ausführungsgänge der Glandulae sublinguales minores ausmünden. Der harte Gaumen wird in der Medianebene durch die Raphe palati in zwei Hälften unterteilt.

Tabelle 1.1. Funktionelle Gliederung der oralen Mukosa

Schleimhauttyp	Schleimhautregion
Mastikatorischer Typ (Lokostabile Mukosa) 4 schichtiges verhornendes Plattenepithel mit Ortho- und/oder Parakeratose sowie Stratum corneum Tiefe Reteleisten Schmale faserreiche Lamina propria	Zahnfleisch, harter Gaumen
Auskleidender („lining") Typ (Lokolabile Mukosa) 3schichtiges nichtverhornendes Plattenepithel mit Stratum superficiale Flache Reteleisten Breite lockere Lamina propria	Lippe, Wange, Vestibulum oris, weicher Gaumen, Mundboden, Zungenunterseite
Spezialisierter Typ	Zungenoberfläche mit Geschmacksknospen
Merkel-Zellen	Gingiva, Gaumen

Funktionell werden drei Mundhöhlenbezirke unterschieden (Tabelle 1.1):

- der „mastikatorische" Bezirk im Gebiet des Zahnfleisches und des harten Gaumens,
- der „auskleidende" Bezirk im Gebiet der Lippen, Wangen, des alveolären Vestibulums, Mundbodens, der Zungenunterseite und des weichen Gaumens und
- der „spezialisierte" Bezirk im Gebiet der dorsalen Zungenoberfläche mit den Geschmacksknospen.

Über der Mundhöhle liegen die Nasen- und Nasennebenhöhlen, die zusammen mit dem Ober- und Unterkiefer, den Augen, der Stirn und den bedeckenden Weichteilen das menschliche Gesicht bilden.

1.2 Lippen

Das Lippenrot stellt die Übergangszone (Saumgebiet) zur äußeren Haut dar. Die medianen Schleimhautfalten der Ober- und Unterlippe (Frenula labii) verlaufen zum Zahnfleisch des Ober- und Unterkiefers. Außerdem ist an der Oberlippe eine mediane Wulstbildung (Tuberculum labii maxillare) entwickelt, über der das Philtrum lokalisiert ist. Die Lippen sind von einem radiären und zirkulären Muskelsystem umgeben. Die Muskeln des radiären Systems (Mm. levatores labii, M. zygomaticus, M. mentalis u.a.) entspringen fächerförmig im Gesichtsbereich und ziehen konvergierend zum Mundwinkel. Das zirkuläre Muskelsystem bildet eine Schlinge um die Mundspalte und besteht aus dem M. orbicularis oris als muskuläre Grundlage der Lippen, zu dessen Funktionen der Lippenschluß und die Benutzung der Lippen als Greiforgan gehören, sowie dem M. buccinator als muskuläre Grundlage der Wangen.

1.3 Wangen

Zwischen der Haut- und Schleimhautseite der Wangen liegt der M. buccinator, der mit der Schleimhaut fest verbunden ist. Der Bichat-Fettpropf (Corpus adiposum buccae) befindet sich zwischen M. buccinator und M. masseter. An der Grenze zum Pharynx ist die Plica pterygomandibularis ausgebildet, welche durch die Raphe pterygomandibularis der Fascia buccopharyngea hervorgerufen wird.

Das juxtaorale Chievitz-Organ (s. Kap. 2) befindet sich in einem Bindegewebsraum, der lateral durch den M. masseter und M. temporalis sowie medial durch den M. buccinator begrenzt wird (Kramer u. Lischka 1974; Leibl et al. 1976; Tschen u. Fechner 1979; Nerlich et al. 1990; Mandl et al. 1993). Kranial dieses Spatium buccotemporale befindet sich die Fascia buccotemporalis, die sich zwischen der Innenseite des M. temporalis und der Außenseite des M. buccinator ausspannt. Das Organ liegt eng an diese Faszie angeschlossen oder ist oft in sie eingebettet, wobei enge Beziehungen zum N. buccalis bestehen. Der histologische Aufbau und die perineurale Ausbreitung des Organs können zu Verwechslungen mit Karzinomen im Wangenbereich führen (Danforth u. Baughman 1979; Mikó u. Molnár 1981).

1.4 Gaumen

Die knöcherne Grundlage des harten Gaumens (Palatum durum) als Mundhöhlendach (Abb. 1.2) bilden die Processus palatini des Oberkiefers und die Lamina palatina der Gaumenbeine. Die Gaumenschleimhaut ist am harten Gaumen mit dem Periost fest verhaftet. Am ventralen Ende der median ausgebilde-

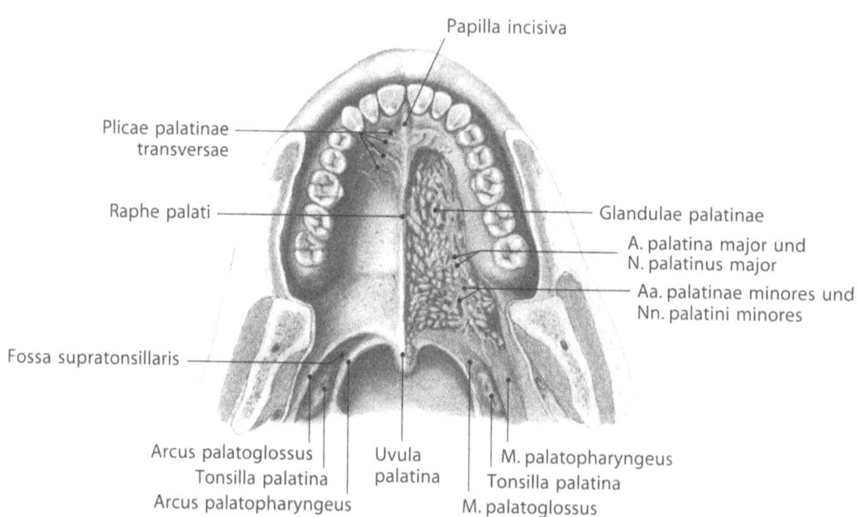

Abb. 1.2. Mundhöhlendach in der Ansicht von unten. *Rechts*: Schleimhautrelief. *Links*: Durch Entfernen der Schleimhaut sind die Muskeln des weichen Gaumens, die Gaumendrüsen sowie die Leitungsbahnen des Gaumens freigelegt. (Mod. nach Tillmann 1997)

ten, zum weichen Gaumen verlaufenden Raphe palati befindet sich eine länglich-ovale, etwa 3 mm große wulstige Schleimhauterhebung (Papilla incisiva), welche den hier ausmündenden Canalis incisivus überdeckt. Seitlich der Raphe sind im Gaumengewölbe nach lateral 2–5 quere Schleimhautkämme (Plicae palatinae transversae) entwickelt. Das Relief des Gaumens wird sowohl durch Erbfaktoren als auch Umwelteinflüsse mitgestaltet.

Topographisch werden am Gaumen vier Zonen unterschieden:

- eine fibröse Randzone als Gebiet auf dem Alveolarkamm,
- eine fibröse Medianzone in der Mittelnaht vom Foramen incisivum bis zur Spina nasalis posterior, in der das Bindegewebe mit der Sutura palatina mediana verwachsen ist,
- eine Fettgewebszone im mittleren Teil der Gaumenschleimhaut und
- eine Drüsenzone im hinteren Gaumenabschnitt.

Der weiche Gaumen (Palatum molle), der das bewegliche Gaumensegel (Velum palatinum) bildet und mit dem Zäpfchen (Uvula) endet, besteht aus der Schleimhautüberkleidung, der Aponeurose, die zum Periost des harten Gaumens verläuft, und einer Muskelplatte (M. levator et tensor veli palatini, M. uvulae, M. palatoglossus und M. palatopharyngeus).

Der Isthmus faucium wird oben-median von der Uvula, lateral von den Gaumenbögen und unten von der Zungenwurzel begrenzt. Der vordere Gaumenbogen (Arcus palatoglossus) verläuft zum Seitenrand der Zungenwurzel, der hintere Gaumenbogen (Arcus palatopharyngeus) zum Pharynx. Zwischen den Gaumenbögen liegt die Gaumengrube (Fossa tonsillaris) mit den Gaumentonsillen.

1.5 Zunge

An der Zunge (Abb. 1.3) werden die Zungenspitzen (Apex linguae) mit den Glandulae apicis linguae (Blandin-Nuhn-Drüse) an der Unterseite, der Zungenkörper (Corpus linguae) – mit Zungenrücken (Dorsum linguae), Sulcus medianus, Septum linguae und Foramen caecum – und die Zungenwurzel – durch den V-förmigen Sulcus terminalis vom Zungenkörper abgegrenzt – unterschieden. Im Bereich der Zungenwurzel befinden sich die Zungenbälge. Von der Zungenwurzel gehen die Plicae glossoepiglotticae aus, die zum Kehldeckel verlaufen und die Valleculae epiglotticae einschließen. An der Unterfläche der Zunge erstrecken sich Schleimhautfalten zum Zahnfleisch des Unterkiefers (Frenulum linguae) und zur Zungenseite (Plicae fimbriatae).

Neben den Zungendrüsen (Glandulae linguales) zeigen die Zungenpapillen ein besonderes Differenzierungsmuster. Es werden vier Formen unterschieden:

- die Papillae vallatae am Zungenrücken vor dem Sulcus terminalis mit den Geschmacksknospen (s. Abschn. 3.6),
- die Papillae fungiformes vorwiegend an der Zungenspitze und am Zungenrand,
- die Papillae filiformes als Tastpapillen (Mechanorezeptoren) mit Verteilung über den gesamten Zungenrücken und
- die Papillae foliatae mit einzelnen Geschmacksknospen vorwiegend am hinteren Seitenrand der Zunge.

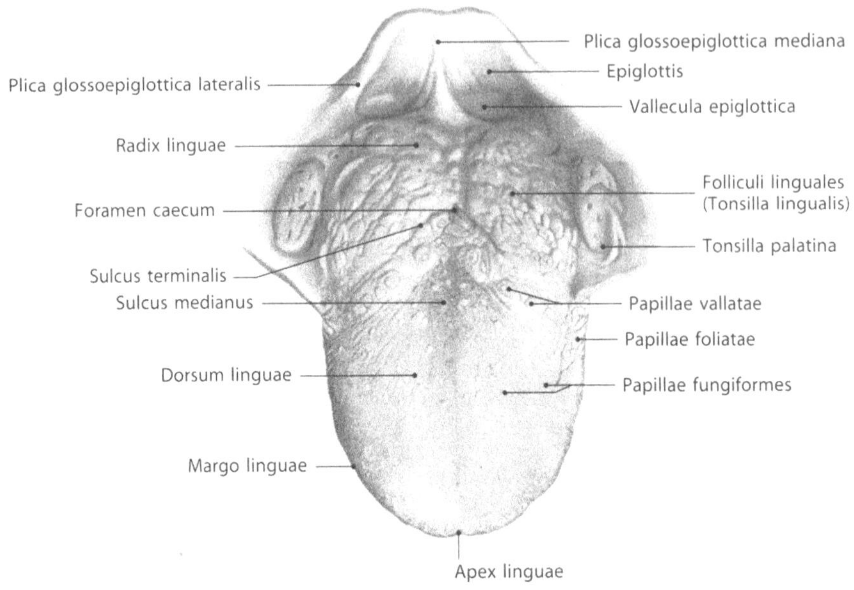

Abb. 1.3. Zungenrücken und Zungengrund. (Mod. nach Tillmann 1997)

Der muskuläre Zungenkörper wird durch eine Bindegewebsplatte (Septum linguae) in zwei Hälften geteilt. Ein großer Teil der Muskelfasern inseriert an der Zungenaponeurose (Aponeurosis linguae), die unter der Schleimhaut des Zungenrückens liegt. Die Zungenmuskeln bestehen aus einer inneren, sowohl longitudinal als auch transversal und vertikal verlaufenden Muskelschicht als eigentlichem Binnenmuskel der Zunge und aus äußeren Muskelanteilen (M. genioglossus, M. hyoglossus, M. styloglossus). Die „Verankerung" der Zunge erfolgt an Mundboden, Zungenbein, Processus styloideus und an der Innenseite des Unterkiefers.

1.6 Mundboden

Die oberen Zungenbeinmuskeln bilden die muskuläre Grundlage des Mundbodens. Zu ihnen gehören der M. mylohyoideus als Diaphragma oris, M. geniohyoideus und M. digastricus. Die Unterseite der Zunge (Zungenbasis) steht mit dem muskulär beweglichen Mundboden in breiter Verbindung.

2 Vaskuläre und nervale Versorgung der Mundhöhle

Unter Hinweis auf zahlreiche ausführliche Darstellungen (Schumacher 1991; Tillmann 1997) soll nur ein gedrängter Überblick über die wichtigsten Daten zur vaskulären und nervalen Versorgung der Mundhöhle gegeben werden.

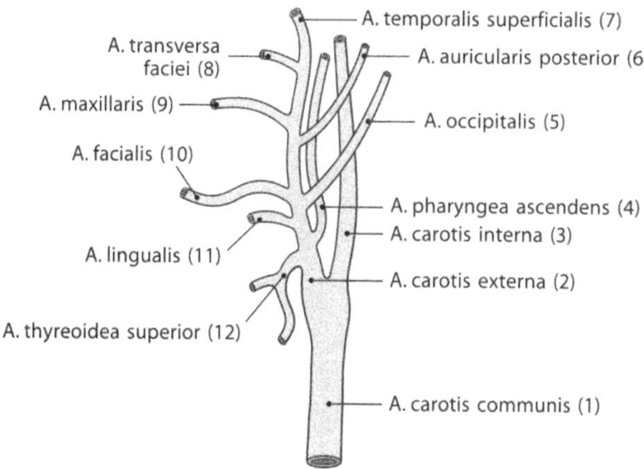

Abb. 1.4. Arterienabgänge aus der A. carotis externa. (Mod. nach TILLMANN 1997)

2.1 Arterieller Zufluß

Die arterielle Versorgung der Mundhöhle erfolgt vorwiegend aus Ästen der A. carotis externa (Abb. 1.4), welche an der Karotisgabel ebenso wie die A. carotis interna aus der A. carotis communis abgeht. Die A. carotis externa verläuft - bedeckt vom M. stylohyoideus und M. digastricus - zur Parotisloge. Zu ihren ventral abgehenden Ästen gehören die A. lingualis und A. facialis, zu ihren Endästen die A. maxillaris und die A. temporalis superficialis.

Die A. lingualis tritt am großen Zungenbeinhorn unter dem M. hypoglossus in die Zunge ein und verläuft zwischen M. genioglossus und M. longitudinalis inferior stark geschlängelt nach ventral. Abgänge aus der A. lingualis sind die A. sublingualis (Versorgung der Glandula sublingualis, des Mundbodens und der Gingiva), die Rami dorsales linguae für Zungengrund und Zungenrücken und die A. profunda linguae als Endast mit Verlauf innerhalb der Zungenmuskulatur bis zur Zungenspitze.

Die A. facialis verläuft durch die Submandibularloge und über den ventralen Rand des Unterkiefers und erreicht vor dem M. masseter das Gesicht. Zu den Ästen gehören die A. palatina ascendens mit Verlauf zum weichen Gaumen und zur Pharynxwand, die A. submentalis mit Verlauf zum Kinn und die A. labialis inferior sowie A. labialis superior zur Unter- und Oberlippe.

Die A. maxillaris als stärkster Endast der A. carotis externa durchläuft die Fossa infratemporalis und gelangt zur Flügelgaumengrube (Fossa pterygopalatina). Bei ihrem Verlauf werden drei Teilstrecken unterschieden (Abb. 1.5). Aus der Pars mandibularis geht die A. alveolaris inferior ab, die durch das Foramen mandibulae in den Canalis mandibulae eintritt und mit ihrem Endast, der A. mentalis, die Unterlippe mitversorgt. Zu den Abgängen aus der Pars pterygoidea gehören die A. masseterica für den M. masseter und die A. buccalis zur Versorgung der Wange. Die Pars pterygopalatina ist der in der Flügelgaumengrube gelegene obere und mediale Abschnitt, sie gibt zur Mundhöhle die A. palatina descendens ab, die im Canalis palatinus major abwärts zum Gaumen verläuft und mit den Aa. palatinae minores den weichen Gaumen versorgt. Ihr Endast ist

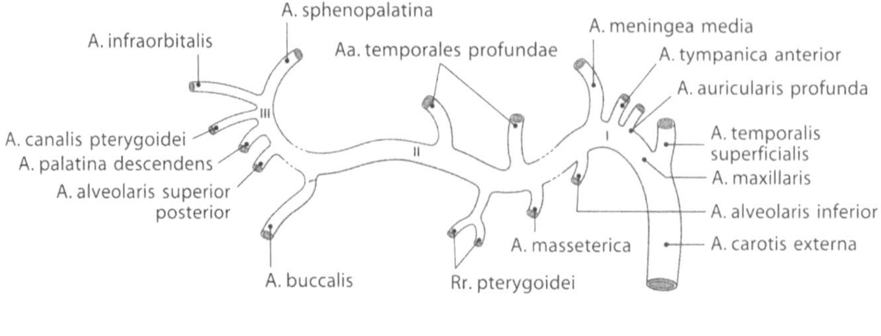

Abb. 1.5. Verlaufsstrecken und Astfolge der A. maxillaris. (Mod. nach TILLMANN 1997)

die A. palatina major, die durch das Foramen palatinum majus tritt und den harten Gaumen durchblutet.

Die A. temporalis superfacialis als schwächster Endast der A. carotis externa gibt die A. transversa faciei zur Wange ab.

2.2 Venöser Abfluß

Der überwiegende Teil der Venen folgt dem Verlauf der Arterien. Das venöse Blut aus dem Versorgungsgebiet der A. carotis externa wird durch die V. jugularis externa und V. jugularis interna abgeleitet, welche ihrerseits meist in die V. subclavia münden. Zur V. jugularis externa fließt die V. jugularis anterior, die die Venen des Mundbodens aufnimmt. Zum Zuflußgebiet der V. jugularis interna gehören V. lingualis, V. facialis und V. retromandibularis.

Die V. lingualis nimmt das venöse Blut aus der Zunge auf mit dem Zufluß aus den Vv. dorsales linguae für den Zungenrücken und der V. profunda linguae für die Zungenspitze.

Die V. facialis verläuft vom medialen Augenwinkel zum ventralen Unterkieferrand und weiter durch die Submandibularloge zur V. jugularis interna. Zuflüsse sind die V. labialis superior und die Vv. labiales inferiores von den Lippen, die V. palatina von der Schlundwand und die V. submentalis vom Mundboden.

Die V. retromandibularis mündet in Höhe der V. facialis oder mit dieser zusammen in die V. jugularis interna. Zu ihren Zuflüssen gehören die V. transversa faciei und die Vv. maxillares aus dem Plexus venosus pterygoideus als einem Venengeflecht in der seitlichen tiefen Gesichtsregion (Fossa infratemporalis). Von diesem Venenplexus bestehen zahlreiche Verbindungen zum Sinus cavernosus.

2.3 Lymphgefäßsystem

Die Schleimhaut der Mundhöhle ist von teilweise kommunizierenden Lymphbahnen durchzogen, wobei sich ein oberflächliches und ein tiefes Lymphgefäßnetz unterscheiden läßt (WERNER 1995). Die Lippenschleimhaut enthält zahlreiche, an den Mundwinkeln kommunizierende Lymphbahnen. Die Lymphgefäßnetze der Lippen setzen sich in das dichte Lymphgefäßnetz der Wangenschleimhaut fort. Von der Wangenregion erfolgt die Lymphdrainage in die Submandibularloge. Die Lymphe des harten und weichen Gaumens wird entweder entlang dem M. palatoglossus zur Zunge oder über den M. palatopharyngeus zum Pharynx drainiert. Die weitere Drainage erfolgt vorwiegend zu den tiefen zervikalen Lymphknoten. Die Lymphgefäßdichte des Mundbodens übertrifft diejenige der Lippen, Wangen und Gingiva. Der Lymphabfluß des Mundbodens ist zunächst überwiegend dorsal entlang der Unterkieferachse gerichtet und erfolgt über tiefer ziehende Lymphgefäßnetze ebenfalls zur Submandibularregion sowie auch zu den tiefen zervikalen Lymphknoten. In der Zunge zeigt das dichte Lymphgefäßnetz eine Zunahme in den tieferen Schichten. Der linguale Lymphabfluß weist regionäre Unterschiede auf, wobei ein Teil der Lymphe in die submandibularen und zervikalen Lymphknoten fließt, während die Lymphe aus den hinteren Zungenabschnitten zum Pharynx drainiert wird. Die Folge einer Insuffizienz des Lymphgefäßsystems ist ein Lymphödem, das sich primär auf der Grundlage einer Lymphgefäßanomalie oder sekundär als Folge von mechanisch-traumatischen oder entzündlichen Einwirkungen oder einer Tumorinfiltration entwickeln kann.

2.4 Lymphknoten

Zusätzlich zur Ausbildung zahlreicher Lymphknoten für den Kopf- und Gesichtsbereich existieren auch für die einzelnen Mundhöhlenregionen Lymphknoten mit entsprechenden Abflußwegen.

An der Lippe sind Lymphknotenstationen für die Oberlippe die Ln. submandibulares, für das mittlere Drittel der Unterlippe die Ln. submentales und für die lateralen Abschnitte die Ln. submandibulares, im vorderen Bereich auch zu den Ln. submentales und im hinteren Bereich zu den Ln. parotidei profundi.

In der Zunge besteht ein besonders dichtes Lymphgefäßnetz, welches mit dem des Mundbodens und Schlundes kommuniziert. Von der Zungenspitze fließt die Lymphe zu den Ln. submentales, von den Zungenseiten zu den Ln. jugulares laterales und anteriores, vom zentralen Zungenkörper zu den Ln. submandibulares und der tiefen Jugulariskette der Ln. jugulares laterales und anteriores, vom Zungengrund besonders zum Ln. jugulodigastricus. Die Lymphbahnen der Zungenspitze und des Zungengrundes besitzen eine starke Tendenz zur Seitenkreuzung. Ein vom Lymphabfluß der Zunge besonders betroffener tiefer Halslymphknoten ist der Ln. juguloomohyoideus.

2.5 Innervation

Die Mundhöhle wird durch ein komplexes System von motorischen, sensiblen und sensorischen Nervenfasern versorgt, die aus Aufzweigungen der Hirnnerven V (N. trigeminus), VII (N. facialis), IX (N. glossopharyngeus), X (N. vagus) und XII (N. hypoglossus) hervorgehen. In den Verlauf der Hirnnerven sind Ganglien mit parasympathischen, sympathischen sensorischen Fasern eingeschaltet.

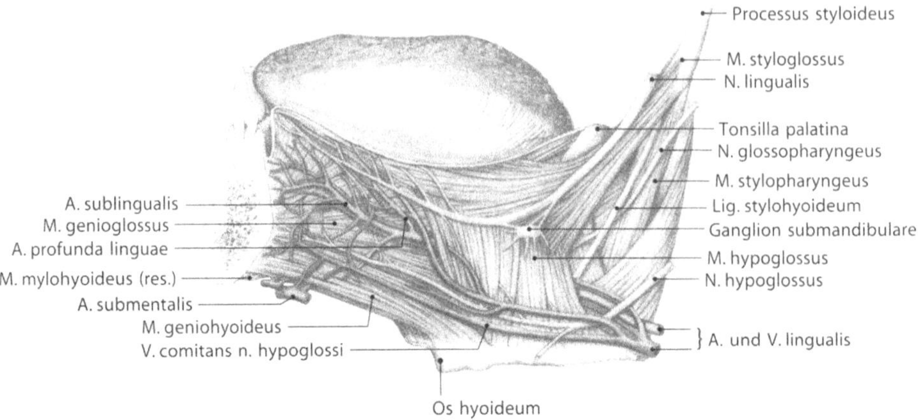

Abb. 1.6. Gefäße und Nerven der Zunge und des Mundbodens in der Ansicht von links-seitlich. (Mod. nach TILLMANN 1997)

Der N. trigeminus besitzt eine stärkere Radix sensoria zur Versorgung der Mundschleimhaut und eine schwächere Radix motoria zur Innervation der Kaumuskeln sowie des M. tensor veli palatina. Aus dem Ganglion trigeminale Gasser gehen der N. maxillaris und der N. mandibularis hervor.

- Der N. maxillaris steht in der Fossa pterygopalatina mit dem Ganglion pterygopalatinum in Verbindung, von dem parasympathische, sympathische und sensible Nervenfasern abgehen. Hierzu gehören der N. nasopalatinus für den vorderen Teil der Gaumenschleimhaut, der N. palatinus major für die Innervation der Schleimhaut des harten Gaumens und die Nn. palatini minores für den weichen Gaumen. Vom N. infraorbitalis als Endast des N. maxillaris gehen die Rr. labiales superiores zur Schleimhaut der Oberlippe ab.
- Der N. mandibularis hat Verbindungen zum Ganglion oticum und zum Ganglion submandibulare. Neben sensiblen Fasern enthält er die ganze Radix motoria. Zu seinen Ästen für die Mundhöhle gehören der N. lingualis und der N. alveolaris inferior. Der N. lingualis (Abb. 1.6, 1.7) führt neben sensiblen Fasern für die Zunge und Sublingualregion auch postganglionäre parasympathische Fasern sowie Geschmacksfasern aus der Chorda tympani. Aus dem N. lingualis gehen die Rr. isthmi faucium zur Schlundenge, der N. sublingualis für die Mundbodenschleimhaut und die Rr. linguales als Endäste mit sensiblen und sekretorischen Fasern sowie Geschmacksfasern zu den vorderen zwei Dritteln der Zunge hervor. Der N. alveolaris inferior enthält sensible Fasern für die Unterlippe (Rr. labiales inferiores) sowie motorische Fasern für den Mundboden (N. mylohyoideus). Die vordere Astgruppe ist überwiegend motorisch und versorgt die Kaumuskulatur (N. masticatorius), insbesondere den M. masseter und den M. tensor veli palatini. Der einzige sensible Ast ist der N. buccalis zur Innervation der Wangenschleimhaut.

Der N. facialis vereinigt sich im Felsenbein mit dem N. intermedius, welcher parasympathische Fasern und Geschmacksfasern aus den vorderen zwei Drit-

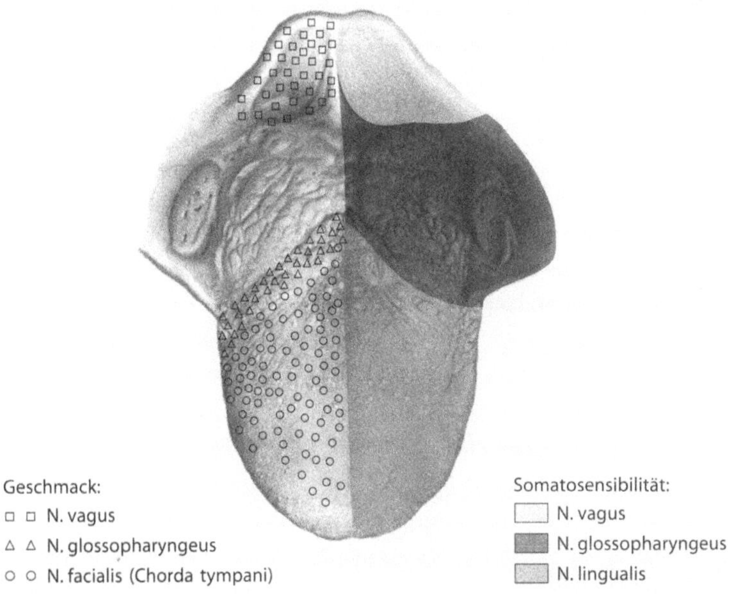

Abb. 1.7. Somatosensibilität der Zungenoberfläche *(links)* durch die Nn. lingualis, glossopharyngeus und vagus. Geschmacksinnervation *(rechts)* durch die Nn. facialis (Chorda tympani), glossopharyngeus und vagus. (Mod. nach Tillmann 1997)

teln der Zunge führt und präganglionäre parasympathische Fasern zum Ganglion pterygopalatinum und Ganglion submandibulare leitet. Aus dem N. intermedius geht die Chorda tympani hervor, die sensorische Geschmacksfasern von den Geschmacksknospen der Zunge führt. Die Information gelangt über den N. intermedius zur Medulla oblongata. Die extrakraniellen Gesichtsäste des N. facialis gehen aus dem weitmaschigen Nervengeflecht des Plexus parotideus hervor und innervieren u. a. die Mundspalte und den hinteren Bereich der Zunge.

Der N. glossopharyngeus enthält motorische, sensible und parasympathische Anteile sowie Geschmacksfasern. Von Bedeutung für die Mundhöhle sind die Rr. linguales, die Geschmacksfasern aus den Papillae vallatae und teilweise aus den Papillae foliatae sowie sensible und sekretorische Fasern aus dem hinteren Zungendrittel enthalten.

Der N. vagus ist der bedeutendste Nerv des Parasympathikus. Mit viszeromotorischen Fasern versorgt er die quergestreifte Muskulatur des Gaumens. Außerdem führt er einige Geschmacksfasern aus dem hinteren Abschnitt des Zungengrundes.

Der rein motorische N. hypoglossus innerviert die Zungenmuskulatur. Am Hals verläuft er mit der A. carotis interna abwärts und gelangt über einen Bogen nach vorn zur Außenfläche des M. hypoglossus. Dabei überkreuzt er die A. carotis externa und endet mit den Rr. linguales in der Zungenmuskulatur.

An der komplizierten Innervation der Zunge (Abb. 1.6, 1.7) sind insgesamt mehrere Hirnnerven beteiligt. Die vorderen zwei Drittel werden sensibel vom N. lingualis, sensorisch und sekretorisch von der Chorda tympani versorgt.

Im hinteren Zungendrittel verlaufen sensible und sekretorische Fasern vom N. glossopharyngeus, dessen sensorische Fasern zugleich die Geschmacksknospen der Papillae foliatae und Papillae vallatae innervieren. Der Übergangsbereich der Zungenwurzel zur Epiglottis wird sensibel und sekretorisch vom N. vagus versorgt, dessen sensorische Fasern von den Geschmacksknospen am Zungengrund stammen. Sympathische Fasern kommen vom Plexus caroticus externus.

Der Truncus sympathicus besteht im Halsteil aus drei miteinander verbundenen Ganglien. Hiervon trägt das Ganglion cervicale superior mit postganglionären sympathischen Nervenfasern zur nervalen Versorgung im Mundhöhlenbereich bei, insbesondere der Gaumenschleimhaut.

3 Histologie

3.1 Allgemeiner Bauplan der oralen Mukosa

Die Mundschleimhaut ist generell aus drei Lagen aufgebaut:

- mehrschichtiges Plattenepithel,
- Lamina propria und
- Submukosa (SQUIER et al. 1976; BURKHARDT 1980; SCHROEDER 1981; BECKER u. MORGENROTH 1986; CAWSON et al. 1994).

Aufbau des Plattenepithels

Das Plattenepithel der Mundhöhle weist in den einzelnen Regionen Variationen des Aufbaus auf (Abb. 1.8 – 1.10; Tabelle 1.1). An der Oberfläche der Zell-

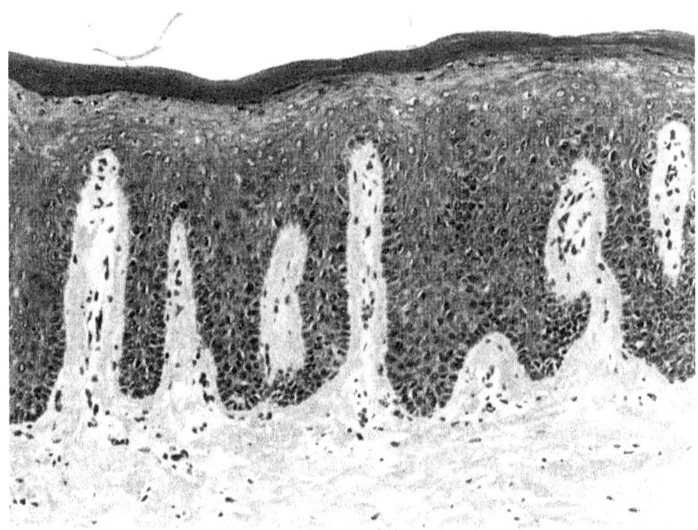

Abb. 1.8. „Mastikatorische" (lokostabile) normale Gaumenschleimhaut mit Orthokeratose an der Oberfläche, tiefen Reteleisten und dichter faserreicher Lamina propria. Masson-Goldner, × 250. (Aus: BURKHARDT u. MAERKER 1981)

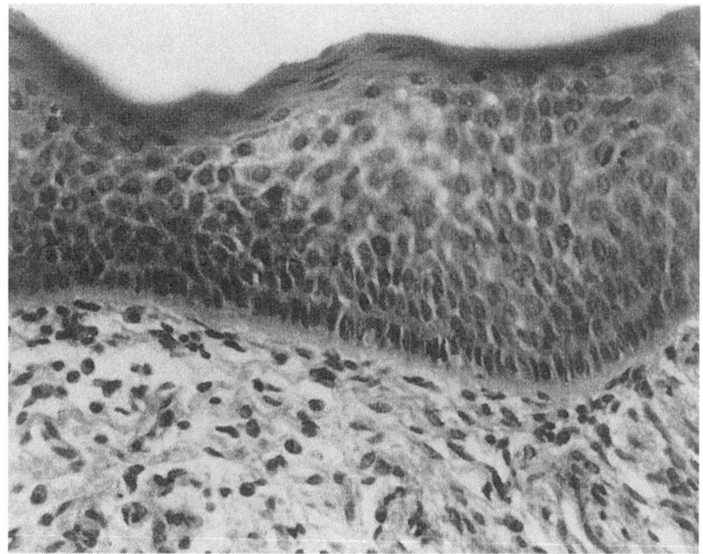

Abb. 1.9. „Auskleidende" (lokolabile) normale Wangenschleimhaut mit kernhaltiger Parakeratose an der Oberfläche, polar angeordneter Basalzellschicht, flachen wellenförmigen Reteleisten und breiter lockerer Lamina propria. HE, × 250. (Aus: Burkhardt u. Maerker 1981)

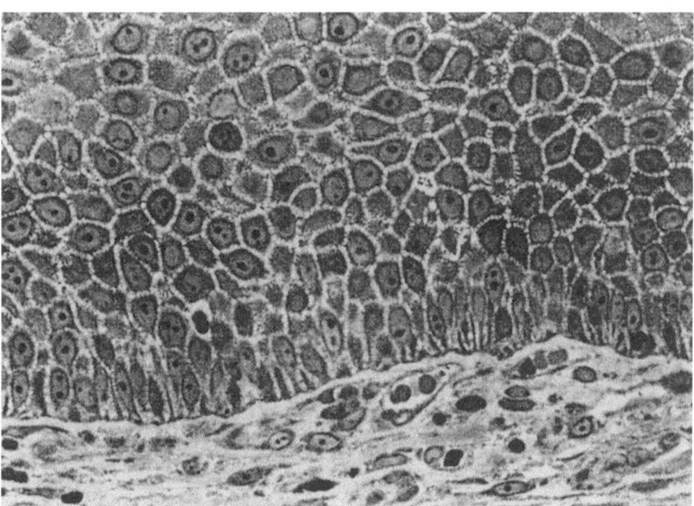

Abb. 1.10. Lokolabile Mundbodenschleimhaut mit polar ausgerichteter Basalzellschicht und Stratum spinosum mit stachelartigen Desmosomen zwischen den Keratinozyten. Semidünnschnitt, Toluidinblau, × 600. (Aus: Burkhardt u. Maerker 1981)

membran liegen Glykoproteine und Glykolipide, die für die Zelladhäsion, Zellerkennung und den Zellkontakt bedeutsam sind. Innerhalb des Plattenepithels werden vier Schichten unterschieden:

- Stratum basale,
- Stratum spinosum,
- Stratum granulosum und
- Stratum corneum.

Im Stratum basale liegen die Basalzellen als Progenitorzellen für den Schleimhautaufbau. Sie bilden außerdem die Basalmembran aus, die durch Hemidesmosomen mit den Zellen des Stratum basale verknüpft ist und Laminin (in der Lamina lucida), Heparinsulfat-Proteoglykane und Typ-IV-Kollagen (in der Lamina densa) enthält. An der dem Bindegewebe zugewandten Seite der Lamina densa sind Ankerfibrillen entwickelt, die von den angrenzenden Bindegewebszellen gebildet werden. Das Stratum spinosum ist variabel breit. Das Stratum granulosum besteht aus relativ wenig Zellen, welche Keratohyalingranula enthalten. Das Stratum corneum ist variabel dick und durch abgeflachte Hornschuppen mit Einschluß pyknotischer Zellkerne gekennzeichnet. Bei der Hornbildung (Keratinisation) werden drei Grade unterschieden:

- Bei der Orthokeratose finden sich flache Hornschuppen ohne Einschluß von Zellkernresten.
- Bei der Parakeratose enthalten die Hornschuppen stark pyknotische Zellkerne und Reste von intrazytoplasmatischen Organellen.
- Bei der unvollständigen Parakeratose finden sich sowohl Hornschuppen wie bei der Parakeratose als auch kernhaltige Zellen.

Bei der Zellregeneration (SCRAGG u. JOHNSON 1980, 1982), die überwiegend im Stratum basale stattfindet, sind die mitotischen Zellen glykogenfrei, während die Zellen des Stratum spinosum Glykogen enthalten. Bei einer Keratinisation der Schleimhaut kommt es zum Glykogenschwund.

Im Verband des Plattenepithels liegen interepitheliale Zellen (BURKHARDT 1980; BOS u. BURKHARDT 1980) mit variabler Ausprägung in den einzelnen Regionen. Hierzu gehören Lymphozyten, zu denen auch die zerebriformen Zellen als modifizierte T-Zellen gerechnet werden, Melanozyten, Merkel-Zellen und Langerhans-Zellen. Die Melanozyten (Abb. 1.11b) sind im Stratum basale lokalisiert und besitzen Fortsätze zu den benachbarten Epithelzellen. Sie enthalten im Zytoplasma Melaningranula (Melanosomen), die durch Phagozytose in angrenzende Epithelzellen gelangen können und dort kappenförmig um die Zellkerne abgelagert werden. Die Merkel-Zellen (Abb. 1.11a) sind zwischen den Basalzellen angeordnet und liegen vermehrt im Bereich epithelialer Leisten. Sie sind durch kurze zytoplasmatische Fortsätze gekennzeichnet und enthalten Vesikel mit osmiophilem Inhalt. Zugleich bestehen synaptische Kontakte zu umliegenden Nervenzellen. Ihre Funktion besteht in der sensiblen Rezeption von Tast- und Druckempfindungen. Die etwas aufgehellten dendritischen Langerhans-Zellen sind mehr im Stratum spinosum angeordnet und durch keulenförmige Körper („Tennisschläger-Organellen") im Zytoplasma definiert.

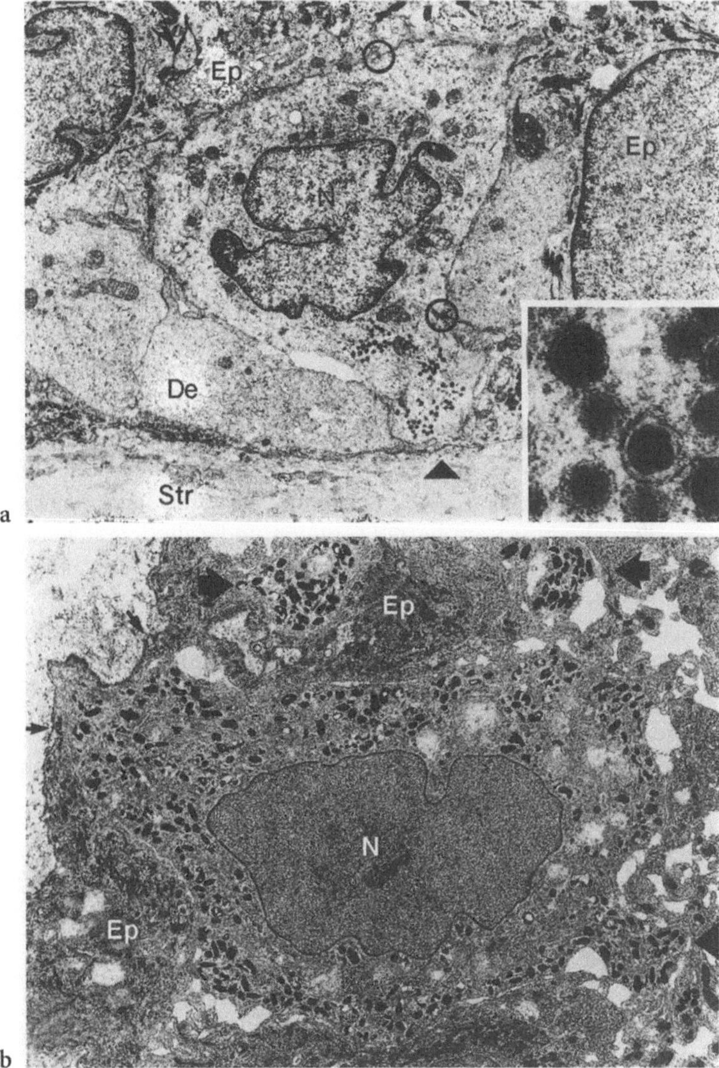

Abb. 1.11. a Interepitheliale neuroektodermale Merkel-Zelle (*N* Zellkern) zwischen den Basalzellen *(Ep)*; im Zytoplasma polar zum Stroma *(Str)* gelegene Merkel-Zellgranula *(Pfeil)*; einzelne Desmosomen *(Kreis)* zu den Nachbarzellen; Kontakt zu einem dendritischen Zellausläufer *(De)*. × 9500. *Ausschnitt:* Merkel-Zellgranula mit rundem elektronendichtem Kern, schmalem hellem Hof und Membranbegrenzung. × 22200. **b** Melanozyt (*N* Zellkern) zwischen zwei Epithelzellen *(Ep)* mit zahlreichen Melanosomen und Zytoplasmaprojektionen in die angrenzenden Epithelzellen *(kräftige Pfeile)*; Ausbildung einer dünnen Basalmembran *(zwischen den kleinen Pfeilen)* zum Stroma *(Str)*. × 9500. (Aus: Burkhardt 1980)

Lamina propria und Submukosa

Zwischen Epithel und Bindegewebe ist eine Grenzschicht mit unterschiedlicher Ausprägung in den einzelnen Schleimhautregionen entwickelt (WYSOCKI et al. 1978). Für die spezielle Ausbildung und Erneuerung der Schleimhaut kommt den epithel-mesenchymalen Interaktionen große Bedeutung zu (MACKENZIE u. BINNIE 1983). Das subepitheliale Bindegewebe moduliert die Struktur des darüber liegenden Epithels. In Zellkulturen ohne Bindegewebe kommt es zu einer inkompletten Histogenese und makromolekularen Synthese.

Die bindegewebige Lamina propria ist in den einzelnen Regionen unterschiedlich breit und kann je nach Lokalisation neben kollagenen auch elastische Fasern enthalten. Die an die Lamina propria angrenzende tiefere Bindegewebsschicht der Submukosa ist teilweise sehr locker aufgebaut und enthält größere Gefäßstränge, mitunter auch Fettgewebe und kleine Schleimdrüsen. Die Grenze zwischen Lamina propria und Submukosa ist unscharf. Die vom Bindegewebe gebildeten Papillen sind unterschiedlich in der Höhe, ebenso die Dicke des Epithels (Tabelle 1.2). Schleimhaut und Submukosa sind locker befestigt und verformbar, ausgenommen am harten Gaumen und Zahnfleisch, wo eine stärkere mechanische Beanspruchung vorliegt und die Bindegewebsfasern direkt in das Periost des angrenzenden Knochens einstrahlen.

Die sensiblen, sensorischen und sekretorischen Nervenfasernetzwerke zeigen in den einzelnen Regionen starke Variationen sowohl hinsichtlich der Versorgung aus einzelnen Hirnnerven als auch im Bezug auf die örtliche Differenzierung. Dies gilt besonders für die Innervation der Zungenschleimhaut. Die sensorischen intrapapillären Nervenendigungen zeigen enge Beziehungen zu den Basalzellen der Mukosa. Dies ist von Bedeutung für die exakte Lokalisation von sensorischen Empfindungen (DIXON 1961, 1962; WILLIAMS u. DIXON 1963). Intraepitheliale Nervenfasern sind nur in den tieferen Epithelschichten vorhanden. Insgesamt weist der vordere Anteil der Mundhöhle eine stärkere Ausstattung mit Nervenfaserendigungen auf. Es werden freie und organisierte Nervenendigungen unterschieden. Bei den organisierten Nervenfaserendigungen existieren mehrere Bautypen (einfache, komplexe und zusammengesetzte spiralige Formen). Die Unterschiede im histologischen Detail garantieren spezifische sensorische Empfindungen, wobei sich aus dem Muster der Struktur eine spezifische Antwort der Nerven für die höheren Zentren ergibt.

Tabelle 1.2. Vergleich der Epitheldicke und der Höhe der Bindegewebspapillen in den einzelnen oralen Regionen. (Nach SCHROEDER 1991)

Region	Epitheldicke [μ]	Höhe der Bindegewebspapillen [μ]
Vestibulum oris	270	165
Lippen	550	245
Wange	580	340
Harter Gaumen	310	190
Zahnfleisch	300	170

Mitunter finden sich im perineuralen Bindegewebe Epithelinseln, die als odontogene Epithelreste interpretiert werden (JENSEN et al. 1979). Sie können zu Verwechslungen mit einer perineuralen Tumorinfiltration führen.

3.2 Vestibulum oris

Die Alveolarschleimhaut des Vestibulum oris ist beweglich, dunkelrot und besitzt eine glatte Oberfläche. Das mehrschichtige Plattenepithel besitzt kein Stratum corneum und besteht lediglich aus Stratum basale, Stratum spinosum und Stratum superficiale. Beim Stratum superficiale handelt es sich um dünne ausgewalzte, sehr flache Zellscheiben mit Abschilferung an der Oberfläche. Die Epithel-Bindegewebs-Grenzschicht verläuft flach, wobei nur wenige Papillen ausgebildet sind. Die Lamina propria ist dünn. Die Submukosa besteht aus einem Netzwerk kollagener und elastischer Fasern und enthält reichlich Gefäße.

3.3 Lippen und Wangen

Die Schleimhaut der Lippen und Wangen ist sehr ähnlich aufgebaut. Das Plattenepithel ist 3schichtig analog der Alveolarschleimhaut. Die nach superfizial abwandernden Zellen zeigen eine rasche Differenzierung mit basophilem Zytoplasma und filzartig angeordneten zytoplasmatischen Filamenten, die 50% des Zytoplasmavolumens ausmachen, während zugleich eine drastische Abnahme der zytoplasmatischen Grundsubstanz besteht. Das Stratum superficiale ist durch dünne langgestreckte Zellscheiben gekennzeichnet, in denen die Kerne erhalten bleiben. Am Lippenrot ist ein dünnes orthokeratotisches Plattenepithel mit zahlreichen langen schmalen Reteleisten entwickelt, wobei zuweilen Talgdrüsen vorkommen, dagegen keine Schweißdrüsen oder Haare. An der Epithel-Bindegewebs-Grenzschicht ist ein reichliches Netzwerk von „Ankerfibrillen“ ausgebildet.

An den Wangen finden sich im Bereich der Saumregion (Linea alba der Zahnschlußleiste bzw. Höhe der embryonalen Mundspalte) ektope Talgdrüsen. Außerdem zeigt die Schleimhaut an dieser Stelle eine geringe Parakeratose oder seltener Orthokeratose, mitbedingt durch Wangenbiß oder Wangensaugen. In der Lamina propria finden sich dichte, parallel zueinander verlaufende dünne Papillen. Das lockere Bindegewebe enthält reichlich elastische Faserstrukturen. Außerdem sind arteriovenöse Anastomosen nachgewiesen worden. In der Submukosa sind Fettzellen, kleine Speicheldrüsen, Gefäßgeflechte und komplexe Nervenfaserbündel vorhanden. Das Fasergerüst ist mit der Faszie des M. buccinator verbunden, so daß keine Eigenbeweglichkeit der Schleimhaut besteht.

3.4 Gaumen

Die Schleimhaut des harten Gaumens hat eine Druckkonstruktion, bei der Gefäße, Nerven und Drüsengewebe so aufgebaut sind, daß jeder einseitig wirkende Druck in hydrostatischen Druck umgewandelt wird. Das verdickte Plattenepithel ist 4schichtig, ähnlich dem oralen Gingivaepithel mit einem Stratum basale, Stratum spinosum, Stratum granulosum und Stratum corneum. Der einheitliche Aufbau ist durch eine ausgeprägte Orthokeratose gekennzeichnet. Die Papillen sind parallel und sagittal angeordnet. Die Lamina propria enthält im Bereich der Raphe nur kollagene, dagegen keine elastischen Fasern und geht im Bereich des Periosts in das knöcherne Gaumendach über. Lateral der Raphe liegen in der Tiefe Fettgewebe und Drüsen. Die Submukosa enthält reichlich Gefäße und Nervengeflechte. Mitunter lassen sich Inseln von Knorpelgewebe unter dem oberen zentralen Schneidezahn nachweisen, ein Befund, der auf Sequester von Nasenknorpel zurückgeführt wird. Unterschiede in der Dicke und im Aufbau des Epithels bestehen bei Prothesenträgern (VAN MENS et al. 1975), bei denen die Schleimhaut, insbesondere das Stratum granulosum abgeflacht ist. Nach Absetzen der Prothese kommt es zu einem dreifach höheren Mitoseindex nicht nur im Stratum basale, sondern auch im Stratum spinosum.

Der gewebliche Aufbau des weichen Gaumens ist auf Verschieblichkeit und Verformbarkeit abgestellt. Das Plattenepithel ist ohne Orthokeratose 3schichtig analog der Alveolarschleimhaut aufgebaut. Die Reteleisten sind kurz. Lamina propria und Submukosa sind reichlich vaskularisiert und enthalten kleine Speicheldrüsen. An der oralen Seite ist eine elastische Fasergrenzschicht zwischen Schleimhaut und submukösen Drüsen entwickelt. An der Uvula finden sich Besonderheiten der Angioarchitektur und Muskelschicht mit Ausbildung dreier Muskelzonen (basale Zone, Verflechtungs- und Spitzenzone mit sog. Ringbinden und Endknospen).

3.5 Mundboden

Das 3schichtige dünne, nicht-keratinisierte Epithel ist analog der Lippen- und Wangenschleimhaut aufgebaut, frei beweglich und nur lose mit der Faszie des M. mylohyoideus verbunden. Die Lamina propria besitzt in sagittaler Richtung flache Papillen. In der Tiefe sind reichlich elastische Fasern, Fettzellen und zahlreiche kleine Speicheldrüsen entwickelt. Außerdem ist die Submukosa reichlich von Gefäßnetzen durchsetzt.

3.6 Zunge

Die Schleimhaut der Zunge zeigt entsprechend der jeweiligen Funktion einen sehr unterschiedlichen Aufbau. Der Zungenrücken mit Apex und Corpus linguae als großer anteriorer Anteil weist einen komplex-papillären Charakter mit einer spezialisierten Schleimhaut auf, welche Tast-, Temperatur- und Geschmacksempfindungen vermittelt. Unter dem Epithel befindet sich eine gefäß- und nervenreiche Lamina propria mit einer oberflächlichen und tiefen Schicht. Die oberflächliche Schicht besteht aus Bindegewebswällen, welche Papillen tragen (Papillarkörper). Der kleine posteriore Teil der Zungenwurzel enthält lymphatisches Gewebe mit oberflächlich oval-gewölbten Einheiten der Tonsilla lingualis. Die Zungenunterseite ist papillenfrei und analog der Mukosa des Mundbodens aufgebaut. Das Epithel ist dünn und 3schichtig ohne Stratum corneum. Das Stratum proprium ist breiter als am Zungenrücken und lose mit den Faszien der Muskulatur verbunden.

Zungenpapillen

Vier Arten von Zungenpapillen sind ausgebildet (Abb. 1.12a–c):

- fadenförmige Papillae filiformes,
- pilzförmige Papillae fungiformes,
- blattförmige Papillae foliatae und
- wallartige Papillae vallatae.

Papillae filiformes. Durch die parallel zu den Schenkeln des Sulcus terminalis verlaufenden Bindegewebswälle entsteht ein fischgrätenartiges Rippenmuster. Auf dem Kamm der Bindegewebswälle fußen die ovalen Grundstöcke der Papillen. Die Primärpapille (sog. Papillenstock) gleicht einem Krater mit zentraler Mulde (Kraterboden). Am emporgewölbten Rand sind fingerförmige Fortsätze (Sekundärpapillen) entwickelt. Papillenstock und Sekundärpapillen sind von einem orthokeratotischen Epithel überkleidet, welches zahlreiche Melanozyten und Langerhans-Zellen enthält. Die Epitheldicke nimmt mit dem Lebensalter ab. Das Stratum corneum läuft an den Papillenspitzen in Form einer Hornnadel aus. Besonders lange „haarähnliche" Papillen (Svejda et al. 1977) werden bei der Lingua villosa nigra beobachtet (s. Kap. 4, Abschn. 1.2.3). Bei den Nervenendigungen werden drei Typen unterschieden:

- freie Nervenendigungen,
- umschriebene Endorgane als häufigster Typ in variabler Bauart (Endknäuel, lamellär differenzierte Körperchen und Meissner-Körperchen) und
- epitheliale Endigungen als Seitenäste von Endorganen.

Immunhistochemisch lassen sich in den Nervenfasern große Mengen von Neurofilamentproteinen und speziell in den lamellären Körperchen eine Expression von gliafaserspezifischen S-100-Proteinen nachweisen (Sato et al. 1988). Insgesamt handelt es sich um sensible Mechanorezeptoren für den Tastsinn.

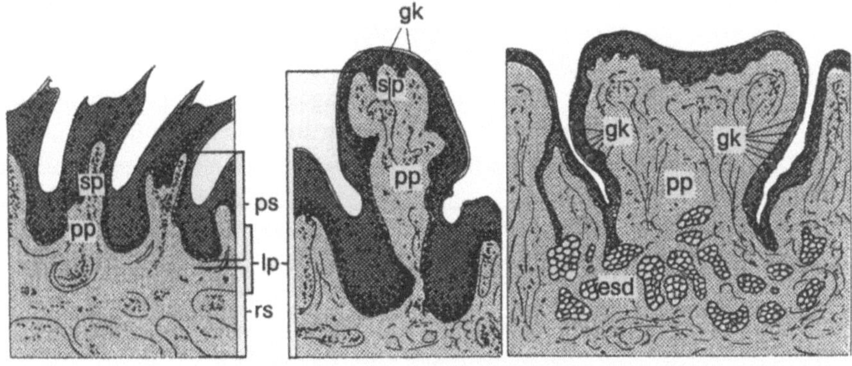

Abb. 1.12a–c. Aufbau der Zungenpapillen im Querschnitt. **a** Fadenförmige Papillae filiformes, **b** pilzförmige Papillae fungiformes, **c** wallartige Papillae vallatae. Lamina propria *(lp)* mit papillärer *(ps)* und retikulärer *(rs)* Schicht; Ausbildung von primären *(pp)* und sekundären *(sp)* Papillen; Geschmacksknospen *(gk)* intraepithelial; *vesd* von Ebnersche Spüldrüsen. (Aus: Schroeder 1976)

Papillae fungiformes. Sie sind weniger zahlreich als die Papillae filiformes und lose zwischen diese eingestreut. Die als runde hellrote Punkte makroskopisch erkennbaren Papillen sind von einem Graben umgeben, der nach außen wallartig begrenzt wird. Die rundlich-ovalen kugelförmigen Primärpapillen besitzen wenige kurze Sekundärpapillen und enthalten einen Gefäßplexus in der Peripherie. Außer Nervenfasern der Chorda tympani zu den Geschmacksknospen sind in den Papillen lamellierte Mechano- und Thermorezeptoren und freie Nervenendigungen entwickelt. In das orthokeratotische Epithel an der Oberfläche sind Geschmacksknospen eingelagert, die an der Zungenspitze die Empfindung für „süß" und an der Zungenseite für „salzig" registrieren.

Papillae foliatae. Sie liegen am hinteren Rand des Zungenkörpers, sind als warzenförmige Gebilde reihenförmig angeordnet und von einem para- und orthokeratotischen Epithel bedeckt. Die Papillae foliatae sind beim Menschen rudimentäre Gebilde mit Rückbildung im zunehmenden Lebensalter (Švejda u. Janota 1971).

Papillae vallatae. Hierbei handelt es sich um die größten Papillen (Höhe 1 mm, Durchmesser 2–3 mm) mit Lokalisation am vorderen Rand des Sulcus terminalis. Sie bilden runde Areale, die von einer grabenförmigen epithelialen Einsenkung umgeben sind. Auf den breiten Primärpapillen sind unter einer plattenförmigen Oberfläche zahlreiche kurze Sekundärpapillen entwickelt. Das Oberflächenepithel zeigt einen orthokeratotischen Aufbau. In jeder Papille sind in der lateralen Epithelwandung mehrere Hundert Geschmacksknospen für die Empfindung „bitter" entwickelt. In der Tiefe liegen von-Ebner-Spüldrüsen.

Geschmacksknospen (Organon gustus). Die Geschmacksknospen (Abb. 1.13), deren Zahl beim Menschen auf ca. 3000 geschätzt wird, liegen im Epithel der Papillae fungiformes, foliatae und vallatae. Es handelt sich um haselnußförmige Organe mit jeweils 30–100 Zellen. Die Zellen berühren mit ihrem basalen Pol die Basalmembran und liegen mit ihrem apikalen Ende im Geschmacksporus. Lateral werden die Geschmacksknospen von Zellen des keratinisierten Epithels umgeben und sind mit ihnen durch Desmosomen verknüpft. Die Geschmacksknospen unterliegen einer ständigen Erneuerung und haben eine Lebensdauer von ca. 10 Tagen. Sie werden von Nervenfasern innerviert, die innerhalb der Knospen ihre Markscheiden verlieren und freie Nervenendigungen bilden. Geschmacksnerven sind der N. facialis (N. intermedius) für die Papillae fungiformes, der N. glossopharyngeus für die Papilla vallatae und foliatae sowie der N. vagus für Geschmacksknospen am Zungengrund. Die Geschmacksknospe (Caliculus gustatorius) öffnet sich an der Oberfläche mit einem Grübchen (Porus gustatorius). Bei den zwiebelschalenartig angeordneten Sinnes- und Stützzellen werden drei Zellpopulationen unterschieden:

- Dunkle Zellen vom Typ I (55–75% der Zellen) mit einem Zytoplasmafortsatz, der weit in den Geschmacksporus hineinreicht und in fingerförmigen Mikrovilli („Geschmacksstiftchen") endet. Diese Zellen bilden die Knospenperipherie und enthalten sowohl reichlich zytoplasmatische Filamente als

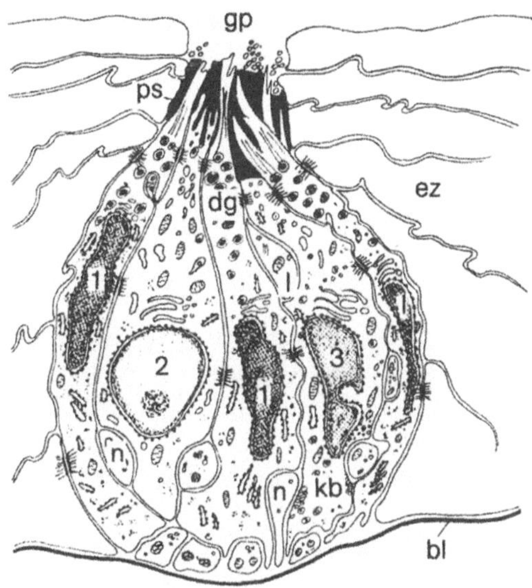

Abb. 1.13. Vereinfachte Darstellung einer Geschmacksknospe mit drei Zelltypen: *1* dunkle Zelle, *2* helle Zelle, *3* intermediäre Zelle; *bl* Basallamina, *dg* dunkle Granula, *ez* Epithelzelle, *n* Nervenfasern, *ps* Porensubstanz, *kb* synaptische Kernbläschen, *gp* Geschmackspore. (Aus: SCHROEDER 1976)

auch osmiophile Granula. Ihre Funktion besteht in der Synthese und Sekretion der Porensubstanz.

- Helle Zellen vom Typ II (15–30%) mit kurzen apikalen Zytoplasmafortsätzen und kurzen Mikrovilli.
- Intermediäre Zellen vom Typ III (5–15%) mit stumpfen Fortsätzen und Einschluß größerer sphärischer Vesikel mit osmiophilem Inhalt sowie kleinerer Vesikel an der Zellperipherie.

Bei der Erfassung der Empfindung „salzig" spielen biochemisch epitheliale Natriumkanäle im apikalen Zellpol der Tastzellen eine Rolle. Aus immunhistochemischen Befunden ergibt sich, daß die Lokalisation nur im vorderen Teil der Zunge, nicht dagegen im hinteren Teil im Bereich der Papillae circumvallatae ausgeprägt ist (KRETZ et al. 1999).

4 Immunhistologie

4.1 Zytokeratinexpression

Die Zytokeratine (CK) 1–20 als epitheliale Differenzierungsmarker werden aufgrund der Sequenzverwandtschaft in zwei Subfamilien eingeteilt (SAWAI et al. 1991; MOLL 1993 u. 1998; BERKOVITZ u. BARRET 1998):

- Typ I (saure CK) = CK 9–20,
- Typ II (basische CK) = CK 1–8.

Typ-I-CK zeigen eine Genlokalisation am langen Arm von Chromosom 17 mit Ausnahme von CK 18, bei dem die Genlokalisation zum Partnergen CK 8 erfolgt (YOON et al. 1994). Typ-II-CK weisen eine Genlokalisation am langen Arm von Chromosom 12 auf.

Im Gewebe erfolgt jeweils eine Koexpression von Zytokeratinen der Typen I und II als „CK-Paar", wobei nach der Gewebsverteilung

- „plattenepitheltypische" CK 1–6 und 9–17 und
- „zylinderepitheltypische" CK 7, 8 und 18 als „simple" CK

unterschieden werden. Beim mehrschichtigen oralen Plattenepithel sind die CK-Paare 5 und 14, 4 und 13 sowie 1 und 10/11 charakteristisch. Eine Hyperproliferation von CK 6 und 16 wird bei Epithelschäden beobachtet und als aktive Rolle bei der Wundheilung durch eine CK-Reorganisation in den suprabasalen Zellen interpretiert. Unterschiede in der CK-Expression bestehen auch während der Entwicklung der oralen Mukosa (PELISSIER et al. 1992).

Die CK-Expression in den verschiedenen Regionen der normalen oralen Mukosa ist in Tabelle 1.3 zusammengefaßt. Das mastikatorische Epithel des harten Gaumens und der Gingiva zeigt ein ähnliches Expressionsmuster wie die Epidermis mit dem Unterschied, daß CK 1 und 10 stärker als in der Epidermis besonders in den Zellen über den Reteleisten exprimiert wird (JUHL et al. 1989; MACKENZIE et al. 1991). Als neues CK wurde CK 2p als recht spezifisch in der Gingiva und im harten Gaumen nachgewiesen (COLLIN et al.1992). Andere CK – wie CK 19 – werden speziell bei zusätzlichen Entzündungen nachgewiesen (BOSCH et al. 1989). Bei den Suprabasalzellen am Gaumen und an der Zungenoberfläche ist die CK-14-Expression mit der Synthese von neurogenen Peptiden in Beziehung zur Innervation der oberflächlichen Mukosa verbunden.

Tabelle 1.3. Regionäre Unterschiede der Keratinexpression in der oralen Mukosa (s. Tabelle 1.1)

Schleimhautregion	Zytokeratintyp	Zellulärer Typ
Gingiva,	CK 5 und 14	Basale und parabasale Zellen
harter Gaumen	CK 14	Suprabasalzellen
	CK 19	Basalzellen bei Entzündungen
	CK 1 und 10	Suprabasalzellen, Keratinozyten negativ
	CK 2p	Suprabasalzellen
Vestibulum oris,	CK 4 und 13	Suprabasalzellen
Lippe, Wange,	CK 1 und 10	Nur an Stellen mechanischer Belastung
weicher Gaumen,		(Wangenokklusionsebene, mukogingivale
Mundboden,		Verbindung)
Zungenunterseite	CK 5 und14	Basalzellen
	CK 6 und 16	Nur geringe Expression
Zungenoberfläche	CK 5, 6 und 14	Verstärkte Expression
	CK 7	Geringe Expression
Zungenrücken	CK 1 und 10	Suprabasalzellen der Papillae filiformes
	CK 4 und 13	Interpapilläre Region
Gingiva, Gaumen	CK 7, 8, 18, 19 und 20	Merkel-Zellen

Das auskleidende („lining“) Epithel zeigt an Stellen besonderer mechanischer Belastung (Verbindung des Zahnfleisches zur oralen Mukosa, Okklusionsebenen der Wange im Bereich der Spitzen der Bindegewebspapillen) eine vermehrte Expression von CK 1 und 10.

Im spezialisierten Schleimhautepithel der Zungenoberfläche weist das Expressionsmuster lokale Variationen auf (Ermich et al. 1988; Cintorino et al. 1990; Sawai et al. 1990). Molekularbiologische Methoden mit der mRNA-Kontrolle der Gewebsexpression zeigen Differenzen in der Transkriptionsebene (Su et al. 1993). So wird CK 14 in den Basalzellen des Zungenrückens stärker exprimiert als CK 19, ein Befund, der für eine Transkriptionsebene des CK 14 und eine Posttranskriptionsebene des CK 19 spricht. Abweichungen vom Muster der CK-Expression in der normalen Mukosa ergeben sich bei Entzündungen und anderen Einwirkungen sowie bei Tumoren (Migliorati et al. 1992; Luomanen et al. 1997).

Die Merkel-Zellen exprimieren „simple“ CK 7, 8, 18, 19 und 20 (Moll et al. 1984; Gould et al. 1985) und kommen nur am Gaumen und in der Gingiva vor, dagegen nicht am Zungenrücken.

In der Anfangsphase der Immunhistologie wurden die CK nach dem Molekulargewicht (40–67 kD) eingeteilt (Clausen et al. 1986; Morgan et al. 1987; Burkhardt 1980; Löning et al. 1980). Die niedermolekularen Typ-I-CK (40–56,5 kD) fanden sich als „simple“ CK vorwiegend im 3schichtigen nichtverhornenden Plattenepithel von Lippe, Wange und Mundboden, die höhermolekularen Typ-II-CK (53–67 kD) dagegen im 4schichtigen verhornenden Plattenepithel der Gingiva und des harten Gaumens.

4.2 Expression weiterer Schleimhautmarker

Der Differenzierungsprozeß der oralen Mukosa wird anfänglich durch Produkte der Fibroblasten des Bindegewebes reguliert, im weiteren Verlauf durch die Mukosa selbst. Zu den Substanzen, die durch die basalen Epithelzellen der Schleimhaut exprimiert werden, gehören vor allem die Integrine und das Laminin-5 (Thorup et al. 1997).

Integrine bilden die Hauptgruppe der Zelladhäsionsmoleküle und werden durch die Basalzellen exprimiert. Es handelt sich um Glykoproteine mit zwei Transmembranketten von α- und β-Subeinheiten, die Zell-Zell- und Zell-Extrazellularmatrix-Adhäsionen vermitteln. Bevorzugte Liganden sind:

- $\alpha_2\beta_1$ für Kollagen,
- $\alpha_3\beta_1$ für Laminin-5,
- $\alpha_6\beta_4$ für Laminin-1, 2, 4 und 6.

Für $\alpha_3\beta_1$ ergeben sich intraregionale Unterschiede im Expressionsmuster, für $\alpha_2\beta_1$ und $\alpha_3\beta_1$ Unterschiede in der interregionalen Verteilung. So wird die Subeinheit $\alpha_2\beta_1$ in verschiedenen Bereichen (Wange, Gaumen, Gingiva, Alveolarschleimhaut) am stärksten in den Basalzellen und den Suprabasalzellen exprimiert, schwächer in den unmittelbar angrenzenden Zellen des Stratum spinosum. Das Verteilungsmuster für α_3 ist ähnlich, während α_6 und β_4 vorwiegend in den Basalzellen exprimiert werden, nicht dagegen im Stratum spinosum und den darüber gelegenen Epithelzellen.

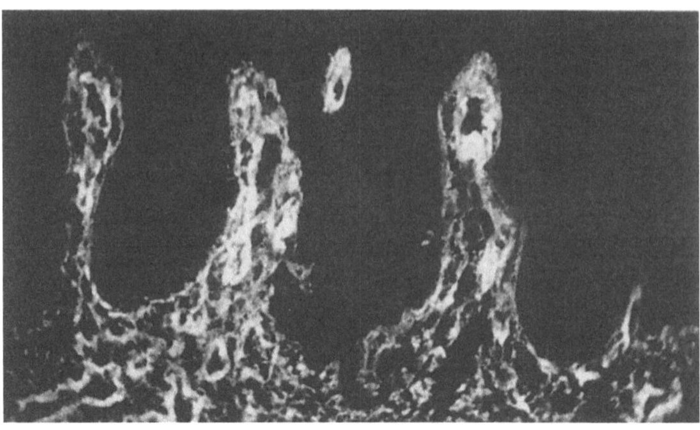

Abb. 1.14. Ausbildung von Fibronektin in der normalen Mukosa entlang der Schnittstelle zwischen Basalmembran und angrenzender Lamina propria mit besonderer Markierung der Papillen. Immunfluoreszenz, × 250

Laminin-5 stellt die Hauptkomponente der Basalmembran dar und findet sich sowohl an der internen als auch externen Membranseite. Seine Vermehrung an der äußeren Basalmembranseite mit Ausbreitung ins angrenzende Stroma wird vor allem bei Entzündungen beobachtet.

Fibronektin (Abb. 1.14) ist an der Schnittstelle zwischen Basalmembran und angrenzenden Zellen ausgebildet (CASELITZ 1987a) und moduliert die Zelladhäsion sowie Zellmobilität (ROUSLAHTI et al. 1981).

Lektine sind Glykolipide und Glykoproteine, die spezifische Kohlenhydrate binden und an der Zelle lokalisieren (CASELITZ 1987b). Eine neoplastische Transformation der Zellen ist mit einer veränderten Kohlenhydratzusammensetzung verbunden. Die Lektine werden in den unteren und mittleren Zelllagen der oralen Mukosa exprimiert (WOLLINA et al. 1989). Spezielle Untersuchungen liegen über das Vorkommen von PNA (pea nut agglutinin; LÖNING 1984), UEA (Ulex europaeus), WGA (wheat germ agglutinin; HOSAKA et al. 1985) und HPA (Helix pomatia) vor, wobei die Ausprägung in den verschiedenen oralen Regionen sehr variabel ausfallen kann.

Blutgruppensubstanzen sind an der Zellmembran der Epithelzellen lokalisiert. Substanzen der Blutgruppe A werden an der Wange an der Oberfläche des Epithels und den angrenzenden Stachelzellen exprimiert, wobei zwischen diesen beiden Zellgruppen eine schmale negative Reaktionszone ausgespart wird (DABELSTEEN 1972). Die Karbohydratantigene der Blutgruppen ABO finden sich im nichtverhornenden Plattenepithel nur in den Stachelzellen, dagegen nicht in den Basalzellen (MANDEL et al. 1990). Die Regulation des A-Gens wird direkt durch die Transkriptionsebene der Glykokolltransferase bewirkt.

Ein weiteres Membranglykoprotein mit Isoformen („exons") ist das *CD44* mit der hämatopoetischen Isoform CK44H. Es wird speziell in den Basal- und Stachelzellen der Schleimhaut der Wangen und des harten Gaumens exprimiert, dagegen nicht in den verhornenden Epithelien (OLIVEIRA u. ODELL 1997). Regional bestehen starke Variationen in der Expression.

Beim *Fas-Antigen* handelt es sich ebenfalls um ein Glykoprotein der Zelloberfläche, welches zur Rezeptorfamilie (z. B. Tumornekrose-Rezeptor, B-Zellrezeptor CD40 u.a.) gehört. Es wird im Stratum spinosum und dem basalen Anteil des Stratum corneum exprimiert und vermittelt das Signal für die Apoptose (Muraki et al. 1997).

Die das Apoptosesignal regulierende *Kinase 1* zeigt unter normalen Bedingungen nur eine schwache Expression in den Stachelzellen (Funato et al. 1998). Bei Schädigungen der oralen Mukosa (z.B. Wunden) wird sie vermehrt in den Suprabasalzellen in direkter Umgebung der Wundfläche exprimiert, wobei die höchste Aktivität am 2. Verletzungstag besteht und die Aktivität bis zum 10. Tag wieder abnimmt.

Die Expression von *Zytokinen* (Tumornekrosefaktor α, Interleukin-β_1 und Interleukin-6-Rezeptor) erfolgt in der oralen Mukosa in den Stachelzellen des Stratum spinosum, nicht dagegen in den Basalzellen (Schliephake et al. 1997). Eine weitere Expression findet auch in den Fibroblasten und Kapillarendothelien des Schleimhautstromas statt.

Epitheliales Membranantigen (EMA) wird in der Regel an der Zellmembran in Geweben des Organismus beobachtet, die eine Expression der „simplen" CK 8, 18 und 19 aufweisen (Klöppel u. Caselitz 1987). Bei glandulärer Differenzierung wird EMA meist an der luminalen Seite von Gangstrukturen exprimiert. Daher existieren zahlreiche Befunde über das Vorkommen von EMA im Normalgewebe und in Tumoren der Speicheldrüsen (s. Bd. 1/I, S. 21–32). Das normale Plattenepithel der oralen Mukosa ist dagegen meist negativ für EMA (Sloane u. Ormerod 1981).

Ein ähnliches Verhalten gilt für das *karzinoembryonale Antigen (CEA)*, welches normalerweise an der Zelloberfläche exprimiert wird.

4.3 Interepitheliale und subepitheliale Zellen

Langerhans-Zellen sind Antigen-präsentierende Zellen während der Induktion der Immunantwort und werden von den T-Lymphozyten zur Antigenerkennung benötigt. Immunhistologische Marker sind eine positive ATPase-Reaktion, die Antigene HLA-DR, OKT6 und die Expression von S-100-Protein (Lombardi et al. 1993). Sie bilden Antikörper gegen die MHC-Klasse-II-Antigene (CD1, HLA-DR, HLA-DQ und HLA-DP). Die Oberflächen- und Volumendichte zeigt in der oralen Mukosa starke Schwankungen von 1,5–13% mit einem Mittelwert von 5,5% (Bahmer u. Scharrer 1997). Die höchsten Werte finden sich in der Alveolarschleimhaut mit mehr als 10%. Die Langerhans-Zellen sind vorwiegend im Bereich der Basalzellen und der suprabasalen Zellen lokalisiert (Cruchley et al. 1989). Sie befinden sich entweder entlang der Länge des Epithels (Mundboden, Lippen, Zungenrücken) oder parallel zur Oberfläche in den mittleren Epithelzonen (harter Gaumen). An der Wange sind sie um die Bindegewebspapillen konzentriert. Die höchste Zahl der Langerhans-Zellen pro Millimeter Epitheloberfläche wurde am Zungenrücken (28,3 Zellen) nachgewiesen. Die Zellzahlen für die übrigen Schleimhautregionen zeigen eine abfallende Tendenz (Wange 25,2; Lippe 22,4; Zungenseite und harter Gaumen 17,6; Mundboden 16,7). Trotz der regionalen Unterschiede (Daniels 1984; Ahlfors et al.

1985) ist die Antikörperfunktion in allen Regionen gleichbleibend. Die T-Helfer-Lymphozyten (CD4+) sind mit den Langerhans-Zellen der MHC-Klasse-II-Antigene assoziiert, die zytotoxischen T-Lymphozyten (CD8+) mit den MHC-Klasse-I-Antigenen HLA-A, B und C (LOMBARDI et al. 1993).

Die *Lymphozyten* der oralen Mukosa sind gleichmäßig auf beiden Seiten der Basalmembran der Wange verteilt und nicht perivaskulär wie in der Epidermis (VAN LOON et al. 1989). Insgesamt liegt der Gehalt an T-Lymphozyten um ein Vielfaches (37mal) höher als in der Epidermis. Das Verhältnis der CD4- zu den CD8-Lymphozyten beträgt 1:2 (in der Epidermis 1:4). Im Epithel und Papillarkörper der Wangenmukosa fehlen B-Lymphozyten.

Merkel-Zellen exprimieren CK 20, daneben auch NSE (Neuronspezifische Enolase) sowie teilweise Chromogranin und zeigen speziell in der Gaumenschleimhaut einen Polymorphismus (TACHIBANA et al. 1998). Neben typischen rundlichen oder ovalen Zellen finden sich irreguläre dendritische Zellen mit Zytoplasmaprojektionen. Diese irregulären Merkel-Zellen nehmen bei Entzündungen an Zahl deutlich zu.

4.4 Lamina propria und Submukosa

Über das Verteilungsmuster der extrazellulären *Matrixproteine* liegen detaillierte immunhistologische Untersuchungen vor (BECKER et al. 1986). Im subepithelialen, an die Basalmembran angrenzenden Bindegewebe ist ein lockeres retikuläres Netzwerk überwiegend von Kollagenfibrillen Typ III entwickelt, welches von einem mikrofilamentären Netzwerk von Kollagenfibrillen Typ VI durchwoben wird. Die tiefer gelegene Bindegewebsregion besteht dagegen aus dicht gepackten Kollagenfaserbündeln mit einem gleich großen Gehalt an Kollagenfasern Typ I und III bei einer Reduktion von Typ VI. Undulin ist wellenförmig an uniforme, parallele Fasern angelagert.

5 Exfoliativ-Zytologie

Im Vergleich zur breiten Anwendung der Exfoliativ-Zytologie in der gynäkologischen Diagnostik kommt dieser Untersuchungsmethode in der Oralmedizin eine geringere Bedeutung zu. Unter physiologischen Bedingungen schilfern nur die Plattenepithelien vor allem an der Oberfläche des harten Gaumens und der Gingiva ab, während tiefere parabasale Zellen in der Regel nur bei Ulzerationen und dann meist in Verbindung mit Entzündungszellen zur Untersuchung gelangen. Ein zusätzliches Problem bei der Zytodiagnostik entsteht durch Vorgänge der Autodigestion mit einem Strukturverlust. Daher besitzt die Aspirationsbiopsie einen höheren diagnostischen Stellenwert, weil hierbei gut erhaltenes zytologisches Material und auch kleinere Zellverbände aus tieferen Gewebsarealen für die Beurteilung vorliegen.

Das normale Zellbild der Mukosaoberfläche zeigt Abhängigkeiten vom Gewebsort, Lebensalter, Geschlecht und exogenen Irritationen speziell beim Kauakt (FASSKE u. MORGENROTH 1964; NAIB 1985). Auch innerhalb der oberflächlichen Zellschicht finden sich Variationen in der Anfärbbarkeit, Kerngestalt, Zytoplasmagröße und Kern-Plasma-Relation.

Als häufigster Zelltyp werden kernlose azidophile Schollen des verhornenden Plattenepithels vom harten Gaumen oder Zahnfleisch beobachtet. Die polygonalen Zellen besitzen einen schmalen Zytoplasmasaum, sind schwach angefärbt und unterschiedlich groß. Sie können zusätzlich degenerative Veränderungen mit intrazytoplasmatischen Vakuolen oder auch Pigmenteinschlüsse aufweisen. Weniger häufig sind intermediäre Zellen mit zentral gelegenen Zellkernen, die Variationen in der Form und im Ausmaß der Pyknose aufweisen. Diese Zellen finden sich ebenfalls meist am Gaumen oder Zahnfleisch. Andere intermediäre Zellen sind durch ein stärker gefärbtes breiteres basophiles Zytoplasma und kleine, zentral gelegene vesikuläre Zellkerne gekennzeichnet, wobei mitunter auch 2kernige Zellen vorkommen. Die Kern-Zytoplasma-Relation beträgt 1:6. Trotz der Variationen in der Kerngröße und Kernform zeigen die Zellen der Wangenschleimhaut einen normalen diploiden DNA-Gehalt (Cowpe u. Longmore 1981) und besitzen einen gefälteten Zytoplasmasaum. Parabasale Zellen haben große Zellkerne sowie ein spärliches Zytoplasma und kommen nur bei traumatischen Ulzerationen der Schleimhaut vor.

Über zytologische Veränderungen beim menstruellen Zyklus und bei anderen hormonellen Einflüssen besteht im Gegensatz zu den zytologischen Befunden an der Vagina eine kontroverse Diskussion, so daß sich die orale Mukosa für eine exakte Bestimmung der Ovarialfunktion nicht eignet. Allerdings wird verschiedentlich über einen Rückgang oder sogar das Fehlen der azidophilen Schollen im Gaumenabstrich bei Östrogenmangel berichtet. Möglich ist dagegen bei Zellen mit gut erhaltenen Zellkernen eine Erkennung der Barr-Körper. Beim kindlichen Zahnwechsel besteht eine Zunahme azidophiler Schollen im Abstrich.

6 Ultrastruktur

Die mit den Methoden der Transmissons-Elektronenmikroskopie (TEM) und Raster-Elektronenmikroskopie (REM) ermittelten Befunde sollen gemeinsam abgehandelt werden.

6.1 Aufbau des Schleimhautepithels

Die Basalzellen der Schleimhaut (Abb. 1.15), die im Zytoplasma über Tonofibrillen und reichlich Mitochondrien verfügen und basale Zytoplasmafortsätze bilden, sind durch Hemidesmosomen mit der Basalmembran verbunden. Die in der Basalmembran enthaltenen Adhäsionsmoleküle Laminin-5 und Integrine gewährleisten eine innige Verzahnung von Basalzellen und angrenzender Tunica propria, wobei an der Außenseite der Basalmembran ein Netzwerk von Ankerfibrillen entwickelt ist (Susi et al. 1967). Im Stratum spinosum (Abb. 1.16) wird der Zellkontakt durch Desmosomen gewährleistet, die fingerförmige Zytoplasmafortsätze mit einem reißverschlußartigen Bauprinzip bilden (Fasske u. Morgenroth 1964; Hashimoto et al. 1966; von Bülow 1966). An der Nahtstelle zweier Zytoplasmafortsätze ist eine aus sauren Mukopolysacchariden bestehende Kittsubstanz mit parallelen Verdichtungen entwickelt. Die zytoplasmatische Differenzierung und der Glykogengehalt der Epithelzellen ist in den

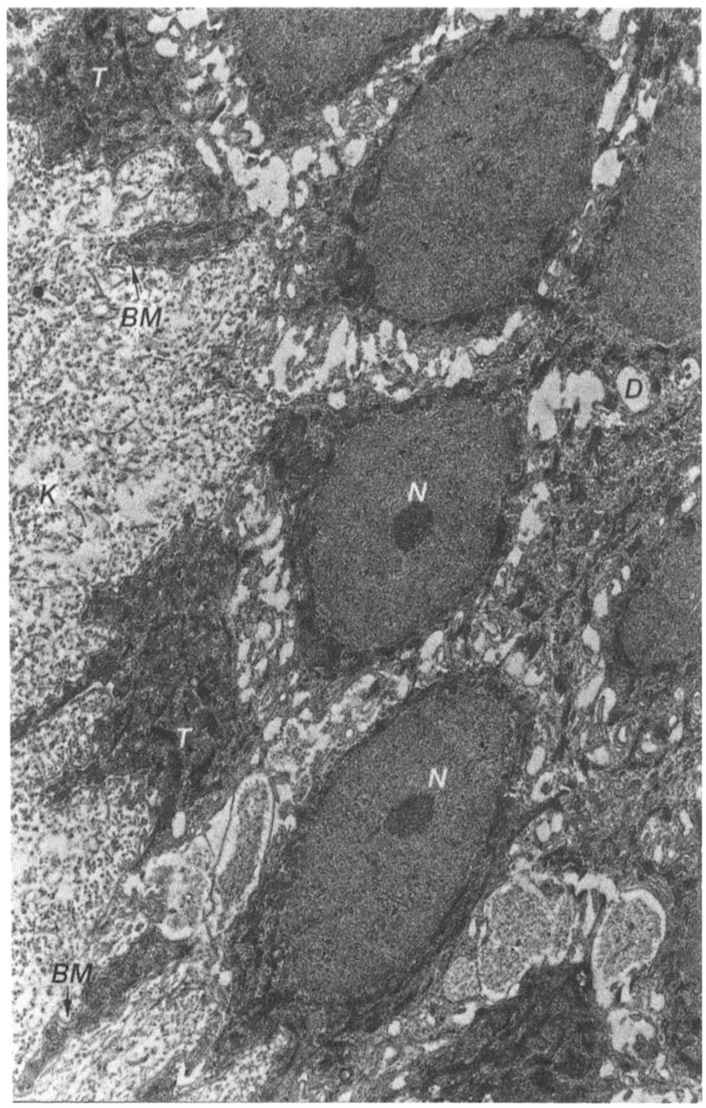

Abb. 1.15. Ultrastruktur des Stratum basale der oralen Mukosa: Basalzellen mit Tonofibrillen *(T)* und Zytoplasmafortsätzen zur Basalmembran *(BM)*; Desmosomen *(D)* zwischen den Zellen des Stratum spinosum. Kollagene Fasern *(K)* der Lamina propria. Zellkerne *(N)* mit Nukleoli. × 10800. (Aufn. Prof. Themann, Münster)

einzelnen Schleimhautregionen unterschiedlich. So nimmt der Gehalt an Mitochondrien in den höheren Epithellagen allmählich ab, während die Ausbildung von Tonofibrillen deutlich ansteigt und in Relation zum jeweiligen Grad der Keratinisierung steht. Die Tonofibrillen (Abb. 1.17) ziehen in die Desmosomen hinein und sind mit diesen verankert. Die Zellen des mittleren und oberen Drittels des Stratum spinosum sind besonders glykogenreich, wobei in der Wangenschleimhaut der größte Glykogengehalt nachweisbar ist, im Gegensatz zur

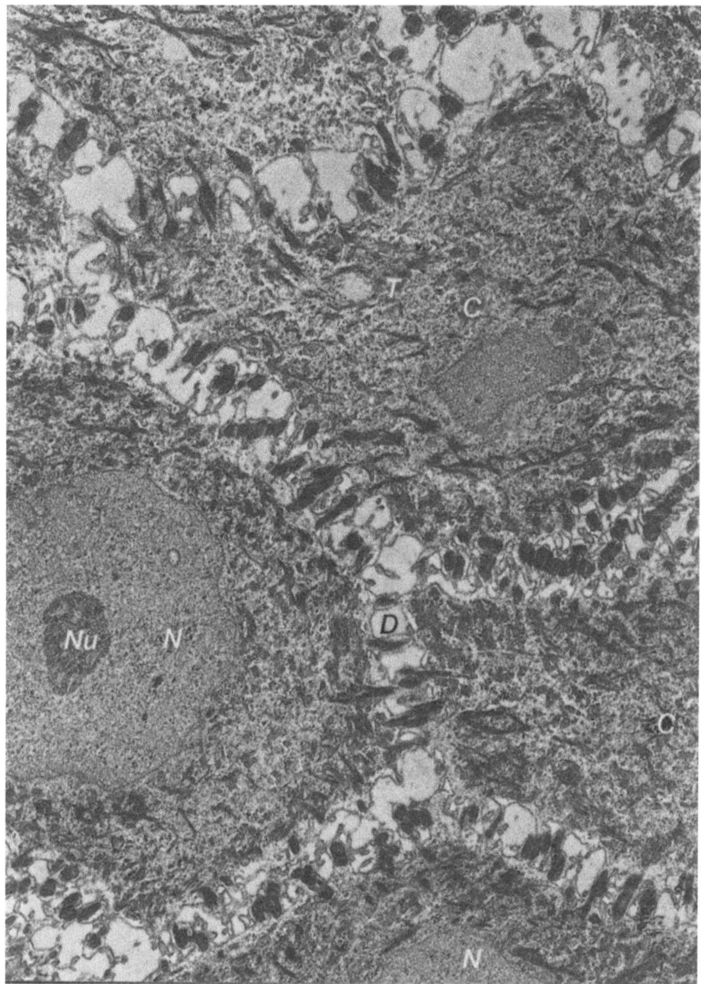

Abb. 1.16. Ultrastruktur des Stratum spinosum der oralen Mukosa: reißverschlußartig angeordnete Desmosomen *(D)*; Zellen des Stratum spinosum mit Tonofibrillen *(T)* im Zytoplasma *(C)*. Zellkerne *(N)*. Nukleoli *(Nu)*. × 9700. (Aufn. Prof. THEMANN, Münster)

glykogenarmen Gingiva. Bei der In-vitro-Kultivierung menschlicher Keratinozyten (TAICHMAN et al. 1979) kommt es zur Bildung von Zellkolonien eines mehrschichtigen Plattenepithels mit den typischen ultrastrukturellen Merkmalen (Desmosomen, Tonofibrillen, Glykokalix u.a.).

Regionale Unterschiede bestehen besonders in der Struktur der Schleimhautoberfläche (MATRAVERS u. TYLDESLEY 1978; HODGKINS et al. 1978). So sind in der Wangenschleimhaut die obersten Zellen durch geringere Abflachung, erhaltene Zellkerne, Fehlen von Desmosomen und Kohärenz durch Mikrovilli mit amorphem interzellulärem zementartigem Material gekennzeichnet (HASHIMOTO et al. 1966). An der Oberfläche des Zahnfleisches zeigt das Stratum corneum ein retikuläres Muster mit Brückenbildung und Mikrovilli, deren Zahl von

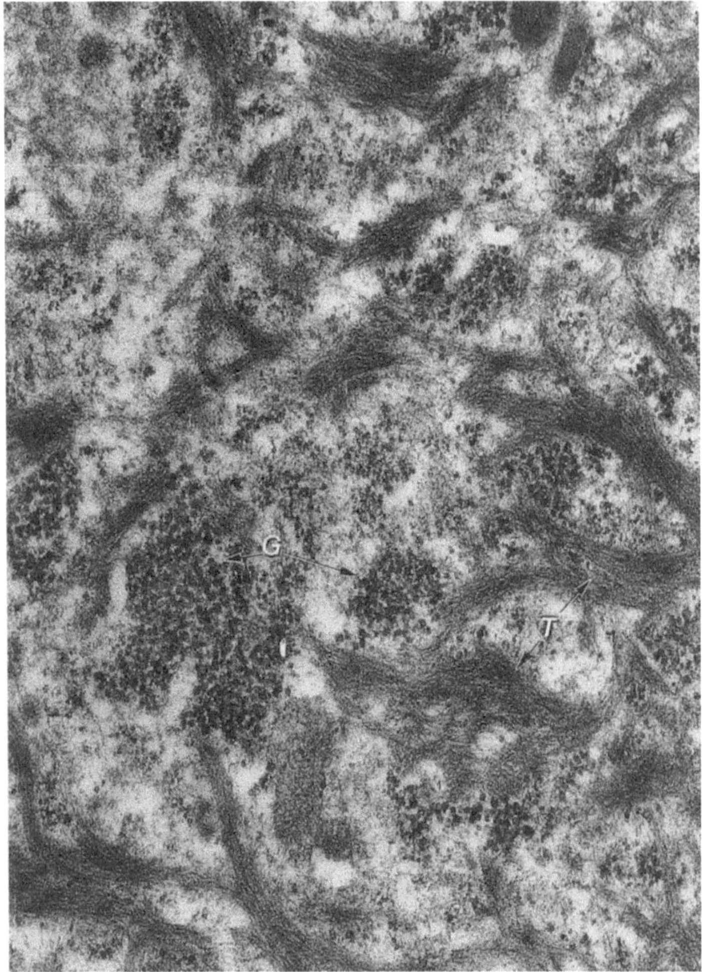

Abb. 1.17. Ultrastruktur einer Stachelzelle der normalen oralen Mukosa: reichliche Entwicklung von Tonofibrillen im Zytoplasma *(T)* und Anhäufung von Glykogen *(G)*. × 51 200. (Aufn. Prof. THEMANN, Münster)

oben nach unten abnimmt (HODGKINS et al. 1978). Aus Befunden der REM geht hervor, daß die Oberflächenstruktur vom Ausmaß der Keratinisierung abhängt (MATRAVERS u. TYLDESLEY 1978). Ein granuläres Muster findet sich am Mundboden (in 84%) und der Wange (in 33%), dagegen nicht am harten Gaumen. Wallartige Erhebungen sind am Mundboden (in 50%) und an der Wange (in 100%) vorhanden, nicht dagegen am Gaumen. Eine gelöcherte Oberfläche und kurze stumpfe Mikrovilli sind am harten Gaumen (in 100%) ausgebildet, nicht dagegen am Mundboden oder der Wange.

Die interzellulären Langerhans-Zellen sind im TEM durch gekerbte oder gelappte Zellkerne, Birbek-Granula („Tennisschlägerstruktur“ mit querer Streifung), einen gut entwickelten Golgi-Apparat und das Fehlen von Tonofilamenten, Desmosomen oder Melanosomen gekennzeichnet (LOMBARDI et al. 1993). Unterschieden werden dendritische Zellen mit suprabasaler Lokalisation, optisch hellem Zytoplasma und reichlichem Granulagehalt von weniger dendritischen Zellen mit dichterem Zytoplasma, geringerer Ausbildung von Granula und Lokalisation in der Basalzellschicht. Die Merkel-Zellen (LUZARDO-BAPTISTA u. GARCIA-TAMAYO 1974) enthalten reichlich dichte neurosekretorische Granula, dagegen wenig sonstige Zellorganellen (Mitochondrien, Filamente, endoplasmatisches Retikulum u.a.). Die Granula sind 900–1200 Å groß, von einer einfachen Membran umgeben und besitzen im Zentrum eine dichte rundliche Zone, die von der Membran durch eine helle Zone abgegrenzt ist. Die Granula sind meist in der Nachbarschaft des Zellkerns konzentriert und werden aus dem Zytoplasma in den Interzellularraum ausgeschleust.

6.2 Spezialisierte nervale Strukturen

Die *interepithelialen Nervenfasern* (LUZARDO-BAPTISTA 1973; GRIFFIN 1977) enthalten Neurofilamente, Mitochondrien und im Durchschnitt 350 Å große membranbegrenzte Vesikel. Sie besitzen keine Myelinscheide und sind von Schwann-Zellen umgeben. Die Endverzweigungen haben einen Durchmesser von 1 μm und sind von einer Einheitsmembran ohne Fusion mit der benachbarten Epithelzelle umgeben. Die Distanz zur Epithelzelle beträgt 100–200 Å. In der Wangenmukosa sind im Bereich der Nervenendigungen synapsenartige Vesikel mit elektronendichtem Inhalt beschrieben, wobei es sich um eine Speicherung von Transmittersubstanz handelt. Außerdem finden sich 30 × 25 μm im Durchmesser große Meissner-Körperchen mit pinozytotischer Aktivität.

Die *Tastkörper der Papillae fungiformes* (FARBMAN 1965) verfügen über apikale Zytoplasmafortsätze und sind aus vier Zelltypen aufgebaut. Die peripheren Zellen werden als Vorläuferzellen der übrigen Zelltypen angesehen und enthalten viele RNA-Partikel und tubuläre Filamente, besitzen jedoch keine Assoziation zu Nervenfasern. Die basalen Zellen werden als Zwischenform zu den dunklen und hellen Zellen eingeordnet, liegen am unteren Pol in Verbindung zu Nervenfasern und sind zusätzlich mit einem großen Golgi-Apparat ausgestattet. Der dunkle Zelltyp I wird als eigentliche Tastrezeptorzelle angesehen, ist spindelförmig und reicht von der Basalmembran bis zum Tastporus, wobei Mikrovilli vom apikalen Pol in den Porus hinein verlaufen. Das Zytoplasma enthält reichlich Filamente, lamelläre dichte Körper und einen prominenten Golgi-Apparat, dagegen wenig andere Organellen. Zur angrenzenden Zelle des Typ I besteht eine feste Verbindung („tight junctions"). Die Zellen werden von mehreren intraepithelialen Nervenfortsätzen analog den Schwann-Zellen umschlossen. Der helle Zelltyp II ist durch einen reichlichen Gehalt an Mitochondrien und unterschiedlich große Vesikel und Vakuolen gekennzeichnet. Dieser Zelltyp soll eine Bedeutung für die Bildung und Unterhaltung des Tastporus besitzen. Der Tastporus enthält amorphes dichtes Material mit zahlreichen membrangebundenen Vesikeln.

Die *Papillae foliatae* zeigen im REM deutliche altersbedingte Wandlungen im Aufbau (ŠVEJDA u. JANOTA 1974) und sind im Kindesalter am besten ausgebildet, wo sie eine granuläre Oberfläche besitzen und eine reichliche Epithelabschilferung aufweisen. Mit zunehmendem Lebensalter wird die Oberfläche glatter, wobei die Papillen enger und teilweise überlappend angeordnet sind und insgesamt flacher werden. Vielfach besteht eine asymmetrische Anordnung oder einseitig betonte Ausbildung. Mitunter sind auch die Papillen durch Lymphfollikel ersetzt.

Am Aufbau der *Geschmacksknospen* (Baradi u. Jollie 1962; Nemetschek-Gansler u. Ferner 1964) sind zwei Zellformen beteiligt: dichte und vakuolisierte Zellen. Die dichten Zellen bilden die Geschmackspinsel am apikalen Pol, der von zytoplasmatischen Sekundärhärchen besetzt ist. Die Sekundärhärchen bedecken das Geschmacksgrübchen wie einen Rasen, ragen jedoch nicht über den Geschmacksporus hinaus. Die Zellen enthalten einen Golgi-Komplex und osmiophile Sekretgranula, welche in das Geschmacksgrübchen sezerniert werden und dort die interpensilläre Substanz bilden. Die zweite Zellform sind vakuolisierte Zellen, die den Boden der Grübchen nicht erreichen. Jeder Geschmackspinsel besitzt 30–40 Sekundärhärchen, welche 2 µm lang und 0,05–0,1 µm dick sind. Die Axone verlieren beim Durchtritt durch die Basalmembran an der Knospenbasis ihre Umhüllung durch Schwann-Zellen und werden nur noch von der Zellmembran der Geschmacksknospenzellen umhüllt. Dabei kommt es zur Eindellung des Zellkerns. Zwischen den Geschmackszellen und an der Grenze zur umgebenden Epithelzelle befindet sich ein Saftlückensystem von perlschnurartigen Räumen, die sich zur Knospenbasis erweitern und wahrscheinlich einen Abfluß zur Knospenbasis darstellen. Die Basalmembran an der Knospenbasis ist relativ glatt, während sie im Bereich der Epithelzellen stark gewellt ist.

7 Alterswandlungen der Mundhöhle

Die orale Mukosa zeigt mit zunehmendem Lebensalter eine lineare Abnahme der Epitheldicke. Desgleichen nimmt der Glykogengehalt in den Schleimhautepithelien ab. Die Tunica propria und Submukosa sind stärker fibrosiert, wobei es auch zu Verklumpungen der elastischen und kollagenen Fasern kommt. Auch die arteriosklerotischen Veränderungen sind verstärkt ausgeprägt, so daß eine mangelhafte Blutversorgung der Gewebe zur Atrophie beitragen kann. Häufiger finden sich im höheren Alter auch sublinguale Varizen, eine verstärkte Prominenz von Fordyce-Flecken an der Wange und entzündliche Infiltrate sowie vermehrt Lymphfollikel in den Papillae foliatae.

Der Zahnausfall geht mit einem Verlust der strukturbildenden funktionellen Reize für die Alveolen einher und führt zu einer Inaktivitätsatrophie der Kieferknochen mit Abbau der Alveolarfortsätze und teilweise auch der Kieferknochen, woraus sekundäre Strukturveränderungen der bedeckenden Mukosa resultieren (Schumacher 1991). Mit dem Schwund der Alveolarfortsätze verliert der Fornix seine ursprüngliche Höhe. Speziell am zahnlosen Unterkiefer zeigt der Alveolarkamm einen großen Formenreichtum in der Höhe und im Relief. Ein hoher Alveolarkamm ist im Frontzahnbereich vorhanden, während im Seitenzahngebiet eher eine Abflachung besteht. Im Extremfall ist der Alveolarkamm in der gesamten Ausdehnung abgeflacht, wobei zwischen einem „positiven" Alveolarkamm mit einem Niveau über dem Mundboden und einem „negativen" Alveolarkamm mit einem darunter liegenden Niveau unterschieden wird. Am harten Gaumen tritt die Atrophie im dorsalen Bereich zeitlich früher als ventral auf. Mit der Rückbildung der Alveolarfortsätze wird auch der Oberkieferknochen kleiner, wodurch der Unterkiefer stärker hervortritt und das „Greisengesicht" geprägt wird. Da das orofaziale System einen Funktionskreis bildet, wirken sich alle Veränderungen im mastikatorischen Bereich auf andere Teile des Systems aus.

Über die Altersveränderungen der Zunge liegen ausführliche systematische Untersuchungen vor (Hübner u. Goerttler 1968; Bässler et al. 1971). Das Bild der „Lingua glabra senilis" ist histopathologisch durch eine Nivellierung des

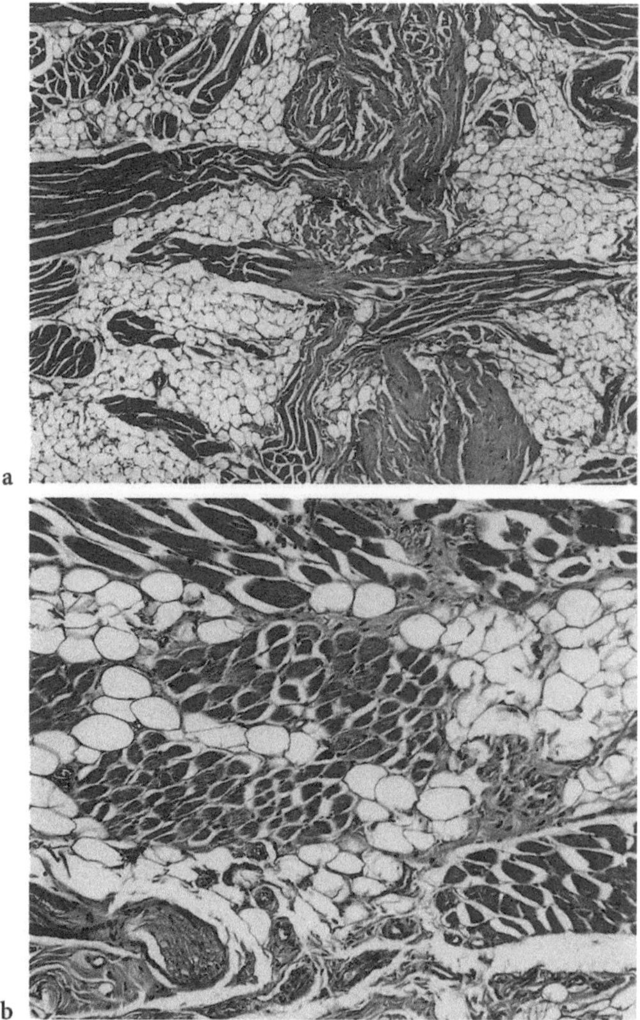

Abb. 1.18 a, b. Altersabhängige lipomatöse Atrophie der Zunge. **a** Symmetrische Lipomatose beidseitig des Septum linguae, **b** Lipomatose und fokale Fibrose zwischen den unterschiedlich atrophischen Muskelfasern. HE, × 120. (Aus: Bässler 1987)

Oberflächenreliefs mit Atrophie des Zungenepithels und der Papillen sowie eine Involution der Reteleisten gekennzeichnet. Die Epitheldicke erreicht im höheren Lebensalter nur noch 30% des ursprünglichen Epithels. Die Reteleisten sind im jugendlichen Alter am besten ausgebildet, wobei Unterschiede im Aufbau der Reteleisten bestehen. Die Reduktion der Reteleisten führt zu einem Retezapfenmuster, ein Vorgang, der bei Männern früher als bei Frauen einsetzt. Die Vaskularisation der Tunica propria nimmt ab der 4. Lebensdekade ab und geht mit einer gleichzeitigen Zunahme rundzelliger Infiltrate einher. Subepithelial kommt es zu einer progredienten Zunahme des Fettgewebes (Abb. 1.18a, b) mit einer linearen Beziehung zwischen dem Lebensalter und der Fettgewebsmenge. Die Lipomatose beginnt bereits in der 1.–2. Lebensdekade am Zungengrund und dehnt sich dann weiter zur Zungenspitze und zum Zungenrücken aus. Besonders intensiv ist die Lipomatose zwischen der 5. und 8. Lebensdekade. Die Zungenmuskulatur nimmt im gleichen Maße ab, so daß es sich um eine altersphysiologische lipomatöse Atrophie handelt. Die Aponeurose und das Septum linguae zeigen eine unregelmäßige grobfaserige Fibrose und Hyalinose. Strukturelle Veränderungen des Epithels werden durch intermittierende Krankheiten und weniger von Altersfaktoren beeinflußt. Eine Lipofuszinablagerung in der Zungenmuskulatur beginnt nicht vor dem 18. Lebensjahr und wird im höheren Lebensalter in 93% der untersuchten Fälle beobachtet (DAYAN et al. 1979). Zwischen Menge und Verteilung der Lipofuszingranula und dem Anstieg des Lebensalters besteht eine direkte Korrelation. Die Atrophie der Drüsen des Zungengrundes und der Glandula apicis linguae geht mit einer interstitiellen Fibrose und Lipomatose einher.

Speziell bei der Zungenatrophie wird zwischen einer altersabhängigen Atrophie und einer neurogenen Atrophie unterschieden (BÄSSLER 1987). Bei der neurogenen Atrophie werden drei Formen voneinander abgegrenzt:

- Die myasthenische Atrophie ist durch einen hochgradigen symmetrischen Ersatz der Muskulatur durch Fettgewebe als Folge der fehlenden Innervation gekennzeichnet.
- Die lipomatöse Atrophie stellt die Folge einer Poliomyelitis mit langandauernder Behandlung in der „eisernen Lunge“ dar.
- Die lipomatöse Hemiatrophie entwickelt sich als Folge einer posttraumatischen extrakraniellen Hypoglossuslähmung mit einer einseitigen Lipomatose, die 85–90% des Zungenvolumens ausmacht.

Literatur

Ahlfors EE, Larsson PA, Bergstresser PR (1985) Langerhans cell surface densities in rat oral mucosa and human buccal mucosa. J Oral Pathol Med 14: 390–397

Bahmer FA, Scharrer E (1997) Surface and volume density of CD1a+ Langerhans cells in human oral mucosa: a stereological study using vertical sections. Pathol Res Pract 193: 37–42

Baradi AF, Jollie WP (1962) Electron microscopic observations on cell surface modifications in gustatory epithelium. Acta Anat 50: 305–311

Bässler R (1987) Histopathology of different types of atrophy of the human tongue. Path Res Pract 182: 87–97

Bässler R, Bilden J, Lange HJ (1971) Altersveränderungen der menschlischen Zunge. Aktuelle Gerontol 1: 29–44

Becker R, Morgenroth K (1986) Pathologie der Mundhöhle, 2. Aufl. Thieme, Stuttgart New York

Becker J, Schuppan D, Hahn EG, Albert G, Reichart P (1986) The immunohistochemical distribution of collagens type IV, V, VI and of laminin in the human oral mucosa. Arch Oral Biol 31: 179–186

Berkovitz BK, Barret AW (1998) Cytokeratin intermediate filaments in oral and odentogenic epithelia. Bull Group Int Rech Sci Stomatol Odontol 40: 4–23

Bos IR, Burkhardt A (1980) Interepithelial cells of the oral mucosa. J Oral Pathol Med 9: 65–81

Bosch FX, Ouhayoun J-P, Bader BL, Collin C, Grund C, Lee I, Franke WW (1989) Extensive changes in cytokeratin expression patterns in pathologically affected human gingiva. Virchows Arch B Cell Pathol Incl Mol Pathol 58: 59–77

Bülow F von (1966) Histochemical and electron microscopical aspects of human buccal mucosa. Acta Pathol Microbiol Scand 66: 409–425

Burkhardt A (1980) Der Mundhöhlenkrebs und seine Vorstadien. Ultrastrukturelle und immunpathologische Aspekte. Veroff Pathol 112: 1–271. Fischer, Stuttgart New York

Burkhardt A, Maerker R (1981) Vor- und Frühstadien des Mundhöhlenkarzinoms. Hanser, München Wien

Caselitz J (1987a) Basal cell membrane antigens as tumor markers. In: Seifert G (ed) Morphological tumor markers. General aspects and diagnostic relevance. Curr Top Pathol 77: 223–243

Caselitz J (1987b) Lectins and blood group substances as „tumor markers". In: Seifert G (ed) Morphological tumor markers. General aspects and diagnostic relevance. Curr Top Pathol 77: 246–277

Cawson RA, Binnie WH, Eveson JW (1994) Color atlas of oral diseases. Clinical and pathologic correlations, 2nd edn. Mosby, London

Cintorino M, Petracca R, Vindigni C, Tripodi SA, Leoncini P (1990) Topography-related expression of individual cytokeratins in normal and pathological (non-neoplastic and neoplastic) human oral mucosa. Virchows Arch A Pathol Anat Histopathol 417: 419–426

Clausen H, Moe D, Buschard K, Dabelsteen E (1986) Keratin proteins in human oral mucosa. J Oral Pathol Med 15: 36–42

Collin C, Ouhayoun J-P, Grund C, Franke WW (1992) Suprabasal marker proteins distinguishing keratinizing squamous epithelia: Cytokeratin 2 and polypeptides of oral masticatory epithelium and epidermis are different. Differentiation 51: 137–148

Cowpe JG, Longmore RB (1981) Nuclear area and feulgen DNA content of normal buccal mucosal smears. J Oral Pathol 10: 81–86

Cruchley AT, Williams DM, Farthing PM, Lesch CA, Squire CA (1989) Regional variation in Langerhans cell distribution and density in normal human oral mucosa determined using monoclonal antibodies against CD1, HLADR, HLADQ and HLADP. J Oral Pathol Med 18: 510–516

Dabelsteen E (1972) Quantitative determination of blood group substances A of oral epithelial cells by immunofluorescence and immunoperoxidase methods. Acta Pathol Microbiol Scand Sec A 80: 847–853

Danforth A, Baughman A (1979) Chievitz's organ: a potential pitfall in oral cancer diagnosis. Oral Surg Oral Med Oral Pathol 48: 231–236

Daniels TE (1984) Human mucosal Langerhans cells: postmortem identification of regional variants in oral mucosa. J Invest Dermatol 82: 21–24

Dayan D, David R, Buchner A (1979) Lipofuscin in human tongue muscle. J Oral Pathol Med 8: 121–125

Dixon AD (1961) Sensory nerve terminations in the oral mucosa. Arch Oral Biol 5: 105–114

Dixon AD (1962) The position, incidence and origin of sensory nerve terminations in oral mucous membrane. Arch Oral Biol 7: 39–48

Ermich T, Schulz J, Schumann D (1988) Pattern of oral cytokeratins. I. SDS-electrophoretic analysis of frequency of the cytoskeletal keratins in the normal human mucosa of mouth. Biomed Biochim Acta 47: 739–744

Farbman AI (1965) Fine structure of the taste bud. J Ultrastruct Res 12: 328–350

Fasske E, Morgenroth K (1964) Pathologische Histologie der Mundhöhle. Hirzel, Leipzig

Funato N, Moriyama K, Saitoh M, Baba Y, Ichijo H, Kuroda T (1998) Evidence for apoptosis signal-regulating kinase 1 in the regenerating palatal epithelium upon acute injury. Lab Invest 78: 477–483

Gould VE, Moll R, Moll I, Franke WW (1985) Neuroendocrine (Merkel) cells of the skin: hyperplasias, dysplasias, and neoplasms. Lab Invest 52: 443–453
Griffin CJ (1977) The fine structure of nerve endings in human buccal mucosa. Arch Oral Biol 22: 429–435
Hashimoto K, DiBella RJ, Shklar G (1966) Electron microscopic studies of the normal human buccal mucosa. J Invest Derm 47: 512–525
Hodgkins JFW, Watkins R, Walker DM (1978) Correlated scanning and transmission electron microscopy of cell surfaces at various levels in human gingival epithelium. Arch Oral Biol 23: 355–360
Hosaka M, Murase N, Takai Y, Fukui S, Mori M (1985) Lectin binding in oral mucosa of mammals. Acta Histochem Cytochem 18: 33–48
Hübner G, Goerttler K (1968) Die biorheutische Metamorphose der Zungenschleimhaut beim Menschen. Virchows Arch A Pathol Anat Histopathol 345: 71–92
Jensen JL, Wuerker RB, Corell RW, Erickson JO (1979) Epithelial islands associated with mandibular nerves. Report of two cases in the walls of mandibular cysts. Oral Surg Oral Med Oral Pathol 48: 226–230
Juhl M, Reibel J, Stoltze K (1989) Immunohistochemical distribution of keratin proteins in clinically healthy human gingival epithelia. Scand J Dent Res 97: 159–170
Klöppel G, Caselitz J (1987) Epithelial tumor markers: oncofetal antigens (carcinoembryonic antigen, alpha fetoprotein) und epithelial membrane antigen. In: Seifert G (ed) Morphological tumor markers. General aspects and diagnostic relevance. Curr Top Pathol 77: 103–132
Kramer EB, Lischka MF (1974) Über die Bedeutung der Kenntnis des juxtaoralen Organs in der Mundhöhlenpathologie und -chirurgie. Wien Klin Wochenschr 86: 639–643
Kretz O, Barbry P, Bock R, Lindemann B (1999) Differential expression of RNA and protein of the three pore-forming subunits of the amiloride-sensitive epithelial sodium channel in taste buds of the rat. J Histochem Cytochem 47: 51–54
Leibl W, Pflüger H, Kerjaschki D (1976) A case of nodular hyperplasia of the juxtaoral organ in man. Virchows Arch A Pathol Anat Histopathol 371: 389–391
Löning Th (1984) Immunpathologie der Mundschleimhaut. Orales Immunsystem – Entzündungsreaktionen – Tumor-Marker – Virusnachweis. Fischer, Stuttgart New York
Löning Th, Staquet M-J, Thivolet J, Seifert G (1980) Keratin polypeptides distribution in normal and diseased human epidermis and oral mucosa. Immunohistochemical study on unaltered epithelium and inflammatory, premalignant and malignant lesions. Virchows Arch A Pathol Anat Histopathol 388: 273–288
Lombardi T, Hauser C, Budtz-Jörgensen E (1993) Langerhans cells: structure, function and role in oral pathological conditions. J Oral Pathol Med 22: 193–202
Loon LAJ van, Krieg SR, Davidson CL, Bos JD (1989) Quantification and distribution of lymphocyte subsets and Langerhans cells in normal human oral mucosa and skin. J Oral Pathol Med 18: 197–201
Luomanen M, Titta O, Heikinheimo K, Heinaro I, Happonen RP (1997) Effect of snuff on cytokeratin expression in oral vestibular sulcus epithelium. J Oral Pathol Med 26: 10–16
Luzardo-Baptista M (1973) Intraepithelial nerve fibers in the human oral mucosa. Oral Surg Oral Med Oral Pathol 35: 372–376
Luzardo-Baptista MJ, Garcia-Tamayo J (1974) Fine anatomy of neurosecretory cells in the human gingiva. Oral Surg Oral Med Oral Pathol 38: 928–933
Mackenzie IC, Binnie WH (1983) Recent advances in oral mucosal research. J Oral Pathol Med 12: 389–416
Mackenzie ICM, Rittman G, Gao Z, Leigh L, Lane EB (1991) Patterns of cytokeratin expression in human gingival epithelia. J Periodont Res 26: 468–478
Mandel U, White T, Karkov J, Hakomori S, Clausen H, Dabelsteen E (1990) Expression of the histo-blood group ABO gene defined glycosyltransferases in epithelial tissues. J Oral Pathol Med 19: 251–256
Mandl L, Nerlich A, Pankratz H, Hübner G (1993) Das juxtaorale Organ (Chievitz-Organ) – ein sensibles Organ der Buccotemporalregion? Pathologe 14: 205–209
Matravers J, Tyldesley WR (1978) Scanning electron microscopy of oral epithelial cells. I. Normal and malignant tissue. Br J Oral Maxillofac Surg 15: 193–202

Mens PR van, Pinkse-Veen MJ, James J (1975) Histological differences in the epithelium of denture-bearing and non-denture-bearing human palatal mucosa. Arch Oral Biol 20: 23–28

Migliorati CA, Ranken R, Kaplan MJ, Silverman S Jr (1992) Reactivity of monoclonal antibodies 17.13 and 63.12 with 141 oral mucosal lesions. J Oral Pathol Med 21: 412–417

Mikó T, Molnár P (1981) The juxtaoral organ – a pitfall for pathologists. J Pathol 133: 17–23

Moll R (1993) Cytokeratine als Differenzierungsmarker: Expressionsprofile von Epithelien und epithelialen Tumoren. Veroff Pathol. Fischer, Stuttgart Jena New York, S 44–46

Moll R (1998) Cytokeratins as markers of differentiation in the diagnosis of epithelial tumors. In: Herrmann H, Harris JR (eds) Intermediate filaments. Subcellular biochemistry, vol 31. Plenum Press, New York, pp 205–262

Moll R, Moll I, Franke WW (1984) Identification of Merkel cells in human skin by specific cytokeratin antibodies: changes in cell density and distribution in fetal and adult plantar epidermis. Differentiation 28: 136–154

Morgan PR, Leigh IM, Purkis PE, Gardner ID, Muijen GNP van, Lane EB (1987) Site variation of keratin expression in human oral epithelia – an immunohistochemical study of individual keratins. Epithelia 1: 31–43

Muraki Y, Yoshioka C, Fukuda J, Haneji T, Kobayashi N (1997) Immunohistochemical detection of Fas antigen in oral epithelia. J Oral Pathol Med 26: 57–62

Naib ZM (1985) Exfoliative cytology, 3rd edn. Little and Brown, Boston Toronto, pp 381–395

Nemetschek-Gansler H, Ferner H (1964) Über die Ultrastruktur der Geschmacksknospen. Z Zellforsch 63: 155–178

Nerlich A, Mandl L, Hübner G (1990) Das juxtaorale Organ des erwachsenen Menschen. Verh Dtsch Ges Pathol 74: 516

Oliveira DT, Odell EW (1997) Expression of CD44 variant exons by normal oral epithelia. Eur J Cancer B Oral Oncol 33: 260–262

Pelissier A, Ouhayoun J-P, Sawai MH, Forest N (1992) Changes in cytokeratins during the development of the human oral mucosa. J Periodont Res 27: 599–598

Rouslahti E (1981) Fibronectin. J Oral Pathol Med 10: 3–13

Sato O, Maeda T, Kobayashi S, Iwanaga T, Fujita T (1988) Filiform papillae as a sensory apparatus in the tongue: an immunohistochemical study of nervous elements by use of neurofilament protein (NFP) and S-100-protein antibodies. Cell Tissue Res 252: 231–238

Sawai MH, Ouhayoun J-P, Shabana AHM, Forest N (1990) Cytokeratin expression in human tongue epithelium. Am J Anat 189: 155–166

Sawai MH, Ouhayoun J-P, Forest N (1991) Cytokeratin profiles in oral epithelia. A review and a new classification. J Biol Buccale 19: 187–198

Schliephake H, Redecker K, Schmelzeisen R, Maschek H (1997) Zytokine und Zytokinrezeptoren in der Mundschleimhaut immunsupprimierter Patienten. Mund Kiefer Gesichtschir 1: 111–114

Schroeder HE (1981) Differentiation of human oral stratified epithelia. Karger, Basel

Schroeder HE (1991) Oral structural biology. Embryology, structure and function of normal hard and soft tissue of the oral cavity and temporomandibular joints. Thieme, Stuttgart New York, pp 350–391

Schroeder HE (1992) Orale Strukturbiologie. Entwicklungsgeschichte, Struktur und Funktion normaler Hart- und Weichgewebe der Mundhöhle, 4. Aufl. Thieme, Stuttgart New York

Schroeder HE (1997) Pathobiologie oraler Strukturen. Zähne. Pulpa. Parodont, 3. Aufl. Karger, Basel

Schumacher G-H (1991) Anatomie. Lehrbuch und Atlas. Bd 1, 2. Aufl. Barth, Leipzig Heidelberg, S 326–350 u. 428–450

Scragg MA, Johnson NW (1980) Epithelial cell kinetics – a review of methods of study and their application to oral mucosa in health and disease. Part A. methods for studying cell proliferation and some sources of variation. J Oral Pathol Med 9: 309–341

Scragg MA, Johnson NW (1982) Epithelial cell kinetics – a review of methods of study and their application to oral mucosa in health and disease. Part B. Comparison of cell kinetics in normal and abnormal epithelia. J Oral Pathol Med 11: 102–137

Sloane JP, Ormerod MG (1981) Distribution of epithelial membrane antigen in normal and neoplastic tissue and its value in diagnostic tumor pathology. Cancer 45: 297–305

Squier CA, Meyer J (1971) Current concepts of histology of human oral mucosa. Thomas, Springfield, IL
Squier CA, Johnson NW, Hopps RM (1976) Human oral mucosa: development, structure and function. Blackwell, Oxford
Su L, Morgan PR, Thomas JA, Lane EB (1993) Expression of keratin 14 and 19 mRNA and protein in normal oral epithelia, hairy leukoplakia, tongue biting and white sponge nevus. J Oral Pathol Med 22: 183–189
Susi FR, Belt WD, Kelly JW (1967) Fine structure of fibrillar complexes associated with basement membrane in human oral mucosa. J Cell Biol 34: 686–690
Švejda J, Janota M (1971) Papillae foliatae der menschlichen Zunge. Dtsch Zahnärztl Z 27: 685–692
Švejda J, Janota M (1974) Scanning electron microscopy of the papillae foliatae of the human tongue. Oral Surg Oral Med Oral Pathol 37: 208–216
Švejda J, Škach M, Plackova A (1977) Hairlike variations of filiform papillae in the human tongue. Oral Surg Oral Med Oral Pathol 43: 97–105
Tachibana T, Kamegai T, Takahashi N, Nawa T (1998) Evidence for polymorphism of Merkel cells in the adult human oral mucous. Arch Histol Cytol 61: 115–124
Taichman L, Reilly S, Garant PR (1979) In-vitro cultivation of human oral keratinocytes. Arch Oral Biol 24: 335–341
Thorup AK, Dabelsteen E, Schou S, Gil SG, Carter WG, Reibel J (1997) Differential expression of integrins and laminin-5 in normal oral epithelia. APMIS 105: 519–530
Tillmann B (1997) Farbatlas der Anatomie: Zahnmedizin-Humanmedizin. Kopf-Hals-Rumpf. Thieme, Stuttgart New York
Tschen JA, Fechner RE (1979) The juxtaoral organ of Chievitz. Am J Surg Pathol 3: 147–150
Werner JA (1995) Untersuchungen zum Lymphgefäßsystem von Mundhöhle und Rachen. Laryngorhinootologie 74: 622–628
Williams TH, Dixon AD (1963) The intrinsic innervation of the soft palate. J Anat 97: 259–267
Wollina U, Hipler C, Knopf B, Schumann D (1989) Partielle Charakterisierung der epithelialen Lektinbindung humaner Gingiva und Haut. Dtsch Z Mund Kiefer Gesichts Chir 13: 77–80
Wysocki GP, Wallitschek J, Hardie J (1978) Epithelium-connective tissue interface of oral mucous membranes. Oral Surg Oral Med Oral Pathol 45: 416–423
Yoon SJ, LeBlanc-Straceski J, Ward D, Krauter K, Kucherlapati R (1994) Organisation of the human keratin type II gene cluster at 12q13. Genomics 24: 502–508

Kapitel 2

Entwicklung der Mund-, Kiefer- und Gesichtsregion

A. Burkhardt

Die Morphogenese der Mund- und Gesichtsstrukturen, die wichtigsten Störungen und deren Relation zur allgemeinen Embryonal- und Organentwicklung sind in Tabelle 2.1 dargestellt. Die orofaziale Morphogenese ist sehr kompliziert und mit den angrenzenden Strukturen verknüpft, so daß eine Reihe von Erkrankungen, besonders aber die Fehlbildungen nicht isoliert bezogen auf eine der beteiligten Strukturen betrachtet werden kann. Während sich andere Organe kontinuierlich aus einer Organknospe entwickeln, treten im Mund-, Kiefer- und Gesichtsbereich eine Reihe von Strukturen, die z.T. auch wieder rückgebildet werden, in Wechselwirkung. Dabei werden mehrere Anlagen zur Ausbildung anderer Strukturen herangezogen, weshalb Fehlbildungen in dieser Region besonders vielfältig sind.

Insgesamt hat man aufgrund embryologischer Beobachtungen und aufgrund der Systematik von Fehlbildungen die entwicklungsmäßige Zusammengehörigkeit abgegrenzter Körperareale als „*Organisationsfelder*" festgestellt und hierfür separate „*Organisatoren*" postuliert (Vorderkopf- oder Prosenzephaler-Organisator, Hinterkopf- oder Rhombenzephaler-Organisator, Rumpf-Schwanz- oder Spinokaudaler-Organisator; Pfeifer 1968, 1974, 1991; Abb. 2.1). In den Grenzgebieten – der Zwischen-Kopf-Grenze (diazephale Grenze), der rhombenzephalen und der spinokaudalen Grenze – häufen sich Fehlbildungen, offenbar durch

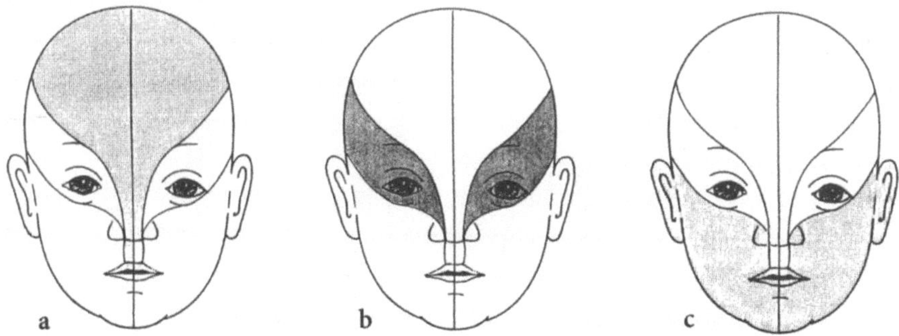

Abb. 2.1 a–c. Die drei teratologischen Regionen des kindlichen Kopfes in Abhängigkeit von den embryonalen Organisationsfeldern (in Anlehnung an G. Pfeifer 1974). **a** Vorderkopfareal (Oberer/Vorderkopforganisator), Region der Prosenzephalien; **b** die für Fehlbildungen besonders prädisponierte Zwischenkopfgrenze mit Überlappen der beiden Kopforganisatoren, Region der Diazephalien mit Spalten der Lippen, des Alveolarfortsatzes und des Gaumens; **c** Hinter-Seiten-Kopfareal (Hinterkopforganisator), Region der Rhombenzephalien

Tabelle 2.1. Menschliche Kopfentwicklung und ihre Störungen auf allgemein-embryonaler Basis (*M* Schwangerschaftsmonat (lunar), *W* Woche, Längenangaben als Scheitel-Fersen-Länge *SFL*)

Alter		Größe und Gewicht	Embryonalentwicklung			Fehlbildungen	
M	W		Allgemein	Organentwicklung	Mund-Kiefer-Gesicht	Mund-Kiefer-Gesicht	Allgemein
I	1	Eizelle 1,8 mm ≈ 1/1000 g	Morula Blastocyste			Generalisierte Fehlbildungen Doppelbildungen	Gametopathien Blastopathien
	2	Massenzunahme d. Gesamteis ≈ 1000fach	Nidation Plazenta	Keimscheibe 2schichtig (Ektoderm/Endoderm)		Teratome	
	3	Massenzunahme d. Embryo ≈ 500 – 800fach	Gastrulation Embryobildung	Keimscheibe 3schichtig (Mesoderm) Neuralrinne	Kopfflexur Stomatodeum Rathke-Tasche		
	4	„4 Wochen – 4 mm 0,02 g"	Modellierung des Embryo Chorda dorsalis	Herzpulsation, Kreislauf, Darmabfaltung, Laryngo-Tracheal-Rinne, Thyreoidea, Neuralrohr/leiste, Ektomesenchym	Einschmelzung M. buccopharyngica D. thyreoglossus, Kiemenbögen, Schlundtaschen, Gesicht-Kiefer-Fortsätze	Aplasien, Hypo-/ Hyperplasien	
II	5		„Somitenstadien"	Hirnbläschen, Augenblase, Thymus,	Nasengruben, Zungenwülste, Speicheldrüsenknospen,		
	6		Organbildungen	Extremitäten-knospen, Mesenchymale Blastome, Ohr	Primärer Gaumen Lippen-Zahnleiste	Fehlen von Zahnanlagen, Zahnanomalie	Embryopathien (Organfehl-bildungen)

Tabelle 2.1 (Fortsetzung)

Alter M	Alter W	Größe und Gewicht	Embryonalentwicklung: Allgemein	Embryonalentwicklung: Organentwicklung	Embryonalentwicklung: Mund-Kiefer-Gesicht	Fehlbildungen: Mund-Kiefer-Gesicht	Fehlbildungen: Allgemein
	7			Knorpel-Knochen-Bildung	Chondrokranium/Gesichtsbildung, Rückbildung Sinus cervicalis Kiemenbögen, Zungenhöcker verschmolzen, Foramen caecum	Branchiogene Fistel/Zysten	
	8	„60 Tage – 30 mm 3 g“	Ende M.II alle Organe angelegt Äußere menschliche Form erreicht		Verschmelzung der Gaumenplatten (sekundärer Gaumen) Geschmacksknospen Rathke-Tasche abgetrennt	Cheilognathoschisis Patatoschisis	
III	9	„3 Monate – 6 cm 20 g“		Beginn Muskelfunktion Darmdrehung vollendet	Augenlider verwachsen, Tonsillenhöcker, Lippen/Wangenbildung, Zahnanlagen, Zungenpapillen, Tonsillarkrypten,		
	12				Verknöcherung Oberkiefer, Gesichtsbildung abgeschlossen		
IV	13 16	„100 Tage – 100 mm 100 g“		Herzsepten vollendet Cortex cerebri	Harter und weicher Gaumen, Tonsille mit Lymphknoten		

Tabelle 2.1 (Fortsetzung)

Alter		Größe und Gewicht	Embryonalentwicklung			Fehlbildungen	
M	W		Allgemein	Organentwicklung	Mund-Kiefer-Gesicht	Mund-Kiefer-Gesicht	Allgemein
V	17 20	25 cm		Haare, Hautanhang Vernix caseosa	Speicheldrüsen ausgebildet		
VI	21 24	30 cm			Schmelz-Dentinbildung	Schmelz-Dentindefekte	
VII	25 28	35 cm 1200 g	Gewaltige Massenzunahme infolge Zellvermehrung und Differenzierung der Zellen, Gewebe und Organe	Extrauterine Lebensfähigkeit	Anlagen bleibender Zähne, Augen geöffnet		Fetopathien (Sekundäre Defekte)
VIII	29 32	40 cm		Retina lichtempfindlich			
IX	33 36	45 cm		Haut-Fettpolster			
X	37		Abstoßung Lanugohaare, Beginn Markreifung, Gehirn (bis 30. Lebensjahr)				
	40	50 cm 3000 g	Unreif bleiben Z.N.S. und Gonade				

„Überlappen" der Induktionsfelder. Ohne Zweifel spielen komplexe Induktions-, Impuls- und Organisationsmechanismen mit z.T. chemischen Signalen und Induktionsstoffen eine Rolle, wobei insbesondere durch die Aktivierung homeotischer Gene und ihrer Analoge (Hox, Pax) umschriebene Areale als entsprechende Organisationsfelder bestimmt werden.

Gesicht, Mund- und Nasenhöhle entwickeln sich am vorderen (kranialen, rostralen) Ende des Keimlings um die *primitive Mundbucht (Stomatodeum)* durch komplexe, morphogenetische Vorgänge. Dem Stomatodeum entspricht am kaudalen Pol die kaudale Darmbucht (Proktodeum). Die Strukturen um das Stomatodeum und die morphogenetischen Vorgänge werden traditionell mit beschreibenden Begriffen gekennzeichnet, so spricht man von Wülsten, Prominenzen oder Fortsätzen, die verschmelzen (zur Historie: Lorke 1991). Hiermit bezeichnet man mesenchymale Wachstumszentren mit epithelialer Bedeckung durch Ekto- oder Endoderm (Töndury 1950, 1955). Diese Wulstbildungen stellen nach Töndury keine selbständigen Fortsätze dar, sondern sind durch reichliche subepitheliale Mesenchymansammlungen bedingt. Einige Autoren sprechen lediglich von Reliefbildungen (Blechschmidt 1982). Die zwischen den Wülsten liegenden seichten Gruben und Furchen wären dann nur Zonen mit weniger Mesenchym und keine eigentlichen Nahtstellen bzw. Spalten. Nach heutiger Anschauung darf man sich somit die unten näher geschilderten Verschmelzungen oder Fusionen von Strukturen ebenso wie „Einsinken", „Einschnürung", „Abschnürung" nicht zu mechanistisch vorstellen.

Die *Plastik des Gesichtes*, d.h. der Reliefwechsel, erfolgt im wesentlichen nicht durch Verwachsung von Fortsätzen, sondern durch komplexe Vorgänge im Inneren des Keimlings mit Verstreichen von Furchen infolge einer differenten Wachstumsgeschwindigkeit des Mesenchyms in den einzelnen Furchenbezirken, Zelluntergang, aber auch echtes Verwachsen (Streeter 1948; Patten 1968; Christ 1970; Minkoff u. Kuntz 1978; Blechschmidt 1982). Daß tatsächlich auch echte Verwachsungen stattfinden, belegen neuere Untersuchungen mit rasterelektronenmikroskopischer Darstellung früher Entwicklungsstadien des Keimlings (Hinrichsen 1991); hierbei kann morphologisch und histochemisch eine Präfusionszone des Epithels definiert werden, welche im Rahmen der Fusion untergeht. Insgesamt liegt eine komplizierte, genetisch determinierte mesodermal-epitheliale Interaktion von hoher zeitlicher Präzision und lokaler Restriktion vor (Saber et al. 1989; Hinrichsen 1991).

Die *Mundbucht* stellt die späteren ektodermalen Epithelanteile und deren Differenzierungsprodukte (Zähne). Im oberen Anteil dieser Bucht bildet sich eine kleine Ausstülpung (Rathke-Tasche), die zur Hirnanlage (Prosencephalon) wächst und aus der sich später die Adenohypophyse bildet. Das Stomatodeum wird zunächst durch die Membrana buccopharyngica (primäre Rachenhaut) vom sich dahinter bildenden Vorderdarm getrennt. Von ihm leiten sich die endodermalen Anteile des Epithels von Mundhöhle und Rachen ab.

Der *Vorderdarm* wird umgeben von branchialem (d.h. den phylogenetisch vorübergehend angelegten Kiemengängen zugeordnetem) Mesoderm (Ektomesenchym). Dieses stammt aus der rostralen Neuralleiste und stellt die wesentliche „Materialquelle" für den Gesichts- und Kauschädel sowie für die speziellen Zahnhartgewebe Zement und Dentin (Hörstadius 1950; Reichart u. Ries

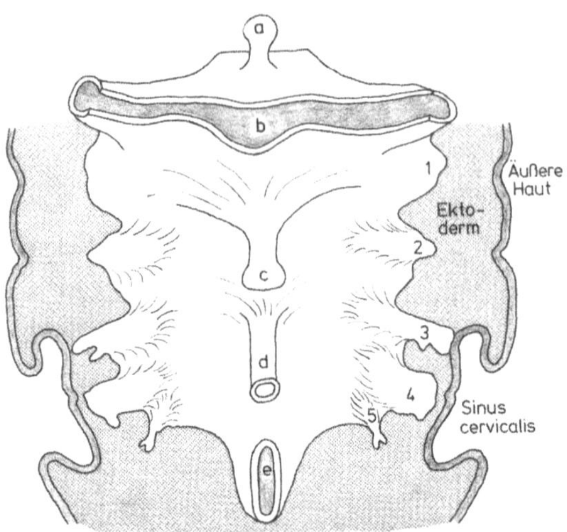

Abb. 2.2. Schematische Darstellung des Kiemendarmes zwischen Mundhöhle und Ösophagus (ca. 4. Woche) von vorn-unten präpariert. Man erkennt die seitlichen Ausstülpungen (Schlundtaschen) und medianen Abzweigungen bzw. Fortsätze *a* Hypophyse *b* Cavum oris *c* Ductus thyreoglossus *d* Trachea *e* Ösophagus *1–5* 1.–5. Schlundtasche, dazwischen die Pharyngealbögen

1979; BURKHARDT 1986; HINRICHSEN 1991). Die Grenze von Ektomesenchym und Mesoderm, die sich nur begrenzt miteinander vermischen, liegt teilweise, aber nicht streng im Bereich der sog. Zwischenkopfgrenze als Organisatorgrenze. Durch Ausbildung von fünf (bis sechs) Verdickungen und Segmentation entstehen die Pharyngealbogenanlagen (sog. Kiemenbogen) mit Knorpel, Muskulatur, eigenem Nerv und Arterienbogen. Zwischen diesen Bögen liegen innen die fünf endodermalen Schlundtaschen, außen die fünf ektodermalen Kiemenfurchen, die den Sinus cervicalis bilden (Abb. 2.2 u. 2.3). Die Einschmelzung der dazwischen gelegenen Kiemenmembranen (Membranae obturantes branchiales) und damit eine echte Kiemenbildung findet bei höheren Wirbeltieren nicht mehr statt. Vielmehr bilden sich aus den endodermalen Anteilen eine Reihe von besonderen Strukturen (1. Tasche: Tuba auditiva, Paukenhöhle, Gehörgang; 2. Tasche: Tonsillarbucht; 3. und 4. Tasche: dorsal Epithelkörper, ventral Thymus). Hiervon leiten sich sogenannte Vestigien, z. B. laterale Halszysten und -fisteln ab. Aus dem Knorpel der Kiemenbögen entstehen verschiedene Strukturen. Der 1. Kiemenbogen bildet aus seinem oberen, dorsalen Anteil Teile des Oberkieferfortsatzes (hinzu kommt ein Element der Schädelbasis), aus seinem unteren, ventralen Anteil den Unterkieferbogen. Von anderen Bögen leiten sich ab: Ohrknöchelchen (2. Bogen), Processus styloideus, Os hyoideum sowie Teile des Kehlkopfknorpels. Dieser klassischen Auffassung der „Kiemenbögen“ als Wiederholung der Phylogenese wurde neuerdings die These entgegengesetzt, daß die so charakteristischen Falten lediglich „Beugefalten“ seien, die bei der Krümmung des Embryos durch beschleunigtes Wachstum des Neuralrohres entstehen (BLECHSCHMIDT 1982).

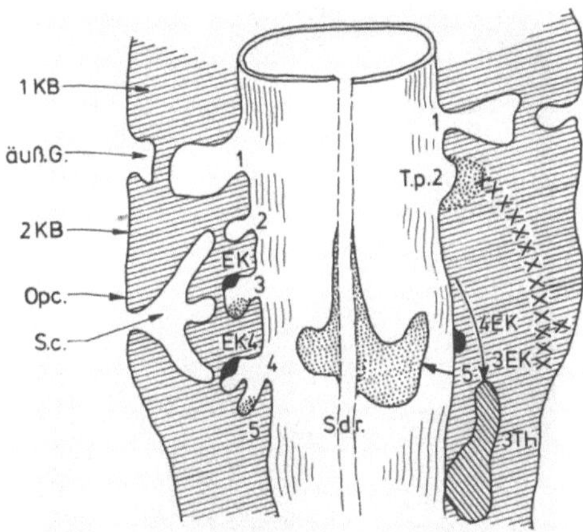

Abb. 2.3. Entwicklung des Kiemendarmes. Schicksal der branchialen Bildungen und mögliche Störungen (umgezeichnet nach Stark und G. Pfeifer 1974). *Links*: ca. 4. Woche volle Entwicklung der 5 Schlundtaschen (*1–5*) mit dem gegenüberliegenden äußeren Gehörgang (*äuß. G.*) und Sinus cervicalis (*S. c.*) mit Operculum (*Opc*). 1. und 2. Pharyngealbogen (*KB*) sind noch abgrenzbar. Anlage der Epithelkörperchen (*EK*) in der 3. und 4. Schlundtasche. Rechts: ca. 7.–9. Woche Bildung der Gaumentonsille (*T. p.*) im Bereich der 2. Schlundtasche und Schluß des Sinus cervicalis. Die Nahtlinie ist mit Kreuzen markiert; auf dieser Linie können laterale Halszysten und -fisteln entstehen. Kaudal haben sich Epithelkörperchen (*EK*) und Thymus (*Th*) etabliert. *Mitte*: Ductus thyreoglossus mit kaudal wuchernder Schilddrüsenanlage (*Sdr*). Auf dieser Linie liegen mediane Halszysten und -fisteln

Die *teratogenetische Determinationsperiode* für korrelierte Störungen im Bereich des 1. oder auch noch des 2. Kiemenbogens (z. B. Franceschetti-Syndrom) liegt in der Mitte des 2. Embryonalmonates. Zu diesem Zeitpunkt wird das Gefäßnetz der A. stapedia (aus der A. carotis interna) auf die A. carotis externa umgestellt. Die A. stapedia ist nur kurz in Funktion. Eine ungenügende Entwicklung dieses Gefäßes oder eine vorzeitige Rückbildung können dann zu passageren Störungen der Blutversorgung und korrelierten Dysplasien des Unterkiefers, Jochbeines, äußeren Ohres oder der Augenlider führen (Waardenburg u. Navis 1949; McKenzie 1958).

Die Membrana buccopharyngica schmilzt in der 3. Woche ein, so daß eine weit offene Verbindung zum Vorderdarm entsteht, wobei Mundbucht und kranialer Vorderdarm zur *primären Mund- und Nasenhöhle* werden. Um diese herum haben sich außen Wülste (Fortsätze) gebildet, die die Kieferregion und Teile des späteren Gesichts formen.

Oberhalb der Mundhöhle bildet sich der sogenannte *Stirnwulst* mit umschriebenen Ektodermverdickungen (den Riechplakoden); seitlich entstehen aus Teilen des 1. Kiemenbogens die beiden Oberkieferwülste und unten/seitlich die *Unterkieferwülste* (Abb. 2.4, 2.5). Letztere verschmelzen medial, während sich die *Oberkieferwülste* durch den dazwischen liegenden Stirnfortsatz nicht erreichen. Eine Proliferation des Mesoderms um die Riechanlage herum führt zur Einsenkung der Riechgrube und schließlich zur Ausbildung von Riechschläuchen. Diese können als sog. Probosces (Rüssel) persistieren. Es erfolgt eine Teilung des Stirnwulstes in einen lateralen und medialen Nasenfortsatz;

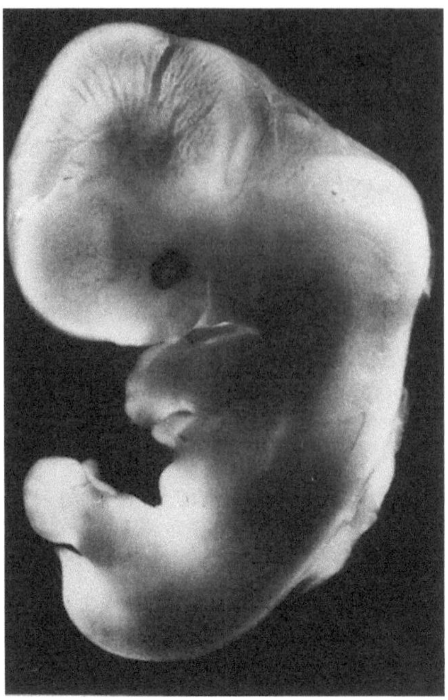

Abb. 2.4. Seitliche Gesamtansicht eines Embryos in der 9. Schwangerschaftswoche. Man erkennt den gewaltigen Stirnfortsatz mit Auge, der an den Perikardbeutel (Anlage der oberen Extremität hier aufliegend) reicht. In der Bucht zwischen beiden die Oberkiefer- und Unterkieferwülste erkennbar

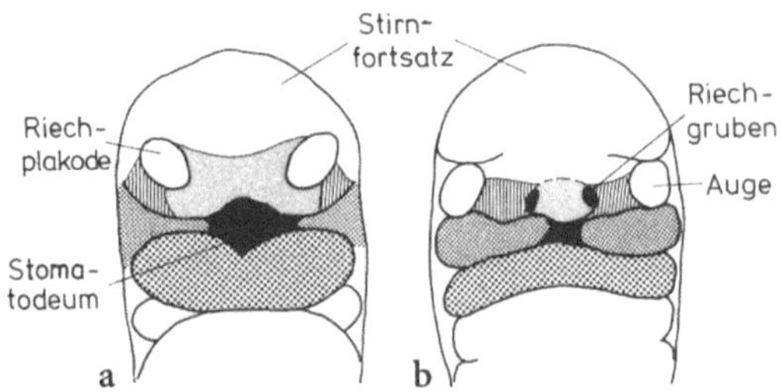

Abb. 2.5 a, b. Schematische Darstellung der frühen Gesichtsentwicklung (Frontalschnitt in Anlehnung an BHASKAR 1976). **a** Gesichtsregion eines ca. 2 mm langen Embryos (3./4.Woche). Der Stirnwulst ist noch nicht geteilt; er weist die beiden Riechplakoden auf. Seitlich die Oberkieferwülste und der Unterkieferwulst. **b** Embryo von ca. 14 mm Länge (7.Woche). Die Riechgruben sind nach medial gerückt und haben zur Teilung in den medialen und lateralen Nasenfortsatz geführt. Lateral bilden sich die Augen aus. *Fein gerastert* medialer Nasenfortsatz, *senkrecht schraffiert* lateraler Nasenfortsatz, *grob gerastert* Oberkieferfortsatz, *gepunktet* Unterkieferfortsatz

letzterer mit dem Processus globulares (praemaxillärer Fortsatz) zur Mundhöhle hinab, die durch Verschmelzung das intermaxilläre Segment bilden und in der Namensgebung der globulo-maxillären Zyste zu finden sind.

Durch frühzeitige Verklebung des medialen Nasenwulstes mit der lateralen Wand der Riechgrube entwickelt sich von hinten nach vorn nach Art eines Reißverschlußmechanismus eine Epithelmauer zwischen Riechschlauch (Nasenhöhlenboden) und Mundhöhlendach, die äußerlich der primitiven Gaumenrinne entspricht, jedoch bereits bei 12 mm langen Keimlingen (3. Woche) wieder verfällt und durch Mesenchym (primitiver Gaumen) ersetzt wird. Lediglich der hintere Anteil bleibt als Membrana bucconasalis (Choanalmembran) bis zu einer Keimlänge von 15 mm bestehen und reißt erst dann ein, so daß damit die primäre innere Nasenöffnung (primitive Choane) entstanden ist.

Die unterschiedliche Ausbildung der *Epithelmauer* besitzt große Bedeutung für die Aufklärung der sog. *Spaltbildungen*. In der 6. Embryonalwoche führt die mediale Ausdehnung des Oberkieferwulstes durch Kontakt mit dem medialen (nicht lateralen) Nasenwulst zum Oberkieferbogen mit Einschluß des Zwischenkiefers (Träger der vier oberen Schneidezähne). Die anfangs bis zur Ohrgegend reichende Mundspalte wird weiter eingeengt. Dies beruht im Wesentlichen nicht auf einer einfachen „Verwachsung" der Wangen, sondern darauf, daß die als primäre, frühembryonale Zwischenzone angelegte „pars labialis" zusammen mit den Gesichtswülsten von lateral nach medial vorrückt (Goedbloed 1927; Hochstetter 1936), d.h. sie ist überwiegend relativ. Die Lippen grenzen sich später durch eine Verdickung des Mundhöhlenepithels bzw. des Integuments über den Kiefern – die sog. Vorhofleiste oder Vorhoffurche – ab. Hierunter entwickelt sich im Mesenchym Muskulatur. Das Epithel von Unter- und Oberkiefer senkt sich jeweils hufeisenförmig zur Zahnleiste in die Tiefe und bildet die Zahnanlagen. Offenbar spielen auch hier komplexe Wechselwirkungen eine Rolle, wobei eine Induktion von Odontoblasten und Zementoblasten vom Epithel ausgeht, während Ameloblasten umgekehrt eines mesenchymalen Stimulus bedürfen (TenCATE 1996).

Der *Gaumen* entwickelt sich aus zwei Anteilen, dem primären und dem sekundären Gaumen. Die Entwicklung des Gaumens beginnt in der 5. Woche, und die Verschmelzung der beiden Gaumenfortsätze miteinander und mit dem primären Gaumen führt zur Bildung des sekundären Gaumens (8.–9. Woche). Der primäre Gaumen entwickelt sich Ende der 5. Woche aus dem inneren Teil des Zwischenkiefersegments des Oberkiefers, das durch Verschmelzung oder Annäherung durch „Merging" der beiden medialen Nasenfortsätze entsteht. Er ist eine keilförmige Verdickung des medialen Nasenfortsatzes in die Rachenrichtung, in der sich vier Schneidezahnkeime befinden. Er bildet einen kleinen Teil des Hartgaumens des Erwachsenen, das Os incisivum.

Im Inneren der noch gemeinsamen Nasen- und Mundhöhle bildet sich von oben das Nasenseptum aus Teilen des medialen Nasenfortsatzes. Das Mesoderm der Oberkieferfortsätze entwickelt dorsal gleichzeitig beidseits je einen Gaumenfortsatz (7. Woche; Kraus 1960). Diese beiden Gaumenplatten wachsen zunächst abwärts und richten sich dann nach medial auf. Hier fusionieren sie miteinander (8./9. Woche), im vorderen Drittel mit Resten des primitiven Gaumens und oben mit dem Nasenseptum (Yokoh 1967; Abb. 2.6, 2.7, 2.8).

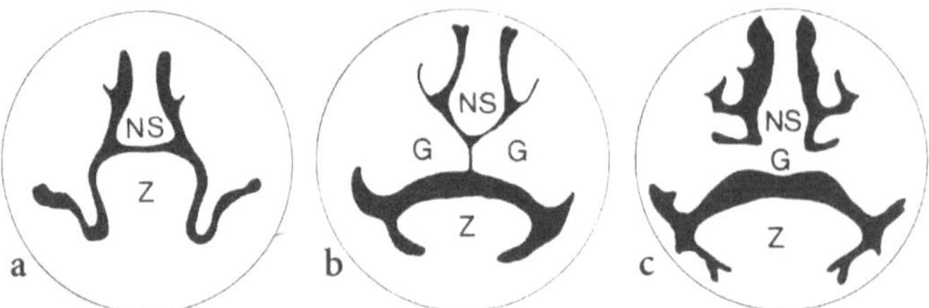

Abb. 2.6 a–c. Bildung von Nasenseptum und Gaumen, Trennung der Nasenhöhle von der Mundhöhle, schematisch Frontalschnitte. **a** Zunge (*Z*) und Nasenseptum (*NS*) liegen sich ohne Trennung gegenüber (ca. 6. Woche). **b** Die Gaumenplatten (*G*) schieben sich zwischen Zunge und Nasenseptum, die Zunge wird nach unten verlagert (ca. 8. Woche). **c** Die Gaumenplatten sind miteinander und mit dem Nasenseptum verschmolzen. Nasen- und Mundhöhle sind getrennt (ca. 10. Woche)

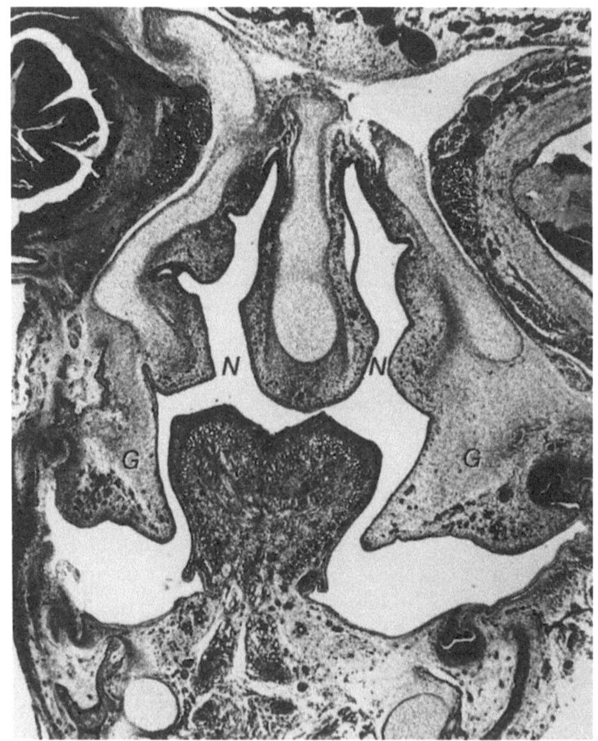

Abb. 2.7. Frontalschnitt durch die Mundhöhle bei einem menschlichen Embryo von 25 mm Scheitel-Steißlänge: vertikal gestellte Gaumenplatten (*G*), fehlender Abschluß zwischen Mund- und Nasenhöhle (*N*), Zungenhochstand zwischen den Gaumenplatten. HE, × 8. (Präp. Prof. BECKER, Münster)

Während Knochengewebe vom Oberkiefer in die Gaumenfortsätze eindringt, findet im hinteren Teil der Gaumenfortsätze, der weichen Gaumen und Uvula bildet, keine Verknöcherung statt.

Für die Aufrichtung der *Gaumenplatten* („palatal shelf elevation“) werden innere Kräfte (LARSSON 1960; FERGUSON 1977) oder ein passives Geschehen durch die Zungenbewegungen (WRAGG et al. 1972) oder Mundöffnungsreflexe (HUMPHREY 1969) diskutiert. Histochemische Untersuchungen zeigten, daß die Zungenmuskulatur tatsächlich in dieser Zeit für aktive Bewegungen bereits genügend differenziert ist (LUKE 1976; HOLT 1975) und asymmetrische Gaumenplatten mit asymmetrischer Zunge assoziiert sind (LUKE 1976). FERGUSON (1977) postuliert für den Prozeß des Aufrichtens einen plötzlich steigenden inneren Turgor durch erhöhte Bindung von Wasser an Mukopolysaccharide und nimmt deshalb eine Störung der Mukopolysaccharid-Synthese als Ursache für eine ausbleibende Fusion an. Unter zahlreichen, komplex koordinierten Interaktionen spielen auch Zelladhäsion und Zelluntergang des Mittellinienepithels eine Rolle (GREENE u. PRATT 1976).

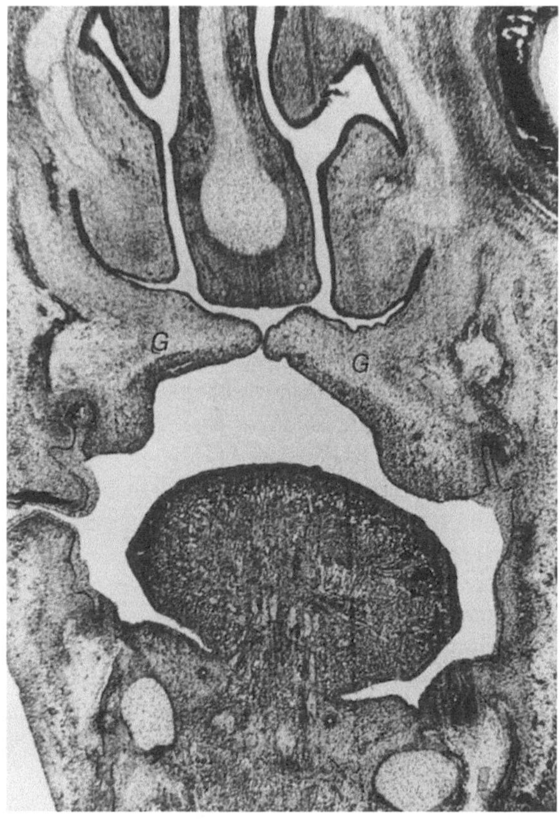

Abb. 2.8. Frontalschnitt durch die Mundhöhle bei einem menschlichen Embryo von 30 mm Scheitel-Steißlänge: Gaumenfortsätze (*G*) aufgerichtet, quer gestellt und kurz vor der Vereinigung medial; Senkung der Zunge und des Mundbodens. HE, × 20. (Präp. Prof. BECKER, Münster)

Das Epithel an beidseitigen medialen Kanten des Gaumenfortsatzes wird durch eine klebrige Glykoproteinschicht an der Zelloberfläche (GREENE u. KOCHHAR 1974; PRATT u. HASSELL 1975; SOUCHON 1975; GREENE u. PRATT 1976) oder Desmosomen (DE ANGELIS u. NALBANDIAN 1968; MORGAN u. PRATT 1977) miteinander verbunden.

Die Desintegration des Epithels bei der Fusion wird auf phagozytotische Aktivität von Histiozyten (ANDERSEN u. MATTHIESEN 1967) oder lysosomale Eigendestruktion der Epithelien (ANGELICI u. POURTOIS 1968) zurückgeführt; allerdings finden sich weder eine histiozytäre Infiltration noch eine gesteigerte lysosomale Aktivität (LUKE 1976). Das Epithel zeigt vor der Fusion strukturelle Alterationen, wie Elongation, Verflechtung der Oberflächenzellen, Zellmigration, Zelltod sowie Desquamation (WATERMAN u. MELLER 1974). Daneben werden verschiedene zytochemische Veränderungen, wie Erhöhung der alkalischen Phosphatase (SHAPIRO u. SWENEY 1969) und eine Vermehrung der Oberflächenglykokalyx (SALLAND et al. 1982) beschrieben, die vielleicht für diesen Vorgang von Bedeutung sind. Die Basalmembran persistiert bis zum Untergang des Epithels (SHAPIRO u. SWENEY 1969).

Interessante Ergebnisse liefern auch Experimente mit heterotopen Fusionen. So kann bei der vorübergehenden physiologischen Fusion der Augenlider kein Epitheluntergang beobachtet werden, wohl aber bei künstlicher Fusion von Augenlid und Gaumenfortsatz (VARGAS 1968) bzw. Zunge und Gaumen (MATO u. UCHIYAMA 1975). Hieraus wird eine Induktion des Nachbargewebes postuliert (VARGAS 1968).

Auch das Mesenchym ist, stadienabhängig, in seiner Vitalität von bedeckendem Epithel abhängig (SABER et al. 1989). Somit spielen komplexe epitheliale Interaktionen eine Rolle bei der Modellierung.

Epithelreste können im Bereich der Fusionslinien eingeschlossen werden, bilden sich aber meistens nach kurzer Zeit zurück (LITTLE et al. 1973; MILLARD 1976; SHEAR 1983; FERGUSON 1988; KITAMURA 1989). Zellen der Epithelleiste akkumulieren dabei lysosomale Enzyme (MATO et al. 1966). Die Epithelleiste wird zunächst auf ca. 2 bis 3 Schichten verdünnt. Diese Verdünnung geht mit einer Verbreiterung des Epithels in vertikaler Richtung einher, und Epithelzellen wandern nach der oralen oder nasalen Seite des Hartgaumens (FERGUSON 1988). Im Epithel am medialen Ende der Gaumenfortsätze hört die DNA-Synthese 24–36 Stunden vor Kontakt der beiden Gaumenfortsätze auf, deshalb wurde dieser Vorgang als programmierter Zelltod betrachtet (HUDSON u. SHAPIRO 1973). SHEAR (1983) beschrieb, daß sich die Epithelreste zwischen beiden Gaumenfortsätzen nach der Geburt zurückbilden und resorbiert werden, aber in einigen Fällen keratinhaltige Mikrozysten zurückbleiben. Diese Mikrozysten vergrößern sich zur Schleimhautoberfläche hin und platzen während der ersten Lebensmonate. Der Autor betonte, daß diese Mikrozysten nicht als mediane palatinale Zysten zu betrachten sind, da letztere intraossäre Zysten darstellen.

Durch die Aufrichtung und Fusion der Gaumenplatten werden aus der primären Mundhöhle die zwei rechten und linken Nasenhöhlen oben und die eigentliche Mundhöhle darunter abgetrennt. Das Foramen incisivum liegt an der Grenze zwischen primärem und sekundärem Gaumen. Vom Oberkiefer und

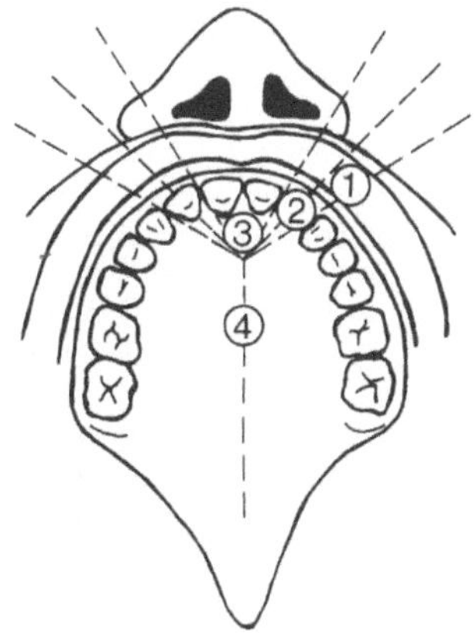

Abb. 2.9. Schematische Darstellung des Gaumens beim Erwachsenen mit den Fusionslinien, möglichen Spaltbildungen und Lokalisation fissuraler Zysten. Man erkennt die Y-förmige Verschmelzungslinie. Im hinteren Bereich der medianen Linie ist die von anterior nach posterior erfolgende Fusion angedeutet. Die V-förmigen, oberen Linien zeigen die Grenze von Zwischengaumen und Gaumenplatten bzw. restlicher Axilla an, die mittlere Linie den Regelverlauf, die seitlichen Linien die Variationsbreite. *1* naso-labiale Zyste *2* globulo-maxilläre Zyste *3* nasopalatinale (Gang-) Zyste *4* mediane palatinale Zyste (mediane Gaumenzyste)

lateralen Stirnfortsatz wird der Ductulus lacrimalis eingeschlossen; bei Ausbleiben des Schlusses resultiert möglicherweise eine schräge Gesichtsspalte.

Bereits in der 9. Woche wachsen Knochenlamellen in die Gaumenplatten ein. In der Folge kommt es zu einem komplexen Verknöcherungsvorgang mit differenter Akzeleration und Dezeleration der verschiedenen Knochenkerne von Zwischenkiefer, Gaumen und Maxilla, wobei schließlich die typisch menschliche Form ausgebildet wird (Kraus 1960).

Der *Gaumen* als Grenzplatte zwischen Mund- und Nasenhöhle geht somit aus drei Anteilen hervor: einem vorderen unpaarig erscheinenden, aber in Wirklichkeit paarigen Vorder- und Zwischengaumen (= vereinigte mediale Nasenwülste) und zwei hinteren paarigen Gaumenplatten (entstanden aus den Oberkieferwülsten), die insgesamt eine Y-förmige Verschmelzungslinie bilden (Abb. 2.9). Durch das Aufrichten der ursprünglich vertikal gestellten Gaumenplatten (Abb. 2.7, 2.8) jenseits des 1. Embryonalmonats kommt es zu einer Kaudalverlagerung der Zunge nach der 8. Embryonalwoche. Da die Verschmelzung am hinteren Teil der Gaumenplatten zuletzt erfolgt, bleibt die Uvula relativ oft paarig oder gespalten. Die Ausbildung der palatinen kleinen Speicheldrüsen erfolgt durch Proliferation und Tiefenwachstum der basalen Epithelzellen mit späterer Ausdifferenzierung zu traubenförmigen Tubuli und Alveolen (Beginn in der 10.–12. Embryonalwoche, Abschluß im 5. Fetalmonat; Hoffer u. Baccioni 1958; Fröhlich 1962).

Der *Mundboden* entwickelt sich aus Teilen des unteren Stomatodeums, überwiegend jedoch aus dem ventralen Anteil der endodermalen 2. bis 4. Pharyngealbögen (Kiemenbögen) bzw. Schlundtaschen (Pons-Tortella 1936). Der 1. und 2. Bogen bilden beidseits je eine Schwellung, die sog. lateralen Zungenwülste. Zwischen ihnen, etwas kaudal gelegen, entwickelt sich median das Tuber-

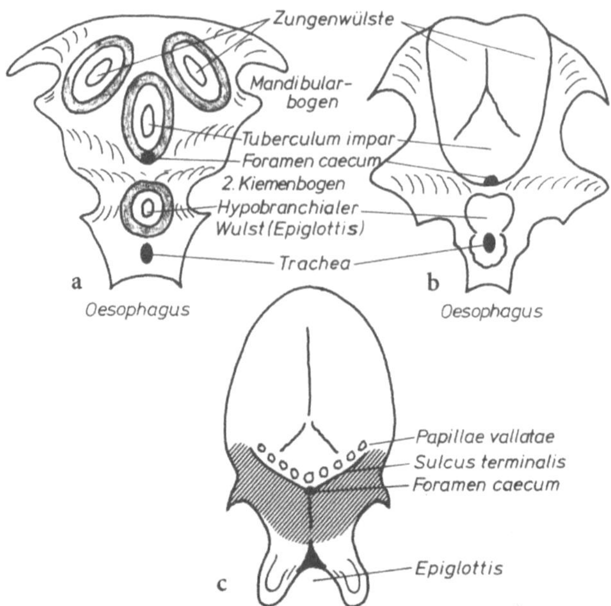

Abb. 2.10 a–c. Entwicklung von Mundboden und Zunge; Blick von hinten-oben. **a** Mandibularbogen (vorne) mit den zwei lateralen Zungenwülsten, dahinter das Tuberculum impar mit dem Foramen caecum, sowie hinter den zweiten Pharyngealbogen (Kiemenbogen) der hypobranchiale Wulst und die Einsenkung der Trachea (ca. 5. Woche). **b** Verschmelzung der Zungenwülste mit dem Tuberculum impar und Ausbildung der Epiglottis aus dem hypobranchialen Wulst (ca. 7. Woche). **c** Zunge des Erwachsenen

culum impar mediale, dahinter liegt der 2. Pharyngealbogen (Kiemenbogen) und eine weitere mediane Schwellung, der hypobranchiale Wulst. Aus diesen Elementen formen sich Zunge, Epiglottis und die submandibulären und sublingualen Speicheldrüsen (Abb. 2.10).

Die *Zunge* setzt sich aus zwei, durch die Anlage der Schilddrüse getrennten Entwicklungsanteilen zusammen: einer vorderen Anlage für den Zungenkörper und einer hinteren, entwicklungsgeschichtlich älteren Anlage für die Zungenwurzel (Primitivzunge der niederen Wirbeltiere). Die drei Anlagenteile des Zungenkörpers – Tuberculum impar und zwei paarige laterale Zungenwülste – zeigen ein ungleichmäßiges Wachstum mit schneller Vergrößerung der seitlichen Wülste nach oralwärts. Die Hauptmasse des in der 6. Embryonalwoche verschmolzenen Zungenkörpers wird von diesen seitlichen Wülsten gebildet, während der mediale Wulst nur einen kleinen Bezirk vor dem Foramen caecum liefert. Die Zungenwurzel wird als Wulstbildung am Vorderende des 2.–4. Pharyngealbogens (Hyoidbogen, 3. und 4. Pharyngealbogen und Copula) angelegt und durch den Sulcus terminalis vom Zungenkörper abgegrenzt. Die Innervation der Zungenschleimhaut läßt durch Nervus lingualis, Nervus trigeminus, Chorda tympani, Nervus facialis, Rami linguales, Nervus glossopharyngeus und den Plexus pharyngeus des Nervus vagus die Herkunft vom Kiemendarm ebenso erkennen wie die der Zungenmuskulatur aus den Occipitalmyotomen (Nervus hypoglossus). Das Foramen caecum stellt die Markierung für den ursprünglichen Abgang des Ductus thyreoglossus dar, der in der 5.–6. Embryonalwoche die Verbindung zum Mutterboden verliert und an dessen distalem Ende der Lobus pyramidalis der Schilddrüse liegt. Die Anlage der Schilddrüse befindet sich am Boden des Kiemendarmes – in einer seichten Grube hinter der Rachenmembran – und steigt nach kaudal mit dem Truncus arteriosus ab. In der Phylogenese tritt eine Verschiebung des Zungenmaterials von der hinteren zur vorderen Anlage ein (bei primitivsten Fischen nur der Hyoidbogenwulst der Zungenwurzel, bei Amphibien dazu das Tuberculum impar, bei Reptilien auch die seitlichen Zungenwülste des Zungenkörpers – jedoch mit zweizackiger nicht vereinigter Zungenspitze –, bei Vögeln und Säugetieren schließlich die volle Ausbildung der Zunge ohne Spaltbildung; Slipka 1956). Zungenpapillen als Epithelverdickungen können ab der 8. Woche beobachtet werden.

Am *Rachenring* findet sich im 3. Embryonalmonat ein Höcker als erste Anlage der Gaumentonsille (im Bereich der 2. Schlundtasche), während die Bildung der Rachentonsille erst ab 4. Embryonalmonat erfolgt.

Das *menschliche Gesicht* erfährt in der 5.–8. Embryonalwoche (20–30 mm Keimlänge) durch Verstreichen der Gesichtsfurchen seine weitere Ausprägung, während es zuvor quergestellt ist, so daß Nasenöffnung, Augen und Ohren in gleicher Höhe liegen (Abb. 2.5). Zwischen und über den medialen Nasenwülsten befinden sich die Area triangularis (daraus Nasenrücken und vorderer Teil des Nasenseptums) und die Area infranasalis. Die zwischen den lateralen Nasen- und Oberkieferwülsten gelegene Grenzfurche verstreicht. Für die weitere Gesichtsbildung spielt das Wachstum besonders des Oberkieferkörpers eine große Rolle, das teilweise erst nach der Geburt erfolgt (niedrige Höhe des kindlichen Gesichtsschädels, Bedeutung der Zahnentwicklung).

Enge Korrelationen bestehen auch zwischen *Zungenentwicklung* und *Unterkieferwachstum* (Rheinwald u. Becker 1962; Becker 1966). Auf die Schädelbasis scheinen sich isolierte Wachstumsstörungen der Kiefer nicht auszuwirken. Dagegen scheint die Zahnentwicklung für das Kieferwachstum keine erhebliche Bedeutung zu haben (Beobachtungen bei angeborener Hypo- und Anodontie). Die Kinnbildung ist von der Mundbodenmuskulatur, besonders vom M. genioglossus abhängig. Die Zunge beeinflußt schon frühzeitig das sagittale Unterkieferwachstum. In den formativen Beziehungen zwischen den Kiefer-Mundbodenweichteilen und der Mandibula fällt der Zunge die Hauptrolle zu. Entscheidend ist dabei die Ausbildung der aus den occipitalen Myotomen stammenden Binnenmuskulatur der Zunge. Für den Unterkiefer kommt als Wachstumszone vor allem die Epiphysenfuge am Kiefergelenk in Betracht, die auch nach Abschluß des Körperwachstums noch hormonaler Stimulierung zugänglich bleibt. Als „Stemmkörper" für Knochenwachstum und -modellierung im Schädelbereich wirken vor allem Gehirn, Orbitainhalt und Zunge.

Es sind charakteristische *Entwicklungsstadien* festzuhalten (Becker 1966): zunächst die Phase des 1. embryonalen Rückbisses, während der die Mundhöhle von der Zunge völlig ausgefüllt wird. Ihr folgt in Abhängigkeit von Volumenzunahme und Lageänderung der Zunge verstärktes Wachstum der Mandibula mit embryonaler Progenie, die ihren Höhepunkt bei einer Scheitel-Steißlänge von 36–60 mm erreicht. Rasche Größenzunahme des Oberkiefers führt dann zur 2. embryonalen Prognathie (fetaler Rückbiß), im Zusammenhang mit der Nasenentwicklung und der Vollendung des Gaumenschlusses. Die Beziehung zwischen Zungen- und Unterkieferentwicklung wird durch Beobachtungen am Kiefer bei Makroglossie (Neurofibromatose, Zungenamyloidose, Lymphangiom) und Ankyloglossie (angewachsene Zunge) belegt. In Fällen von Mikro- und Ankyloglossie ist eine Mikrogenie charakteristisch. Zungenhypoplasien und Mikrogenie oder Makroglossien mit einer Progenie beruhen auf einer Verlängerung des horizontalen Unterkieferastes.

Aus den *Wulstbildungen* gehen somit folgende Weichteile und Knochen des Gesichts hervor (Abb. 2.5, 2.11):

- Mediale Nasenwülste:
  - mittlerer Teil der Oberlippe,
  - Nasenrücken und -spitze,
  - Nasenseptum,
  - Papilla incisiva,
  - Vomer,
  - Zwischenkiefer.
- Area infranasalis:
  - Sulcus nasolabialis,
    Tuberculum labii maxillare,
  - Philtrum.
- Laterale Nasenwülste:
  - Seitenwände der äußeren Nase,
  - lateraler Nasenflügelanteil,
  - Nasen- und Tränenbein.
- Oberkieferwülste:
  - seitliche Teile der Oberlippe und Gebiet darüber bis zum Auge,
  - Jochbein,
  - Oberkiefer.
- Unterkieferwulst:
  - Unterkiefer mit zunächst median noch separaten Unterkieferästen (Abb. 2.11).

Überwiegend ektodermaler Herkunft sind die Epithelbedeckungen von Vestibulum, vorderer Mundhöhle, Nasenhöhle, Zungenspitze, Zungenkörper sowie die Zahnleiste, Speicheldrüsenanteile und Adenohypophyse; endodermaler Herkunft sind das Epithel der hinteren Zungenregion und Schilddrüse. Vom Epithel der Mundhöhle leiten sich kleine Speicheldrüsen ab, die überwiegend mukös (Gaumen, Zungenwurzel, Zungenrand), gemischt (Lippe, Wange, Zungenunterseite) oder serös (Zungenkörper, Zungenpapillen) sind. Talgdrüsen kommen an Lippen- und Wangenschleimhaut vor.

Während im 1. Entwicklungsmonat das Ektoderm in der Morphogenese führt, kommt es danach auch zunehmend zur Differenzierung des primär „primitiv" myxoiden Stromas (Mesenchym/Ektomesenchym) mit Bildung von Muskeln, Zahnhartgewebe und Knorpel/Knochen. Letztere – insbesondere Nasensepten und Unterkiefer – tragen wesentlich auch zur Verlängerung des ursprünglich platten Gesichtes bei (BLECHSCHMIDT 1982).

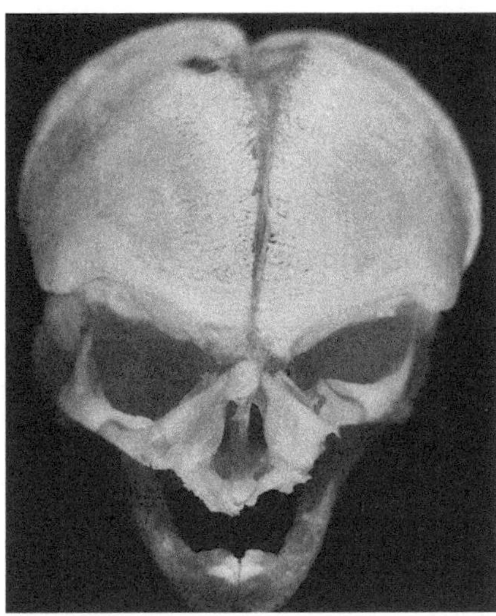

Abb. 2.11. Embryonaler Schädel, ca. im 4. Schwangerschaftsmonat (Kopfumfang 11 cm). Alle Schädelknochen sind angelegt, die Schädelnähte jedoch noch nicht geschlossen. Der Zwischenkiefer ist in die Maxilla integriert. Im Bereich des Unterkiefers erkennt man noch eine unvollständige, mediane Verschmelzung der Unterkieferäste

An dieser Stelle sei kurz auf das juxtaorale Organ (Chievitz-Organ) hingewiesen (s. Kap. 1, Abschn. 1.3). Es handelt sich dabei um kleine epitheliale Nester, die beidseits im bucco-temporalen Raum der hinteren Wange liegen und deren Funktion (sensorisch-endokrin) unbekannt ist (Zenker 1982). Offenbar handelt es sich aber nicht um eine rudimentäre Struktur oder einen epithelialen Einschluß. Die epithelialen Nester sind reich an Nerven, können Verhornungsphänomene zeigen, aber enthalten bei Erwachsenen keine Mitosefiguren. Die Bedeutung liegt darin, daß diese Struktur gelegentlich bei Exzisionen aus dem Kieferwinkelbereich fälschlicherweise als Karzinommetastasen mit neuraler Invasion fehlgedeutet wird.

Literatur

Andersen H, Matthiesen M (1967) Histochemistry of the early development of the human central face and nasal cavity with special reference to the movements and fusion of the palatal processes. Acta Anat (Basel) 68: 473–508

Angelici D, Pourtois M (1968) The role of acid phosphatase in the fusion of the secondary palate. J Embryol Exp Morphol 20: 15–23

Becker R (1966) Die Wachstumsstörungen des Unterkiefers. Entstehung und Therapie. Hüther, Heidelberg

Bhaskar SN (1976) One histology and embryology. Orban, St. Louis, pp 1–470

Blechschmidt E (1982) Die Entwicklungskinetik des Gesichtsschädels. Lippen-Kiefer-Gaumenspalten. 3rd Int. Symp., Hamburg 1979. Thieme, Stuttgart New York, S 234

Burkhardt A (1986) Klassifizierung von fibromatösen Kieferläsionen mit Hartgewebsbildung – Neue Aspekte. Dtsch Z Mund Kiefer Gesichtschir 10: 225–230

Christ TF (1970) The globulomaxillary cyst – an embryologic misconception. Oral Surg Oral Med Oral Pathol 30: 515–526

De Angelis V, Nalbandian J (1968) Ultrastructure of mouse and rat palatal processes prior to and during secondary palate formation. Arch Oral Biol 13: 601–608

Ferguson MWJ (1977) The mechanism of palatal shelf elevation and the pathogenesis of cleft palate. Virchows Arch A Pathol Anat Histopathol 375: 97–113

Ferguson MWJ (1988) Palate development. In craniofacial development. Development Suppl 103: 41–60

Fröhlich E (1962) Die Entwicklung der Drüsen des harten Gaumens. Dtsch Zahnärztl Z 17: 853–860

Goedbloed I (1927) Über die relative Verkürzung der Mundspalte in bezug auf die Innenbekleidung der Wangen, insbesondere bei dem Schaf und dem Kaninchen. Z Anat Entwicklungsgesch 84: 656–668

Greene RM, Kochhar DM (1974) Surface coat on the epithelium of developing palatine shelves in the mouse as revealed by electron microscopy. J Embryol Exp Morphol 31: 683–692

Greene RM, Pratt RM (1976) Developmental aspects of secondary palate formation. J Embryol Exp Morphol 36: 225–245

Hinrichsen K (1991) Early development and morphology of the human head. In: Pfeifer G (ed) Craniofacial abnormalities and clefts of the lip, alveolus and palate. 4th Hamburg Int. Symp. Thieme, Stuttgart New York, pp 16–23

Hochstetter F (1936) Beiträge zur Entwicklungsgeschichte des menschlichen Gaumens. Gegenbaurs Morph Jb 77: 179–272

Hörstadius S (1950) The neural crest. Oxford University Press, London

Hoffer O, Baccioni R (1958) Cenni embriologica sulle ghiandole mucose palatine. Arch Ital Anat Embriol 63: 123–149

Holt TM (1975) A morphological and histochemical study of the developing tongue musculature in the mouse: Its relationship to palatal closure. Am J Anat 144: 169–196

Hudson CD, Shapiro BL (1973) An autoradiolographic study of deoxyribonucleic acid synthesis in embryonic rat palatal shelf epithelium with reference to the concept of programmed cell death. Arch Oral Biol 18: 77–84

Humphrey T (1969) The relation between human fetal mouth opening reflexes and closure of the palate. Am J Anat 125: 317–344

Kitamura H (1989) Embryology of the mouth and related structures. Maruzen, New York

Kraus BS (1960) Prenatal growth and morphology of the human bony palate. J Dent Res 39: 1177–1198

Larsson KS (1960) Studies on the closure of the secondary palate. Exp Cell Res 21: 498–504

Little JW, Ky L, Jakobsen J (1973) Origin of the globulomaxillary cyst. J Oral Surg 31: 188–195

Lorke D (1991) Morphogenesis and malformations of the cranium in vertebrates: Theories and their history. In: Pfeifer G (ed) Craniofacial abnormalities and clefts of the lip, alveolus and palate. 4th Hamburg Int Symp. Thieme, Stuttgart New York, pp 23–40

Luke DA (1976) Development of the secondary palate in man. Acta Anat (Basel) 94: 596–608

Mato M, Uchiyama Y (1975) Ultrastructures of glosso-palatal fusion after treatment of meclozine-hydrochloride. Virchows Arch A Pathol Anat Histopathol 369: 7–17

Mato M, Aikawa E, Katahira M (1966) Appearance of various types of lysosomes in the epithelium covering lateral palatine shelves during a secondary palate formation. Gunma J Med Sci 15: 46–56

McKenzie J (1958) The first arch syndrome. Arch Dis Child 33: 477–486

Millard DR (1976) Cleft craft. The evolution of its surgery. Little & Brown, Boston

Minkoff R, Kuntz AJ (1978) Cell proliferation and cell density of mesenchyme in the maxillary process and adjacent regions during facial development in the chick embryo. J Embryol Exp Morphol 46: 65–74

Morgan PR, Pratt RM (1977) Ultrastructure of the expected fusion zone in rat fetuses with diazo-oxononorleucine (D.O.N.) induced cleft palate. Teratology 15: 281–290

Patten B (1968) Human embryology. McGraw-Hill, New York, pp 345–373

Pfeifer G (1968) Angeborene Fehlbildungen des Gesichtes, der Kiefer- und der Mundhöhle. In: Opitz H, Schmid F (Hrsg) Handbuch Kinderheilkunde IX. Springer, Berlin, S 347–400

Pfeifer G (1974) Systematik und Morphologie der kraniofacialen Anomalien. Fortschr Kiefer-Gesichtschir 18: 1–14

Pfeifer G (ed) (1991) Craniofacial anomalies - The key to a surgical classification of human malformations. In: Craniofacial abnormalities and clefts of the lip, alveolus and palate. 4th Int Symp, Hamburg. Thieme, Stuttgart New York, pp 27–40

Pons-Tortella E (1936) Zur Entwicklung der Form und der Muskulatur der Zunge beim Menschen. Z Anat Entwicklungsgesch 105: 72–78

Pratt RM, Hassell JR (1975) Appearance and distribution of carbohydrate rich macromolecules on the epithelial surface of the rat palatal shelf. Dev Biol 45: 192–198

Reichart P, Ries P (1979) Zur Bedeutung der Neuralleistenzellen in der Histogenese und Klassifikation der odontogenen Tumoren. Dtsch Z Mund Kiefer Gesichtschir 3: 23–26

Rheinwald U, Becker R (1962) Die Beziehungen der Zunge zum normalen und gestörten Wachstum des Unterkiefers. Fortschr Kieferorthop 23: 5–79

Saber GM, Parker SB, Minkoff R (1989) Influence of epithelial-mesenchymal interaction on the viability of facial mesenchyme in vitro. Anat Rec 225: 56–66

Salland Th, Schlüter G, Bennemann J (1982) Cortison als teratogenes Agens bei der Gaumenspaltenentwicklung. Elektronenmikroskopische Untersuchungen. In: Pfeifer G (ed) Lippen-Kiefer-Gaumenspalten. 3. Int Symp, Hamburg 1979. Thieme, Stuttgart New York, S 263–267

Shapiro BL, Sweney L (1969) Electron microscopic histochemical examination of oral epithelial-mesenchymal interaction (programmed cell death). J Dent Res 48: 652–660

Shear M (1983) Cysts of the oral regions, 2nd edn. Wright, Bristol, pp 103–107

Slipka J (1956) Evolutorische Studie zur Zungenmorphogenese. Zentralbl Allg Path Pathol Anat 95: 341–345

Souchon R (1975) Surface coat of the palatal shelf epithelium during palatogenesis in mouse embryos. Anat Embryol 147: 133–142

Streeter G (1948) Developmental horizons in human embryos: description of age groups XV, XVI, XVII, and XVIII. Contrib Embryol 32:133–204

TenCate RA (1996) The role of epithelium in the development, structure and function of the tissues of tooth support. Oral Diseases 2:55–62

Töndury G (1950) Zum Problem der Gesichtsentwicklung und der Genese der Hasenscharte. Acta Anat (Basel) 11: 300–328

Töndury G (1955) Über die Genese der Lippen-, Kiefer- und Gaumenspalten. Fortschr Kiefer-Gesichtschir 1:1–8

Vargas VI (1968) Fusion of the palatine shelves with heterotype explants in the mouse. Arch Oral Biol 13: 845–848

Waardenburg PJ, Navis H (1949) Beitrag zur Kenntnis der Dysostosis mandibulo-facialis und ihre Ontogenese. Acta Genet (Basel) 1: 219–244

Waterman RE, Meller SM (1974) Alterations in the epithelial surface of human palatal shelves prior to and during fusion: A scanning electron microscopic study. Anat Rec 180: 111–136

Wragg LE, Smith J, Borden C (1972) Myonewal maturation and function of the foetal rat tongue at the time of secondary palate closure. Arch Oral Biol 17: 673–682

Yokoh Y (1967) Development in the palate in man. Acta Anat (Basel) 68: 1–8

Zenker W (1982) Juxtaoral organ (Chievitz-organ). Morphology and clinical aspects. Urban & Schwarzenberg, München Baltimore

Kapitel 3

Fehlbildungen, Heterotopien und Anomalien der Mund-, Kiefer- und Gesichtsregion

A. Burkhardt

1 Allgemeine Gesichtspunkte der Ontogenese und Teratogenese

Die befruchtete Eizelle (Zygote) ist primär pluripotent und enthält die gesamte Information für die Ontogenese, d.h. den Bauplan des sich hieraus entwickelnden Individuums. Während der Individualentwicklung (Ontogenese) wird die Pluripotenz der Zellen zugunsten einer besonderen Differenzierung (d.h. Leistungsfähigkeit von Zellen) in den einzelnen Organen eingeschränkt. Der embryologische Begriff „Entwicklung" bedeutet das fein aufeinander abgestimmte gleichzeitige Geschehen von Wachstum (Zellvermehrung, Mitosen, Vermehrung der interzellulären Substanz), Differenzierung (der Zellen und Gewebe) und Formbildung (Morphogenese) - meist Formkomplizierung - und programmiertem Zelluntergang (Pyknose, Apoptose). Sie verläuft von den Stadien der Blastozyste (Embryoblast und Trophoblast), des Embryo (noch nicht lebensfähiger Organismus) und des Foeten (Fet; u.U. auch außerhalb des Uterus lebensfähiger Organismus) über die Geburt zu den postportalen Lebensphasen (Übersicht: vergl. Tabelle 2.1).

Unter Differenzierung versteht man die Reaktion von Zellen bzw. Geweben auf ihre Umgebung innerhalb der Grenzen ihrer genetischen Determination. Dabei entwickeln sie spezifische morphologische Merkmale und spezifische Funktionen, verlieren aber in der Regel allmählich ihre Proliferationsfähigkeit. Differenzierung ist wandlungsfähig, aber meist reversibel, nur selten trifft man echte Enddifferenzierungen an. Ein Wechsel der Differenzierung kann z.B. bei der Mesenchymbildung in der 2. bis 3. Embryonalwoche beobachtet werden. Es erfolgt ein recht abrupter Wechsel der Intermediärfilament-Produktion von Keratin zu Vimentin in den Zellen der Keimscheibe, welche im Bereich des Primitivstreifens in die Tiefe wandern und das Mesenchym bilden.

Grundlegende *genetische Steuerungsmechanismen* wirken bei der Morphogenese von der Eizelle zum Embryo. Dabei hat es sich herausgestellt, daß einige hiervon von den niederen Tieren bis zum Menschen mit nur geringer Modifikation zum Tragen kommen (Übersicht: Carroll 1995). Die sog. Maternaleffektgene wirken auf die befruchtete Eizelle von den umliegenden Follikelzellen ein und definieren die anterior-posteriore und die dorso-ventrale Achse des Embryos. Darauf werden sog. Segmentierungsgene im Embryo selber aktiviert, die die in der frühen Embryonalentwicklung typische und bei niederen Tieren realisierte Segmentierung bewirken: durch die sog. Lückengene (gap-genes), Paarregelgene (pair roule genes) und Segmentpolaritätsgene (segment-polarity genes). Für die Organentwicklung entscheidend sind die sog. homeotischen

Gene (Hox) sowie verwandte Gene (Lim, Pax), die ebenfalls nach dem Baukastenprinzip sowohl bei niederen als auch bei höheren Tieren als Regulatorgene dienen und die Ausstattung der Segmente, insbesondere die Ausbildung von Anhängen und sonstigen Strukturen kontrollieren. In den homeotischen Genen, von denen vier Komplexe bei Mäusen und Menschen vorhanden sind, finden sich konstante DNA-Sequenzen, die auch als Homeo-Box-Gene (ca. 180 Nukleotidenpaare) bezeichnet werden. So spielen die homeotischen Gene offensichtlich bei der Organogenese, insbesondere bei der Wirbelmorphologie (Johnson u. O'Higgins 1996), der Ausbildung der Extremitäten und des zentralen Nervensystems eine große Rolle im gesamten Tierreich. Bei Mäusen und Hühnern wird das Hox C-5 Gen am Ende der Halswirbel exprimiert, das Hox C-6 am Anfang der thorakalen Reihe.

Homeotische Gene sind auch in der Embryologie für die *kraniofaziale Entwicklung* und die *Hinterkopforganisation* mitverantwortlich und liefern wahrscheinlich den Schlüssel zu den seit langem postulierten „Organisatorfeldern". Die Segmentationsgene wirken auf die homeotischen Gene, die die einzelnen Kompartements ausgestalten. Segmentations- und homeotische Gene wirken in Transkriptionskaskaden, bei denen eine Reihe von hierarchischen Interaktionen zwischen den regulierenden Proteinen eine Aktivierung von strukturalen Genen bewirkt. Im Rahmen der weiteren Organogenese spielt dann die selektive Stabilisierung der Zellkohäsion durch verschiedene Expressionsmuster der Zelladhäsionsmoleküle u. a. der Cadherine eine Rolle. Offensichtlich hat das Mesoderm eine entscheidende Rolle für die Positionierungsinformation und auch Differenzierung des Epithels (Ektoderm), z.B. zu Federn oder Schuppen. Umgekehrt konnte für die Odontogenese gezeigt werden, daß auch das Epithel induktive Wirkung auf das Mesenchym durch Induktion der Odontoblasten und Zementoblasten sowie der Zahneruption haben kann (TenCate 1996).

Auch wenn die genetischen Steuerungsmechanismen bei der Morphogenese, insbesondere der niederen Tiere, inzwischen gut bekannt sind und sich weitgehende Homologien zu höheren Tieren und Menschen finden, so ist die genaue Rolle, die diese bei der Entstehung von Fehlbildungen spielen, noch ungenügend bekannt. So kann eine Störung der Hox A-2 Gene eine partielle Transformation des 2. pharyngealen Bogens in eine Kopie des 1. Bogens bewirken. Die Variation der Zahnform bei verschiedenen Rassen wird auf genetischen „drift" der Regulatoren der homeotischen Gene zurückgeführt (Shields u. Jones 1996). Bei Lippenspalten konnte demgegenüber keine Alteration des Msx-1 homeotischen Gens nachgewiesen werden (Blanco et al. 1998).

Fehlbildung bezeichnet eine Abweichung der Differenzierung, Struktur oder Gestalt einzelner Organe, Körperteile oder des gesamten Körpers von der Norm, in der Regel aufgrund einer pränatalen Fehlentwicklung. Insgesamt finden sich Fehlbildungen verschiedener Schweregrade bei 2–4% der Neugeborenen. Ursachen hierfür können eine genetisch bedingte Fehlinformation (erblich oder durch Chromosomen/Genmutation erworben; ca. 5% Chromosomenmutation, 20% Genmutation) oder aber verschiedene exogene Noxen sein (nachweisbar in ca. 25%), die während der Entwicklung, d.h. der Morphogenese einwirken. In etwa zwei Drittel aller erworbenenen Fehlbildungen sind die verursachenden Noxen unbekannt. Grundsätzlich kommen in Betracht (Übersicht:

Tabelle 3.1 Mögliche Faktoren bei der Morphogenese und Typen von Fehlbildungen bei deren Störung

Einflüsse bei der Morphogenese	Fehlbildungsart bei Störung
Aggregation	Akzessorische Gewebe/Organe
Induktion	Agenesie/Aplasie
Zellwanderung	Hemmungs- und Überschußfehlbildungen (Dysraphie - Persistenz von Spalten) Persistenz (Vestigien - branchiogene Zysten, Chordome) Versprengungen (Ektopien, Heterotopien) Formanomalien
Chemodifferenzierung	Dysgenetische Gewebe/Organe (Embryonale Neoplasmen)
Zellproliferation („programmiert")	Hypoplasie/Hyperplasie
Zelluntergang („programmiert")	Atresie, Spalten, Zysten, Defekte, Persistenz

COHEN 1990a): virale Infektionen (Röteln, Influenza, Zytomegalie, Herpes zoster), Bakterien (Syphilis), Protozoen (Toxoplasmen/Malaria), Umweltchemikalien (ca. 800 Teratogene sind bekannt, u.a. Toluol), Medikamente (Zytostatika, v.a. Folsäure-Antagonisten, Chemotherapeutika, Cumarin-Derivate, Vitamin A-Analoga, Hydantoin, Analgetika; ROLFFS et al. 1973), Genußmittel (Alkohol), Hormone (Diabetes, Hypo-Hyperthyreose der Mutter), Sexualhormone, Ernährungsstörungen (Mangel/Fehlernährung), Hypoxie, Immunreaktionen, physikalische Faktoren (u.a. ionisierende Strahlen, Röntgenstrahlen, Isotope), Traumen (auch amniotische Abschnürungen) und mütterliche Erkrankungen. Einige Faktoren bei der Morphogenese und die bei ihrer Störung resultierenden Fehlbildungsarten sind in der Tabelle 3.1 aufgeführt.

Allgemein hängt die Art der Fehlbildungen weniger von der Art der Noxe, als vielmehr vom Zeitpunkt der Schädigung und der Stärke der Exposition ab. Man spricht von sog. *teratogenetischen Determinationsperioden* (Tabelle 3.2).

Tabelle 3.2. Teratogenetische Determinationsperioden

Morphogenetischer Vorgang	Determinationsperiode	Fehlbildung
„Verschmelzung" von Oberkiefer- und Nasenfortsätzen	5.–6. Woche	Lippen-Kiefer-Spalten (Cheilo-Gnathoschisis)
„Verschmelzung" von Gaumenplatten, Gaumensegel und Nasensepten	8.–9. Woche	Gaumenspalten (Palatoschisis)
Bildung der Zahnleisten und Zahnanlagen	6.–12. Woche	Fehlen, Deformitäten und Überzahl von Zahnanlagen
Rückbildung des Sinus cervicalis	8. Woche	Branchiogene Fisteln oder Zysten

Fehlbildungen sind im allgemeinen um so stärker ausgeprägt, je früher eine Noxe während der Entwicklung eingewirkt hat. Frühe und ausgeprägte Fehlbildungen führen meist zu intrauterinem Tod und Spontanabort. Das Maximum der Sensibilität liegt zwischen der 3. und 6. Woche. Nach dem Zeitpunkt der Einwirkung unterscheidet man grundsätzlich:

- Gametopathien (Einwirkung vor der Befruchtung),
- Blastopathien (Einwirkung nach der Befruchtung bis zum 18. Tag),
- Embryopathien (Einwirkung zwischem dem 18. Tag und dem Ende des 3. Monates) sowie
- Fetopathien (Einwirkung zwischen dem 3. Monat und der Geburt).

Gametopathien beinhalten insbesondere die chromosomalen Aberrationen (z.B. Trisomien oder Monosomien), die zu schweren kombinierten Fehlbildungen und häufig zu intrauterinem Tod und Abort führen (COHEN 1990a). *Blastopathien* führen u.a. zu Doppelfehlbildungen, die entweder symmetrisch (z.B. Siamesische Zwillinge) oder asymmetrisch sein können. Sonderformen einer asymmetrischen Fehlbildung sind Teratome. Sie bilden größere und kleinere Tumoren, die eine bunte Mischung verschiedenster ausgereifter Gewebe, gelegentlich auch kleine Organbildungen enthalten.

Embryopathien führen zu sog. Einzelfehlbildungen, von denen man verschiedene Arten unterscheidet. Hemmungsfehlbildungen gehen mit einer Agenesie (keine Anlage vorhanden) oder einer Aplasie (Anlage vorhanden) bzw. einer Hypoplasie von Organen einher. Eine Persistenz embryonaler Entwicklungsstadien führt unter anderem zu Atresien (mangelnde Lumenbildung in Hohlorganen), Stenosen und Dysraphien, d.h. Spaltbildungen. Die dorsalen Dysraphien sind durch einen mangelnden Schluß des Rückenmarkkanals gekennzeichnet. Die ventralen Dysraphien spielen vor allem im Mund-, Kiefer- und Gesichtsbereich eine Rolle. Organe oder Organteile, die sich normalerweise während der Entwicklung zurückbilden, können persistieren und werden dann als Vestigien bezeichnet (z.B. branchiogene Zysten als Reste des Kiemenorganes). Weitere Einzelfehlbildungen sind Hyperplasien, d.h. Überschußbildungen (z.B. Riesenwuchs, Makroglossie), Ausbildung von akzessorischem Gewebe, von Hamartomen (tumorartige Gewebsfehlentwicklungen) sowie Versprengungen. Bei den Versprengungen, d.h. dem Auftreten von Zellen oder Geweben an Stellen, an denen sie normalerweise nicht vorkommen, spricht man auch von Ektopien oder Heterotopien.

Als Abnormalitäten bzw. *Anomalien* (synonym verwendet) werden geringgradige Abweichungen von der Norm bezeichnet, die keine Krankheitserscheinungen machen, nicht als eigentliche Fehlbildungen aufzufassen sind und an der Grenze zum individuellen Merkmal stehen.

Fetopathien sind meist durch intrauterine Infektionen (z.B. Toxoplasmose, Lues) bedingt und führen zu sekundären Defektbildungen, Reife- und Wachstumshemmung und Frühgeburt. Während zu einem früheren Zeitpunkt Noxen zu areaktiven Nekrosen und ggf. zur Reparation führen (GOSS 1977), ist der Organismus ab dieser Zeit bereits in der Lage, auf Schädigungen durch eine entzündliche Reaktion mit entsprechenden histologisch faßbaren Veränderungen zu antworten.

Verschiedene Einzelfehlbildungen sind häufig als sog. *Fehlbildungssyndrome* kombiniert und dann häufig erblich bedingt. Die größte Zahl von derartigen Syndromen wird mit den Hauptveränderungen (z.B. Aglossie-Adaktylie Syndrom) oder mit den Eigennamen des(r) Erstbeschreiber(s) (z.B. Gorlin-Goltz Syndrom), selten nach dem ersten wissenschaftlich beobachteten Patienten benannt.

2 Klassifikation der Fehlbildungen

Durch die komplexe Entwicklungsgeschichte der Mund-, Kiefer- und Gesichtsregion und die häufige Syntropie bestimmter Abartungen gestaltet sich die Klassifikation von Fehlbildungen schwierig. Zunächst müssen Deformationen mechanischer oder funktioneller Art, die sich spontan zurückbilden können, aber auch Dauerschäden (sog. Disruptionen) wie Drucknekrosen, Druckinduzierte Mikrogenie oder Synostosen setzen können, von Fehlbildungen im engeren Sinne getrennt werden (Übersicht: Cohen 1990a).

Klinisch üblich sind topographische und deskriptive Einteilungen der Fehlbildungen. Teratologisch verständlich werden sie aber erst, wenn man sie von der embryologischen Entwicklung ableiten kann. Deshalb unterscheidet Pfeifer (1968, 1974, 1991):

1. generalisierte Fehlbildungen,
2. Fehlbildungen im Bereich des Vorderkopfs (prosenzephal),
3. Fehlbildungen im Bereich der Zwischenkopfgrenzen (diazephal),
4. Fehlbildungen im Bereich von Hinter-Seiten-Kopf (rhombenzephal),
5. Fehlbildungen im Bereich des Halses,
6. Fehlbildungen im Bereich des Rumpfs,
7. Fehlbildungen im Bereich der oberen Extremitäten,
8. Fehlbildungen im Bereich der unteren Extremitäten und
9. regional kombinierte Fehlbildungen (Tabellen 3.3 und 3.4).

Am häufigsten sind dabei Fehlbildungen im Bereich der Zwischenkopfgrenze beider Kopfareale (als möglicher „Organisatorgrenze“, vergl. Abb. 2.1).

Fehlbildungen unterscheiden sich nach Lage, Ausdehnung, Symmetrie (einseitig, bilateral), Form, Struktur und Häufigkeit. Es können isoliert Weichteile, häufig aber auch die Knochenstrukturen unter der formgebenden Oberfläche betroffen sein. Für viele Fehlbildungen haben sich Syndrom- oder Eigennamen eingebürgert, die eine schnelle Charakterisierung und Verständigung gestatten. Hierbei wird ungenügend berücksichtigt, daß es sich oft um Teile einer „teratologischen Reihe“ mit unterschiedlicher Expression verschiedener Merkmale handelt, was für das Verständnis meist aufschlußreicher ist (Pfeifer 1968, 1974).

Aus entwicklungsgeschichtlich-morphologischer Sicht hat sich eine Abhandlung der Mund-, Kiefer- und Gesichts-Fehlbildungen in folgender Reihenfolge bewährt:

1. grundlegende Defekte, Doppelbildungen und Teratome,
2. Aplasien, Hypoplasien, Hyperplasien,
3. Spaltbildungen (ventrale Dysraphien) und fissurale Zysten,
4. kombinierte Fehlbildungen und Fehlbildungssyndrome,

Tabelle 3.3. Zuordnung von Fehlbildungen zu verschiedenen Organisationsarealen

Generalisierte Organisator-Defekte	Vorderkopfareal	Zwischenkopfgrenze	Hinter-Seiten-Kopf-Areal	Kombiniert
	Oberer/Vorderkopf-organisator (Prosenzephaler Organisator)	Grenzbereich Oberer Organisator Hinterer Organisator	Hinterkopf (rhombenzephaler) Organisator	(z. T. Rumpf-Schwanz-Organisator) Kraniofaziale Dysostosen Typ Crouzon, Typ Apert
Akranie Anenzephalie Bienzephalie	Arhinenzephalie Zyklopie Zephalozele Stirn-Nasen-Dysmorphie Nasenaplasie Zwischenkieferaplasie Zwischenkieferhypoplasie, Mesiodentes	Lippenspalten Kieferspalten Gaumenspalten Dysodontogenetische Oberkieferzysten	Schräge Gesichtsspalten Otozephale Fehlbildungen Mandibulo-faziale Dysostosen Störungen Unterkiefer-wülste/Zungenanlage: Mediane Unterlippenspalte Unterkieferspalte Zungenspalte Mediane Halsspalte Laterale Halsspalte	Robin-Syndrom Linguo-faziale Dysplasie (Grob) Ankyloglossie Syngnathie

Tabelle 3.4. Klassifikation kraniofazialer Fehlbildungen. (Nach PFEIFER 1991)

I.	Generalisierte Fehlbildungen Anenzephalie
II.	Prosenzephale Region Arhinenzephalie - Zyklopie - prosenzephale Zephalozele - frontonasale Dysplasie (Hyper-, Hypotelorismus) Skaphozephalie, Turrizephalie Nasenaplasie, medianer/lateraler Nasenrüssel (Proboscis) Mediane Nasenspalte Aplasie, Hypo-Hyperplasie des Zwischenkiefers Anomalien der oberen medialen Inzisivi
III.	Diazephale Grenzregion Kleeblattschädel, Hyper-, Hypotelorismus, Anophthalmie, Lidspalten Laterale Nasenspalte Laterale Lippen-Kiefer Gaumenspalte Mediane Velumspalte Anomalien der oberen lateralen Inzisivi
IV.	Rhombenzephale Region Schräge Gesichtsspalten Maxillo-mandibuläre Dysmorphie Mandibula-Aplasie, Ohraplasie Schräge Gesichtsspalten Mediane Unterkieferspalten Zungenaplasie, Mikro-/Makroglossie Störungen der Prämolaren und Molaren im Ober- und Unterkiefer

5. branchiale Fehldifferenzierungen; Halszysten und -fisteln,
6. Heterotopien,
7. Anomalien.

In diesem Abschnitt werden nur Fehlbildungen, welche die Mund-, Kiefer- und Gesichtsregion und hierbei mehrere Regionen oder Gewebe betreffen, besprochen. Dabei steht die Mundhöhle mit ihren Strukturen im Vordergrund. Isolierte Fehldifferenzierungen (Zähne, Speicheldrüsen etc.) werden in den speziellen Kapiteln abgehandelt. Einen Überblick über die Häufigkeit von Fehlbildungen im Kopf- und Halsbereich gibt Tabelle 3.5.

Neben den, in den vorangegangenen Kapiteln beschriebenen, im wesentlichen auf den oralen und perioralen Bereich beschränkten Veränderungen gibt es eine Reihe von *Fehlbildungssyndromen*, die sich an mehreren Organen und Organsystemen (d.h. polytop) und auch in der Mund-, Kiefer- und Gesichtsregion manifestieren (Übersicht über die wichtigsten Gruppen, siehe Tabelle 3.10).

Als *Syndrom* bezeichnet man charakteristische Muster, die sich aus Fehlbildungen und Dysmorphien zusammensetzen, und für welche die gleichen (allerdings meist unbekannten) Ursachen angenommen werden können (COHEN 1989a; PFEIFFER et al. 1993a). „Sequenzen" sind derartige Muster, die in der Folge einzelner definierter Störungen entstanden sind, während „Assoziation" ein nicht ätiologisch verknüpftes, aber gehäuftes Zusammentreffen und „Komplex" solche Fälle, die weder Syndrom noch Asssoziation darstellen, definieren (COHEN 1989a; PFEIFFER et al. 1993a).

Tabelle 3.5. Häufigkeit von Fehlbildungen im Kopf-Hals-Bereich aufgrund einer Untersuchung von 3381 Fehlbildungen in New York. (Nach CONWAY u. WAGNER 1965)

Typ der Fehlbildung	Männlich n	Weiblich n	Insgesamt n
Lippen-Kiefer-Gaumenspalte	325	202	527
Anenzephalie	207	267	474
Gaumenspalte	227	240	467
Lippenspalte	295	168	463
Hämangiome oder Naevi	160	170	330
Fehlbildung der Ohrmuschel	193	119	312
Präaurikuläre Zysten, Fistelgänge	151	116	267
Ankyloglossie	95	58	153
Enzephalozele	31	58	89
Mikrozephalie	36	36	72
Klippel-Feil-Syndrom	23	28	51
Kiemengangzyste	27	19	46
Schiefhals	22	23	45
Zystisches Hygrom	20	23	43
Schädelknochen-Defekte	24	18	42
Insgesamt	1836	1545	3381

Da nur ein kleiner Teil der Syndrome bisher ätiologisch definiert werden kann, werden viele mit dem Eigennamen der Beschreiber (selten des Patienten) bezeichnet oder aufgrund der Hauptmanifestation(en) polythetisch oder monothetisch benannt; eine Klassifikation kann ätiologisch, aufgrund der embryonalen/histologischen Pathogenese, polythetisch, monothetisch oder gemischt erfolgen (COHEN 1989b,c,d).

Der Begriff *Dysmorphie* (Dysmorphologie) wird für allgemeine Formabweichungen ohne spezifischen Krankheitswert gebraucht, welche genetisch, multifaktoriell oder nicht-genetisch bedingt sein können. *Dysplasie* bezeichnet generalisierte Defektbildungen von Knochen- und Knorpelgewebe mit u. U. bevorzugter Lokalisation, Dysostose lokalisierte Fehlentwicklung einzelner Skelettteile. Der Begriff „Dysostose" wurde früher auch für allgemeine Formabweichungen (z. B. mandibulo-faziale Dysostose) verwendet, die man heute als Dysmorphie bezeichnet, da nicht nur der Knochen davon betroffen ist.

Nur ein geringer Teil der Fehlbildungssyndrome beschränkt sich auf den Kopf-Halsbereich (kombinierte Fehlbildungen), die schon bei der Hauptmanifestation besprochen wurden. Meist sind andere Körperteile mitbetroffen.

Eine lexikalische Zusammenstellung dieser kombinierten Fehlbildungssyndrome im Kopf-Hals-Bereich findet sich in der Monographie von GORLIN et al. (1990), eine Gliederung nach Syndromen mit Gesichtsdysmorphie siehe Tabelle 3.11, Schädelfehlbildungen (d.h. Dyskranien, Dyszephalien bzw. Kranio-Dysplasien im engeren Sinne), die nicht die zirkumoralen Strukturen betreffen, werden bei BURKHARDT (1970) abgehandelt. Hier sollen Syndrome mit schwerpunktmäßiger oraler Manifestation dargestellt werden.

3 Grundlegende Defekte, Doppelbildungen und Teratome

3.1 Grundlegende Defekte

Diese Gruppe von Fehlbildungen muß auf sehr frühe Phasen der Keimentwicklung, d.h. Blastopathien, u.U. auch auf Gametopathien, zurückgeführt werden. Sie sind in voller Ausprägung mit einem extrauterinen Leben meist nicht vereinbar.

Ein Fehlen des Gehirns und des Hirnschädels - eine Anenzephalie und Akranie - ist relativ häufig (ca. 15% der gesamten Fehlbildungen im Kopf- und Halsbereich), gestattet aber kein extrauterines Leben. Bei Anenzephalie besteht ein kranial offenes Neuralrohr mit ungeordnetem Nervengewebe und Fehlen des Schädeldaches in diesem Bereich. Die Augen springen dadurch unproportional vor (Froschgesicht). An einem ausgetragenen Fetus mit Akardie, Anenzephalie und Akranie fand sich im Mundbereich lediglich eine blind endende Einsenkung, die dem Stomatodeum entsprach und von Plattenepithel und respiratorischem Epithel ausgekleidet wurde (Dean u. Ceballos 1985).

Grundlegende Fehlanlagen sind auch Aprosopie (Fehlen des Obergesichtes, d.h. der Stirn), Nasenaplasie (Arrhinie, Abb. 3.1) u.U. als Halbseitenaplasie und Zyklopie. Bei der Nasenaplasie können sog. Probosces (Proboscis nasalis „Rüssel") als Nasenrudimente ausgebildet sein (Abb. 3.2). Diese kommen auch bei Zyklopie vor. Letztere ist durch eine plump-wulstige Fissur der Palpebrae mit

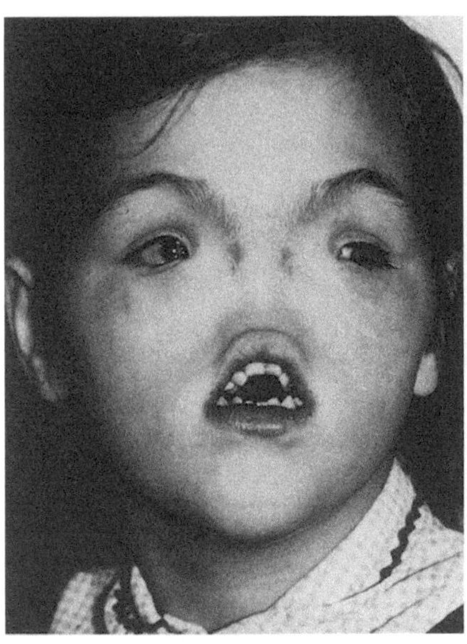

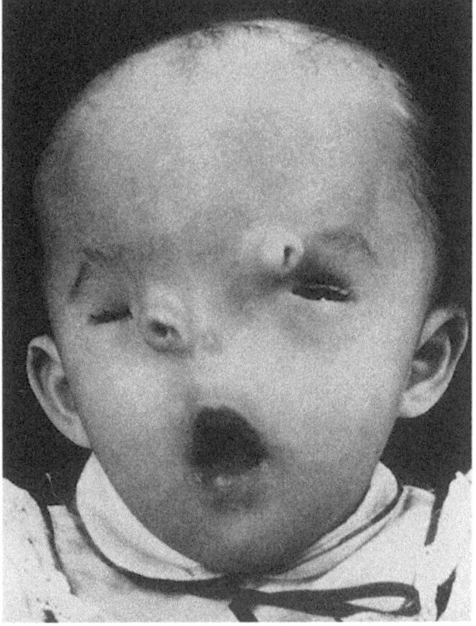

Abb. 3.1 (*links*). Nasenaplasie und bilaterale Blindheit bei einem jungen Mädchen mit Zwischenkieferhypoplasie, frontalem offenem Biß und Fehlanlage der beiden oberen Schneidezähne 5.2 und 6.2. (Präp. Prof. G. Pfeifer, Hamburg)

Abb. 3.2 (*rechts*). Nasenaplasie mit Ausbildung von zwei asymmetrischen gestielten Probosces, daneben zu weit entfernte asymmetrische Augenanlagen. (Präp. Prof. G. Pfeifer, Hamburg)

einem einzigen Auge (Synophthalmie bei einem N. opticus) charakterisiert. Schmaler Gaumen, tiefe palatoalveoläre Rinne, Fehlen der vier oberen Schneidezähne und Vorhandensein eines plumpen konischen Mesiodens in der Mittellinie können im Mundbereich beobachtet werden (Gardner u. Lim 1971).

Als weitere komplizierte Fehlbildungen, die nur begrenzt das Mund-, Kiefer- und Gesichtsgebiet betreffen, seien noch erwähnt: Arrhinenzephalie, die relativ häufigen Zephalozelen sowie verschiedene Stirn-Nasendysmorphien (vergl. Abschn. 6.4.1)

3.2 Doppelbildungen, Doppelköpfigkeit

Bienzephalie oder *Januskopf*, d.h. doppelte Gesichtsbildung bzw. Diprosopie, sind selten (Abb. 3.3). Unter Aprosopie werden schwerste Fehlbildungen des Gesichtes zusammengefaßt, die auf Dysplasien im Bereich der Stirn- und Oberkieferwülste beruhen und oft mit Fehlen der Augen oder Synotie gekoppelt sind.

Es sind mannigfache Formvariationen der Diprosopie beschrieben worden (Politzer 1955; Clausnitzer 1956), so mit offenem oder geschlossenem Neurokranium mit und ohne Bistomie, mit Verdoppelung der Zunge (Diglossie) sowie mit Vermehrung der Ober- und Unterkieferzahl (Di- und Polygnathie bzw. Digenie; Gerstel 1928; Breckwoldt 1936) Die formale Pathogenese beruht wahrscheinlich auf einer entsprechenden Drehung der verdoppelten Anlagen um vertikale und sagittale Achsen (Rating 1933; Gruber 1949). Die Diprosopie ist meist mit anderen Fehlbildungen verbunden, vor allem mit partieller Verdoppelung der Wirbelsäule, Rachischisis, Gesichtsspalten, Zwerchfelldefekten oder Epignathus.

Isolierte Verdoppelungen der Kiefer (Zwischenkieferverdoppelung in Verbindung mit Epignathus, Zungenkörper- und Gaumenspalte) oder Zunge wurden

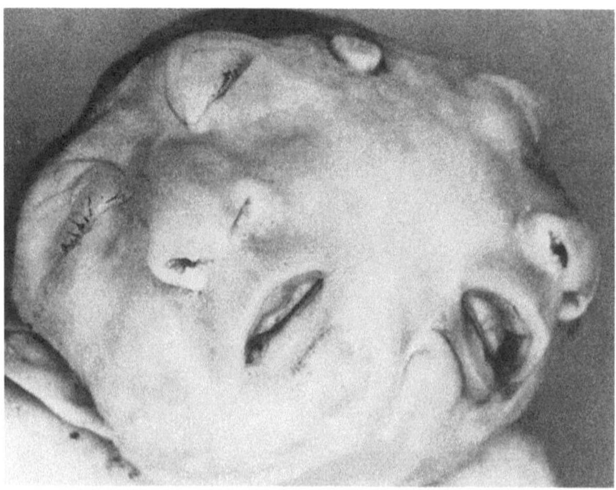

Abb. 3.3. Doppelfehlbildung in Form eines Januskopfes (Janiceps) bei partieller Anenzephalie. Man erkennt zwei nebeneinander liegende, relativ normal ausgebildete Gesichtsstrukturen. (Präp. Institut für Pathologie, Univ. Hamburg)

ebenfalls beobachtet. Dagegen handelt es sich bei der sog. Doppellippe (Ascher-Syndrom; s. Abschn. 4.3) lediglich um eine Schleimhautduplikatur am Oberlippensaum.

3.3 Teratome, Hamartome und Choristome

Fehlerhafte Gewebszusammensetzungen bilden in der Regel Tumoren und können als Teratome (Abkömmlinge aller Keimblätter u.U. mit unreifem Gewebe), Hamartome (tumorartige Gewebefehlentwicklung mit mehreren reifen, ortsentsprechenden Gewebedifferenzierungen), Choristome (tumoröse Masse von normal differenziertem Gewebe in abnormer Lokalisation) oder bei Minimalform als Heterotopien (an falscher Stelle vorkommendes reifes Gewebe, s. Abschn. 5 und Kap. 13, Abschn. 4) auftreten.

Teratome – tumoröse Fehlbildungen aus verschiedenen Geweben – als rudimentäre Doppelfehlbildungen oder Abkömmlinge pluripotenter Zellen finden sich überwiegend in den Gonaden und sacrococcygeal, retroperitoneal, nur selten im Kopf-Halsbereich von Neugeborenen und Kindern (2% aller Teratome; Abb. 3.4); sie liegen dann orbital (ca. 50%), im Bereich der Mittellinie zervikal, epi- und oropharyngeal, am Mundboden, der Rest an der Schädelbasis und anderen Lokalisationen. Sie sind meist ausgereift (matur), häufig multizystisch und fast nie maligne, können aber groß sein und durch Verlegung der Atemwege oder der oropharyngealen Passage zum Tode führen bzw. mit dem extrauterinen

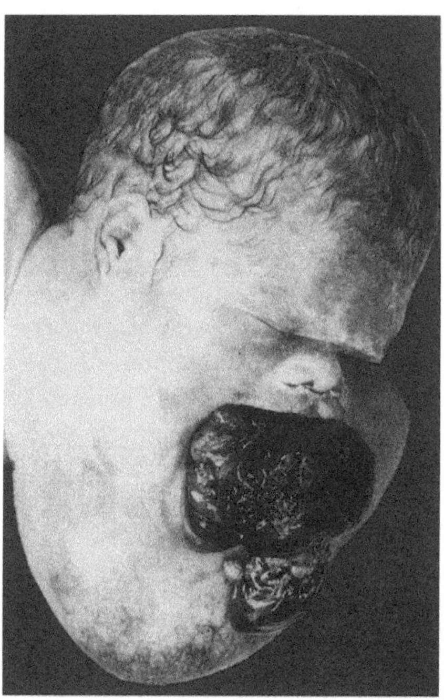

Abb. 3.4. Großes, im Mittellinien-/Zungenbereich gelegenes, unreifes, kongenitales Teratom bei massivem Hydramnion; Totgeborenes in der 30. Schwangerschaftswoche

Leben nicht vereinbar sein. Selten sind einseitiges Vorkommen, z.B. in der Wange (BIGLIOLI et al. 1996).

PIERITZ u. SCHUBERT (1984) beschreiben bei einem 12jährigen Jungen im Alveolarfortsatz des Oberkiefers perikoronar um einen retinierten Zahn ein zystisches Teratom, das klinisch als Follikularzyste imponierte. Ungewöhnlich war auch das Alter eines von GARDNER et al. (1987) beschriebenen 11jährigen Patienten mit einem Teratom der Kieferhöhle, welches sich durch eine innerhalb von 6 Monaten auftretende Schwellung des Oberkiefers manifestierte. Epipharynxteratome führen u.U. zu inspiratorischer Ateminsuffizienz bei Neugeborenen ähnlich wie beim Robin-Syndrom und imponieren zunächst als Neubildungen des Zungengrundes (SCHULZ 1982). ANTOINE et al. (1985) stellten sechs Fälle von Teratomen der Zunge (fünf Fälle der Literatur und einen eigenen Fall) zusammen; hierbei konnten auch bei größeren Tumoren keine Atemprobleme, aber Fütterungsprobleme festgestellt werden.

Histologisch findet sich ein Gemisch von allen im Körper vorkommenden Geweben mit ausgereiften Strukturen, wobei Zysten mit Darm-, respiratorischem und Plattenepithel sowie Knorpel häufig sind. Auf ausgedehnte Areale mit Hirngewebe wiesen ANTOINE et al. (1985) und GARDNER et al. (1987) hin. Unreife Gewebeanteile, v.a. primitives Mesenchym, gelegentlich Epithelatypien (PIERITZ u. SCHUBERT 1984) können vorkommen und bedeuten noch keine Malignität.

Maligne Varianten – *unreife Teratome* – sind offenbar im Kopf-Halsbereich extrem selten; bei einem 19 Monate alten Mädchen ist ein maligner Keimzelltumor in Form eines endodermalen Sinus-(Dottersack-)Tumors submandibulär beschrieben, der zum Tode führte (FONSECA et al. 1991). Orale Teratome sind gelegentlich mit einer Spina bifida kombiniert; bei männlichen Patienten die überleben, kann sich im Erwachsenenalter eine gonodale Dysfunktion einstellen (LAHDENNE 1992).

Nicht ganz selten werden Tumoren aus heterotopem, neuroglialem Gewebe bzw. Hirngewebe (Enzephalom; Abb. 3.5) im Kopf-Halsbereich beschrieben. Hierbei liegt ein *Grenzfall zwischen Teratom, Choristom und Heterotopie* (s. Abschn. 5) vor. Da meist ausgereiftes Gliagewebe, ependymale Zellen, Chorioidplexus, Zysten, Nervenzellen, Retinaanlagen und auch periphere Nerven vorhanden sind (LANDINI et al. 1990; MOMOSE et al. 1989; BYCHKOV et al. 1988; GARCIA et al. 1988), erscheint eine Besprechung an dieser Stelle gerechtfertigt. Ob häufig im Tumor vorhandene quergestreifte oder glatte Muskulatur der Läsion zugerechnet werden muß, ist fraglich. In einzelnen Fällen finden sich auch Knorpel, Knochen, Fettgewebe und Speicheldrüsenherde (IDE et al. 1997), die man dann wohl als Teratome bezeichnen muß. Die Komponenten können, wenn nötig, immunhistologisch identifiziert werden (IDE et al. 1997).

Pathogenetisch wurde für diese Läsionen neben den, bei den Teratomen erwähnten, auch eine Dislokation von neuroektodermalem Gewebe der Nervalleisten oder Enzephalozelen aus dem occipitalen Bereich vor Schluß des Gaumens angenommen (MADJIDI u. COULY 1993). Eine Verwandtschaft mit nasalen Gliomen, die allerdings nur Glia enthalten, wird diskutiert. 19 Fälle mit heterotopem Gehirngewebe stellten MOMOSE et al. (1989) zusammen, viermal bestanden Gaumenspalten. ABDELSAYED et al. (1999) fanden bis zu diesem Jahr 30 dokumentierte Fälle von oropharyngealen, *glialen Choristomen*. Eine Bevorzugung einer

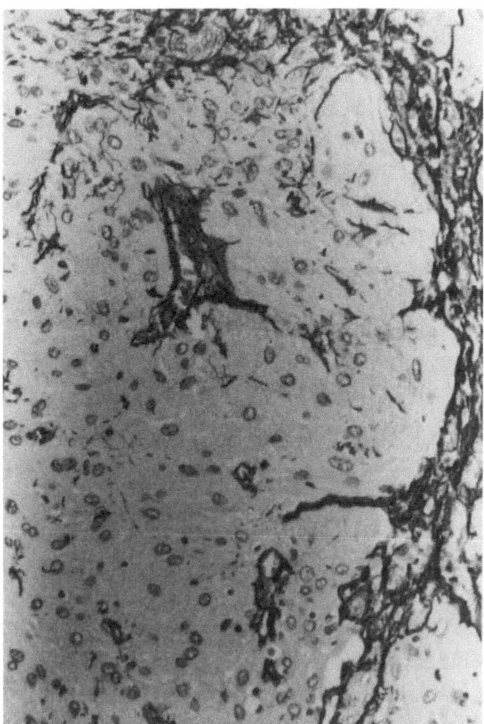

Abb. 3.5. Heterotopes Hirngewebe in der Zunge eines 8 Wochen alten Säuglings, klinisch als knotiger Zungenanhang imponierend: grobknotiges, scharf begrenztes, faseriges überwiegend aus Glia bestehendes Tumorgewebe inmitten der Zungenmuskulatur; bei Silberfärbung hebt sich das retikulinfaserfreie, neurale Gewebe vom retikulumfaserreichen Bindegewebe der Umgebung deutlich ab. Gomori, × 250

Rasse oder eines Geschlechts war nicht evident. Die Läsionen, die häufig zunächst an Lymphangiome denken ließen, bestanden bei Geburt oder wurden wenig später - bis zum Alter von drei Jahren - festgestellt. Symptome sind - je nach Größe - Atem- und Trinkschwierigkeiten. Es handelt sich um polypoide bis gestielte Tumoren, preferentiell in der Mittellinie des Pharynx (Momose et al. 1989; Faerber u. Swartz 1983), Gaumens (Garcia et al. 1988; Ibekwe u. Ikerionwu 1982) und der Zunge (Bychkov et al. 1988; Landini et al. 1990; Abdelsayed et al. 1999), seltener auch der Orbita und dem pterygomandibulären Raum (Madjidi u. Couly 1993).

Differentialdiagnostisch muß an Enzephalozelen, nasale Gliome, Angiome und Granularzelltumoren gedacht werden. Die Läsion ist gutartig und wird als nicht-neoplastisch eingestuft (Ide et al. 1997). Das eigentliche Gehirn ist in allen Fällen, die untersucht werden konnten, normal entwickelt.

Häufiger als vollausgebildete Teratome finden sich kleinere, *teratomartige Tumoren*. Sie enthalten Knochen, Fettgewebe, Haut und Haare. Diese werden bei gestielter Anheftung an Knochen als *Epignath* (Palatopagus parasiticus, „oropharyngeal hairy polyp"), im Weichteilgewebe als Hamartome oder Choristome bezeichnet und stellen einen Grenzfall zu Heterotopien (s. Abschn. 8) dar

(Tohill et al. 1987; Calderon et al. 1991). Epignathe sind benigne und kommen bei Neugeborenen am Gaumen, Alveolarfortsatz von Maxilla und Mandibula oder an der Schädelbasis pharyngeal, gelegentlich mit anderen Fehlbildungen assoziiert vor (Calderon et al. 1991; Olivares-Pakzad et al. 1995). Eine Sonderform der Epignathen mit Behaarung und ohne knöcherne Elemente wird auch als „Oropharyngealer hairy polyp" bezeichnet, der ebenfalls am Gaumen und im Oropharynx vorkommt. Er kann meningotheliale Elemente enthalten (Olivares-Pakzad et al. 1995).

Hamartomatöse Polypen, vorwiegend mit fibromatöser Komponente, kommen beim Cowden-Syndrom in der Mundhöhle, z. B. an der Gingiva sowie im Larynx und in der Mamma vor (Lloyd u. Dennis 1963; s. S. 116).

Hamartome sind häufige Läsionen im Kopf-Hals-Bereich, wobei Überschneidungen mit Neoplasien zu diskutieren sind. Zu nennen sind melanozytäre Nävi, Hämangiome und Lymphangiome. Zystische Hygrome bzw. Lymphangiome sollen sich aus Abschnürungen vom primitiven jugulären Lymphsack mit Verlust der Verbindung zum venösen System entwickeln. Fast die Hälfte der zystischen Hygrome kommen im Halsbereich vor und können sich im Mundboden, in der Zunge, Epiglottis, Parotis und Submandibularisregion, Wange und im Mediastinum ausdehnen. Sie werden sehr groß, u. U. bis 30 cm im Durchmesser (Toranzo et al. 1996) und führen zu Verdrängungen, u. U. Luftwegsobstruktionen und Problemen bei der Nahrungsaufnahme. Die Hälfte manifestiert sich im ersten Lebensjahr; nach operativer Entfernung sind Rezidive häufig.

Andere Hamartome sind sehr viel seltener und finden sich vorwiegend in der Zunge und im vorderen Hartgaumen. Neben den erwähnten Epignathen können hier auch leiomyomatöse Hamartome (Napier et al. 1996) vorkommen. Es ergeben sich Überschneidungen zu kartilaginären und ossären Choristomen.

Tohill et al. (1987) stellten 75 Fälle von intraoralen *Knochen- und Knorpel-Choristomen* zusammen (s. Kap. 13, Abschn. 4.1). Das Alter variierte von 8 bis 73 Jahren; am häufigsten lagen sie im Bereich des Foramen caecum, seltener in der Zunge vorne (vier Fälle), ventrolateral (drei Fälle), buccal (drei Fälle) und im Processus alveolaris (ein Fall).

Bei retinierten Zähnen werden in fast der Hälfte der Fälle perikoronare Herde (sog. „Perikoronare hamartomatöse Läsionen") gefunden, die aus myofibromatösem odontogenem mesenchymalem Gewebe („pericoronal myxofibrous hyperplasia", PMH) mit odontogenen Epithelnestern u. U. auch mit Riesenzellfibromatose („odontogenic giant cell fibromatosis", OGCF) bestehen; selten finden sich auch Odontome (Yonemochi et al. 1998). Von einigen Autoren wurden Epignathen des Oropharynx auch als akzessorische Ohrmuschel gedeutet (Schendzielorz et al. 1985). In der Gingiva beschrieben Mesa et al. (1994) bei einer 24 Jahre alten Frau ein neuroepitheliales Hamartom, welches neben den oft vorkommenden Plattenepithelinseln massenhaft nicht-myelinisierte Nerven enthielt.

Hamartome kommen häufiger im Rahmen von sog. *hamartomatösen Syndromen* vor (Übersicht: Cohen 1995f). Als *Proteus-Syndrom* werden kongenitale multiple u. U. gigantiforme fibromatöse und lipomatöse Hamartome, kombiniert mit einer Reihe von skelettalen und kraniofazialen Deformitäten zusammengefaßt. Die grotesken Tumorbildungen müssen von der Neurofibromatose abgegrenzt werden. Ein Fall kombiniert mit einer schweren mandibulären Hemihypertrophie wurde von PINTO et al. (1998), ein solcher mit generalisierter Gingivahyperplasie von ADRENDORF u. HANSLO (1995) beschrieben. Auf das Courdes Syndrom wird bei den fibromatösen Syndromen (siehe Abschn. 6.4.6) eingegangen.

3.4 Dysontogenetische Zysten

Dysontogenetische orale Zysten werden in Epidermalzysten, Dermoidzysten und teratoide Zysten unterteilt (QUINN u. ROBINSON 1965). Epidermoidzysten (ohne Hautanhangsgebilde) und Dermoidzysten (Zysten mit Hautauskleidung, Haaren und Hautanhangsdrüsen) können als Minimalform von maturen Teratomen aufgefaßt werden und sind sehr häufig in den Ovarien. Möglicherweise können sie auch durch verlagerte Epithelinklusionen des Ektoderms („kongenitale Inklusionszyste") entstehen (KORCHIN 1974; NAGAR u. BARATZ 1993).

Als *teratoide Zysten* bezeichnet man Zysten, die neben den genannten Elementen noch weitere epitheliale und mesenchymale Differenzierungen (Fettgewebe, Muskulatur, Knorpel, Speicheldrüsen etc.) aufweisen, z.B. auch Magenschleimhaut (OHISHI et al. 1985; NAGAR u. BARATZ 1993; HARADA et al. 1995).

Orofaziale Dermoidzysten (Übersicht über 195 Fälle der Literatur: KING et al. 1994) sind in der Regel solitär und in der Medianlinie sublingual oder submental am Mundboden, selten in der Zunge (MATHUR u. MENON 1980) lokalisiert, mitunter auch bei tiefer Lagerung am Zungenbein adhärent. Vereinzelt sind Dermoidzysten auch im Bereich der Wangen, Lippen, Tonsillen und lateral am Hals (TUFFIN u. THEAKER 1991) beobachet worden; gelegentlich erreichen sie eine erhebliche Größe, die zur Behinderung der Nahrungsaufnahme und Atmung führen kann. Durch ihre mediale und häufig auch intramuskuläre Lage lassen sich die Dermoidzysten von den *Ranulae* abgrenzen, die als dünnwandige, blasige Gebilde lateral unter der Zunge lokalisiert sind. Die Dermoidzysten sind mit einem mehrschichtigen verhornenden Plattenepithel ausgekleidet, enthalten im Inneren talgartige Massen und Haare und besitzen außen meist einen dicken bindegewebigen Balg. Fistelbildungen sind bei Entzündungen möglich (KORCHIN 1974; GIUNTA et al. 1982; OHISHI et al. 1985). Dermoidzysten über dem Mylohyoid manifestieren sich als fluktuierende schmerzlose Mundbodenschwellungen, solche unterhalb als Schwellungen des mittleren Halses (HOWELL 1985; OATIS et al. 1975; BROWN u. BAKER 1972; GIUNTA et al. 1982). Sie sind wahrscheinlich bei der Geburt bereits vorhanden, allerdings werden nur 14,9% der Zysten bei Neugeborenen klinisch diagnostiziert; sie manifestieren sich somit meist erst später, u.U. erst im Erwachsenenalter durch Anfüllen der Zyste (Hauptmanifestationsalter 15–35 Jahre; BROWN u. BAKER 1972; KING et al. 1994). Eine langsame Vergrößerung einer Dermoidzyste des Mundbodens über neun Jahre (vom 10. bis 19. Lebensjahr) beobachteten BLACK et al. (1993). Dermoidzysten dürfen nicht mit Keratozysten, die keine Hautanhangsgebilde enthalten und meist intraossär liegen, verwechselt werden und müssen von epidermalen Einschlußzysten (Epidermoidzysten ohne Adnexe) nach Trauma oder als Retentionszysten (Atherome) abgegrenzt werden (TORRES u. HIGA 1970). Weitere Differentialdiagnosen sind Lipome und zystische Parasiten (Echinococcus),

Mukozelen, Ranula, Abszesse, Thyreoglossuszysten und laterale Halszysten. Während Epidermoidzysten vom teratoiden Typ z. T. Magenschleimhaut enthalten (OYGÜR et al. 1992; NAGAR u. BARATZ 1993), werden rein von enterischer Schleimhaut ausgekleidete Zysten als Heterotopie oder enterische Duplikatur aufgefaßt (s. Abschn. 8).

Sogenannte *lymphoepitheliale Zysten* kommen ebenfalls vorwiegend im Mundboden vor, sind aber kleiner und besitzen ein lymphoides Stroma und keine Hautanhangsgebilde (GIUNTA u. CATALDO 1973). Ihre Natur ist nicht ganz klar; wahrscheinlich liegen pathogenetisch unterschiedliche Entitäten vor, die sich von branchialem Epithel, lingualen Tonsillarkrypten oder Speicheldrüseneinschlüssen in Lymphknoten ableiten (BUCHNER u. HANSEN 1980; TOTO et al. 1982; CHAUDHRY et al. 1984; HIROTA et al. 1989). Es handelt sich somit um einen unspezifischen diagnostischen Begriff.

4 Aplasien, Hypoplasien und Hyperplasien

Obwohl auch isolierte Aplasien und Hypoplasien schwerwiegende Defekte darstellen können (z.B. eine Agenie, Abb. 3.6) und auch von Hyperplasien zu Doppelbildungen Übergänge bestehen, sollen sie an dieser Stelle behandelt werden, da sie die Kontinuität von Fehlbildungen über Aplasie, Hypo-, Normo- zur Hyperplasie mit und ohne Dysplasie zeigen und oft in weitergreifenden Fehlbildungssyndromen (s. Abschn. 6) vorkommen (vergl. PFEIFER 1991). Die Nomen-

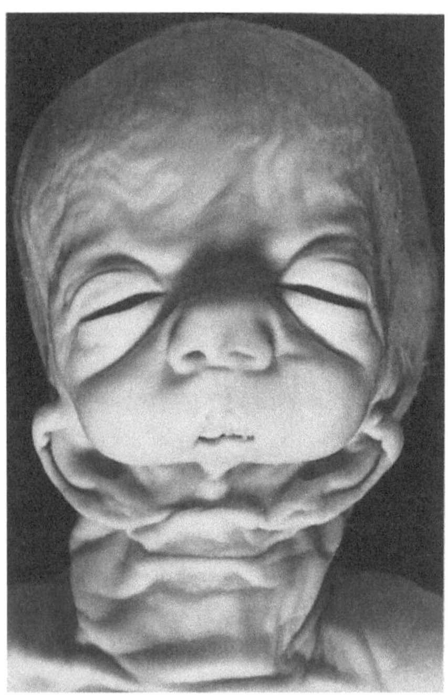

Abb. 3.6. Otozephalie mit Agenie, Mikrostomie und Mikrocheilie. (Präp. Patholog. Institut Univ. Leipzig)

Tabelle 3.6. Aplasien, Hypo- und Hyperplasien im Mund-Kiefer-Gesichtsbereich

Betroffene Struktur	Aplasie	Hypoplasie	Hyperplasie
Gesicht halbseitig		Hemihypoplasia facialis („Atrophia" hemifacialis)	Hemihyperplasia facialis (Hypertrophia facialis)
Mundöffnung		Mikrostomie	
Zunge	Aglossie	Mikroglossie	Makroglossie
Oberkiefer	Agnathie	Mikrognathie	Makrognathie Vorragen = Prognathie
Unterkiefer	Agenie	Mikrogenie	Makrogenie Vorragen = Progenie
Lippen		Mikrocheilie	Makrocheilie (Doppellippe)
Zahnfleisch			Makrulie

klatur ist in Tabelle 3.6 wiedergegeben. Eine neuere deskriptive Nomenklatur der Kieferanomalie in diesem Spektrum, welche v.a. Anforderungen der chirurgischen Dokumentation entspricht, wurde von Obwegeser (1993) gegeben: Die Endungen geben jeweils die betroffene Struktur an: -maxillismus (Oberkiefer), -mandibulismus (Unterkiefer), -genie (Kinn), -alveolismus (Processus alveolaris); das Epitheton die Art der Veränderung. Hier werden verwendet: normo-, makro-, mikro-, ante-, retro-, latero-, hyper-, hypo-. Daneben werden Rotation und Asymmetrie vermerkt. Beim Gesicht werden jeweils maxilläre und mandibuläre Lang-/Kurzgesichter, beim offenen Biß ein anteriorer, maxillärer, mandibulärer, lateraler und posteriorer unterschieden.

Kraniofaziale Asymmetrien können sowohl durch Hemihyperplasien (Hypertrophia hemifacialis) als auch durch Hemihypoplasien (Atrophia hemifacialis) bedingt sein (Cohen 1995d). Als Ursache kommen u.a. asymmetrische Embryopathien, aber auch schwere Disruptionen, einseitige Synostosen und Hamartome, v.a. Phakomatosen in Betracht (Cohen 1995a–f) in Betracht. Weiterhin kann eine kortikale Hyperostose (Caffey-disease) zu Gesichtsanomalien führen (Antoniades et al. 1995). Bei der hemimaxillofazialen Dysplasie sind Gesichtsasymmetrie, Gesichtshypertrichose, einseitige maxilläre Hyperplasie und Zahnhypoplasie kombiniert (Paticoff et al. 1997).

4.1 Aplasien

Echte Aplasien sind im Mundhöhlenbereich selten und sind ebenso wie Hypo-/Hyperplasien klinische Diagnosen, die kaum histologisch-diagnostische Probleme bereiten.

Bei der *Aglossie* ist an Stelle der Zunge nur Mundschleimhaut mit einzelnen Papillae filiformes entwickelt. Die Aglossie entspricht phylogenetisch dem Zungenstadium bei primitiven Fischen bzw. dem Hyoidbogenwulst in der Gegend der späteren Zungenwurzel. Sie kann mit anderen Fehlbildungen gekoppelt sein, so z.B. mit einer Oberlippenspalte, Mikrognathie oder Syndaktylie (Rosenthal 1932).

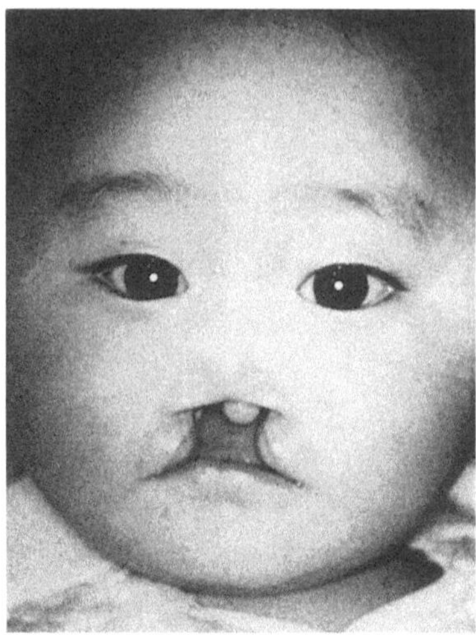

Abb. 3.7. Zwischenkiefer-Nasenseptum-Aplasie bei einem Säugling. (Präp. Prof. G. PFEIFER, Hamburg)

Im Bereich der Kieferknochen wird ein Fehlen des Unterkiefers als *Agenie*, ein Fehlen des Oberkiefers als *Agnathie* bezeichnet. Diese Trennung wird allerdings im angelsächsischen Sprachraum meist nicht gemacht und dann auch für den Unterkiefer der Begriff „Gnathos" verwendet. Agnathie tritt in Kombination mit alobärer Holoprosenzephalie, Gesichtsspalten und zahlreichen anderen Fehlbildungen auf (PFEIFFER et al. 1993b). Eine Besonderheit ist die Zwischenkieferaplasie (Abb. 3.7), die zur Lücken- bzw. Spaltbildung der vorderen Maxilla führt.

Die häufigere *Agenie* ist oft mit anderen Entwicklungsstörungen verbunden (Mikrostomie, Mikroglossie). In schweren Fällen resultiert eine Synotie bzw. Otozephalie (Abb. 3.6), bei der die Ohren infolge Agenie zur Mittellinie und halswärts verlagert sind. Auch partielle Aplasien des Ramus mandibulae wurden beobachtet. Die *Zyklopie* (s. Abschn. 3.1) kann mit Fehlen des Zwischenkiefers, Mikrostomie, Zahnanomalien und Auricularanhängen einhergehen (BRECKWOLDT 1936; SEDANO u. GORLIN 1963). Zwischenkieferaplasien können fälschlicherweise als mediale Spalte imponieren (Pseudomedianspalte).

4.2 Hypoplasien

Eine Unterentwicklung der Lippen (*Mikrocheilie*), Mundöffnung (*Mikrostomie*), Zunge (Mikroglossie), des Oberkiefers (*Mikrognathie*) oder des Unterkiefers (*Mikrogenie: „Vogelgesicht"*; Abb. 3.8) kann isoliert oder zumeist kombiniert mit anderen Fehlbildungen auftreten. Dabei können sowohl genetische Faktoren als auch umweltbedingte Störungen zu korrelierten Fehlbildungen führen. Die häufige Kombination der Mikrogenie (GIORDANO 1938) mit anderen Fehlbildungen hat zur Aufstellung einer Reihe von klinischen Syndromen geführt, die formalgenetisch auf Störungen besonders im Bereich des 1. Kiemenbogens beruhen.

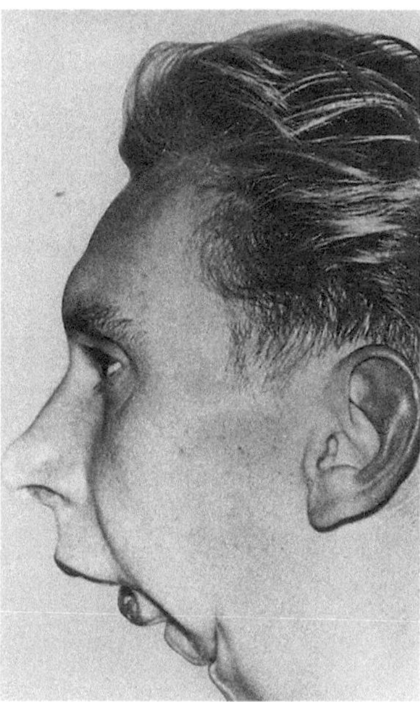

Abb. 3.8. Mikrogenie mit „Vogelgesicht" 25 Jahre alter Mann. (Präp. Prof. E. WANNENMACHER, Münster)

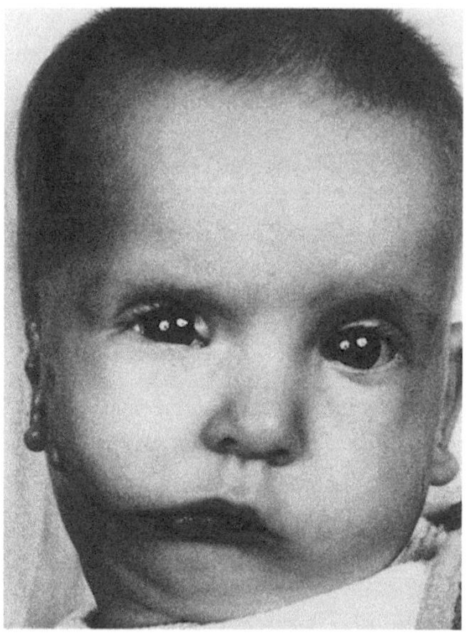

Abb. 3.9. Mikrosomie rechts bei einem Kleinkind mit Mikrootie und Aurikularanhängen rechts, Blepharie, Oberlidkolobom und Unterlidaplasie rechts. (Präp. Prof. G. PFEIFER, Hamburg)

Halbseitige Hypoplasien (hemifaziale Mikrosomie, Hemigenie; Gorlin u. Pindborg 1964; Cranin u. Gallo 1990) können mit Anodontie oder verzögerter Dentition, Fehlen des Ramus ascendens der Mandibula und Muskelhypoplasie auf der betroffenen Seite, Mikrostomie, Deformierungen im Ohrbereich, sowie lateralen Halsfisteln einhergehen (Farias u. Vagervik 1988; Abb. 3.9). Sie werden auch als Teil eines Spektrums von komplexen Fehlbildungen des 1. und 2. Kiemenbogens, möglicherweise durch vaskuläre Faktoren induziert, aufgefaßt („first and second branchial arch syndrome"; Poswillo 1973). Diese angeborenen Fehlbildungen müssen von *erworbenen halbseitigen Atrophien* (Hemiatrophia faciei „progressive hemifacial atrophy, Parry-Romberg Syndrom; Schlegel 1958; Mazzeo et al. 1995; Cohen 1995f; Antoniades et al. 1997) abgegrenzt werden, die sich nach nervalen Erkrankungen, wie Poliomyelitis, Kiefergelenkankylosen, Schädeltraumen oder Infektionskrankheiten entwickeln können. Hierbei scheint ein genetischer Faktor nicht zu bestehen (Küster u. Majewski 1983). Sie können auch im Rahmen einer Lipodystrophie als hemifaziale Lipodystrophie auftreten (Roed-Petersen u. Möller 1979).

Hypodontie und Mikrodontie werden im Rahmen des Laurence-Moon-Bardet-Biedl Syndromes (Retinadystrophie, Polydaktylie, Hypogenitalismus; Borgström et al. 1996) beobachtet.

4.3 Hyperplasien

Der große Formenreichtum der Hyperplasien erklärt sich daraus, daß die Vergrößerung im Gesichts- und Mundhöhlenbereich mehr diffus und doppelseitig oder partiell und halbseitig ausgebildet sein kann. Die Hyperplasie kann darüber hinaus Teilbild eines Klippel-Trenaunay-Weber-Syndroms sein (Kehrer 1948; Brüning 1956; s. Abschn. 6.4.5). Dieses Syndrom ist häufig mit anderen Fehlbildungen oder Gefäßanomalien gekoppelt (plane Angiome, arteriovenöse Anastomosen). Pathogenese und Ätiologie sind noch umstritten (unfreie Doppelbildung; trophoneurotische und hormonale Faktoren).

Die *einseitige Hypertrophia faciei* (hemifaziale Hypertrophie, besser Hyperplasie) kann kongenital bedingt sein (Rowe 1962). Größendifferenzen der Zähne (größer, oder seltener kleiner) und vorzeitige Zahnentwicklung auf der betroffenen Seite gelten als Zeichen kongenitaler Formen der Fehlbildung, die dann oft in mehreren Generationen einer Familie auftreten (Spielman et al. 1971; Bencze et al. 1973; Burchfield u. Escobar 1980). Strabismus, Neurome, einseitige kongenitale Naevi sowie unilaterale Hypertrichosen können assoziiert sein (Hayashi et al. 1973; Muller et al. 1980; Bencze et al. 1973; Miles et al. 1987). Selten kommen gleichzeitig kreuzseitige Hyperplasien der unteren Extremität, v.a. des Fußes vor (Tommasi u. Jitomirski 1989). Einseitige „Verriesungen" des Gesichtes, der Zunge und der Kiefer (Gabka 1958; Stellmach 1958) sind auch durch Tumoren, insbesondere Häm- und Lymphangiome möglich. Die Progenie als Riesenwuchs des Unterkiefers ist abzugrenzen von der Pseudoprogenie bei Wachstumshemmung des Oberkiefers und ist verbunden mit Makroglossie, die als das Primäre aufgefaßt wird (Becker 1966). Eine maxilläre Duplikation in Kombination mit einer rechtsseitigen schrägen Gesichtsspalte beschreiben Jian u. Chen (1995) bei einem 17 Jahre alten Mädchen und deuten

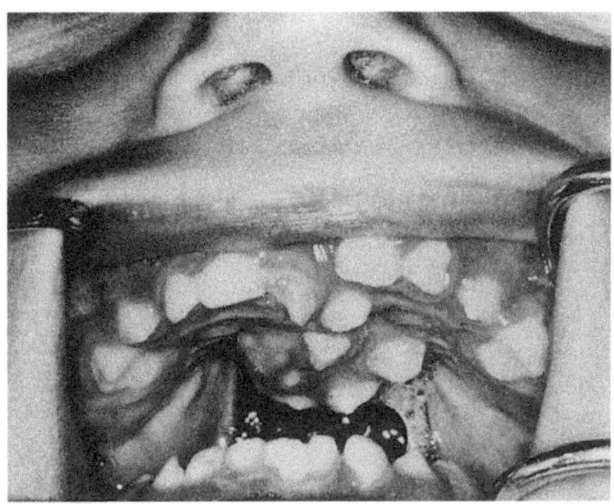

Abb. 3.10. Zwischenkieferduplikatur bei einem Kleinkind: Breites Diastema zwischen beiden mittleren, oberen Schneidezähnen mit Verdrängung durch die um 90° gedrehte, zweite Promaxilla. (Präp. Prof. G. PFEIFER, Hamburg)

dies als Neurokristopathie. Extrem selten ist die Verdoppelung von Gaumen, Oberkieferbogen, Uvula (GUPTA 1975) oder Zwischenkiefer (Abb. 3.10).

Isolierte Vergrößerungen der Zunge (*Makroglossie*) beruhen auf einem vermehrten Wachstum (muskuläre Makroglossie) mit daraus resultierender Störung der Unterkieferentwicklung (Progenie, offener Biß; RHEINWALD u. BECKER 1962; BECKER 1966; WATZEK 1976). Selten sind isolierte Papillenhyperplasien. Das Beckwith-Wiedemann Syndrom (Exomphalos-Makroglossie-Gigantismus (EMG)-Syndrom, Hypoglykämie assoziierter Fehlbildungskomplex) geht, wie der Name sagt, mit Makroglossie einher. PATTERSON et al. (1988) beschrieben eine Makroglossie mit Ankyloglossie, Uvula bifida und submuköser Gaumenspalte bei einem 5-jährigen Mädchen im Rahmen dieses Syndromes.

Eine angeborene Lippenhyperplasie ist selten. Sie kommt isoliert oder in Verbindung mit Syndromen vor (FINDLAY 1954).

Das *Ascher-Syndrom* (Abb. 3.11) ist teilweise autosomal rezessiv vererbt und geht mit einer Schleimhautduplikatur und Ausbildung einer Doppeloberlippe

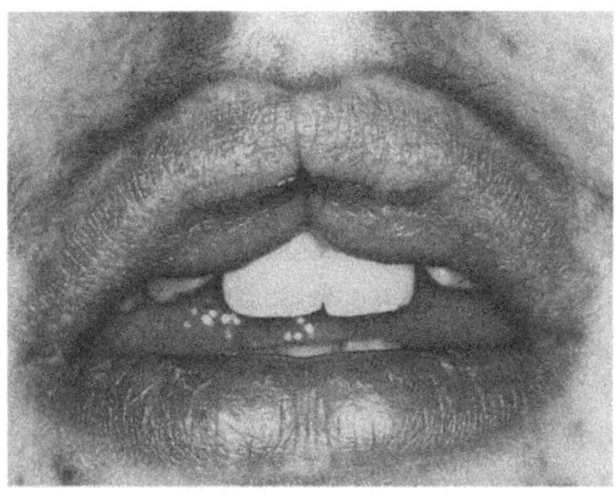

Abb. 3.11. Ascher-Syndrom mit deutlicher Ausbildung einer Schleimhautduplikatur im Bereich der Oberlippe. Vorderansicht, 19 Jahre alter Patient. (Präp. Prof. H. BERTHOLD, Bern)

einher, die sich meist nach Zahneruption oder mit der Pubertät manifestiert. Weitere Merkmale sind rezidivierende Lidschwellungen, die zur Erschlaffung und Atrophie des Oberlids führen (Blepharochalasis) und inkonstante Struma (PAPANAYOTOU u. HATZIOTIS 1973; BARNETT et al. 1972; HAUSAMEN et al. 1969). Selten kommt eine Doppellippe zusammen mit einer Cheilitis glandularis vor (COHEN et al. 1988). Eine Lippenhyperplasie kann auch erworben sein, insbesondere bei Cheilitis granulomatosa.

Auf Hyperplasien im Zahnbereich (Makrodontie, Dens invaginatus bzw. „dens in dente", NOIKURA u. OOYA 1996; HÜLSMANN u. HENGEN 1996) sei hier nur hingewiesen. Multiple Makrodontie können mit Odontomen als Variante des Ekman-Westborg-Julin-Syndroms assoziiert sein (NAKAGAWA et al. 1997; RITZAU et al. 1997; YODA et al. 1998).

5 Spaltbildungen (ventrale Dysraphien) und fissurale Zysten

5.1 *Pathogenese und Ätiologie*

Das Konzept der „Spalten" beruht im wesentlichen auf der Annahme einer Fusion von Gesichtsfortsätzen bei der Embryonalentwicklung.

Nach der *Fusionstheorie* treten embryonale Gesichtsfortsätze direkt miteinander in Kontakt, Epithel in dem Kontaktbereich geht zugrunde, und in die epitheliale Kontaktflächen wächst mesenchymales Gewebe ein. Bleibt dieser Vorgang aus, resultieren Spalten. Epithelreste, von denen sich Zysten im Erwachsenenalter entwickeln, können bei jeder Fusion liegen bleiben (LITTLE et al. 1973; MILLARD 1976).

Die fissurale Genese von Zysten aus Epithelresten nach Fusion von embryonalen Gesichtsfortsätzen wird von vielen Autoren in Frage gestellt. SICHER (1962) hält eine solche Erklärung aufgrund der embryologischen Entwicklung nicht für möglich. Er glaubt, daß die Mehrzahl der Zysten in diesen Regionen, vor allem im vorderen Oberkieferbereich, wahrscheinlich primordiale Zysten darstellen. Seine Meinung wurde von mehreren Autoren unterstützt. PATTEN (1961), AREY (1965), LITTLE et al. (1973) sowie KITAMURA (1976) beschrieben, daß Gesichtsfortsätze nicht durch Fusion entstehen, sondern durch Proliferation der darunter liegenden mesenchymalen Wachstumszone entfaltet werden. Nach Angabe von AREY (1965) gibt es zwischen Processus globularis und maxillaris keinen Kontakt zwischen den ektodermalen Geweben, da vor der Fusion eine Auflösung der ektodermalen Oberfläche erforderlich ist, wie sie im Bereich der Sutura palatina mediana stattfindet. Deshalb sei es nicht möglich, daß Epithelreste an einer Zystenbildung beteiligt sind. Demgegenüber dokumentierten einige Autoren mikroskopisch einen Kontakt zwischen embryonalen Gesichtsfortsätzen, wobei nach Fusion allerdings keine Epithelreste zu beobachten waren (KITAMURA 1989; DIEWERT u. SHIOTA 1990). KITAMURA (1989) beschrieb aufgrund seiner embryologischen Untersuchungen, daß die Epithelwand zwischen Oberkieferfortsatz und medialem nasalem Fortsatz Ende des 35. Tages fast vollständig verschwunden ist. Der Vorgang der Einschmelzung läuft offenbar in sehr kurzer Zeit ab, da er selber nicht beobachtet werden konnte.

Mehrere Autoren beschrieben, daß eine echte Fusion nur zwischen den beidseitigen Gaumenfortsätzen stattfindet (Patten 1961; Little et al. 1973; Millard 1976). Trotz dieser Auffassung wiesen Little et al. (1973) in gleicher Publikation darauf hin, daß ein Fehlen der epithelialen Wandbildung und der anschließenden mesenchymalen Infiltration zwischen medialem nasalem und maxillärem Fortsatz eine laterale Lippen- und Kieferspaltenbildung verursachen kann. Darüber hinaus halten sie es für möglich, daß diese epitheliale Wandbildung und mesenchymale Infiltration eine potentielle Quelle von Epithelresten sein könnte.

Nach dem Bericht von Christ (1970) herrschte die Meinung vor, daß keine Fusion zwischen Processus maxillaris und Processus globularis stattfindet und globulomaxilläre Zysten somit eine Fehlbenennung und Fehldiagnose waren. Erst in den letzten Jahren wurde von verschiedenen Autoren wieder darauf hingewiesen, daß eine Fusion zwischen Gesichtsfortsätzen stattfinden kann und dies in embryologischen Untersuchungen belegt werden konnte (Kitamura 1989; Diewert u. Shiota 1990; D'silva u. Anderson 1993). D'silva u. Anderson (1993) behaupteten aufgrund der Untersuchungsergebnisse von Diewert u. Shiota (1990), daß die Meinung von Christ (1970) inkorrekt war und nicht nur „Merging" mit mesenchymaler Proliferation, sondern auch eine Fusion zwischen embryonalen Gesichtsfortsätzen erfolgt. Dabei wiesen D'silva u. Anderson (1993) aufgrund der Literatur darauf hin, daß eine Fusion zwischen medialen und lateralen nasalen Fortsätzen bei Mäusen dokumentiert ist (Trasler 1968; Gaare u. Langman 1977a, b; Pourtois 1979). Aus diesem Grund kann die Möglichkeit, daß Epithelreste in der Fusionsregion verbleiben können und sich zystisch umwandeln, weiterhin nicht ausgeschlossen werden (D'silva u. Anderson 1993).

Die *Gesichtsfortsätze* sind während der Entwicklung nur von schmalen Gruben getrennt, deren Tiefe mit Wachstum des unterliegenden mesenchymalen Gewebes abnimmt, so daß schließlich Gesichtsfortsätze und -grube nicht mehr zu unterscheiden sind (Patten 1961; Little et al. 1973). Normalerweise dringen Epithelzellen während dieses „Merging" nicht in mesenchymales Gewebe ein. Die *„Merging"-Theorie* basiert somit auf einer unterschiedlichen Wachstumsgeschwindigkeit von mesenchymalem Gewebe. Wenn das Wachstum in den Gesichtsgruben verzögert oder inaktiv und das Wachstum im Bereich der Gesichtsfortsätze stattdessen aktiver und schneller wird, können sich Spalten bilden. Wenn ein solcher Prozeß gut begrenzt lokalisiert ist, soll er zur Zystenbildung führen können (Patten 1961; Little et al. 1973). Spaltenbildungen im Gesicht seien auf mangelhaftes oder fehlendes mesenchymales Wachstum zurückzuführen (Patten 1961; Little et al. 1973; Kitamura 1989), das z.B. durch Hypoxie oder Phenytoin verursacht werden kann.

Kitamura (1989) griff die Theorie von Patten (1961) – Zysten- oder Spaltenbildung durch zurückbleibendes Wachstum im Furchenbereich bei aktivem mesenchymalem seitlichem Wachstum im Rahmen des „Merging" – an. Er führt aus, daß aufgrund dieser Tatsache Lippen-Kiefer-Spalten häufig bei Kindern mit globulomaxillären Zysten auftreten müßten, was aber in der Realität nicht beobachtet werden kann. Neuere Befunde sprechen dafür, daß das ras-(protoonco)-gen eine Rolle bei der Pathogenese von Spalten spielt und diese mit einer mangelhaften ras-gen-Expression assoziiert sind (Wang et al. 1995). Bei Mäusestämmen ohne Spalten kann eine Expression von erb-B4 immunhistologisch in ektodermalen und mesenchymalen Zellen der Gesichtsfortsätze bei der primären Gaumenbildung nachgewiesen werden, die bei Stämmen mit Spalten fehlt. Eine Rolle der homeotischen Gene bei der Entwicklung von Spalten konnte bisher nicht belegt werden. BLANCO et al. (1998) konnten bei nicht syndromalen Spaltträgern keine Unterschiede bei der Expression des Msx-1 homeotischen Gens gegenüber Nicht-Spaltträgern nachweisen.

Neben erblich festgelegten *Spalten* und *Zysten* spielen für deren Genese v.a. umweltbedingte, d.h. *exogene Determinationen (Phaenokopien)* in der frühen Embryonalperiode sowie endogene Faktoren der Mutter eine Rolle. Hierzu gehören: Ionisierende Strahlen, Medikamente (Aminopterin, Thalidomid), Vitaminmangel, Unterernährung, Durchblutungsstörungen im Eibett (hohes Gebäralter, ovarielle Insuffizienz, Abtreibung), Infektionen (Viren, Toxoplasmose), amniotische Strangbildungen und andere Formen der Dysplasie. Die Bedeutung dieser teils endo-, teils exogenen Faktoren ergibt sich daraus, daß im Tierversuch analoge Dysraphien durch Sauerstoff- und Glukosemangel (BRINSMADE 1957; RÜBSAAMEN 1958; BÜCHNER 1959), Cortison, Folsäure- und Vitaminmangel, Vitamin-A-Überdosierung (NANDA et al. 1977) sowie Bestrahlung, Zytostatika (ROLFFS et al. 1973) und Chloramphenicol (NEUMANN 1982) hervorgerufen werden können. Bei der Wirkung der Vitamin-A-Überdosierung werden Antagonismen oder Synergismen mit den Vitaminen oder Hormonen, Veränderungen der Zellproliferation, des Metabolismus der sauren Mukopolysaccharide oder veränderte Membraneigenschaften, v.a. der Liposomen diskutiert (NANDA et al. 1977). Interessanterweise hat Vitamin A alleine in vitro keine hemmende Wirkung auf die Fusion, wohl aber Amnionflüssigkeit von Vitamin A behandelten Tieren (NANDA et al. 1977). Hohe Dosen von Meclizinhydrochlorid (ein Sedativum) produzieren ebenfalls in einem hohen Prozentsatz Gaumenspalten, daneben glosso-palatine Fusionen (MATO u. UCHIYAMA 1975); dies ist mit einer Zunahme der Amnionflüssigkeit assoziiert. Rasterelektronenmikroskopisch konnten vor der Fusion Alterationen der betroffenen Epithelareale nachgewiesen werden, die in Elongation, Verflechtung, Desquamation, Zelltod und Zellwanderung bestanden; bei Experimenten mit heterotoper Fusion konnten Epitheldegenerationen bei Kontakt beobachtet werden (MATO u. UCHIYAMA 1975).

Hohe Dosen Vitamin A sollen auch das Wachstum der Gaumenplatten hemmen, Cortison deren Aufrichtung (NEWELL u. EDWARDS 1985). Die Wirkung des Cortison bei der Spaltbildung wird außerdem durch eine Wirkung auf die Glykokalix der Epithelzellen (SALLAND et al. 1982) erklärt, da bei Mäusefeten mit Gaumenspalten eine Desintegration des normalerweise vermehrten „surface coats" im Bereich der ausbleibenden Fusion beobachtet wurde. Daneben wurden auch Reduktion von Ribosomen und Liposomen sowie Nekrosen von Basalzellen und Fragmentationen der Basalmembran bei Hydrocortison behandelten Hamstern nachgewiesen (SHAH u. TRAVILL 1975). Die für die normale Gaumenbildung wahrscheinlich nötigen Zungenbewegungen spielen offenbar keine Rolle für Spaltbildungen (HOLT 1975).

Demgegenüber wirkt eine Mikrogenie verschiedener Genese offenbar bei einer Reihe von Fällen und Fehlbildungssyndromen mit und wird auch als Robin-Sequenz bezeichnet (Pierre Robin Syndrom, s. Abschn. 6.4.1).

Tabelle 3.7. Spaltbildungen (Dysraphien) im Mund-Kiefer-Gesichtsbereich

Oberlidspalte
Unterlidspalte
Mediane Nasenspalte
Laterale Nasenspalte
Cheiloschisis (laterale Oberlippenspalte/Hasenscharte)
Gnathoschisis (laterale Kieferspalte)
Uranoschisis (Hartgaumen- und Velumspalte)
Palatoschisis (Velumspalte)
Cheilognathopalatoschisis (Lippen-Kiefer-Gaumenspalte, Wolfsrachen)
Uvula bifida
Meloschisis (schräge laterale Gesichts-Wangenspalte)
Makrostomie (quere Gesichts-Wangenspalte)
Mediane Unterlippen-/Unterkiefer-Spalte
Mediane Zungenspalte
Prosoposchisis (Totale Gesichtsspalte)

Verschiedene Medikamente wurden beim Mensch und im Experiment zur Prophylaxe von Spaltbildungen angewandt. Im Experiment an Endoxan behandelten Mäusen konnten Applikationen von Azithaemyl eine deutliche Reduktion von Gaumenspalten beim Nachwuchs bewirken (Metah et al. 1976).

5.2 Spaltbildungen

Die Spaltbildungen der Oberlippe, des Oberkiefers und Gaumens (GABKA 1962; Tabelle 3.7, Abb. 3.12) stellen die häufigste Fehlbildung und Dysraphieform im Gesichtsbereich dar (Luhmann 1956). Sie werden etwa einmal unter 1000 Neugeborenen beobachtet, wobei in den letzten Jahrzehnten eine leichte Steigerung, in einzelnen Gebieten Europas auch eine bis zu doppelte Häufigkeit beobachtet wird (2‰ Fogh-Anderson 1982). Indianer (3,6 pro 1000; Niswander 1975) und Japaner sind häufiger, Schwarze seltener (0,3 pro 1000; Vanderas 1987) betroffen.

Eine Studie an 40304 Neugeborenen in Japan ergab eine Häufigkeit von 2,06‰, hiervon 32,7% reine Lippenspalten, 46,1% Lippen-Kiefer-Gaumenspalten, 21,2% reine Gaumenspalten (Natsume et al. 1987). Allgemein tritt die Lippen-Kiefer-Gaumenspalte mit 40–65% – links doppelt so häufig wie rechts – am häufigsten auf. Die Lippen-Kiefer-Gaumenspalten sind häufiger bei Knaben (2:1 bis 3:2).

Ätiologisch spielen genetische Faktoren, d.h. chromosomale Aberrationen eine Rolle, die mit insgesamt bis zu 30–40% angegeben werden (Fogh-Anderson 1982). Bei Lippen-Kiefer-Spalten handelt es sich um einen unregelmäßigen, dominanten Erbgang mit geringer Penetranz und männlicher Bevorzugung, wobei offenbar kumulative und additive Wirkungen einer Anzahl von Genen vorliegen (Hillig 1982). Bei der isolierten Gaumenspalte, die häufiger bei weiblichen Neugeborenen ist (Vorkommen 1:2500), ist die Vererbung weniger klar.

Die Dysraphien sind insgesamt in etwa 10% mit anderweitigen Fehlbildungen bzw. Fehlbildungssyndromen kombiniert (Übersicht: Tabellen 3.8, 3.9, 3.10,

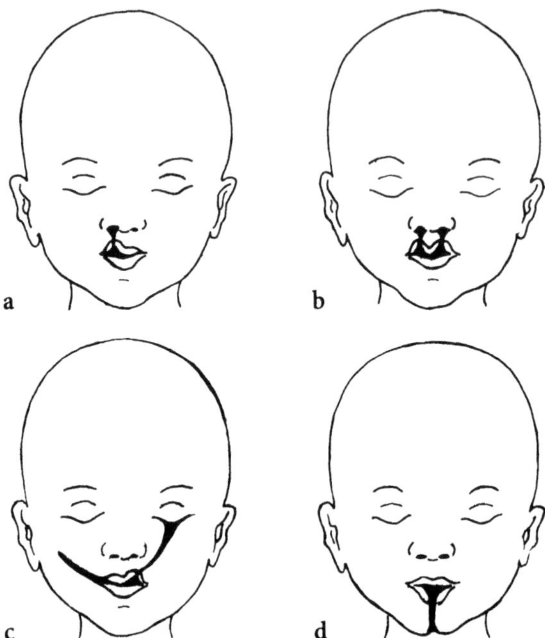

Abb. 3.12 a–d. Schematische Darstellung einiger wichtiger Spaltbildungen (Dysraphien) im Mund-Kiefer-Gesichtsbereich. **a** Laterale Cheilognathoschisis; **b** bilaterale Cheilognathoschisis; c Gesichtsspalten: *rechts* quere, *links* schräge laterale Gesichtsspalte (Meloschisis); **d** mediane Unterlippen-Unterkiefer-Spalte

Tabelle 3.8. Häufigere orofaziale Spalt-Syndrome. (Nach GORLIN et al. 1990)

Zerebro-kosto-mandibuläres Syndrom (Rippen-Lücken-Syndrom)
EEC Syndrom (Ektrodaktyl-ektodermales dysplastisches Spaltsyndrom)
ECP (Ektrodaktyles Gaumen-Spalten-Syndrom)
Ektrodaktylie der Füße und Gaumen-Spalten-Syndrom (Fontaine-Syndrom)
Hay-Wells-Syndrom (AEC-Syndrom)
Bowen-Armstrong-Syndrom (Lippen-Gaumenspalte, ektodermale Dysplasie und geistige Unterentwicklung)
Filiforme Adhäsionen der Augenlider und Lippen-Gaumenspalte
Larsen-Syndrom
Meckel-Syndrom (Gruber-Syndrom, Dysencephalia splanchnocystica)
Hydrolethalus-Syndrom
Pseudospalte der Oberlippe, Lippen-Gaumenspalte und hämangiomatöse branchiale Spalte (branchio-okulo-faziales Syndrom)
Rapp-Hodgkin-Syndrom (Lippen-Gaumenspalte, Hypohidrose, dünnes, drahtiges Haar, dystrophe Nägel, Oligodontie und Hypospadie)
Femorale Hypoplasie und Gesichtsdysmorphie-Syndrom
Fryns-Syndrom (Gaumenspalte, Zwerchfellhernie, grobes Gesicht, und akrale Hypoplasie)
Roberts-Pseudothalidomid-Syndrom (Roberts-Syndrom, SC-Phokomelie-Syndrom)
Van der Woude-Syndrom (Lippen-Gaumenspalte und paramedianer Sinus der Unterlippe)
Velo-kardio-faziales Syndrom (Shprintzen-Syndrom, Sedlacková-Syndrom)

Tabelle 3.9. Assoziationen mit orofazialen Spaltsyndromen. (Nach GORLIN et al. 1990)

Aicardi-Syndrom und Lippen-Gaumenspalte
Anenzephalie und/oder Lippen-Gaumenspalte
Lateraler Proboscis und Lippen-Gaumenspalte
Duane Anomalie und Gaumenspalte
Retinablastom und Gaumenspalte
Aplasie der Trochlea und Gaumenspalte
Gespaltener Larynx, laryngeales Netz und Gaumenspalte
Augen-Kolobom, Lippen-Gaumenspalten-Assoziation
Orale Doppelbildungen und Gaumenspalte
Thorakopage Zwillinge und Lippen-Gaumenspalte
Orales Teratom, Enzephalomeningozele und Gaumenspalte
Hypogonadotroper Hypogonadismus und Lippen- und/oder Gaumenspalte
Hypophysärer Zwergwuchs und Lippen-Gaumenspalte
Amelie und Gaumenspalte
Lippen-Gaumenspalte und kongenitale Herzfehler
Parietale Knochendefekte und Lippen- und/oder Gaumenspalte
Extrathorakale kardiale Ektopie und Lippen-Gaumenspalten.
„Sprengel"-Schulter und Gaumenspalte
Syngnathie und Gaumenspalte

NOVER et al. 1986), so mit Aplasie der Speicheldrüsen (MATSUDA et al. 1999), des Zentralnervensystems (Anenzephalie; Hypoplasien; BURKHARDT 1953), des Herzens (Septumdefekte; RABL u. SCHULZ 1939), des Zahnsystems, der Nieren und Genitalorgane (Phimose; Duplizität des weiblichen Genitale; BURKHARDT 1953) sowie der Gliedmaßen (Strahlendefekte der äußeren Randstrahlen an Händen und Füßen mit Poly- und Syndaktylien).

Die häufige Syntropie von Spaltbildungen im Kieferbereich mit Zahnanomalien und Strahlendefekten der Extremitäten wird als „Dysostosis acrofacialis" zusammengefaßt. Bei derartigen Kombinationen sollte eine Einordnung in eines der bekannten Syndrome versucht werden. Während bei der isolierten Spalte im Mund-Kiefer-Gesichtsbereich Lebenserwartung und Intelligenz normal sind, hängen diese bei kombinierten Fehlbildungen von den weiteren Störungen ab.

Die Spaltausprägung im Individualfall dürfte multifaktoriell - durch Vererbung und Umwelteinflüsse - bestimmt sein (HILLIG 1982). Bezüglich der formalen Pathogenese werden die vorderen (Lippe-Kiefer) von den hinteren Spalten von einigen Autoren getrennt (BLECHSCHMIDT 1982; FOGH-ANDERSON 1982). Nur letztere, d.h. solche des harten Gaumens, sollen echte Defekt- bzw. Hemmungsfehlbildungen sein, während die vorderen Spalten lediglich eine Trennung normal angelegter Gewebe darstellen sollen (mesodermaler Wanderungsarrest). Gleiches wird für die Pathogenese von Spalten des weichen Gaumens und der Uvula postuliert. Andererseits wird auch die Meinung vertreten, daß die Lippen-Kieferspalten primär sind und die Gaumenspalte sich als Folge ausbildet.

Für die Klassifikation werden die hier aufgeführten Fehlbildungen als Spalten bezeichnet und durch die betroffene Struktur(en) sowie einerseits als unilateral, median oder bilateral, symmetrisch und asymmetrisch, andererseits als

Tabelle 3.10. Fehlbildungssyndrome mit Manifestation im Mund-, Kiefer- und Gesichtsbereich (Auswahl)

Formenkreis (Syndrome)	Typische Manifestationen
Dyschromosomale Syndrome Down, Edwards, Patau, Turner, Grob	Mikrogenie/-gnathie Lippen-Kiefer-Gaumen-Spalten Hoher Gaumen
Kranio-mandibulo-faziale Dysmorphien, okulodentale digitale Syndrom Crouzon, Scheuthauer-Marie-Sainton, Franceschetti (I), Robin, Hallermann-Streiff, Francois (II + III), Gorlin-Chaudhry-Moss, Aglossie-Adaktylie u. a.	Schädelfehlbildungen Gesichtsdysmorphie Mikro-/Makrostomie Mikro-/Makroglossie Mikrogenie/-gnathie Lippen-Kiefer-Gaumen-Spalten Zahnanomalien Hypo-/Hyperodontie Augen-/Ohrenfehlbildungen
Dorsale Dysraphien Klippel-Feil	Gaumenspalten Zahnanomalien
Renofaziale Dysplasien Potter, Hanhart (III)	Mikrogenie Lippen-Kiefer-Gaumen-Spalten
Osteochondrodysplasie-Syndrome Parrot, Ellis-van Creveld	Mikrognathie Kiefer-/Lippenspalten Zahnhypoplasie
Fibromatose-Syndrome Juvenile Fibromatose, Gingiva-Fibromatose, Cowden, Murray-Puretic-Drescher, Zimmermann-Laband, Cross-McKusick-Breen, Rutherfurd	Hals-/Gingivafibromatose Hamartome Mesenchymale Tumoren verschiedene Anomalien
Polyposen Peutz-Jeghers, Gardner	Zirkumorale Pigmentation Mesenchymale Tumoren Hyperodontie
Ektodermale Dysplasie-Syndrome Goltz-Gorlin, Weyers, Papillon-Léage-Psaume An- und Hypohidrotische Syndrome Trichoonychodentale Syndrome	Zahnanomalien (Hypodontie, Zahnhypoplasie) Verschiedene Anomalien Parodontopathien
Keratose-Syndrome Gorlin-Goltz, Papillon-Lefèvre	Multiple Keratozysten Basaliome Zahnverlust
Neurokutane Syndrome Sturge-Weber, Bourneville-Pringle, v. Recklinghausen Neuropolyendokrine Syndrome	Tumoren (Phakomatosen) Schleimhautneurome Endokrine Adenomatose

komplett oder inkomplett definiert. Nach der internationalen Klassifikation von Rom (1967) unterscheidet man *4 Gruppen von Spalten*:

1. Spalten des vorderen embryonalen Gaumens (Lippen und Lippen-Kieferspalten),
2. Spalten des vorderen und hinteren embryonalen Gaumens (Lippen-Kiefer-Gaumenspalte,

3. Spalten des hinteren embryonalen Gaumens (Gaumenspalte) und
4. seltene Gesichtsspalten.

Für praktische klinische Zwecke wird zum Teil das System von TESSIER (1976) angewandt, welches den Verlauf der Spalte an Achsen in bezug auf die sagittale Mittellinie definiert.

Allerdings handelt es sich weder um eine anatomische noch embryologische Klassifikation (PFEIFER 1991). Bei einer teratologischen Erfassung und Dokumentation der Lippen-, Kiefer-, Gaumenspalte lassen sich die wesentlichen chirurgischen Aspekte berücksichtigen, wie sie in der subtileren Erfassung und Dokumentation von PFEIFER (1991) vorgeschlagen wurden.

5.2.1 Mediane Oberlippen- und Lippen-Kieferspalte

Diese sehr seltene Dysraphie (Abb. 3.13, 3.14) im Bereich des primären Gaumens entsteht infolge einer Unterentwicklung der medialen Nasenwülste und der Area infranasalis. Man muß echte und unechte Medianspalten des primären Gaumens (Zwischenkiefer) unterscheiden (KOBLIN 1982). Erstere ist streng symmetrisch; Lippe, Alveolarfortsatz und Zahnanlagen sind beidseits der Spalte normal, eine Arrhinenzephalie (Holoprosenzephalie) fehlt (KOBLIN 1982; VAN DER WAL u. MULCHER 1993). Bei unechten Medianspalten finden sich zusätzlich Defekte, v.a. des Zwischenkiefers, die einseitig-asymmetrisch oder beidseits vorliegen können. Letztere tritt in der schwersten Form als Arrhinenzephalie (Holoprosenzephalie) und Mikrozephalie auf. Oft finden sich Kombinationen der Oberlippenspalten mit anderen Fehlbildungen, so einer Persistenz des Frenulum tectolabiale oder eine mediane Nasenspalte (Doggennase) mit Hyper-

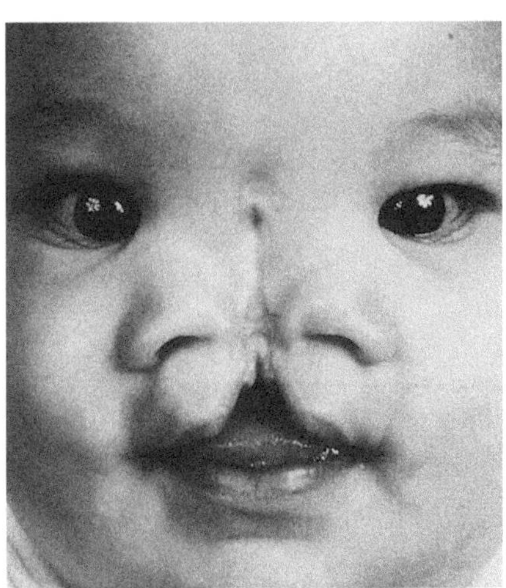

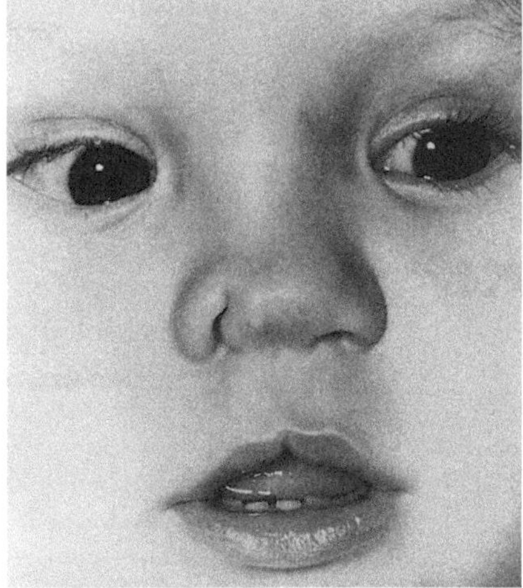

Abb. 3.13 (*links*). Mediane totale Nasenspalte bei einem Säugling mit Übergang in eine mediane Lippenspalte. (Präp. Prof. G. PFEIFER, Hamburg)

Abb. 3.14 (*rechts*). Unvollständige mediane Oberlippenspalte, laterale Nasenflügelspalte und Epikanthus rechts. (Präp. Prof. E. WANNENMACHER, Münster)

telorismus. Die mediane Oberlippenspalte ist auch Teilbild der „Dysplasia linguofacialis“ (Epikanthus, breite Nase, mediane Oberlippenspalte, Spaltung und Fragmentierung des Zungenkörpers, Brachydaktylie; Grob 1957).

5.2.2 Laterale Oberlippenspalte (Hasenscharte, Labium leporinum, Cheiloschisis)

Bei der Cheiloschisis (Abb. 3.15) liegt die Spaltlinie seitlich des Philtrum an der Grenze zwischen medialem Nasenwulst und Oberkieferwulst (Rosenthal 1935; Maurer 1936, 1937; Hoepke u. Maurer 1938; Stroer 1939). Sie kann bis zum Naseneingang reichen und mit und ohne Weichteilbrücke vorkommen. Die *Lippenspalte* (sog. *„Hasenscharte“*) als häufigste Form der Dysraphie im Gesichtsbereich kann einseitig (links dreimal häufiger als rechts) oder doppelseitig ausgebildet sein, wobei die doppelseitige Hasenscharte vielfach mit einem Fehlen der Lippenmuskulatur im medialen Teil zwischen den Fissurlinien einhergeht. Generell scheint die an Lippenspalten angrenzende Muskulaturstruktur wohl in Abhängigkeit von der Vaskularisation gestört und nicht regenerationsfähig zu sein (Kernahan et al. 1984; Kuhn et al. 1991). Muskelschichten sind nicht ausgebildet, der Verlauf der Fasern ist chaotisch, ein Teil inseriert in der Dermis.

Nach Veau (1938) werden mehrere *Formvariationen* unterschieden. Die vollständigen Hasenscharten (42%) entstehen durch mangelhaftes Wachstum des medialen Nasenwulstes ohne Ausbildung einer Epithelmauer und sind mit Spalten des Kieferbogens verbunden. Die einfachen Lippenspalten (36,5%) sind isolierte seitliche Spalten infolge zu kurzer oraler Epithelmauer bei intaktem Kiefer. Die Hasenscharten mit Weichteilbrücken (21,5%) sollen auf einer Persistenz von Epithelmauerresten innerhalb des Spaltraumes infolge eines ungleichmäßigen Mesenchymwachstums beruhen. Dabei können auch Hasenschartenzysten

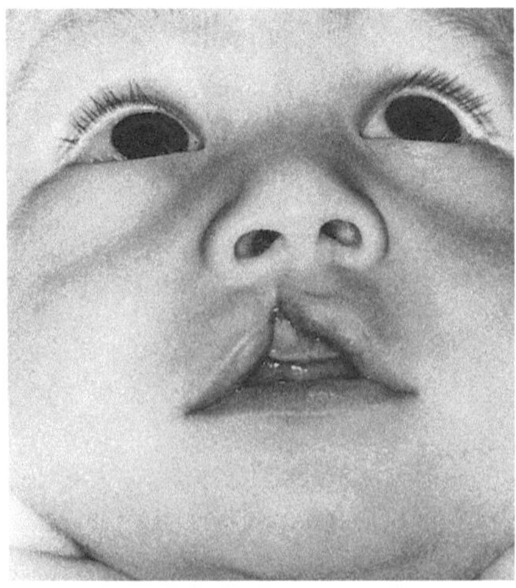

Abb. 3.15. Vollständige laterale Oberlippenspalte rechts. (Präp. Prof. E. Wannenmacher, Münster)

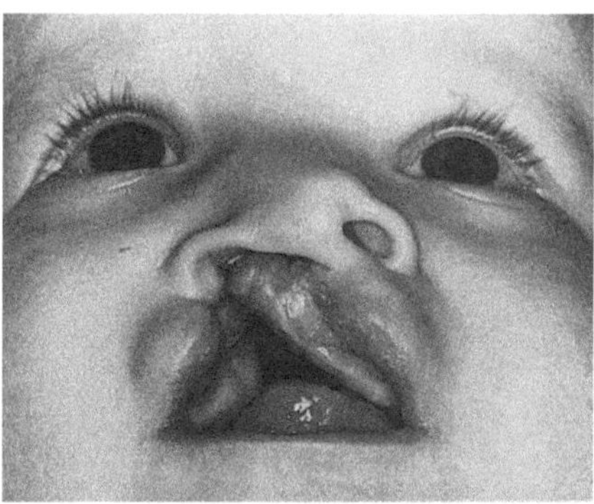

Abb. 3.16. Rechtsseitige totale Lippen-Kiefer-Gaumenspalte. (Präp. Prof. E. WANNENMACHER, Münster)

auftreten, die bei sekundärer Rißbildung zu einer vollständigen Hasenscharte führen können. Die lateralen Oberlippenfurchen („Depression lineaire"; GROB 1957) stellen die leichteste Form der Lippenspalte dar. Oberlippenfisteln sind extrem selten. Folgen der unbehandelten, seltener der behandelten Oberlippenspalte sind lispelndes Reden und Störung der Nahrungsaufnahme.

5.2.3 Kieferspalte (Gnathoschisis)

Die Kieferspalte tritt meist in Verbindung mit der vollständigen Lippenspalte auf (Abb. 3.16). Der Einschnitt liegt im Bereich des seitlichen Schneidezahns, dessen Anlage in zwei Hälften aufgeteilt sein kann. Kieferspalten sind entweder mit Fehlen von Schneidezähnen, normalem Zahnbesatz oder mit überzähligen Zähnen und primären Zahnstellungsanomalien verbunden. Ein einseitig fehlender Zwischenkiefer kann auch ohne Spaltbildung einhergehen, wenn der Defekt durch eine Ersatzwucherung des angrenzenden Oberkieferfortsatzes ausgeglichen wird.

5.2.4 Gaumenspalte (Palatoschisis, Uranoschisis)

Die Gaumenspalten entstehen sehr selten durch fehlende oder meist mangelhafte Ausbildung der Gaumenplatten oder als Lippen-Kiefer-Konsekutivspalten und beginnen hinter dem Foramen incisivum. Am häufigsten sind die *lateralen*, ein- oder doppelseitigen *Gaumenspalten*, die meist infolge einer Oberlippen- und Oberkieferspalte entstehen und auch mit Störungen der Nasenform einhergehen. Bei etwa 25 % besteht zusätzlich eine Verkürzung der Gaumenplatten und eine Retrognathie. In schweren Fällen ist der Gaumendefekt so hochgradig, daß die Zunge auch den Nasenrachenraum ausfüllt und der Erstickungstod in den ersten Lebensstunden eintritt (HARTMANN 1959). Sehr breite Gaumenspalten können mit Persistieren der Membrana buccopharyngica assoziiert sein; es findet sich dann ein intraorales fibröses Band vom unteren Alveolarfortsatz zur Maxilla, das zur Syngnathie führt (PILLAI et al. 1990). Gaumenspalten führen zu Saugschwierigkeiten mit Gefahr des Verschluckens in die Nase und Sprachstörungen („offenes Näseln", Rhinolalia aperta). Assoziiert ist eine Störung der

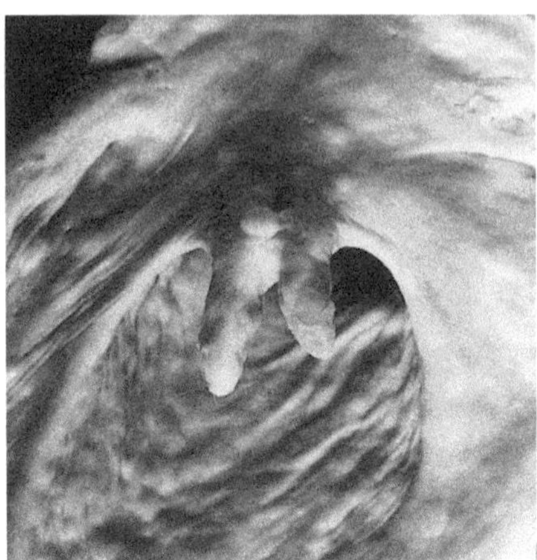

Abb. 3.17. Uvula bifida. Obduktionspräparat der Gaumenbögen und des weichen Gaumens

Velum- und Epipharynxmuskulatur, was zu mangelhafter Belüftung der Tuben und erhöhter Anfälligkeit für Mittelohrentzündungen führt.

Leichteste Formen der Gaumenspalte sind der gespaltene weiche Gaumen (*Velum fissum*) und die *Uvula bifida* oder fissa (Abb. 3.17). Bei den submukösen Gaumenspalten ist das Gaumensegel meist gespalten und ein Schleimhautüberzug über dem Knochendefekt entwickelt (fast immer bei Anenzephalie). Letztere Minimalformen sind oft symptomlos (okkult). Von 9720 Schulkindern im ehemaligen Jugoslawien fanden sich bei fünf eine submuköse Gaumenspalte (0,05%) und eine Uvula bifida bei 232 Kindern (BAGATIN 1984). Ebenso wie Lippen- und Gaumenspalten kommt eine Uvula bifida auch beim Kabuki-make-up-Syndrom vor (LAN et al. 1995).

Die sog. *mediane Gaumenspalte* (Abb. 3.18) kann Teilbild der „Dysplasia linguofacialis" sein. Sie ist im Hartgaumenbereich bilateral, im Weichgaumen median und geht mit einer Hypoplasie oder Aplasie des Septums einher, ist somit pseudomedian. Sie zeigt einen dominanten Erbgang und ist – im Gegensatz zur lateralen Gaumenspalte – bei Mädchen wesentlich häufiger als bei

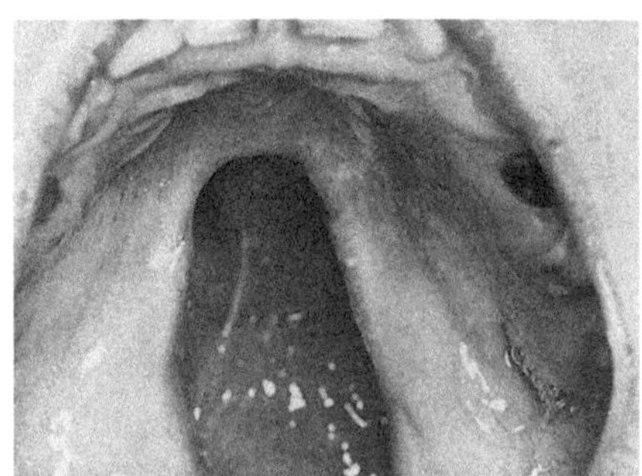

Abb. 3.18. Totale mediane Gaumenspalte bei einem fünf Jahre alten Mädchen. (Präp. Prof. E. WANNENMACHER, Münster)

Knaben (GROB 1957). Sie beruht auf einer Unterentwicklung der medianen Nasenwülste, aus denen auch der Vomer hervorgeht.

Die velofaziale Hypoplasie (Sedlackova-Syndrom) ist gekennzeichnet durch Gaumen-Rachen-Insuffizienz infolge eines verkürzten Gaumensegels (SEDLACKOVA 1955). Morphologisch finden sich ähnliche Veränderungen der Muskulatur, insbesondere Kaliberschwankungen und Bindegewebszunahme, wie bei der submukösen Gaumenspalte, so daß auch hier wahrscheinlich eine frustrane Form einer Gaumenspalte vorliegt (ALTERMATT et al. 1986). Auch im Randbereich von manifesten Lippenspalten finden sich abnormale Myofibrillen (HOPPE 1991).

Im vorderen Bereich der Gaumennaht können selten epithelausgekleidete Fisteln des nasopalatinalen Ganges (Canalis incisivus) vorkommen (SHIMURA et al. 1993; CHAPPLE u. ORD 1990), der bei einigen Tierspezies physiologisch offen bleibt. Noch seltener sind bilaterale nasopalatinale Fisteln (MOSKOW 1982; ALLARD et al. 1982).

5.2.5 Lippen-Kiefer-Gaumenspalte (Cheilognathopalatoschisis)

Diese schwerste Form der Dysraphie wurde bei doppelseitigem Auftreten als Wolfsrachen (Rictus lupinus) bezeichnet, ein volkstümlicher Ausdruck ähnlich wie Hasenscharte, der mit Recht immer mehr aus dem Sprachgebrauch verschwindet, weil er vergleichend anatomisch nicht zutrifft (Abb. 3.19–3.22).

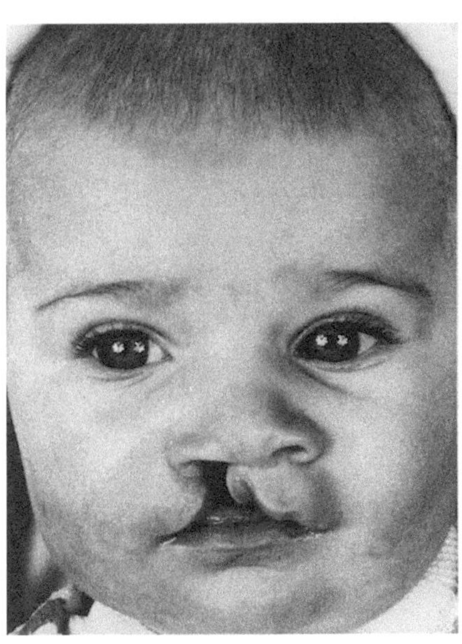

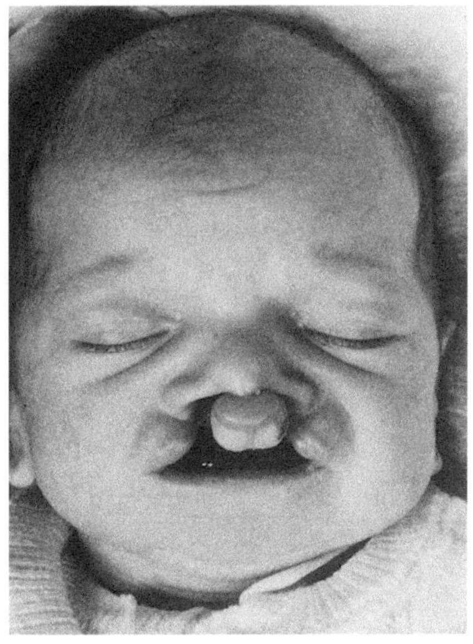

Abb. 3.19 (*links*). Rechtsseitige totale Lippen-Kiefer-Gaumenspalte bei einem vier Monate alten Säugling. Primär entstandene Spalte mit Ausdehnung des Lippenrotes der Spaltränder bis zum Naseneingang. Primärspalten sind häufiger als Sekundärspalten, bei denen sich die Hautkanten ohne Schleimhaut gegenüberstehen. (Präp. Prof. G. PFEIFER, Hamburg)

Abb. 3.20 (*rechts*). Bilaterale symmetrische totale Lippen-Kiefer-Gaumenspalte mit stark vorstehender Prämaxilla. (Präp. Prof. G. PFEIFER, Hamburg)

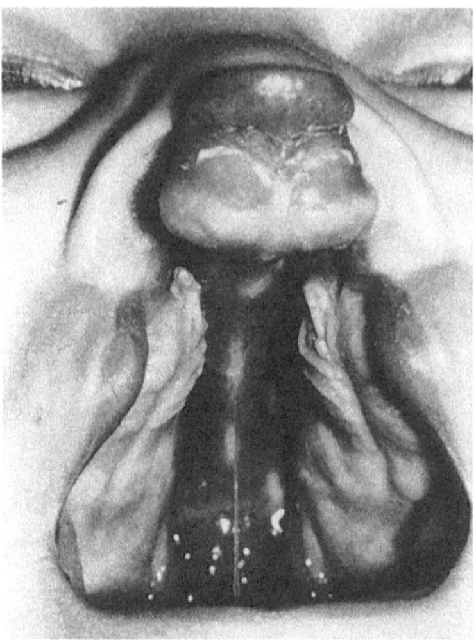

Abb. 3.21. Doppelseitige symmetrische totale Lippen-Kiefer-Gaumenspalte: stark prominenter Zwischenkiefer, dadurch Kollaps der Seitenkiefer zur Mitte bis zur hyperplastischen Septum-Vomer-Kante. (Präp. Prof. G. PFEIFER, Hamburg)

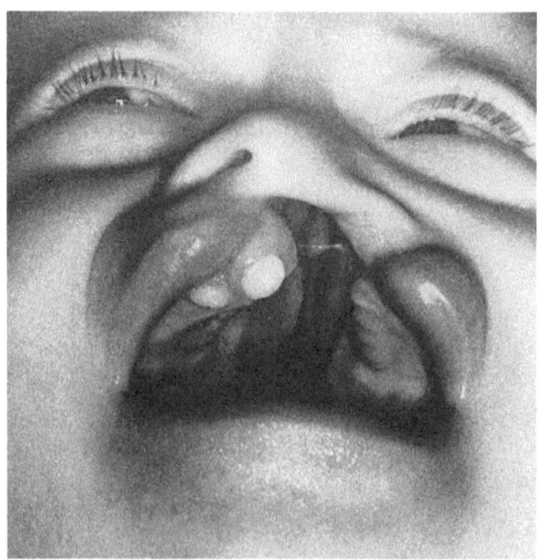

Abb. 3.22. Linksseitige Lippen-Kiefer-Gaumenspalte: nach rechts verlagerter Zwischenkiefer mit zwei Milchzahnanlagen. (Präp. Prof. E. WANNENMACHER, Münster)

Die Spaltlinien liegen beiderseits lateral. Der Zwischenkiefer kann fehlen (GROB 1957) oder hypoplastisch, hyperplastisch oder als Doppelanlage auftreten. Bei einseitigen Spalten besteht oft eine Nasenseptumdeviation, bei doppelseitiger Spalte ein vorstehender Zwischenkiefer. Weitere Fehlbildungen finden sich in 30–40%, Anomalien in 40–60%.

5.2.6 Schräge Gesichtsspalte (Meloschisis)

Die Spaltlinien zeigen eine unterschiedliche Ausprägung (Abb. 3.23, 3.24) und verlaufen vom Mund- (oro-okulärer Typ) oder Nasenwinkel (naso-okulärer Typ) kombiniert mit einer Lippen-Kieferspalte schräg nach außen oben. Patho-

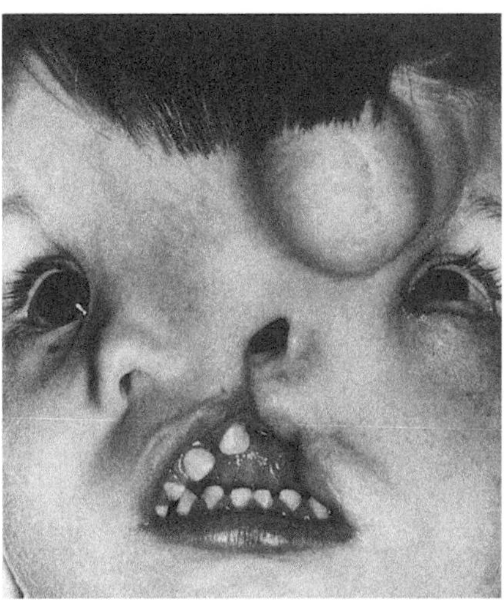

Abb. 3.23. Linksseitige schräge Gesichtsspalte: Defekt des knöchernen Nasengerüstes und der linken Nasenseite; weiter Augenabstand mit Epikanthus und frontonasaler Enzephalozele. (Präp. Prof. E. WANNENMACHER, Münster)

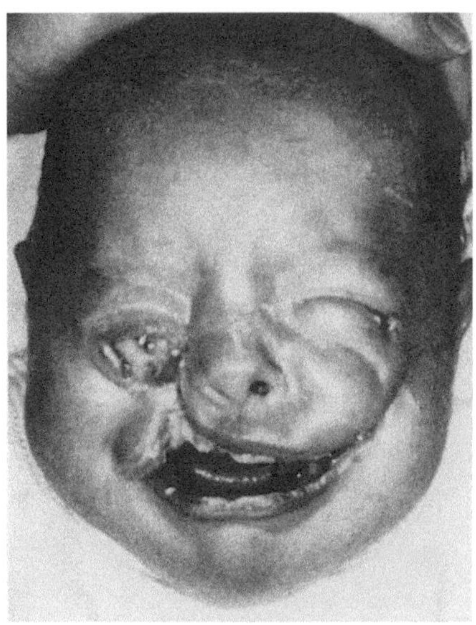

Abb. 3.24. Asymmetrische schräge Gesichtsspalte mit Asymmetrie der Orbitae, rechts zentral, links lateral, bei einem Säugling. Nasenoberlippenmitte und Zwischenkieferregion sind intakt. (Präp. Prof. G. PFEIFER, Hamburg)

genetisch liegen offenbar meist keine primären Verwachsungsstörungen oder Hemmung der Ektomesenchymwanderung vor, sondern sekundäre Rißbildungen im Bereich der Oberkiefer- und lateralen Nasenwülste (amniotische Abschnürungen, ADAM-Komplex; s. Abschn. 6.1). Die Spaltlinien sind somit in der Regel nicht mit der Tränennasenrinne oder der Grenze der Oberkieferwülste identisch. Sie verlaufen in der Mittelloge durch das Revier des ersten Prämolaren, die Kieferhöhle und ggf. die Augenlider (POLITZER 1936; PLONER 1957). Diese Spalten sind selten und offenbar nicht genetisch determiniert, noch seltener kommen sie doppelseitig vor (ECKER 1970).

Über eine Kombination von oro-okulären Gesichtsspalten mit einer maxillären Duplikatur berichten CAMERON et al. (1993) und JIAN u. CHEN (1995).

5.2.7 Quere (laterale) Gesichts- oder Wangenspalte (Makrostomie)

Die Wangenspalte ist eine sehr seltene Dysraphie (Abb. 3.25). Bei einseitiger Ausbildung sind die Schädelknochen und die gleichseitige Gesichtshälfte schwächer ausgebildet (SCHULZ 1936). Die Wangenspalte ist oft doppelseitig und mit einer Störung der Ohranlage (Ohrmuschel, Präaurikularanhänge), des Hirnschädels oder mit Lippen-Gaumenspalten kombiniert (z.B. mandibulo-faziale Dysmorphie). Die Entstehung der Wangenspalte wird damit erklärt, daß die Ektomesenchymeinwanderung in die Oberkiefer- und Unterkieferwülste gehemmt ist oder eine Wachstumshemmung der Wange durch einen häutigen Wangenstreifen erfolgt, der an einen Knochenfortsatz des Felsenbeines inseriert. Die Insertionsstelle, in deren Bereich sich Reste des Meckel-Knorpels befinden, soll der Lokalisation eines noch bei Amphibien und Vögeln vorhandenen Kiefer-

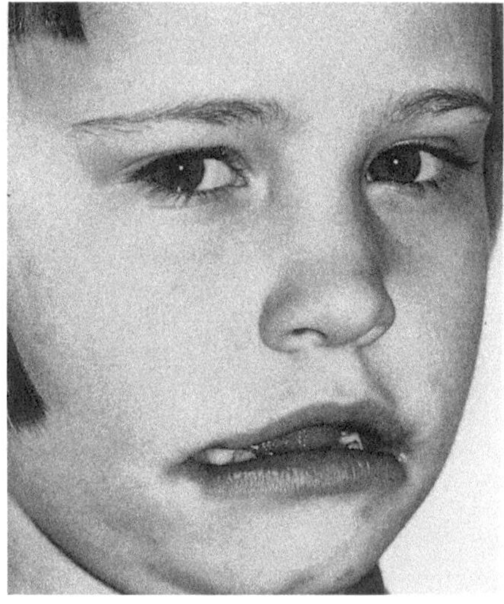

Abb. 3.25. Makrostomie (Quere Gesichtsspalte) bei einem jungen Mädchen. Der Mundringmuskel war zweimal unterbrochen, wodurch es zu ständigem Speichelfluß kam. (Präp. Prof. G. PFEIFER, Hamburg)

gelenks im 1. Kiemenbogengebiet entsprechen. Quere Gesichtsspalten kommen jedoch auch im Rahmen von amniotischen Abschnürungen und Mutilationen (ADAM-Komplex; s. Abschn. 6.1) vor (Köle 1982).

5.2.8 Totale Gesichtsspalte (Prosoposchisis)

Diese schwerste Form der Gesichtsdeformierung zeigt eine tiefe Bucht im Gesichtsbereich, die sich flügelartig bis zu den Augen erstreckt; dabei bleiben Stirn- und Oberkieferfortsätze rudimentär. Sie kann auf dem Boden amniotischer Strangbildungen entstehen. Auch aus der schrägen Gesichtsspalte können sich wahrscheinlich durch weitere Einrisse totale Gesichtsspalten entwickeln.

5.2.9 Spalten (Dysraphien) der Unterlippe, des Unterkiefers und der Zunge

Spaltbildungen im Bereich der Unterkieferwülste sind - im Gegensatz zu denen der Oberkieferwülste - sehr selten, oft isoliert und liegen fast immer in der Medianlinie. Unterschieden werden die *mediane Unterkieferspalte* (Abb. 3.26; Patel 1993) und die mediane *Unterlippenspalte* (Abb. 3.27), die zumeist mit Spaltbildungen des Kinnes, Unterkiefers oder der Zunge verbunden ist (ca. 1–2‰ der Spaltträger). Vom Spalt des Unterkiefers zieht häufig ein derbfibröser Strang zur Zunge, was zu einer Ankyloglossie führen kann (Parnes et al. 1981). Die Pathogenese ist umstritten und unklar. Es handelt sich wahrscheinlich um eine unvollständige Verschmelzung der Unterkieferfortsätze bzw. des 1. Kiemenbogens (Weinberg et al. 1972). Sie kann mit Fehlbildungen auch im Bereich der tieferen Kiemenbogen assoziiert sein. Mediane mandibuläre Zysten sind in ihrer Natur umstritten und werden eher nicht als fissural, sondern vielmehr als odontogen angesehen (Gardner 1988).

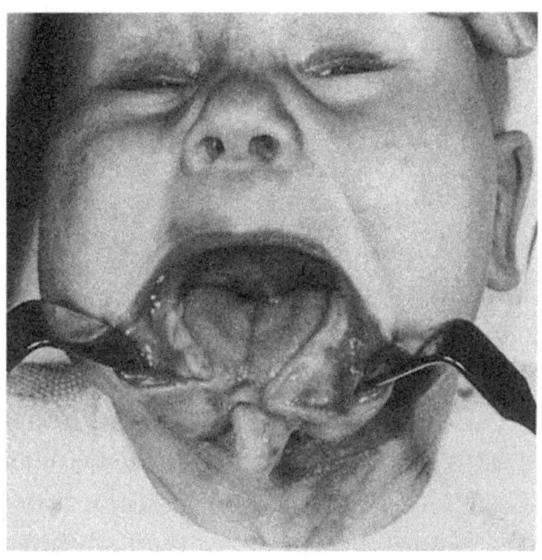

Abb. 3.26. Totale mediane Unterlippen-Unterkieferspalte mit Hautzapfen („Bart") und Fortsetzung als dysplastischer Hautstreifen in der Halsmitte bis zur Schlüsselbeinregion; intraoral Zungenspitzenspalte mit angewachsenen beiden Spitzen. (Präp. Prof. G. Pfeifer, Hamburg)

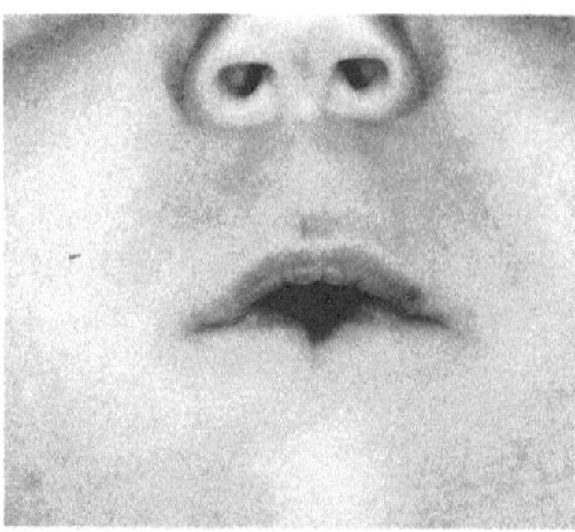

Abb. 3.27. Mikroform einer medianen Unterlippenspalte bei einem sechs Monate alten Säugling. (Präp. Prof. G. Pfeifer, Hamburg)

Die ebenfalls seltene *Zungenspalte (Lingua bifida)* entspricht phylogenetisch dem Stadium der „Reptilienzunge" und beruht auf einer ausbleibenden Verschmelzung der lateralen Zungenwülste im medianen Anteil der Zungenspitze (Slipka 1956). Eine Kombination der Zungenspalte mit anderen Fehlbildungen (Gaumenspalte, Mikrognathie u.a.) wird als „Dysplasia linguofacialis" bezeichnet (Grob 1957). Vereinzelt sind auch Zungenspalten als Folge von Verwachsungssträngen zwischen Zunge und Zwischenkiefer beschrieben.

Sehr selten sind mediane Zungenfisteln mit Öffnungen median im vorderen Teil der Zunge, die sich bis in den hinteren Bereich vor dem Foramen caecum ziehen können (Samant et al. 1975).

Die *Unterlippenfisteln (-grübchen)* sind etwa 1 cm seitlich der Mittellinie lokalisierte, meist paarig in Höhe des Lippenrotes angelegte trichterförmige Blindgänge, die 1–2 cm tief unter die Lippenschleimhaut führen. In der Tiefe der mit Plattenepithelien ausgekleideten Gänge, die Schleim enthalten, finden sich heterotope Schleimdrüsen (Greither 1955). Die Unterlippenfisteln treten meist familiär gehäuft auf (dominante Vererbung beim weiblichen Geschlecht) und sind vielfach mit anderen Fehlbildungen gekoppelt, so mit Oberlippen-, Kiefer- und Gaumenspalten in etwa 0,5% der Spaltträger (Watanabe et al. 1951; Neuman u. Shulman 1961). Die Kombination von Unterlippenfisteln und Lippen-Kiefer-Gaumenspalten wird auch als Van-der-Woude Syndrom oder Demarquay-Richet Syndrom bezeichnet (Nover et al. 1986). Als Besonderheit wurde bei einem 13 Jahre alten Jungen eine seit Geburt bestehende transmandibulär verlaufende Unterlippenfistel beschrieben, die auf Epithelnester im Verlauf des N. mandibularis zurückgeführt wurde (Wenling u. Lianqing 1994).

Die *Pathogenese* der Unterlippenfisteln ist unklar. Wahrscheinlich handelt es sich um eine Persistenz der lateralen Sulzi der Mandibularbögen. Ihre Häufigkeit wird mit 1 auf 200000 Geburten angegeben, bei weiblichen Kindern häufiger als bei männlichen (Zallen 1971). Als seltene Besonderheit sind commissurale Lippenfisteln an beiden Mundwinkeln anzusehen (Everett u. Wescott 1961). Die Fisteln haben eine sondierbare Tiefe von 3–4 mm und treten familiär gehäuft auf. Die Fistelgänge sind mit Plattenepithel ausgekleidet und von lymphoidem Gewebe umgeben. In der Tiefe der Fistelgänge finden sich Drüsengänge mit mucinartigem Inhalt. Zuweilen sind auch Kombinationen mit Präauricularfisteln beobachtet.

5.3 Fissurale Zysten

Zysten sind von Epithel ausgekleidete Hohlräume, die Flüssigkeit und Zelldetritus enthalten können. Sie kommen im Weichteil- und im Knochengewebe vor und sind im Mund-, Kiefer- und Gesichtsbereich besonders häufig. Dies ist zum einen durch die komplizierte embryonale Entwicklung dieser Region bedingt, bei der epithelbedecktes Gewebe an mehreren Stellen bei Fusionsvorgängen von der Oberfläche in tiefere Gewebeschichten verlagert wird. Dabei geht es zugrunde (sog. programmierter Zelltod, Apoptose) oder persistiert und kann bei späteren Wachstumsreizen Zysten bilden – die sog. *Fusionszysten* oder *fissuralen Zysten*. Zum anderen wächst im Bereich der Zahnleisten Epithel in die Tiefe von Ober- und Unterkiefer, um die Zahnanlage zu bilden. Auch hierbei bleiben Epithelnester im tiefen Gewebe liegen und können bei Wachstumsreizen (z. B. Entzündung) Zysten bilden – die sog. *odontogenen Zysten*. Im allgemeinen können beide Zystentypen aufgrund ihres klinisch-radiologischen und histologischen Bildes gut unterschieden werden; es gibt aber einige umstrittene Entitäten. Hierzu zählen vor allem die globulomaxillären Zysten.

5.3.1 Nasopalatinale Zysten

Nachdem der primäre Hartgaumen mit dem sekundären Hartgaumen etwa am 47. embryonalen Tag Y-förmig (in der axialen Ebene) verschmilzt, entwickelt sich der Canalis incisivum am vorderen Ende der Y-förmigen Epithelwand. Ein großer Teil der Epithelwand bildet sich in der Regel zurück, aber der vordere Teil persistiert als Anlage des Canalis incisivum. Diese Anlage entwickelt sich im Nasenboden, verläuft anteriomedial und nimmt Verbindung mit dem Epithel der Mundschleimhaut auf. In der 13. bis 14. Schwangerschaftswoche entsteht eine Kanalisation, die zur Verbindung zwischen Mund- und Nasenhöhle führt. Eine vollständige Kanalisation findet nicht in allen Feten statt. Ein großer Teil des Canalis incisivum bildet sich vor der Geburt zurück, so daß er bei Neugeborenen in der Regel nicht mehr zu finden ist (Kitamura 1989).

Nasopalatinale Zysten sollen aus Epithelresten des Canalis incisivum (Rosenberger 1944; Allard et al. 1981; Anneroth et al. 1986; Kitamura 1989; Mealey et al. 1993) oder aus der Epithelwand zwischen primärem und sekundärem Hartgaumen (Kitamura 1989) entstehen. Einige Autoren halten diese Annahme allerdings für spekulativ (Shear 1983). Es wird weiterhin angenommen, daß der Canalis incisivum bei wenig entwickelten Tieren eine Beziehung zum Riechorgan hat. Beim Menschen können sich Spuren dieses primitiven Organs in Form eines mit Epithel beschichteten Kanals oder als Epithelreste finden (Abrams et al. 1963; Shear 1983). Bei Untersuchungen von 24 Feten durch Abrams et al. (1963) war ein durchgehender Kanal oder eine durchgehende Epithelschnur in keinem Fall zu beobachten.

Als *Ursache* der nasopalatinalen Zystenentwicklung sind folgende mögliche Faktoren in der Literatur beschrieben: direktes Trauma, Trauma bei Mastikation, schlecht angepaßte Prothese (COHEN u. LEVINE 1936; ROPER-HALL 1938; BRODIE 1959; ABRAMS et al. 1963; DAS u. KOLEY 1970; BONN 1972), bakterielle Infektion (STAFNE et al. 1936; ROPER-HALL 1938), spontane Proliferation der Epithelreste (MAIN 1970; ALLARD et al. 1981) und muköse Sekretion von Drüsen in der Wand des Canalis incisivum (SHEAR 1983).

SHEAR (1983) gibt eine Häufigkeit der nasopalatinalen Zysten einschließlich der medianen palatinalen Zysten und Weichteilzysten in diesem Bereich von ca. 11,7% (157 von 1345 Fällen) der Kieferzysten an. MEYER (1931) untersuchte ca. 600 Autopsiefälle und berichtete über eine Gesamthäufigkeit von 1,5%. Ähnliche Prävalenzen wurden von CHAMDA u. SHEAR (1980) angegeben, die 13 Zysten in 970 postportal untersuchten Maxillen (1,3%) fanden. Demgegenüber fanden KILLY et al. (1977) nur eine Häufigkeit von 0,08% (2 in 2394 Maxillen). Nasopalatinale Zysten treten im 4., 5. und 6. Lebensjahrzehnt gehäuft auf (SHEAR 1983).

Klinische Beschwerden bei nasopalatinalen Zysten sind Schwellungen im Bereich von Papilla incisiva, aber auch in der Mitte des labialen Alveolarkammes, Schmerzen sowie Ausfluß muköser oder eitriger Zystenflüssigkeit. In einigen Fällen ist eine von palatinal bis labial durchgehende Fluktuation zu finden. Zur Differentialdiagnose gegenüber radikulären Zysten ist ein Vitalitätstest der oberen Schneidezähne notwendig (SHEAR 1983).

Radiologisch ist es oft schwierig, nasopalatinale Zysten von einer tiefen Fossa incisiva zu unterscheiden. Für den Canalis incisivus wird eine normale Größe von bis zu 6 mm (ROPER-HALL 1938; KILLY et al. 1977) oder bis 8 mm (CHAMDA u. SHEAR 1980) angegeben. 95% der Zysten (ANNEROTH et al. 1986) waren über 1 cm groß. Radiologisch finden sich nasopalatinale Zysten in der Mitte des Hartgaumens oder zwischen den Wurzeln der beiderseitigen oberen 1. Schneidezähne. Manchmal sind die Zysten herzförmig konfiguriert, wenn die Spina nasalis anterior im Bereich der Verschattung überlagert ist, oder wenn sich die Zysten beiderseitig entwickeln (SHEAR 1983). Große Zysten können sich nach hinten oder nach oben ausdehnen, die dann als mediane palatinale Zysten bezeichnet werden (SHEAR 1983).

Die *Epitheldifferenzierung* der nasopalatinalen Zysten ist sehr unterschiedlich, nämlich mehrschichtiges Plattenepithel, kuboidales, pseudomehrschichtiges oder einschichtiges iso- oder hochprismatisches Epithel, primitives flaches Epithel oder eine Kombination von Epitheldifferenzierungen. Plattenepithel findet sich am häufigsten, weiterhin pseudomehrschichtiges prismatisches Epithel. Die meisten Zysten sind von verschiedenen Epithelarten ausgekleidet. Histologische Besonderheit der nasopalatinalen Zysten ist die Existenz von Nerven und Gefäßen in der fibrösen Zystenkapsel, da der N. sphenopalatinalis und die begleitenden Gefäße durch den Kanal oder in der Zystenwand verlaufen (SHEAR 1983).

5.3.2 Mediane palatinale Zyste

Im Gegensatz zur Vereinigung von medialem und lateralem Nasenfortsatz sowie Oberkieferfortsatz, die kontrovers entweder durch Fusion oder „Merging" oder Kombination von beidem in der Literatur beschrieben ist, ist es unbestritten, daß die Vereinigung der beiden Gaumenfortsätze über eine echte Fusion stattfindet. Die Fusion findet zunächst im mittleren Drittel des Hartgaumens statt, von wo sie weiter nach vorne oder hinten fortschreitet (Ferguson 1988).

In letzter Zeit wurde die Existenz der medianen palatinalen Zysten immer wieder in Frage gestellt und diese Zyste in der WHO-Klassifikation (Pindborg et al. 1971) nicht mehr aufgeführt. Ursprünglich wurden mediane palatinale Zysten als Zystenbildungen aus Epithelresten nach Fusion beider Gaumenfortsätze betrachtet. In neuerer Zeit deutet man diese Zysten als Vergrößerung und Verlagerung der nasopalatinalen Zysten nach anterior oder posterior (Shear 1983). Histologisch entsprechen diese Zysten den nasopalatinalen Zysten.

5.3.3 Die sog. globulomaxilläre Zyste

Ursprünglich wurden globulomaxilläre Zysten als zwischen vitalen seitlichen Schneidezähnen und Eckzahn im Oberkiefer gelegen definiert. Sie befinden sich an der Nahtstelle von embryonalem Processus globularis, einem intermaxillären Teil, der in der Gesichtsmitte miteinander verschmolzenen beidseitigen medialen Nasenfortsätze und dem Processus maxillaris. Damit lag eine Deutung als fissurale Zyste nahe (Thoma 1937; Ferenczy 1958; Kennedy 1972) Im Röntgenbild zeigen diese Zysten zunächst eine typische Birnenform; bei längerem Bestehen kommt es infolge ihrer Entwicklung zwischen den Zahnwurzeln bald zu starker Kippung der Nachbarzähne. Nachbarzähne, d.h. oberer 2. Schneidezahn und oberer Eckzahn reagieren positiv auf den Pulpavitalitätstest (Thoma 1937; Johnston u. Stoopack 1966; Christ 1970; Little et al. 1973; Hollinshead u. Schneider 1980; Shear 1983; Schwenzer u. Grimm 1990; D'silva u. Anderson 1993). Sie können durch den Vitalitätstest an den Nachbarzähnen und durch ein gut demarkiertes Parodontium um die Zahnwurzel im Röntgenbild diagnostiziert werden (Johnston u. Stoopack 1966; Shear 1983; Schwenzer u. Grimm 1990). Wenn sich globulomaxilläre Zysten unmittelbar an Zahnwurzeln entwickeln, ist es schwierig, sie von parodontalen oder radikulären Zysten zu unterscheiden. Globulomaxilläre Zysten können eine beträchtliche Ausdehnung erreichen und Kiefer- und Nasenhöhle einengen (Johnston u. Stoopack 1966; Klammt 1990). Die Häufigkeit der globulomaxillären Zysten wird in der Literatur mit ca. 0,5 % von allen odontogenen und nichtodontogenen Zysten (Happonen et al. 1982) angegeben. Bei etwa 6% von allen Zysten im Bereich des oberen Eck- und 2. Schneidezahnes soll es sich um globulomaxilläre Zysten handeln (Virtanen u. Laine 1961). Globulomaxilläre Zysten waren in der 1. Auflage der internationalen histopathologischen Klassifikation der odontogen Tumoren (Pindborg et al. 1971) als separate Entität aufgeführt, aber in der 2. Auflage (1992) wurden sie nicht mehr aufgelistet (Kramer et al. 1992a,b; Wysocki u. Goldblatt 1993), da Zweifel an ihrer Natur aufgekommen waren.

Christ (1970) stellte kritische Fragen zur *Genese* und damit zur Identität der globulomaxillären Zyste. Er fand bei retrograder Reevaluation der Literatur von 1929 bis 1969 ganz wenige Fälle, die die Kriterien für globulomaxilläre Zysten vollständig erfüllten, nämlich typische radiologische und histologische Befunde sowie positive Vitalität der Nachbarzähne. Er vertrat die Meinung, daß für die

Diagnose der globulomaxillären Zysten diese Kriterien absolut notwendig sind. Demgegenüber betonten Hollinshead u. Schneider (1980), daß eine Vitalität der Nachbarzähne als diagnostisches Kriterium nicht notwendig ist, weil auch odontogene Zysten an vitalen Zähnen vorkommen. Archer (1975) behauptete, daß globulomaxilläre Zysten auch in anderen Regionen des Oberkiefers auftreten können. Die Untersuchungen von Christ (1970) ergaben, daß in der Literatur eine Reihe von Veränderungen des Oberkiefers als globulomaxilläre Zysten dargestellt wurden (Hollinshead u. Schneider 1980), u.a. adenoid-odontogene Tumoren, Myxome und hämorrhagische Knochenzysten. Er machte jedoch keine genaueren Angaben, wie viele Fälle der globulomaxillären Zysten, und aus welchen Gründen, falsch in der Literatur dargestellt wurden (Little et al. 1973). Seine Kritik an den in der Literatur dargestellten Fällen von globulomaxillären Zysten basierte auf einer histologischen Reevaluation in zwei Fällen, nämlich je einem Fall von Thoma (1937) und Stafne (1947). Christ (1970) untersuchte weiterhin 27 Fälle seiner Abteilung, die vorher als globulomaxilläre Zysten diagnostiziert wurden, retrospektiv. Er fand, daß in nur drei von 27 Fällen alle Kriterien der globulomaxillären Zyste erfüllt waren. Histologisch ließ ein Fall davon an eine primordiale Zyste denken, ein Fall an eine odontogene Zyste und die dritte Zyste wurde sicher als odontogene Keratozyste eingeordnet.

Christ (1970) kommt deshalb zu dem Schluß, daß globulomaxilläre Zysten *odontogene Zysten* sind und daß sie je nach ihrer klinischen und radiologischen Erscheinung vor allem als laterale periodontale Zysten, laterale radikuläre Zysten oder primordiale Zysten klassifiziert werden sollten. Berichte über odontogene Keratozysten in dieser Lokalisation liegen auch von anderer Seite vor (Pindborg u. Hjörting-Hansen 1974). Untersuchungen von Wysocki (1981 a, b) unterstützten die Auffassung von Christ (1970). Seine histologischen Nachuntersuchungen von insgesamt 37 primär als globulomaxilläre Zysten diagnostizierten Fällen ergaben, daß 25 (68%) radikuläre Zysten bei apikaler Periodontitis waren, wobei die Nachbarzähne avital waren; vier Fälle zeigten typische Befunde lateraler periodontaler Zysten, drei Fälle entsprachen odontogenen Keratozysten und drei Fälle zentralen Riesenzellgranulomen. Außerdem fanden sich je eine kalzifizierende odontogene Zyste und ein odontogenes Myxom. Wysocki (1981 a, b) kam zu dem Schluß, daß die Genese der globulomaxillären Zysten eher odontogen als fissural ist. Bei einer retrospektiven Studie von Pironen et al. (1985) waren nur in zwei von 27 Fällen die klinischen Kriterien der globulomaxillären Zyste erfüllt. Bei diesen beiden wiederum handelte es sich histologisch um eine periodontale Zyste und eine akute Entzündung ohne Zystenepithel. Daraus schlossen die Autoren, daß globulomaxilläre Zysten entweder nicht existieren oder extrem seltene Zysten sind.

Diewert u. Shiota (1990) zeigten bei nicht fehlgebildeten Embryos im Stadium 17 (Scheitel-Steiß-Länge 11–14 mm, 41 Tage alt) einen Epithelkontakt der Gesichtsfortsätze im Bereich der Riechplakode ohne mesenchymale Kontinuität. Dieser bestand im ganz vorderen koronalen Schnitt zwischen medialem und lateralem Nasenfortsatz und Oberkieferfortsatz sowie im hinteren koronalen Schnitt zwischen medialem Nasenfortsatz und Oberkieferfortsatz. Ein Epithelkontakt mit zunehmender, mesenchymaler Infiltration war noch im Stadium 18 (Scheitel-Steiß-Länge 13–17 mm, 44 Tage alt) zu beobachten, aber nicht mehr im Stadium 19 (Scheitel-Steiß-Länge 17–20 mm, 47–48 Tage alt). Zu diesem Zeitpunkt bestand nur noch eine mesenchymale Brücke zwischen den embryonalen Gesichtsfortsätzen. Bei Embryos mit Lippenspalten waren eine verminderte mesenchymale Proliferation, deutlich dickere Epithelschichten am primären Gaumen sowie limitiertes oder vermindertes Wachstum des medialen Nasen- und Oberkieferfortsatzes zu finden. DIEWERT u. SHIOTA (1990) kamen aufgrund dieser Befunde zu dem Schluß, daß die Verschmelzung des Oberkieferfortsatzes mit dem medialen Nasenfortsatz und ein Wachstum des Oberkieferfortsatzes nach innen dominierende Faktoren für die Bildung einer mesenchymalen Brücke sind.

D'SILVA u. ANDERSON (1993) nahmen eine Reevaluation der Literatur, vor allem im Hinblick auf diese Untersuchungen von DIEWERT u. SHIOTA (1990), vor und betonen wiederum die Eigenständigkeit der globulomaxillären Zysten, dies aufgrund der Tatsache, daß eine Fusion zwischen Gesichtsfortsätzen in der Untersuchung von DIEWERT u. SHIOTA (1990) zu beobachten war und Epithelreste nach der Fusion verbleiben können. Sie geben jedoch keine histopathologischen Kriterien für die Diagnose der globulomaxillären Zysten und auch keine differential-diagnostischen Kriterien gegenüber odontogenen Zysten an. Demgegenüber berichteten WYSOCKI u. GOLDBLATT (1993), daß die Zyste in der Originalpublikation von THOMA (1937) keine globulomaxilläre Zyste, sondern eine lateral lokalisierte radikuläre Zyste am nicht vitalen oberen zweiten Schneidezahn war und daß laterale periodontale Zysten, odontogene Keratozysten und kalzifizierende odontogene Zysten sowie radikuläre Zysten radiologisch als globulomaxilläre Zysten erscheinen können und deshalb in vielen Publikationen unter der Fehldiagnose von globulomaxillären Zysten aufgeführt wurden (WYSOCKI u. GOLDBLATT 1993).

Andere Autoren berichteten über Tumoren oder andere Läsionen, die klinisch-radiologisch ähnlich wie globulomaxilläre Zysten aussehen können (RUD 1964; YOKOYA 1965; PETERS u. WASSOW 1968; GIANSANTI et al. 1970; KHAN et al. 1977; TAICHER u. AZAZ 1977).

WANG et al. (1995, 1998) untersuchten 50 embryonale und fetale menschliche Gaumen und Oberkiefer in Serienschnitten. Sie belegten eine Zystenbildung oder das häufigere Vorkommen von Vorstadien von Zysten im oberen Milcheckzahnbereich. Dies führten sie jedoch auf die höhere Position des Milcheckzahnes, weitere Distanz zur oralen Schleimhaut, daraus resultierende längere vertikale Strecke der Zahnleiste und damit erhöhte Wahrscheinlichkeit der Persistenz von Zahnleistenresten zurück. Damit sahen sie einen lokalisierenden Faktor gegeben, der die relative Häufigkeit der sog. globulomaxillären Zyste und das charakteristische klinisch-radiologische Bild der Zysten in diesem Bereich erklärt. Unter dieser Voraussetzung kommen 2 *Differentialdiagnosen* in Frage, nämlich *laterale periodontale Zysten* und *odontogene Keratozysten*. Die korrekte Einordnung sollte durch Synopse von klinisch-radiologischem Befund und histologischem Bild erfolgen. Radikuläre Zysten können natürlich auch in der Position der sog. globulomaxillären Zyste vorkommen, sie sind aber definitionsgemäß entzündlicher Genese. Eine nennenswerte Entzündung fehlt jedoch bei der klassischen sog. globulomaxillären Zyste. Trotzdem dürften auch radikuläre Zysten als globulomaxilläre Zysten fehlgedeutet worden sein. Aufgrund der Untersuchungen von Wang et al. (1995, 1998) muß eine fissurale Genese der globulomaxillären Zysten als sehr unwahrscheinlich gelten, wenn auch im Einzelfall die Existenz einer fissuralen Zyste in diesem Bereich nicht vollständig auszuschließen ist.

Zusammenfassend muß man feststellen, daß in der Literatur nach wie vor zwei jeweils gut begründete und untermauerte Theorien zur Genese der sog. globulomaxillären Zyste vertreten werden – die *fissurale Genese* aus Epithelresten der Gesichtsfortsätze und die *odontogene Genese* aus der Zahnleiste. Das relativ häufige Vorkommen von Zysten ohne dominierende entzündliche Komponente mit charakteristischem, klinisch-radiologischem Bild in der gegebenen Lokalisation bedarf bei der Einordnung als odontogene Zyste aber eines zusätzlichen Realisationsfaktors, der möglicherweise durch den besonderen Verlauf der Zahnleiste in diesem Bereich gegeben ist.

Die als globulomaxilläre Zysten beschriebenen zystischen Läsionen sind von parakeratinisiertem, verhorntem oder unverhorntem mehrschichtigem Plattenepithel, kubischem Epithel oder Zylinderepithel ausgekleidet (Christ 1970; Hollinshead u. Schneider 1980; D'silva u. Anderson 1993). Aber eine ähnliche Epitheldifferenzierung ist auch in odontogenen Zysten zu finden (Gorlin 1957; Shear 1960; Pindborg et al. 1971; Pindborg u. Hjörting-Hansen 1974).

5.3.4 Nasolabiale Zysten

Die nasolabiale Zyste liegt in den Weichteilen des Mittelgesichts (Fossa canina). Sie findet sich häufiger bei erwachsenen Frauen und bildet eine asymptomatische Schwellung unter den Nasenflügeln. Viele Autoren weisen darauf hin, daß nasolabiale Zysten extraossäre Gegenstücke der globulomaxillären Zysten seien, die sich aus Epithelresten nach der Fusion zwischen medialen und lateralen nasalen Fortsätzen entwickeln. Diese Auffassung wurde von Wysocki u. Goldblatt (1993) als falsche Interpretation der Untersuchungsergebnisse von Diewert u. Shiota (1990) kritisiert. Sie führen weiter aus, daß die Untersuchungen von Diewert u. Shiota (1990) nicht Epithelreste im mesenchymalen Gewebe, sondern nur einen Epithelkontakt zwischen dem Processus maxillaris und Processus nasalis medialis, die Bildung einer mesenchymalen Brücke und anschließende mesenchymale Proliferation zeigen. Wysocki u. Goldblatt (1993) teilen die Auffassung von Roed-Peterson (1970), daß nasolabiale Zysten nicht extraossäre Gegenstücke der globulomaxillären Zysten seien, sondern aus dem anteriokaudalen Teil des Ductus nasolacrimalis stammen sollen. In der Regel ist jedenfalls eine odontogene Genese ausgeschlossen.

Histologisch ist die Zyste von respiratorischem Epithel mit Becherzellen ausgekleidet; daneben kommt nicht-verhornendes Plattenepithel vor. Selten ist eine apokrine Sekretion (López-Rios et al. 1997). Der Zystenbalg besteht aus dünnem Fasergewebe. Selten sind entzündliche Zellinfiltrate vorhanden.

5.3.5 Mediane mandibuläre Zysten

Die mediane mandibuläre Zyste ist hinsichtlich ihrer Pathogenese umstritten. Die Annahme einer fissuralen Genese gründet insbesondere auf der Tatsache, daß in diesen Zysten häufiger mehrreihiges Zylinderepithel, u.U. mit Zilienbesatz und reichlich Becherzellen vorkommt; daneben wurde die häufige Vitalität angrenzender Zähne ins Feld geführt. GARDNER (1988) reevaluierte insgesamt 20 Fallbeschreibungen in der Literatur und kam zu dem Schluß, daß – außer in drei Fällen – ein odontogener Ursprung der Zysten unschwer ableitbar sei. Er weist zusätzlich darauf hin, daß die Vitalitätsprüfung der angrenzenden Zähne nicht vollständig verläßlich ist, daß auch im gesamten übrigen Unterkiefer Zysten vorkommen können, – nicht nur in Medianlage – und schleimproduzierende Zellen und Zilienbesatz auch in odontogenen Zysten beobachtet werden. Somit bestreitet er die Existenz einer medianen mandibulären Zyste als spezielle Entität einer fissuralen Zyste.

6 Kombinierte Fehlbildungen und Fehlbildungssyndrome im Kopf-Hals-Gebiet

In Tabelle 3.10 (siehe S. 86) sind die Formenkreise von Fehlbildungssyndromen mit einigen ausgewählten Beispielen zusammengestellt.

6.1 Exogen bedingte Fehlbildungen

Nur wenige exogene Noxen rufen definierte Fehlbildungssyndrome im Mund-, Kiefer- und Gesichtsbereich hervor. Hierzu gehört das „*Fetale Alkohol-Syndrom*“ (FAS), welches in den USA mit einer Häufigkeit von 1:500 Geburten angegeben wird (COHEN 1990a). Es ist durch vier Merkmale gekennzeichnet:

1. Mikrozephalie mit flachem Gesicht, schmalen palpebralen Fissuren, breiter Nasenbasis, Fehlen des Philtrums und Mikrognathie,
2. Wachstumsretardierung,
3. erhöhte Häufigkeit von weiteren Fehlbildungen und
4. psychomotorische Störungen (COHEN 1990a).

Die Fehlbildungen im Mund-, Kiefer- und Gesichtsbereich umfassen embryonale Tumoren, Lippen-Gaumen-Spalten, Mikrodontie, Schmelzdefekte und weitere Zahnanomalien.

Unter *Potter-Sequenz* oder Oligohydramnion-Sequenz faßt man Folgen eines Oligohydramnions (bei einer Reihe von Syndromen, z.B. bei Nierenagenesie etc.) zusammen, wobei Kompressionen der Extremitäten (Sirenomelie) und des Gesichts im Vordergrund stehen. Kranio-fazial werden u.a. Faltenbildungen vom Epikanthus zu Wangen, Hypertelorismus, flache Nase, tiefsitzende Ohren und Mikrognathie beobachtet. Lippen- und Gaumenspalten können vorkommen.

Amniotische Abschnürungen („Amniotic Deformity Adhesion Mutilations“ *(ADAM)-Syndrom*) führen vor allem zu Extremitäten-Fehlbildungen, die von Pseudosyndaktylien bis zu intrauterinen Amputationen reichen. Im Gesichtsbereich wird ein Teil der Gesichts-Lippen-Kiefer-Gaumenspalten, vor allem bei atypischem, bizarrem Verlauf und ungewöhnlicher Ausdehnung, hierauf zurückgeführt, daneben Mikrozephalie bis zur schweren Hirndisruption (Abb. 3.28), Pseudoanenzephalie, Enzephalozele, Strukturverlagerungen und Arrhinie

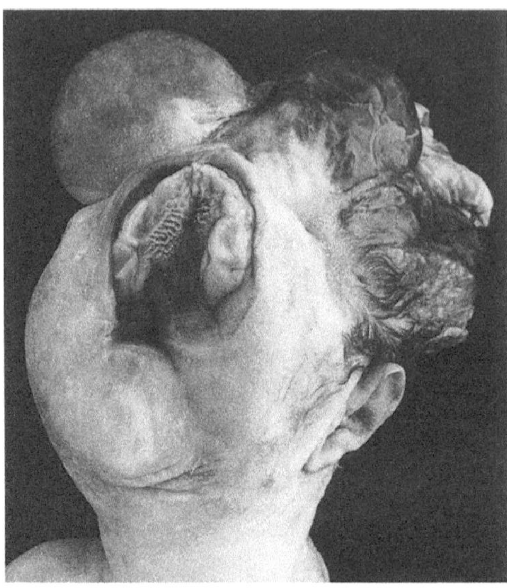

Abb. 3.28. Amnionstrang-Syndrom: schwere Fehlbildungen von Schädel, Hirn und oberem Gesicht mit Deformierung der Mundöffnung und Mundhöhle sowie multiplen weiteren Mißbildungen (Brust- und Bauchspalte mit viszeraler Ektopie u. a.). Totgeburt mens VIII

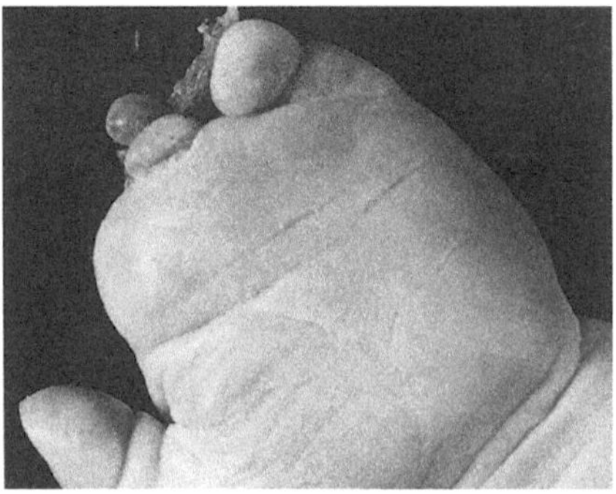

Abb. 3.29. Amnionstrang-Syndrom mit typischen, für die Diagnose wegweisenden Extremitätenverstümmelungen

(Neuhäuser u. Sitzmann 1982; Köle 1982; Cohen 1990b). Entscheidend für die Diagnose sind die Extremitätenveränderungen (Abb. 3.29).

6.2 Dyschromosomale Fehlbildungen

Bei einer Reihe von Fehlbildungssyndromen konnten numerische oder strukturelle Chromosomenanomalien (Marsch et al. 1964) nachgewiesen werden, insbesondere *Trisomien* (Nondisjunction eines Chromosomenpaares in der Anaphase der 1. oder 2. meiotischen Teilung oder der 1. Teilung der Zygote). Seltener sind Monosomien, Polysomien, Translokationen, Mosaikstrukturen,

Deletionen etc. Diese können sowohl erblich, als auch im Rahmen der Gameto- und frühen Ontogenese erworben sein. Individuen mit Aneuploidien zeigen eine Reihe von gemeinsamen Eigenschaften, dabei aber recht spezifische Phaenotypen (COHEN 1989c).

Zu den dyschromosomalen Fehlbildungen gehören:

- *Down-Syndrom* (Mongolismus, Trisomie 21) mit Kombination von Mikrognathie, radiären Lippenfurchen, Lippen- und Gaumenspalten (0,5%), Makroglossie, Lingua plicata, hohem Gaumen, Oligodontie, Mikro-/Makrodontie im Mund-Kiefer-Gesichtsbereich sowie weiteren Fehlbildungen wie Brachyzephalie, Ohrdysplasien, Epikanthus, Herzfehlern, Extremitätendefekten, Polydaktylien und Oligophrenie (Übersicht: DESAI 1997).
- *Edwards-Syndrom* (Trisomie 18) mit Dolicho- und Mikrozephalie, Mikrogenie und -gnathie, Mikrostomie, hohem Gaumen und gelegentlich Lippen-Kiefer-Gaumenspalten in Verbindung mit Ohrdysplasien, Taubheit, Herzfehlern, Thoraxdeformitäten, verschiedenen weiteren Organfehlbildungen, Nackenpterygium und Oligophrenie.
- *Pätau-Syndrom* (Trisomie 13; Abb. 3.30) mit Mikrozephalie, Mikrogenie, bilateraler Lippen-Kiefer-Gaumenspalte, Hypoplasie des Nasenskeletts, tiefem Ohrmuschelansatz, Mikrophtalmie, Kolobomen, Arrhinenzephalie sowie Ex-

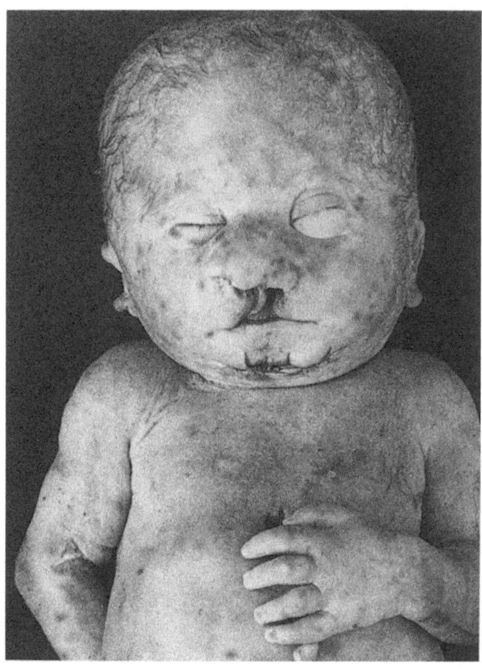

Abb. 3.30. Dysmorphia acrofacialis: Lippen-Kiefer-Gaumenspalte rechts, Lippen-Kieferspalte links. Polydaktylie 5. Handfinger links (außerdem Polydaktylie 5. Zehe rechts und Syndaktylie 5., 6. Zehe rechts). Männliche Totgeburt mit Pätau-Syndrom (13–15 D1-Trisomie) und kongenitaler myeloischer Leukämie

tremitätenfehlbildungen wie Polysyndaktylie und anderen Organfehlbildungen (MARSCH et al. 1964).

- *Ullrich-Turner-Syndrom* (XO-Syndrom) mit Gesichtsdysmorphie, Mikrognathie, Mikrogenie, hohem Gaumen oder Kiefer-Gaumenspalte, Ohrmuscheldysplasie, Epikanthus bei charakteristischem Nacken-Pterygium (Flughaut), Minderwuchs, Gonadendysgenesie, Extremitätenveränderungen, Nierenanomalien und Infantilismus (GORLIN u. PINDBORG 1964).
- Ein weiteres *Pterygium-Syndrom* (Übersicht HENKEL et al. 1993e) ist das Bonnevie-Ullrich-Syndrom zusätzlich mit verschiedenen anderen Fehlbildungen wie Cutis laxa, jedoch ohne Dysgenesie der Ovarien (ULLRICH 1951). Das Noonan-Syndrom (Pseudo-Turner-Syndrom) geht mit hohem Gaumen, Uvula bifida, selten Gaumenspalten, Mikrognathie, Malokklusion sowie selten multiplen Keratozyten und Cherubismus (s. Abschn. 6.4.6), d.h. multiplen Riesenzelläsionen im Kiefer einher (DUNLAP et al. 1989, BETTS et al. 1993, VAN DAMME u. MOOREN 1994).
- *Klinefelter-Syndrom* (vd. xx = Aneuploidien) weist neben den typischen Merkmalen des Hypogonadismus eine Mikrozephalie, Prognathismus und Taurodontismus auf (HILLEBRAND et al. 1990).
- *„Cri-du-chat-Syndrom"* bzw. Lejeune-Syndrom [del (5p)-Syndrom] weist Mikrozephalie, Hypertelorismus, Ohrmuscheldysplasie und Mikrognathie sowie Lippen- und Gaumenspalten (15%) auf, kombiniert mit weiteren Organfehlbildungen und mentaler Retardierung.

6.3 Enzymopathien, Thesaurismosen

Hierbei handelt es sich um erbliche Stoffwechselstörungen mit lysosomalen Enzymdefekten und Speicherung sowie konsekutiven Fehlbildungen. Obwohl Speicherungen im oralen Gewebe nur geringfügig und höchstens für diagnostische Zwecke gelegentlich von Bedeutung sind (BONNAURE-MALLET et al. 1991), kommt es bei einigen im Rahmen einer Dysostosis multiplex zu Störungen im Mund-, Kiefer- und Gesichtsbereich (COHEN 1989f):

- Die *Gaucher-Krankheit* ist u.U. im Kieferbereich an typischen, radiographischen Knochenveränderungen (Osteolyse und Osteosklerose) zu diagnostizieren (BENDER u. BENDER 1996).
- Beim *v. Pfaundler-Hurler-Syndrom* (Mukopolysaccharidose Typ I) liegt eine Mukopolysaccharid-Speicherkrankheit vor, die zu Hepatosplenomegalie, Minderwuchs, Katarakt und Skelettanomalien (Dysostosis multiplex) führt. Im Gesicht tritt eine typische „Gargoyl" (Wasserspeier)-Fratze (großer Kopf, breite Nasenspitze, dicke Lippen, flaches Philtrum, grobe Augenbrauen) mit Makroglossie und vorzeitiger Zahnkaries auf (GARDNER 1971). Dabei bestehen geistige Behinderungen. Die Patienten sterben meistens in den ersten 10 Lebensjahren.
- Beim *Hunter-Syndrom (MPS II)* ebenso wie bei den Typen MPS III, IV, V sind die Veränderungen ähnlich, aber geringer ausgeprägt als beim v. Pfaundler-Hurler Syndrom.

- Beim *Morbus San Filippo (MPS III)* liegen grobe Gesichtszüge mit zusammengewachsenen Augenbrauen, tiefer Haaransatz und struppige Hypertrichose vor (Radtke 1988).
- Das *Morquio-Syndrom (MPS IV)* zeigt Skelettanomalien, typischerweise eine Platyspondylie, wobei oral Zahnanomalien (Levin et al. 1975) und Schmelzdefekte vom Typ der Amelogenesis Typ 1 beschrieben werden (Sela et al. 1975).
- Beim *Maroteaux-Lamy-Syndrom (MPS VI)* wurden verzögerte Zahneruption, Zahnimpaktion, vergrößerte Zahnfollikel, Zahnstellungsanomalien, Zahndeformierungen mit Wurzelhypoplasie und breiter Pulpa, monströse Follikularzysten und eine Fehlbildung der Kiefergelenke gefunden (Saputra et al. 1981; Smith et al. 1995). Klinisch führend sind kardiovalvuläre Veränderungen.

Andere Speicherkrankheiten sind nur selten mit oralen Fehlbildungen assoziiert; so sind beim *Fanconi-Syndrom* (Osteomalazie, renale Glykosurie) mit Glykogenspeicherkrankheit eine Retardierung der Dentition und Hypomineralisation zu beobachten (Morisaki et al. 1989). Glykogenosen sind systemisch vor allem durch eine Hepatomegalie gekennzeichnet; fazial bestehen beim Typ 1b ein „Puppen“-Gesicht, hoher schmaler Gaumen sowie aufgrund der assoziierten Neutropenie Schleimhautulzera und Gingivitis (Salapata et al. 1995).

Bei der *Gangliosidose*, v. a. GM_1-Gangliosidose, ist eine Makroglossie typisch.

Bei der *alpha-Mannidose*, einer mikrosomalen Speicherkrankheit, kommt es zu groben Gesichtszügen (gargoylenhaft), prominenter Stirn, flacher Nase, Makroglossie und unregelmäßigen Schleimhauthyperplasien vor allem an Gaumen und Gingiva (Ishigami et al. 1995).

Der *Morbus Fabry* ist eine Sphingolipidose, die mit angiomatösen Haut- und Schleimhautveränderungen einhergeht (Roth u. Roth 1978).

Bei peroxysomalen Störungen (*Zellweger-Syndrom*) kommen kraniofaziale Dysmorphien z. B. Turrizephalie vor (Cohen 1989f).

6.4 Monogene, erbliche, multifaktorielle und empirische Syndrome

6.4.1 Kranio-mandibulo-faziale Dysmorphie-Syndrome

Schwere Gesichtsdysmorphien betreffen meist mehrere Strukturen, sind mit anderen Organfehlbildungen kombiniert und mit dem Leben nicht vereinbar. Bei weniger schweren Formen spricht man je nach regionaler Beteiligung von Stirn-Nasen-Dysmorphie (Abb. 3.31), mandibulo-fazialer Dysmorphie, mandibulärer Dysmorphie (Synotie-Otozephalie), maxillo-fazialer Dysmorphie oder allgemein von Gesichts-(fazialer) Dysmorphie. Schwere isolierte Formen wie Aprosopie wurden bereits besprochen.

Von den zahlreichen *Syndromen* (Tabelle 3.11) sollen hier nur einige im Detail geschildert werden:

- Das *Crouzon-Syndrom* (Kranio-faziale Dysmorphie, Abb. 3.32) ist durch Verziehungen, Verwachsungen und Zusammenstauchung des Gesichts- und

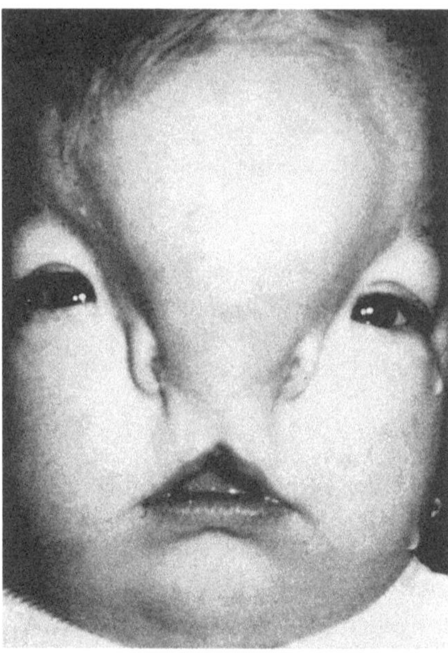

Abb. 3.31. Totale Stirn-Nasendysmorphie. Scharf erkennbare diazephale Grenzen in der Mitte der Nasenflügel zwischen medialer Amorphie und lateraler Normalform. Im Inneren des Hautfettsackes gab es viele regellose, isoliert erscheinende Knorpel- und Knochenlamellen. Hypertelorismus wegen Behinderung der embryonalen Orbitawanderung zur Mitte. Echte mediane Lippenspalte. (Präp. Prof. G. Pfeifer, Hamburg)

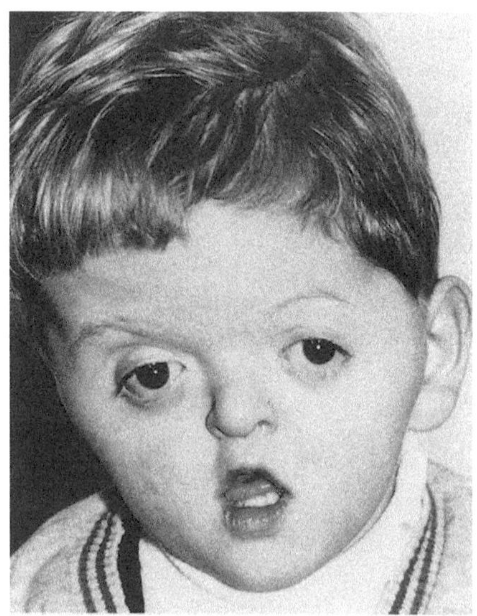

Abb. 3.32. Doppelseitige Kranio-Ophthalmo-Fazio-Maxillie „Morbus Crouzon". Breitschädel mit Vorderkopfprominenz wegen der Hypoplasie des Mittelgesichtes (Quetschform). Hypertelorismus und Oberkiefer-Nasenhypoplasie. (Präp. Prof. G. Pfeifer, Hamburg)

Tabelle 3.11. Häufigere Syndrome mit Gesichtsdysmorphie. (Nach GORLIN et al. 1990)

Fronto-nasale Dysplasie, (medianes Gesichtsspalten-Syndrom)
Kranio-fronto-nasale Dysplasie
Brachyzephalo-fronto-nasale Dysplasie
Akro-fronto-fazio-nasale Dysostose
Fronto-fazio-nasale Dysplasie (Lippen-Gaumenspalte, Lidspaltverengung, Lagophtalmus, Hypertelorismus)
Blepharo-naso-faziales Syndrom
Opitz-Okulo-genito-laryngeales Syndrom (Opitz-BBB/G-Kombinations-Syndrom)
Robinow-Syndrom (Fetales Gesichts-Syndrom)
Greig-Zephalo-polysyndaktylie-Syndrom
Akro-kallosal-Syndrom
Branchio-skelettal-genitales Syndrom (Elsahy-Waters-Syndrom)
Naso-palpebrales Lipom-Kolobom-Syndrom (Penchaszadeh-Syndrom)
Noonan-Syndrom
Tricho-rhino-phalangeales Syndrom Typ I
Tricho-rhino-phalangeales Syndrom Typ II (Langer-Giedion-Syndrom)
Johanson-Blizzard-Syndrom
Binder-Syndrom (maxillo-nasale Dysplasie)
Lenz-Mikrophtalmie-Syndrom
Kryptophtalmus-Syndrom (Fraser-Syndrom)
Nasenflügelkolobom, „Spiegel"-Hände und -Füße und Klumpfuß
Romberg-Syndrom (progressive hemifaziale Atrophie)
Leprechaunismus (Donohue-Syndrom)
Lipoatrophischer Diabetes (Berardinelli-Syndrom, Seip-Syndrom, generalisierte Lipodystrophie)
Short-Syndrom (Gesichtsdysmorphie, Lipoatrophie, kleine Statur und Rieger Anomalie)
Coffin-Lowry-Syndrom

Hirnschädels charakterisiert. Typisch sind breiter Schädel mit Synostosen, Hypertelorismus, zusammengestauchtes Mittelgesicht, Mikrognathie, oft mit Lippen-Kiefer-Gaumenspalten oder Uvula bifida, kombiniert mit verschiedenen anderen Skelettanomalien. Der Erbgang ist autosomal-dominant.

- Die *Dysmorphia mandibulo-facialis* (Franceschetti-Syndrom, in angelsächsischen Ländern „Treacher Collins Syndrome", Abb. 3.33) beruht offenbar auf einer Entwicklungsstörung des 1. und 2. Kiemenbogens. Sie geht mit einer Gesichtsdysmorphie (Vogelgesicht) bei Mikro- und Retrogenie, Ohrfehlbildungen (Fehlen des äußeren Gehörganges, tiefstehenden bürzelförmigen Ohrmuscheln, Mittelohrveränderungen mit Stapes-Deformierung, Steigbügel-Ankylose u.a.), Augenveränderungen (antimongoloider Lidachse, Mikrophthalmie, Unterlidkolobom), Hypoplasie der Jochbeine und des Nasenrückens, Glossoptose, Anomalien der Mundöffnung (Makrostomie, fischmaulähnlicher Mund, Fistelgänge zwischen Mund und Ohr) und hohem Gaumen einher (FRANCESCHETTI 1944; GROB 1957; PLONER 1958; GYENES et al. 1963). Daneben kommen Kiefer-Gaumenspalten, Zahnanomalien und Parotisaplasie, halbseitige Ausprägung sowie extrakraniale Skelettanomalien, z.B. Daumenhypoplasie vor.
- Das *Pierre Robin-Syndrom* ist durch Mikro- und Retrogenie, Glossoptose (Mikroglossie), mediane Gaumenspalte und Asphyxie (infolge Verlegung des

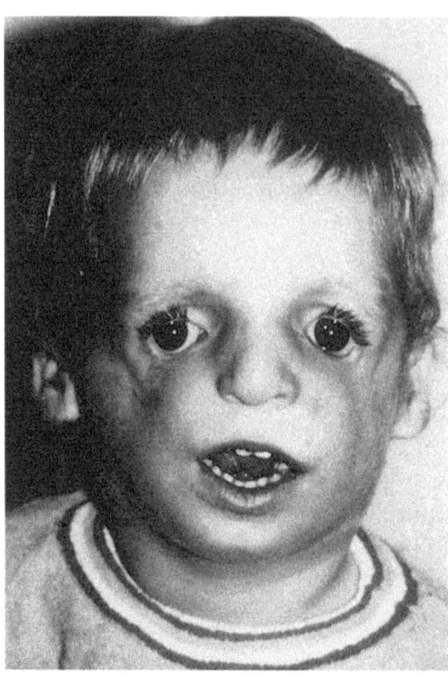

Abb. 3.33. Dysmorphia mandibulo-facialis (Franceschetti-Syndrom) vom sog. Typ „Fischkopf". Man erkennt die typische Fehlstellung der Augen. (Präp. Prof. G. Pfeifer, Hamburg)

Kehlkopfeinganges durch die aspirierte Zunge; Rheinwald u. Becker 1962) gekennzeichnet. Seltener kommen dabei hoher Gaumen, Zungenspalte und Unterkieferspalte sowie Augen- und Herzfehler vor.

- Die *Okulo-mandibulo-Dyszephalie* (OMD; Hallermann-Streiff-Syndrom) geht mit einer Gesichtsdysmorphie vom Vogelgesichtstyp, schmalem Schädel, Mikrogenie, hohem Gaumen, Mikrophthalmie, beidseitigem Katarakt und blauen Skleren einher. Daneben bestehen Zahnanomalien (Hyper- und Hypodontie, vorzeitige Eruption, Kariesneigung), Ohrmuscheldysplasie sowie Hypotrichose, Hautatrophie und proportionierter Zwergwuchs (Hutchinson 1971; Slootweg u. Huber 1984).
- Das *Dyszephalie-Syndrom* (Francois-Syndrom) ist ähnlich dem Hallermann-Streiff-Syndrom mit Dyszephalie (Brachyzephalie, Mikrogenie; sog. Vogelkopf), Zahnanomalien, Zwergwuchs, Hypotrichose, Hautatrophie, Mikrophthalmie und kongenitalem Katarakt verbunden.
- Das *Gorlin-Chaudhry-Moss-Syndrom* ist eine weitere kraniofaziale Dysmorphie mit vorspringendem Hirnschädel, Hypoplasie der Jochbeine, Pseudohypertelorismus und Mikrophthalmus; dazu kommen Mikrognathie, Mikrogenie, Hyper- und Mikrodontie und Ektropie der Unterlippe. Dies ist kombiniert mit Minderwuchs, Hypertrichose und verschiedenen extrakranialen Fehlbildungen.
- Das *Maxillofaziale Syndrom* zeigt Mikrognathie, schmale Nase, Progenie und Jochbeinhypoplasie, dabei gelegentlich Makroglossie, Minderwuchs und Klumpfuß.

- Die *Maxillonasale Dysmorphie* (Binder-Syndrom) ist charakterisiert durch Mikrognathie mit Zwischenkieferhypoplasie und Nasenabplattung sowie weiteren Nasenveränderungen.

In die Reihe der Gesichtsdysmorphien gehören im weiteren Sinne auch:

- *Kraniofronto-nasale Dysmorphie* (CFND) mit Kranio-Synostose und frontonasaler Dysplasie (Makrozephalie, Hypertelorismus, breite Nasenwurzel, fehlende Nasenspitze, vorspringende Stirn) sowie Syndaktylie bei X-chromosomal gebundenem Erbgang (Grutzner u. Gorlin 1988; Guion-Almeida et al. 1996). Daneben bestehen bei einigen Patienten mediane Nasen- und Kiefer-/Lippenspalten, oro-naso-okuläre Gesichtsspalten und Hirnfehlbildungen, z.B. Agenesie des Corpus callosum.
- *Kranio-karpo-tarsale Dysmorphie* (Freeman-Sheldon-Syndrom), eine wahrscheinlich autosomal-dominant vererbte Gesichtsdysmorphie mit kleinem Mund, kleiner Nase, langem Philtrum, Hypertelorismus, Epikanthus, Strabismus, Ptosis, Jochbeinhyperplasie sowie Spitzklumpfuß, Knickhackenfuß, ulnarer Deviation der Hände, Fingerkontrakturen, Spina bifida occulta und Minderwuchs (Hirschfelder u. Hirschfelder 1990).
- *de Lange-Syndrom* (CdL-Syndrom) mit Brachyzephalie, Mikrogenie, Gaumenspalte, Makro- und Mikrodontie mit verzögerter Eruption, Augendefekten, Hirsutismus, Skelettdefekten sowie geistiger Behinderung und Epilepsie (Barrett et al. 1993; Bonorden u. Reinken 1988).
- *Riegers (Axenfeld-Rieger)-Syndrom*, ein seltenes autosomal dominantes Syndrom mit Fehlbildungen der vorderen Augenkammer, (Goniodysgenesie), Hypertelorismus, Mikrognathie, verkürztem Philtrum, seltener auch Mikrogenie, Hypodontie und partieller Anodontie, Mikrodontie, Schmelzhypoplasie, Zahnimpaktion (Tewari et al. 1991; Brooks et al. 1989; Childers u. Wright 1986). Dies kann mit einer Anzahl weiterer Fehlbildungen assoziiert sein, wie Analatresie, Skoliose, Kleinwuchs, Skelett- und Extremitätenfehlbildungen, Nierenfehlbildungen und Meckel-Divertikel.
- *Fryns-Syndrom*, autosomal rezessiv vererbt, mit kraniofazialer Dysmorphie (grobe Gesichtszüge, breite Nase, Makrostomie, Mikroretrognathie), Lippen-Kiefer-Gaumenspalte, Korneatrübung, Anomalien der Akren, Zwerchfelldefekt, Hirn- und Nierenfehlbildungen (Henkel et al. 1993b).
- *Fraser-Syndrom* (Kryptophthalmus-Syndrom) mit Dysmorphie des Gesichts, der Ohrmuscheln und der Nase, Verschmelzung der Lider sowie Syndaktylien und Anomalien des Urogenitaltraktes (Henkel et al. 1993c).
- *Francois-Syndrom (III)* (Kryptophthalmie Syndrom) mit Kryptophthalmus, Dyszephalie, Meningoenzephalozele sowie Syndaktylien, Genitalanomalie und Atresien.
- *Okulo-dento-digitales-Syndrom* (Meyer-Schickerath-Weyers-Syndrom) mit Mikrophthalmie, Nasendysplasie, Schmelzdysplasie sowie Hypotrichose und Kamptodaktylie.
- *Oto-palato-digitales-Syndrom (OPD)*, ein X-chromosomal gebundenes Merkmal mit Hypertelorismus, lateralen, supraorbitalen Vorsprüngen und retardiertem Wachstum, Syndaktylie und hohem Gaumen (Gorlin et al. 1973).
- *Hanhart-Syndrom (II)* mit Mikrogenie und Peromelie.

- *Akrodentales Syndrom* (Weyers Syndrom) mit Spaltbildungen, Hypodontie sowie Haut-Fußfehlbildungen und Hyper/Hypotrichose.
- *Tatau-Syndrom* mit Mikrogenie sowie Augen-, Ohren- und Extremitäten-Fehlbildungen.
- *Gorlin-Cohen-Syndrom*, autosomal dominant, mit Gesichtsdysmorphie, Hyperostosis supraorbitalis, Mikrogenie, Zahnhypoplasie und Zahnfehlstellungen sowie verschiedenen Skelettanomalien, Metaphysenverbreiterung und Arachnodaktylie.
- *Goltz-Gorlin-Syndrom*, autosomal dominant, mit Mikrozephalie, medianer Zungenspalte, Papillomen der Mundschleimhaut sowie Minderwuchs, fokaler dermaler Hypoplasie, verschiedenen Skelettfehlbildungen, speziell der Extremitäten, mit Polydaktylie.
- *Elfen-Gesichts-Syndrom* (Williams Barrat-Syndrom „elfin face syndrome" – idiopathische Hyperkalzämie der Kindheit) zeigt Veränderungen ähnlich dem Mongolismus. Es ist durch ein „Elfen-Gesicht" (großer Mund, dicke Lippen, Hypertelorismus, kurze Stupsnase und tiefer Ohransatz) und Mikro- und Oligodontie, Schmelzhypoplasie und kleine Zahnwurzel gekennzeichnet (Kelly u. Barr 1975; Cobo et al. 1992).
- *Akrofaziale Dysmorphie* (Nager de Requier) mit mandibulo-fazialer Dysostose sowie fakultativ Lippen-Kiefer-Gaumenspalte bei verschiedenen anderen Fehlbildungen und radialer Hemimelie (Pfeiffer et al. 1993a, b).
- *Roberts-Syndrom*, autosomal-rezessiv vererbt, mit kranio-fazialen Dysmorphien, Lippen-Kiefer-Gaumenspalte, Hypertelorismus, Dysplasie der Ohrmuschel, Anomalien des Zentralnervensystems (z. B. Arrhinenzephalie), kombiniert mit Herz-, Urogenital- und Skelettfehlbildung (Henkel et al. 1993g).

6.4.2 Orofazial-digitale (OFD) Syndrome

Hierbei handelt es sich um sich teilweise überschneidende Syndrome, die in mindestens 8 Unterformen (Typ I–VIII) eingeteilt werden können (Steichen-Gersdorf et al. 1994). Gemeinsam sind orofaziale Fehlbildungen mit Störungen der Hand- und Fußstrukturen (Brady-, Syn- und Polydaktylie):

- Das *Grob-Syndrom* (Grob 1957; Dysplasia linguofacialis) überschneidet sich mit dem Papillon-Leage-Psaume-Syndrom, welches X-Chromosomen-gebunden dominant vererbt wird (Melnick u. Shields 1975) und dem Mohr- und Majewski-Syndrom (Steichen-Gersdorf et al. 1994). Das Grob-Syndrom wird ebenfalls wahrscheinlich dominant vererbt, wobei das Gen offenbar beim männlichen Geschlecht letal ist, so daß es bis auf Ausnahmen nur bei weiblichen Individuen beobachtet wird. Es besteht eine Gesichtsdysmorphie mit Mikrognathie mit medianer Oberlippen-Gaumenspalte, Ober- und Unterkieferkerben, verkürztem Frenulum, Zungenspalte oder Zungenfragmentation, Stellungsanomalie der Zähne, Zahndystopien; dabei Epikanthus, breite Nase mit kleinen Öffnungen, Hypotrichose. Am übrigen Körper finden sich Larynxhypoplasie, Trachealstenose, Brachydaktylie mit Klinodaktylie des Kleinfingers, geringgradige Syndaktylie; außerdem besteht verminderte Intelligenz.

- Das *Aglossie-Adaktylie-Syndrom*, offenbar nicht erblich, ist gekennzeichnet durch totales oder partielles Fehlen der Zunge, Mikrognathie, Mikrogenie, vergrößerte sublinguale Falten, hohen Gaumen oder Gaumenspalte, Defekte der Unterlippe, Fehlen der lateralen Schneidezähne assoziiert mit Extremitätenfehlbildungen, z. B. Fehlen einzelner Strahlen bis Peromelie (NEVIN et al. 1970; TEST et al. 1976; NOVER et al. 1986). Selten können auch Reste der bukkopharyngealen Membran persistieren und zur Syngnathie führen (PILLAI et al. 1990).

  Hierher gehören ferner:

- *Apert-Syndrom* mit Krankiosynostose und symmetrischer Syndaktylie ist durch Akrobrachyzephalie und Löffelhand gekennzeichnet, kombiniert in einigen Fällen mit Hypotelorismus, Zahnanomalie, hohem Gaumen, Uvula bifida, Choanalatresie und Minderwuchs (Übersicht: COHEN 1996). Spalten des weichen Gaumens und eine Uvula bifida finden sich in 75% der Patienten.
- *Freeman-Sheldon-Syndrom* (Kraniokarpotarsale Dysmorphie) mit flachem Mittelgesicht, eingezogenem Mund, Hypertelorismus sowie Spitz-Klumpfuß, ulnarer Deviation der Hände und weiteren Störungen.
- *Kampomeles-Syndrom* mit verkrümmten Femora und Tibiae sowie u. a. Gesichtsdysmorphie bei Mikro-/Retrogenie und häufig Gaumenspalte (HENKEL et al. 1993d).
- *Berndorfer-Syndrom* mit Lippen-Kiefer-Gaumenspalten, Spalthänden und -füßen sowie Ohrmuscheldysplasie.
- *Smith-Lemli-Opitz-Syndrom*, autosomal rezessiv vererbt, mit Mikrozephalie, fazialer Dysmorphie (Dolichozephalie, Makrognathie, Mikrogenie u. a.) partieller Anodontie, mentaler Retardierung, Syndaktylien, Polydaktylien und genitalen Fehlbildungen (HENKEL et al. 1993a; ANTONIADES et al. 1994).
- *Yunis-Varon-Syndrom* mit fazialer Dysmorphie (v. a. Mikrogenie) bei Hypo- und Aplasie von Endphalangen (PFEIFFER et al. 1993a, b).

6.4.3 Dorsale Dysraphie-Syndrome

Beim *Klippel-Feil-Syndrom* handelt es sich um eine Fehlbildung der zervikalen Wirbelsäule durch Blockwirbelbildung, Skoliose, okkulte Spina bifida und Halsrippen. Dies führt zu Kurzhals, eingeschränkter Wirbelsäulenbeweglichkeit sowie Faßthorax. Assoziiert sind in wechselnder Häufigkeit eine Dyszephalie, Gaumenspalten und Zahnanomalien (Hyperodontie, Follikularzysten), Makroglossie, Mikrogenie (STADNICKI u. RASSUMOWSKI 1972). Ein seltener Befund ist eine Verdoppelung von rudimentären Rami mandibulares (LAWRENCE et al. 1985).

6.4.4 Reno-faziale Dysplasien

Beim Hanhart (III)-Syndrom liegt eine Agenesie der Nieren mit weiteren Fehlbildungen vor. Im Mundbereich kann es mit Kiefer-Gaumenspalte oder hohem Gaumen assoziiert sein.

Die reno-faziale Dysplasie (*Potter-Syndrom*) weist ebenfalls eine Nierenagenesie oder -dysplasie (Hufeisenniere) mit Pseudohermaphroditismus, Hypospadie und verschiedenen Fehlbildungen der Extremitäten und der Wirbelsäule auf. Am Kopf findet sich eine Mikroenzephalie, Mikrogenie, Hypertelorismus, Epikanthus, Ohrmuscheldysplasie sowie teilweise Lippen-Kiefer-Gaumenspalte. Die Gesichtsveränderungen werden durch das obligat vorhandene Oligohydramnion bzw. Anhydramnion erklärt, eine übergeordnete Störung ist aber wahrscheinlich (Braun 1989).

6.4.5 Osteochondrodysplasie-Syndrome

Hierbei handelt es sich um eine Gruppe von Störungen mit Wachstums- und Entwicklungsstörungen des Skeletts:

- Bei der *Achondroplasie* (Parrot-Syndrom) liegen Zwergwuchs und Mikromelie vor. Oral finden sich Mikrognathie und verzögerte Dentition.
- Bei der *Chondrodysplasie* (Grebe-Syndrom) mit Zwergenwuchs und kraniofazialer Dysmorphie bestehen eine Reihe von Zahnanomalien (Oligodontie, Mikrodontie, Schmelzhypoplasie u. a.), abnormes, doppeltes Frenulum, Uvula bifida und Hypoplasie der Maxilla (Hattab et al. 1996).
- Die *chondroektodermale Dysplasie* (Ellis-van-Creveld-Syndrom) ist ebenfalls durch Zwergwuchs charakterisiert. Dabei bestehen eine Chondrodysplasie mit Extremitätenverkürzungen und -deformierungen sowie teilweise mit Polydaktylie, Haut-, Haar- und Nageldysplasie und Herzfehler. Oral finden sich Prognathie, Oberlippenhypoplasie mit Oberlippenfurchen bis zu partiellen Spalten und Zahnhypoplasie (Prabhu et al. 1978).
- Die *kleidokraniale Dysostose* (Scheuthauer-Marie-Sainton-Syndrom) ist eine kongenitale Knochenbildungsstörung und weist einen breiten Schädel, verzögerte Nahtossifikation der Schädelknochen, vorspringende Stirn bei schmalem Gesicht und Mikrognathie auf. Dabei bestehen überzählige Zähne, Mikrodontie, verspätete Zahneruptionen, impaktierte Zähne (Koch u. Hammer 1978; Hylton u. Albright 1970; Barrett 1970; Behlfelt u. Grundlach 1986). Yamamoto et al. (1989) beschrieben einen Fall mit 63 retinierten Zähnen und Schmelzhypokalzifikation. Als Ursache werden Störungen der Knochenresorption, Mangel an Zementbildung und Störung der Eruption des Follikels diskutiert. Selten sind submuköse oder offene Gaumenspalten. Neben weiteren Skelettfehlbildungen, vor allem am Becken (u.U. Kyphose, Zwergwuchs) ist eine Aplasie oder Hypoplasie des Schlüsselbeins obligat, was auf eine Störung vor allem der desmalen Ossifikation deutet. Die kleidokraniale Dysplasie ist Manifestation sowohl rezessiv als auch dominant vererbter Merkmale und tritt bei beiden Geschlechtern gleich häufig auf.
- Das *Klippel-Trénaunay-Weber-Syndrom* (Angioosteohypertrophie) wurde bereits erwähnt (s. Abschn. 6.4.3). Es geht mit kutanen Hämangiomen und Hypertrophie von Extremitäten einher. Oral finden sich Makrognathie, Zahndislokation, Malokklusion und unilateraler Naevus flammeus (Steiner et al. 1987; Sciubba u. Brown 1977). In einem Falle wurde auch eine schwere generalisierte Gingivahyperplasie beobachtet (Hallett et al. 1995).

6.4.6 Fibromatose-Syndrome

Eine Reihe von Fehlbildungen ist durch lokalisiertes oder polytopes, überschüssiges Wachstum von Fasergewebe mit oder ohne weitere Fehlbildungen charakterisiert.

Beim *juvenilen Fibromatose-Syndrom* finden sich angeborene oder im Kleinkindesalter auftretende, generalisierte, lokal aggressive, fibroblastische oder myofibroblastische Tumoren (Desmoide), die bei viszeraler Beteiligung zum Tode führen können. Die infantile systemische Hyalinose und juvenile hyaline Fibromatose (Murray-Puretic-Drescher-Syndrom) sind durch vermehrte Ablagerung von Kollagen Typ VI gekennzeichnet. Die infantile Form führt meist in den ersten zwei Jahren zum Tode. Generalisiert liegen noduläre Verdickungen der Haut und Gelenke, Osteoporose sowie Kontrakturen vor. Oral ist die Schleimhaut verdickt; es bestehen eine massive Gingivahyperplasie, Osteoporose und hyaline Veränderungen des periodontalen Ligaments (Devlin et al. 1995).

Die Hyalinosis oder Lipoidosis cutis et mucosae (*Lipoidproteinose, Urbach-Wiethe-Syndrom*, Urbach u. Wiethe 1929) ist eine autosomal-rezessive Erkrankung mit Ablagerung hyaliner Glykolipoproteine in Haut und Schleimhäuten. Kehlkopfveränderungen sind oft erste Manifestationen. Es treten gelbliche, gruppierte, höckerige bis knötchenförmige Pseudotumoren sowie wulstige Verdickung der Epiglottis, der aryepiglottischen Falte und subglottisch auf (Grevers 1994). Die Infiltration der Stimmbänder führt zu Heiserkeit. Oral finden sich noduläre Schleimhauterhebungen labial bukkal, palatal, am Frenulum und im hinteren Anteil der Zunge (Finkelstein et al. 1982). Gelegentlich besteht eine Gingiva-Hyperplasie (Bazopoulou-Kyrkanidou et al. 1998). Histologisch liegen unter dem intakten Epithel diffuse bis fokale, preferentiell lamelläre, perikapilläre Ablagerungen eines eosinophilen hyalinen Materials (Finkelstein et al. 1982). Dabei bestehen entzündliche Infiltrate. Die Fibromatosis colli ist auf den Halsbereich beschränkt.

Multiple Fibrome und Fibromatosen treten auch beim Gardner-Syndrom auf (Polyposis-Syndrome; s. Abschn. 6.4.7).

Der *Cherubismus* ist eine seltene fibromatöse Auftreibung des Knochens aller vier Oberkiefer- und Unterkieferquadranten mit Pausbäckigkeit, aufwärtsgerichtetem Blick und Zahnanomalien. Er tritt bei Kindern bis zur Pubertät auf und kann zu schweren Deformierungen mit Atem- und Schluckbeschwerden führen. Histologisch findet sich fibromatöses Gewebe mit mehrkernigen Riesenzellen und Knochenumbau (s. Band. 1/II., 8.10.3).

Die *Gingivafibromatose* ist am häufigsten isoliert und in ca. 80% familiär. Daneben findet man sie bei Mukopolysaccharidose und Mukolipidose. Eine Reihe von Syndromen gehen mit einer Gingiva-Fibromatose (die auch isoliert vorkommt) einher (Gingiva-Fibromatose-Syndrome). Es handelt sich um langsam progressive, feste, nicht hämorrhagische, nicht schmerzhafte, umschriebene oder knotig-generalisierte Vergrößerungen der Gingiva von Oberkiefer und Unterkiefer, u. U. auf den Gaumen übergreifend, die im allgemeinen vor dem 20. Lebensjahr z. Z. der Zahneruptionen auftreten. Ausgeprägte Fälle können als Pseudoanodontie imponieren.

Hierzu zählen:

- die *Gingivafibromatose* mit Hypertrichose, Epilepsie und geistiger Retardierung,
- das *Cross-McKusick-Breen-Syndrom* (fakultativ mit Mikrophthalmie, Hypertelorismus, Hypertrichose, Hypopigmentation, Teleangiektasien, Athetose und Oligophrenie),
- das *Murray-Puretic-Drescher-Syndrom* mit zusätzlich multiplen hyalinen zellarmen Fibromen (z.B. nasal, retroaurikulär, frontal; SCIUBBA u. NIEBLOOM 1986),
- das *Zimmermann-Laband-Syndrom* mit Nasen-Ohren-Dysplasie (Knorpel weich und vergrößert), Haar- und Nagelanomalien, fakultativer Makroglossie und Hepatosplenomegalie (OIKAWA et al. 1979; BAZOPOULOU-KYRKANIDOU et al. 1990, CHADWICK et al. 1994),
- das *Rutherfurd-Syndrom* mit kornealer Dystrophie und Störung der Zahneruptionen,
- das *Proteus-Syndrom* (ADRENDORF u. HANSLO 1995, s. Abschn. 1.2.),
- das *Prune-Belly-Syndrom*, manchmal mit Lippenspalten und ektrodaktylerektrodermaler Dysplasie kombiniert (HARRISON et al. 1998),
- die *Gingiva-Mamma-Fibromatose-Syndrome* mit Fibroadenomatose der Mamma und Hypertrichose.

6.4.6.1 Cowden-Syndrom

Eine Sonderform des Gingiva-Mamma-Fibromatose-Komplexes ist das Cowden-Syndrom (auch Cowden disease, multiples Hamartom-Syndrom MHS, autosomal dominant vererbt, s. Abschn. 3.3) mit zusätzlich fakultativer Mikrostomie, Kieferhypoplasie, hohem Gaumen, Zahnanomalien, Lingua plicata, antimongoloiden Lidachsen, Hyperpigmentation, Mamillenhyperplasie sowie multiplen Hamartomen. Hierzu zählen pflastersteinartige Fibro-Papillome an Gaumen, Gingiva, Lippen, Konjunktiven, Ösophagus, Magen und Haut ähnlich wie bei Morbus Heck, hamartomatöse Polypen verschiedener Schleimhäute, Tricholemmome der Haut sowie gastrointestinale Polyadenomatose und Zysten in Schilddrüse, Leber sowie Knochen (ROSENBERG-GERTZMAN et al. 1980; GORENSEK et al. 1984; GILBERT et al. 1985; SWART et al. 1985; Übersicht: TAKENOSHITA et al. 1993; PORTER et al. 1996). Manifestationsalter der Schleimhaut- und Hautläsion ist die 2.–3. Lebensdekade. In der Mamma finden sich gehäuft duktale Hyperplasie, intraduktale Papillomatose, Fibroadenome und mastopathische Veränderungen. Von 19 Frauen mit Cowden-Syndrom zeigten 17 hamartomatöse Veränderungen, insbesondere dichte fibröse hyalinisierte Knoten, 12 ein duktales Carcinoma in situ und 12 ein invasives duktales Karzinom (SCHRAGER et al. 1998). Beim Cowden-Syndrom finden sich gehäuft neben Mammakarzinomen auch Schilddrüsen- und Hautkarzinome, weshalb die Frühdiagnose anhand der oralen Läsionen wichtig ist (ROSENBERG-GERTZMAN et al. 1980; MIGNOGNA et al. 1995). Auch eine Assoziation mit Plattenepithelkarzinomen der Zunge und perianalen Basaliomen wurde beschrieben (CAMISA et al. 1984). Die oralen Schleimhautläsionen zeigen histologisch eine leicht papillomatöse Epithelhyperplasie mit verlängerten und anastomosierenden Reteleisten, darunter dichtes fibromatöses Gewebe (Gilbert et al. 1985; Takenoshita et al. 1993). Eine geringe Entzündung kann bestehen.

6.4.7 Polyposis-Syndrome

Zwei Syndrome mit Polypose des Darmes manifestieren sich auch im Mund-, Kiefer- und Gesichtsbereich: das Peutz-Jeghers-Syndrom und das Gardner-Syndrom.

Ein Zusammentreffen einer Pigmentanomalie mit einer Polyposis des Darmes wird als *Peutz-Jeghers-Syndrom* oder Pigmentfleckenpolypose bezeichnet (Jeghers et al. 1949; Zegarelli et al. 1954; Dormandy 1957; Moskow u. Tenen 1960; Klostermann 1960). Es besteht eine autosomal dominante Vererbung mit Lokalisation auf den Chromosomen 19q 13.3. /9q 22.3 und Gen STK 11. Die Pigmentfleckenpolypose tritt meist bei dunkelhäutigen, braunäugigen Menschen mit dominanter Heredität und familiärer Häufung auf. Neben der Melanose der Mundschleimhaut, die in früher Kindheit meist an den Lippen zuerst auftritt, finden sich Pigmentanomalien auch im Gesicht (zirkumoral, Augenumgebung, Nasenlöcher, Stirn) und an den Finger- und Zehenstreckseiten. Im Alter treten dann zunehmend ein Verlust von Hautpigment im Gesicht und einige andere Malignome auf. Die hamartomatösen Darmpolypen entwickeln sich vorwiegend im Jejunum. Histologisch handelt es sich um drüsenreiche papillomatöse Schleimhautwucherungen mit neuromuskulären Fasergeflechten im Polypenstiel. Eine maligne Transformation wurde nicht beobachtet. Gastrointestinale Karzinome, Ovarialkarzinome, Mammakarzinome und einige andere Malignome scheinen jedoch bei Trägern des Syndroms häufiger aufzutreten (Rodu u. Martinez 1984). Die Polypen können durch Invagination, Intussuszeption oder Obstruktion zu Komplikationen führen. Aus der Annahme, daß der Pigmentanomalie eine dysrhaphische Störung in der Saumregion zugrunde liegt, wird das Peutz-Jeghers-Sydrom auch zur Gruppe der sog. Phakomatosen (neurokutane Syndrome; Schuermann 1958) gerechnet.

Beim autosomal dominanten oder als Neumutation (Von Domarus et al. 1983) auftretenden *Gardner-Syndrom* liegt ebenfalls eine intestinale Polypose, allerdings mit multiplen Dickdarmadenomen vor. Es ist somit Teilbild der familiären Polyposis coli (Härle et al. 1986), weshalb auch mit maligner Entartung der Polypen gerechnet werden muß (Von Domarus et al. 1983; Vereckei et al. 1981). Da die Darmpolypen oft symptomlos sind, ist die Frühdiagnose anhand der oralen Manifestation von besonderer Bedeutung. Daneben treten Dermoidzysten sowie in verschiedenen Organen mesenchymale Tumoren, v. a. Fibrome, auch Fibromatosen, Desmoidtumoren, Leiomyome, Lipome und Osteome, oft als Exostose, auf. Sie manifestieren sich präferentiell am Gesicht, Schädel sowie Ober- und Unterkiefer. Im Kiefer liegen neben Osteomen oft überzählige Zahnanlagen, Odontome und retinierte Zähne vor (Takeuchi et al. 1993).

6.4.8 Ektodermale Dysplasie-Syndrome und Keratose-Syndrome

Die Mundhöhle mit wichtigen ektodermalen Abkömmlingen (Mundschleimhautepithel, Zähne, Speicheldrüsen) ist bei einer Reihe von Dysplasien des

Ektoderms mitbetroffen. In der Regel findet sich eine Hypodontie und/oder Mikrodontie (Übersicht: GIANSANTI et al. 1974; MACHUCA et al. 1997). Eine Reihe von bereits genannten Syndromen beinhaltet derartige Fehldifferenzierungen, wie etwa das Hallermann-Streiff-Syndrom, Grob-Syndrom, Papillom-Leage-Psaume-Syndrom, Gorlin-Chaudhry-Moss-Syndrom und das Goltz-Gorlin-Syndrom.

Ektodermale Dyplasie-Syndrome sind:

- Die *an- oder hyperhydrotischen, ektodermalen Dysplasie-Syndrome* mit vorgewölbter Stirn, evertierter Lippe, Hypodontie, Hypohidrose und Schweißdrüsenhypoplasie mit trockener Haut, schütterem Haar und Fehlen von Augenbrauen und Wimpern (BARTLETT et al. 1972).
- Das *Trichoonychodentale Syndrom (TOD)* mit zusätzlichen Nageldefekten und Schmelzhypoplasie, Dentindysplasie und Taurodontie (KOSHIBA et al. 1978).
- Das *Ektrodaktyl-Ektodermale Dysplasie- und Lippen-Gaumen-Spalten-Syndrom* („Ectrodactyl, Ectodermal dysplasia, Cleft lip-palate" EEC-Syndrom) zusätzlich mit Spalten, Spaltfuß/-hand, Ohrmuscheldysplasie, periorbitalen Fehlbildungen, urogenitalen Fehlbildungen, Hypodontie, Zahnschmelzhypoplasie. Dieses Syndrom ist möglicherweise mit einem $\alpha 1$-Antitrypsinmangel assoziiert (BRÄUTIGAM u. BENDER 1987).
- Das *Rapp-Hodgkin-Syndrom* ebenfalls mit zusätzlicher Gaumenspalte, Fehlen der Uvula, Hypodontie, Schmelzhypoplasie.
- Das *Christ-Siemens-Touraine-Syndrom* (An- und Hypodontie).
- Das *Akrodentale Syndrom* (Weyer) mit Hypodontie, Hyper/Hypotrichose, Spaltbildungen und Hand-/Fußfehlbildungen.
- Das *Neu-Laxova-Syndrom*, autosomal-rezessiv vererbt, mit Mikrozephalie, Hypertelorismus, Wachstumsretardierung, fischmaulähnlichem Mund bei Mikrogenie, fakultativer Gaumenspalte und ichthyotischem Integument sowie plumpen, nagellosen Fingern und Zehen (HENKEL et al. 1993f).
- Das *Dentofaziale Syndrom* (Weyer-Füllig) mit Zahnanomalien, Zahnwurzelhypoplasie, Mikrophthalmus, Nasenanomalie und Jochbeinhypoplasie.
- Das *Tricho-dento-ossäre Syndrom* mit Dolichozephalie, Kraushaar, Schmelzhypoplasie, Taurodontie und Verdickung des kortikalen Knochens (WRIGHT et al. 1994).
- Die „*Kinky Hair disease*" mit Gesichtsdysmorphie, Retrognathie, offenem Biß, generalisierter Gingivahyperplasie, Skelettanomalie, pili torti und geistiger Verlangsamung, offenbar mit einem Defekt des Kupfermetabolismus assoziiert (NAZIF et al. 1978).
- Die *mukoepitheliale Dysplasie*, bei der ein Defekt der Desmosomen und gap junctions vorliegt, der zu follikulärer Keratose, Katarakt, Alopezie sowie mikro-papillärer feuerroter Mundschleimhaut (u.U. Lingua plicata) mit Epithelatrophie, verminderter Verhornung, Verlust der epithelialen Kohäsion und Dyskeratose führt.
- Das *Birt-Hogg-Dubé-Syndrom*, bei dem multiple Tumoren des haarbildenden Epithels (Trichofollikulome, Trichodiskome) im Erwachsenenalter auftreten. Oral wurden flache papulöse Schleimhautläsionen an Lippen, bukkaler

Mukosa und Gingiva beschrieben, die durch Akanthose und Basalzellhyperplasie gekennzeichnet waren (Nadershahi et al. 1997).
- Die autoimmune Polyendokrinopathie – Candidiasis – Ektodermale Dystrophie, die mit Schmelzhypoplasie einhergeht (Perniola et al. 1998).

Zu den *Keratose-Syndromen* zählen u.a. das Papillon-Lefèvre-Syndrom, das Gorlin-Goltz-Syndrom sowie das fokal palmoplantare Hyperkeratose-Syndrom (KPP, Keratosis palmaris et plantaris), ersteres mit palmarer und plantarer Hyperkeratose und vorzeitiger Destruktion des Periodonts und alveolären Knochens mit Zahnverlust und selten Hyperhidrose und feinem Haar (Prabhu et al. 1979; Willett et al. 1985; Hickory et al. 1975).

Beim KPP, einem autosomal dominanten Leiden, bestehen symmetrische fokale Hyperkeratosen der Epidermis palmar und plantar sowie oral weißliche, leukoplakieartige Verdickungen der Schleimhaut. Histologisch findet sich eine Akanthose und Spongiose, mit charakteristischen paranukleären Körpern, bei denen es sich um Tonofilament-Verklumpungen handelt (Young et al. 1982).

Das *Gorlin-Goltz-Syndrom* ist ein autosomal dominant vererbtes Leiden, bei dem multiple Keratozyten des Zahnsystems im Vordergrund stehen. Daneben bestehen eine leichte Gesichtsdysmorphie mit geringem Stirnvorsprung, breiter Nasenwurzel, leichtem Hypertelorismus, verschiedene geringere Skelettfehlbildungen wie Anomalien der Rippe, Spina bifida occulta, Verkalkungen der Falx cerebri und Anomalien des Türkensattels und gelegentlich Agenie des Corpus callosum. An der Haut besteht eine palmo-plantare Hyperkeratose und v.a. schon frühzeitig im Kindesalter und jungen Erwachsenenalter auftretende multiple Basaliome. Die Kieferzysten manifestieren sich meist nach der Pubertät und neigen zu hartnäckigen Rezidiven.

6.4.9 Neurokutane Syndrome (Phakomatosen)

Die Phakomatosen sind Entwicklungsstörungen bestimmter Abkömmlinge des Neuroektoderms (Haut, Auge, Gehirn) typischerweise mit Tumorbildung. Hierzu zählen die Bourneville-Pringle-Krankheit, Sturge-Weber-Krankheit, v. Hippel-Lindau-Krankheit (Hämangioblastome) und die v. Recklinghausen-Krankheit sowie im weiteren Sinne die polyendokrinen Neoplasien. Bei den meisten Phakomatosen kann die Mundhöhle mitbeteiligt sein (Schuermann 1958).

Bei der *Bourneville-Pringle-Krankheit (Tuberöse Sklerose)* finden sich größere Tumorbildungen, die zu kraniofazialen Asymmetrien führen (Cohen 1995f). Die Kardinalsymptome sind tuberöse Hirnsklerose, Adenoma sebaceum, Gesichtsnaevi und Skelettveränderungen. Sie wird autosomal dominant vererbt (Chromosom 9q 34, Gen TSC1; Chromosom 16q 13.3, Gen TSC2) und ist durch multiple Hamartien gekennzeichnet. Im Gehirn liegen fokale Regionen mit Gliose vor, in verschiedenen Organen Zysten und tumoröse Knoten (Rhabdomyome, Angiomyolipome v.a. der Niere). Die traditionell als „Adenoma sebaceum" bezeichnete Läsion entspricht einem melanozytischen Angiofibrom. Im Mund-, Kiefer- und Gesichtsbereich werden multiple, bis erbsgroße Fibrome und Papillome der Mundschleimhaut (Lippe, Gingiva, Wange) ähnlich wie beim

Cowden-Syndrom, die als Hamartome aufzufassen sind, beschrieben (DAVIS et al. 1964; MURTI et al. 1980; SCULLY 1977, 1981; MACKLER et al. 1972; PAPANAYOTOU u. VEZIRTZI 1975). Histologisch finden sich plumpe, spindel- oder sternförmige Zellen sowie z. T. mehrkernige Riesenzellen in hyalinem, fibrösem Stroma. Hierin liegen Blutgefäße, z. T. mit konzentrischen Bindegewebsmanschetten. Das bedeckende Epithel weist eine erhöhte Melanozyten-Aktivität in der Basalzellschicht auf. Zysten der Mandibula, hoher Gaumen, Uvula bifida, Gaumenspalte, verzögerte Zahneruptionen, Schmelzhyperplasie, nicht-Hydantoin-bedingte Gingivahyperplasie und kalzifizierender, epithelialer, odontogener Tumor sind weitere fakultative Befunde (SCULLY 1977; RUBIN et al. 1987; STIRRUPS u. INGLIS 1980).

Beim *epidermalen Naevus-Syndrom* (Solomon-Syndrom, Jadassohn-Naevus-Phakomatose) kommen neben epidermalen Naevuszellnaevi Adenomata sebacea, Fehlbildungen des ophthalmischen Systems, Makrozephalie, Makroglossie sowie nicht-ossifizierende Fibrome und Riesenzellgranulome der Kiefer vor (KAPLAN et al. 1993).

Bei der *Sturge-Weber-Krankheit* (Angiomatosis encephalo-facialis) treten neben der Angiomatose des Kleinhirns oder der Retina im Gesichts- und Mundhöhlenbereich segmental angeordnete Naevi flammei oder Makrocheilien auf. Weitere Symptome sind gyriforme Verkalkungen der ipsilateralen Hirnseite, Glaukom, geistige Retardierung und Epilepsie (YUKNA et al. 1979). Beim Naevus flammeus besteht eine Ektasie der subepidermalen bzw. submukösen Blutgefäße (Abb. 3.34), im Sinne einer Hamartie meist beschränkt auf eine von einem peripheren Nerven innervierte Region. Die orale Mukosa kann mit Bevorzugung von

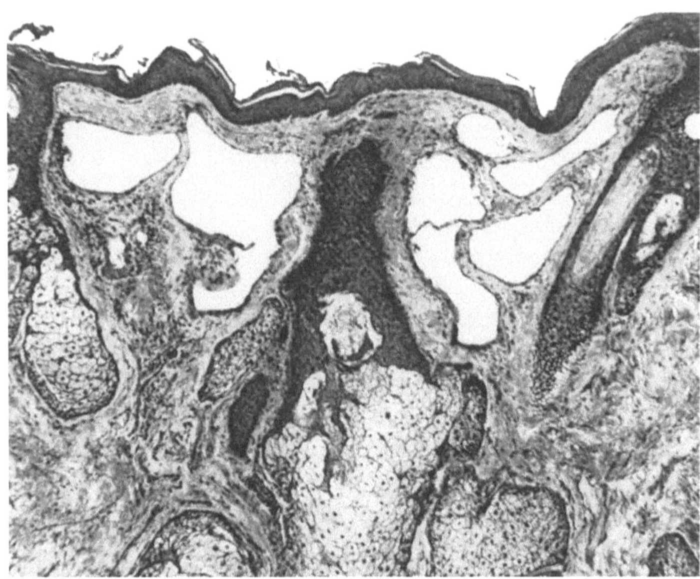

Abb. 3.34. Naevus flammeus der Gesichtshaut. Angiodysplasie mit deutlicher Ektasie der subepidermalen Venenplexus. Masson-Goldner, × 250

hartem und weichem Gaumen, seltener auch Kieferknochen und Pulpa mitbetroffen sein, wobei das Bild Ähnlichkeiten mit der Angioosteohypertrophie (Klippel-Trenaunay-Weber-Syndrom) aufweisen kann (YUKNA et al. 1979).

Die *Neurofibromatose* (Morbus v. Recklinghausen) (s. Kap. 11, Abschn. 9.1.3) ist eine autosomal dominante neurokutane Erkrankung (Typ I „peripher" mit Lokalisation auf Chromosom 17q 11.2, Gen NF1; Typ II „zentral" auf Chromosom 22q 12.2, Gen NF2) mit einer Häufigkeit von etwa 1:3000 und geht mit multiplen v.a. dermalen Neurofibromen und cafe-au-lait-Flecken der Haut einher. In etwa 90% ist der Mund-, Kiefer- und Gesichtsbereich mitbefallen (D'AMBROSIO et al. 1988). Im Gesichtsbereich kommt es zur sog. Elephantiasis neurofibromatosa, die fast immer einseitig ausgeprägt ist (KOCH 1983). Daneben finden sich auch skelettale Schädeldeformitäten (und Hyperplasie der Mandibularis). Bei der v. Recklinghausen-Krankheit wurden neurofibromatöse Formen der Makro- und Hemimakroglossie beobachtet, außerdem Makrulie und Pigmentanomalien der Wangenschleimhaut (BADEN et al. 1955). Neurofibrome kommen auch an der oralen Mukosa, v.a. am Gaumen und intraossär (Erweiterung des Canalis mandibularis) vor. Eine Beteiligung wird in der Literatur unterschiedlich zwischen 10 und 70% angegeben. Das Gebiß weist retinierte und verlagerte Zähne auf. Die Pulpa der Zähne kann mitbetroffen sein; hier finden sich perineurale Verdickungen durch Wucherung des perineuralen Gewebes (CURTIN u. MCCARTHY 1997). In seltenen Fällen finden sich Überschneidungen von Neurofibromatose, Noonan-Syndrom und Cherubismus (VAN DAMME u. MOOREN 1994) Neurofibrome zeigen einen typischen Aufbau aus lockeren grundsubstanzreichen Faserstrukturen ohne kapsuläre Begrenzung. Maligne Entartungen der Neurofibrome zum Neurofibrosarkom sind sehr selten.

Bei *multiplen endokrinen Neoplasien (MEN Typ 3)* (s. Kap. 11, Abschn. 9.1.5) kommt es regelmäßig zur Ausbildung von plexiformen Schleimhautneuromen, die papillomatös imponieren können (Sipple-Syndrom; RADTKE 1987; CASINO et al. 1981; BARTLETT et al. 1971). Diese werden meist als erstes manifest und ermöglichen so die Diagnose. Ebenso finden sich beim MEN Typ 2b Knoten, z.T. auch pendulierende Polypen an Zunge und Wange (SCHENBERG et al. 1992). In den subkutanen und submukösen Ganglien kann eine Mutation und Aktivierung des RET Protoonkogens, die einen Tyrosinrezeptor kodiert, offenbar Neurinome und Ganglioneurome induzieren (KAHN et al. 1996). Eine Genanalyse kann somit die Diagnose sichern.

7 Fehlbildungen der Pharyngealbögen, Halszysten und -fisteln

7.1 Ausbildung der Pharyngealbögen

Kongenitale Fehlbildungen des 1. Pharyngealbogens (Kiemenbogen) (POSWILLO 1973) und der 1. Pharyngealfurche (THISTED 1985) sind selten (s. Abschn. 1); letztere können zu Ohrfehlbildungen (Abb. 3.35), Gehörgangsaplasie, Zysten oder Fisteln im Bereich des äußeren Gehörgangs oder tiefer bis zum Unterkieferwinkel führen. Das branchio-oto-renale Syndrom (BOR) umfaßt derartige Fehlbildungen, die mit einer renalen Dysplasie assoziiert sein können (PRABHU et al. 1999).

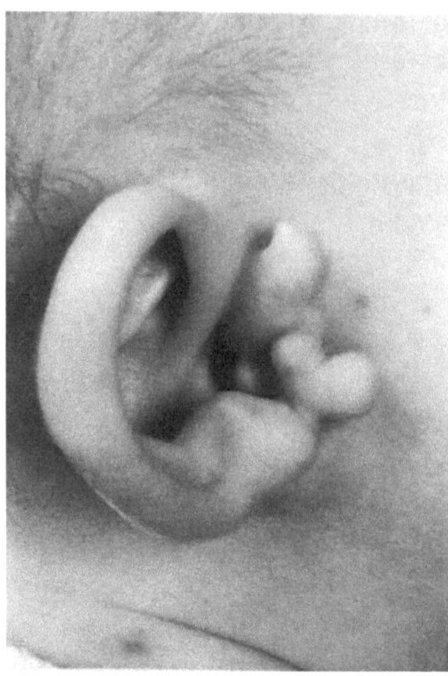

Abb. 3.35. 10 Monate alter dystropher Säugling mit multiplen Fehlbildungen. Im Bild Präaurikularanhänge bei Aplasie des äußeren Gehörganges und Mittelohres rechts und Gesichtsdysmorphie

Bei unvollständiger Trennung des 1. Pharyngealbogens im Maxillar- und Mandibularfortsatz entstehen ein- oder doppelseitige Fusionen von Ober- und Unterkiefer (HADDAD et al. 1999). Das äußere Ohr bildet sich aus sechs Ohrhöckern. Wichtige Fehlbildungen sind die Anotie, Mikrotie (erkennbare Höcker), präaurikuläre Anhänge mit oder ohne Fistelbildung, Melotie (Fehlstand) und Kryptotie. Als Anomalien werden Makrotie, Katzenohr, abstehende Ohren, Satyrohr (oben spitz), Wildermuth-, Mozart- und Darwinohr (hinteres Spitzohr) neben isolierten Ohrläppchenanomalien (Aplasie, Doppelbildung etc.) beschrieben.

7.2 Laterale Halsfisteln und Zysten

Häufiger sind Zysten und Fisteln im Bereich der 2. und 3. Pharyngealfurche und des Sinus cervicalis (vergl. Abb. 2.4 u. 2.5; Übersicht: STOLL 1980 a).

Pathogenetisch werden für die lateralen Halsfisteln diskutiert:

1. inkomplette Obliteration der branchialen Furche,
2. Ruptur der Membrana obturans zwischen Sinus cervicalis und Schlundtasche,
3. Persistenz des Sinus cervicalis,
4. Reste des branchialen Apparates (STOLL 1980 a).

Weniger wahrscheinlich ist eine Entwicklung aus dem Ductus thymopharyngicus. Andere Autoren haben allerdings eine solche Genese von lateralen Halszysten und -fisteln nur in seltenen Fällen anerkannt und zählen diese zu den lymphoepithelialen Läsionen im weiteren Sinne. Sie vertreten die Meinung, daß die meisten derartigen Läsionen sich aus den nicht seltenen Epitheleinschlüs-

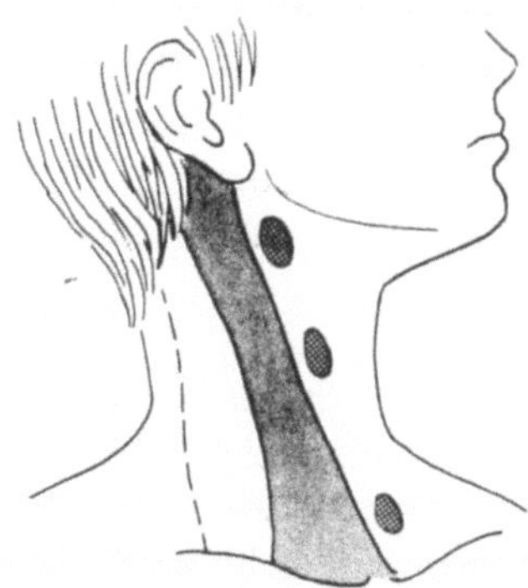

Abb. 3.36. Hauptlokalisation von lateralen Halsfisteln im Verlauf des M. sternocleidomastoideus

sen in zervikalen Lymphknoten ableiten („Epithelversprengung"), zumal in den Wänden der Zysten und auch Fisteln stets lymphatisches Gewebe vorhanden ist (VAN DE MARK et al. 1969; STOLL 1980a; BHASKAR u. BERNIER 1959; JÄNICKE et al. 1994). Allerdings spricht das Vorkommen zumindest der Fisteln entlang einer relativ klaren Linie (Abb. 3.36) und das häufige Vorhandensein bei Geburt dagegen. Demgegenüber ist die Pathogenese der lateralen Halszysten heterogener; ein Teil könnte tatsächlich ähnlich wie radikuläre Zahnzysten aus in Lymphknoten eingeschlossenen Epithelien entstehen (STOLL 1980a). Derartiges intranodales Speicheldrüsengewebe konnten SHINOHARA et al. (1992) in 12,2% von 156 „neck dissection"-Präparaten nachweisen. Es muß allerdings fraglich erscheinen, ob der Nachweis von organoiden Lymphknotenreststrukturen in der Wand der Zysten (WEHRMANN et al. 1994) tatsächlich eine Entstehung in denselben beweisen kann.

Zysten manifestieren sich meist erst im 2. und 3. Lebensjahrzehnt als einseitige, oberflächliche, langsam wachsende, verschiebliche Masse am Vorderrand des M. sternocleidomastoideus zwischen Mundboden, Hyoid bis supraklavikulär. Schmerzen treten nur bei Entzündungen auf. Bei Größenwachstum kommt es zur Verdrängung der Nachbarstrukturen und Dysphagie. Eine Geschlechtsdisposition liegt nicht vor; selten können auch Fälle in höherem Alter beobachtet werden. Histologisch sind die Zysten in fast 90% der Fälle von verhornendem Plattenepithel ausgekleidet, seltener mit mehrschichtigem respiratorischem (ca. 10%) oder einreihigem Epithel kombiniert. Das Epithel der Zysten verhält sich immunhistochemisch ähnlich wie das Kryptenepithel der Tonsillen (WEHRMANN et al. 1994). Im Lumen liegen Detritus, Cholesterinkristalle und Hornlamellen. Der Zystenbalg besteht aus Fasergewebe mit reichlich lymphatischem Gewebe. Dies bildet Primär- und Sekundärfollikel; eine Kapsel, wie bei einem Lymphknoten, fehlt jedoch meist. Seltener finden sich sero-muköse Drüsen.

Fisteln können primär (ca. 70%), d.h. bei Geburt vorhanden sein oder sich später sekundär in der 1. und 2. Dekade, nur ausnahmsweise nach dem 30. Lebensjahr manifestieren. Bei Fistelbildungen liegt meist eine Infektion und/oder Entzündung vor; dann kann die epitheliale Auskleidung über weite Strecken fehlen und von Granulationsgewebe mit reichlich Cholesterinablagerungen ersetzt werden. Lymphatisches Gewebe, insbesondere Follikelstruktur, ist spärlicher. Etwa 80% kommunizieren nach außen zur Haut, wobei zwei Drittel im unteren Halsdrittel münden, der Rest in Tonsillarbucht (unterer Pol), Pharynx oder Sinus piriformis. Die Differentialdiagnose umfaßt benigne mesenchymale Tumoren, Metastasen, Lymphome, Lymphadenitis, insbesondere tuberkulöse Lymphadenitis. Fisteln neigen nach Exstirpation zu Rezidiven, Zysten eher nicht.

Umstritten ist das Problem des sog. branchialen Karzinoms, d.h. die primäre Entstehung eines Karzinoms in branchialen Zysten oder Fisteln. Dies ist sicher sehr selten. Meist liegt die zystische Metastase eines Tonsillenkarzinoms vor, welches noch als sog.s Mikrokarzinom klinisch okkult ist. Ca. 5% der Tonsillenkarzinome manifestieren sich derartig durch solitäre Halsmetastasen (Makek u. Vinzens-Kuster 1988).

7.3 Mediane Halszysten und Fisteln (Ductus Thyreoglossus Zysten/Fisteln)

Mediane Halszysten entstehen aus Resten des Ductus thyreoglossus, der normalerweise nach Absenkung der Schilddrüse verödet, aber in etwa 40% in Resten von bis zu 5 mm nachweisbar ist, in 5% durchziehen Reste die ganze Zungenbasis (Studie an 184 Zungen; Baughman 1972). Zysten kommen median an der Halsvorderseite zwischen Foramen caecum bis zur Schilddrüse vor, oft liegen sie vor oder hinter dem Os hyoideum (80%; Wampler et al. 1978; Abb. 3.37). Sie manifestieren sich als symptomarme, fluktuierende Schwellungen von bis zu mehreren Zentimetern Durchmesser (meist 2–2,5 cm), die differentialdiagnostisch an Lymphangiome, Lymphome oder Strumazysten denken lassen. Das männliche Geschlecht ist etwas häufiger betroffen. Etwa 10% sind bereits bei der Geburt auffällig, der Rest manifestiert sich in den ersten zwei Lebensdekaden, seltener auch später bis ins hohe Alter.

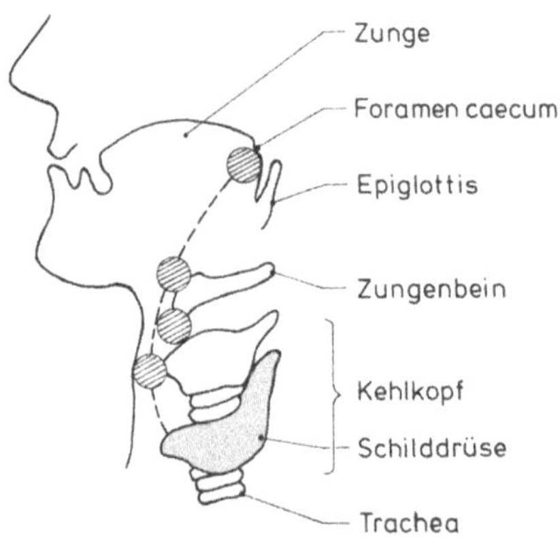

Abb. 3.37. Lokalisation von medianen Halszysten entlang der Absenkung der Schilddrüse und entlang des Ductus thyreoglossus (gestrichelt). Häufige Lokalisation von Fisteln sind schraffiert dargestellt

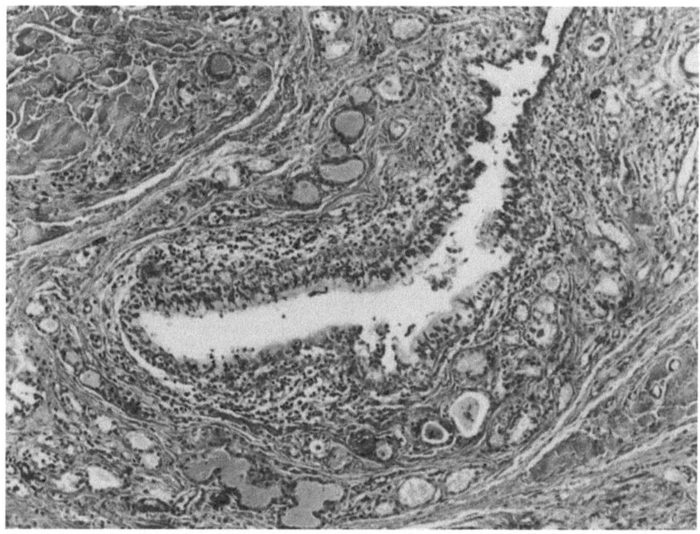

Abb. 3.38. Mediane Halszyste bei einem 15jährigen Mädchen. Klinisch rezidivierende abszedierende Entzündung über dem Os hyoideum. Im Zentrum erkennt man das Zystenlumen mit Auskleidung durch mehrreihiges Zylinderepithel. Subepithelial lockere, entzündliche Infiltrate. In der weiteren Umgebung kleine kolloidgefüllte Schilddrüsenfollikel und Vernarbungen. HE, × 6,3

Histologisch sind die Zysten von Plattenepithel (60%) und/oder mehrreihigem oder einreihigem Zylinderepithel (40%) ausgekleidet (Stoll 1980b), bei 20% findet sich ebenfalls lymphatisches Gewebe in der Zystenwand, außerdem häufig ektopes Schilddrüsengewebe und gelegentlich muköse Drüsen (Abb. 3.38). Selten sind Talgdrüsen (Leider et al. 1977; Knapp 1971) und intestinale Mukosa (Iswariah u. Froome 1962). Auffällig ist das häufige Vorhandensein einer Entzündung (80%, Stoll 1980b), die für ein Wachstum der Zyste verantwortlich gemacht wird. Bei Fisteln findet sich histologisch reichlich Granulationsgewebe mit Cholesterinkristallen und Hämosiderose. Selten können in medianen Halszysten und -fisteln Karzinome entstehen (s. Kap. 10, Abschn. 8.8).

8 Heterotopien

Heterotopien sind an falscher Stelle vorkommende, regelrecht differenzierte, reife Gewebeanteile. Wenn sie tumoröse Massen bilden, werden sie auch als Choristome bezeichnet. Die wichtigsten Heterotopien im Oralbereich sind in Tabelle 3.12 aufgeführt.

8.1 Zungengrundstruma

Schilddrüsengewebe im Bereich des Zungengrundes und in der Umgebung von Resten des Ductus thyreoglossus sind nicht selten. In postmortalen histologischen Studien (Baughman 1972) an 184 Zungen fanden sich in etwa 10% mikroskopisch kleine Herde, gleich oft bei Frauen und Männern. Demgegenüber

Tabelle 3.12. Heterotopien im Mund-Kiefer-Bereich

Struma lingualis (Schilddrüsengewebe)
Cheilitis glandularis (Speicheldrüsen)
Fordyce-Flecken (Talgdrüsen)
Magenschleimhautinseln (Gastrointestinale Zysten)
Knochen-/Knorpelinseln
Dermoidzysten
Ektope Tonsillen
Lymphoide Hamartome
Lymphoepitheliale Zysten
Fissurale Epithelreste oder Zysten
Malassez-Zellnester

konnte Soames (1973) in 100 Zungen kein Schilddrüsengewebe finden. Als Zungengrundstruma bezeichnet man eine Tumorbildung durch derartiges Schilddrüsengewebe. Eine Radioisotopenstudie in Sri Lanka konnte bei 16 593 Patienten 8 mal Zungengrundstrumen nachweisen (Warnakulasuriya u. Herath 1992). Die Zungenstruma liegt meist breitbasig im Bereich des Foramen caecum, selten einmal auch an der Zungenspitze. Klinisch ist das Erscheinungsbild sehr variabel mit durchschnittlich haselnußgroßen, scharf begrenzten Knötchen. Meist sind es gut durchblutete Vorwölbungen, die zu Schluckbeschwerden, Sprachstörungen und gelegentlichen Blutungen während der Pubertät, seltener in der Menopause führen können. Die Mehrzahl der Fälle gelangt in den ersten drei Lebensjahrzehnten zur Beobachtung. Mitunter ist die Zungenstruma mit einer Hypothyreose vergesellschaftet (Heilmann 1931). Die Zungenstruma wird überwiegend (über 80%) beim weiblichen Geschlecht beobachtet. Offenbar führen die besonderen hormonalen Bedingungen zu einem häufigeren Wachstum kleiner Inseln von Schilddrüsengewebe bei Frauen. Ebenso kann eine Zungengrundstruma nach Strumektomie auftreten (Wemmer 1981).

Entweder handelt es sich bei der Zungengrundstruma um eine vikariierende Zungenstruma bei völlig fehlender Halsschilddrüse (Small 1974; Reaume u. Sofie 1978) oder um eine akzessorische Zungenstruma bei regelrecht angelegter Halsschilddrüse. Eine Radiojod-Szintigraphie sollte deshalb die Verhältnisse präoperativ klären (Small 1974). Eine geographische oder rassische Prädilektion besteht nicht. Vereinzelt sind auch maligne Entartungen einer Zungenstruma beschrieben (s. Kap. 10, Abschn. 8.8).

Histologisch zeigen Zungengrundstrumen meist das Bild einer Kolloidstruma, seltener Adenombildungen oder embryonales kompaktes Schilddrüsengewebe ohne Kolloid, gelegentlich auch Nebenschilddrüsengewebe. Eine Kapselbildung besteht nicht (Reaume u. Sofie 1978). Die Differentialdiagnose umfaßt benigne mesenchymale Tumoren, Schilddrüsenadenome, Granularzelltumoren, Zungentonsillen, mediane Zungenzysten. Die Komplikationen bestehen – besonders bei weiterer Größenzunahme – in Schluck- und Atembeschwerden mit Erstickungsgefahr sowie in Blutungen aus oberflächlich gelegenen, ektatischen Gefäßen.

8.2 Heterotopie der kleinen Speicheldrüsen (sog. Cheilitis glandularis simplex)

Das Vorkommen heterotoper kleiner Speicheldrüsen im Saumgebiet der Lippen wird als Cheilitis glandularis simplex bezeichnet, obwohl primär keine echte Entzündung vorliegt, sondern nur eine schrotbeutelartige Umgestaltung und Schwellung zumeist der Unterlippe durch heterotope, hyperplastische Speicheldrüsen (GREITHER 1955). Diese Anomalie tritt familiär gehäuft und bevorzugt beim männlichen Geschlecht in den mittleren Lebensjahrzehnten auf (SCHUERMANN 1958). Aus den stecknadelkopfgroßen Drüsenknoten läßt sich ein schleimiges Sekret auspressen. Klinisch besteht oft der fälschliche Eindruck einer Pilzinfektion oder einer vesikobullösen Erkrankung. Sekundär können sich kleinere Retentionszysten oder echte Entzündungen (Cheilitis glandularis apostematosa) entwickeln. Auch Karzinome wurden auf dem Boden einer Cheilitis glandularis beobachtet. Histologisch finden sich muköse hypertrophe Drüsenazini, Duktektasien und eine unspezifische, chronisch-entzündliche Infiltration (JOSHI u. DAYAL 1984).

8.3 Heterotope Talgdrüsen („Fordyce-Flecken“) und heterotope Haare

Weite Teile der Mundschleimhaut sind ektodermaler Abkunft. Entsprechend können sich auch Talgdrüsen im Bereich der Mundschleimhaut entwickeln.

Das Vorkommen freier ektoper Talgdrüsen ohne Haare wurde zuerst von KÖLLIKER (1861) in der Saumregion der Lippe beschrieben, später von FORDYCE (1896) an der Wangenschleimhaut - besonders der Interdentallinie -, seltener an der Zunge oder dem Gaumen (Abb. 3.39, 3.40). Da sie sich gelegentlich auch in allen anderen Lokalisationen der Mundhöhle - Gingiva, Frenulum, retromolar, in Thyreoglossusgängen (LEIDER et al. 1977) - finden, wurde von KNAPP (1971) auch der Vorschlag gemacht, von Naevi sebacii („sebaceous nevi“) zu sprechen. Einzelne derartige Drüsen sind weder makroskopisch erkennbar, noch verursachen sie Symptome. DALEY (1992) betrachtet Talgdrüsen mit weniger als 15 Lobuli im Bereich der bukkalen Mukosa als normal, während sie in

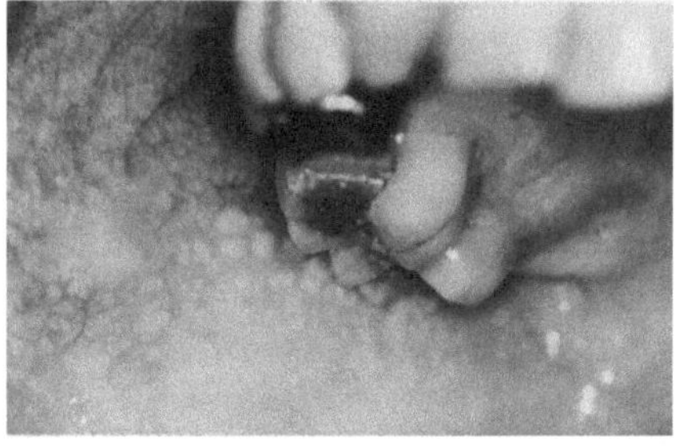

Abb. 3.39. Fordyce-Flecken im Bereich der Wangenschleimhaut: Multiple, gelb-höckrige Schleimhautveränderung bei sonst unauffälliger Schleimhautoberfläche ohne Ulzeration oder Infiltrate. 38jähriger, gesunder Patient. (Präp. Prof. R. MAERKER, Dortmund)

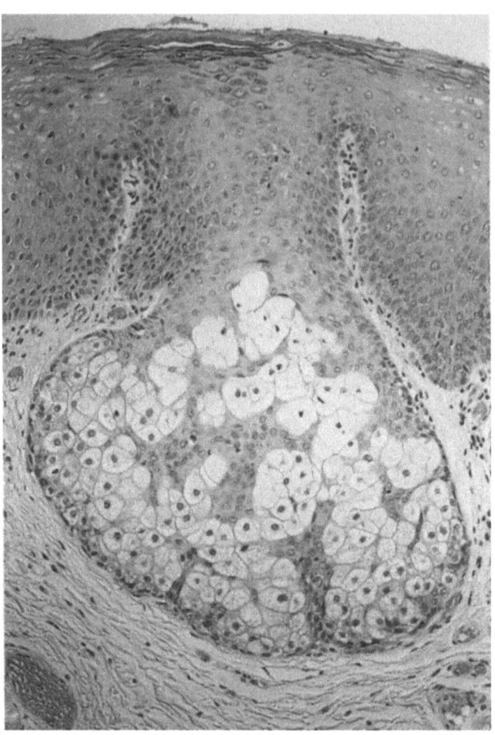

Abb. 3.40. Heterotope Talgdrüsen im Bereich der Wangenschleimhaut eines 27jährigen Mannes. Man erkennt an der Oberfläche das reguläre parakeratotisch verhornte Epithel, darunter die kolbenförmige Drüse mit den typischen hellen Zellen. Klinisch Fordyce-Flecken. HE, × 120

anderen intraoralen Lokalisationen als Ektopie definiert werden sollten. Als intraorale Talgdrüsenhyperplasie bezeichnet Daley (1993) das Auftreten von Talgdrüsen mit mehr als 15 Lobuli. Wenn diese ektopen und/oder hyperplastischen Talgdrüsenkomplexe zu makroskopisch erkennbaren, fleckförmig-gelblichen Erhabenheiten führen, werden sie als sog. Fordyce-Flecken bezeichnet. Selten können sich im Bereich ektoper Talgdrüsen Keratin-gefüllte Zysten bilden (Sewerin u. Praetorius 1974).

Eine Untersuchung in Mexiko zeigte eine Häufigkeit der Fordyce-Flecken von 0,1% bei Kindern, aber von 86% bei Erwachsenen beiderlei Geschlechts, so daß eine Manifestation im Erwachsenenalter häufig erscheint (Sedano et al. 1989). Fordyce-Flecken kommen auch im Rahmen des Fox-Fordyce-Syndroms, kombiniert mit Papeln an Mamille, Achselhöhle und genito-anal vor.

Ebenso wie die Talgdrüsen – wenn auch sehr viel seltener – können intraoral auch weitere ektodermale Differenzierungen vorkommen, so Haare im Vestibulum und an der Gingiva (Baughman u. Heidrich 1980). Fetkowska-Mielnik et al. (1986) beschrieben bei einem 13jährigen Jungen mit Alopecia areata zahlreiche Haare im gingivalen Sulkus.

8.4 Seltenere Heterotopien

Auf ektopes Hirngewebe in Zunge und Oropharynx wurde bereits unter den Teratomen eingegangen (s. Abschn. 3.3).

Bei der *Lingua accessoria* handelt es sich um Zungengewebe außerhalb der eigentlichen Zungenanlage (z.B. in Höhe der Gaumentonsille) als Folge einer Entwicklungsstörung im Bereich des 1.–2. Kiemenbogens, verbunden mit weiteren Fehlbildungen (Mikrotie, Atresie des linken Gehörgangs). Nicht nur palatinal, pharyngeal und im Zungengrund können tonsilläre Strukturen auftreten, sondern auch in Pharynx, Larynx und der gesamten Mundhöhle. Letztere lymphoepitheliale Strukturen werden orale Tonsillen genannt und sind häufig – bei etwa jedem 5. Erwachsenen (Knapp 1970a). Weicher Gaumen, ventrale Zunge und Mundboden sind die Hauptlokalisationen. Sie müssen von lymphoepithelialen Zysten differenziert werden. Diese kommen fast ausschließlich im Mundbodenbereich und an der Zunge vor und werden von den Ausführungsgängen der kleinen Speicheldrüsen abgeleitet (Chaudhry et al. 1984). Sie sind asymptomatisch, können aber reaktiv oder durch zystische Erweiterung der Krypten anschwellen (Knapp 1970b). Häufig werden sie mit Verdacht auf Tumor (Papillom, Fibrom) exzidiert.

Histologisch handelt es sich um typische Kryptenbildungen mit retikuliertem Kryptenepithel und lympho-retikulärem Gewebe.

Die *Tonsilla linguae heterotopica symmetrica* (atavistische Zungenanomalie) ist eine gyrusartige Wallbildung am seitlichen hinteren Zungendrittel. Histologisch handelt es sich um unvollkommen ausgebildete, heterotope Zungenbälge, die phylogenetisch mit analogen Bildungen bei Primaten verglichen werden.

Ganz vereinzelt ist das Vorkommen von heterotoper Magenschleimhaut in der Mundhöhle fast ausschließlich in der Zunge – v.a. an der Zungenspitze – (Khunamornpong et al. 1996) in Form einer polypösen Geschwulstbildung beobachtet worden, deren histologischer Aufbau einer Magenschleimhautinsel mit Haupt- und Belegzellen entspricht. Noch seltener sind Inseln von Pankreasdrüsengewebe (Khunamornpong et al. 1996). Sie imponieren meist als asymptomatische Schwellungen.

Gelegentlich werden Zysten mit einer Auskleidung durch Magen- oder Kolonschleimhaut und u.U. glatter Muskulatur im Wandbereich in den oralen Weichteilen beobachtet, die auch als *„enterische Duplikationszysten"* („alimentary tract cyst", „Enterocystoma") bezeichnet werden. Die Pathogenese ist umstritten. Daley et al. (1984) leiten sie von verlagerten Epithelien des Bodens des primitiven Stomatodeums ab, die sich hier den normalen Differenzierungssignalen entziehen und fehldifferenzieren können. Es besteht ein fließender Übergang zu den sog. teratoiden Zysten (s. Abschn. 1.2). Sie liegen meist in der Zunge (Lipsett et al. 1993; Ortiz et al. 1982; Woolgar u. Smith 1988), seltener im Mundboden (Daley et al. 1984, Slootweg et al. 1992; Awouters u. Reychler 1991). Sie bestehen bei Geburt oder manifestieren sich später (bis 31 Jahre), wobei das männliche Geschlecht überwiegt. Die Differentialdiagnose umfaßt alle anderen Zystenarten in diesen Lokalisationen. Als Rarität beschreibt Schuermann (1958) eine Endometriose des Zahnfleisches.

Erwähnt seien hier noch *ektope Knorpel- und Knochen-Inseln* (s. Abschn. 3.3), die auch als Chondrome, Osteome oder kartilaginäre/ossäre Choristome bezeichnet und auf versprengte Reste der Branchialbögen zurückgeführt werden (MONSERRAT 1913; TOHILL et al. 1987; KROLLS et al. 1971; ISHIKAWA et al. 1993; MOSQUEDA-TAYLOR et al. 1998). MOSQUEDA-TAYLOR et al. (1998) unterscheiden reine kartilaginäre, lipokartilaginäre und osseokartilaginäre Choristome und stellten 25 Fälle der Literatur zusammen. Die Mehrzahl der Tumoren lag in der Zunge, selten in der bukkalen Schleimhaut oder am weichen Gaumen. 18 der betroffenen Patienten waren älter als 20 Jahre, was gegen eine dysontogenetische Ableitung sprechen könnte.

Bei multiplen, mesenchymalen Differenzierungen, z.B. Chondrolipom, von SZUDROWICZ u. JAKOBI-RÓZ (1995) in der Lippe beschrieben, stellt sich die Differentialdiagnose zu benignen Mesenchymomen.

9 Anomalien und Mikroformen

Anomalien, als geringere Abweichungen von der Norm, meist ohne Krankheitswert, kommen isoliert oder in Kombination mit schwerwiegenderen Fehlbildungen vor, z.T. in sog. Fehlbildungssyndromen (Übersicht: Tabelle 3.13). Ihre Gesamthäufigkeit ist schwer zu bestimmen, da die Grenze zu individuellem und rassischem Merkmal fließend ist. Entsprechend zeigen sich starke geographische und rassische Schwankungen, so daß einzelne Merkmale in bestimmten Populationen in ihrer Häufigkeit nahe an 100% kommen können. Drei und mehr Anomalien werden bei ca. 1% der Neugeborenen gefunden (COHEN 1990c). Die größte Variationsbreite findet sich bei Zunge und Gaumen, seltener im Unterkiefer-Lippen-Bereich. Zahnanomalien werden an dieser Stelle nicht berücksichtigt.

9.1 Anomalien der Zunge

Abweichungen der Zungenform ergeben sich besonders durch Anomalien bei der Kiefer- und Gaumenentwicklung sowie durch Verwachsungen in der Embryonal- und Fetalperiode.

Auch bei Fehlbildungen des Zentralnervensystems (Anenzephalie, Hydrozephalie) und Glossoptose finden sich Variationen der Zungenform.

Auf die Makroglossie (Häufigkeit 0,04–0,1%; SCHAUMANN et al. 1970a, b) wurde bereits eingegangen (s. Abschn. 4.3), selten tritt sie auch halbseitig auf.

Bei der *Ankyloglossie* (Lingua frenata; THOMA 1954) finden sich entweder Verkürzungen des Zungenbändchens oder Verwachsungen zwischen der Zungenspitze und dem Gaumen bzw. dem Alveolarfortsatz, mitunter in Verbindung mit anderen Fehlbildungen (Mikrogenie, Kiefergelenkankylose). Ihre Häufigkeit wird mit 0,04–8,97% in verschiedenen Populationen angegeben (SCHAUMANN et al. 1970a, b), in Mexiko mit 0,83% (SEDANO et al. 1989).

Die *Lingua plicata* (scrotalis, Lingua fissurata) ist eine kongenitale Anomalie mit Einbeziehung der Zungenmuskulatur (WÄTJEN 1923). Die Zungenoberfläche weist blattrippenartige Verzweigungen auf mit tiefen Furchen der Schleim-

Tabelle 3.13. Anomalien im Kopf-/Halsbereich (z. T. nach COHEN 1990 a–c)

Kopf	*Mundhöhle*
Abweichende Kopfbehaarung	Zunge
Flacher Hinterkopf	Formvarianten der Zunge
Knochiger Hinterkopfsporn	Makroglossie
Dritte Fontanelle	Hemimakroglossie
Augen	Faltenzunge (Lingua plicata/scrotalis)
Epikanthus-Falte	Haarzunge (Lingua pilosa/villosa)
Epikanthus inversus	Zungenvarizen (Kaviarzunge)
Nach oben gerichtete Augenlidspalten	Zungenspalte (Lingua bifida)
Nach unten gerichtete Augenlidspalten	Glossitis rhombica mediana
Kurze Augenlidspalten	Glossitis migrans
Lidwinkeldystopie	Ankyloglossie
Leichter Hypertelorismus	Aberrierendes Frenulum
Leichter Hypotelorismus	Gaumen
Leichte Oberlidlähmung	Hoher Gaumen
Kolobom	Torus palatinus
Ohren	Uvula bifida
Primitivform	Gaumensegeldefekte
Fehlen der Helix-Falte	Gaumenfisteln
Asymmetrie	Epithelinklusionen
Posteriore Angulation	Fissurale Zysten
Kleine Ohren	Unterkiefer
Vorstehende Ohren	Kleiner Unterkiefer
Fehlender Tragus	Torus mandibularis
Doppelte Ohrläppchen	Unvollständige Lippenspalte
Ohranhängsel	Lippeneinsenkungen kommissural
Ohrgruben	Lippenverdoppelung
Enger äußerer Gehörgang	Lippenfurchen
Nase	Mukosa
Enge Nasenlöcher	Naevus spongiosus albus
Nasenflügelkerbe	Schleimhautmelanose (z. B. bei Peutz-Jeghers-Syndrom)
Nacken	Fibromatosis gingivae (Elephantiasis gingivae, Pseudoanodontie)
Angedeutetes Pterygium	Lymphangiome
Laterale Halsfisteln	Haemangiome
	Zähne
	Schmelzhypoplasie
	Zahnanomalien

haut (Abb. 3.41). Die Muskulatur strahlt in die Faltenberge ein. Diese Zungenveränderung findet sich familiär gehäuft und gering häufiger bei Männern (polygener z. T. dominanter Erbgang; EIDELMAN et al. 1976) und kann mit anderen Fehlbildungen (Uvula bifida, Prognathie) oder geistiger Behinderung verbunden sein. Sie nimmt in ihrer Ausprägung mit dem Alter zu. In der Tiefe der Schleimhautfalten finden sich häufig entzündliche Infiltrate, gelegentlich Pilzbesiedlungen. Der Lingua plicata kommt damit – ähnlich wie den Tonsillenkrypten – eine Bedeutung als Eintrittspforte für Infektionen zu. Auch Hautkrankheiten mit Schleimhautbeteiligung (z. B. Psoriasis vulgaris) treten bei der

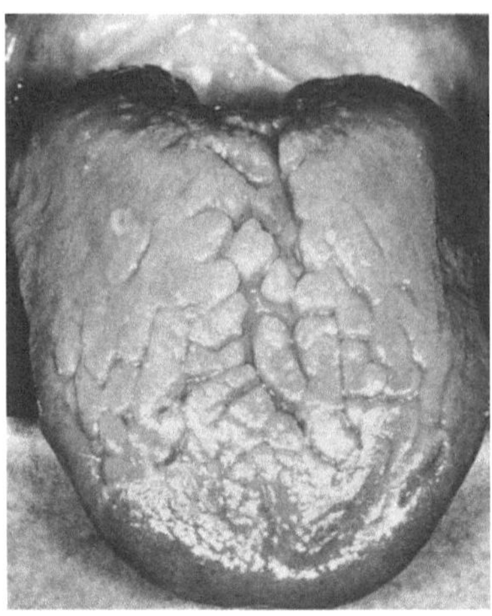

Abb. 3.41. Lingua plicata mit Makroglossie. 69 Jahre alte Frau. (Präp. Prof. R. Maerker, Dortmund)

Lingua plicata gehäuft auf. Eine Besonderheit stellt die einseitig entwickelte Lingua plicata bei Hemimakroglossie dar.

Die *Lingua plicata* ist in verschiedenen Bevölkerungen in 2,17–46,50% nachweisbar (Schaumann et al. 1970a, b). Neuere Daten liegen aus Finnland (5% Kullaa-Mikkonen et al. 1982), Iran (2,56%, Aboyans u. Ghaemmaghami 1973) und USA (1,08%, weiße Bevölkerung, Redman 1970; 5,34% schwarze Bevölkerung, Schaumann et al. 1970a, b) und Nigeria (0,8%, Sawyer et al. 1984) und Mexiko (15,7%, Sedano et al. 1989) vor.

Die sog. *Glossitis rhombica mediana* (Lingua Brocq-Pautrier) ist ein papillenfreies, glattes gerötetes rhombusartiges Schleimhautstück auf der Mitte des Zungenrückens vor dem Foramen caecum (Brocq u. Pautrier 1914; Kleiss 1949) (s. Kap. 7, Abschn. 8.1). Die Ursache bzw. Pathogenese ist umstritten. Einerseits wird eine Entwicklungsstörung mit Persistenz des Tuberculum impar oder eine Heterotopie angenommen, andererseits lediglich die Folge einer persistierenden Candida-Infektion (Baughman 1971; Wright 1978, van der Waal et al. 1979). Hierfür könnten sprechen, daß diese Läsion bei HIV-Infektion mit oraler Candidose häufiger beobachtet wird (Kolokotronis et al. 1994). Die Anomalie findet sich kaum bei kleinen Kindern und überwiegend bei Männern (80%). Das betroffene, gut abgegrenzte Areal wird als Locus minoris resistentiae angesehen, so für die Entwicklung von Candida-Infektionen und die Entstehung von Karzinomen. Als Ursache wird eine, offenbar entwicklungsgeschichtlich bedingte, lokale, relative Blut-Mangelversorgung diskutiert (Kleiss 1949; Pindborg 1995). Whitaker u. Singh (1996) wiesen darauf hin, daß das betroffene rhombenförmige Areal die meiste Zeit der Gaumenschleimhaut anhängt und so der normalen Reinigung durch Speichelfluß entzogen ist.

Histologisch finden sich in dem papillenfreien Schleimhautbezirk Veränderungen des Epithels (Hyper- und Dyskeratose, Akanthose; Braun-Falco 1960; Seifert u. Vossmeier 1978). Besonders charakteristisch ist ein tiefreichendes

Netzwerk von anastomosierenden Reteleisten. Dieses wurde und wird immer wieder als invasives Wachstum fehlgedeutet. In der Submukosa finden sich entzündliche Infiltrate, erweiterte Blut- und Lymphgefäße, die z.T. als fissurale Angiome angesprochen werden und später Fibrosen. Die Glossitis rhombica mediana wird mit einer Häufigkeit von 0,15–3,35% angegeben (SCHAUMANN et al. 1970a, b); neuere Zahlen liegen aus den USA (weiße Bevölkerung 0,14%, männlich zu weiblich 4:1) vor.

Im Bereich des Foramen caecum finden sich häufig Reste des Ductus thyreoglossus (s. Abschn. 7.3) mit Gewebedetritus und entzündlichen Infiltraten, bis zur regelrechten Ausbildung einer „Tonsillarkrypte" (SOAMES 1973); dabei konnte in 38% der Fälle eine Pilzbesiedlung nachgewiesen werden.

Die *Lingua bifida* wird mit einer Häufigkeit von 0,1% in verschiedenen Populationen angegeben (SCHAUMANN 1970a, b). In Mexiko (SEDANO et al. 1989) wurde bei 32 022 Kindern eine Häufigkeit von 1:187 gefunden.

Die *Glossitis migrans* (Glossitis areata exfoliativa, „geographic tongue") zeigt eine chronische, sich stets verändernde anuläre oder unregelmäßig begrenzte Rötung mit Desquamation und Hyperkeratose. Pathogenese und Natur der Läsion sind unbekannt. Ihre Häufigkeit wird mit 0,32 bis 14,4% angegeben (SCHAUMANN et al. 1970a, b), wobei neuere Zahlen aus Finnland (2,1% KULLAA-MIKKONEN et al. 1982), Nigeria (0,3%; SAWYER et al. 1984) USA (weiße Bevölkerung 1,41%; REDMAN 1970; schwarze Bevölkerung 1,99%; SCHAUMANN et al. 1970a, b) und für eine Eskimopopulation (1,01%; JARVIS u. GORLIN 1972), Mexiko (1,9%; SEDANO et al. 1989) vorliegen. Sie kommt familiär gehäuft vor und ist nicht selten mit einer Lingua plicata assoziiert, weshalb eine gemeinsame genetische Grundlage (EIDELMAN et al. 1976) angenommen wird (s. Kap. 7, Abschn. 8 und Kap. 18).

Sogenannte *Skelettreste der Zunge* (GENTSCHEFF 1934) finden sich unterhalb des Zungenseptums – etwa 1 cm von der Zungenspitze entfernt und am Ansatz des M. genioglossus – und werden als phylogenetische Reste des Knorpelstabes der Reptilien bzw. der spindelartigen Lyssa bei Fleischfressern (Hunde, Katzen) gedeutet. Differentialdiagnostisch müssen diese Knorpel- und Knocheninseln von metaplastischen Knochenherden bei der Myopathia ossificans, von verknöcherten Zysten oder Osteomen abgegrenzt werden.

9.2 Anomalien des Gaumens

Ein sog. *hoher Gaumen* gilt als degeneratives Stigma und wird bei einer Reihe von Fehlbildungen z.B. Mongolismus beobachtet (Syndrome, s. Abschn. 6.4), kann aber auch durch einen schmalen Gaumen vorgetäuscht sein. Ähnlich sind prominente Gaumenfalten mit verschiedenen Fehlbildungen und motorischen Zungenstörungen assoziiert.

Der *Torus palatinus* stellt einen meist medianen, flachen, spindelförmigen, nodulären oder lobulären Knochenvorsprung (Exostose) am Gaumen dar. Seine Häufigkeit wird in der Literatur mit 0,4–90,1% in verschiedenen Populationen angegeben (SCHAUMANN et al. 1970a, b). Häufig ist er bei Eskimos (25,3% bei Frauen, 11,3% bei Männern; JARVIS u. GORLIN 1972), Indianern, Mongolen, Koreanern und Japanern, selten bei der kaukasischen Rasse und Afrikanern

(Nigeria 4,5%, Sawyer et al. 1984). Der Torus palatinus kann mit weiteren palatinalen und bukkalen Exostosen kombiniert sein (Antoniades et al. 1998).

Die *Uvula bifida* (s. Abschn. 5.2.4) zeigt ebenfalls bezüglich der Häufigkeit starke rassische Unterschiede (0,19 – 18,77%, Schaumann et al. 1970a, b), wobei sich ähnliche Verhältnisse wie beim Torus palatinus mit Bevorzugung von Indianern und Eskimos ergeben (8,5%; Jarvis u. Gorlin 1972).

Defekte des Gaumensegels, der Uvula oder Gaumenbögen sind zuweilen mit anderweitigen örtlichen Entwicklungsstörungen verbunden (Fehlen des Gehörganges oder der Ohrmuschel; Hypoplasie einer Gesichtshälfte; Fehlen der Tonsillen). Symmetrische Fistelbildungen an den vorderen Gaumenbögen, die zu den Gaumentonsillen sondierbar sein können, sind als Entwicklungsstörungen bei der Bildung der Kiemenfurchen und Tonsillen zu deuten. Über abnorme Strangbildungen zur Wange, zum Zahnfleisch und zum Alveolarfortsatz wird berichtet (Greither 1955).

Die *Epithelperlen* in der Gaumenschleimhaut sind Reste von Epithelinklusionen, die bei der Verschmelzung der Gaumenplatten mit der Nasenscheidewand entstehen. Die kleineren Epithelperlen bilden sich frühzeitig beim Gaumenschluß durch Knospung und Abschnürung und sind aus polyedrischen Zellen aufgebaut. Die größeren Epithelperlen entstehen zu einem späteren Zeitpunkt (ab 5. Fetalmonat), bilden sich jedoch wie die Mehrzahl der kleinen Epithelperlen spontan zurück (teils durch Resorption, teils durch Ausscheidung des verhornten Inhaltes nach der Gaumenlichtung).

Fissurale Zysten gehen aus Epithelsträngen der Ductus nasopalatini bzw. des Canalis incisivus hervor.

Die *nasopalatinen Zysten* (s. Abschn. 5.3.1) sind am harten Gaumen mit Plattenepithel ausgekleidet, im Bereich des Canalis incisivus mit Flimmerepithel (Abrams et al. 1963; Choukas u. Toto 1964). Die im Zwischenkieferbereich gelegenen Reste des Canalis incisivus sind von Schleimdrüsen umgeben. Extrem selten sind oronasale Fisteln durch eine Persistenz des gesamten Canalis incisivus (MacGregor 1964). Nasoalveolar-Zysten bzw. globulomaxilläre Zysten (s. Abschn. 5.3.3) liegen vor dem Canalis incisivus im Knochen bzw. den Weichteilen, sind mit Plattenepithelien und Nasenschleimhautepithel ausgekleidet, zeigen oft eine symmetrische Anordnung und sollen bei der Vereinigung des Processus globularis mit der lateralen Nasenwand und dem Processus maxillaris entstehen. Die sog. fissuralen Zysten werden traditionell bei den odontogenen Zysten abgehandelt, da diese ihre wichtigste Differentialdiagnose darstellen, die meisten derartigen Zysten in ihrer Pathogenese nicht unumstritten sind und sie zum Teil auch als odontogene Zysten interpretiert werden.

9.3 Andere Anomalien

Der *Torus mandibularis* stellt eine einseitige oder bilaterale Exostose an der lingualen Seite der Mandibula über der mylohyoiden Linie in der Region der praemolaren Zähne dar. Seine Häufigkeit wird mit 0,1 – 87,1% in verschiedenen Populationen angegeben (Schaumann et al. 1970a, b). Es findet sich eine ähnliche rassische Prävalenz wie beim Torus palatinus (Eskimos: weiblich 32,3%, männlich 42,1%; Jarvis u. Gorlin 1972; Neger in Nigeria 1,9%; Sawyer et al. 1984).

Lippen-Einsenkungen („Pits") sind im Bereich des Mundwinkels, einseitig und doppelseitig in 0,2–32,13% (SCHAUMANN et al. 1970a, b), Mexiko 5,3% (SEDANO et al. 1989) beobachtet worden und gelegentlich (ca. 10%) mit praeaurikulären Einsenkungen – Invaginationen vor dem Tragus des Außenohrs (0,9–4,5%, SCHAUMANN et al. 1970a, b) kombiniert.

Die *Lippenfurchen*, d.h. das Oberflächenrelief der Lippen, sind individuell einfach oder kompliziert ausgeprägt; letztere sind bei Männern häufiger und offenbar genetisch determiniert (HIRTH u. GOEDDE 1977).

10 Sonstige Fehldifferenzierungen

Im Bereich der Mundschleimhaut können einige isolierte Fehldifferenzierungen vorkommen. Ektope Talgdrüsen – die sog. Fordyce-Flecken – wurden in Abschn. 8.3. abgehandelt. Häufiger sind Fehldifferenzierungen im Rahmen von kongenitalen dermatologischen Affektionen und angeborenen Stoffwechselstörungen (s. Abschn. 6.3). Die Mundschleimhautbeteiligung kann jeweils obligat oder fakultativ sein.

10.1 Naevus spongiosus albus (weißer Schwamm-Naevus)

Der Begriff Naevus (Fleck) ist unspezifisch und beeinhaltet verschiedene konstante, meist tumoröse Veränderungen der Haut und der Mundschleimhaut, die nicht durch äußere Ursachen bedingt sind und deshalb im allgemeinen als hereditär angesehen werden. Dabei können sie sowohl von Zellen des mehrschichtigen Plattenepithels, des Bindegewebes, der Hautadnexe, der neuroektodermalen Elemente (Melanozyten) und der Gefäße ausgehen. Der Naevus spongiosus albus ist ein nicht-pigmentierter Naevus der Mundschleimhaut, der auch als weißer Schleimhautnaevus oder weißer Schwammnaevus bezeichnet wird. Bezüglich der oralen epithelialen Naevi wird auf Kap. 12, Abschn. 2 verwiesen. Beim Naevus unius lateralis (HICKMAN et al. 1988) handelt es sich um kongenitale Fibropapillombildungen (COHEN u. YOUNG 1967).

Beim Naevus spongiosus albus liegt eine seltene, autosomal dominant erbliche Fehlbildung vor, die keiner Behandlung bedarf. Im allgemeinen wird die Wangenschleimhaut beider Seiten betroffen, in der Regel symmetrisch, seltener und nie isoliert auch andere Mundschleimhautareale, insbesondere der laterale Zungenrand. Daneben können auch Nasen-, Pharynx-, Ösophagus-, Vaginal- und Analschleimhäute involviert sein (GEIST u. GROSS 1981). Es liegt eine Störung der Epitheldifferenzierung vor, welche sich gewöhnlich z.Z. der Pubertät oder später bei beiden Geschlechtern manifestiert. Seltener besteht sie bereits bei Geburt oder im Kindesalter (KIND et al. 1990). Die weiße Rasse ist bevorzugt betroffen, selten andere Rassen (KAMALAMMA et al. 1970). Die Läsion ist asymptomatisch oder verursacht nur ein leichtes Rauhegefühl. Die betroffene Schleimhaut ist makroskopisch stark schwammig aufgelockert, gefaltet und dabei grau-weißlich verfärbt (Abb. 3.42a, b). Die Schleimhautoberfläche läßt sich mit Spatel oder Pinzette ablösen, aber nicht abwischen (HAPPLE u. MANEGOLD 1979; KIND et al. 1990) Klinisch ergibt sich vor allen Dingen die Differentialdiagnose zur Candidose und Leukoplakie. Wegen der unterschiedlichen Dignität ist

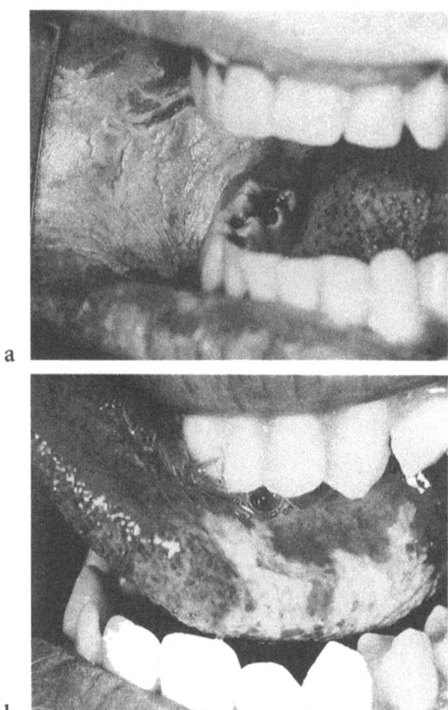

Abb. 3.42. a Naevus spongiosus der Wangenschleimhaut. Homogene, grau-weißliche, nicht abwischbare Verfärbung der gesamten Wangenschleimhaut mit leicht teigiger Aufquellung und Faltung. 17jähriger, gesunder Patient (Präp. Prof. R. MAERKER, Dortmund). **b** Im Bereich des seitlichen Zungenrandes weißliche, gut abgegrenzte, nicht abwischbare angedeutet gefaltete Veränderung der Zungenschleimhaut, ohne Ulzeration oder Infiltration von teigig, pelziger Konsistenz. 18jähriger, gesunder Patient. (Präp. Prof. R. MAERKER, Dortmund)

eine Abgrenzung besonders von der präkanzerösen Leukoplakie (s. Kap. 9) erforderlich.

Ähnliche Veränderungen, die nicht erblich bedingt sein müssen, werden auch als Leuködem bezeichnet. Es tritt vor allem im Bereich des Wangensaumes auf und ist durch ein intrazelluläres Ödem der Stachelzellen gekennzeichnet.

Mikroskopisch (Abb. 3.43) findet sich beim Naevus spongiosus eine Akanthose mit großen vakuolisierten, glykogenreichen Stachelzellen und höchstens eine geringe Hyperparakeratose. Eine Epitheldysplasie oder eine Entzündung fehlen. Allein aufgrund des histologischen Befundes, ohne Kenntnis des klinischen Bildes, ist im allgemeinen keine nosologische Diagnostik möglich. Die Stachelzellen zeigen z.T. pyknotische Kerne mit optisch leerem peripherem Zellinhalt, (eine sog. Ballonierung; COHEN u. YOUNG 1967; HAPPLE u. MANEGOLD 1979), der an die sog. Koilozyten bei Papillomavirus-Infektionen erinnert. Die Gefäße des oberen Koriums sind z.T. ektatisch. Nur selten finden sich perivaskuläre Rundzellinfiltrate.

Elektronenmikroskopisch liegt offensichtlich eine Fehlentwicklung der Tonofibrillen, Keratinosomen und Keratohyalinkörperchen vor (WHITTEN 1970;

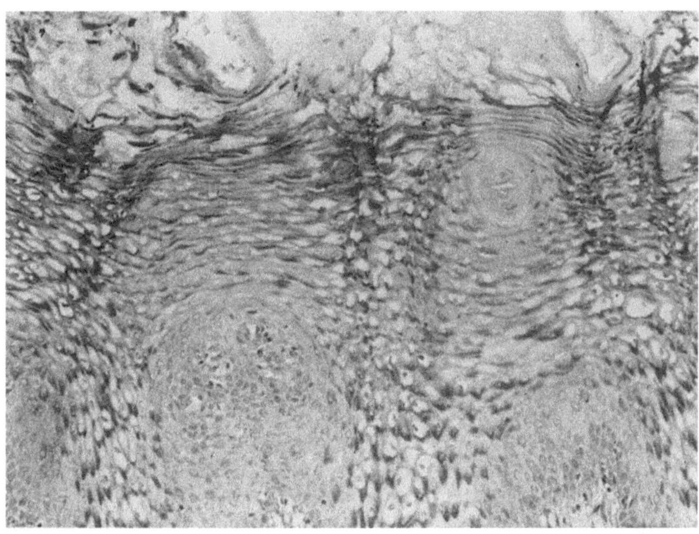

Abb. 3.43. Naevus spongiosus albus im histologischen Bild bei PAS-Färbung. Man erkennt die unregelmäßige Oberfläche des leicht parakeratotisch verhornten Epithels. Darunter ein spongiös aufgelockertes Stratum spinosum und ein regelrechtes, basal scharf abgegrenztes Stratum basale. Keine entzündlichen Infiltrate, mäßig Glykogeneinlagerungen in den Stachelzellen. PAS-Färbung, × 250

Frithiof u. Banoczy 1976). Chomette et al. (1980) beschreiben ebenfalls beträchtliche Störungen der Filamentgenese, wobei teilweise unzureichend Filamente gebildet werden, welche die Zellen klar erscheinen lassen, oder es liegt eine übermäßige Tonofilamentproduktion vor, welche die Zellen dunkel erscheinen lässt. Daneben wurden auch Anomalien der Zellverbindungen, d.h. Desmosomen festgestellt, die möglicherweise zu einer Abschilferungsstörung der Zellen führen. Insbesondere ist die penta-lamelläre Struktur der Desmosomen verändert. Die Ausschleusung der Keratinosome soll gestört sein.

Wieweit sich unter diesem Bild auch Papillomavirus-Läsionen präsentieren können, ist noch nicht geklärt. Auch histologisch muß eine Candida-Infektion ausgeschlossen werden; umgekehrt schließt der Nachweis von Candida albicans-Hyphen nicht die Diagnose eines weißen Schleimhautnaevus aus. Weitere histologische Differentialdiagnosen sind Läsionen bei Morsicatio buccarum, Lichen planus, fokaler epithelialer Hyperplasie, Leuködem, Pachyonychia und hereditärer benigner intraepithelialer Dyskeratose. Ganz vereinzelt wurde über das Auftreten eines Plattenepithelkarzinoms auf dem Boden eines Naevus spongiosus albus berichtet; soweit beurteilbar handelte es sich hierbei um primäre Fehldiagnosen von präkanzerösen Leukoplakien als Naevus spongiosus albus (Downham u. Plezia 1978).

10.2 Veränderungen bei kongenitalen dermatologischen Affektionen

Trotz der ektodermalen Herkunft eines großen Teils der Mundschleimhaut ist es bemerkenswert, daß die meisten kongenitalen Dermatosen sich hier nicht preferentiell manifestieren. Hierzu gehört die Ichthyosis (MARTIN u. NUSBACHER 1985), die Pachyonychia cogenita, bei der nur leichte opaque-weißliche Schleimhautverdickungen, v.a. der Zunge und der Interdentallinie, beschrieben werden (MASER 1977; YOUNG u. LENOX 1973) und das Xeroderma pigmentosum, bei dem neben Hautkarzinomen auch gelegentlich Oralkarzinome aufgrund einer Störung der DNA-Reparatur auftreten können.

Bei der hereditären benignen intraepithelialen Dyskeratose (HBID), einem autosomal dominanten Leiden, bei dem die Verhornungssstörung im Korneabereich zur Erblindung führen kann, werden Mundschleimhautveränderungen makroskopisch und histologisch ähnlich wie beim Naevus spongiosus beobachtet, die ebenfalls asymptomatisch sind. Es werden komplexe Störungen der Tonofilamente und Desmosomen beschrieben (SADEGHI u. WITKOP 1977).

10.2.1 Dyskeratosis congenita (Zinsser-Engman-Cole-Syndrom)

Hierbei handelt es sich um eine Atrophie der Haut und Pigmentationsstörungen, die sich im Kindesalter oder erst in der Pubertät manifestiert. Die meisten Patienten werden nicht älter als 30 Jahre. Oral finden sich weißliche, leukoplakieartige Veränderungen, daneben treten Bläschen und Blasen ab dem 5.–7. Lebensjahr auf, die zu schlecht heilenden Ulzera führen. Schließlich wird die Mundschleimhaut glatt atrophisch mit Verlust des Papillenreliefs. Auf dem Boden dieser Veränderungen können Plattenepithelkarzinome auftreten (SCHMIDT u. GEBHART 1983). Die weißlichen Mundschleimhautveränderungen müssen von Leukoplakien i.e. S. abgegrenzt werden. Das histologische Bild ist uncharakteristisch und zeigt eine mäßige Hyperkeratose und ein prominentes Stratum granulosum (OGDEN et al. 1988; MCKAY et al. 1991); ebenso fanden sich ultrastrukturell nur unspezifische Kern- und Zytoplasmaveränderungen (MCKAY et al. 1991). Das Keratinprofil zeigt demgegenüber eine Störung im Sinne einer Unreife mit Koexpression von Zytokeratin 10, 13 und 16 (OGDEN et al. 1992).

10.2.2 Epidermolysis bullosa

Bei der Epidermolysis bullosa herediteria handelt es sich um eine vererbte Krankheit des äußeren Integuments mit lokalisierter oder generalisierter Blasenbildung, welche mit und ohne Narbenbildung ausheilen kann. Die plattenepithelial bedeckten Schleimhäute, wie Mundschleimhaut, Ösophagus und Larynx, können mitbefallen sein. Betroffen sind ein Neugeborenes unter 40000 Lebendgeburten. Nach dem Vererbungsmuster unterscheidet man autosomal-dominante, autosomal-rezessive und x-chromosomal-rezessive Typen. Die Blasenbildungen treten jeweils nach geringen äußeren Traumen auf. Nach der Lokalisation der Blasenbildung unterscheidet man drei Typen:

- „simplex" mit Lyse oberhalb der Basalmembran,
- „dystroph" mit Lyse unterhalb der Basalmembran und
- „junktional" mit Lyse im Bereich der Lamina lucida.

Die Subtypisierung wird durch elektronenmikroskopische Untersuchungen oder immunfluoreszenz-mikroskopische Markierungen an induzierten Blasen der Haut vorgenommen. Insgesamt wurden mehr als 18 verschiedene Typen der Epidermolysis bullosa beschrieben. Die Prognose der verschiedenen Subtypen zeigt erhebliche Unterschiede, vom frühen Tod im allgemeinen als Folge einer Sepsis bis zu Langzeitüberlebenden ohne Wachstumsretardierung und ohne stärkere, dystrophe Vernarbung. Die Epidermolysis bullosa gravis bzw. letalis ist durch einen besonders schweren Verlauf mit Tod, im allgemeinen in den ersten zwei Lebensjahren gekennzeichnet.

Die Differentialdiagnose der Epidermolysis bullosa umfaßt gesamthaft das bullöse Pemphigoid, den Pemphigus vulgaris, den systemischen Lupus erythematodes, Porphyria cutanea tarda, die Wegener-Granulomatose, das Behcet-Syndrom, die rezidivierende Polychondritis und die Amyloidose.

Die verschiedenen Subtypen der Epidermolysis bullosa hereditaria betreffen auch die Mundschleimhaut in unterschiedlichem Maße. Eine Beteiligung bei der Simplexform ist offensichtlich ausgesprochen selten, während beim rezessiv-dystrophen Typ und bei der Epidermolysis bullosa letalis häufig schwerwiegende Mundschleimhautveränderungen bestehen (Gorlin 1971; Crawford et al. 1976). Ebenso wie im Larynx- und Ösophagusbereich treten in der Mundschleimhaut fragile Blasenbildungen auf, die sich in allen Lokalisationen finden können, wobei besonders häufig harter und weicher Gaumen betroffen sind. Als Folge der immer wieder auftretenden Ulzera kommt es zur Vernarbung und Schrumpfung, u. U. zur Keloidbildung. Es resultieren Verwachsungen, häufig zwischen Wangenschleimhaut und Gingiva, sowie Kontrakturen. Spätfolgen sind eine Mikrostomie und Immobilität von Lippen und Zungen. Eine besondere Manifestation stellen fibröse Knoten dar (Giansanti 1975). Das histologische Bild der Schleimhautveränderungen zeigt ein deutlich verdünntes Epithel mit Blasenbildung in den beschriebenen Lokalisationen. Wenn keine Ruptur der Blase stattgefunden hat, fehlen nennenswerte entzündliche Infiltrate. Außerdem ist die Odontogenese gestört; es finden sich Veränderungen der Ameloblasten (Gardner u. Hudson 1975), welche in Zahndeformitäten, Defekten und Schmelzanomalien resultieren. Die durch die Schmelzdefekte verursachten schweren kariösen Zahnveränderungen können zur kompletten Odontektomie führen (Gormley 1976).

Literatur[1]

Abdelsayed RA, Wetherington RW, Bent JP, Sharpe DE, Ga A (1999) Glial choristoma of the tongue. A case report and review of the literature. Oral Surg Oral Med Oral Pathol 87: 215–222

Aboyans V, Ghaemmaghami A (1973) The incidence of fissured tongue among 4.009 Iranian dental outpatients. Oral Surg Oral Med Oral Pathol 36: 34–38

Abrams AM, Howell FV, Bullock WK (1963) Nasopalatine cysts. Oral Surg Oral Med Oral Pathol 16: 306–332

Adrendorf TM, Hanslo B (1995) Proteus syndrome: association with gingival hyperplasia. J Oral Pathol Med 24: 383–384

Allard RHB, van der Kwast WAM, van der Waal I (1981) Nasopalatine duct cyst. Review of the literature and report of 22 cases. Int J Oral Surg 10: 447–461

[1] Bei der Fülle der neueren Literatur wird bezüglich älterer Arbeiten auch auf das Literaturverzeichnis in der 1. Auflage (1966, S. 128–161) verwiesen.

Allard RHB, de Vries K, van der Kwast WAM (1982) Persisting bilateral nasopalatine ducts: a developmental anomaly. Report of a case. Oral Surg Oral Med Oral Pathol 53: 24-26

Altermatt HJ, Gebbers J-O, Vrticka K, Arnold W, Laissue JA (1986) Velofaziale Hypoplasie und submuköse Gaumenspalte: Histologische Analogien. Eine vergleichende histologische und histomorphometrische Untersuchung der Gaumensegelmuskulatur. Laryngorhinootologie 65: 309-313

Anneroth O, Hall G, Stuge U (1986) Nasopalatine duct cyst. Int J Oral Maxillofac Surg 15: 572-580

Antoine MGA, White MJD, Heffner DK, Case Ch (1985) Teratoma of the tongue: a case report and literature review. Laryngoscope 95:1262-1263

Antoniades K, Peonidis A, Pehlivanidis C, Kavadia S, Panagiotidis P (1994) Craniofacial manifestations of Smith-Lemli-Opitz syndrome: case report. Int J Oral Maxillofac Surg 23: 363-365

Antoniades K, Kommata A, Emporiadou M, Kariki E (1995) Delayed infantile cortical hyperostosis (Caffey's disease): case report. Int J Oral Maxillofac Surg 24: 303-305

Antoniades K, Giannouli Th, Vahtsevanos K (1997) Hemifacial atrophy secondary to poliomyelitis. Int J Oral Max Surg 26: 215-216

Antoniades DZ, Belazi M, Papanayiotou P (1998) Concurrence of torus palatinus with palatal and buccal exostoses. Case report and review of the literature. Oral Surg Oral Med Oral Pathol 85: 552-557

Archer WH (1975) Oral and maxillofacial surgery. Saunders, Philadelphia, pp 656-660

Arey LB (1965) Developmental anatomy. 7th edn. Saunders, Philadelphia, p 205

Awouters P, Reychler H (1991) Enteric duplication in the oral cavity. Int J Oral Maxillofac Surg 20: 12-14

Baden E, Pierce HE, Jackson WF (1955) Multiple neurofibromatosis with oral lesion. Review of the literature and report of a case. Oral Surg Oral Med Oral Pathol 8: 263-280

Bagatin M (1984) Submucous cleft palate. Int J Oral Maxillofac Surg 13: 37-38

Barnett ML, Bosshardt LL, Morgan AF (1972) Double lip and double lip with blepharochalasis (Ascher's syndrome). Oral Surg Oral Med Oral Pathol 34: 727-733

Barrett AW, Griffiths MJ, Scully C (1993) The de Lange syndrome in association with a bleeding tendency: oral surgical implications. Int J Oral Maxillofac Surg 22: 171-172

Barrett PO (1970) Cleidocranial dysostosis: report of case. J Oral Surg 28: 679-681

Bartlett RC, Myall RWT, Bean LR, Mandelstam P (1971) A neuropolyendocrine syndrome: mucosal neuromas, pheochromocytoma, and medullary thyroid carcinoma. Oral Surg Oral Med Oral Pathol 31: 206-220

Bartlett RC, Eversole LR, Adkins RS (1972) Autosomal recessive hypohidrotic ectodermal dysplasia: dental manifestations. Oral Surg Oral Med Oral Pathol 33: 736-742

Baughman RA (1971) Median rhomboid glossitis: a developmental anomaly? Oral Surg Oral Med Oral Pathol 31:56-65

Baughman RA (1972) Lingual thyroid and lingual thyroglossal tract remnants. A clinical and histopathologic study with review of the literature. Oral Surg Oral Med Oral Pathol 34: 781-799

Baughman RA, Heidrich PD (1980) The oral hair: an extremely rare phenomenon. Oral Surg Oral Med Oral Pathol 49: 530-531

Bazopoulou-Kyrkanidou E, Papagianoulis L, Papanicolaou S, Mavrou A (1990) Laband syndrome: a case report. J Oral Pathol Med 19: 385-387

Bazopoulou-Kyrkanidou E, Tosios KI, Zabelis G, Charalampopoulou S, Papanicolaou SI (1998) Hyalinosis cutis et mucosae gingival involvement. Case report. J Oral Pathol Med 27: 233-237

Becker R (1966) Die Wachstumsstörungen des Unterkiefers. Entstehung und Therapie. Hüther, Heidelberg

Behlfelt KM, Gundlach KKH (1986) Dysplasia cleidocranialis. Symptome im Kieferbereich und ihre Behandlung. Fortschr Kiefer Gesichtschir 31: 175-178

Bencze J, Schnitzler A, Walawska J (1973) Dominant inheritance of hemifacial hyperplasia associated with strabismus. Oral Surg Oral Med Oral Pathol 35: 489-500

Bender IB, Bender AL (1996) Dental observations in Gaucher's disease. Review of the literature and two case reports with 13- and 60-year follow-ups. Oral Surg Oral Med Oral Pathol 82: 650-659

Betts NJ, Stewart CB, Fonseca RJ, Scott RF (1993) Multiple central giant lesions with a Nooman-like phenotype. Oral Surg Oral Med Oral Pathol 76: 601–607
Bhaskar SN, Bernier JL (1959) Histogenesis of branchial cysts – a report of 468 cases. Am J Pathol 35: 407–423
Biglioli F, Gianni AB, Di Francesco A (1996) Congenital teratoma of the cheek: report of a case. Int J Oral Maxillofac Surg 25: 208–209
Black EE, Leathers RD, Youngblood D (1993) Dermoid cyst of the floor of the mouth. Oral Surg Oral Med Oral Pathol 75: 556–558
Blanco R, Jara L, Villaseca MC (1998) Association of the genetic variation of (MSX1-7) and non syndromic cleft lip palate in Chilean subjects. Rev Med Chil 126: 637–645
Blechschmidt E (1982) Die Entwicklungskinetik des Gesichtsschädels. Lippen-Kiefer-Gaumenspalten. 3rd International Symposium, Hamburg 1979. Thieme, Stuttgart New York, S 234
Bonn RC (1972) Cystic lesions of the maxilla. Larygoscope 82: 308–320
Bonnaure-Mallet M, Loiseaux-Corvez MN, Goasguen J, Apiou J, Jezequel C (1991) Gingival biopsy in diagnosis of inborn storage diseases: a case of aspartylglycosaminuria. J Oral Pathol Med 20: 237–240
Bonorden SW, Reinken L (1988) Das Cornelia-de-Lange-Syndrom. Ein sehr seltenes Kombinationsbild kranio-mandibulo-fazialer Dysmorphien. Klinisches Erscheinungsbild und operative Therapiemöglichkeiten. Dtsch Z Mund Kiefer Gesichtschir 12: 276–280
Borgström MK, Riise R, Tornqvist K, Granath L (1996) Anomalies in the permanent dentition and other oral findings in 29 individuals with Laurence-Moon-Bardet-Biedl syndrome. J Oral Pathol Med 25: 86–89
Braun O (1989) Zur Frage der Pathogenese des sog. „Potter-Gesichts" bei Nierenfehlbildungen. Verh Dtsch Ges Pathol 73: 608
Braun-Falco F (1960) Zum Krankheitsbild der Glossitis rhombica mediana. Z Laryngorhinol 39: 381–383
Bräutigam B, Bender SW (1987) EEC-Syndrom. Mögliche Assoziation mit Alpha-1-Antitrypsinmangel. Dtsch Z Mund Kiefer Gesichtschir 11: 309–315
Breckwoldt H (1936) Über die Zahnverhältnisse bei Zyklopie und Gesichtsspalte. Beitr Pathol Anat 98: 115–135
Brinsmade AB (1957) Entwicklungsstörungen am Kaninchenembryo nach Glukosemangel beim trächtigen Muttertier. Beitr Pathol Anat 117: 140–153
Brocq L, Pautrier LM (1914) Glossite losangique médiane de la face dorsale de la langue. Ann Dermatol Syph (Paris) 5: 1–18
Brodie H (1959) Nasopalatine cyst. J Oral Surg 17: 64–65
Brooks JK, Coccaro PJ, Zarbin MA (1989) The Rieger anomaly concomitant with multiple dental, craniofacial, and somatic midline anomalies and short stature. Oral Surg Oral Med Oral Pathol 68: 717–724
Brown CA, Baker RD (1972) Dermoid cyst: report of a case. J Oral Surg 30: 55–58
Brüning EJ (1956) Zur Pathologie des Klippel-Trenaunayschen Syndroms (partieller Riesenwuchs mit planen Angiomen). Zentralbl Allg Pathol Pathol Anat 95: 142–151
Buchner A, Hansen LS (1980) Lymphoepithelial cysts of the oral cavity. A clinicopathologic study of thirty-eight cases. Oral Surg Oral Med Oral Pathol 50: 441–449
Büchner F (1959) Allgemeine Pathologie, 3. Aufl. Urban & Schwarzenberg, München Berlin
Burchfield D, Escobar V (1980) Familial facial asymmetry (autosomal dominant hemihypertrophy?). Oral Surg Oral Med Oral Pathol 50: 321–324
Burkhardt L (1953) Lippen-Kiefer-Gaumenspalten und Mongolismus – Zwei Gruppen multipler Abartungen in vergleichend-anatomischer Gegenüberstellung – als Beitrag zur Frage der Phänogenese. Verh Dtsch Ges Pathol 36: 402–412
Burkhardt L (1970) Pathologische Anatomie des Schädels in seiner Beziehung zum Inhalt, spezielle Pathologie des Schädelskeletts. In: Uehlinger E (Hrsg) Handbuch Spez Pathol Anat Histol, Bd IX: Bewegungsapparat. Springer, Berlin Heidelberg New York, S 1–352
Bychkov V, Gatti WM, Fresco R (1988) Tumor of the tongue containing heterotopic brain tissue. Oral Surg Oral Med Oral Pathol 66: 71–73
Calderon S, Kaplan I, Gornish M (1991) Epignathus. Case report of long-term survival with no surgery. Int J Oral Maxillofac Surg 20: 322–324

Cameron AC, McKellar GMW, Widmer RP (1993) A case of neurocristopathy that manifests facial clefting and maxillary duplication. Oral Surg Oral Med Oral Pathol 75: 338–342
Camisa CH, Bikowski B, McDonald SG (1984) Cowden's disease. Association with squamous cell carcinoma of the tongue and perianal basal cell carcinoma. Arch Dermatol 120: 677–678
Carroll SB (1995) Homeotic genes and the evolution of arthropods and chordates. Nature 376:479–485
Casino AJ, Sciubba JJ, Ohri GL, Rosner F, Winston J, Yunis M, Wolk D (1981) Oral-facial manifestations of the multiple endocrine neoplasia syndrome. Oral Surg Oral Med Oral Pathol 51: 516–523
Chadwick B, Hunter B, Hunter L, Aldred M, Wilkie A (1994) Laband syndrome: report of two cases, review of the literature, and identification of additional manifestations. Oral Surg Oral Med Oral Pathol 78: 57–63
Chamda RA, Shear M (1980) Dimensions of incisive fossae on dry skulls and radiograph. Int. J Oral Surg 9: 452–457
Chapple IL, Ord RA (1990) Patent nasopalatine ducts: four case presentations and review of the literature. Oral Surg Oral Med Oral Pathol 69: 554–558
Chaudhry AP, Yamane GM, Scharlock SE, SunderRaj M, Jain R (1984) A clinco-pathological study of intraoral lymphoepithelial cysts. J Oral Med 39: 79–84
Childers NK, Wright JT (1986) Dental and craniofacial anomalies of Axenfeld-Rieger syndrome. J Oral Pathol Med 15: 534–539
Chomette G, Auriol M, Plocieniak C, Vaillant M (1980) Leucodysplasie familiale de la cavité buccale à type de White sponge naevus. Annal d'Anat Pathol (Paris) 25: 57–64
Choukas N, Toto PD (1964) Fissural cysts of the palate. Oral Surg Oral Med Oral Pathol 17: 497–502
Christ TF (1970) The globulomaxillary cyst - an embryologic misconception. Oral Surg Oral Med Oral Pathol 30: 515–526
Clausnitzer KH (1956) Über eine Diprosopie bei geschlossenem Neurocranium. Zentralbl Allg Pathol Pathol Anat 95: 329–336
Cobo J, Argüelles J, Vijande M, Ibaseta G (1992) Williams Syndrome. Report of a case. Oral Surg Oral Med Oral Pathol 74: 756–759
Cohen DM, Green JG, Diekmann SL (1988) Concurrent anomalies: Cheilitis glandularis and double lip. Report of a case. Oral Surg Oral Med Oral Pathol 66: 397–399
Cohen L, Young AH (1967) The white sponge naevus. Br J Oral Surg 5: 206–210
Cohen MM Jr (1989a) Syndromology: an updated conceptual overview. I. Syndrome concepts, designations, and population characteristics. Int J Oral Maxillofac Surg 18: 216–222
Cohen MM Jr (1989b) Syndromology: an updated conceptual overview. II. Syndrome classifications. Int J Oral Maxillofac Surg 18: 223–228
Cohen MM Jr (1989c) Syndromology: an updated conceptual overview. III. Syndrome delineation. Int J Oral Maxillofac Surg 18: 281–285
Cohen MM Jr (1989d) Syndromology: an updated conceptual overview. IV. Perspectives on malformation syndromes. Int J Oral Maxillofac Surg 18: 286–290
Cohen MM Jr (1989e) Syndromology: an updated conceptual overview. V. Aspects of aneuploidy. Int J Oral Maxillofac Surg 18: 333–338
Cohen MM Jr (1989f) Syndromology: an updated conceptual overview. VI. Molecular and biochemical aspects of dysmorphology. Int J Oral Maxillofac Surg 18: 339–346
Cohen MM Jr (1990a) Syndromology: an updated conceptual overview. VII. Aspects of teratogenesis. Int J Oral Maxillofac Surg 19: 26–32
Cohen MM Jr (1990b) Syndromology: an updated conceptual overview. VIII. Deformations and disruptions. Int J Oral Maxillofac Surg 19: 33–37
Cohen MM Jr (1990c) Syndromology: an updated conceptual overview. IX. Facial dysmorphology. Int J Oral Maxillofac Surg 19: 81–88
Cohen MM Jr (1995a) Perspectives on craniofacial asymmetry. I. The biology of asymmetry. Int J Oral Maxillofac Surg 24: 2–7
Cohen MM Jr (1995b) Perspectives on craniofacial asymmetry. II. Asymmetric embryopathies. Int J Oral Maxillofac Surg 24: 8–12
Cohen MM Jr (1995c) Perspectives on craniofacial asymmetry. III. Common and/or well-known causes of asymmetry. Int J Oral Maxillofac Surg 24: 127–133

Cohen MM Jr (1995d) Perspectives on craniofacial asymmetry. IV. Hemi-asymmetries. Int J Oral Maxillofac Surg 24: 134–141

Cohen MM Jr (1995e) Perspectives on craniofacial asymmetry. V. The craniosynostoses. Int J Oral Maxillofac Surg 24: 191–194

Cohen MM Jr (1995f) Perspectives on craniofacial asymmetry. VI. The hamartoses. Int J Oral Maxillofac Surg 24: 195–200

Cohen MM Jr (1996) A clinical study of the craniofacial features in Apert syndrome. Int J Oral Maxillofac Surg 25: 45–53

Cohen M, Levine J (1936) Incisive canal cyst of edentulous maxilla. Int J Orthod 22: 526–529

Cranin AN, Gallo L (1990) Hemifacial microsomia with an edentulous mandible: forme fruste or a new syndrome? Oral Surg Oral Med Oral Pathol 70: 29–33

Crawford EG, Burkes EJ, Briggman EA (1976) Hereditary epidermolysis bullosa: oral manifestations and dental therapy. J Oral Surg 42: 490–491

Curtin JP, McCarthy SW (1997) Perineural fibrous thickening within the dental pulp in type 1 neurofibromatosis. A case report. Oral Surg Oral Med Oral Pathol 84: 400–403

D'Ambrosio JA, Langlais RP, Young RS (1988) Jaw and skull changes in neurofibromatosis. Oral Surg Oral Med Oral Pathol 66: 391–396

Daley TD (1992) Intraoral sebaceous hyperplasia. Diagnostic criteria. Oral Surg Oral Med Oral Pathol 74: 343–347

Daley TD (1993) Pathology of intraoral sebaceous glands. J Oral Pathol Med 22: 241–245

Daley TD, Wysocki GP, Lovas GL Smout MS (1984) Heterotopic gastric cyst of the oral cavity. Head Neck Surg 7: 168–171

Damme PhA van , Mooren REC (1994) Differentiation of multiple giant cell lesions, Noonan-like syndrome, and (occult) hyperparathyroidism. Case report and review of the literature. Int J Oral Maxiollofac Surg 23: 32–36

Das AK, Koley DL (1970) Fissural cysts of the palate. J Indian Dent Assoc 43: 169–172

Davis RK, Baer P, Archard HO, Palmer JH (1964) Tuberous sclerosis with oral manifestations. Oral Surg Oral Med Oral Pathol 17: 395–400

Dean D, Ceballos R (1985) Congenital malformations: dental features of acardia – Case report. J Oral Pathol Med 40: 106–107

Desai SS (1997) Down syndrome. A review of the literature. Oral Surg Oral Med Oral Pathol 84: 279–285

Devlin H, Sloan P, Thakkar NS (1995) Oral manifestations of infantile systemic hyalinosis. J Oral Pathol Med 24:140–143

Diewert VM, Shiota K (1990) Morphological observations in normal primary palate and cleft lip embryos in the Kyoto collection. Teratology 41: 663–677

Domarus H von, Ziegner E, Froster-Iskenius U, Schwinger E (1983) Spontane Neumutation als Ursache eines Gardner-Syndroms. Dtsch Z Mund Kiefer Gesichtschr 7: 471–477

Dormandy ThL (1957) Gastrointestinal polyposis with mucocutaneous pigmentation (Peutz-Jeghers syndrome). New Engl J Med 256: 1093, 1141, 1186

Downham TF, Plezia RA (1978) Oral squamous-cell carcinoma within a white-sponge nevus. J Dermatol Surg Oncol 4: 470–472

D'Silva NJ, Anderson L (1993) Globulomaxillary cyst revisited. Oral Surg Oral Med Oral Pathol 76: 182–184

Dunlap C, Neville B, Vickers RA, O'Niel D, Barker B (1989) The Noonan sydrome-cherubism association. Oral Surg Oral Med Oral Pathol 67: 698–705

Ecker HA (1970) An unusual bilateral oblique facial cleft: report of case. J Oral Surg 28: 619–620

Eidelman E, Chosak A, Cohen T (1976) Scrotal tongue and geographic tongue: polygenic and associates traits. Oral Surg Oral Med Oral Pathol 42: 591–596

Everett FG, Wescott WB (1961) Commissural lip pits. Oral Surg Oral Med Oral Pathol 14: 202–209

Faerber EN, Swartz JD (1983) Heterotopic pharyngeal brain. AJNR 4: 989–990

Farias M, Vargervik K (1988) Dental development in hemifacial microsomia. I. Eruption and agenesis. Pediatr Dent 10: 140–143

Ferenczy K (1958) The relationship of globulomaxillary cysts to the fusion of embryonal processes and to cleft palates. Oral Surg Oral Med Oral Pathol 11: 1388–1393

Ferguson MWJ (1988) Palate development in craniofacial development. Dev Suppl 103: 41–60
Fetkowska-Mielnik K, Piatkowska A, Mielnik-Blaszczak M (1986) A rare case of numerous oral hairs in a 13-year-old boy with alopecia areata. Oral Surg Oral Med Oral Pathol 62: 267–269
Findlay GH (1954) Idiopathic enlargements of the lips: cheilitis granulomatosa, Ascher's syndrome and double lip. Br J Dermatol 66: 129–138
Finkelstein MW, Hammond HL, Jones RB (1982) Hyalinosis cutis et mucosae. Oral Surg Oral Med Oral Pathol 54: 49–58
Fogh-Anderson P (1982) Ätiologie und Epidemiologie der Lippen-Kiefer-Gaumen-Spalten. In: Pfeifer G (Hrsg) Lippen-Kiefer-Gaumen-Spalten. 3rd International Symposium Hamburg 1979. Thieme, Stuttgart New York, S 13–18
Fonseca I, Martins AG, Soares J (1991) Submandibular endodermal sinus (yolk sac) tumor in a female infant. A case report. Int J Oral Maxillofac Surg 20: 46–47
Fordyce JA (1896) A peculiar affection of the mucous membrane of the lips and oral cavity. J Cutan Genitourin Dis 14: 413–419
Franceschetti A (1944) Un syndrome nouveau: de la dysostose mandibulofaciale. Bull Schweiz Akad Med Wiss 1: 60–66
Frithiof L, Bánóczy J (1976) White sponge nevus (leukoedema exfoliativum mucosae oris): ultrastructural observations. Oral Surg Oral Med Oral Pathol 41: 607–622
Gaare JD, Langman J (1977a) Fusion of nasal swellings in the mouse embryo: surface coat and initial contact. Am J Anat 150: 461–76
Gaare JD, Langman J (1977b) Fusion of nasal swellings in the mouse embryo: regression of the nasal fin. Am J Anat 150: 477–500
Gabka J (1958) Schädeldestruktion und Wachstumsstörungen infolge eines großen unilateralen Hämangiocavernoms. Fortschr Kiefer Gesichtschir 4: 58–61
Gabka J (1962) Hasenscharten und Wolfsrachen. De Gruyter, Berlin
Garcia MG, Avila CG, Arranz JSL, Garcia JG (1988) Heterotopic brain tissue in the oral cavity. Oral Surg Oral Med Oral Pathol 66: 218–222
Gardner DG (1971) The oral manifestations of Hurler's syndrome. Oral Surg Oral Med Oral Pathol 32: 46–57
Gardner DG (1988) An evaluation of reported cases of median mandibular cysts. Oral Surg Oral Med Oral Pathol 65: 208–213
Gardner DG, Hudson CD (1975) The disturbances in odontogenesis in epidermolysis bullosa hereditaria letalis. Oral Surg Oral Med Oral Pathol 40: 483–493
Gardner DG, Lim H (1971) The oral manifestations of cyclopia. Oral Surg Oral Med Oral Pathol 32: 910–917
Gardner DG, Yaacob HB, Hamid JA (1987) Teratoma of the maxilla. Oral Surg Oral Med Oral Pathol 64: 68–71
Geist ET, Gross BD (1981) Third- and fourth-generation white sponge nevus: report of case. J Oral Surg 39: 457–458
Gentscheff C (1934) Über Skelettreste in der menschlichen Zunge. Virchows Arch A Pathol Anat Histopathol 293: 129–134
Gerstel G (1928) Über eine epignathoide Polygnathie außergewöhnlichen Sitzes, zugleich zur Einteilung und Beurteilung der Polygnathen. Virchows Arch A Pathol Anat Histopathol 270: 399–428
Giansanti JS (1975) Oral nodular excrescences in epidermolysis bullosa. Oral Surg Oral Med Oral Pathol 40: 385–390
Giansanti J, Someren A, Waldron C (1970) The odontogenic adenomatoid tumor (adenoameloblastoma). Oral Surg Oral Med Oral Pathol 30: 69–86
Giansanti JS, Long SM, Rankin JL (1974) The „tooth and nail" type of autosomal dominant ectodermal dysplasia. Oral Surg Oral Med Oral Pathol 37: 576–582
Gilbert HD, Plezia RA, Pietruk T (1985) Cowden's disease (multiple hamartoma syndrome). J Oral Maxillofac Surg 43:457–460
Giordano A (1938) Über die formale Genese der angeborenen Kleinheit des Unterkiefers. Beitr Pathol Anat 100: 169–183
Giunta J, Cataldo E (1973) Lymphoepithelial cysts of the oral mucosa. Oral Surg Oral Med Oral Pathol 35: 77–84

Giunta JL, Friedman AL, Karp R (1982) Dermoid cyst of the tongue with sinus tract. Oral Surg Oral Med Oral Pathol 53: 450–453

Gorensek M, Matko I, Skralovnik A, Rode M, Satler J, Jutersek K (1984) Disseminated hereditary gastrointestinal polyposis with orocutaneous hamartomatosis (Cowden's disease). Endoscopy 16: 59–63

Gorlin RJ (1957) Potentialities of oral epithelium manifest by mandibular dentigerous cysts. Oral Surg Oral Med Oral Pathol 10: 271–284

Gorlin RJ (1971) Epidermolysis bullosa. J Oral Surg 32: 760–765

Gorlin RJ, Pindborg JJ (1964) Syndromes of the head and neck. Mosby, St Louis

Gorlin RJ, Poznanski AK, Hendon I (1973) The oto-palato-digital (OPD) syndrome in females. Oral Surg Oral Med Oral Pathol 35: 218–224

Gorlin RJ, Cohen MM, Levin LS (1990) Syndromes of the head and neck, 3rd edn. Oxford University Press, New York Oxford

Gormley JW (1976) Epidermolysis bullosa and associated problems in oral surgical treatment. J Oral Surg 34: 45–46

Goss AN (1977) Intra-uterine healing of fetal rat oral mucosal, skin and cartilage wounds. J Oral Pathol Med 6: 35–43

Greither A (1955) Dermatologie der Mundhöhle und der Mundumgebung. Systematik, Morphologie und Grundzüge der Behandlung. Thieme, Stuttgart

Grevers G (1994) Zur Manifestation des Urbach-Wiethe-Syndroms im HNO-Bereich. Laryngorhinootologie 73: 543–544

Grob M (1957) Lehrbuch der Kinderchirurgie. Thieme, Stuttgart

Gruber GB (1949) Zur Kenntnis kranialer Doppelbildung beim Menschen mit Zwerchfellfehlern und mit Herzbeutel-Lunge. Beitr Pathol Anat 110: 346–360

Grutzner E, Gorlin R (1988) Craniofrontonasal dysplasia: phenotypic expression in females and males and genetic considerations. Oral Surg Oral Med Oral Pathol 65: 436–44

Guion-Almeida ML, Richieri-Costa A, Saavedra D, Cohen MM Jr (1996) Frontonasal dysplasia: analysis of 21 cases and literature review. Int J Oral Maxillofac Surg 25: 91–97

Gupta DS (1975) Double palate. Oral Surg Oral Med Oral Pathol 40: 53–55

Gyenes V, de Grósz J, Tóth J (1963) Some observations concerning mandibulo-facial dysostosis (Franceschetti's syndrome). Oral Surg Oral Med Oral Pathol 16: 68–72

Haddad IK, Shano'on H, Saleh S (1999) Congenital unilateral fusion of the maxilla and mandible. J Oral Pathol Med 28: 238–240

Hallett KB, Bankier A, Chow ChW, Bateman J, Hall RK (1995) Gingival fibromatosis and Klippel-Trénaunay-Weber syndrome. Oral Surg Oral Med Oral Pathol 79: 578–582

Happle R, Manegold HG (1979) Weißer Schleimhautnävus. Hautarzt 30: 30–32

Happonen RP, Ylipaavalniemie P, Calonius B (1982) A survey of 15,758 oral biopsies in Finland. Proc Finn Dent Soc 78: 201–206

Harada H, Kusukawa J, Kameyama T (1995) Congenital teratoid cyst of the floor of the mouth – a case report. Int J Oral Maxillofac Surg 24: 361–362

Härle F, Jostarndt L, von der Burchard HJ (1986) Sind das Gardner-Syndrom und die familiäre Polyposis coli ein Krankheitsbild? Fortschr Kiefer Gesichtschir 31:143–144

Harrison M, Odell EW, Agrawal M, Saravanamuttu R, Longhurst P (1998) Gingival fibromatosis with prune-belly syndrome. Oral Surg Oral Med Oral Pathol 86: 304–307

Hartmann G (1959) Erstickungstod bei hochgradig kongenitalem Defekt des sekundären Gaumens. Zentralbl Allg Pathol Pathol Anat 99: 329–333

Hattab FN, Al-Khateeb T, Mansour M (1996) Oral manifestations of severe short-limb dwarfism resembling Grebe chondrodysplasia. Report of a case. Oral Surg Oral Med Oral Pathol 81: 550–555

Hausamen J-E, Solbach HG, Pape H-D (1969) Klinischer Beitrag zum Ascher-Syndrom. Dtsch Zahnärztl Zschr 24: 983–987

Hayashi S, Tomioka T, Aoki H, Nakakuki K, Mekaru K (1973) Hemifacial hypertrophy. Report of two cases. Oral Surg Oral Med Oral Pathol 35: 750–761

Heilmann P (1931) Zungenstruma und Hypothyreose. Zentralbl Allg Pathol Pathol Anat 52: 129–132

Henkel K-E, Pfeiffer RA, Stöß H (1993 a) Genetisch-morphologische Letalsyndrome. Das Smith-Lemli-Opitz-Syndrom. Pathologe 14: 90–92

Henkel K-E, Pfeiffer RA, Stöß H (1993b) Das Syndrom von Fryns. Pathologe 14: 92–93
Henkel K-E, Pfeiffer RA, Stöß H (1993c) Das Kryptophthalmussyndrom (Fraser-Syndrom) Pathologe 14: 94–95
Henkel K-E, Pfeiffer RA, Stöß H (1993d) Genetisch-morphologische Letalsyndrome. Das kampomele Syndrom. Pathologe 14: 162–164
Henkel K-E, Pfeiffer RA, Stöß H (1993e) Letale Pterygium-Syndrome. Pathologe 14: 164–166
Henkel K-E, Pfeiffer RA, Stöß H (1993f) Neu-Laxowa-Syndrom. Pathologe 14: 271–273
Henkel K-E, Pfeiffer RA, Stöß H (1993g) Roberts-Syndrom. Pathologe 14: 273–275
Hickman RE, Eveson JW, Cawson RA (1988) Nevus unius lateris and intraoral verrucous nevi. Oral Surg Oral Med Oral Pathol 66: 226–229
Hickory JE, Schell J, Richard GE (1975) Papillon-Lefèvre syndrome. J Oral Surg 33: 671–672
Hillebrand U, Mohr Ch, Plewa G (1990) Zum Taurodontismus bei Geschlechtschromosomenanomalien. Dtsch Z Mund Kiefer Gesichtschir 14: 187–189
Hillig U (1982) Zum derzeitigen Stand der humangenetischen Forschung bei der Beurteilung der Spaltbildungen des Gesichtes. In: Pfeifer G (ed) Lippen-Kiefer-Gaumenspalten. 3rd. International Symposium Hamburg 1979. Thieme, Stuttgart New York, S 246–248
Hirota J, Maeda Y, Ueta E, Osaki T (1989) Immunohistochemical and histologic study of cervical lymphoepithelial cysts. J Oral Pathol Med 18: 202–205
Hirschfelder U, Hirschfelder H (1990) Die kranio-karpo-tarsale Dystrophie (Freeman-Sheldon-Syndrom). Dtsch Zahnärztl Z 45: 209–212
Hirth L, Goedde HW (1977) Zur Variabilität und formalen Genetik der Lippenfurchen. Anthropol Anz 36: 51–57
Hoepke H, Maurer H (1938) Über die Bildung von Hasenscharten. Z Anat Entwicklungsgesch 108: 768–774
Hollinshead MB, Schneider LC (1980) A histologic and embryologic analysis of so-called globulomaxillary cysts. Int J Oral Surg 9: 281–286
Holt TM (1975) A morphological and histochemical study of the developing tongue musculature in the mouse: its relationship to palatal closure. Am J Anat 144: 169–196
Hoppe W (1991) Muscle morphology in cleft lips. In: Pfeifer G (ed) Craniofacial abnormalities and clefts of the lip, alveolus and palate. 4th Hamburg International Symposium. Thieme, Stuttgart New York, pp 199–200.
Howell CJT (1985) The sublingual dermoid cyst. Report of five cases and review of the literature. Oral Surg Oral Med Oral Pathol 59: 578–580
Hülsmann M, Hengen G (1996) Severe dens invaginatus malformation. Report of two cases. Oral Surg Oral Med Oral Pathol 82: 456–458
Hutchinson D (1971) Oral manifestations of oculomandibulodyscephaly with hypotrichosis (Hallermann-Streiff syndrome). Oral Surg Oral Med Oral Pathol 31: 234–244
Hylton RP, Albright JE (1970) Cleidocranial dysostosis: report of case. J Oral Surg 28: 682–686
Ibekwe AO, Ikerionwu SE (1982) Heterotopic brain tissue in the palate. J Laryngol Otol 96: 1155–1158
Ide F, Shimoyama IF, Horie N (1997) Glial choristoma in the oral cavity: histopathologic and immunohistochemical features. J Oral Pathol Med 16: 147–150
Ishigami T, Schmidt-Westhausen A, Philipsen HP, Baiborodin SI, Gelderblom H, Reichart PA (1995) Oral manifestations of alphamannosidosis: report of a case with ultrastructural findings. J Oral Pathol Med 24: 85–88
Ishikawa M, Mizukoshi T, Notani K, Iizuka T, Amemiya A, Fukuda H (1993) Osseous choristoma of the tongue. Report of two cases. Oral Surg Oral Med Oral Pathol 76: 561–563
Iswariah TD, Froome K (1962) An unusual thyroglossal cyst. Br J Surg 49: 597–602
Jänicke S, Kettner R, Kuffner H-D (1994) A possible inflammatory reaction in a lateral neck cyst (branchial cyst) because of odontogenic infection. Int J Oral Maxillofac Surg 23: 369–371
Jarvis A, Gorlin RJ (1972) Minor orofacial abnormalities in an Eskimo population. Oral Surg Oral Med Oral Pathol 33: 417–427
Jeghers H, McKusik VA, Katz KH (1949) Generalized intestinal polyposis and melanin spots of the oral mucosa, lip and digits. New Engl J Med 241: 993, 1031
Jian X-Ch, Chen X-Q (1995) Neurocristopathy that manifests right maxillary duplication. Oral Surg Oral Med Oral Pathol 79: 546–550

Johnson DR, O'Higgins P (1996) Is there a link between changes in the vertebral „hox code" and the shape of vertebrae? A quantitative study of shape change in the cervical vertebral column of mice. J Theor Biol 183: 89–93

Johnston WC, Stoopack JC (1966) Globulomaxillary cyst invading the maxillary antrum. Oral Surg Oral Med Oral Pathol 22: 675–681

Joshi HN, Dayal PK (1984) Cheilitis glandularis. J Oral Med 39: 183–185

Kahn MA, Cote GJ, Gagel RF (1996) RET protooncogene mutational analysis in multiple endocrine neoplasia syndrome type 2B. Case report and review of the literature. Oral Surg Oral Med Oral Pathol 82: 288–294

Kamalamma MK, Prabhu SR, Shetty JN, Ragunatha Rao N (1970) The white sponge nevus. Oral Surg Oral Med Oral Pathol 30: 51–54

Kaplan I, Metzker A, Calderon S (1993) Epidermal nevus syndrome with maxillary involvement. Int J Oral Maxillofac Surg 22: 298–300

Kehrer FA (1948) Die konstitutionellen Vergrößerungen umschriebener Körperabschnitte. Thieme, Stuttgart

Kelly JR, Barr ES (1975) The elfin facies syndrome. Oral Surg Oral Med Oral Pathol 40: 205–218

Kennedy JG (1972) The origins of globulomaxillary cyst. J Irish Dent Assoc 18: 218–222

Kernahan DA, Dado DV, Bauer BS (1984) The anatomy of the orbicularis oris muscle in unilateral cleft lip based on a three-dimensional histologic reconstruction. Plast Reconstr Surg 73: 875–881

Khan MY, Kwee H, Schneider LC, Saber I (1977) Adenomatoid odontogenic tumor resembling a globulomaxillary cyst: light and electron microscopic studies. J Oral Surg 35: 739–742

Khunamornpong S, Yousukh A, Tananuvat R (1996) Heterotopic gastrointestinal and pancreatic tissue of the tongue. A case report. Oral Surg Oral Med Oral Pathol 81: 576–579

Killy HC, Kay LM, Seward GR (1977) Benign cystic lesions of the jaws, their diagnosis and treatment, 3rd edn. Churchill Livingston, Edinburgh London

Kind P, Goerz G, Straßburg M (1990) Naevus spongiosus albus mucosae (Weißer Schwammnaevus) Dtsch Zahnärztl Z 45: 87–89

King RC, Smith BR, Burk JL (1994) Dermoid cyst in the floor of the mouth. Review of the literature and case reports. Oral Surg Oral Med Oral Pathol 78: 567–769

Kitamura H (1989) Embryology of the mouth and related structures. Maruzen New York

Kitamura J (1976) Origin of nonodontogenic cysts: an embryonic consideration of fissural cysts. Bull Kanagawa Dent Coll 4: 1–18

Klammt J (1990) Zysten des Kiefers und der Weichteile. In: Schwenzer N, Grimm G (Hrsg) Zahn-Mund-Kiefer-Heilkunde, Bd 2. Spezielle Chirurgie, 2. Aufl. Thieme, Stuttgart New York, S 67–96

Kleiss E (1949) Zur Genese der Glossitis rhombica mediana. (Ein Beitrag zur Morphologie der Zungengefäße). Arch Nas Ohr Kehlk Heilk 155: 490–502

Klostermann GF (1960) Pigmentfleckenpolypose. Klinische, histologische und erbbiologische Studien am sog. Peutz-Syndrom. Thieme, Stuttgart

Knapp MJ (1970a) Oral tonsils: location, distribution, and histology. Oral Surg Oral Med Oral Pathol 29: 155–161

Knapp MJ (1970b) Pathology of oral tonsils. Oral Surg Oral Med Oral Pathol 29: 295–304

Knapp MJ (1971) Lingual sebaceous glands and a possible thyroglossal duct. Oral Surg Oral Med Oral Pathol 31:70–78

Koblin I (1982) Morphologie und Morphogenese der echten und unechten Median-Spalten des primären Gaumens. In: Pfeifer G (Hrsg) Lippen-Kiefer-Gaumenspalten. 3rd International Symposium Hamburg 1979. Thieme, Stuttgart New York, S 259–263

Koch H (1983) Die Elephantiasis neurofibromatosa des Gesichts. Operative Korrekturmöglichkeiten. Dtsch Z Mund Kiefer Gesichtschir 7: 204–207

Koch PE, Hammer WB (1978) Cleidocranial dysostosis: review of the literature and report of case. J Oral Surg 36: 39–42

Köle H (1982) Ein seltener Fall von amniogener Gesichtsspalte. In: Pfeifer G (Hrsg) Lippen-Kiefer-Gaumenspalten. 3rd International Symposium Hamburg 1979. Thieme, Stuttgart New York, S 254–258

Kölliker A (1861) Über das Vorkommen von freien Talgdrüsen am rohen Lippenrand des Menschen. Z Wiss Zool 11: 341–343

Kolokotronis A, Kioses V, Antoniades A, Mandraveli K, Doutsos I, Papanayotou P (1994) Median rhomboid glossitis. An oral manifestation in patients infected with HIV. Oral Surg Oral Med Oral Pathol 78: 36–40

Korchin L (1974) Dermoid cyst with lingual sinus tract. Report of a case. Oral Surg Oral Med Oral Pathol 37: 175–178

Koshiba H, Kimura O, Nakata M, Witkop CJ (1978) Clinical, genetic, and histologic features of the trichoonychodental (TOD) syndrome. Oral Surg Oral Med Oral Pathol 46: 376–385

Kramer IRH, Pindborg JJ, Shear M (1992a) International histological classification of tumours. Histological typing of odontogenic tumours, 2nd edn. Springer, Berlin Heidelberg New York

Kramer IRH, Pindborg JJ, Shear M (1992b) The WHO histological typing of odontogenic tumours: a commentary on the second edition. Cancer 70: 2988–2994

Krolls SO, Jacoway JR, Alexander WN (1971) Osseous choristomas (osteomas) of intraoral soft tissues. Oral Surg Oral Med Oral Pathol 32: 588–595

Kuhn D, Hoppe W, Kühnel W (1991) Ultrastrukturelle Befunde der Muskulatur im Lippenspaltbereich. Dtsch Z Mund Kiefer Gesichtschir 15: 139–141

Kullaa-Mikkonen A, Mikkonen M, Kotilainen R (1982) Prevalence of different morphologic forms of the human tongue in young Finns. Oral Surg Oral Med Oral Pathol 53: 152–156

Küster W, Majewski F (1983) Hemiatrophia faciei progressiva – eine genetisch bedingte Störung? Dtsch Z Mund Kiefer Gesichtschir 7: 466–470

Lahdenne P (1992) Late sequelae of gonodal, mediastinal and oral teratomas in childhood. Acta Paediatr 81: 235–238

Lan K, Michiwaki Y, Sunaga S, Michi KI (1995) Congenital velopharyngeal incompetence in Kabuki make-up syndrome. Int J Oral Maxillofac Surg 24: 298–300

Landini G, Kitano M, Krago A, Sugihara K, Yamashita S (1990) Heterotopic central neural tissue of the tongue. Int J Oral Maxillofac Surg 19:334–336

Larsson KS (1960) Studies on the closure of the secondary palate. Exp Cell Res 21: 498–504

Lawrence TM, McClatchey KD, Fonseca RJ (1985) Congenital duplication of mandibular rami in Klippel-Feil syndrome. J Oral Med 40: 120–122

Leider AS, Lucas JW, Eversole LR (1977) Sebaceous choristoma of the thyroglossal duct. Oral Surg Oral Med Oral Pathol 44: 261–266

Levin LSt, Jorgenson RJ, Salinas CF (1975) Oral findings in the Morquio syndrome (mucopolysaccharidosis IV). Oral Surg Oral Med Oral Pathol 39: 390–395

Lipsett J, Sparnon AL, Byard RW (1993) Embryogenesis of enterocystomas-enteric duplication cysts of the tongue. Oral Surg Oral Med Oral Pathol 75: 626–630

Little JW, Ky L, Jakobsen J (1973) Origin of the globulomaxillary cyst. J Oral Surg 31: 188–195

Lloyd KM, Dennis M (1963) Cowden's disease. A possible new symptom complex with multiple system involvement. Ann Intern Med 58: 136–142

López-Ríos F, Lassaletta-Atienza L, Domingo-Carrasco C, Martinez-Tello FJ (1997) Nasolabial cyst. Report of a case with extensive apocrine change. Oral Surg Oral Med Oral Pathol 84: 404–406

Luhmann K (1956) Die angeborenen Spaltbildungen des Gesichtes. Barth, Leipzig

MacGregor AJ (1964) Patent nasopalatine canal. A rare case of oronasal fistula. Oral Surg Oral Med Oral Pathol 18: 285–292

Machuca G, Martinez F, Machuca C, Bullón P (1997) Craniofacial and oral manifestations of trichorhinophalangeal syndrome type I (Giedion's syndrome). A case report. Oral Surg Oral Med Oral Pathol 84: 35–39

Mackler SB, Shoulars HW, Burkes EJ (1972) Tuberous sclerosis with gingival lesions. Oral Surg Oral Med Oral Pathol 34: 619–624

Madjidi A, Couly G (1993) Heterotopic neuroglial tissue of the face. Report of six cases and review of the literature. Oral Surg Oral Med Oral Pathol 76: 284–288

Main DMG (1970) Epithelial jaw cysts: a clinicopathological reappraisal. Br J Oral Surg 8: 114–125

Makek M, Vinzens-Kuster AG (1988) Maligne Halszyste. Eine diagnostische Falle für Kliniker und Pathologen. Dtsch Z Mund Kiefer Gesichtschir 12: 177–184

Mark TB van de, Weinberg S, Weizel HAE, Gryfe JH, Zosky JG (1969) Branchial cleft cysts. A review and case report. Oral Surg Oral Med Oral Pathol 28:149–156

Marsch W, Gropp A, Rotthauwe HW (1964) Chromosomenanomalien bei Mißbildungssyndromen (sog D. – und E-Trisomie-Syndrom). Virchows Arch A Pathol Anat Histopathol 338: 111–129

Martin MD, Nusbacher C (1985) The patient with ichthyosis. Report of a case. Oral Surg Oral Med Oral Pathol 59: 581–584

Maser ED (1977) Oral manifestations of pachyonchia congenita. Report of a case. Oral Surg Oral Med Oral Pathol 43: 373–374

Mathur SK, Menon PRN (1980) Dermoid cyst of the tongue. Report of a case. Oral Surg Oral Med Oral Pathol 50: 217–218

Mato M, Uchiyama Y (1975) Ultrastructures of glosso-palatal fusion after treatment of meclozine-hydrochloride. Virchows Arch A Pathol Anat Histopathol 369: 7–17

Matsuda C, Matsui Y, Ohno K, Michi K-i (1999) Salivary gland aplasia with cleft lip and palate. A case report and review of the literature. Oral Surg Oral Med Oral Pathol 87: 594–599

Maurer H (1936) Die Entstehung der Lippen-Kieferspalte bei einem Keimling von 22 mm. Z Anat Entwicklungsgesch 105: 359–373

Maurer H (1937) Heilungsvorgänge an den Lippen-Kieferspalten eines Keimlings von 23,3 mm Länge. Z Anat Entwicklungsgesch 107: 203–211

Mazzeo N, Fisher JG, Mayer MH, Mathieu GP, Meade GG (1995) Progressive hemifacial atrophy (Parry-Romberg syndrome) Oral Surg Oral Med Oral Pathol 79: 30–35

McKay GS, Ogden GR, Chisholm DMC (1991) Lingual hyperkeratosis in dyskeratosis congenita: ultrastructural findings. J Oral Pathol Med 20: 196–199

Mealey ML, Rasch MS, Braun JC, Fowler CB (1993) Incisive canal cysts related to periodontal osseous defects: case reports. J Periodontol 64: 571–574

Melnick M, Shields ED (1975) Orofaciodigital syndrome, Type I: a phenotypic and genetic analysis. Oral Surg Oral Med Oral Pathol 40: 599–610

Mesa M, Baden E, Grodjesk J, Dolinsky HB (1994) Neuroepithelial hamartoma of the oral cavity. Oral Surg Oral Med Oral Pathol 78: 627–630

Metah D, Reznik G, Schlegel D (1976) Experimentally induced cleft palates and prophylactic studies in Swiss mice. J Oral Pathol Med 5: 209–216

Meyer AW (1931) Median anterior maxillary cysts. J Am Dent Assoc 18: 1851–1857

Mignogna MD, Muzio LL, Ruocco V, Bucci E (1995) Early diagnosis of multiple hamartoma and neoplasia syndrome (Cowden disease). The role of the dentist. Oral Surg Oral Med Oral Pathol 79 : 295–299

Miles DA, Lovas JL, Cohen MM (1987) Hemimaxillofacial dysplasia: a newly recognized disorder of facial asymmetry, hypertrichosis of the facial skin, unilateral enlargement of the maxilla, and hypoplastic teeth in two patients. Oral Surg Oral Med Oral Pathol 64: 445–448

Millard DR (1976) Cleft craft. The evolution of its surgery. Little & Brown, Boston

Momose F, Hashimoto K, Shioda S (1989) Heterotopic brain tissue in the oropharynx. Report of a case. Oral Surg Oral Med Oral Pathol 68: 682–685

Monserrat M (1913) Ostéome de la langue. Bull Soc Anat 88: 282–283

Morisaki I, Abe K, Sobue S (1989) Orofacial manifestations in a child with Fanconi's syndrome. Oral Surg Oral Med Oral Pathol 68: 171–174

Moskow BS (1982) Bilateral congenital nasopalatine communication. Oral Surg Oral Med Oral Pathol 53: 458–460

Moskow BS, Tenen Ch (1960) Familial intestinal polyposis with melanosis oris: the syndrome of Peutz and Jeghers. Oral Surg Oral Med Oral Pathol 13: 924–926

Mosqueda-Taylor A, González-Guevara M, de la Piedra-Garza, Diaz-Franco MA, Toscano-Garcia I, Cruz-León A (1998) Cartilaginous choristomas of the tongue: review of the literature and report of three cases. J Oral Pathol Med 27: 283–286

Muller JT, Pickett AB, Frederick FD (1980) Facial hemihypertrophy associated with nevus unius lateris syndrome. Oral Surg Oral Med Oral Pathol 50: 226–228

Murti PR, Bhonsle RB, Mehta FS, Daftary DK (1980) Oro-facial lesions of tuberous sclerosis. Int J Oral Surg 9: 292–297

Nadershahi NA, Wescott WB, Egbert B (1997) Birt-Hogg-Dubé syndrome. A review and presentation of the first case with oral lesions. Oral Surg Oral Med Oral Pathol 83: 496–500

Nagar H, Baratz M (1993) Congenital sublingual teratoid cyst. Case report. Int J Oral Maxillofac Surg 22: 44–45

Nakagawa T, Tagawa T, Inui M, Kageyama T, Murata T (1997) Ekman-Westborg-Julin syndrome. A case report. Int J Oral Maxillofac Surg 26: 49–50
Nanda R, May DL, Lite S (1977) The role of amniotic fluid on the in-vitro palatal fusion of normal and vitamin A-treated rat foetuses. Arch Oral Biol 22: 613–618
Napier SS, Devine JC, Rennie JS, Lamey P-J (1996) Unusual leiomyomatous hamartoma of the hard palate. A case report. Oral Surg Oral Med Oral Pathol 82: 305–307
Natsume N, Suzuki T, Kawai T (1987) The prevalence of cleft lip and palate in the Japanese: their birth prevalence in 40.304 infants born during 1982. Oral Surg Oral Med Oral Pathol 63: 421–423
Nazif MM, Frankel HH, Medina J (1978) Kinky hair disease. Report of a case. Oral Surg Oral Med Oral Pathol 46: 786–790
Neuhäuser G, Sitzmann F (1982) ADAM-Komplex-Anomalien des Gesichtsschädels und der Extremitäten infolge amniotischer Abschnürungen. In: Pfeifer G (Hrsg) Lippen-Kiefer-Gaumenspalten. 3rd International Symposium Hamburg 1979. Thieme, Stuttgart New York, S 253–254
Neumann H-J (1982) Tierexperimentell-teratologische Untersuchungen zur Ätiologie und Prophylaxe von Mißbildungen unter besonderer Berücksichtigung der Lippen-Kiefer-Gaumen-Spalten. In: Pfeifer G (Hrsg) Lippen-Kiefer-Gaumenspalten. 3rd International Symposium Hamburg 1979. Thieme, Stuttgart New York, S 273–279
Neuman Z, Shulman J (1961) Congenital sinuses of the lower lip. Oral Surg Oral Med Oral Pathol 14: 1415–1420
Nevin NC, Dodge JA, Kernohan DC (1970) Aglossia-adactylia syndrome. Oral Surg Oral Med Oral Pathol 29: 443–446
Newell DR, Edwards JRG (1985) The effect of vitamin A on fusion of mouse palates. I. Retinyl palmitate and retinoic acid in vivo. Teratology 23: 115–124
Niswander JD (1975) Congenital malformations in the American Indians. Soc Biol 22: 203–209
Noikura T, Ooya K (1996) Double dens in dente with a central cusp and multituberculism in bilateral maxillary supernumerary central incisors. Report of a case. Oral Surg Oral Med Oral Pathol 82: 466–469
Nover H-U, Machtens E, Quang KD (1986) Angeborene Fehlbildungen in Kombination mit Lippen-Kiefer-Gaumen-Spalten. Fortschr Kiefer Gesichtschir 31: 180–183
Oatis GW, Hartmann GL, Robertson GR, Sugg WE (1975) Dermoid cyst of the floor of the mouth. Report of a case. Oral Surg Oral Med Oral Pathol 39: 192–196
Obwegeser HL (1993) Descriptive terminology for jaw anomalies. Oral Surg Oral Med Oral Pathol 75: 138–140
Ogden GR, Connor E, Chisholm DM (1988) Dyskeratosis congenita: report of a case and review of the literature. Oral Surg Oral Med Oral Pathol 65: 586–591
Ogden GR, Chisholm DM, Leigh IM, Lane EB (1992) Cytokeratin profiles in dyskeratosis congenita: an immunocytochemical investigation of lingual hyperkeratosis. J Oral Pathol Med 21: 353–357
Ohishi M, Ishii T, Shinohara M, Horinouchi Y (1985) Dermoid cyst of the floor of the mouth: lateral teratoid cyst with sinus tract in an infant. Oral Surg Oral Med Oral Pathol 60: 191–194
Oikawa K, Cavaglia AMV, Lu D (1979) Laband syndrome: report of case. J Oral Surg 37: 120–122
Olivares-Pakzad BA, Tazelaar HD, Dehner LP, Kasperbauer JL, Bite U (1995) Oropharyngeal hairy polyp with meningothelial elements. Oral Surg Oral Med Oral Pathol 79: 462–468
Ortiz MJ, Fay JT, Weir GT (1982) Heterotopic gastric mucosa of the tongue. J Oral Maxillofac Surg 40: 667–670
Oygür T, Dursun A, Uluoglu Ö, Dursun G (1992) Oral congenital dermoid cyst in the floor of the mouth of a newborn. The significance of gastrointestinal-type epithelium. Oral Surg Oral Med Oral Pathol 74: 627–630
Papanayotou PH, Hatziotis JCH (1973) Ascher's syndrome. Report of a case. Oral Surg Oral Med Oral Pathol 35: 467–471
Papanayotou PH, Vezirtzi E (1975) Tuberous sclerosis with gingival lesions. Report of a case. Oral Surg Oral Med Oral Pathol 39: 578–582
Parnes EI, Neto CG, Silva Y (1981) Midline cleft of the lower lip and mandible: report of a case. J Oral Surg 39: 958–960
Patel JR (1993) Cleft mandible. Oral Surg Oral Med Oral Pathol 76: 388

Paticoff K, Marion RW, Shprintzen RJ, Shanske AL, Eisig SB (1997) Hemimaxillofacial dysplasia. A report of two cases and further delineation of the disorder. Oral Surg Oral Med Oral Pathol 83: 484–488

Patten BM (1961) The normal development of the facial region. In: Pruzansky S (ed) International symposium on congenital anomalies of the face and associated structures. Springfield, Illinois, pp 11–45

Patterson GT, Ramasastry SS, Davis JU (1988) Macroglossia and ankyloglossia in Beckwith-Wiedemann syndrome. Oral Surg Oral Med Oral Pathol 65: 29–31

Perniola R, Tamborrino G, Marsigliante S, De Rinaldis C (1998) Assessment of enamel hypoplasia in autoimmune polyendocrinopathy-candidiasis-ectodermal dystrophy (APECED). J Oral Pathol Med 27: 278–282

Peters R, Wassow G (1968) Extravasation cyst of the maxilla: report of a case. Oral Surg Oral Med Oral Pathol 26: 742–745

Pfeifer G (1968) Angeborene Fehlbildungen des Gesichtes, der Kiefer- und der Mundhöhle. In: Opitz H, Schmid F (Hrsg) Handbuch Kinderheilk IX. Springer, Berlin Heidelberg New York, S 347–400

Pfeifer G (1974) Systematik und Morphologie der kraniofacialen Anomalien. Fortsch Kiefer-Gesichtschir 18: 1–14

Pfeifer G (1991) Critical review of 30 years of documenting clefts of lip, alveolus, and palate. In: Pfeifer G (ed) Craniofacial abnormalities and clefts of the lip, alveolus and palate. 4th International Symposium Hamburg 1979. Thieme, Stuttgart New York, pp 184–196

Pfeiffer RA, Henkel K-E, Stöß H (1993a) Genetisch-morphologische Letalsyndrome. Nosologische Einleitung. Klinische Teratologie I. Pathologe 14: 30–36

Pfeiffer RA, Henkel K-E, Stöß H (1993b) Genetisch-morphologische Letalsyndrome. Klinische Teratologie VI. Pathologe 14: 365–370

Pieritz U, Schubert GE (1984) Zystisches Teratom im Oberkiefer. Dtsch Z Mund Kiefer Gesichtschir 8: 260–263

Pillai KG, Kamath VV, Kumar GS, Nagamami N (1990) Persistent buccopharyngeal membrane with cleft palate. A case report. Oral Surg Oral Med Oral Pathol 69: 164–166

Pindborg JJ (1995) Revival of „median rhomboid glossitis“? Oral Surg Oral Med Oral Path 80: 2–3

Pindborg JJ, Hjörting-Hansen E (1974) Atlas of diseases of the jaw. Saunders, Philadelphia

Pindborg JJ, Kramer IRH, Torloni H (1971) International histological classification of tumours No. 5, histological typing of odontogenic tumours, jaw cysts and allied lesions. World Health Organization, Geneva

Pinto PX, Beale V, Paterson AW (1998) Proteus syndrome. A case report of a hamartomatous syndrome with severe mandibular hemihypertrophy. Oral Surg Oral Med Oral Pathol 85: 82–85

Pironen J, Ylipaavalniemi P, Boris Calonius PE, Happonen RP (1985) Globulomaxillary cyst – a misdiagnosed entity? Proc Finn Dent Soc 81: 275–278

Ploner L (1957) Die schräge Gesichtsspalte. Fortschr Kiefer Gesichtschir 3: 334–340

Ploner L (1958) Dysostosis mandibulo-facialis. Fortschr Kiefer Gesichtschir 4: 133–139

Politzer G (1936) Die Projektion der embryonalen Gesichtsfurchen auf das Gesicht des Erwachsenen und die Entstehung der schrägen Gesichtsspalte. Beitr Pathol Anat 97: 557–567

Politzer G (1955) Theorie der Doppelmißbildungen. Zentralbl Allg Pathol Pathol Anat 93: 529–530

Pollack RS (1954) Median rhomboid glossitis. Case reported in an infant. Ann Surg 139: 250–252

Porter S, Cawson R, Scully C, Eveson J (1996) Multiple hamartoma syndrome presenting with oral lesions. Oral Surg Oral Med Oral Pathol 82: 295–301

Poswillo D (1973) The pathogenesis of the first and second branchial arch syndrome. Oral Surg Oral Med Oral Pathol 35: 302–309

Pourtois M (1979) Morphogenesis of the primary and secondary palate. In: Slavkin HS, Bavetta LA (eds) Developmental aspects of oral biology. Academic Press New York, pp 81–108

Prabhu SR, Daftary DK, Dholakia HM (1978) Chondroectodermal dysplasia (Ellis-van Creveld syndrome): report of two cases. J Oral Surg 36: 631–637

Prabhu SR, Daftary DK, Dholakia HM (1979) Hyperkeratosis palmoplantaris with periodontosis (Papillon-Lefevre syndrome): report of three cases, two occurring in siblings. J Oral Surg 37: 262–266

Prabhu NT, Alexander S, John R (1999) Branchio-oto-renal syndrome with generalized microdontia. Case report. Oral Surg Oral Med Oral Pathol 87: 180–183
Quinn JH, Robinson WC (1965) Multiple congenital cysts of the floor of the mouth in a newborn infant. Oral Surg Oral Med Oral Pathol 20: 1–5
Rabl R, Schulz F (1939) Angeborene Herzfehler und Lippen-Kiefer-Gaumenspalte bei Zwillingen. Virchows Arch A Pathol Anat Histopathol 305: 505–520
Radtke J (1987) Multiple endokrine Neoplasie Typ 3. Dtsch Z Mund Kiefer Gesichtschir 11: 377–382
Radtke J (1988) Morbus Sanfilippo – Kieferchirurgische Begleitbefunde zur Differentialdiagnose der Mukopolysaccharidose Typ III. Dtsch Z Mund Kiefer Gesichtschir 12: 289–292
Rating B (1933) Über eine ungewöhnliche Gesichtsmißbildung bei Anencephalie. Virchows Arch A Pathol Anat Histopathol 288: 223–242
Reaume CE, Sofie VL (1978) Lingual thyroid. Review of the literature and report of a case. Oral Surg Oral Med Oral Pathol 45: 841–845
Redman RS (1970) Prevalence of geographic tongue, fissured tongue, median rhomboid glossitis and hairy tongue among 3611 Minnesota schoolchildren. Oral Surg Oral Med Oral Pathol 30: 390–395
Rheinwald U, Becker R (1962) Die Beziehungen der Zunge zum normalen und gestörten Wachstum des Unterkiefers. Fortschr Kieferorthop 23: 5–79
Ritzau M, Carlsen O, Kreiborg S, Brinch-Iversen J, Gorlin RJ, Rasmussen NH (1997) The Ekman-Estborg-Julin syndrome. Report of a case. Oral Surg Oral Med Oral Pathol 84: 293–296
Rodu B, Martinez MG (1984) Peutz-Jeghers syndrome and cancer. Oral Surg Oral Med Oral Pathol 58: 584–588
Roed-Peterson B (1970) Nasolabial cysts, a presentation of five patients with a review of the literature. Br J Oral Pathol 7: 85–91
Roed-Petersen B, Möller E (1979) Hemifacial lipodystrophy. Report of a case. Oral Surg Oral Med Oral Pathol 47: 230–232
Rolffs J von, Kreybig Th, Pfeifer G (1973) Über Lippen-Kiefer-Gaumen-Spaltformen bei Ratten durch teratogene Substanzen. In: Schuchardt K, Steinhardt G, Schwenzer N (Hrsg) Lippen-Kiefer-Gaumen-Spalten. Primär- und Sekundärbehandlung, Bd XVI/XVII. Thieme, Stuttgart, S 37–45
Roper-Hall HT (1938) Cysts of developmental origin in the premaxillary region with special reference to their diagnosis. Br Dent J 65: 405–434
Rosenberg-Gertzman CB, Clark M, Gaston G (1980) Multiple hamartoma and neoplasia syndrome (Cowden's syndrome). Oral Surg Oral Med Oral Pathol 49: 314–316
Rosenberger HC (1944) Fissural cysts. Arch Otolaryngol 70: 288–290
Rosenthal R (1932) Aglossia congenita: report of a case of the condition combined with other congenital anomalies. Am J Dis Child 44: 383–389
Rosenthal W (1935) Pathologie und Therapie der fötalen Gesichts- und Kieferspalten. Dtsch Zahn-Mund-Kieferheilk 2: 513–530
Roth J, Roth H (1978) Elektronenmikroskopische Befunde an inneren Organen bei Morbus Fabry. Virchows Arch A Pathol Anat Histopathol 378: 75–90
Rowe NH (1962) Hemifacial hypertrophy. Review of the literature and addition of four cases. Oral Surg Oral Med Oral Pathol 15: 572–587
Rubin MM, Delgado EB, Cozzi GM, Palladino VS (1987) Tuberous sclerosis complex and a calcifying epithelial odontogenic tumor of the mandible. Oral Surg Oral Med Oral Pathol 64: 207–211
Rübsaamen H (1958) Zur formalen und kausalen Genese der Mißbildungen. Fortschr Kiefer Gesichtschir 4: 4–12
Rud J (1964) Surgical management of fissural cysts of the maxilla. J Oral Surg 22: 146–150
Saber GM, Parker SB, Minkoff R (1989) Influence of epithelial-mesenchymal interaction on the viability of facial mesenchyme in vitro. Anat Rec 225: 56–66
Sadeghi EM, Witkop CJ (1977) Ultrastructural study of hereditary benign intraepithelial dyskeratosis. Oral Surg Oral Med Oral Pathol 44: 567–577
Salapata Y, Laskaris G, Drogari E, Harokopos E, Messaritakis J (1995) Oral manifestations in glycogen storage disease type 1 b. J Oral Pathol Med 24: 136–139

Salland Th, Schlüter G, Bennemann J (1982) Cortison als teratogenes Agens bei der Gaumenspaltenentwicklung. Elektronenmikroskopische Untersuchungen. In: Pfeifer G (ed) Lippen-Kiefer-Gaumenspalten. 3rd International Symposium Hamburg 1979. Thieme, Stuttgart New York, S 263–267

Samant HC, Gupta OP, Bhatia PL, Verma DN, Rastogi BL, Varanasi DCP (1975) Congenital midline fistula of the tongue. Oral Surg Oral Med Oral Pathol 39: 34–38

Saputra H, Otten A, Lorber CG (1981) Manifestation der Mukopolysaccharidose an Kieferskelett und Zähnen. Dtsch Z Mund Kiefer Gesichtschir 5: 96–99

Sawyer DR, Taiwo EO, Mosadomi A (1984) Oral anomalies in Nigerian children. Community Dent Oral Epidemiol 12: 269–273

Schaumann BF, Peagler FD, Gorlin RJ (1970a) Minor craniofacial anomalies among a Negro population. I. Prevalence of cleft uvula, ommissural lip, pits, preauricular pits, torus palatinus, and torus mandibularis. Oral Surg Oral Med Oral Pathol 29: 566–575

Schaumann BF, Peagler FD, Gorlin RJ (1970b) Minor craniofacial anomalies among a Negro population. II. Prevalence of tongue anomalies. Oral Surg Oral Med Oral Pathol 29: 729–734

Schenberg ME, Zajac JD, Lim-Tio S, Collier NA, Brooks AM, Reade PC (1992) Multiple endocrine neoplasia syndrome-type 2b. Case report and review. Int J Oral Maxillofac Surg 21: 110–114

Schendzielorz P, Brusis T, Arnold G (1985) Akzessorische Ohrmuschel im Mundrachen. Laryngorhinootologie 64: 586–587

Schlegel D (1958) Morphologische Veränderungen bei Funktionsausfall des N. facialis in der Kindheit. Fortschr Kiefer Gesichtschir 4: 44–48

Schmidt JB, Gebhart W (1983) Zinsser-Engman-Cole-Syndrom. Kurzbericht. Hautarzt 34: 286–287

Schrager CA, Schneider D, Gruener AC, Tsou HC, Peacocke M (1998) Clinical and pathological features of breast disease in Cowden's syndrome: an underrecognized syndrome with an increased risk of breast cancer. Hum Pathol 29: 47–53

Schuermann H (1958) Krankheiten der Mundschleimhaut und der Lippen, 2. Aufl. Urban & Schwarzenberg, München Berlin

Schulz A (1936) Über zwei Fälle von querer Gesichtsspalte und ihre entwicklungsgeschichtliche Deutung. Zentralbl Allg Pathol Pathol Anat 66: 177–188

Schulz S (1982) Zur klinischen Problematik von Epipharynxteratomen mit Beziehungen zur Mundhöhle im Säuglingsalter. Acta Chir Maxillofac 7: 55–59

Schwenzer N, Grimm G (1990) Zahn-Mund-Kiefer-Heilkunde Band 2. Spezielle Chirurgie. 2. Aufl. Thieme, Stuttgart

Sciubba JJ, Brown AM (1977) Oral-facial manifestations of Klippel-Trenaunay-Weber syndrome. Report of two cases. Oral Surg Oral Med Oral Pathol 43: 227–232

Sciubba JJ, Niebloom T (1986) Juvenile hyaline fibromatosis (Murray-Puretic-Drescher syndrome): oral and systemic findings in siblings. Oral Surg Oral Med Oral Pathol 62: 397–409

Scully C (1977) Orofacial manifestations in tuberous sclerosis. Oral Surg Oral Med Oral Pathol 44: 706–716

Scully C (1981) Oral mucosal lesions in association with epilepsy and cutaneous lesions: the Pringle-Bourneville syndrome. Int J Oral Surg 10: 68–72

Sedano HO, Gorlin RJ (1963) The oral manifestations of cyclopia. Review of the literature and report of two cases. Oral Surg Oral Med Oral Pathol 16: 823–838

Sedano HO, Freyre JC, Garza de la Garza ML, Franco CMG, Hernandez CG, Montoya MEH (1989) Clinical orodental abnormalities in Mexican children. Oral Surg Oral Med Oral Pathol 68: 300–311

Sedlackova E (1955) Gaumen-Rachen-Insuffizienz als Entwicklungsstörung. Cas Lek Cesk 94: 47–51

Seifert G, Vossmeyer M (1978) Glossitis rhombica mediana (Brocq). Pathologisch-anatomische Analyse von 28 Fällen. Dtsch Z Mund Kiefer Gesichtschir 2: 162–170

Sela M, Eidelman E, Yatziv S (1975) Oral manifestations of Morquio's syndrome. Oral Surg Oral Med Oral Pathol 39: 583–589

Sewerin IB, Praetorius F (1974) Keratin-filled pseudocysts of ducts of sebaceous glands in the vermilion border of the lip. J Oral Pathol Med 3: 279–283

Shah RM, Travill A (1975) Light and electron microscopic observations on hydrocortisone-induced cleft palate in hamsters. Am J Anat 145: 149–166

Shear M (1960) Secretory epithelium in the lining of dental cysts. J Dent Assoc S Afr 15: 117–122
Shear M (1983) Cysts of the oral regions. 2nd edn. Wright, Bristol London Boston, pp 103–107
Shields ED, Jones G (1996) Heterochronic-quantitative microevolution: dental divergene in aboriginal Americans. Am J Phys Anthropol 100: 355–365
Shimura Y, Nakamura A, Michi K (1993) Palatal opening of the nasopalatine duct. A case report. Int J Oral Maxillofac Surg 22: 142–143
Shinohara M, Harada T, Nakamura S, Oka M, Tashiro H (1992) Heterotopic salivary gland tissue in lymph nodes of the cervical region. Int J Oral Maxillofac Surg 21: 166–171
Sicher H (1962) Anatomy and oral pathology. Oral Surg Oral Med Oral Pathol 15: 1264–1269
Slipka J (1956) Evolutorische Studie zur Zungenmorphogenese. Zentralbl Allg Pathol Pathol Anat 95: 341–345
Slootweg PJ, Huber J (1984) Dento-alveolar abnormalities in oculomandibulodyscephaly (Hallermann-Streiff-Syndrome). J Oral Pathol Med 13: 147–154
Slootweg PJ, Visser J, Leibbrandt CC (1992) Oral alimentary tract cyst. J Oral Pathol Med 21: 141–142
Small EW (1974) The lingual thyroid. Abbreviated case report. Oral Surg Oral Med Oral Pathol 37: 692 -694
Smith KS, Hallett KB, Hall RK, Wardrop RW, Firth N (1995) Mucopolysaccharidosis: MPS VI and associated delayed tooth eruption. Int J Oral Maxillofac Surg 24: 176–180
Soames JV (1973) A review of the histology of the tongue in the region of the foramen cecum. Oral Surg Oral Med Oral Pathol 36: 220–224
Spielman WR, Marano PD, Kolodny SC, Smart EA (1971) True hemifacial hypertrophy: report of case. J Oral Surg 29: 592–595
Stadnicki G, Rassumowski D (1972) The association of cleft palate with the Klippel-Feil syndrome. Oral Surg Oral Med Oral Pathol 33: 335–340
Stafne EC (1947) Globulomaxillary cyst. Am J Orthodont Oral Surg 33: 595–596
Stafne EC, Austin LT, Gardner BS (1936) Median anterior maxillary cysts. J Am Dent Assoc 23: 801–809
Steichen-Gersdorf E, Gassner I, Covi B, Fischer H (1994) Oral-facial-digital syndrome II. Transitional type between Mohr und Majewski syndrome: report of a new case with congenital stenosis of the trachea. Clin Dysmorphol 3: 245–250
Steiner M, Gould AR, Graves SM, Kuerschner TW (1987) Klippel-Trenaunay-Weber-Syndrome. Oral Surg Oral Med Oral Pathol 63: 208–215
Stellmach R (1958) Zwei Beobachtungen von partiellem Riesenwuchs kindlicher Kiefer beim sog. planen Hämangiom der Gesichtshaut. Fortschr Kiefer Gesichtschir 4: 54–57
Stirrups DR, Inglis J (1980) Tuberous sclerosis with nonhydantoin gingival hyperplasia. Report of a case. Oral Surg Oral Med Oral Pathol 49: 211–213
Stoll W (1980a) Laterale Halszysten und laterale Halsfisteln: zwei verschiedene Krankheitsbilder. Laryngorhinootologie 59: 585–595
Stoll W (1980b) Mediane Halsfisteln: Angeboren oder iatrogen? Laryngorhinootologie 59: 581–584
Stroer WJH (1939) Über die Hasenscharte eines menschlichen Embryos von 18 mm. Z Anat Entwicklungsgesch 109: 339–343
Swart JGN, Lekkas C, Allard RHB (1985) Oral manifestations in Cowden's syndrome. Oral Surg Oral Med Oral Pathol 59: 264–268
Szudrowicz Z, Jakobi-Róz H (1995) Chondrolipoma of the lip. A case report. Pol J Pathol 46: 55–56
Taicher S, Azaz B (1977) Lesions resembling globulomaxillary cysts. Oral Surg Oral Med Oral Pathol 44: 25–29
Takenoshita Y, Kubo S, Takeuchi T, Iida M (1993) Oral and facial lesions in Cowden's disease: report of two cases and a review of the literature. J Oral Maxillofac Surg 51: 682–687
Takeuchi T, Takenoshita Y, Kubo K, Iida M (1993) Natural course of jaw lesions in patients with familial adenomatosis coli (Gardner's syndrome). Int J Oral Maxillofac Surg 22: 226–230
TenCate RA (1996) The role of epithelium in the development, structure and function of the tissues of tooth support. Oral Dis 2: 55–62
Tessier P (1976) Anatomical classification of facial, cranio-facial and latero-facial clefts. J Maxillofac Surg 4: 69–92

Test D, Cerami J, Schow CE (1976) Congenital micrognathia and partial adactylia. J Oral Surg 34: 559–565

Tewari S, Govila CP, Garg AP (1991) Rieger's syndrome. J Oral Pathol Med 20: 514–515

Thisted E (1985) First branchial groove anomaly. J Laryngol Otol 99: 901–902

Thoma E (1937) Facial cleft or fissural cyst. Int J Orthod 23: 83–89

Thoma KH (1954) Oral pathology, 4th edn. Kimpton, London

Tohill MJ, Green JG, Cohen DM (1987) Intraoral osseous and cartilaginous choristomas: report of three cases and review of the literature. Oral Surg Oral Med Oral Pathol 63: 506–510

Tommasi AF, Jitomirski F (1989) Crossed congenital hemifacial hyperplasia. Oral Surg Oral Med Oral Pathol 67: 190–192

Toranzo JM, Guerrero F, Dibildox J, Gonzalez G, Sedano HO (1996) A congenital neck mass. Oral Surg Oral Med Oral Pathol 82: 363–364

Torres JS, Higa TT (1970) Epidermoidal cysts in the oral cavity. Report of three cases. Oral Surg Oral Med Oral Pathol 30: 592–600

Toto PD, Wortel JP, Joseph G (1982) Lymphoepithelial cysts and associated immunoglobulins. Oral Surg Oral Med Oral Pathol 54: 59–65

Trasler DG (1968) Pathogenesis of cleft lip and its relation to embryonic face shape in AJ and C57BL mice. Teratology 1: 33–50

Tuffin JR, Theaker E (1991) True lateral dermoid cyst of the neck. Int J Oral Maxillofac Surg 20: 275–276

Ullrich O (1951) Der Status Bonnevie-Ullrich im Rahmen anderer „Dyscranio-Dysphalangien". Ergebn Inn Med Kinderheilk NF 2: 412–466

Urbach E, Wiethe C (1929) Lipoidosis cutis et mucosae. Virchows Arch A Pathol Anat Histopathol 273: 285–319

Vanderas AP (1987) Incidence of cleft lip, cleft palate and cleft lip and palate among races: a review. Cleft Palate J 24: 216–225

Veau V (1938) Hasenscharten menschlicher Keimlinge auf der Stufe 21–23 mm S. St. -L. Z Anat Entwicklungsgesch 108: 459–493

Vereckei L, Gál I, Dobi S, Krajczár, Arany L (1981) Gardner-Syndrom. Dtsch Z Mund Kiefer Gesichtschir 5: 126–130

Virtanen L, Laine P (1961) A study on relative frequency of the globulomaxillary cyst. Suom Hammsalääk Toim 57: 191–214

Waal van der I, Beemster G, van der Kwast WAM (1979) Median rhomboid glossitis caused by candida? Oral Surg Oral Med Oral Pathol 47: 31–35

Wal van der KGH, Mulcher JW (1993) Median cleft lip without holoprosencephaly: case report. Int J Oral Maxillofac Surg 22: 39–41

Wampler HW, Krolls SO, Johnson RP (1978) Thyroglossal-tract cyst. Oral Surg Oral Med Oral Pathol 45: 32–38

Wang KY, Chen KC, Chiang CP, Kuo MYP (1995) Distribution of $p21^{ras}$ during primary palate formation of non-cleft and cleft strains of mice. J Oral Pathol Med 24: 103–108

Wang KY, Chang FHF, Chiang CP, Chen KC, Kuo MYP (1998) Temporal and spatial expression of erbB4 in ectodermal and mesenchymal cells during primary palatogenesis in noncleft and cleft strains of mice. J Oral Pathol Med 27: 141–146

Warnakulasuriya KAAS, Herath KB (1992) Investigating a lingual thyroid. Int J Oral Maxillofac Surg 21: 227–229

Watanabe Y, Igaku-Hakushi N, Otake M, Tomida K (1951) Congenital fistulas of the lower lip. Report of five cases with special reference to the etiology. Oral Surg Oral Med Oral Pathol 4: 709–722

Wätjen J (1923) Zur Kenntnis der Lingua plicata. Verh Dtsch Ges Pathol 19: 347–351

Watzek G (1976) Zur Differentialdiagnose der Makroglossie. Dtsch Zahnärztl Z 31: 576–579

Wehrmann M, Gehrke G, Eichhorn W, Lenarz A, Kaiserling E, Horny H-P (1994) Laterale Halszysten. Immunhistologische Befunde, gleichzeitig ein Beitrag zur formalen Pathogenese. Dtsch Z Mund Kiefer Gesichtschir 18: 66–68

Weinberg S, Moncarz V, Van de Mark TB (1972) Midline cleft of the mandible: review of literature and report of case. J Oral Surg 30: 143–148

Wemmer G (1981) Mundbodenstruma. Ein Fallbericht. Dtsch Z Mund Kiefer Gesichtschir 5: 100–101

Wenling L, Lianqing Y (1994) Transmandibular fistula. Oral Surg Oral Med Oral Pathol 77: 439
Whitaker SB, Singh BB (1996) Cause of median rhomboid glossitis. Oral Surg Oral Med Oral Pathol 81: 379–380
Whitten JB (1970) The electron microscopic examination of congenital keratoses of the oral mucous membranes. I. White sponge nevus. Oral Surg Oral Med Oral Pathol 29: 69–84
Willett LM, Gabriel SA, Kozma C, Bottomley WK (1985) Papillon-Lefevre syndrome: Report of a case. J Oral Med 40: 43–45
Woolgar JA, Smith AJ (1988) Heterotopic gastrointestinal cyst of oral cavity: a developmental lesion? Oral Surg Oral Med Oral Pathol 66: 223–225
Wright BA (1978) Median rhomboid glossitis: not a misnomer. Review of the literature and histologic study of twenty-eight cases. Oral Surg Oral Med Oral Pathol 46: 806–814
Wright JT, Roberts MW, Wilson AR, Kudhail R (1994) Tricho-dento-osseous syndroms. Features of the hair and teeth. Oral Surg Oral Med Oral Pathol 77: 487–493
Wysocki GP (1981 a) The differential keratocyst: orthokeratinized variant. Oral Surg Oral Med Oral Pathol. 51: 609–618
Wysocki GP (1981 b) Short communications and case reports. The differential diagnosis of globulomaxillary radiolucencies. Oral Surg Oral Med Oral Pathol 51: 281–286
Wysocki GP, Goldblatt LI (1993) Invited commentary. The so-called „globulomaxillary cyst“ is extinct. Oral Surg Oral Med Oral Pathol 76: 185–186
Yamamoto H, Sakae T, Davies JE (1989) Cleidocranial dysplasia: a light microscope, electron microscope, and crystallographic study. Oral Surg Oral Med Oral Pathol 68: 195–200
Yoda T, Ishii Y, Homma Y (1998) Multiple macrodonts with odontoma in a mother and son – a variant of Ekman-Westborg-Julin syndrome. Report of case. Oral Surg Oral Med Oral Pathol 85: 301–303
Yokoya M (1965) Complicated malignant neoplasm and globulomaxillary cyst. Oral Surg Oral Med Oral Pathol 19: 10–20
Yonemochi H, Noda T, Saku T (1998) Pericoronal hamartomatous lesions in the opercula of teeth delayed in eruption: an immunohistochemical study of the extracellular matrix. J Oral Pathol Med 27: 441–452
Young LL, Lenox JA (1973) Pachyonychia congenita. A long-term evaluation of associated oral and dermal lesions. Oral Surg Oral Med Oral Pathol 36: 663–666
Young WG, Newcomb GM, Daley TJ (1982) Focal palmoplantar and gingival hyperkeratosis syndrome: report of a family, with cytologic, ultrastructural, and histochemical findings. Oral Surg Oral Med Oral Pathol 53: 473–482
Yukna RA, Cassingham J, Carr RF (1979) Periodontal manifestations and treatment in a case of Sturge-Weber Syndrome. Oral Surg Oral Med Oral Pathol 47: 408–411
Zallen RD (1971) Congenital lip sinuses of the lower lip: report of case. J Oral Surg 29: 732–733
Zegarelli EV, Kesten BM, Kutscher AH (1954) Melanin spots of the oral mucosa and skin associated with polyps. Oral Surg Oral Med Oral Pathol 7: 972–978
Zeiger K (1934) Erb- und Umweltfaktoren bei der Gestaltung des Gaumens. Erg-H Anat Anz 78: 19–27

Kapitel 4

Metabolische Veränderungen

G. SEIFERT

Die Mundhöhle als „Spiegel der Krankheiten" weist sehr vielgestaltige Veränderungen bei zahlreichen Erkrankungen anderer Organe auf (BROSCH 1961; JACOBY 1961; KIRSTEIN 1965; SCHUERMANN et al. 1966; MENZEL 1967). Daraus ergeben sich Überschneidungen mit der Darstellung in anderen Kapiteln. Verwiesen wird auf die Einwirkungen von Alkohol und Nikotin auf die orale Mukosa (s. Kap. 9, Präkanzerosen), auf kongenitale Stoffwechselkrankheiten (s. Kap. 3, Abschn. 6.3, Thesaurismosen), auf spezielle Veränderungen der Gingiva (Band 1/II S. 40–55) sowie auf die Beteiligung der Mundhöhle bei Krankheiten anderer Organe (s. Kap. 6).

Besonders eingehend sind wegen der leichten objektiven Beobachtung Veränderungen der Lippen und Zunge bei Herz- und Lungenkrankheiten, Leberkrankheiten und Krankheiten des Magendarmkanals untersucht worden. Auf die dabei erhobenen Befunde soll speziell im Kapitel 5 (Vaskuläre Veränderungen) näher eingegangen werden. Auch bei den Pigmentablagerungen (s. Abschn. 1.3.1) und Intoxikationen (s. Abschn. 4.4) sind Alterationen der oralen Mukosa aufgeführt, die in einem anderen Zusammenhang in weiteren Kapiteln nochmals abgehandelt werden.

1 Pigmentablagerungen

1.1 Klassifikation

Pigmente können durch ihre Eigenfarbe in der oralen Mukosa erkannt werden. Auf Grund ihrer Entstehungsweise werden exogene Pigmente, die von außen in die Mundhöhle eingebracht werden, von endogenen Pigmenten unterschieden, die im intermediären Stoffwechsel synthetisiert werden und bei Abbaustörungen Gewebsschädigungen auslösen können. In der Tabelle 4.1. sind diejenigen exo- und endogenen Pigmente aufgeführt, die unter biologischen oder pathologischen Bedingungen in der oralen Mukosa abgelagert werden.

1.2 Exogene Pigmente

1.2.1 Amalgamablagerungen

Quecksilber-Amalgamablagerungen (s. Bd. 1/II, 5.2, Abb. 39–40 u. 5.4.1.3, Abb. 50 u. 53) stellen die häufigste Form einer exogenen, in der Regel iatrogeninduzierten Pigmentierung der oralen Mukosa dar (HARRISON et al. 1977;

Tabelle 4.1. Orale Pigmentablagerungen

Pigmentart	Merkmale und Vorkommen
Exogene Pigmente	
Amalgam	Blau-schwarze Pigmentflecken der mandibularen Ginga, alveolaren und bukkalen Mukosa Iatrogen nach zahnärztlichen Eingriffen Kontaktallergie oder toxische Reaktion
Blei	Berufstoxische Einwirkungen Grau-bläuliche linienförmige Bleisulfidablagerungen am Zahnfleischrand
Wismut	Analog Bleivergiftung
Kosmetika-Pigmente	Oberflächliche Ablagerungen meist in der Lippe
Farbgebende Mikroorganismen	Schwarze Haarzunge Braun-schwarze Pigmentierung der Zungenoberfläche Verlängerung der Papillae filiformes
Endogene Pigmente	
Melanin	
Nicht-neoplastisch	Orale Melanose (rassische Unterschiede mit Pigmentierung vorwiegend des Lippen- und Wangensaumes sowie des Zahnfleisches) Assoziation mit Peutz-Jeghers-Syndrom Assoziation mit Morbus Addison Assoziation mit Tumoren (Lungenkarzinom) Assoziation bei starken Rauchern Medikamentös-induzierte Melanose (Zytostatika, Antimalaria-Medikamente u.a.) Chloasma uterinum in der Schwangerschaft Lichen planus (submuköse Melaninablagerung durch Melanozyteninsuffizienz)
Neoplastisch	Melanogene Tumoren (s. Kap. 12)
Hämatogene Pigmente	
Porphyrin	Rotfärbung der Zähne („Erythrodontie“)
Hämosiderin	Hämochromatose (Siderophilie) mit braun-schwarzen Ablagerungen sowohl von Hämosiderin und Hämofuszin sowie Melanin an der Zungenoberfläche und der oralen Mukosa
Bilirubin	Gelbliche Verfärbung der oralen Mukosa bei verschiedenen Formen des Ikterus
Lipogene Pigmente	
Lipofuszin	Ablagerung submukös an der Gingiva und am Gaumen

BUCHNER u. HANSEN 1980; BOLEWSKA et al. 1990; HOLMSTRUP 1991; TOLSDORFF u. SCHÜTZENBERGER 1991; RECHMANN 1995). Die bläulich-schwarzen, mitunter bis zu 2 cm im Durchmesser großen Pigmentflecken sind meist an der mandibularen Gingiva, der alveolaren Mukosa und der Wangenschleimhaut lokalisiert, seltener an der Schleimhaut des Mundbodens, der Zunge oder Lippe. Die Amalgamablagerungen entstehen entweder durch chronischen Abrieb von Amal-

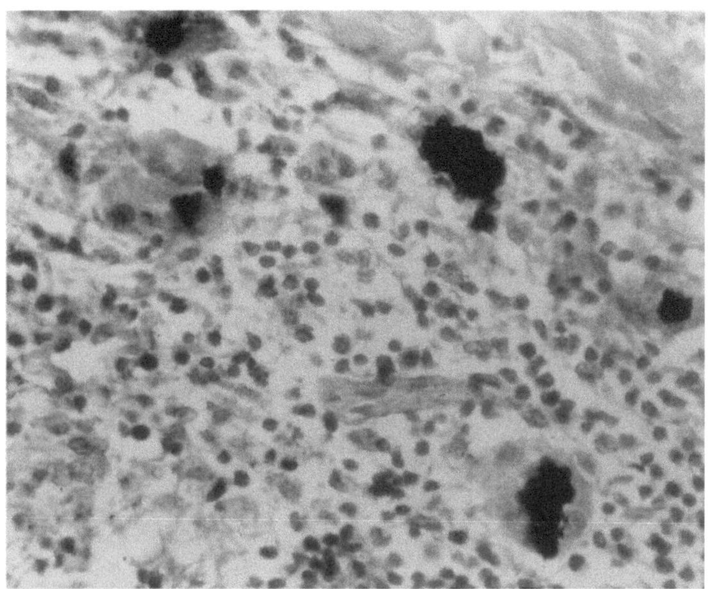

Abb. 4.1. Schwarze Amalgampartikel im Gingivabindegewebe, z.T. entlang kollagener Fasern mit zellulärer Entzündungsreaktion unter Einschluß von Fremdkörper-Riesenzellen. HE, × 150

gamzahnfüllungen oder bei zahnärztlichen Eingriffen (Zahnextraktionen, Wurzelspitzenresektion mit retrograder Amalgamfüllung). Histologisch (Abb. 4.1) finden sich schwarze oder bräunliche granuläre Partikel vor allem entlang kollagener Faserbündel oder um kleine Blutgefäße. In 45% der Fälle tritt keine zelluläre Gewebsreaktion auf, in 17% eine Makrophagenbildung und in 38% eine chronische Entzündung mit Einschluß von Fremdkörper-Riesenzellen (Buchner u. Hansen 1980) und Fremdkörpergranulomen. Die Makrophagen und Riesenzellen haben Amalgam im Zytoplasma gespeichert (Abb. 4.2). Die Entzündungsreaktion beruht entweder auf einer Kontaktallergie vom Typ IV oder einer toxischen Reaktion durch das Quecksilberamalgam. Die zelluläre Reaktion ist durch T-Lymphozyten und Langerhanszellen sowie durch eine HLA-DR-Expression in den Keratinozyten der oralen Mukosa gekennzeichnet (Bolewska u. Reibel 1989). Zusätzlich zu den metallischen, in der Tiefe der Mukosa lokalisierten Ablagerungen sind in den Basalzellen und der Lamina propria der darüber gelegenen Mukosa auch Melaninpigmentablagerungen beobachtet worden (Sakai et al. 1988), deren Ausbildung auf eine Induktionswirkung der Metallpartikel zurückgeführt wird.

Eine schiefergraue Pigmentierung der oralen Mukosa kann auch durch chronische Verabreichung silberhaltiger Medikamente (z.B. Targsin-Rollkur bei Magengeschwüren) auftreten (Argyrismus).

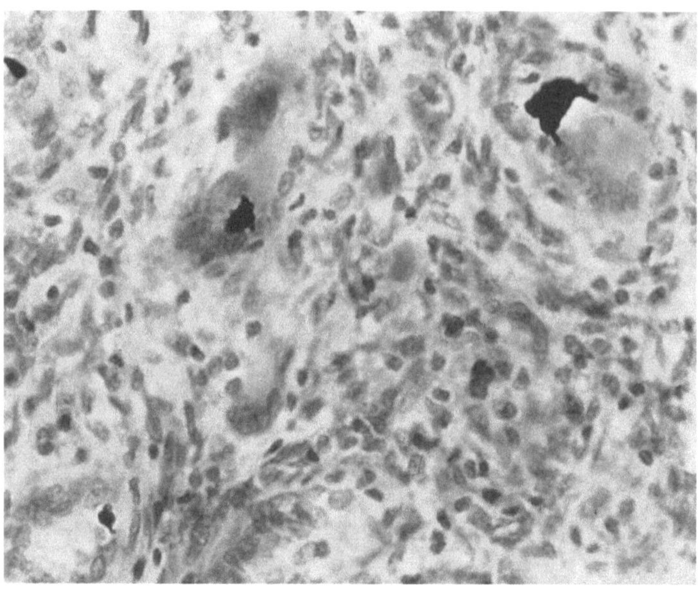

Abb. 4.2. Amalgamablagerungen im Zungenstroma mit Phagozytose in Fremdkörper-Riesenzellen nach zahnärztlichem Eingriff. HE, × 150

1.2.2 Berufstoxische Pigmentablagerungen

Bei berufsbedingter chronischer Einwirkung von Blei (z. B. Batterie- oder Bleifarbenfabriken, Lackiererbetrieben, Buchdruckereien oder Schriftgießereien) oder auch nach ständiger traumatischer Implantation von Graphit bei Bleistiftkauern kommt es zu einer ulzerösen Stomatitis und zu einer grau-bläulichen linienförmigen Bleisulfidablagerung am Zahnfleischrand (Bruggenkate et al. 1975). Die Metallpartikel sind im subepithelialen Bindegewebe lokalisiert. Analoge Veränderungen sind auch nach Einwirkung von Wismut, Quecksilber und anderen Schwermetallsalzen beobachtet worden (s. Abschn. 4.2).

Nach radioaktiven Thorotrastinjektionen sind gelegentlich auch granuläre kontrastreiche schwarze Partikel in der oralen Submukosa beobachtet worden (Terzakis et al. 1985).

1.2.3 Oberflächliche Pigmentablagerungen

Bei der *schwarzen Haarzunge („Lingua nigra")* kommt es zu einer oberflächlichen braun-schwarzen Pigmentierung des Zungenrückens mit Ausbreitung zur Zungenspitze durch Einwirkung von farbgebenden Mikroorganismen (Bakterien und Pilze; Abb. 4.3). Die haarähnliche Oberflächenstruktur („Lingua villosa sive pilosa") beruht auf einer Verlängerung der Papillae filiformes. Die Veränderung tritt gehäuft bei starken Rauchern, nach längerem Gebrauch von antiseptischen Mundwässern, nach langdauernder Applikation von Antibiotika – insbesondere von Tetrazyklinen – und bei älteren Patienten mit Prothesen auf (s. auch Abschn. 8.1, Akanthosis nigricans).

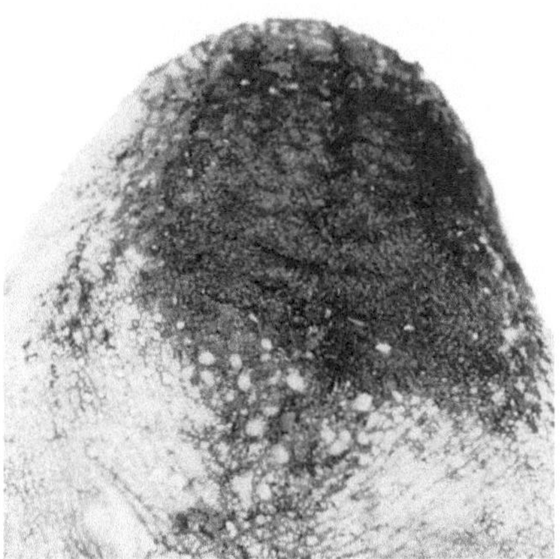

Abb. 4.3. Schwarze Haarzunge („Lingua villosa sive pilosa") am Zungenrücken mit Ausbreitung zur Zungenspitze nach langdauernder Antibiotikatherapie

Flüchtige oberflächliche Verfärbungen der oralen Mukosa können nach Einwirkung kosmetischer Pigmente auftreten, so die Rotverfärbung der Lippen durch in den Lippenstiften enthaltene Eosinsäure.

1.3 Endogene Pigmente

1.3.1 Melanin

Melanin als Hauptvertreter der tyrosinogenen Pigmente zeigt ein breites Spektrum des Vorkommens in nicht-neoplastischen Pigmentierungen der oralen Mukosa und in oralen melanogenen Tumoren (Hedin u. Larsson 1978).

1.3.1.1 Orale melanogene Tumoren

Die Vielzahl der benignen und malignen oralen melanogenen Tumoren wird in Kapitel 12 abgehandelt.

1.3.1.2 Nicht-neoplastische orale Melanosen

Die orale Melanose (Abb. 4.4) tritt bevorzugt am Lippensaum, der Saumregion der Wange in Höhe der Raphe buccalis und am Zahnfleisch auf, seltener am Gaumen oder seitlichen Zungenrand. Die dunkelbraunen sommersprossenartigen Fleckungen beruhen auf einer linearen Melaninablagerung in den Basalzellen der Schleimhaut (Buchner u. Hansen 1979). Elektronenmikroskopisch sind die Melaningranula kappenförmig im Zytoplasma der Basalzellen angeordnet. Der Stärkegrad der Melaninablagerung in den aktivierten Melanozyten zeigt große Unterschiede bei den einzelnen Rassen. In der weißen Bevölkerung wird der Prozentsatz der oralen Melanose mit ca. 5% angegeben. Das Hauptvorkommen wird bei Schwarzafrikanern, Asiaten und mediterranen Rassen beobachtet.

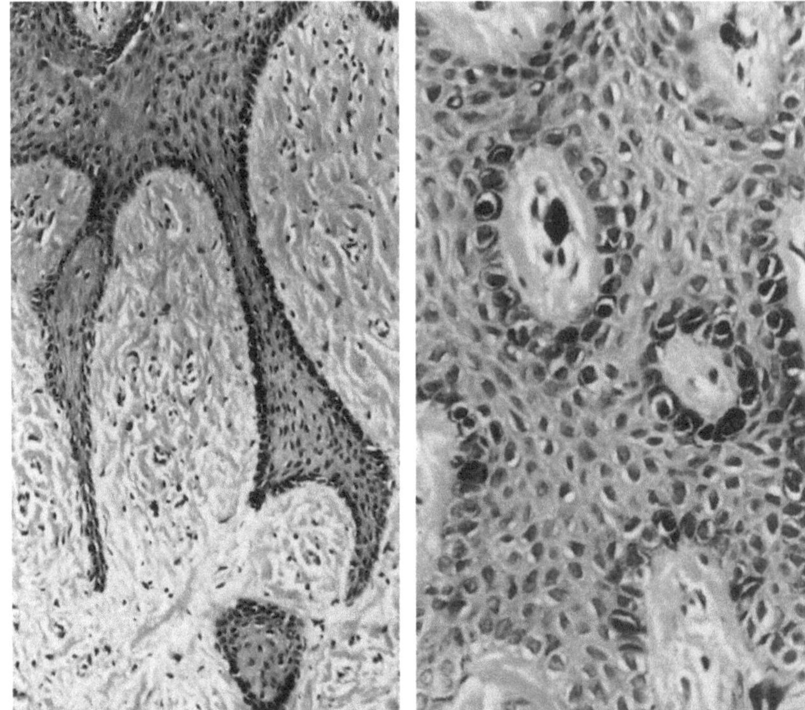

Abb. 4.4. Orale Melanose der Wangenschleimhaut mit linearer Melaninablagerung in den Basalzellen. HE, × 100 und × 250

Beim Peutz-Jeghers-Syndrom – einem autosomal-dominant und familiär gehäuft auftretenden neurokutanen Polypose-Syndrom (s. Kap. 3, Abschn. 6.4.7) – findet sich eine Assoziation einer oralen Melanose mit einer intestinalen Polypose (sog. Pigmentflecken-Polypose). Die Pigmentflecken treten bevorzugt an der Unterlippe und der Wangenschleimhaut auf.

Beim Morbus Addison treten braunschwarze Fleckungen bevorzugt in Regionen mit einem Kautrauma (Wangenschleimhaut) auf, weiterhin am Zahnfleisch, den Zungenrändern und den Lippen (LAMEY et al. 1985). Pathogenetisch führt die Nebenniereninsuffizienz zu einer erhöhten ACTH- und MSH-Sekretion der Hypophyse mit Aktivierung der Melanozyten. Die Melaninablagerungen liegen in den Basalzellen und in Makrophagen der subepithelialen Mukosa.

Eine Assoziation der oralen Melanose findet sich auch bei starken Rauchern, bei Patienten mit Lungenkrebs und bei HIV-Infektionen. Bevorzugte Lokalisation ist der weiche Gaumen. Neben einer Melaninablagerung in den Basalzellen der Mukosa und in Makrophagen der Submukosa liegt auch eine Hyperkeratose der Schleimhaut vor.

Medikamentös-induzierte orale Melanosen sind nach Einwirkung von Zytostatika, oralen Progesteron enthaltenden Antikonzeptiva und Antimalaria-Medikamenten (Quinidin, Amidioquin u. a.) beschrieben worden (GIANSANTI et al. 1971; WATSON u. MACDONALD 1974; BIREK u. MAIN 1988; MOGHADAM et al. 1998). Die Melaninpigmentierung tritt vor allem am Gaumen auf. Histologisch liegen die granulären Pigmentablagerungen in den basalen Keratinozyten und in Makrophagen des angrenzenden Bindegewebes.

Das Chloasma uterinum ist durch eine maskenförmige perorale Melaninpigmentierung gekennzeichnet und beruht auf einer Melanozytenstimulation durch einen hohen endogenen Östrogenspiegel während der Gravidität oder einer exogenen Einwirkung von oralen Antikonzeptiva.

Beim Lichen planus kommt es durch eine Auflösung der Basalzellen zu einer Melanozyteninsuffizienz mit einer verstärkten Melanineinlagerung in die Makrophagen der Submukosa.

1.3.2 Hämatogene Pigmente

Bei der Porphyrie kommt es durch Metabolitablagerungen des Porphyrins zu einer Rotfärbung der Zähne („Erythrodontie").

Bei der Hämochromatose (Siderophilie) treten bläulich-graue bis bräunlich-schwarze Pigmentablagerungen in der oralen Mukosa und an der Zungenoberfläche auf (Frantzis et al. 1972). Die Pigmentablagerungen enthalten sowohl Melanin (Bronzediabetes) als auch Hämosiderin und Hämofuszin (s. Abschn. 7).

Bei verschiedenen Formen des Ikterus können Bilirubineinlagerungen in der oralen Mukosa zu gelblich-grünen Verfärbungen führen.

1.3.3 Lipogene Pigmente

In der Gingiva und am Gaumen ist das Vorkommen von Lipofuszin beschrieben worden (Browne u. Rippin 1977). Histologisch fand sich eine Atrophie des Epithels und eine ödematöse Submukosa mit Einlagerung von autofluoreszierenden Lipofuszingranula im Zytoplasma der Stromazellen. Elektronenmikroskopisch zeigten die Granula eine unterschiedliche Größe und teilweise eine lamelläre Innenstruktur. In der Zungenmuskulatur konnten Lipofuszingranula besonders an den Kernpolen der Muskelfasern nachgewiesen werden (Dayan et al. 1979). Die Ablagerungen traten ab der 3. Lebensdekade auf und fanden sich in über 90 % der untersuchten Fälle mit einer deutlichen Korrelation des Stärkegrades mit zunehmendem Lebensalter.

2 Amyloidosen

2.1 Amyloidklassifikation

Amyloid ist biophysikalisch durch ein charakteristisches Infrarot - und Röntgenbeugungsspektrum, durch eine fibrilläre Ultrastruktur und durch die Affinität zu Kongorot mit polarisationsoptischer Doppelbrechung definiert, zeigt jedoch keine einheitliche biochemische Zusammensetzung (Saeger u. Röcken 1998). Die neue Klassifikation der Amyloidosen orientiert sich an den Vorläuferproteinen, wobei die früheren Bezeichnungen (primäres und sekundäres Amyloid sowie periretikuläres und perikollagenes Amyloid) lediglich noch zusätzlich Verwendung finden. Von den insgesamt 18 Fibrillenproteinen kommen bei der oralen Amyloidose nur folgende Amyloidtypen vor:

- AL (Lambda- und Kappa-Leichtketten A): Assoziation mit monoklonalen Gammopathien (z.B. multiples Myelom) oder idiopathisch bei nicht nachweisbarer Grundkrankheit,
- AA (Serum Amyloid A): Vorkommen als reaktive generalisierte Amyloidose besonders bei rheumatischer Arthritis und anderen chronischen Entzündungen,
- ATTR (Transthyretin A): Vorkommen bei seniler und kardiovaskulärer Amyloidose,
- Aβ2M (β2-Mikroglobulin A): Assoziation mit Hämodialyse.

Der histologische Nachweis einer Amyloidose kann durch eine intraorale Biopsie aus dem Zahnfleisch, der Lippe oder Zunge erbracht werden (Schwartz u. Olson 1974).

2.2 AL-Amyloidosen

Hierbei handelt es sich um die am häufigsten vorkommende Form der oralen Amyloidose (Van Der Waal et al. 1973; Kraut et al. 1977; Meyer et al. 1978; Flick u. Lawrence 1980; van der Wal et al. 1984; Reinish et al. 1994). Die Amyloidose ist überwiegend mit einem multiplen Myelom assoziiert (s. Kap. 14, Abschn. 2) und führt meist zu einer Makroglossie mit prall-elastischer Konsistenz, umschriebenen knotenförmigen Verdickungen und tiefen Einkerbungen der Zungenränder durch die Vorwölbung der Zunge in die angrenzenden interdentalen Räume (Abb. 4.5). Die Amyloidose der Zunge wird in 100% der Fälle beobachtet, der Befall der Wange dagegen nur in 3,5% und die Lokalisation

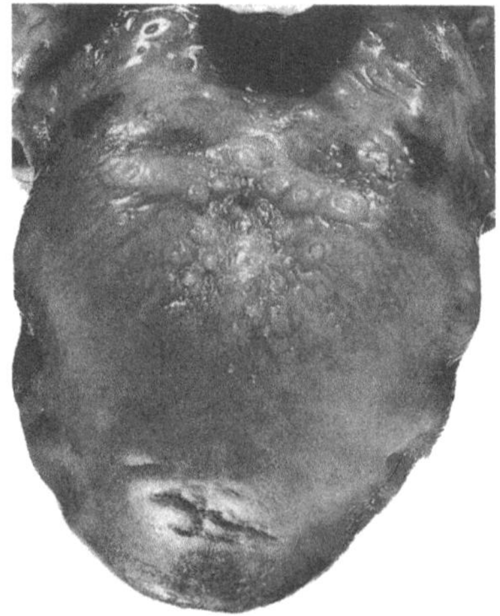

Abb. 4.5. Makroglossie bei AL-Amyloidose mit prall-elastischer Konsistenz des Zungenkörpers und randlichen Einkerbungen. Sektionspräparat

im Zahnfleisch oder der Lippe sogar nur in je 1,8% der Fälle. Mitunter kann die Zungenvergrößerung auch das Initialsymptom eines Plasmozytoms sein (Hamper u. Tschierschwitz 1986; Arweiler u. Jahnke 1995; Hoefert et al. 1999). Die Amyloidablagerungen liegen vorwiegend perikollagen entlang den kollagenen Fasern und in den äußeren verdickten Gefäßwänden der Submukosa und Muskulatur (Abb. 4.6).

2.3 AA-Amyloidosen

Die Amyloidablagerung erfolgt vorwiegend periretikulär in oder um die Arteriolen und Kapillaren (Abb. 4.7). Entzündliche Grundkrankheiten, insbesondere die chronische rheumatoide Polyarthritis führen zu einer reaktiven sekundären Amyloidose.

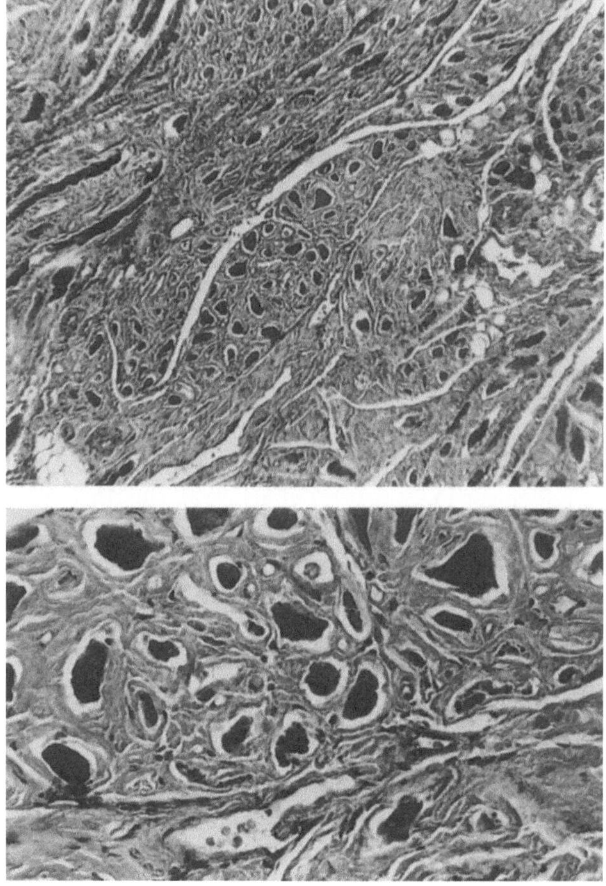

Abb. 4.6. AL-Amyloidose der Zungenmuskulatur mit bandförmigen Amyloidablagerungen zwischen den atrophischen (im Bild dunkel gefärbten) Muskelresten. HE, × 20 und × 60

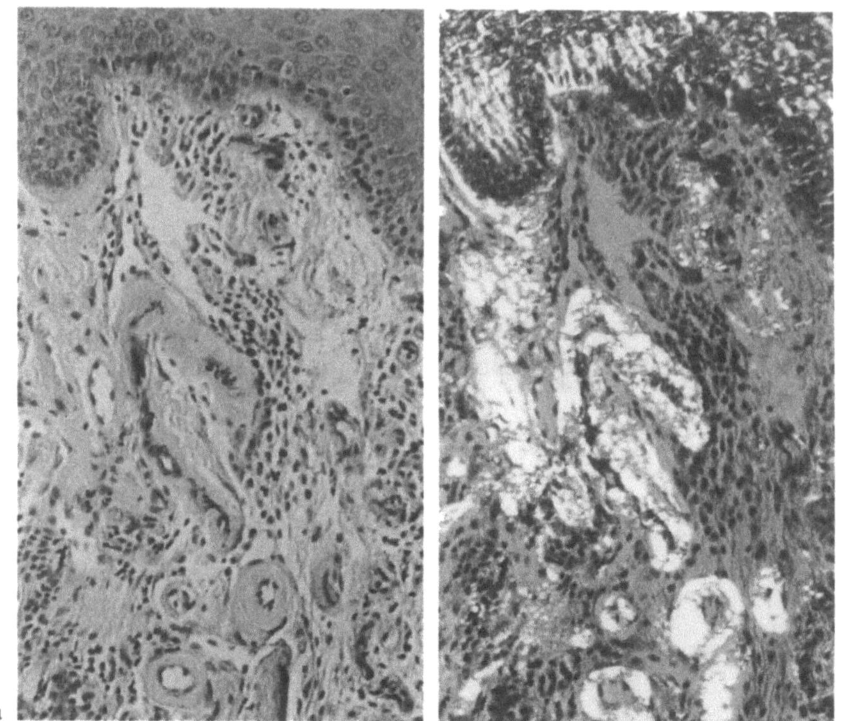

Abb. 4.7 a, b. AA-Amyloidose der Zungenschleimhaut bei chronischer rheumatoider Arthritis: Amyloidablagerungen bevorzugt in den Arteriolenwänden. **a** Kongorot, **b** polarisationsoptische Darstellung der Doppelbrechung in den Amyloidablagerungen. × 60

2.4 ATTR-Amyloidosen

Zu dieser senilen Amyloidose liegen eine Reihe von systematischen Studien an der Zunge im Hinblick auf die Häufigkeit der Amyloidablagerungen in Relation zum Lebensalter vor (YAMAGUCHI et al. 1982). Die Amyloidablagerungen zeigen eine Zunahme mit dem Lebensalter und erreichen eine Inzidenz von 60% in der Altersgruppe über 90 Jahre. Das Amyloid ist bevorzugt in den inneren Wandschichten der intramuskulären Gefäße der Zunge lokalisiert und kann zum Lumenverschluß führen. Mitunter sind auch die subepithelialen Gefäße befallen.

2.5 Aβ2M-Amyloidosen

Bei Hämodialysepatienten kommt es bevorzugt zu nodulären Amyloidablagerungen am Zungenrücken und den lateralen Zungenseiten (GUCCION et al. 1989; YOUNAI u. SCIUBBA 1993). Die Amyloidablagerungen liegen bevorzugt perivaskulär im subepithelialen Bindegewebe und der Muskulatur. Das Ausmaß der Amyloidose korreliert mit dem Alter des Patienten bei Dialyseeintritt und der Dauer der Dialyse. Die Ablagerungen von Amyloid werden wahrscheinlich

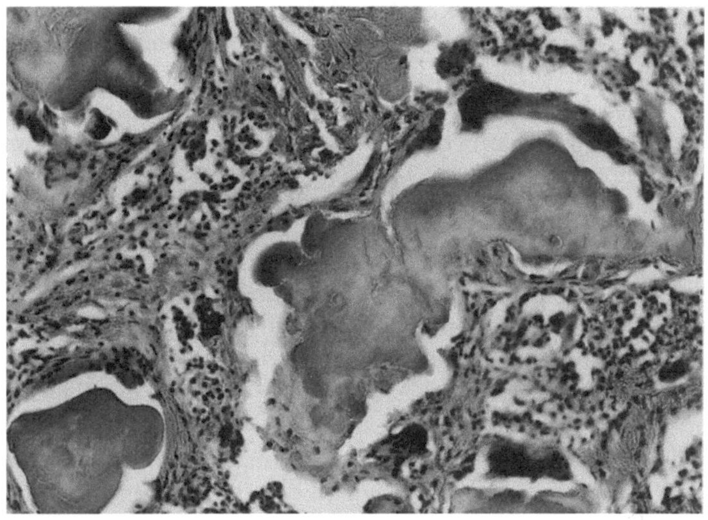

Abb. 4.8. Amyloidtumor der Zunge mit scholligen Amyloidablagerungen und Fremdkörperreaktion. HE, × 150

durch eine hohe Serumkonzentration als Folge einer mangelhaften Ausscheidung begünstigt.

2.6 Lokalisierte Amyloidosen

Sie liegen entweder in tumorartiger Form (sog. Amyloidtumoren) (Abb. 4.8) oder nur in mikroskopisch kleinen Herden vor. Das lokale Amyloid kann sich von unterschiedlichen Fibrillentypen ableiten, die im Einzelfall noch nicht ausreichend typisiert sind. Fallberichte liegen über eine Lokalisation am Gaumen (Timosca u. Gavrilita 1977) und am Mundboden (Takeda et al. 1987) vor. Der tumorartige Knoten am Mundboden hatte einen Durchmesser von 3 cm und zeigte mikroskopisch sowie ultrastrukturell einen Aufbau aus zentral gelegenen Amyloidfibrillen, die von aktiven Histiozyten und Fibroblasten umgeben waren. Biochemisch zeigten die Amyloidablagerungen keine Reaktion für Amyloid AA, AL oder andere Fibrillenproteine. Es wird diskutiert, ob Histiozyten oder Fibroblasten eine Rolle bei der lokalen Amyloidbildung spielen können.

3 Heterotope extraossäre Kalzinosen und Ossifikationen

3.1 Klassifikation

Bei extraossären Verkalkungen werden ätiologisch metastatische, genetisch-hereditäre und dystrophische Formen unterschieden (Seifert 1997), wobei bei einzelnen Krankheiten auch multifaktorielle Ursachen mit Überschneidung der ätiologischen und pathogenetischen Mechanismen vorliegen können. Der pathogenetische Ablauf der Kalzinose kann auf zwei verschiedenen Mechanismen beruhen. Bei der intrazellulären Verkalkung steht initial die Funktion der

Mitochondrien als Regulator der intrazellulären Kalziumkonzentration und als „Kalkfänger" im Mittelpunkt der Pathogenese. Die extrazelluläre Verkalkung wird dagegen initial durch membranöse Organellen - sog. Matrixvesikel - eingeleitet und im weiteren Verlauf durch Bildung von Hydroxylapatitkristallen gestaltet, welche aus den Matrixvesikeln in den Extrazellularraum ausgeschleust werden.

3.2 Metastatische Kalzinosen

Eine ausgeprägte krankhafte Erhöhung des Kalziumspiegels im Blutserum führt über eine Hyperkalzämie zu ausgedehnten Kalkablagerungen in zahlreiche Organe. In ca. 70% handelt es sich um eine tumor-assoziierte Hyperkalzämie (Fuchs 1997), in 20% um einen Hyperparathyreoidismus, in 10% um medikamentös ausgelöste oder sonstige seltenere Formen der Hyperkalzämie. Bei Niereninsuffizienz und chronischer Dialyse sind neben der metastatischen Verkalkung auch lokale Gewebsschädigungen mit Nekrosen und dystrophischer Verkalkung von Bedeutung, insbesondere bei der sog. tumoralen Kalzinose (Abb. 4.9).

Bei den wenigen Mitteilungen über eine metastatische Kalzinose der oralen Mukosa oder der angrenzenden Weichteile (Shear u. Copelyn 1966; Wiggins et al. 1975) handelt es sich um bis zu 3 cm im Durchmesser große knotenförmige tumorale Kalzinosen im Bindegewebe oberhalb der Mandibula oder im sublingual-submandibularen Bindegewebe mit Ausdehnung zum Zungengrund und Mundboden. Das histologische Substrat sind im Zentrum der Knoten gelegene Nekrosen mit amorphen Ablagerungen von Kalkschollen aus Hydroxyl-

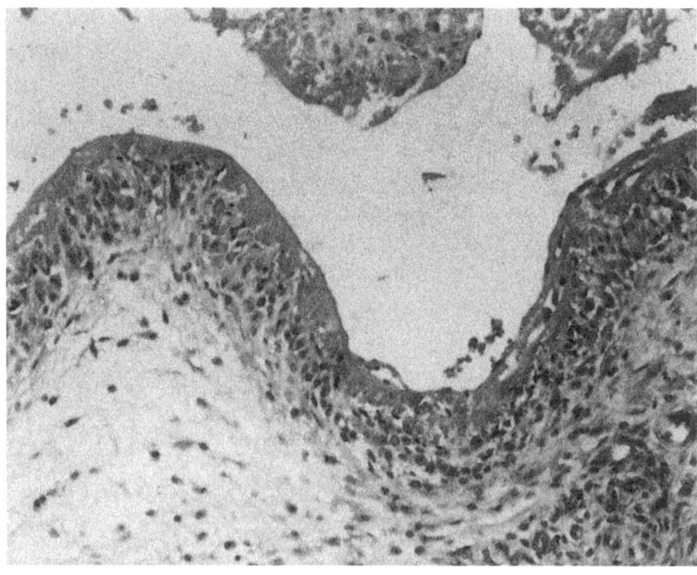

Abb. 4.9. Tumorale Kalzinose am Mundboden: zentrale Nekrose mit amorphen Ablagerungen, umgeben von einer kollagenen Faserkapsel mit Infiltration durch Histiozyten, Lymphozyten und Makrophagen. HE, × 150

apatitkristallen, umgeben von kollagenem Bindegewebe mit Infiltration durch Histiozyten, Lymphozyten, Schaumzellen und Fremdkörper-Riesenzellen.

3.3 Genetisch-hereditäre Kalzinosen

Hierbei werden primär-hereditäre von sekundär-sporadischen Formen unterschieden. Zu den sekundär-sporadischen Formen mit Beteiligung der Mundhöhle gehört die seltene Chondrokalzinose (Kalziumpyrophosphat-Arthropathie) des Temporomandibulargelenkes (MAGNO et al. 1992; PYNN et al. 1995). Durch eine verstärkte Bildung von Pyrophosphat kommt es zur kristallinen Ausfällung von Kalziumpyrophosphatdihydrat (CPPD). Die dabei entstehenden tumoralen Knoten können einen Tumor der Parotis oder des Gehörganges vortäuschen. Histologisch finden sich im Zentrum der Pseudotumoren irreguläre Ablagerungen von rhomboiden oder rechteckigen doppelbrechenden CPPD-Kristallen, umgeben von Fibroblasten, Makrophagen und Fremdkörper-Riesenzellen.

3.4 Dystrophische Kalzinosen

Hierbei kommt es zu amorphen Kalziumablagerungen in nekrotischen oder degenerativ veränderten Gewebsarealen bei normalem Kalziumphosphatstoffwechsel. Ursächlich liegen lokale Gewebsschädigungen durch Ischämie, Traumen, Blutungen, Entzündungen oder andere Noxen vor. Die dystrophische Verkalkung ist im degenerativ veränderten Gewebe der bindegewebigen Matrix lokalisiert, wobei sog. Telelysosomen und Matrixvesikel den Vorgang der Verkalkung einleiten. Im Bereich der Mundhöhle sind folgende Formen dystrophischer Verkalkung beschrieben.

3.4.1 Myositis ossificans circumscripta

Zahlreiche Beobachtungen liegen speziell über eine orale Lokalisation in der Kaumuskulatur vor, wobei besonders der M. masseter befallen ist (PLEZIA et al. 1977; MAKEK 1983; EL-LABBAN et al. 1993; STEINER et al. 1997), seltener der M. buccinatorius (WUSSOW 1968), der M. temporalis, M. pterygoideus oder M. genioglossus (STEINER et al. 1997). Hierbei handelt es sich meist um Folgen eines Traumas mit Muskelrissen, Einblutungen und Nekrosen. Das Intervall zwischen dem ersten Trauma und der Verkalkung sowie Ossifikation kann Monate oder Jahre betragen. Histologisch handelt es sich um eine nicht-neoplastische reaktive Knorpel- und Knochenbildung (Fibrodysplasia ossificans) mit einer zonalen Gliederung (ACKERMAN 1958). Die innere zentrale Zone ist aus proliferiertem zellreichem mesenchymalem Gewebe mit gesteigerter mitotischer Aktivität und ohne Knochengewebe aufgebaut, die mittlere Zone aus unreifen osteoiden Formationen und die äußere Zone (Abb. 4.10) aus reifem Knochengewebe mit kollagenem fibrösem Stroma. Im außen angrenzenden Gewebe finden sich elektronenmikroskopisch Gefäßläsionen, atrophische Muskelfaserfragmente mit degenerativ veränderten Myofilamenten und Fibroblasten mit Vakuolen und Ausschleusung von membrangebundenen Vesikeln vom Typus der Matrixvesikel (EL-LABBAN et al. 1993).

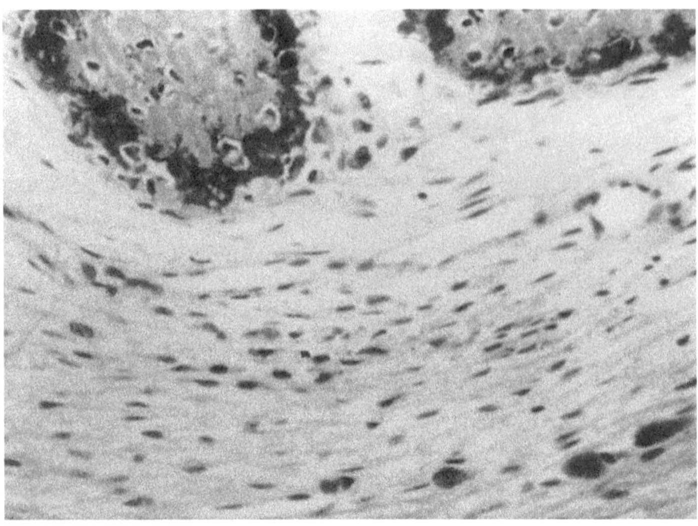

Abb. 4.10. Myositis ossificans im M. masseter: Außenzone mit kollagenem Bindegewebe und reifem neugebildetem Knochen mit Osteoblasten an der Oberfläche. Masson-Goldner, × 150

Eine dystrophische Verkalkung der Zungenmuskulatur ist als Spätfolge einer vorausgegangenen Strahlentherapie eines Zungenkarzinoms beschrieben worden (Goldstein et al. 1978).

3.4.2 Panniculitis ossificans circumscripta

Hierbei handelt es sich um eine seltene Variante der Myositis ossificans mit Lokalisation im Fettgewebe des Planum buccale (Heidrich u. Gelderblom 1995). Der intraoperative Befund ist durch abgekapselte verknöcherte Herde mit einem Durchmesser von über 3 cm gekennzeichnet. Röntgenologisch finden sich Ossifikationsfiguren mit zentraler Aufhellung und äußerer Begrenzung durch Knochenbälkchen. Histologisch (Abb. 4.11) entspricht die zonale Gliederung den Befunden bei der Myositis ossificans. Neben einer traumatischen oder ischämischen Ursache müssen auch nicht-traumatische, bisher ätiologisch nicht geklärte Faktoren diskutiert werden.

3.4.3 Verkalkung des Ligamentum stylohyoideum

Das Ligamentum stylohyoideum verläuft seitlich von den Cornua minora des Zungenbeins aufwärts zum Processus stylohyoideus des Os temporale. Entwicklungsgeschichtlich stammt das Ligamentum stylohyoideum aus dem 2. Kiemenbogen, an dessen Aufbau verschiedene Knorpelarten beteiligt sind (Omnell et al. 1998). Die Verkalkung des Ligaments zeigt eine enge Korrelation mit dem zunehmenden Lebensalter und der Länge der Verkalkung oder der Ossifikation (Ferrario et al. 1990) und entwickelt sich oft bilateral. Im Kindesalter erfolgt die Ossifikation meist im oberen Teil des Ligaments. Bezüglich der Ursache werden sowohl eine dystrophische Verkalkung im degenerativ veränderten Binde-

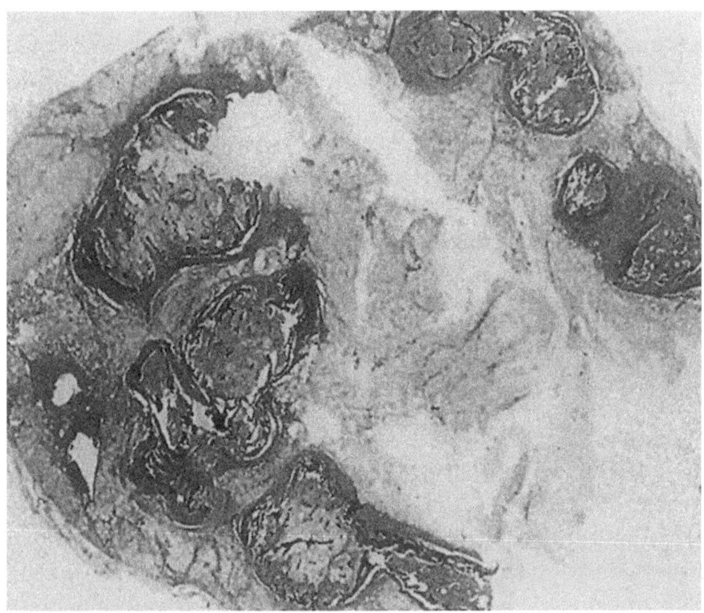

Abb. 4.11. Panniculitis ossificans circumscripta im Fettgewebe der Wange: zonale Gliederung mit zentral gelegenem zellreichem Bindegewebe, intermediärer Zone mit Fibro- und Osteoblasten sowie Osteoid und peripherer, radiär angeordneter metaplastischer Verknöcherung. HE, Lupenaufnahme. (Aus: HEIDRICH u. GELDERBLOM 1995)

gewebe des Ligaments als auch eine Ossifikation von Knorpelresten im Ligament diskutiert.

3.4.4 Gingivaverkalkungen

Umschriebene herdförmige Verkalkungen in der nicht-kollagenen Matrix der Gingiva liegen mitunter in der Nähe von Resten des odontogenen Epithels (BAB et al. 1985). Die Kalkablagerungen zeigen teilweise psammomartige Strukturen mit konzentrischen Lamellen, daneben eine Einlagerung in eine Matrix aus verzweigten Mikrofibrillen mit einem Durchmesser von 12 µm und einer Länge von bis zu 2,5 µm. Innerhalb der Matrix finden sich Kalzispheriten mit einem Durchmesser bis zu 1,11 µm.

Eine weitere Form stellt die perivaskuläre Hyalinisierung und intravaskuläre Verkalkung der Gingiva nach Cyclosporin-A-Therapie dar (SHARAF u. HOFSTÄDTER 1992).

3.5 Ätiologisch unklare Kalzinosen

Bei der Calcinosis cutis wird die Ätiologie kontrovers diskutiert. Dies gilt auch für die verkalkte Knotenbildung in der oralen Mukosa, die mit subepidermalen Knoten der Haut verglichen wird (EL-MOFTY u. SANTA CRUZ 1992). Derartige noduläre Verkalkungen wurden in der Gingiva bei einem 1 Jahr alten Mädchen und in der Zunge eines 5 Jahre alten Knaben beobachtet. Histologisch handelt es sich um eine zentral gelegene amorphe Matrix mit Einschluß von Kalkablagerungen und peripher angeordneten Fremdkörper-Riesenzellen mit resorbierten Kalkpartikeln im Zytoplasma. Die Veränderungen sind ähnlich wie bei der tumoralen Kalzinose.

Die bei Kollagenkrankheiten (Dermatomyositis, Lupus erythematodes, rheumatoider Arthritis oder Sklerodermie) beobachteten oralen nodulären Kalzinosen (SANGER u. KIRBY 1973) bestehen aus amorphen Kalziumpartikeln in Lippe und Wange und enthalten auch lamellär aufgebaute Knochenpartikel (BERNSTEIN u. NEAL 1985). Sie werden als Sonderform der dystrophischen Verkalkung interpretiert.

3.6 Sonstige Veränderungen

Skelettreste der Zunge (s. Kap. 3, Abschn. 9.1) müssen von heterotopen Kalzinosen und Ossifikationen bei der Myositis ossificans oder Osteomen abgegrenzt werden.

Die kartilaginöse Metaplasie der Zungen-Aponeurose wird nach vorausgegangener Strahlentherapie von Zungenkarzinomen beobachtet (Takeda 1987). Histologisch findet sich eine irreguläre Histoarchitektur von metaplastischem Knorpelgewebe und elektronenmikroskopisch eine Ablagerung von dichten granulären Körpern innerhalb der kollagenen Faserbündel. Es wird angenommen, daß sich auf der Basis dieser Knorpelmetaplasie zu einem späteren Zeitpunkt Chondrome entwickeln können.

4 Intoxikationen

4.1 Klassifikation

Die Einwirkung von chemisch sehr unterschiedlichen Substanzen kann zu Schädigungen der Mundschleimhaut führen, deren differentialdiagnostische Abgrenzung nur bei der gemeinsamen Analyse von klinischen und morphologischen Befunden möglich ist (COHEN 1980; GREENSPAN 1983). Zu den Noxen gehören Schwermetallapplikationen, Strahlen- und Hitzeschäden, Medikamente, Kosmetika und endogene metabolische Störungen. Ein Teil der Schleimhautalterationen geht mit Verfärbungen der Schleimhaut durch Pigmentablagerungen einher (s. Abschn. 1, Pigmentablagerungen). In der Pathogenese kommt Kontaktallergien eine besondere Bedeutung zu (RICKLES 1972).

4.2 Schwermetalleinwirkungen

Wismut (Abb. 4.12) führt bei längerer gewerbetoxischer Einwirkung durch die Bildung und Einlagerung von Wismutsulfid zu einer grau-bläulichen Verfärbung des Zahnfleischabschlusses am Zahnhals sowie zu einer pseudomembranösen Stomatitis (JACKSON 1966). Die Lokalisation am Zahnfleisch wird durch Zahnsteinbildung begünstigt. Die Ausbildung von Wismutsulfid wird durch eine bakterielle Degradation hervorgerufen. Im weiteren Verlauf kann es zu Ulzerationen kommen.

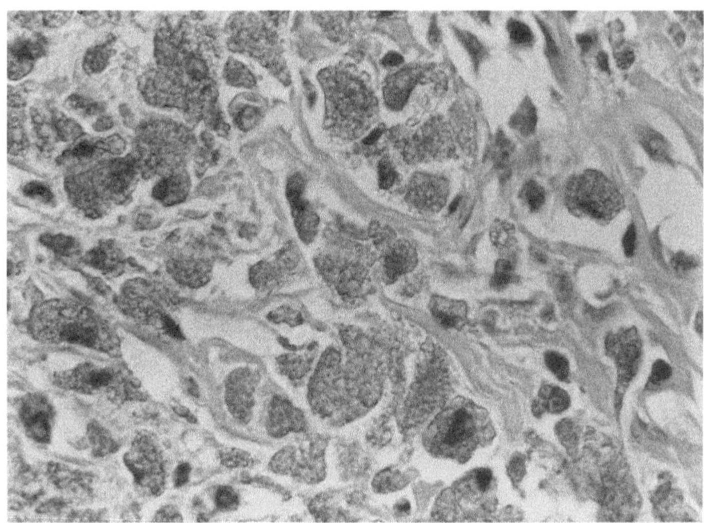

Abb. 4.12. Gingiva nach Wismutintoxikation mit granulären Ablagerungen von Wismutsulfid in Makrophagen. HE, × 250

Blei bewirkt bei einer meist berufsbedingten chronischen Bleischädigung (Saturismus durch Bleidämpfe in Gießereien und Farbfabriken) eine ulzeröse Stomatitis mit grauen Fleckungen der Wangenschleimhaut und einem ausgedehnten Zungenbelag (Gordon et al. 1979). Der bläuliche Bleisaum am Zahnfleisch beruht auf der Bildung von Bleisulfid durch die Einwirkung von Bakterien. Histologisch läßt sich das entstandene körnige Bleisulfid in ungefärbten Paraffinschnitten in der Basalmembran, den Adventitialzellen und Histiozyten nachweisen.

Bei der Quecksilbervergiftung (Stomatitis mercurialis) entwickeln sich graublauschwarze Ablagerungen.

Nach der Injektion von Goldsalzen im Rahmen einer Therapie der chronischen rheumatoiden Arthritis kommt es an der Schleimhaut der Wange, Zunge und Gingiva sowie des Mundbodens zu ausgedehnten Läsionen mit Ulzerationen, lichenoiden Eruptionen, diffusen Erythemen sowie einer Atrophie der filiformen Papillen der Zunge (Glenert 1984). Die Veränderungen werden bei 2–3% der Patienten beobachtet und sind nach Absetzen der Therapie rückbildungsfähig.

Bei der zahnärztlichen Anwendung von Nickel-Legierungen sind ebenfalls kontaktallergische Läsionen beobachtet worden, die mit einer vermehrten Infiltration der Schleimhautsubmukosa durch T-Helfer-Lymphozyten einhergehen (van Loon et al. 1988).

Weitere Schleimhautveränderungen können bei Einwirkung von Kupfer („Grünspan“ am Zahnfleisch), Zink (bläulich-weißer Saum am Zahnfleisch), Zinn (braunschwarze Ablagerungen in der oralen Mukosa bei Arbeitern in Zinngießereien), Arsen (ulzeröse Zahnfleischveränderungen bei Arbeitern in Glashütten), Chrom, Mangan oder anderen Substanzen auftreten.

Als Ergänzung zu den aufgeführten zahnärztlichen Applikationen muß noch erwähnt werden, daß Monomere von polymerisierenden Polymethyl-Methakrylaten als Kontaktallergene ebenfalls eine Stomatitis auslösen können (GIUNTA u. ZABLOTSKY 1976). Das morphologische Substrat ist durch eine Hyperkeratose, eine Verlängerung der Reteleisten, eine rundzellige, vorwiegend perivaskuläre Infiltration und eine Epitheldegeneration mit oberflächlicher Koagulationsnekrose gekennzeichnet.

4.3 Strahlen- und Hitzeeinwirkungen

Das Ausmaß der Strahlen-induzierten Schleimhautnekrosen steht in Relation zur Dosis und Dauer der Strahlenwirkung und der applizierten Strahlenart. Bei der durch Röntgenstrahlen induzierten *oralen Mukositis* (s. Abschn. 4.4) sind als pathohistologische Veränderungen eine zunehmende Epithelatrophie, eine Hyperpermeabilität der Blutkapillaren, Ödeme und Schleimhautulzerationen beschrieben (DIETZ et al. 1995). Im zeitlichen Ablauf der Mukositis (SONIS 1998) ist eine signifikante Zunahme antiinflammatorischer Makrophagen im Bindegewebe und eine erhöhte Expression des Adhäsionsmoleküls ICAM-1 beobachtet worden, während reife oder inflammatorische Makrophagen eher abnehmen (HANDSCHEL et al. 1998). Am empfindlichsten reagieren die Mukosa des weichen Gaumens und der Uvula, wesentlich geringer die der Zunge oder des harten Gaumens. Zu den Spätveränderungen gehören eine Schleimhautatrophie und Teleangiektasien.

Bei Strahleneinwirkungen auf den Kieferknochen (s. Bd. 1/II, 8.1.6.4) kommt es schon nach 36 Gy in umschriebenen Knochenarealen zum weitgehenden oder fast vollständigen Verlust vitaler Osteozyten und zu Veränderungen der lamellären Mikroarchitektur (GRÖTZ et al. 1999). Die Strahlenläsion ist progredient und in Verbindung mit einer Gefäßfibrosierung von pathogenetischer Bedeutung für die Osteoradionekrose der Kieferknochen.

Laserstrahlen führen ebenfalls zu Gewebsnekrosen, deren Größe und Tiefe speziell bei Gewebsinzisionen mit Laserstrahlen exakt gemessen worden ist (POGREL et al. 1990). Das Ausmaß der Nekrose ist vom Wassergehalt der Gewebe abhängig und im Epithel und der Muskulatur größer als im Bindegewebe.

UV-Licht führt im Rahmen einer Dermatitis solaris („Sonnenbrand") an den Lippen zur Schwellung und Blasenbildung. Bei Lichtdermatosen kommt es auch an der oralen Mukosa zu Pigmentablagerungen, Erythemen und Blasenbildung.

Elektrischer Strom löst an den Lippen bei Einwirkung von unter Strom stehenden elektrischen Steckern erhebliche Alterationen aus.

Nach extremer Hitzeeinwirkung (extrem erhitzte Flüssigkeiten, „Feuerschlucker-Artisten", heiße Dämpfe, Verbrennungen) entstehen ebenfalls Gewebsschädigungen der oralen Mukosa. Speziell am Gaumen kommt es zu Veränderungen analog einer Stomatitis nicotinica, die durch kleine noduläre weißliche Erhebungen mit zentraler rötlicher Einsenkung gekennzeichnet ist (ROSSIE u. GUGGENHEIMER 1990). Daraus wird abgeleitet, daß auch bei starken Rauchern der Hitzefaktor eine wesentliche Rolle bei der Entstehung einer Stomatitis nicotinica spielt.

4.4 Medikamentöse Einwirkungen

Die Skala der Medikamente, welche zu Alterationen der Mundschleimhaut führen, ist sehr umfangreich und umfaßt Barbiturate, Salizylate, Antibiotika, Zytostatika, Lokalanästhetika sowie zahlreiche weitere Substanzen. Charakteristisch sind vesikulo-bullöse Läsionen mit sekundärer Ruptur und Ausbildung von Ulzerationen oder erythematöse Veränderungen, wobei überwiegend hypersensitive allergische Reaktionen unterschiedlicher pathogenetischer Mechanismen vorliegen. Seltener sind nicht-immunologische Reaktionen, wobei die Noxe über die Stimulation von Mastzellen zur Ausschüttung von Mediatoren führt.

Barbiturate in toxischen Dosen können schwere ulzeröse Schleimhautnekrosen besonders der alveolären Mukosa auslösen (Kennett 1968; Monteil et al. 1991). Bei einer Langzeitapplikation von Analgetika (Aspirin, Phenazetin) können neben Veränderungen in anderen Organen an der Schleimhaut der Wange und des Zahnfleisches weißliche Schleimhautflecken auftreten (Najjar 1977).

Eine Zytostatika-induzierte orale Mukositis (s. Abschn. 4.3) kommt nach systemischer Verabreichung bei 40% der Patienten und bei regionaler intraarterieller Chemotherapie bei 100% der Patienten zur Entwicklung (Heymer et al. 1991; Plevová 1999). Charakteristika der intraoralen Applikation sind Nekrosen und Ulzerationen der oralen Mukosa. Histologisch finden sich vorwiegend basale Epitheldysplasien mit polymorphen Zellkernen und atypische Zellelemente mit basophilen Kerntrümmern im Zytoplasma als Hinweis auf einen pathologischen Mitose-Arrest (sog. „Starbust-Zellen") sowie mehrkernige Riesenzellen. In besonders schweren Fällen kann eine akute toxische epidermale Nekrolyse (Lyell-Syndrom) auftreten (Giallorenzi u. Goldstein 1975). Nach längerer Verabfolgung des Tetrazyklinderivates Minozyklin kommt es zu einer tiefschwarzen Pigmentierung des Mandibularknochens und der Zähne, ein Umstand, der zu einer graublauen Verfärbung der darüber liegenden Gingiva führt, ohne daß in der Gingiva selbst eine Pigmentablagerung stattfindet (Fendrich u. Brooke 1984).

Weitere Beispiele sind das Bromoderma vegetans oder Jododerma vegetans mit Veränderungen der oralen Mukosa an Unterlippe und Zunge.

Nach Applikation verschiedener Medikamente (Antikonvulsiva wie Hydantoin oder Zyklosporin) kann es zu einer Gingivahyperplasie durch eine chronische fibrosierende Gingivitis kommen (s. Bd. 1/II, 5.2.1, S. 46 ff). Das histologische Substrat ist durch eine Fibroblastenproliferation mit Vermehrung kollagener Fasern, eine verstärkte Ausbildung von Kapillaren und eine Epithelhyperplasie gekennzeichnet.

4.5 Kosmetika und andere kontaktallergische Substanzen

Orale Nebenwirkungen nach Anwendung von Mundhygieneartikeln sind wiederholt beobachtet worden (Bernstein 1978; Albers et al. 1978, 1982; Touyz u. Hille 1984), wobei zwischen primär toxischen Läsionen und Hypersensitivitätsreaktionen vom Typ I und IV unterschieden werden muß.

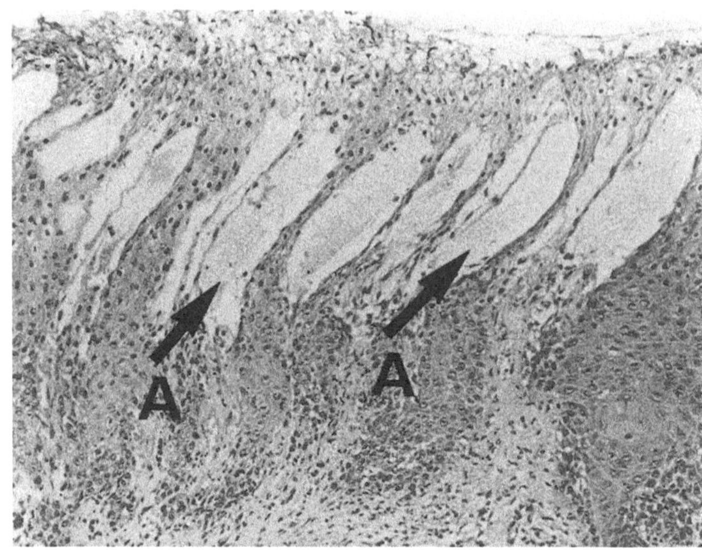

Abb. 4.13. Läsion der Wangenschleimhaut nach exzessiver Einwirkung von Mundwässern: intraepitheliales Ödem mit mikrovesikulären Formationen *A* geringe Epithelhyperplasie und mäßige entzündliche Reaktion in der Lamina propria. HE, × 40. (Aus: TOUYZ u. HILLE 1984)

Bei den toxischen Läsionen kommt es zu weißlichen oder rötlichen Fleckungen der oralen Mukosa, die auf epithelialen Nekrosen, Hyperkeratosen und Akanthosen beruhen (RUBRIGHT et al. 1978). Zu den auslösenden Substanzen gehören bei exzessivem dauerndem Gebrauch Mundwässer mit Beimengungen von Alkohol, Menthol und Salizylaten (Abb. 4.13). Beim Gebrauch von Zahnpasten sind es vor allem Substanzen wie Natriumlaurylsulfat oder Natriumtripolyphosphat, die eine akute Epitheliolyse der gesamten Mundschleimhaut einschließlich der Gingiva auslösen und zu schmerzhaften Erosionen führen können (PLONAIT u. REICHART 1999). Histologisch handelte es sich bei den leuködemartigen abgelösten Membranen um die obersten Zellschichten des Epithels ohne Dysplasie. Nach Absetzen der Zahnpasta verschwanden die Läsionen.

Allergische Reaktionen werden vor allem bei geschmacksverbessernden Zusätzen zu Mundwässern beobachtet (ISAKSSON et al. 1993). Klinische Befunde sind Urtikaria, Ödem oder Erythem sowie gelegentlich Blasenbildung (GAGARI u. KABANI 1995). Als auslösende Substanzen werden Chloroform, ätherische Öle und Natriumfluorid angeführt (KOWITZ et al. 1973).

Die ständige Applikation von Kaugummi oder Kandiszucker kann ebenfalls eine kontaktallergische Gingivastomatitis mit Ödemen und Erosionen auslösen (KERR et al. 1971). An der Zungenoberfläche kommt es zum Schwund der Papillae filiformes, zu lateralen Einkerbungen der Zunge und submukös zu einer ausgeprägten plasmazellulären Infiltration, an den Lippen zu einer angulären Cheilitis vom Perleche-Typ und an der Gingiva zu erythematösen Veränderungen sowie zu bräunlichen Pigmentierungen am Zahnfleischsaum (GAZI 1986).

Weitere Kontaktallergien können durch Lippenstifte (Lippenstift-Kontaktekzem) sowie Nahrungs- und Genußmittel (Eiweiß, Eier, Milch, Mandeln, Nüsse u.a.) mit Quincke-Ödemen besonders an der Lippe ausgelöst werden.

Das Einstechen („Piercing“) von unterschiedlichen Schmuckelementen in die orale Mukosa gehörte nicht nur in der Antike, sondern auch bei Völkern weniger entwickelter Regionen (Indien, Südpazifik, Amazonasgebiet u.a.) zu einer langen Tradition, wobei verschiedene Materialien (Elfenbein, Metall, Keramik oder Holz) verwendet wurden. Neuerdings hat jedoch das Piercing auch in Europa und Nordamerika zunehmende Akzeptanz gefunden (Bethke u. Reichart 1999). Zu den oralen Lokalisationen für das Einbringen von metallischen Schmuckkörpern gehören vor allem die Unterlippe und Zunge. Die Unterlippe wird als sog. Labrettepiercing etwa 1 cm unterhalb des Lippenrotes in Richtung Vestibulum ohne Lokalanästhesie durchstochen. Das Zungenpiercing wird in der Zungenmitte unmittelbar vor dem Zungenbändchen durchgeführt (Scully u. Chen 1994; Perkins et al. 1997). Zu den Komplikationen unmittelbar nach der Prozedur gehören Ödeme, Blutungen oder Infektionen (Tweeten u. Rickman 1998), zu den Spätfolgen Fremdkörpergranulome (Ng et al. 1997), Zahnschädigungen (Boardman u. Smith 1997) oder Allergien (z.B. gegen Nickel).

Nach Tätowierungen sind am Zahnfleisch des Oberkiefers bläuliche Pigmentierungen mit Fremdkörperreaktion im angrenzenden Bindegewebe beobachtet worden (Gazi 1986). Nach Verletzungen mit nachfolgenden operativen Eingriffen kann es zur Entwicklung von Talkumgranulomen mit Fremdkörper-Riesenzellen kommen (s. Kap. 15, Abschn. 1.1.2).

4.6 Endogene metabolische Störungen

Bei akutem und chronischem Nierenversagen mit Urämie kann sich eine ausgeprägte urämische Stomatitis entwickeln (Jaspers 1975; McCreary et al. 1997). Dabei handelt es sich meist um eine erythematöse-pseudomembranöse Form, seltener um ulzeröse, hämorrhagische und hyperparakeratotische Formen. An der Schleimhaut der Wange, des Zungenrückens sowie an Zahnfleisch und Mundboden zeigt das Epithel eine Hyperplasie mit ausgeprägter Hyper- und Parakeratose, Akanthose und eine superfizielle bakterielle Kontamination. Zusätzlich kommt es im Epithelverband zu Kernalterationen und Zelldestruktionen mit Einschluß fragmentierter Körper. An der Uvula entwickelt sich ein deutliches Uvulaödem. Bei der hyperparakeratotischen Form finden sich weißliche Fleckungen der Zunge sowie der Wangen- und Lippenschleimhaut mit ausgeprägter Akanthose, ballonierenden Keratozyten in der Tiefe und geringer entzündlicher Infiltration des Schleimhautstromas, ein Befund, der eine „Hairy leukoplakia“ vortäuschen kann.

Bei einer chronischen Leberinsuffizienz sind eine atrophische himbeerrote Zunge und sog. „Lacklippen“ bei gleichzeitig bestehender Gelbfärbung der Haut beschrieben.

Bezüglich der Xanthelasmen bei Lipoidosen wird auf Kap. 3, Abschn. 8.6 verwiesen. Eine weitere Form einer endogenen Störung stellt die Progesteron-Stomatitis dar, welche im Menstruationszyklus rezidivierend vor der Menstruation auftritt und mit einer erythematösen oder ulzerösen Schleimhautalteration der Lippen und oralen Mukosa einhergeht (s. Bd. 1/II, 5.2.2). Histologisch findet sich eine Spongiose des Schleimhautepithels und eine gering subepitheliale entzündliche Infiltration. Ätiologisch wird eine Autoimmunreaktion gegenüber endogenem Progesteron bei erhöhtem Progesteronspiegel angenommen (HERZBERG et al. 1995).

5 Avitaminosen

Beim *Vitamin-A-Mangel* kommt es besonders an der Zunge zu Verhornungsanomalien mit Hyper- und Parakeratosen, außerdem zu spongiösen Auflösungserscheinungen im Bereich des Stratum spinosum und der Basalmembran. Die orale Mukosa ist beim Vitamin-A-Mangel durch Hyperkeratose hart und fleckig, die Lippenmukosa blaß und trocken, die Zungenoberfläche leukoplakieähnlich umgestaltet. Zwischen dem Vitamin A und dem Spurenelement Zink bestehen enge Korrelationen im Hinblick auf die Modulation der Genexpression und dem Einfluß auf die Glykoproteinsynthese und den Peptidstoffwechsel (SMITH 1980; KLEIER et al. 1998). Mangelzustände entstehen durch Fehlernährung mit verminderter Zufuhr, verminderte Resorption oder erhöhten Verlust durch gesteigerten Abbau. Unter experimentellen Bedingungen führt Zinkmangel an der Wangenschleimhaut zur Hyperplasie und Hyperkeratose analog einem Vitamin-A-Mangel (STONCIUS et al. 1985).

Beim *Vitamin-B-Komplex* sind die Veränderungen bei Mangelzuständen unterschiedlich ausgeprägt. Beim Nikotinsäuremangel treten bläschenförmige Alterationen und Pigmentierungen an der Zunge auf. Ein B2-Laktoflavinmangel geht mit Mundwinkelrhagaden (Faulecken) und einer purpurfarbenen verdickten Zunge mit geschwollenen pilzförmigen Papillae filiformes einher, ein Befund, der mit einer „Pökelzunge" verglichen wird. Charakteristisch für die durch den B12-Mangel ausgelöste perniziöse Anämie ist die Hunter-Glossitis, die makroskopisch durch eine graue glatte Zungenoberfläche mit Einschluß dunkler eingesunkener Flecken und histologisch durch eine ausgeprägte Atrophie des Epithels, einen Schwund der Zungenpapillen sowie eine chronischentzündliche lymphozytäre Infiltration des subepithelialen Bindegewebes gekennzeichnet ist (GREENBERG 1981). Einzelne Stachelzellen besitzen große, relativ blaß gefärbte megaloblastenartige Zellkerne mit deutlichen Nukleoli und peripherer Chromatinverklumpung. Die Lippen- und Wangenschleimhaut weist neben einer Atrophie erythematöse Fleckungen auf. Bei der Pellagra (PP-Komplex) finden sich rissige Lippen, ein schwammiges Zahnfleisch und eine hochrote Himbeerzunge. Insgesamt besteht beim Vitamin-B-Mangel ein „Burning Mouth Syndrom". Der experimentelle Vitamin-B-Mangel ist durch eine initiale Parakeratose und einen Zellhydrops gekennzeichnet, im weiteren Verlauf durch eine Epithelatrophie und einen Papillenschwund zuerst der Papillae filiformes, dann der Papillae fungiformes, nicht dagegen der Papillae circumvallatae.

Der *Vitamin-C-Mangel* bewirkt eine Auflösung des Gefüges der Gefäßendothelien. Daraus resultieren Blutungen speziell aus dem hyperämischen Zahnfleisch, welches blaurot bis schwärzlich verfärbt ist und einen gangränösen Zerfall aufweisen kann. Dieser Befund ist charakteristisch für den Skorbut, wobei neben dem Vitamin-C-Mangel oft auch ein Vitamin-B-Mangel besteht.

6 Hormonal bedingte Veränderungen

6.1 Hypophyse

Bei einer Überfunktion der Hypophyse durch ein Hypophysenadenom mit Somatotropinbildung führt der allgemeine Riesenwuchs zu speziellen Veränderungen in der Mundhöhle (s. Kap. 3, Abschn. 4.3). Die um 50% gegenüber der Norm vergrößerte Zunge (Abb. 4.14) zeigt oberflächliche Wulstbildungen ähnlich einer Lingua plicata. Histologisch beruht die Makroglossie auf einer Vergrößerung der Muskelfasern, einer Verdickung des Epithels (Abb. 4.15) und einer Zunahme des subepithelialen und interstitiellen kollagenen Bindegewebes (Wittmann 1977). Zusätzlich sind auch venöse Thromben und Teleangiektasien im subepithelialen Bindegewebe beobachtet worden. Die wulstigen Schleimhautverdickungen führen an der Ober- und Unterlippe zu einer Makrocheilie, zu Wulstbildungen am Gaumen und der Gingiva sowie einer Zunahme der Mandibulagröße (Prognathie).

6.2 Schilddrüse

Beim Myxödem als einer Unterfunktion der Schilddrüse ist die Zunge voluminös und ödematös geschwollen. Die Zungenvergrößerung führt zu Bißverletzungen mit traumatischen Zungenulzera durch Zahnabdrücke.

6.3 Nebenschilddrüse

Beim idiopathischen Hypoparathyreoidismus liegt meist eine chronische Candidose der oralen Mukosa vor, beim Hyperparathyreoidismus bleiben dagegen die Auswirkungen auf den Kieferknochen begrenzt (Ostitis fibrosa cystica).

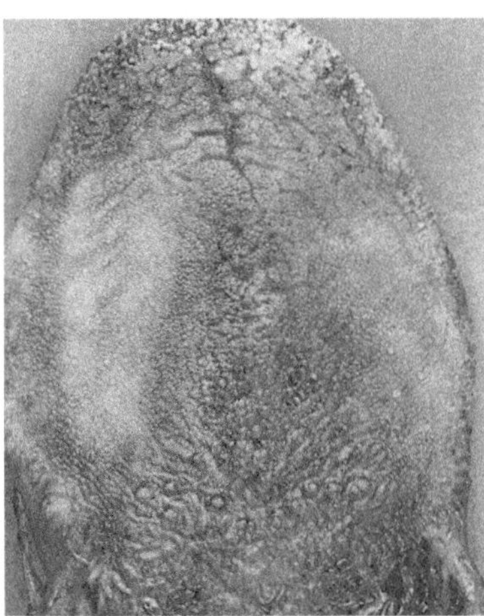

Abb. 4.14. Makroglossie bei somatotropem Hypophysenadenom. Sektionspräparat

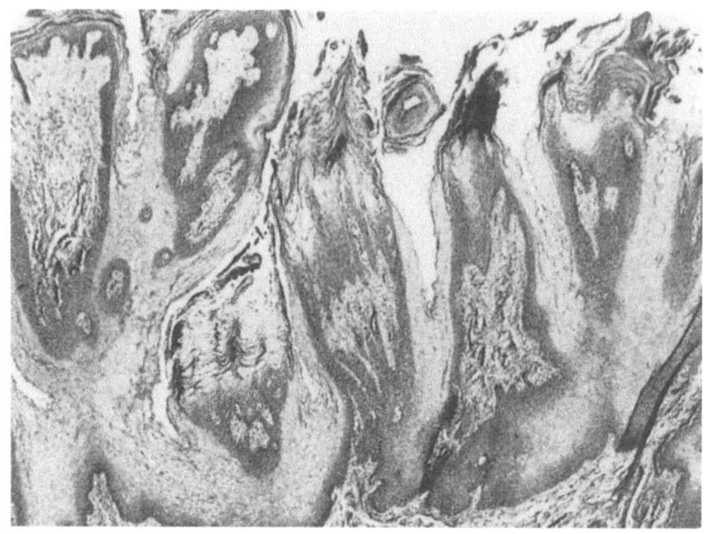

Abb. 4.15. Makroglossie mit Epithelverdickung: deutliche Akanthose, prominente Papillae filiformes und fungiformes. HE, × 30. (Aus: WITTMANN 1977)

6.4 Nebennieren

Beim Morbus Addison kommt es zu einer bronzeartigen bis schwarz-braunen Pigmentierung besonders im Bereich der Zahnschlußleiste der Wangenschleimhaut, der lateralen Zungenseite und des Zahnfleisches. Die Ablagerung des Melaninpigmentes findet sich in den basalen und suprabasalen Zellen der oralen Mukosa (s. Abschn. 1.3.1).

6.5 Ovarien

Bei gestörter ovarieller Hormonbilanz durch Östrogenmangel und in der Postmenopause kommt es an der Zunge, Wange und Gingiva zu einer Schleimhautatrophie mit einer Spongiose und Abflachung der Reteleisten (PISANTY et al. 1975). Diese Veränderungen gehen oft mit einem „Burning Mouth Syndrom" einher und sind nach entsprechender Hormontherapie reversibel. Bezüglich der Gingivahyperplasie in der Schwangerschaft oder nach oralen Antikonzeptiva wird auf Band 1/II verwiesen.

6.6 Diabetes mellitus

Hierbei liegen multifaktorielle Einwirkungen auf die orale Mukosa vor, zu denen genetische und immunologische Faktoren und metabolische Störungen bei den verschiedenen Diabetestypen gehören (MURRAH 1985). Neben der erhöhten Kariesfrequenz, den periodontalen Destruktionen und den Störungen der Speicheldrüsenfunktion bietet sich an der oralen Mukosa ein mannigfaltiges Bild (Abb. 4.16). Die Schleimhaut ist tiefrot verfärbt und weist oberflächliche Keratosen auf. Im subepithelialen Bindegewebe findet sich häufig eine chroni-

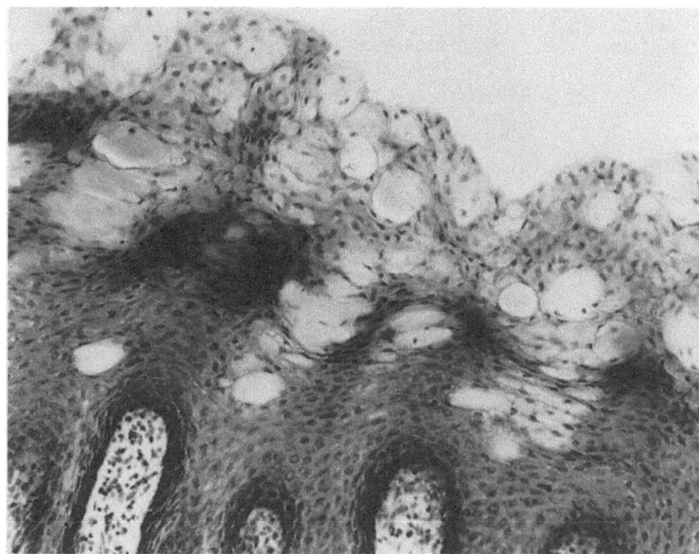

Abb. 4.16. Orale Mukosa bei Diabetes mellitus: Hyperplasie der Schleimhaut mit Leuködem der Schleimhautoberfläche. HE, × 150

sche Entzündung. Die Gefäße der Gingiva sind erheblich verdickt, insbesondere die Kapillaren, deren Endothelien geschwollen und teilweise auch proliferiert sind (Russel 1966). Teilweise kommt es auch zu einem kompletten Lumenverschluß. Da keine Beziehung zur Höhe des Blutdrucks vorliegt, werden die Veränderungen als diabetogen interpretiert. Kapillarmikroskopisch imponieren lokale Gefäßerweiterungen, abnorme Schlingenstrukturen und Gefäßbäumchen besonders bei langer Diabetesdauer. Die Zungenschleimhaut ist hellrötlich verfärbt. Außerdem bestehen eine Gingivitis, Faulecken und Soorbesiedlung. Histologisch wurde eine Zungenatrophie bei 27% der Diabetespatienten festgestellt (Farman 1976). Bei zwei Dritteln dieser Patienten lag der charakteristische Befund einer zentralen papillären Atrophie vor. Hierbei handelte es sich um eine demarkierte, nicht-ulzeröse papillenfreie Zone im mittleren Drittel des Zungenrückens ähnlich einer Glossitis rhombica mediana, jedoch ohne Ausdehnung bis zum Foramen caecum. Dieser Befund zeigt eine Korrelation zur Candidabesiedlung. Weitere Veränderungen an der Zunge waren eine verstärkte Faltenbildung und eine doppelte zentrale Fissur am Zungenrücken.

7 Störungen des Eisenstoffwechsels

7.1 Eisenmangel

Bei der Eisenmangel-Anämie finden sich charakteristische Veränderungen der oralen Mukosa besonders der Zunge und Wange (Rennie et al. 1982; Scott et al. 1985). Die Epitheldicke der Zungenschleimhaut ist durch eine Abnahme sowohl der Zellzahl als auch der Zellgröße deutlich reduziert. Im Kontrast

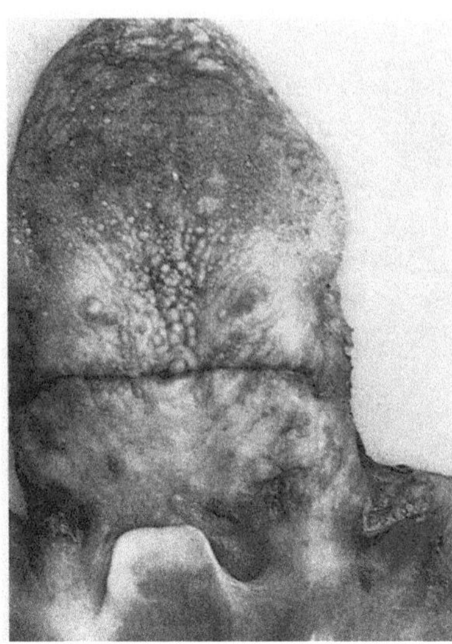

Abb. 4.17. Plummer-Vinson-Syndrom („sideropenische Dysphagie") mit glatter atrophischer Zungenschleimhaut am Zungengrund und angrenzendem Hypopharynx. Sektionspräparat

hierzu zeigen die Progenitorzellen an der Schleimhautbasis eine Zunahme der Zellzahl. Dieser Hyperplasieeffekt wird als Ausgleich für den Zellverlust an der Schleimhautoberfläche interpretiert. Der makroskopische Aspekt ist bei 30–40% der Patienten eine schmerzhafte erythematöse Glossitis mit einer glatten Zungenoberfläche. Weitere Befunde sind eine anguläre Cheilitis (sog. Faulecken) an den Mundwinkeln, die vermehrt bei Frauen mit einem Lebensalter über 40 Jahren beobachtet werden, eine Candidabesiedlung, ein „Burning Mouth Syndrom" und die Verbindung mit einem Plummer-Vinson-Syndrom (Abb. 4.17).

7.2 Eisenspeicherkrankheit

Bei der Hämochromatose (Siderophilie) kommt es besonders am harten Gaumen und am Zahnfleisch zu bläulich-grauen Pigmentierungen. Diese bestehen sowohl aus Melanin als auch aus Hämosiderin und Hämofuszin (FRANTZIS et al. 1972). Zusätzlich wird auf Abschn. 1.3 verwiesen.

8 Sonstige Veränderungen

8.1 Akanthosis nigricans

Neben der typischen schmutzig braun-grau-schwarzen Verfärbung der Haut und einer zottenförmigen Vergröberung des Hautreliefs mit symmetrischer Lokalisation besonders der Achselhöhle und des Nackens findet sich bei 50% der Patienten eine Beteiligung der Mundhöhle (KIRSTEIN 1965; SEDANO u. GORLIN 1987) (s. Kap. 6, Abschn. 1.3). Die Zunge (Abb. 4.18) weist eine Makroglossie mit samtartiger Oberfläche und starker Vergrößerung der Papillae

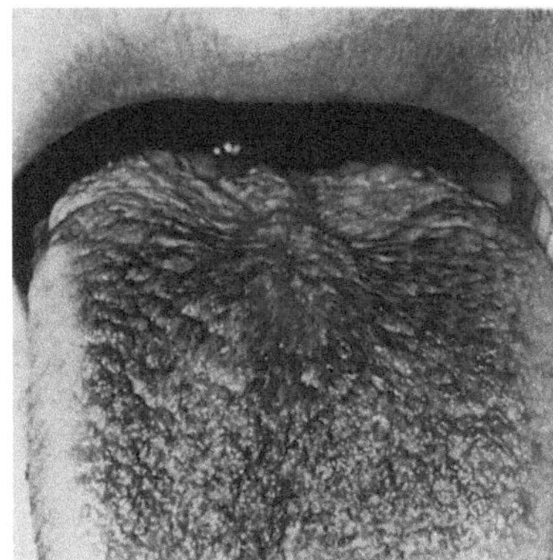

Abb. 4.18. Akanthosis nigricans maligna bei Mundbodenkarzinom mit antibiotischer Therapie und Kachexie. (Präp. Prof. EHRING, Haus Hornheide b. Münster)

filiformes auf. In gleicher Weise sind die Lippen verdickt (Makrocheilie). Die Wangenschleimhaut zeigt ebenfalls schwammige wulstige Verdickungen, und das Zahnfleisch ist geschwollen (Makrulie). Das gemeinsame histologische Substrat (Abb. 4.19) ist durch eine Papillomatose des Epithels mit Ödembildung, einer Hyperkeratose und Akanthose gekennzeichnet.

Aus klinischer Sicht werden zwei Formen der Akanthosis nigricans unterschieden. Die benigne Form tritt familiär gehäuft meist vor der Pubertät auf und ist mit endokrinen Defekten assoziiert. Die maligne Form wird durch Assozia-

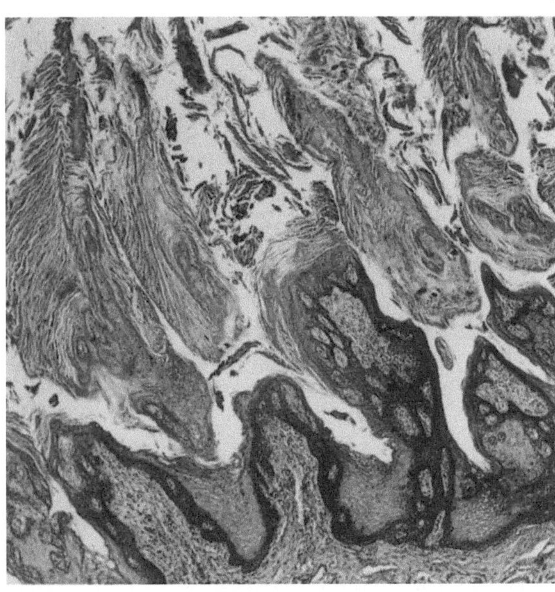

Abb. 4.19. Akanthosis nigricans maligna bei Magenkarzinom: starke Hyperkeratose der Papillae filiformes. HE, × 25

tion mit malignen Tumoren als paraneoplastisches Syndrom eingeordnet (BANG 1970). In 50% der Fälle handelt es sich um Adenokarzinome des Magens. Bei beiden Formen sind die morphologischen Befunde an der Zunge, Wange und Lippe identisch.

8.2 Veränderungen durch exogene Faktoren

Hierzu gehören Kälteschäden (Erfrierungen der Lippen), mechanische Schäden (Bißverletzungen, Insektenstiche), Verätzungen (Säuren, Laugen, zahnärztliche Eingriffe), Tätowierungen (Kauen von Tintenstiften mit Alteration speziell der Lippen), die „Thylosis labialis“ der Lippen bei Blech-, Holz- und Glasbläsern und Staubeinwirkungen. Außerdem sind berufsbedingte nichtmetallische Noxen anzuführen, so Kohlenmonoxyd, Ammoniak, Salpeter, aliphatische Kohlenwasserstoffe (Benzin) und aromatische Kohlenwasserstoffe (Benzol). Auch durch pflanzliche Stoffe (Hölzer) und Produkte tierischer Herkunft (Perlmutt bei der Muschelverarbeitung) können gewebliche Schäden an der oralen Mukosa ausgelöst werden.

8.3 Veränderungen durch endogene Faktoren

Bei der Gicht kann es zu erythematösen Veränderungen vor allem an den Gaumenbögen und der Uvula mit weißlichen Gichttophi kommen, welche doppelbrechende Uratkristalle enthalten.

Die Oxalose als primär autosomale Störung des Glyoxalatstoffwechsels mit erhöhter Biosynthese von Oxalaten ist durch die Befundkonstellation „Hyperoxalurie, Nephrolithiasis, Nephrokalzinose und Ablagerungen von Oxalaten im Gewebe“ definiert. In der Mundhöhle sind vereinzelt Ablagerungen von doppelbrechenden Kalziumoxalatkristallen im Bindegewebe des Zahnfleisches (Abb. 4.20a, b), im periodontalen Gewebe und in den Zähnen beobachtet worden (WYSOCKI et al. 1982). Seltener sind Ablagerungen bei der sekundären Oxalose als Folge einer chronischen Niereninsuffizienz und Dialyse (FANTASIA et al. 1982), wobei die Oxalatablagerungen ebenfalls vorwiegend im periodontalen Gewebe vorliegen.

Bei den verschiedenen Formen des Ikterus mit Bilirubinerhöhung im Blut findet sich nicht nur eine ikterische Verfärbung der oralen Mukosa, sondern auch im Rahmen einer assoziierten Hyperlipoproteinämie eine gelbliche Xanthomatose am Zahnfleischrand oder den Lippen, so beispielsweise bei der primären biliären Leberzirrhose (BROOKS 1990). Die unterschiedlich großen xanthomatösen Herde enthalten lipidbeladene histiozytäre Schaumzellen.

8.4 Veränderungen bei Achlorhydrie und Hyperazidität

Bei Achlorhydrie sind bei 27% der Patienten Veränderungen der oralen Mukosa beobachtet worden (SHARP u. HELSPER 1967). Der makroskopische Befund einer glatten verdünnten Schleimhaut beruht auf einer Verschmälerung der Epithellagen und einem völligen Fehlen der Papillae filiformes. Im Gegensatz hierzu kommt es bei einer Hyperazidität zu erythematösen Veränderungen der

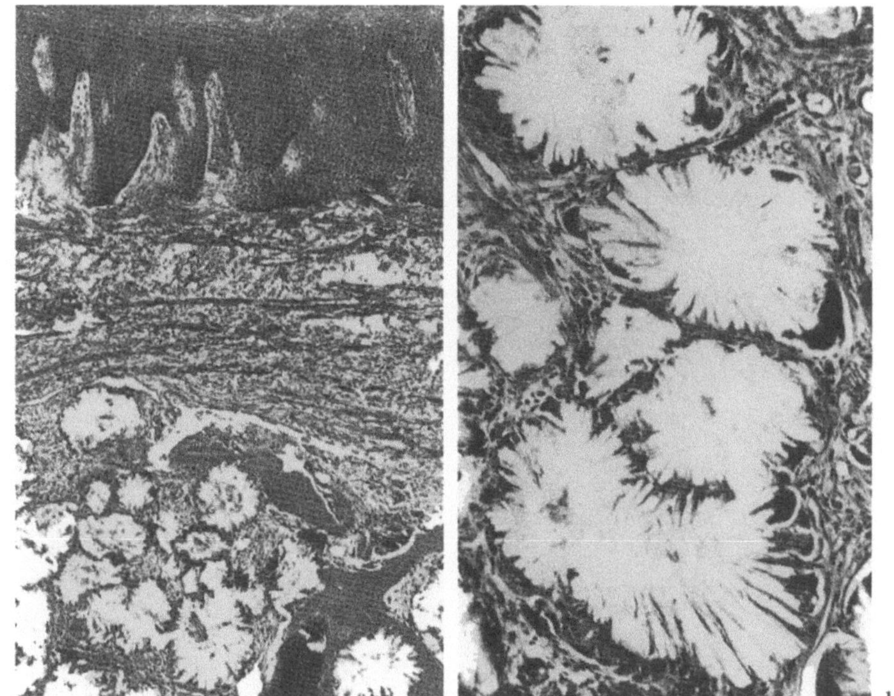

Abb. 4.20 a, b. Primäre Oxalos. **a** Kristalline Ablagerungen von Kalziumoxalat im Zahnfleischstroma, **b** doppelbrechende Kalziumoxalatkristalle mit fokaler Fremdkörperreaktion. HE, **a** × 25 **b** × 55. (Aus: Wysocki et al. 1982)

Mukosa mit einer Hyperplasie des Epithels und einer verstärkten Ausbildung der Papillae filiformes und Papillae fungiformes.

8.5 Veränderungen durch neurologische Faktoren

Bei einer Vielzahl von zentralnervösen Krankheiten und Neuropathien (Abb. 4.21) können Veränderungen der Mundhöhle auftreten, die vorwiegend durch Selbstverstümmelung, Bißverletzungen und andere Einwirkungen entstehen. Bei erblichen Neuropathien liegen systematische Befunderhebungen vor (Amano et al. 1998). Beschrieben sind die Autoextraktion von Zähnen und Bißverletzungen der Lippe, Zunge und Wange. Speziell an der ventralen Oberfläche der Zunge entstehen durch die Einwirkung der Zähne große Dekubitalulzera mit der sekundären Folge von Blutungen und Infektionen.

8.6 Multifaktorielle Veränderungen

Eine Reihe von oralen Schleimhautveränderungen stellen einen Begleitbefund bei zahlreichen Krankheiten mit unterschiedlicher Ätiologie dar. Dabei kommt es zu einem Zusammenwirken von toxischen, allergischen und meta-

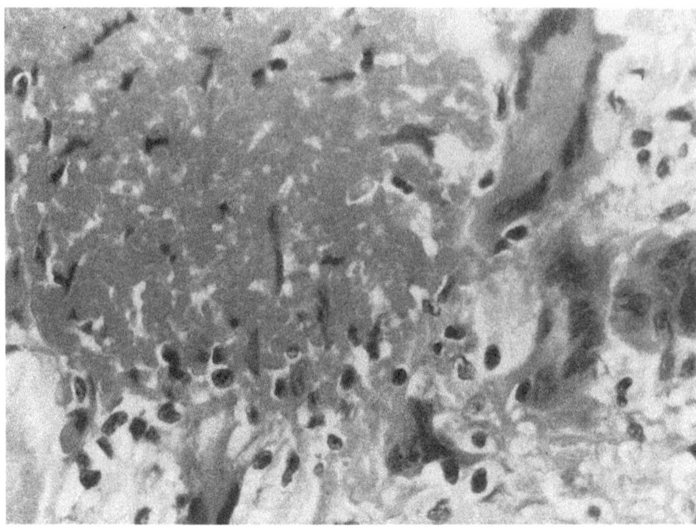

Abb. 4.21. Neuropathie mit Verletzung der Zunge durch Selbstverstümmelung: Gewebsnekrosen mit ausgeprägter Fremdkörperreaktion. HE, × 400

bolischen Faktoren, mitunter in Verbindung mit endokrinen Störungen oder Vitaminmangelzuständen. Hinzuweisen ist an dieser Stelle auf die sog. Faulecken der Mundwinkel (Cheilitis angularis oder Perlèche), auf das „Burning Mouth Syndrom" oder den Zungenbelag. Der Zungenbelag ist abhängig von der Nahrungsaufnahme und geht in der Regel mit einer mangelhaften Abschilferung der Papillae filiformes einher. Ein spezielles diagnostisches Feld stellen die Veränderungen der Zunge bei verschiedenen Krankheiten dar. Erwähnt seien die trockene Zunge bei Peritonitis und Infektionen, die Zungenatrophie mit der glatten Oberfläche bei perniziöser Anämie, Leberzirrhose (himbeerrote feuchte Zunge), Eisenmangel und Avitaminosen.

Literatur

Ackerman LV (1958) Extraosseous localized non-neoplastic bone and cartilage formation (so-called myositis ossificans). J Bone Joint Surg Am 49: 279–298

Albers H-K, Jung G, Götze W (1978) Klinische und histologische Untersuchungen über den Einfluß einer netzmittelhaltigen Zahnpasta auf die Gingiva. Dtsch Zahnärztl Z 33: 559–565

Albers K, Berthold I, Naß D, Rausch M (1982) Vergleichende klinische und experimentelle Untersuchungen zur Wirkung von sieben verschiedenen Zahnpasten auf die Zahnhartsubstanzen und die Gingiva. Quintessenz 3: 559–571

Amano A, Akiyama S, Ikeda M, Morisaki I (1998) Oral manifestations of hereditary sensory and autonomic neuropathy type IV. Congenital insensitivity to pain with anhidrosis. Oral Surg Oral Med Oral Pathol 86: 425–431

Arweiler DJ, Jahnke K (1995) Makroglossie als Erstsymptom einer Amyloidose. HNO 43: 318–320

Bab I, Lustmann J, Azaz B, Gazit D, Garfunkel A (1985) Calcification of non-collagenous matrix in human gingiva: a light and electron microscopic study. J Oral Pathol Med 14: 573–580

Bang G (1970) Acanthosis nigricans maligna. Paraneoplasia with oral manifestations. Oral Surg Oral Med Oral Pathol 29: 370–375

Bernstein ML (1978) Oral mucosal white lesions associated with excessive use of Listerine mouthwash. Report of two cases. Oral Surg Oral Med Oral Pathol 46: 781–785

Bernstein ML, Neal DC (1985) Oral lesion in a patient with calcinosis and arthritis. Case report and differential diagnosis. J Oral Pathol Med 14: 8–14

Bethke G, Reichart PA (1999) Risiken des oralen Piercings. Mund Kiefer Gesichtschir 3: 98–101

Birek C, Main JHP (1988) Two cases of oral pigmentation associated with quinidine therapy. Oral Surg Oral Med Oral Pathol 66: 59–61

Boardman R, Smith RA (1997) Dental implications of oral piercing. J Calif Dent Assoc 25: 200–207

Bolewska J, Reibel J (1989) T lymphocytes, Langerhans cells and HLA-DR-expression on keratinocytes in oral lesions associated with amalgam restorations. J Oral Pathol Med 18: 525–528

Bolewska J, Hansen HJ, Holmstrup P, Pindborg JJ, Stangerup M (1990) Oral mucosal lesions related to silver amalgam restorations. Oral Surg Oral Med Oral Pathol 70: 55–58

Brooks JK (1990) Gingival and cutaneous xanthomatosis associated with primary biliary cirrhosis. Report of a case. Oral Surg Oral Med Oral Pathol 70: 744–747

Brosch F (1961) Diagnose und Differentialdiagnose der Krankheiten der Mundschleimhaut. Münch Med Wochenschr 103: 2425–2430

Browne RM, Rippin JW (1977) Autofluorescent granular cells in oral mucosal hyperplasias. Histopathology 1: 375–384

Bruggenkate ChM ten, Lopes Cardozo E, Maaskant P, Waal I van der (1975) Lead poisoning with pigmentation of the oral mucosa. Review of the literature and report of a case. Oral Surg Oral Med Oral Pathol 39: 747–753

Buchner A, Hansen LS (1979) Melanotic macule of the oral mucosa. A clinicopathologic study of 105 cases. Oral Surg Oral Med Oral Pathol 48: 244–249

Buchner A, Hansen LS (1980) Amalgam pigmentation (amalgam tattoo) of the oral mucosa. A clinicopathologic study of 268 cases. Oral Surg Oral Med Oral Pathol 49: 139–147

Cohen L (1980) Ulcerative lesions of the oral cavity. Int J Dermatol 19: 362–374

Dayan D, David R, Buchner A (1979) Lipofuscin in human tongue muscle. J Oral Pathol Med 8: 121–125

Dietz A, Nollert J, Maier H, Rudat V, Flentje M (1995) Zur Problematik der radiogen- bzw. chemotherapieinduzierten Mukositis der Mund- und Rachenschleimhaut am Beispiel der akzelerierten Radiochemotherapie mit Carboplatin bei Patienten mit inoperablen Plattenepithelcarcinomen des Kopf-/Halsbereiches. HNO 43: 403–413

El-Labban NG, Hopper C, Barber P (1993) Ultrastructural finding of vascular degeneration in myositis ossificans circumscripta (fibrodysplasia ossificans). J Oral Pathol Med 22: 428–431

El-Mofty SK, Santa Cruz D (1992) Mucosal calcified nodule. The oral counterpart of the epidermal calcified nodule. Oral Surg Oral Med Oral Pathol 73: 472–475

Fantasia JE, Miller AS, Chen S-Y, Foster WB (1982) Calcium oxalate deposition in the periodontium secondary to chronic renal failure. Oral Surg Oral Med Oral Pathol 53: 273–279

Farman AG (1976) Atrophic lesions of the tongue. A prevalence study among 175 diabetic patients. J Oral Pathol Med 5: 255–264

Fendrich P, Brooke RI (1984) An unusual case of oral pigmentation. Oral Surg Oral Med Oral Pathol 58: 288–289

Ferrario VF, Sigurta D, Daddona A, Dalloca L, Miani A, Tafuro F, Sforza C (1990) Calcification of the stylohyoid ligament. Incidence and morphoquantitative evaluations. Oral Surg Oral Med Oral Pathol 69: 524–529

Flick WG, Lawrence FR (1980) Oral amyloidosis as initial symptom of multiple myeloma. A case report. Oral Surg Oral Med Oral Pathol 49: 18–20

Frantzis ThG, Sheridan PhJ, Reeve ChM, Young LL (1972) Oral manifestations of hemochromatosis. Oral Surg Oral Med Oral Pathol 33: 186–190

Fuchs R (1997) Tumorinduzierte Hyperkalzämie – Diagnostik und Therapie. Onkologe 3: 283–292

Gagari E, Kabani S (1995) Adverse effects of mouthwash use. A review. Oral Surg Oral Med Oral Pathol 80: 432–439

Gazi MI (1986) Unusual pigmentation of the gingiva. Report of two different types. Oral Surg Oral Med Oral Pathol 62: 646–649

Giallorenzi AF, Goldstein BH (1975) Acute (toxic) epidermal necrolysis. Report of a case. Oral Surg Oral Med Oral Pathol 40: 611–615
Giansanti JS, Tillery DE, Olansky S (1971) Oral mucosal pigmentation resulting from antimalarial therapy. Oral Surg Oral Med Oral Pathol 31: 66–69
Giunta J, Zablotsky N (1976) Allergic stomatitis caused by self-polymerizing resin. Oral Surg Oral Med Oral Pathol 41: 631–637
Glenert U (1984) Drug stomatitis due to gold therapy. Oral Surg Oral Med Oral Pathol 58: 52–56
Goldstein BH, Damsker JI, Brady LW (1978) Dystrophic calcification in the tongue: a late sequel to radiation therapy. Oral Surg Oral Med Oral Pathol 46: 12–17
Gordon NC, Brown St, Khosla VM, Hansen LS (1979) Lead poisoning. A comprehensive review and report of a case. Oral Surg Oral Med Oral Pathol 47: 500–512
Greenberg MS (1981) Clinical and histologic changes of the oral mucosa in pernicious anemia. Oral Surg Oral Med Oral Pathol 52: 38–42
Greenspan JS (1983) Infections and non-neoplastic diseases of the oral mucosa. J Oral Pathol Med 12: 139–166
Grötz KA, Al-Nawas B, Piepkorn B, Reichert TE, Duschner H, Wagner W (1999) Mikromorphologische Kieferveränderungen nach Bestrahlung. Untersuchungen durch konfokale Laser-Scanning-Mikroskopie und Fluoreszenzdunkelfeldmikroskopie. Mund Kiefer Gesichtschir 3: 140–145
Guccion JG, Redman RS, Winne CE (1989) Hemodialysis-associated amyloidosis presenting as lingual nodules. Oral Surg Oral Med Oral Pathol 68: 618–623
Hamper K, Tschierschwitz I (1986) Makroglossie bei Plasmozytom. Ein Fallbericht. Laryngorhinootologie 65: 676–678
Handschel J, Prott F-J, Meyer U, Kleinheinz J, Walde M, Joos U (1998) Prospektive Studie zur Pathologie der strahleninduzierten Mukositis. Mund Kiefer Gesichtschir 2: 131–135
Harrison JD, Rowley PSA, Peters PD (1977) Amalgam tattoos: light and electron microscopy and electron-probe micro-analysis. J Pathol 121: 83–92
Hedin CA, Larsson A (1978) Physiology and pathology of melanine pigmentation with special reference to the oral mucosa. Swed Dent J 2: 113–129
Heidrich S, Gelderblom H (1995) Panniculitis ossificans circumscripta – eine Variante der Myositis ossificans circumscripta im Fettgewebe des Planum buccale. Dtsch Z Mund Kiefer Gesichtschir 19: 231–233
Herzberg AJ, Strohmeyer CR, Cirillo-Hyland VA (1995) Autoimmune progesterone dermatitis. J Am Acad Dermatol 32: 335–338
Heymer B, Lohrmann G, Thein Th, Kreidler J (1991) Zytostatika-induzierte Stomatitis. Dtsch Z Mund Kiefer Gesichtschir 15: 207–214
Hoefert S, Schilling E, Philippou S, Eufinger H (1999) Amyloidose der Zunge als diagnostisch richtungsweisende Manifestation des Plasmozytoms. Mund Kiefer Gesichtschir 3: 46–49
Holmstrup P (1991) Reactions of the oral mucosa related to silver amalgam. A review. J Oral Pathol Med 20: 1–7
Isaksson M, Björkner B, Niklasson B (1993) Contact allergy to Duraphat. Scand J Dent Res 101: 49–51
Jackson JA (1966) Bismuth pseudomembranous stomatitis. Oral Surg Oral Med Oral Pathol 21: 154–157
Jacoby H (1961) Veränderungen der Zunge in der Diagnostik des praktischen Arztes. Schattauer, Stuttgart
Jaspers MT (1975) Unusual oral lesions in a uremic patient. Oral Surg Oral Med Oral Pathol 39: 934–944
Kennett S (1968) Stomatitis medicamentosa due to barbiturates. Oral Surg Oral Med Oral Pathol 25: 351–356
Kerr DA, McClatchey KD, Regezi JA (1971) Allergic gingivostomatitis (due to gum chewing). J Periodont 42: 709–712
Kirstein R (1965) Krankheitssymptome an der Lippen- und Mundschleimhaut bei wichtigen Allgemeinkrankheiten. Z Laryngol Rhinol Otol 44: 291–305
Kleier C, Werkmeister R, Joos U (1998) Zink- und Vitamin-A-Mangel bei Mundschleimhauterkrankungen. Mund Kiefer Gesichtschir 2: 320–325

Kowitz G, Lucatorto F, Bennett W (1973) Effects of dentifrice on soft tissues of the oral cavity. J Oral Med Pathol 28: 105–109

Kraut RA, Buhler JE, LaRue JR, Acevedo A (1977) Amyloidosis associated with multiple myeloma. Oral Surg Oral Med Oral Pathol 43: 63–68

Lamey PJ, Carmichael F, Scully C (1985) Oral pigmentation, Addison's disease and the results of screening for adrenocartical insufficiency. Br Dent J 158: 297–298

Loon LAJ van, Elsas PW van, Bos JD, Hartkel-Hagenaar HC ten, Krieg SR, Davidson CL (1988) T-lymphocyte and Langerhans cell distribution in normal and allergically induced oral mucosa in contact with nickel-containing dental alloys. J Oral Pathol Med 17: 129–137

Magno WB, Lee SH, Schmidt J (1992) Chondrocalcinosis of the temporomandibular joint. An external ear canal pseudotumor. Oral Surg Oral Med Oral Pathol 73: 262–265

Makek M (1983) Myositis ossificans traumatica der Kaumuskulatur. Dtsch Z Mund Kiefer Gesichtschir 7: 281–286

McCreary CE, Flint SR, McCartan BE, Shields JA, Mabruk M, Toner ME (1997) Uremic stomatitis mimicking oral hairy leukoplakia. Report of a case. Oral Surg Oral Med Oral Pathol 83: 350–353

Menzel W (1967) Die Mundhöhle als Spiegel der Krankheiten. Münch Med Wochenschr 109: 1218–1223

Meyer I, Lytle JJ, Cella RJ, Alling CC (1978) Amyloidosis of the tongue secondary to multiple myeloma. J Oral Surg 36: 459–461

Moghadam BKH, Hersini S, Barker BF (1998) Autoimmune progesterone dermatitis and stomatitis. Oral Surg Oral Med Oral Pathol 85: 537–541

Monteil RA, Raybaud H, Madinier I, Sauget P (1991) Occurrence of oral mucosal necrosis in a patient with barbiturate-induced coma. Oral Surg Oral Med Oral Pathol 72: 562–564

Murrah VA (1985) Diabetes mellitus and associated oral manifestations. A review. J Oral Pathol Med 14: 271–281

Najjar TA (1977) Harmful effects of „aspirin compounds". Oral Surg Oral Med Oral Pathol 44: 64–70

Ng KG, Siar CH, Ganesapillai T (1997) Sarcoid-like foreign body reaction in body piercing. A report of two cases. Oral Surg Oral Med Oral Pathol 84: 28–31

Omnell K-AH, Gandhi C, Omnell ML (1998) Ossification of the human stylohyoid ligament. A longitudinal study. Oral Surg Oral Med Oral Pathol 85: 226–232

Perkins CS, Meisner J, Harrison HM (1997) A complication of tongue piercing. Br Dent J 182: 147–148

Pisanty S, Rafaely B, Polishuk WZ (1975) The effect of steroid hormones on buccal mucosa of menopausal women. Oral Surg Oral Med Oral Pathol 40: 346–353

Plevová P (1999) Prevention and treatment of chemotherapy- and radiotherapy-induced oral mucositis: a review. Oral Oncol 35: 453–470

Plezia RA, Mintz SM, Calligaro P (1977) Myositis ossificans traumatica of the masseter muscle. Report of a case. Oral Surg Oral Med Oral Pathol 44: 351–357

Plonait DR, Reichart PA (1999) Epitheliolyse der Mundschleimhaut (Mucosal Peeling) als Nebenwirkung von Zahncreme. Mund Kiefer Gesichtschir 3: 78–81

Pogrel MA, McCracken KJ, Daniels TE (1990) Histologic evaluation of the width of soft tissue necrosis adjacent to carbon dioxide laser incisions. Oral Surg Oral Med Oral Pathol 70: 564–568

Pynn BR, Weinberg S, Irish J (1995) Calcium pyrophosphate dihydrate deposition disease of the temporomandibular joint. A case report and review of the literature. Oral Surg Oral Med Oral Pathol 79: 278–284

Rechmann P (1995) Aufnahme von Metallen in die Mundschleimhaut. Dtsch Z Mund Kiefer Gesichtschir 19: 107–114

Reinish EI, Raviv M, Srolovitz H, Gornitsky M (1994) Tongue, primary amyloidosis, and multiple myeloma. Oral Surg Oral Med Oral Pathol 77: 121–125

Rennie JS, MacDonald DG, Dagg JH (1982) Quantitative analysis of human buccal epithelium in iron deficiency anemia. J Oral Pathol Med 11: 39–46

Rickles NH (1972) Allergy in surface lesions of the oral mucosa. Oral Surg Oral Med Oral Pathol 33: 744–754

Rossie KM, Guggenheimer J (1990) Thermally induced „nicotine" stomatitis. A case report. Oral Surg Oral Med Oral Pathol 70: 597–599
Rubright WC, Walker JA, Karlsson UL, Diehl DL (1978) Oral slough caused by dentifrice detergents and aggravated by drugs with antisialic activity. J Am Dent Assoc 97: 215–220
Russel BG (1966) Gingival changes in diabetes mellitus. I. Vascular changes. APMIS 68: 161–168
Saeger W, Röcken Ch (1998) Amyloid. Mikroskopischer Nachweis, Klassifikation und klinischer Bezug. Pathologe 19: 345–354
Sakai T, Sakai H, Hashimoto N, Hirayasu R (1988) Gingival pigmentation beneath a metallic crown: light and electron microscopic observations and energy dispersive X-ray analysis. J Oral Pathol Med 17: 409–415
Sanger RG, Kirby JW (1973) The oral and facial manifestations of dermatomyositis with calcinosis. Oral Surg Oral Med Oral Pathol 35: 476–488
Schuermann H, Greither A, Hornstein O (1966) Krankheiten der Mundschleimhaut und Lippen. 3. Aufl. Urban & Schwarzenberg, München Berlin Wien, S 52–54
Schwartz HC, Olson DJ (1974) Amyloidosis: a rational approach to diagnosis by intraoral biopsy. Oral Surg Oral Med Oral Pathol 39: 839–843
Scott J, Valentine JA, Hill CASt, West CR (1985) Morphometric analysis of atrophic changes in human lingual epithelium in iron deficiency anaemia. J Clin Pathol 38: 1025–1029
Scully C, Chen M (1994) Tongue piercing (oral body art). Br J Oral Maxillofac Surg 32: 37–38
Sedano HO, Gorlin RJ (1987) Acanthosis nigricans. Oral Surg Oral Med Oral Pathol 63: 462–467
Seifert G (1997) Heterotope (extraossäre) Verkalkung (Kalzinose). Ätiologie, Pathogenese und klinische Bedeutung. Pathologe 18: 430–438
Sharaf MN, Hofstädter E (1992) Perivaskuläre Hyalinisierung und Kalzifikation in der Gingiva nach Cyclosporin-A-Therapie – ein neuer Befund. Pathologe 13: 117–120
Sharp GS, Helsper JT (1967) Oral manifestations of systemic disease. Regimen of treatment. Oral Surg Oral Med Oral Pathol 23: 737–744
Shear M, Copelyn M (1966) Metastatic calcification of the oral mucosa in renal hyperparathyroidism. Br J Oral Surg 4: 81–87
Smith JC (1980) The vitamin A-zinc connection: a review. Ann N Y Acad Sci 355: 62–75
Sonis ST (1998) Mucositis as a biological process: a new hypothesis for the development of chemotherapy-induced stomatotoxicity. Oral Oncol 34: 39–43
Steiner M, Gould AR, Kushner GM, Lutchka B, Flinz R (1997) Myositis ossificans traumatica of the masseter muscle. Review of the literature and report of two additional cases. Oral Surg Oral Med Oral Pathol 84: 703–707
Stoncius LV, Asirafi SH, Meyer J (1985) Ultrastructure of mast cells in the hyperplastic buccal mucosa of the zinc-deficient rat. J Oral Pathol Med 14: 375–382
Takeda Y (1987) Cartilaginous metaplasia of the human aponeurosis linguae: histologic and ultrastructural study. J Oral Med 42: 35–37 u. 66
Takeda Y, Dekiyama S, Suzuki A, Hirose H (1987) Localized oral amyloidosis: ultrastructural and immunohistochemical study. J Oral Pathol Med 16: 278–281
Terzakis JA, Blake MN, Weaver SC, Reidy JJ (1985) Radiation-induced lesion of the oral cavity. Thorium depositions detected by x-ray microanalysis. Oral Surg Oral Med Oral Pathol 59: 399–404
Timosca G, Gavrilita L (1977) Primary localized amyloidosis of the palate. Oral Surg Oral Med Oral Pathol 44: 76–83
Tolsdorff P, Schützenberger KH (1991) Die Amalgamtätowierung – eine wichtige Differentialdiagnose zum malignen Melanom der Mundschleimhaut. Laryngorhinootologie 70: 515–517
Touyz LZG, Hille JJ (1984) A fruit-mouthwash chemical burn. Report of a case. Oral Surg Oral Med Oral Pathol 58: 290–292
Tweeten SSM, Rickman LS (1998) Infectious complications of body piercing. Clin Infect Dis 26: 735–740
Waal I van der, Fehmers MCO, Kraal ER (1973) Amyloidosis: its significance in oral surgery. Review of the literature and report of a case. Oral Surg Oral Med Oral Pathol 36: 469–481
Wal N van der, Henzen-Logmans S, Kwast WAM van der, Waal I van der (1984) Amyloidosis of the tongue: a clinical and postmortem study. J Oral Pathol Med 13: 632–639

Watson IB, MacDonald DG (1974) Amodioquine induced oral pigmentation. A light and electron microscopic study. J Oral Pathol Med 3: 16–21

Wiggins HE, Karian BK, Smith BM (1975) A sublingual-submandibular calcific mass associated with tumoral calcinosis in a patient with suspected milk-alkali syndrome. Oral Surg Oral Med Oral Pathol 40: 8–18

Wittmann A-L (1977) Macroglossia in acromegaly and hypothyroidism. Virchows Arch A Pathol Anat Histopathol 373: 353–360

Wussow C (1968) Myositis ossificans of the buccinator muscle. Oral Surg Oral Med Oral Pathol 26: 615–618

Wysocki GP, Fay WP, Ulrichsen RF, Ulan RA (1982) Oral findings in primary hyperoxaluria and oxalosis. Oral Surg Oral Med Oral Pathol 53: 267–272

Yamaguchi A, Nasu M, Esaki Y, Shimada H, Yoshiki S (1982) Amyloid deposits in the aged tongue: a postmortem study of 107 individuals over 60 years of age. J Oral Pathol Med 11: 237–244

Younai F, Sciubba JJ (1993) Nodular amyloidosis. J Oral Pathol Med 22: 231–234

Kapitel 5

Vaskuläre Veränderungen

G. SEIFERT

1 Chronische Herz- und Lungenkrankheiten

Änderungen der Blutzirkulation bei Herz- und Lungenkrankheiten (SCHULTZ-COULON u. LAUBERT 1988) führen in der terminalen Strombahn zu Umgestaltungen des Schleimhautreliefs vor allem der Zunge. Die Stauungszunge ist bei Rechtsherzinsuffizienz durch eine violett-zyanotische Verfärbung, eine Volumenzunahme und eine verstärkte Kerbung an der Oberfläche gekennzeichnet (JACOBY 1960), außerdem durch erweiterte sublinguale Venen. Bei einer Linksinsuffizienz ist eine karminähnliche Zungenoberfläche ohne Volumenzunahme charakteristisch. Die Lippen zeigen eine blaue Verfärbung infolge veränderter Blutzirkulation bei reduzierter Herzkraft.

2 Morbus Osler

Beim Morbus Osler als einer generalisierten kongenitalen, dominant-hereditären Gefäßkrankheit liegt eine Dysregulation der Endstrombahn mit Ausbildung arteriovenöser Anastomosen vor. Dabei kommt es vor allem am seitlichen Zungenrand (Abb. 5.1) sowie auch an der Schleimhaut der Lippen, der Wange (Abb. 5.2) und des Gaumens zur Ausbildung stecknadelkopf- oder linsengroßer submuköser rot-violetter angiomatöser Knoten (WALZ et al. 1971). Das histologische Substrat (Abb. 5.3) sind stark erweiterte dünnwandige Venen und Kapillaren ohne Ausbildung muskulärer Strukturen. Das perivaskuläre Gewebe enthält ungeordnetes kollagenes Fasermaterial, elastische plumpe Fasern und aufgelöstes Elastikagewebe. Zu den Komplikationen gehören rezidivierende Blutungen (Teleangiektasia haemorrhagica).

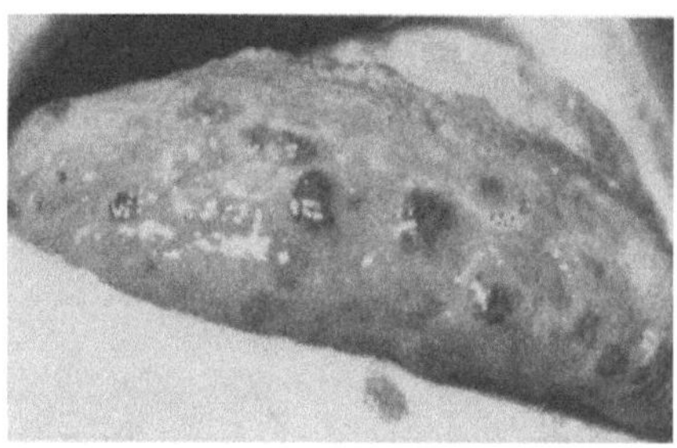

Abb. 5.1. Morbus Osler mit stecknadel- bis linsengroßen submukösen rotvioletten angiomatösen Knoten am Zungenrand. (Aus: WALZ et al. 1971)

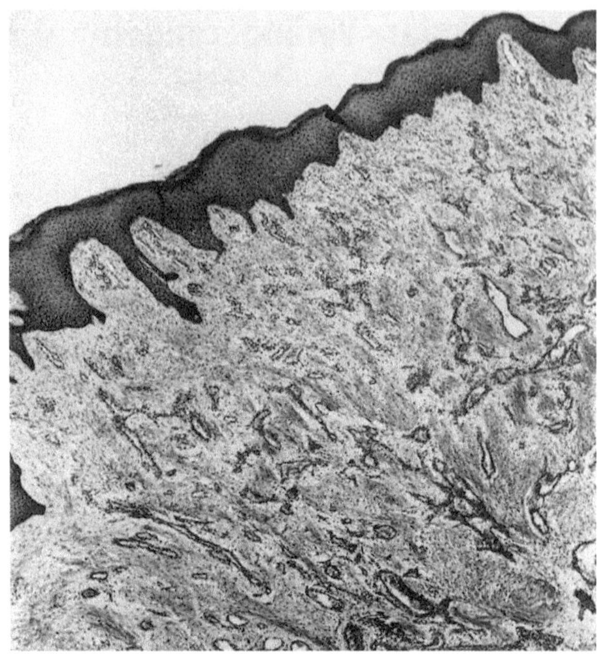

Abb. 5.2. Morbus Osler mit segmental ausgebreitetem Naevus flammeus der Wange. HE, × 35

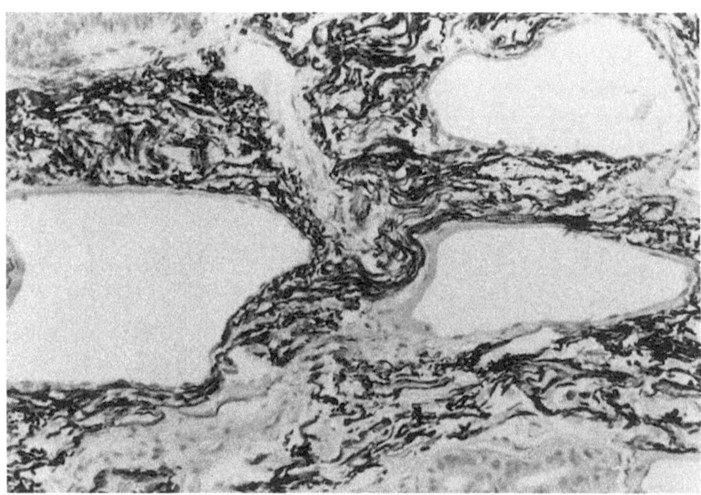

Abb. 5.3. Morbus Osler: stark erweiterte dünnwandige Vene ohne muskuläre Strukturen. Elastikafärbung, × 250

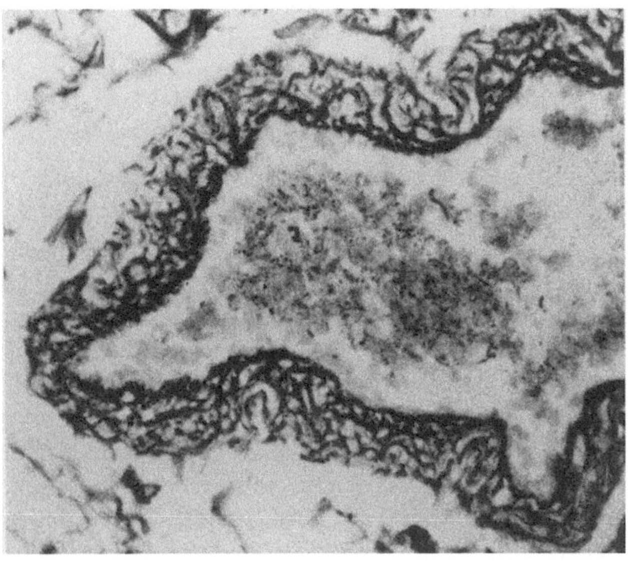

Abb. 5.4. Sublinguale varikös erweiterte Vene bei einem 72 Jahre alten Mann mit zahlreichen Retikulinfasern in der verdickten Wand, umgeben von Fettgewebe. Gomori, × 300. (Aus: SOUTHAM u. ETTINGER 1974)

3 Sublinguale Varizen

Die Varizen sind vorwiegend sublingual am Zungengrund und Zungenrand lokalisiert (ETTINGER u. MANDERSON 1974), seltener an der Lippen- und Wangenschleimhaut. Der makroskopische Befund an der Zunge wird als sog. „Kaviarzunge" bezeichnet. Mit zunehmendem Lebensalter nimmt auch die Zahl und Größe der Varizen zu, so daß derartige Venenerweiterungen bei über 60jährigen in ca. 70% gefunden werden. Histologisch enthalten die submukös gelegenen dilatierten Venen Retikulinfasern (Abb. 5.4). Im angrenzenden Bindegewebe ist vemehrt Fettgewebe entwickelt, außerdem in den tieferen Bindegewebsbezirken eine Vermehrung von ungeordneten elastischen Faserstrukturen (SOUTHAM u. ETTINGER 1974). Zusätzlich können Thrombosen oder Rupturen der Varizen entstehen. Für die Venenveränderungen wird hämodynamisch eine vermehrte Ausbildung von arterio-venösen Shunts angenommen. Die Übertragung des arteriellen Drucks auf das Venensystem soll dann zur Dilatation der Venen mit einem sekundären atrophischen Wandumbau führen.

4 Arteriosklerose

Besonders die A. lingualis zeigt bei einer systematischen Untersuchung des Obduktionsguts in 92% der Fälle eine Arteriosklerose, wobei eine direkte Korrelation zwischen dem Schweregrad und der Häufigkeit im Lebenslauf besteht (DREIZEN et al. 1974). Die histologischen Befunde entsprechen denen der Arteriosklerose in anderen Organen mit Intimapolstern, Atheromen, Elastikadefekten oder fokalen Verkalkungen. Blutungen, Ulzerationen oder Thrombosen wurden dagegen nicht beobachtet.

5 Gefäßentzündungen (Arteriitis, Vaskulitis)

5.1 Riesenzell-Arteriitis

Hierbei handelt es sich um eine hypersensitive Gefäßentzündung durch Ablagerung von Antigen-Antikörper-Komplexen aus der Blutbahn in die Gefäßwand. Die Erkrankung tritt besonders bei älteren Männern auf und zeigt eine bevorzugte Lokalisation in der A. temporalis (Arteriitis temporalis Horton), wobei als Komplikation eine Zungennekrose („Zungeninfarkt") auftreten kann (Pedersen u. Jepsen 1983; Barfoed u. Bretlau 1984; Roseman u. Granite 1984; Moser 1992; Pendás et al. 1994, Van Der Wal u. Van Der Waal 1997). Initial (Abb. 5.5–5.6) ist eine Zungenseite zyanotisch verfärbt und ödematös geschwollen. Im weiteren Verlauf kommt es zu einer Nekrose und Ulzeration der vorderen Zungenhälfte (Abb. 5.7). Bisher wurden in der Literatur über 45 Fälle publiziert (Pendás et al. 1994), wobei in einem Teil der Fälle eine Verabfolgung von Ergotamin als auslösender Faktor diskutiert wird. Das histologische Substrat ist – neben einer Myozytennekrose der Intima und Media – eine Destruktion der elastischen Faserstrukturen der Lamina elastica interna, eine Riesenzellbildung um elastische Faserreste und eine entzündliche Infiltration im Nekrosebereich durch Lymphozyten, Plasmazellen und Histiozyten. Immunkomplexe lassen sich im Bereich der zerstörten elastischen Fasern nachweisen. Durch zusätzliche Thrombenbildung kann die Gefäßlichtung obliterieren. Vereinzelt sind auch Nekrosen der Oberlippe bei einer Riesenzell-Arteriitis beobachtet worden (Progre 1985). Seltener ist eine Arteriitis lingualis mit Ausbildung eines Zungeninfarktes.

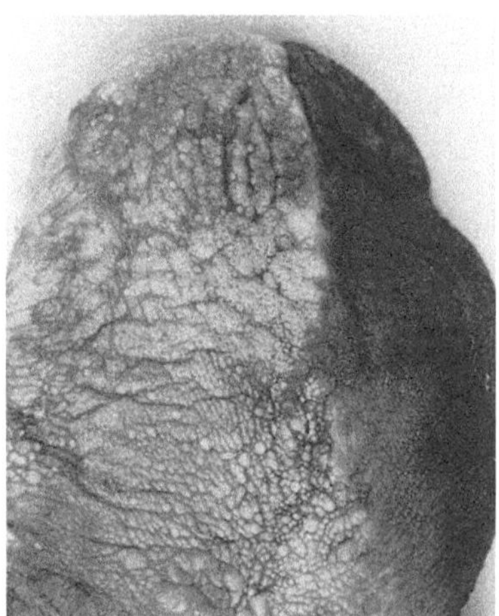

Abb. 5.5. Initialer halbseitiger Zungeninfarkt mit zyanotischer Verfärbung bei Arteriitis temporalis. Sektionspräparat

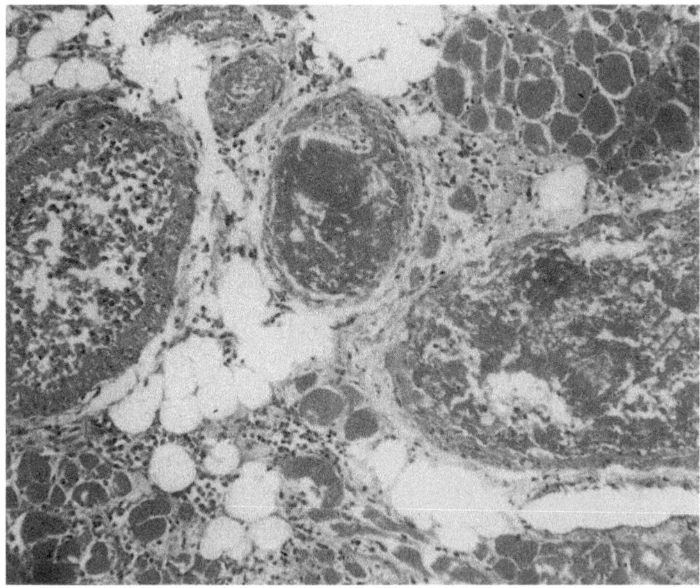

Abb. 5.6. Fall wie Abb. 5.5. Thrombosierende fokale Arteriitis mit ausgedehnten angrenzenden Muskelnekrosen. HE, × 150

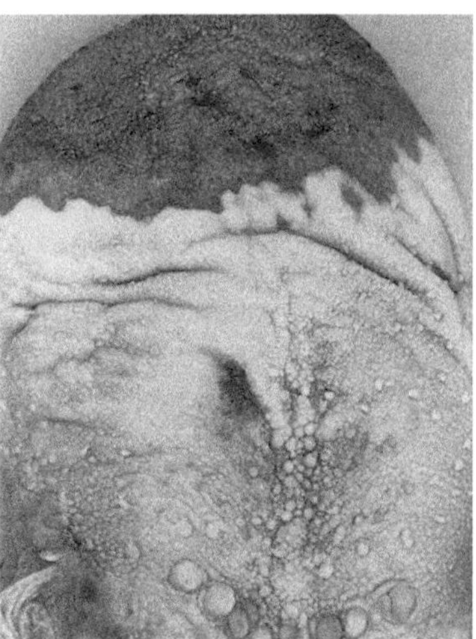

Abb. 5.7. Späteres Stadium eines Zungeninfarktes mit kompletter Nekrose an der Zungenspitze. Sektionspräparat

5.2 Thrombangitis obliterans

Eine intraorale Manifestation der Thrombangitis obliterans (Morbus Bürger) ist selten (FARISH et al. 1990). Makroskopisch fanden sich kleine knotenförmige Defekte an Oberlippe und Wange. Biopsien aus diesen Regionen zeigten ausgeprägte vaskuläre Veränderungen in den Verzweigungsästen der A. carotis externa vom Typus einer proliferierenden Arteriitis. Der an der Gefäßintima einsetzende Entzündungsprozeß ist durch Endothelläsionen und fibrinoide Nekrosen mit leukozytärer Intimainfiltration sowie durch lumenverschließende, teilweise organisierte Thromben mit Mikroabszessen und vereinzelten Riesenzellen gekennzeichnet. Die Lamina elastica interna und die Media sind dagegen weitgehend intakt.

5.3 Panarteriitis nodosa

Bei der Panarteriitis nodosa ist eine orale Gefäßbeteiligung ebenfalls sehr selten (COWPE u. HISLOP 1983). Beschrieben sind flache Ulzerationen an der Ober- und Unterlippe mit Krustenbildung und Blutungen sowie chronische Ulzerationen an der Wangenschleimhaut. Charakteristisch ist eine nekrotisierende Arteriitis kleiner Arterien vom muskulären Typ mit fibrinoiden Nekrosen der Intima und Media, thrombotischen Abscheidungen und Endothelläsionen sowie einer Zerstörung der gesamten Gefäßwand und einer perivaskulären knotenförmigen entzündlichen Infiltration.

5.4 Nekrotisierende Vaskulitis bei Wegener-Granulomatose

Bei dieser autoaggressiven nekrotisierenden Vaskulitis im Bereich kleiner Arterien, Kapillaren und Venolen ist vereinzelt eine orale Lokalisation beschrieben worden (s. Kap. 7, Abschn. 4.3 und Kap. 15, Abschn. 2). Die Gefäßwand weist meist in der Nachbarschaft von Granulomen eine ausgeprägte entzündliche Infiltration mit Einschluß fibrinoider Nekrosen, Aufhebung der normalen Wandstruktur und Ausbildung einzelner Riesenzellen auf. Eine häufigere orale Lokalisation stellt das Zahnfleisch mit einer proliferierenden Gingivitis dar (SCOTT u. FINCH 1972). Die Zahnfleischvergrößerung beginnt in den Interdentalspalten und führt im weiteren Verlauf zu einer Schwellung der marginalen und bukkalen Gingiva. Das Schleimhautepithel zeigt an der Oberfläche eine irreguläre Hyperplasie. In der Submukosa findet sich eine ausgeprägte entzündliche Infiltration mit neutrophilen und eosinophilen Leukozyten, Plasmazellen, Lymphozyten und Histiozyten, ebenso die Ausbildung von Mikroabszessen mit Leukozyten.

5.5 Lupus-Arteriitis

Die beim Lupus erythematodes auftretenden Gefäßveränderungen sind weitgehend identisch mit der nekrotisierenden Panarteriitis. Die fibrinoiden Nekrosen sind besonders in der Media und Adventitia angeordnet und gehen mit einer geringen entzündlichen Infiltration einher. Die Spätphase der Arteriitis ist durch eine stenosierende Gefäßwandsklerose gekennzeichnet (Abb. 5.8). Ähn-

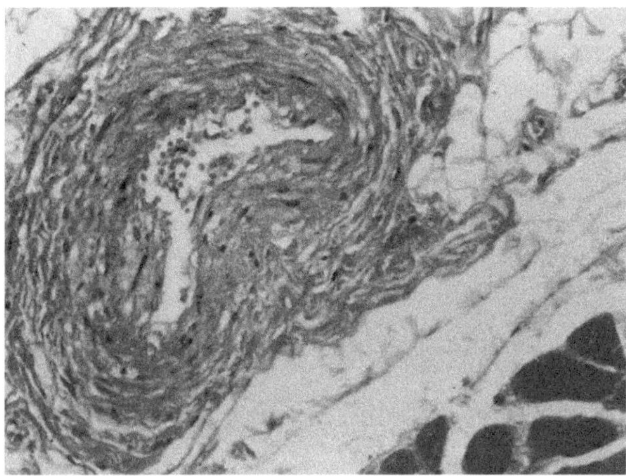

Abb. 5.8. Spätphase eines Lupus-Arteriitis der Zunge bei Lupus erythematodes mit zwiebelschalenartiger Gefäßwandsklerose. HE, × 100

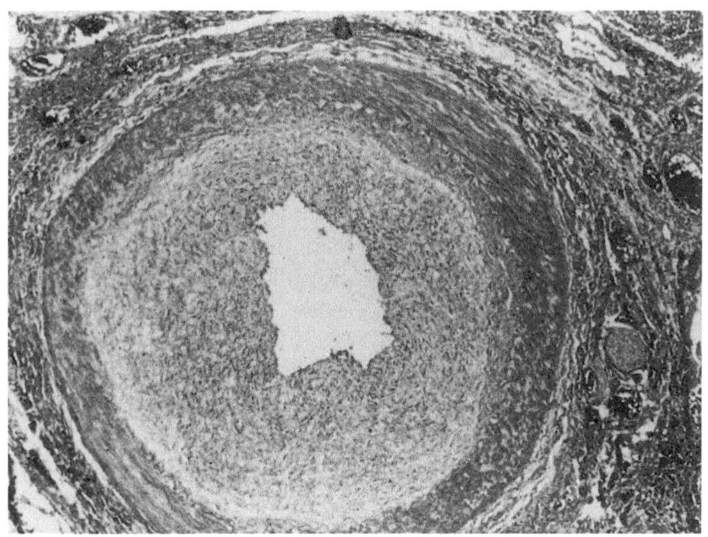

Abb. 5.9. A. carotis externa bei Sklerodermie: sog. Zwiebelschalen-Arteriitis mit konzentrischer stenosierender Gefäßwandsklerose. HE, × 4

liche stenosierende Gefäßveränderungen finden sich bei der Sklerodermie als sog. Zwiebelschalen-Arteriitis (Abb. 5.9).

5.6 Strahlen-Arteriitis

Bei intensiver Strahlentherapie von Tumoren kommt es an den im Bestrahlungsfeld gelegenen Arterien zu Wandveränderungen mit Endothelschäden und

Intimathrombosen, im weiteren Verlauf zu einer Wandfibrose und Gefäßobliteration mit ischämischen Folgen für die zu versorgenden Gewebe. In seltenen Fällen sind infarktartige Zungennekrosen viele Jahre nach vorausgegangener Strahlentherapie eines Tonsillenkarzinoms beobachtet worden (DAVID et al. 1989). Angiographisch und morphologisch fanden sich als Spätfolgen obstruktive Veränderungen der A. lingualis mit Intimapolstern und Verkalkungen.

Als weitere vaskuläre Folgen einer Strahlentherapie sind ausgeprägte Teleangiektasien der oralen Mukosa beschrieben. Die dünnwandigen Gefäße liegen als verzweigtes Netzwerk dicht unter der atrophischen Schleimhaut.

5.7 Leukozytoklastische Vaskulitis

Die Gefäßentzündung tritt besonders an den postkapillären Venolen auf. Die fibrinoiden Nekrosen sind von neutrophilen und eosinophilen Leukozyten infiltriert, die vielfach nur noch als Kerntrümmer (Leukozytoklasie) erkennbar sind. Außerdem kommt es zu thrombotischen Gefäßverschlüssen und zu Fibrinablagerungen auch im angrenzenden Gewebe. Die nekrotisierende allergische Vaskulitis vom Immunkomplextyp III ist selten auch an der oralen Mukosa entwickelt (GAZIT et al. 1991). Dabei finden sich Ulzerationen an der bukkalen Seite der Gingiva, aus denen es zu massiven Blutungen kommen kann (Anaphylaktoide Purpura Schönlein-Henoch).

6 Apoplexia uvulae

Die Apoplexia uvulae (sog. Gaumensegelhämatom) beruht auf Besonderheiten der lokalen Angioarchitektur des Gaumens mit einer Disposition zu vasomotorischen Dysregulationen und Permeabilitätsstörungen (FELDMANN 1962). So sind zahlreiche Variationen in der Ausbildung des Netzwerkes der submukösen Arterien des Gaumens beschrieben (MAHER u. SWINDLE 1964). Die Hämatome entwickeln sich plötzlich, oft auch rezidivierend, wobei als auslösende Faktoren thermische Überempfindlichkeit, Infektionen, Allergien oder mechanische Insulte (Husten) eine Rolle spielen können. Männer erkranken häufiger als Frauen (Uvulaveränderungen s. Kap. 3, Abschn. 9.2).

7 Kaliber-persistierende Arterien

Ein seltener Befund ist das Vorkommen von submukösen Kaliber-persistierenden Arterien ohne Verzweigung oder Wandverdünnung. Derartige Anomalien sind analog den submukösen Arterien des Magens (Dieulafoy-Syndrom) an der Unterlippe (MIKÓ et al. 1980; MARSHALL u. LEPPARD 1985; LOVAS et al. 1998) und am Gaumen (JASPERS 1992) beobachtet worden (Abb. 5.10). Durch eine Ruptur der Arterien können Blutungen und Ulzerationen ausgelöst werden, die an der Lippe im makroskopischen Aspekt das Vorliegen eines Plattenepithelkarzinoms vortäuschen (MIKÓ et al. 1983).

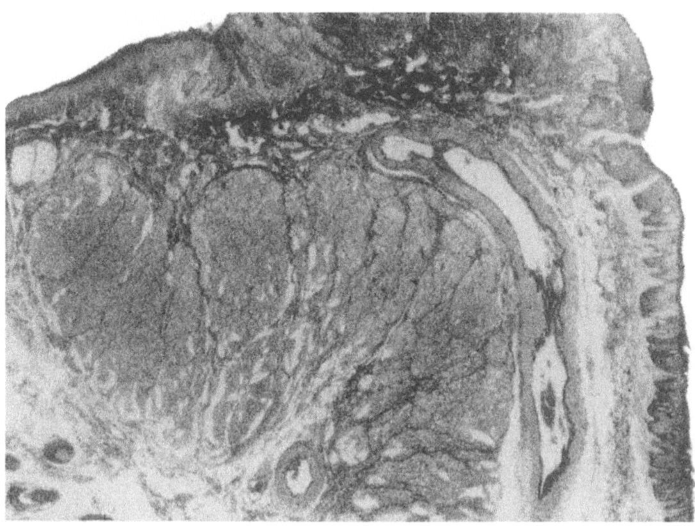

Abb. 5.10. Submuköse Kaliber-persistierende Arterie der Unterlippe: Sagittalschnitt mit einer oberflächlich gelegenen Arterie (*rechts*) entlang des benachbarten M. orbicularis; Ulzeration des Lippenrotes (*oben*) mit angrenzender pseudoepitheliomatösen Hyperplasie. Elastica v. Gieson, × 6. (Aus: Mikó et al. 1983)

8 Blutungen

Schleimhautblutungen können bei zahlreichen Krankheiten der blutbildenden Organe auftreten (s. Kap. 6, Abschn. 1). Hingewiesen sei an dieser Stelle auf die Purpura simplex Werlhof und die Purpura rheumatica Schönlein-Henoch mit Ausbildung punktförmiger bis linsengroßer bläulich-roter Petechien oder die Hämophilie mit Entwicklung flächenhafter Hämatome auch an der oralen Mukosa.

Literatur

Barfoed CP, Bretlau P (1984) Tongue necrosis in temporal arteritis. Acta Otolaryngol (Stockh) 98: 380–384

Cowpe HG, Hislop WS (1983) Oral presentation of polyarteritis nodosa. Oral Surg Oral Med Oral Pathol 56: 597–601

David J-M, Paty E, Bachaud J-M, Vignaud J-R (1989) Nècrose linguale après radiothérapie. Artérite radique? Rev Stomatol Chir Maxillofac 90: 334–336

Dreizen S, Levy BM, Stern MH, Bernick S (1974) Human lingual atherosclerosis. Arch Oral Biol 19: 813–816

Ettinger RL, Manderson RD (1974) A clinical study of sublingual varices. Oral Surg Oral Med Oral Pathol 38: 540–545

Feldmann H (1962) Beitrag zur Ätiologie der apoplektiformen Gaumensegelblutung. Arch Ohr Nas Kehl Heilk 180: 705–710

Farish SE, El-Mofty SK, Colm SJ (1990) Intraoral manifestation of thromboangiitis obliterans (Buerger's disease). Oral Surg Oral Med Oral Pathol 69: 223–226

Gazit D, Nahlieli O, Neder A, Berstein I, Ulmansky M (1991) Leukocytoclastic vasculitis (anaphylactoid purpura): a unique occurrence in the oral cavity. J Oral Pathol Med 20: 509–511

Jacoby H (1960) Veränderungen der Zunge in der Diagnostik der praktischen Ärzte. Schattauer, Stuttgart

Jaspers MT (1992) Oral caliber-persistent artery. Unusual presentation of unusual lesions. Oral Surg Oral Med Oral Pathol 74: 631–633

Lovas JGL, Rodu B, Hammond HL, Allen CM, Wysocki GP (1998) Caliber-persistent labial artery. A common vascular anomaly. Oral Surg Oral Med Oral Pathol 86: 308–312

Maher WP, Swindle PF (1964) Variation in the network of submucosal arteries in the human fetal palate. J Am Dent Assoc 69: 106–111

Marshall RJ, Leppard BJ (1985) Ulceration of the lip associated with a „caliber-persistent artery". Br J Dermatol 113: 775–780

Mikó TL, Adler P, Endes P (1980) Simulated cancer of the lower lip attributed to a „caliber persistent" artery. J Oral Pathol Med 9: 137–144

Mikó TL, Molnár P, Vereckei L (1983) Interrelationships of calibre persistent artery, chronic ulcer and squamous cancer of the lower lip. Histopathology 7: 595–599

Moser W (1992) Zungennekrose bei Arteriitis temporalis. Fallbericht. Laryngorhinootologie 71: 341–343

Pedersen AT, Jepsen FL (1983) Lingual infarction in giant cell arteritis: a case report. J Laryngol Otol 97: 479–483

Pendás SL, De Vicente Rodriguez JC, González Garcia M, Junquera Gutierrez LM, López Arranz JS (1994) Tongue necrosis as a complication of temporal arteritis. Oral Surg Oral Med Oral Pathol 78: 448–451

Progre MA (1985) Necrosis of the upper lip from giant cell arteritis. J Oral Maxillofac Surg 43: 300–302

Roseman BB, Granite E (1984) Massive tongue necrosis secondary to temporal arteritis. J Oral Maxillofac Surg 42: 682–684

Schultz-Coulon HJ, Laubert A (1988) Akute Durchblutungsstörungen der Zunge. HNO 36: 77–83

Scott J, Finch LD (1972) Wegener's granulomatosis presenting as gingivitis. Review of the clinical and pathologic features and report of a case. Oral Surg Oral Med Oral Pathol 34: 920–933

Southam JC, Ettinger RL (1974) A histologic study of sublingual varices. Oral Surg Oral Med Oral Pathol 38: 879–886

Wal JE van der, Waal I van der (1997) Oral manifestations of giant cell arteritis. Mund Kiefer Gesichtschir 1: 65–67

Walz A, Pribilla W, Vogel M (1971) Teleangiektasien im Magen-Darm-Kanal beim Morbus Osler. Dtsch Med Wochenschr 31: 1275–1278

Kapitel 6

Beteiligung der Mundschleimhaut bei Dermatosen, Allgemeininfektionen und systemischen Erkrankungen

K. MORGENROTH

1 Hautkrankheiten

Die Mund- und Lippenschleimhaut kann bei zahlreichen Erkrankungen beteiligt sein. Die Mundschleimhautveränderungen bilden häufig die erste Manifestation einer Allgemeinerkrankung. Ihre Beurteilung hat deshalb für die frühe Erfassung der Erkrankungen und ihre differentialdiagnostische Einordnung eine besondere Bedeutung (Tabelle 6.1).

Tabelle 6.1. Beteiligung der Mundschleimhaut an Hautkrankheiten. (Mod. nach SCHUERMANN et al. 1966)

Hautkrankheit	Veränderungen der Mundschleimhaut
Ichthyosis congenita	Pflastersteinartige Verdickungen der Lippen-, Zungen- und Wangenschleimhaut. Gutes Ansprechen auf Steroidbehandlung. Im Unterschied zur Ichthyosis congenita zeigt die Ichthyosis vulgaris keine Schleimhautveränderungen.
Darier-Krankheit	Bis stecknadelkopfgroße, einzeln und in Gruppen stehende grauweiße Knötchen oder größere Verrucae. Mundschleimhaut am häufigsten von allen Schleimhäuten betroffen, v. a. Gaumen- und Wangenschleimhaut, seltener Lippen, Gingiva, Zunge. Mikroskopisch Hyper-, Para- und Dyskeratose („Corps ronds") sowie Akanthose.
Akanthosis nigricans	Verruköse oder zottige Verdickung der Zungenschleimhaut, seltener der Schleimhaut von Lippen, Wangen und Gingiva. Papillomatose mit Akanthose, Hyperkeratose und Melaninablagerung (z. T. bis zur Hornschicht auch in Melanophoren des Korium). Gleichartige Veränderungen in der Haut. Etwa 50% der Fälle sind mit malignen Tumoren (Adenokarzinomen) des Abdomens oder abdominellen Metastasen vergesellschaftet. Andere Primärtumoren sind selten.
Lichen ruber planus	Hauterkrankung unbekannter Ursache mit leicht erhabenen, lividen, rötlichen Papeln in der Haut und streifig netziger, weißlicher konfluierender Zeichnung in der Wangenschleimhaut. Hyperkeratose, Verbreiterung des Stratum granulosum und regelmäßige Akanthose auf der Epitheloberfläche, flache, sägeblattartige Reteleisten. Unter dem Epithel ein dichtes, bandartig angeordnetes Infiltrat, fast ausschließlich aus Lymphozyten. Infiltrat reicht in das Epithel und löst die Basalzellschicht auf. Gelegentlich Dysplasien und Dyskeratosen.

1.1 Ichthyosis congenita

Die Ichthyosis congenita ist eine heterogene Gruppe von angeborenen Ichthyosen, unter der autosomal rezessive und autosomal dominante Formen zusammengefaßt werden (WOLF et al. 1997).

Der makroskopische Befund ist durch pflastersteinartige Verdickungen der Lippen-, Zungen- und Wangenschleimhaut gekennzeichnet. Histologisch findet sich eine Akanthokeratolyse mit scholliger und netziger Veränderung des Stratum granulosum. Es können akantholytische Blasenbildungen mit Ortho- und Parahyperkeratose auftreten. Elektronenmikroskopisch ist eine Verklumpung und Schalenbildung der Tonofibrillen zu beobachten.

1.2 Darier-Krankheit

Die Darier-Krankheit ist eine genetisch bedingte autosomal dominant vererbbare Erkrankung (FERRIS et al. 1990). Es bilden sich dabei stecknadelkopfgroße, einzeln und in Gruppen stehende grauweiße Knötchen oder größere Verrucae. Die Mundschleimhaut ist am häufigsten von allen Schleimhäuten betroffen. Die Veränderungen treten vor allem am Gaumen und an der Wangenschleimhaut auf. Seltener sind sie an den Lippen, an der Gingiva und an der Zunge.

Mikroskopisch besteht eine Hyper-, Para- und Dyskeratose („Corps ronds") sowie Akanthose. Die differentialdiagnostische Abgrenzung gegen andere Formen von Verhornungsanomalien der Mundschleimhaut ist vor allem durch die Ermittlung der Familienanamnese möglich.

1.3 Akanthosis nigricans

Bei der Akanthosis nigricans (s. Kap. 4, Abschn. 8.1) treten verruköse oder zottige Verdickungen der Zungenschleimhaut, seltener der Schleimhaut von Lippen, Wangen und Gingiva auf. Es besteht histologisch eine Papillomatose mit Akanthose, Hyperkeratose und Melaninablagerung, die bis zur Hornschicht ausgedehnt sein kann.

Gleichartige Veränderungen finden sich in der Haut. Etwa 50 % der Fälle sind mit malignen Tumoren (Adenokarzinomen) des Abdomens oder abdominellen Metastasen vergesellschaftet. Primärtumoren in anderer Lokalisation sind selten.

1.4 Lichen ruber

Der Lichen ruber (s. Kap. 9, Abschn. 5.3.5) ist eine nichtkontagiöse, subakut oder chronisch verlaufende entzündliche, papulöse Hauterkrankung, die häufig mit einer Beteiligung der Mundschleimhaut einher geht (Tabelle 6.2 u. 6.3) (BRAUN-FALCO et al. 1984). Die Morbidität beträgt etwa 0,2 %. Bei gleicher Geschlechtsverteilung tritt die Erkrankung meistens zwischen dem 30. und 60. Lebensjahr auf. Nach den Leukoplakien bildet der Lichen ruber die zweit häufigste Erkrankung der Mundschleimhaut (Abb. 6.1, 6.2). Der Lichen ruber tritt bei 20–25 % der Patienten isoliert in der Mundschleimhaut auf (HANEKE 1987; SCHIRNER et al. 1981).

Tabelle 6.2. Lokalisation des Lichen ruber planus in der Mundschleimhaut

Lokalisation	Häufigkeit [%]
Wangenschleimhaut	90
Zunge	50
Gingiva	12
Lippen	10
Gaumen	8

Tabelle 6.3. Klinische Erscheinungsformen des Lichen ruber

Klassische oder retikuläre Form	Plaqueförmige Variante	Weitere, seltenere Formen
Weiße, netzartige Streifenzeichnung, die den Wickham-Streifen entspricht; keine Beschwerden	Runde, weiße Flecken, hypertrophische Form, die eine Leukoplakie vortäuscht	Erythematöse, atrophisierende, verruköse, bullös-erosive Form

Beim Lichen ruber sind typische histologische Veränderungen zu ermitteln. Am Epithel besteht eine unregelmäßige Verhornung. Unter dem Epithel ist eine bandartige lymphozytäre Infiltration ausgebildet, die überwiegend aus T-Lymphozyten besteht (Abb. 6.3). Sie reicht unterschiedlich tief in die Basalzellschicht des Plattenepithels hinein (Abb. 6.4). Nach immunhistochemischen Untersuchungen bestehen die Infiltrate vorwiegend aus dendritischen Zellen (Makro-

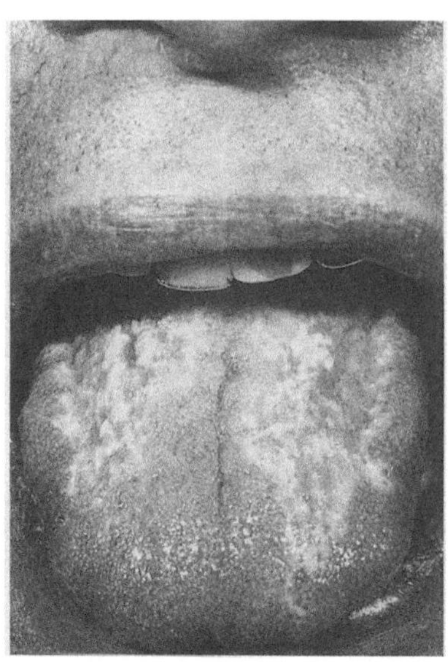

Abb. 6.1. Lichen ruber planus der Zungenschleimhaut: netzartige weißlich glänzende Schleimhautherde. (Präp. Prof. Ehring, Haus Hornheide b. Münster)

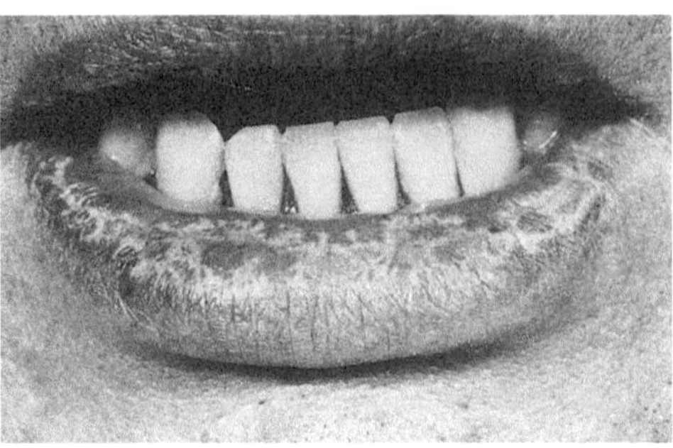

Abb. 6.2. Lichen ruber planus der Unterlippe: farnkrautartig verästelte weißlich glänzende Schleimhautherde. (Präp. Prof. Ehring, Haus Hornheide b. Münster)

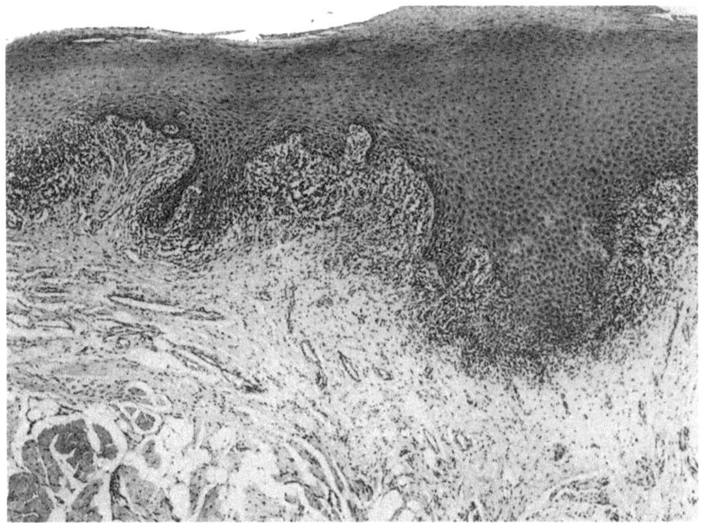

Abb. 6.3. Lichen ruber: bandartige subepitheliale Infiltration mit Lymphozyten. Auf der Epitheloberfläche eine parakeratotische Verhornung. HE, × 120

phagen und Langerhans-Zellen) und T-Lymphozyten. Dabei sind die T-Lymphozyten im Bereich der Basalmembranzone konzentriert. B-Lymphozyten und Plasmazellen kommen nicht vor (Becker et al. 1983). Es konnten gegen die Basalmembran gerichtete IgG-Antikörper nachgewiesen werden (Nasemann 1980).

1.5 Pemphigus vulgaris

Der Pemphigus ist eine blasenbildende Dermatose, bei der nur vereinzelt erhaltene Blasen sichtbar sind, weil ihre Oberfläche sehr verletzlich ist und sie deshalb leicht platzen. Die Erkrankung beruht auf einem autoimmunologischen Prozeß (Barth u. Venning 1987). In etwa 30% der Fälle ist die Mundschleimhaut allein betroffen. Außerhalb der Mundschleimhaut breitet sich die Veränderung vor allem an der Lippe und in der perioralen Hautregion aus.

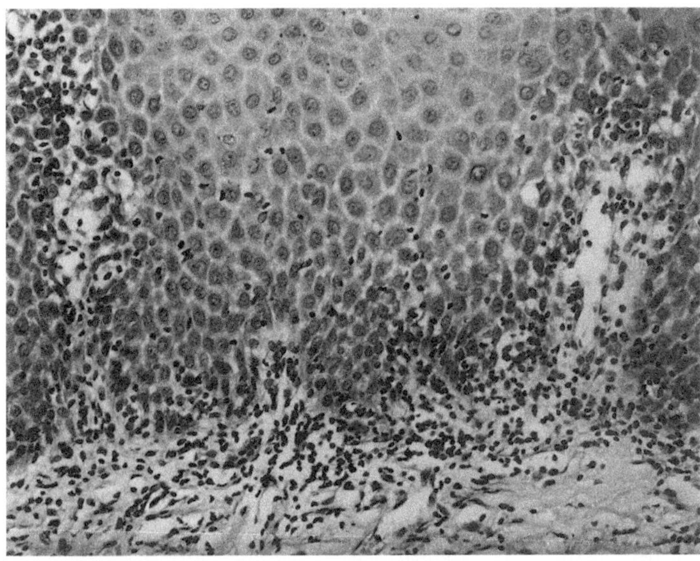

Abb. 6.4. Lichen ruber planus: lymphozytäre subepitheliale Infiltration. Aus dem bandartigen subepithelialen Infiltrat dringen Lymphozyten in die Basalzellschicht ein. Herdförmige Auflösung dieser Zellschicht. HE, × 240

Makroskopisch finden sich konfluierende Blasen mit wässerigem, später gelblichem und rötlichem Inhalt. Sie sind sehr verletzlich und hinterlassen nach dem Aufplatzen große schmerzhafte, speckig glänzende Ulzera. Die Schleimhaut kann auch ohne Bläschenbildung großflächig abgehoben werden.

Mikroskopisch liegt die Bläschenbildung intraepithelial unmittelbar über der Basalzellschicht (Abb. 6.5). Ihr geht ein intraepitheliales Ödem voraus. Die Inter-

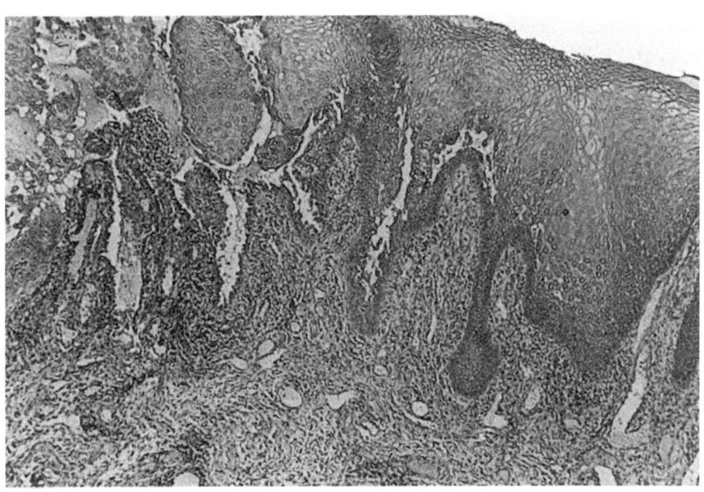

Abb. 6.5. Pemphigus vulgaris: intraepitheliale Bläschenbildung unmittelbar über der Basalzellschicht, intraepitheliales Ödem. HE, × 120

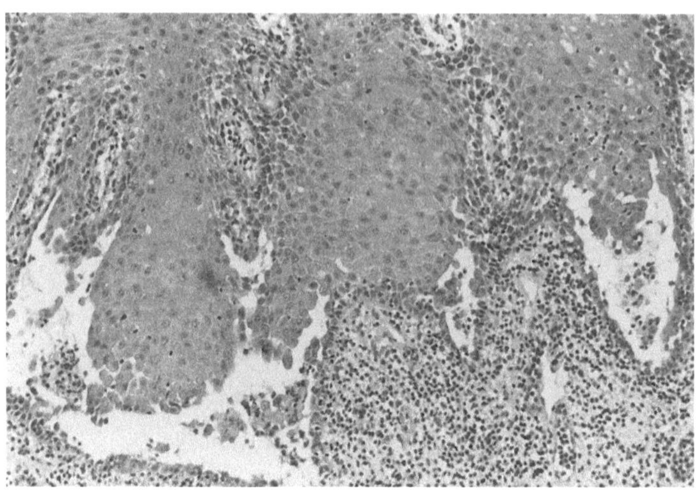

Abb. 6.6. Pemphigus vulgaris mit Blasenbildung: Die Interzellularbrücken des Epithels lösen sich auf. Auf der Oberfläche der Epithelzellen werden Autoantikörper gegen Plattenepithel darstellbar. Im Stroma eine geringe lymphozytäre entzündliche Reaktion. HE, × 240

zellularbrücken des Epithels lösen sich (Abb. 6.6). Auf der Oberfläche der Epithelzellen werden Autoantikörper gegen Plattenepithel darstellbar. Im Stroma fehlt in der Regel eine zellulär entzündliche Reaktion. Die Prognose ist wechselhaft; etwa 30% der Patienten versterben.

1.6 Paraneoplastischer Pemphigus

Der paraneoplastische Pemphigus ist eine seltene Haut- und Schleimhauterkrankung, die durch schmerzhafte Schleimhautulzerationen und polymorphe Hautveränderungen bei lymphoretikulären Neoplasmen charakterisiert ist (Camisa et al. 1992; Nishibori et al. 1995; Sapadin u. Anhalt 1998). Die Erkrankung beruht auf einer Bildung von Autoantikörpern gegen die Epithelzellen. Es entstehen in der Haut und in der Schleimhaut leicht verletzliche Blasen.

Histologisch ist eine suprabasale Spaltbildung im Epithel und eine Akantholyse mit Nekrosen der Epithelzellen nachweisbar. In der direkten Immunofluoreszenz sind Ablagerungen von IgG auf der Oberfläche der Epithelzellen und von C3 in der Zone der Basalmembran nachweisbar. In der indirekten Immunofluoreszenz können zirkulierende Autoantikörper gegen Oberflächenbestandteile der Plattenepithelzellen und der Übergangsepithelzellen dargestellt werden (Nishibori et al. 1995).

1.7 Benigne chronisch bullöse Dermatose der Kindheit mit Beteiligung der Mundschleimhaut

In seltenen Fällen kann im Kindesalter eine bullöse Dermatitis auftreten, die durch einen plötzlichen Beginn gekennzeichnet ist. Es bilden sich vorwiegend im Gesicht und in der Mundschleimhaut blasige Hautaffektionen, die im fortgeschrittenen Stadium eine Impetigo vortäuschen können.

Die histologische differentialdiagnostische Abgrenzung gegen andere blasenbildende Erkrankungen kann durch den Nachweis linearer Depositionen von IgA entlang der Basalmembran in der direkten Immunofluoreszenz erfolgen (GASSENMAIER et al. 1986).

2 Allgemeininfektionen

Zahlreiche Allgemeininfektionen werden von Veränderungen der Mundschleimhaut begleitet (Tabelle 6.4). Sie können ein so charakteristisches Er-

Tabelle 6.4. Veränderungen der Mundschleimhaut bei Allgemeininfektionen

Krankheit	Veränderungen der Mundschleimhaut
Masern	Am Ende der Inkubationszeit: flächenhafte Rötung, evtl. fleck- und streifenförmige Blutungen in der Wangenschleimhaut und am weichen Gaumen 2.-3.Tag des Prodromalstadiums: fleckförmiges Enanthem des Gaumens, der Uvula, Tonsillen und Wangenschleimhaut mit Konfluenz zu flächenhaften Rötungen. Koplik-Flecken = stecknadelkopfgroße grauweiße Papeln auf gerötetem Grund, einzeln oder multipel („kalkspritzerartiges" Bild der Schleimhautoberfläche). Enanthem und Koplik-Flecken bilden sich nach Auftreten des Exanthems allmählich zurück.
Scharlach	Beginn: düsterrote Färbung des Nasen-Rachen-Raumes und der Tonsillen. Zunge: Anfangs sind Zungenränder und -spitze gerötet; der Zungenrücken ist hingegen von einem dicken weißlichen Belag bedeckt. Später (3.-4. Woche) wird dieser abgestoßen (einschl. der oberen Epithelschichten); rote geschwollene (hyperämische) trockene Zunge („Himbeerzunge"). 2-7. Woche: Einseitige Verlagerung der Tonsillen durch Lymphknotenschwellung, verschiedene Anginaformen.
Röteln	Manchmal kleinfleckiges Enanthem (hinten große kreisrunde rote Flecken) an Gaumen und Uvula.
Keuchhusten	Traumatisch bedingte Geschwüre am Zungenbändchen (Pressen der im Anfall herausgestreckten Zunge gegen die unteren Schneidezähne); fehlt daher bei zahnlosen Säuglingen. Vorkommen relativ selten.
Windpocken	Meist vor Auftreten des Exanthems, seltener danach. Linsengroßes makulöses Enanthem, Bläschenbildung im Zentrum der Maculae, rundlich-ovale Erosionen.
Infektiöse Mononukleose	Bläschenbildungen wie bei Stomatitis aphthosa, kleinfleckige Blutungen. Lakunäre oder pseudomembranöse Tonsillitis, selten peritonsilläres Ödem.
Pocken	Die Schleimhautveränderungen kommen hauptsächlich am weichen Gaumen, an der hinteren Rachenwand und seltener an der Zunge vor. Bildung von Bläschen und Pusteln mit Erosionen. Schwellung der Lippen und der Zunge mit dickem Zungenbelag. Die Veränderungen der Mundschleimhaut können dem Exanthem der Haut vorausgehen.

scheinungsbild bieten, daß ihnen große diagnostische Bedeutung zukommt. Beispiele sind die Koplik-Flecken bei den Masern und die sog. Himbeerzunge beim Scharlach.

Entzündungen der Mundschleimhaut, die primär in der Mundhöhle entstehen und im wesentlichen auf diese begrenzt bleiben, sind in Kapitel 7 (Stomatitis) abgehandelt.

3 Orale Manifestation bei AIDS

Bei dem durch eine HIV-Infektion verursachten, als „AIDS" bezeichneten Syndrom („acquired immune deficiency syndrome") treten sehr häufig opportunistische Infektionen auf, die den Krankheitsverlauf wesentlich beeinflussen können. Veränderungen an der Mundschleimhaut sind dabei sehr häufig. Sie können die erste Manifestation der Erkrankung darstellen (REICHART et al. 1985). Ein makulopapilläres und papulovesikuläres Exanthem mit aphthösen, schmerzhaften Läsionen der Mundschleimhaut kann die erste Manifestation der HIV-Infektion darstellen, bevor die Infektion mit den üblichen Testverfahren erfaßt werden kann (BRATZKE u. ORFANOS 1988).

Wie in anderen Organen entwickeln sich in der Mundschleimhaut Entzündungen auf dem Boden opportunistischer Infektionen und bösartige Tumoren als Ausdruck des erworbenen Immundefektes (s. Kap. 14, Abschn. 3.4). Unter den opportunistischen Infektionen ist die Infektion mit *Candida albicans* am häufgsten. Sie geht mit einer ulzerösen und granulierenden Entzündung der Mundschleimhaut einher (KUNTZ et al. 1987; PICHLER et al. 1990).

3.1 Bakterielle Angiomatose

Die bakterielle Angiomatosis ist eine neu definierte, bei AIDS-Patienten vorkommende klinisch-pathologische Entität. Es handelt sich dabei um eine tumorähnliche Kapillarproliferation bei einer opportunistischen Infektion mit *Rochalimaea sp.*, *R. quintana* oder *R. henselae* (MONTEIL et al. 1994).

Die Veränderungen bilden sich in der Haut, selten in der Gingiva und am Gaumen. Sie bestehen histologisch aus umschriebenen und lobulär angeordneten Kapillarwucherungen, zwischen denen Komplexe aus amphophilem, granulärem, von Granulozyten umgebenem Material angeordnet sind. Elektronenmikroskopisch und mit der Warthin-Starry-Versilberung können in diesen Komplexen die Bakterien nachgewiesen werden (MONTEIL et al. 1994). Bei den Patienten besteht ein absoluter Mangel an CD4-Lymphozyten. Die Veränderung wird als sekundäre Reaktion im Sinne eines Granuloma pyogenicum oder als besondere Form des Kaposi-Sarkoms aufgefaßt.

3.2 Fokale epitheliale Hyperplasie bei AIDS

Die fokale epitheliale Hyperplasie ist eine seltene, durch eine Virusinfektion ausgelöste Mundschleimhautveränderung, die üblicherweise nur bei Kindern von Indianern und Eskimos auftritt (s. Kap. 11, Abschn. 3.1.1). Sie kann aber auch gelegentlich bei erwachsenen Patienten mit einer HIV-Infektion beobachtet werden (Marvan u. Firth 1998). Durch die Immunsuppression wird die Manifestation der Virus-Infektion gebahnt. Die typischen Veränderungen der Mundschleimhaut können wichtige klinische Hinweise auf das Vorliegen einer HIV-Infektion bieten.

3.3 Hairy Leukoplakie

Leukoplakien (s. Kap. 9, Abschn. 5) werden bei Patienten mit AIDS gehäuft beobachtet. Es bilden sich vor allem im Bereich des Zungenrandes scharf begrenzte und gefelderte, plaqueartige Veränderungen. In vielen Fällen besteht eine Besiedelung der Epitheloberfläche mit *Candida albicans*. Es kommen im Epithel Koilozyten vor, die für eine Aktivierung einer Virusinfektion sprechen. Als wesentliche Ursache für die Entwicklung der Veränderungen bei den immunsupprimierten Patienten wird die Infektion mit *Candida albicans* angesehen (Reichart et al. 1986).

Histologisch besteht eine papilläre Verbreiterung des Plattenepithels bei erhaltener Epithelschichtung. Das Epithel bildet plumpe Papillen, die unterschiedlich tief in das Bindegewebe reichen. An der Oberfläche des Epithels ist eine ausgeprägte parakeratotische, orthokeratotische und hyperkeratotische Verhornung ausgebildet. Die oberen Epithelschichten sind meistens mit *Candida albicans* besiedelt, die sich bis in das Stratum spinosum ausbreiten. In den Epithelzellen des Stratum spinosum besteht häufig ein intrazelluläres Ödem. In einzelnen Zellen liegen pyknotische Zellkerne.

Die „hairy Leukoplakie" gilt als relativ spezifische Läsion der Mundschleimhaut bei einer HIV-Infektion (Pichler et al. 1990). Untersuchungen zur Ätiologie der oralen „hairy Leukoplakie" haben gezeigt, daß sie kein spezifisches morphologisches Substrat für bestimmte auslösende Agenzien bildet. Unterschiedliche Ursachen wie Infektionen mit Pilzen oder Viren, Schleimhautbisse und andere mechanische Alterationen der Schleimhaut können für die Veränderungen verantwortlich gemacht werden, bei der die Änderung der immunologischen Konstellation in der Schleimhaut den entscheidenden pathogenetischen Faktor darstellt (Brehmer-Anderson et al. 1994).

Ähnliche Veränderungen der Mundschleimhaut können aber auch im Rahmen systemischer Reaktionen beobachtet werden, die zum Beispiel durch Medikamente bei der Therapie, einer thrombozytischen Purpura oder durch die akuten Erscheinungen der HIV-Infektion ausgelöst werden.

3.4 Kaposi-Sarkom

Bösartige Tumoren wie das Kaposi-Sarkom (s. Kap. 11, Abschn. 7.3.2), Non-Hodgkin-Lymphome (s. Kap. 14, Abschn. 3.4) und Plattenepithelkarzinome treten bei Patienten mit AIDS gehäuft auf. Die Tumoren zeigen meistens einen ungewöhnlichen klinischen Verlauf.

Das Kaposi-Sarkom kommt bei den AIDS-Patienten am häufigsten zu 67% in der Mund- Kieferregion vor, zu 65% im Oropharynx, 39% in der Haut, 11% im Larynx, 9% im Hypopharynx, 6,5% in Lymphknoten und 4,3% im Nasopharynx (Riederer et al. 1993). Betroffen sind fast ausschließlich homosexuelle Männer.

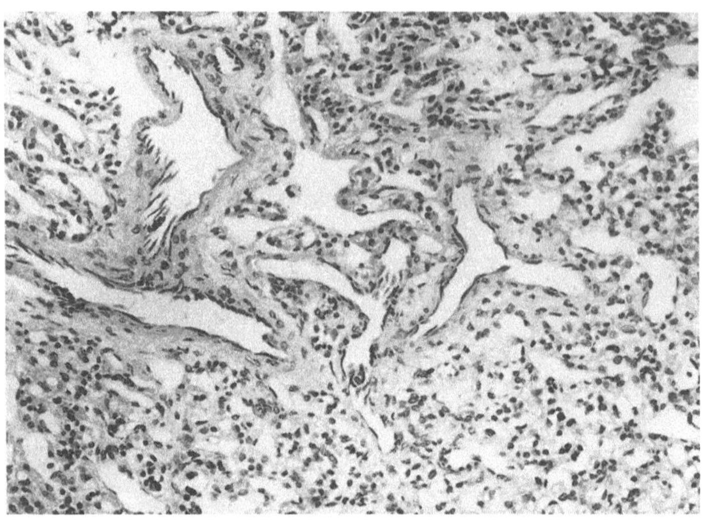

Abb. 6.7. Kaposi Sarkom, makulöses Stadium: Vermehrung oberflächlich gelegener, bizarr gestalteter, schlitzförmiger Kapillaren mit perivaskulären Blutungen. HE, × 240

Diese Tatsache und eine gewisse geographische Häufung stützt die Vermutung, daß es sich um ein sexuell übertragbares Agens (Herpes-Virus Typ 8) handelt (Wolf et al.1997).

Die histologischen Veränderungen (Gaglioti et al. 1989) sind vom Entwicklungsstadium abhängig. Im makulösen Stadium der Erkrankung ist eine Vermehrung oberflächlich gelegener, bizarr gestalteter, schlitzförmiger Kapillaren mit perivaskulären Blutungen ausgebildet (Abb. 6.7). Im Plaque-Stadium kommt es zu einer Verdichtung der Gefäßanordnung mit einer Vermehrung spindeliger Zellen. Es bilden sich Hämosiderinablagerungen und hyaline Globuli aus Erythrozytenfragmenten. Es treten vermehrt apoptotische Endothelzellen auf. Im Tumorstadium entstehen ausgedehnte und tiefreichende Knoten mit deutlicher Ausprägung der beschriebenen Veränderungen.

Elektronenmikroskopisch sind bizarre kapilläre Strukturen darzustellen. Die Spindelzellen sind als modifizierte Endothelzellen anzusehen, die Erythrozyten phagozytieren können. Sie sind von einer Basallamina umgeben. Immunhistochemisch ist in den Spindelzellen eine Expression von Vimentin nachzuweisen. Die Reaktion auf Faktor VIII ist in den Endothelzellen positiv.

4 Mundschleimhautveränderungen nach Knochenmarktransplantation

Bei einer großen Zahl von Fällen (ca. 70 – 80%) mit einer Knochenmarktransplantation entwickeln sich meistens ab dem 5. Tag nach der Übertragung ulzeröse Läsionen der Mundschleimhaut, die sich überwiegend nach dem 15. Tag nach der Transplantation wieder zurückbilden (Carl u. Higby 1985). Eine Persistenz der Ulzerationen ist nur bei Patienten zu beobachten, bei denen eine orale Manifestation einer Graft-versus-Host-Reaktion vorliegt (Schubert et al. 1992; Woo et al. 1993).

Es entwickelt sich eine ulzeröse Stomatitis in den leicht verletzlichen Schleimhautregionen, in denen das Epithel keine parakeratotische Verhornung aufweist. Die Veränderungen können auf die periorale Region übergreifen und mit einer ausgeprägten Parodontitis einhergehen. Die Rückbildung der Veränderungen korelliert eng mit dem Anstieg der Leukozytenzahlen im Blut nach der Transplantation.

5 Beteiligung der Mundschleimhaut bei Bindegewebserkrankungen (autoimmunologische rheumatische Erkrankungen)

Die Beteiligung der Mundschleimhaut bei Erkrankungen des rheumatischen Formenkreises ist vielfältig und häufig. Es wird angenommen, daß bei den generalisierten Erkrankungen des Bindegewebes humorale und zellgebundene Immunreaktionen gegen körpereigene Antigene wirksam sind (Jonsson 1994). Die in der Mundschleimhaut auftretenden Veränderungen sind häufig nicht Ausdruck der Manifestation der Grundkrankheit, sondern Folge der antirheumatischen Therapie (Carpenter et al. 1997).

5.1 Lupus erythematodes

Beim systemischen Lupus erythematodes treten im Bereich des Gaumens, der Wangen, der Zunge und an den Lippen ein Erythem, diskoide Läsionen und Ulzerationen auf (Abb. 6.8).

Histologisch ist dabei eine fibrinoide Verquellung des kollagenen Fasergewebes mit einer Faserfragmentation und eine mukoide Umwandlung der Grundsubstanz zu ermitteln. Es entwickeln sich perivaskuläre lymphozytäre Infiltrate, eine Atrophie des Stratum spongiosum und eine oberflächliche Hyperkeratose. Die chronische Form ist im Mundhöhlenbereich selten und mit Veränderungen

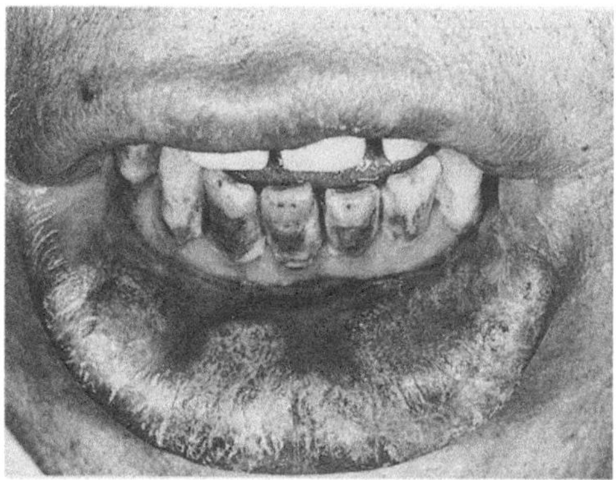

Abb. 6.8. Systemischer Lupus erythematodes chronicus der Unterlippe: Makrocheilie mit unregelmäßig großen, scharf begrenzten weißlichen Infiltrationen (follikuläre Hyperkeratosen). (Präp. Prof. Ehring, Haus Hornheide b. Münster)

an den Lippen, den Wangen und am Gaumen verbunden. Es wird angenommen, daß die Veränderungen auf einer generalisierten Vaskulitis beruhen. Diese Annahme ist jedoch an den histologischen Veränderungen der Mundschleimhaut nicht zu belegen (JORIZZO et al. 1992).

5.2 Sklerodermie

Bei der Sklerodermie können diffuse oder knotige Schleimhautveränderungen in den Wangen, der Zunge und den Lippen auftreten.

Histologisch finden sich im Schleimhautstroma ein Ödem, eine zunehmende Sklerosierung des kollagenen Fasergerüstes und ein Verlust der elastischen Fasern (DAVIS u. SAUNDERS 1946). Bei der chronischen progressiven Form führt der sklerosierende Prozeß zu einer Mikrocheilie mit einer tabaksbeutelartigen Faltenbildung und zu einer Mikroglossie mit Verkürzung des Zungenbändchens.

Literatur

Barth JH, Venning VA (1987) Pemphigus. Br J Hosp Med 37: 326–327

Becker J, Löning Th, Reichart P, Becker WM (1983) Zum Nachweis von Lymphozytenpopulationen und Langerhans-Zellen beim oralen Lichen planus und der Leukoplakie mit monoklonalen Antikörpern. Dtsch Z Mund Kiefer Gesichtschir 7: 225–231

Bratzke B, Orfanos CE (1988) Akutes Primärstadium einer HIV-Infektion und Übergang in AIDS mit Kaposi-Sarkom 24 Monate danach. Hautarzt 39: 514–518

Braun-Falco O, Plewig G, Wolf HH (1984) Dermatologie und Venerologie. Springer, Berlin Heidelberg New York

Brehmer-Andersson E, Lucht E, Lindskog S, Ekman M, Biberfeld P (1994) Oral hairy leukoplakia: pathogenetic aspects and significance of the lesion. Acta Dermatol Venereol 74: 81–89

Camisa C, Helm TN, Liu YC, Valenzuela R, Allen C, Bona S, Larrimer N, Korman NJ (1992) Paraneoplastic pemphigus: a report of three cases including one long-term survivor. J Am Acad Dermatol 27: 547–553

Carl W, Higby DJ (1985) Oral manifestations of bone marrow transplantation. Am J Clin Oncol 8: 81–87

Carpenter EH, Plant MJ, Hassell AB, Shadforth MF, Fisher J, Clarke S et al. (1997) Management of oral complications of disease-modifying drugs in rheumatoid arthritis. Br J Rheumatol 36: 473–878

Davis WC, Saunders (1946) Scleroderma of the face involving the gingiva. Arch Dermatol Syph (Chic) 54: 133–137

Ferris T, Lamey PJ, Rennie JS (1990) Darier's disease: oral features and genetic aspects. Br Dent J 168: 71–73

Gaglioti D, Ficarra G, Nardi P, Mazzotta F (1989) Sarcoma di Kaposi orale: spettro clinico e istopatologico. Minerva Stomatol 38: 1143–1150

Gassenmaier A, Keller J, Spira I (1986) Benigne chronisch bullöse Dermatose der Kindheit mit Mundschleimhaut-Beteiligung. Z Hautkr 15: 1161–1187

Haneke E (1987) Klinisches Spektrum des oralen Lichen ruber planus. Z Hautkr 62: 589–592

Jonsson R (1994) Oral mucosa manifestations of connective tissue diseases. Dtsch Z Mund Kiefer Gesichtschir 18: 121–125

Jorizzo JL, Salisbury PL, Rogers RS, Goldsmith SM, Shar GG, Callen JP et al. (1992) Oral lesions in systemic lupus erythematosus. Do ulcerative lesions represent a necrotizing vasculitis? J Am Acad Dermatol 27: 389–394

Kuntz A, Fehrenbach FJ, Reichart P (1987) Nekrotisierend-ulzeröse Gingivitis und progressive Parodontitis bei HIV-Infektion. Dtsch Z Mund Kiefer Gesichtschir 11: 157–163

Marvan E, Firth N (1998) Focal epithelial hyperplasia in an HIV positive man. An illustrated case and review of the literature. Aust Dent J 43: 305–310

Monteil RA, Michiels JF, Hofman P, Saint-Paul MC, Hitzig C, Perrin C, Santini J (1994) Histological and ultrastructural study of one case of oral bacillary angiomatosis in HIV disease and review of the literature. Eur J Cancer B Oral Oncol 30: 65–71

Nasemann T (1980) Papulöse Krankheiten der Haut: Lichen ruber planus und seine Varianten. In: Korting GW (Hrsg) Dermatologie in Praxis und Klinik. Bd 2 Spezielle Dermatologie. Thieme, Stuttgart

Nishibori Y, Hashimoto T, Ishiko A, Shimizu H, Korman NJ, Nishikawa T (1995) Paraneoplastic pemphigus: the first case report from Japan. Dermatology 191: 39–42

Pichler E, Zangerle R, Puelacher W, Waldhart E, Hintner H, Fritsch P (1990) AIDS-Schleimhautmanifestationen. Z Hautkr 65: 647–654

Reichart P, Pohle H-D, Gelderblom H (1985) Orale Manifestation bei AIDS. Dtsch Z Mund Kiefer Gesichtschir 9: 197–176

Reichart P, Gelderblom H, Pohle HD, Philipsen HP (1986) „Hairy Leukoplakia" (AIDS) Klinik und Morphologie. Dtsch Mund Kiefer Gesichtschir 10: 161–165

Riederer A, Zietz C, Held M (1993) Das HIV-assoziierte Kaposi-Sarkom im Kopf-Hals-Bereich: Eine klinische, morphologische und therapeutische Übersicht. Laryngorhinootologie 72: 478–484

Sapadin AN, Anhalt GJ (1998) Paraneoplastic pemphigus with a pemphigus vegetans-like plaque as the only cutaneous manifestation. J Am Acad Dermatol 39: 867–871

Schirner E, Hornstein OP, Simon M jr (1981) Ätiologie und Prognose des Lichen planus oralis. Dtsch Zahnärztl Z 36: 130–135

Schubert MM, Williams BE, Lloid ME, Donaldson G, Chapko MK (1992) Clinical assessment scale for the rating of oral mucosal changes associated with bone marrow transplantation. Development of an oral mucositis index. Cancer 15: 2469–2477

Schuermann H, Greither H, Hornstein O (1966) Krankheiten der Mundschleimhaut und der Lippen. Urban & Schwarzenberg, München Berlin Wien

Wolf HH, Tronnier M, Anemüller W (1997) Haut. In: Remmele (Hrsg) Pathologie. Springer, Berlin Heidelberg New York. Bd 5, S 483–499

Woo SB, Sonis ST, Monopoli MM, Sonis AL (1993) A longitudinal study of oral ulcerative mucositis in bone marrow transplant recipients. Cancer 72: 1612–1617

Kapitel 7

Entzündungen der Mundschleimhaut (Stomatitis)

K. Morgenroth

1 Ätiologie

Die diffusen und lokalen Entzündungen der Mundschleimhaut sind relativ häufig, da die Mundhöhle ständig wechselnden endogenen und exogenen Noxen ausgesetzt ist. Infektiöse Ursachen der Stomatitis sind: Viren, Rickettsien, Bakterien, Pilze, Protozoen und Metazoen (z. B. Würmer: Oxyuren, Trichinen, Askariden usw.). Die Stomatitis kann isoliert, aber auch im Rahmen von allgemeinen Infektionen ablaufen. Nichtinfektiöse Ursachen sind: mechanische Irritation (z. B. Trauma, Fremdkörper), physikalische (thermische, elektrische) Einflüsse oder chemische Agenzien (z. B. Verätzungen, Tabakrauch). Die schädigenden Agenzien können die Mundhöhle auf folgenden Wegen erreichen: direkt (z. B. bei mechanischen Läsionen oder bakterieller Besiedelung), fortgeleitet aus der Nachbarschaft (z. B. von einer Tonsillitis) oder hämatogen (z. B. bei Allgemeininfektionen und Vergiftungen). Ferner kommen lokale oder allgemein allergische Reaktionen in Betracht. Für die Ausbildung der diffusen Stomatitis sind Blutkrankheiten und eine allgemeine Reduktion der Abwehrlage als prädisponierende Faktoren anzusehen.

2 Histologische Entzündungstypen

Unter einer Stomatitis versteht man eine mehr oder minder diffus ausgebreitete Entzündung der Mundschleimhaut. Sie wird gegen lokalisierte entzündliche Affektionen abgegrenzt, die nach topographischen Gesichtspunkten gegliedert werden. Hierzu zählen:

- Cheilitis: Entzündung der Lippe,
- Glossitis: Entzündung der Zunge,
- Pareiitis: Entzündung der Wange,
- Gingivitis: Entzündung des Zahnfleisches.

Wenn die Einteilung streng nach morphologischen Gesichtspunkten vorgenommen würde, müßten auch folgende entzündliche Veränderungen aufgenommen werden; sie werden aber üblicherweise bei den Einzelabschnitten des Organsystems abgehandelt:

- Sialadenitis: Entzündung der großen und kleinen Speicheldrüsen,
- Parodontitis: Entzündung des Zahnhalteapparates,
- Pulpitis: Entzündung des Zahnmarkes,

- Periostitis: Entzündung des Mundhöhlenskelettes,
- Tonsillitis: Entzündung der Mandeln im Bereich der Mundhöhle und in der Regio tonsillaris.

2.1 Formen der diffusen Stomatitis

2.1.1 Katarrhalische Stomatitis

Die katarrhalische Entzündung ist häufig zumeist flüchtig. Sie ist meistens diffus ausgebreitet und geht mit Schleimhautrötung, vermehrter Schleimbildung und Epitheldesquamation einher. Neben physikalischen Einflüssen wie heißen Speisen, Prothesenreizen und Zahndefekten, kommen auch Medikamente und Keime bei Allgemeininfektionen als Ursache in Betracht.

Das Epithel der Mundschleimhaut ist im histlogischen Bild aufgelockert. In den erweiterten Zellularräumen liegen gelapptkernige Granulozyten. Das subepitheliale Bindegewebe zeigt ein Ödem, eine Hyperämie und eine granulozytäre Infiltration.

2.1.2 Sero-fibrinöse Stomatitis

Mechanische und thermische Einflüsse, vor allem aber auch Pilzinfektionen sind Ursachen für die sero-fibrinöse Stomatitis. Defekte des Plattenepithels, die bis in die Submukosa reichen können, werden von einem breiten Schorf aus Fibrin und Zelldetritus bedeckt.

2.1.3 Eitrige Stomatitis

Eitrige Entzündungen der Mundschleimhaut sind selten. Sie sind gewöhnlich Folge einer direkten Epithelschädigung mit sekundärem Übertritt von Bakterien in das Bindegewebe (Abb. 7.1). Eitrige Entzündungen können fortgeleitet aus benachbarten Organen entstehen, z. B. von den Speicheldrüsen, den Lymphknoten, den Tonsillen oder bei Karies.

2.1.4 Mundbodenphlegmone (Angina Ludovici)

Die Mundbodenphlegmone entwickelt sich im Bereich des Mundbodens sowie der seitlichen und vorderen Halsregion. Sie kann para- und retropharyngeal nach oben auf die Schädelbasis und das Schädelinnere und nach unten auf das Mediastinum übergreifen.

Die eitrigen Stomatitiden werden durch Staphylokokken und Streptokokken, aber auch durch andere Bakterien ausgelöst.

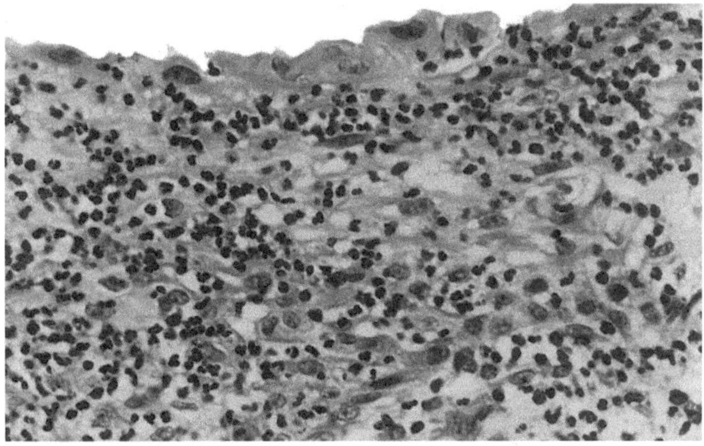

Abb. 7.1. Eitrige Cheilitis (Unterlippe). Leukozytäre Durchsetzung des Plattenepithels. HE, × 250

2.1.5 Aktinomykose

Die Aktinomykose ist eine chronische, nicht ansteckende Infektionskrankheit mit der Besiedlung des Gewebes durch menschenpathogene Spezies der Gattung Actinomyces (*Actinomyces israelii*, *Actinomyces naeslundii* bzw. *Arachnia propionica*). Die Gattung Actinomyces wird zu der Familie der Actinomycetaceae gerechnet. Es handelt sich dabei um grampositive bis gramlabile, ca. 1 µm dicke Stäbchen bis Fäden. Diese im allgemeinen nur unter anaeroben Bedingungen wachsenden Mikroorganismen sind häufig Bestandteile der Mundflora. Zusammen mit Begleitbakterien (*Bacterium comitans*, Kokken u. a.), die durch fermentative Gewebsauflösung den Boden für die Ausbreitung der Infektion bereiten, können sie ihre Pathogenität entfalten (Mischinfektion).

Die Infektion kann durch Schleimhautverletzungen, durch nekrotische Zahnpulpa, Extraktionswunden, Zahnfleischtaschen und Frakturen bzw. deren Versorgung erfolgen. Sie breitet sich im Bindegewebe meistens im Bereich des Mundbodens (zervikofaziale Aktinomykose) aus. Die Zunge und die Speicheldrüsen sind selten befallen. Ätiologisch sind pathogene Keime bei Infektionskrankheiten, aber auch bei Stoffwechselstörungen, wie Magen-Darm-Erkrankungen und Nierenerkrankungen mit Urämie, bedeutsam. Außerdem können örtlich wirksame Faktoren – heiße Speisen, Prothesenreize, Zahndefekte oder Medikamente – für diese Form der Entzündung mit verantwortlich sein.

Histologisch ist eine abszedierende Entzündung nachweisbar, die durch eine Granulationsgewebszone abgegrenzt wird. Außen schließt sich eine unterschiedlich breite Narbenzone an. In den zentralen Eitermassen bilden die Mikroorganismen ein dichtes Knäuel mit einem Durchmesser von 1 bis 2 mm, das als „Aktinomyzesdruse" bezeichnet wird (Abb. 7.2). In der Mitte dieses Gebildes sind die Keime mehr oder weniger wirr angeordnet. Sie ordnen sich in der Peripherie in radiärer Struktur an und zeigen keulenförmige Verdickungen. Im Eiter finden sich neben zahlreichen neutroplilen Granulozyten und Zelltrümmern auch viele anaerobe Bakterien anderer Art.

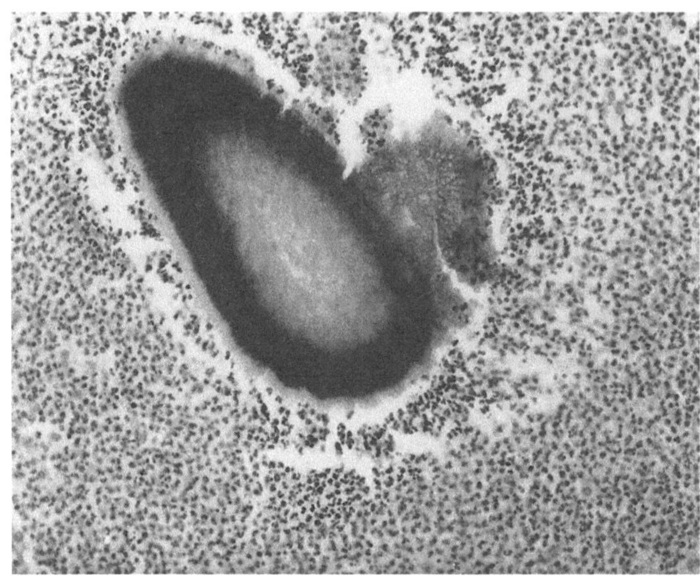

Abb. 7.2. Aktinomykotische Mischinfektion. Durch Granulationsgwewebe abgegrenzte Einschmelzung. Im Abszeßeiter eine Aggregation der Mikroorganismen (Druse). HE, × 450

Die differentialdiagnostische Abgrenzung der entzündlichen Reaktion kann durch den mikroskopischen Nachweis der typischen Drusen oder den mikrobiologischen Nachweis der Keime erfolgen.

2.1.6 Ulzerös-nekrotisierende Stomatitis

Entzündung der Mundschleimhaut mit raschem nekrotischem Zerfall des Epithels und des darunterliegenden Gewebes, ohne daß andere Entzündungen vorausgegangen sind, kommen besonders häufig bei allgemeiner Schwächung der Resistenzlage des Organismus, z. B. bei Hungerzuständen, hämorrhagischer Diathese, Skorbut, Agranulozytose, Avitaminosen, Schwermetallvergiftungen (Blei, Kupfer, Wismuth, Phosphor) vor. Erreger sind verschiedene Bakterien, z. B. Streptokokken und saprophytäre Keime der Mundhöhle.

Mikroskopisch sieht man einen unterschiedlich tief ausgedehnten Zerfall des Plattenepithels und des angrenzenden Bindegewebes (Abb. 7.3). Bei der rasch ablaufenden Zerstörung des Gewebes bleiben Epithelanteile nur in Randabschnitten der Ulzerationen erhalten. Die nekrotischen Massen werden abgestoßen. Der Prozeß wird durch Granulationsgewebe abgegrenzt, durch das eine narbige Abheilung der Defekte eingeleitet wird.

2.1.7 Noma (Wangenbrand, Wangenkrebs, Cancrum oris)

Die Noma ist ein vorwiegend die Gesichtsweichteile befallender gangränöser Prozeß mit häufig letalem Verlauf (CHU u. FAN 1936). Die Erkrankung kommt ausschließlich bei Kindern in unterentwickelten Regionen in Zentralafrika vor

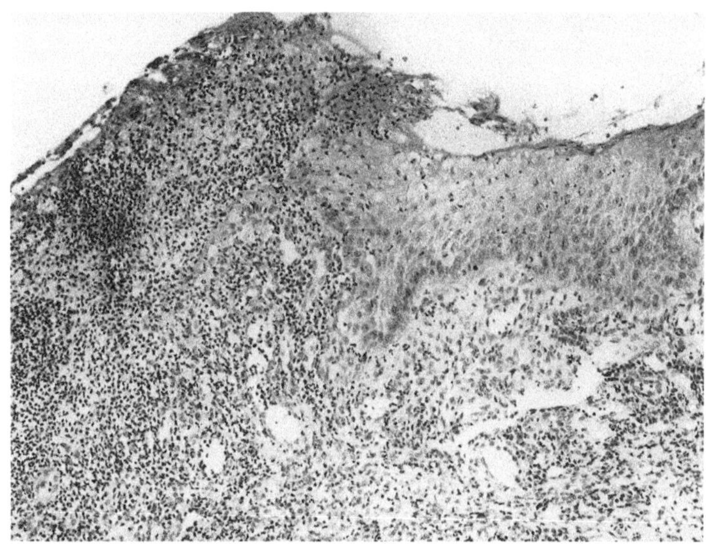

Abb. 7.3. Ulzeröse Glossitis. Epitheldefekt, der mit einem Schorf aus Zelldetritus und Fibrin belegt ist. Im angrenzenden Bindegewebe dichte Infiltration mit Granulozyten. HE, × 100

(EMSLIE 1963; ENWONWU 1985). Dabei gelten Allgemeinerkrankungen wie Scharlach, Typhus, Diphtherie und Masern im Säuglings- und Kindesalter und hochgradige Mangelernährung als prädisponierende Faktoren. In den industrialisierten Ländern wurden nur vereinzelte Fälle bei Erwachsenen beschrieben, bei denen entweder eine Leukämie, eine immunsuppressive Therapie oder eine HIV-Infektion bestand (LIMONGELLI et al. 1976; AKULA et al. 1989; KICHAKI u. SAKAQUICHI 1989; BRENDL et al. 1983).

Zunächst entwickelt sich eine ödematös-hämorrhagische Schwellung der Schleimhaut, meistens in der Nähe der Mundwinkel. Das Gewebe wird rasch brandig und wandelt sich in eine blau-schwarze zerfallene Masse um, während sich der Prozeß hemmungslos nach allen Seiten und in die Tiefe ausdehnt (MENNEKING et al. 1993). Die Entzündung kann gelegentlich zur Perforation der Wange und auf dem Boden der Nekrose zu einer Bloßlegung des Kieferknochens führen. Die Krankheit kann mit narbigen Defekten abheilen. Häufiger tritt der Tod nach Sepsis oder Aspirationspneumonie ein. Der Verlauf der Erkrankung wird wesentlich durch den Schweregrad des bei den Patienten bestehenden Immundefekts bestimmt.

2.2 Chronische Stomatitis

Die mehr oder weniger diffuse Veränderung zeigt im Bindegewebe Infiltrate aus Lymphozyten und Plasmazellen (Abb. 7.4). Es tritt eine vermehrte Bildung von Kollagenfasern (Sklerosierung) und eine vermehrte Vaskularisation des Bindegewebes auf. Gelegentlich kann eine Atrophie oder eine reaktive Hyperplasie des Oberflächenepithels mit Verlängerung der Epithelpapillen und herdförmiger Hyperkeratose entstehen (Abb. 7.5).

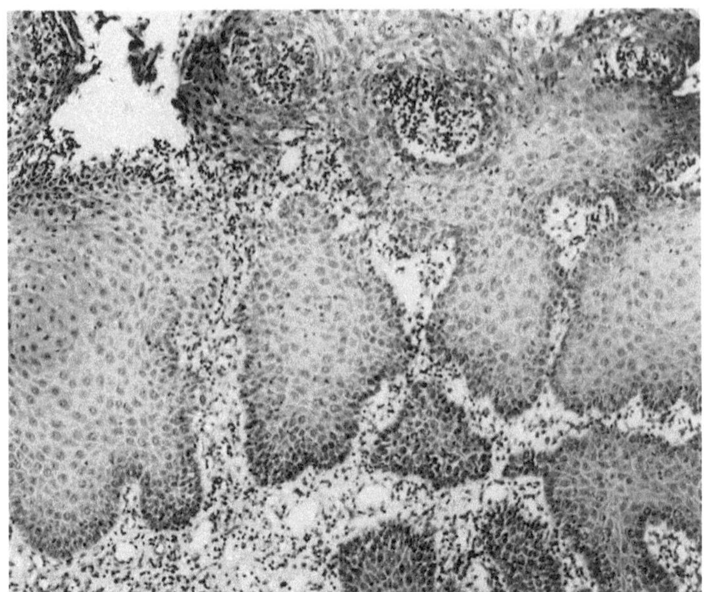

Abb. 7.4. Chronische Stomatitis bei schlecht sitzender Unterkieferprothese. Faserverquellung der Kollagenfasern des Schleimhautstromas. Dichte Infiltration mit Granulozyten und Lymphozyten. Dichte Durchsetzung des Plattenepithels mit Entzündungszellen. Ablösung oberflächlicher Epithelzellen. HE, × 150

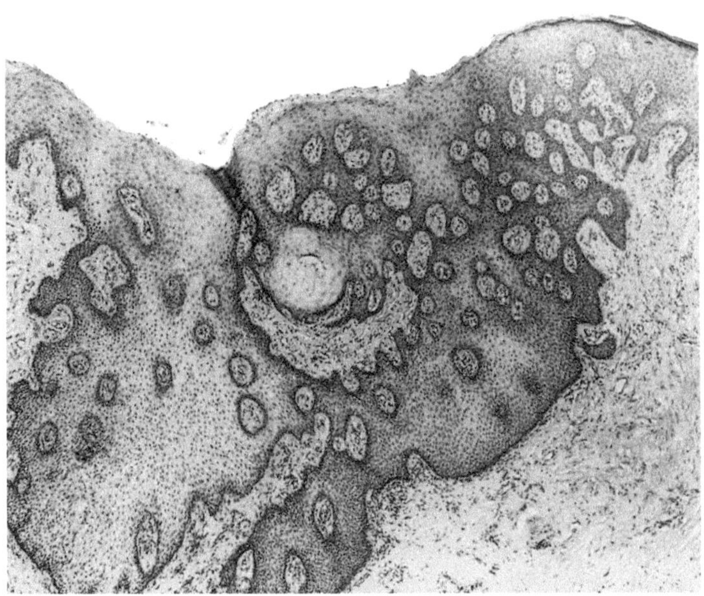

Abb. 7.5. Chronische Stomatitis mit Epithelhyperplasie. Bildung plumper Epithelpapillen, die tief in das Bindegewebe reichen. Auf der Epitheloberfläche parakeratotische Verhornung. HE, × 80

2.2.1 Alkoholmukositis

Neben Veränderungen an den inneren Organen sind beim chronischen Alkoholabusus mehr oder minder ausgeprägte Veränderungen an der Mundschleimhaut zu beobachten, die als Alkoholmukositis bezeichnet werden. Neben einer deutlichen Hyperämie der Schleimhaut tritt eine entzündliche Infiltration mit Lymphozyten und Plasmazellen auf. Am Epithel bestehen unregelmäßige Hyperplasien mit parakeratotischer Verhornung oder eine Atrophie der Zungenpapillen (Bruck u. Rotter 1963; Born et al.1996).

In systematischen immunhistochemischen Untersuchungen konnte festgestellt werden, daß in der Schleimhaut eine deutlich erhöhte Infiltration mit immunkompetenten Zellen im Vergleich zu Normalpersonen besteht (Langfort-Kunz et al. 1988). Die Zahl der CD2+-Zellen ist besonders hoch. In der Schleimhaut und im Bindegewebe von Patienten mit einem Alkoholabusus von mindestens 15 Jahren war die Zahl der immunkompetenten Zellen um das Doppelte erhöht.

Es wird angenommen, daß die Alkoholmukositis als eine Form der geänderten immunologischen Schleimhautreaktion aufzufassen ist, bei der durch den Alkoholabusus Nahrungstoxine und -kanzerogene, sowie Stoffwechselprodukte von Mikroorganismen eine gesteigerte Löslichkeit aufweisen. Ihre Toxizität ist durch die Solvensfunktion des Alkohols erhöht und ihre Diffusion durch das Epithel gesteigert. Es wird außerdem diskutiert, daß durch den Alkohol eine Alteration des Zytoskeletts und der Zellmembranen an den Epithelzellen eintritt, die mit einer erhöhten Durchlässigkeit des Epithels verbunden ist (Löning 1983, Born et al. 1996).

3 Aphthosen

Die Aphthen werden als multifaktorielle Veränderungen aufgefaßt (s. Tabelle 7.1), bei deren Entstehung genetische und immunolgische Faktoren beteiligt sind (Djawari 1982).

Tabelle 7.1. Einteilung der aphthösen Schleimhautulzerationen

Aphthöse Schleimhautulzerationen
1. Infektiöse Aphthen
2. Nichtinfektiös bedingte Aphthen
3. Druckbedingte bzw traumatische Aphthen
4. Aphthoide Erscheinungen bei anderen Erkrankungen
5. Nichtinfektiöse rezidivierende Aphthen
6. Benigne Aphthosis
Minor-Typ
Major-Typ
Herpetiformer Typ
7. Maligne Apthosis
Morbus Behcet

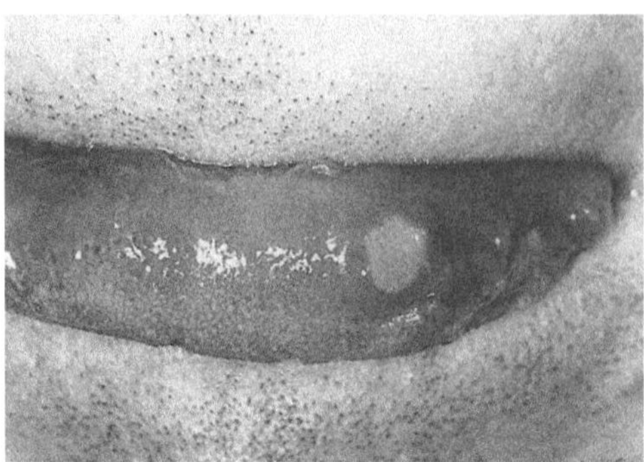

Abb. 7.6. Stomatitis aphthosa. Aphthe am seitlichen Zungenrand. (Präp. Prof. WANNENMACHER, Münster)

3.1 Chronisch rezidivierende (habituelle) Aphthen

Rekurrierende Aphthen oder die Aphthosis gehören zu den häufigsten entzündlichen Veränderungen der Mundschleimhaut (Abb. 7.6). Die Aphthen müssen klar von anderen apthoiden, erosiven und ulzerösen Schleimhautveränderungen unterschiedlichen Ursprungs abgegrenzt werden. Trotz umfangreicher molekularbiologischer Untersuchungen ist die Ätiopathogenese bisher ungeklärt (HORNSTEIN 1998).

Umschriebene runde Schleimhautnekrosen ohne infektiöse Ursache treten bei den chronisch-rezidivierenden Apthen auf (Abb. 7.7). Sie kommen besonders bei Erwachsenen, vor allem bei nervösen, vasolabilen Patienten mit Verdauungsbeschwerden vor und sind in den Schleimhautumschlagfalten von Zungen- und Wangenschleimhaut lokalisiert.

Bei den meist nur einzeln oder in kleinen Gruppen angeordneten Effloreszenzen bestehen Epithelnekrosen mit Fibrinabscheidung (Abb. 7.8).

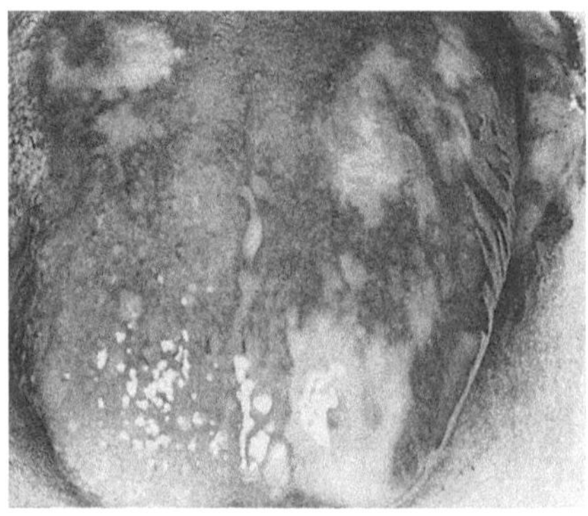

Abb. 7.7. Rezidivierende Stomatitis aphthosa. Multiple Aphthen der Zungenschleimhaut mit rötlichem Randsaum. (Präp. Prof. WANNENMACHER, Münster)

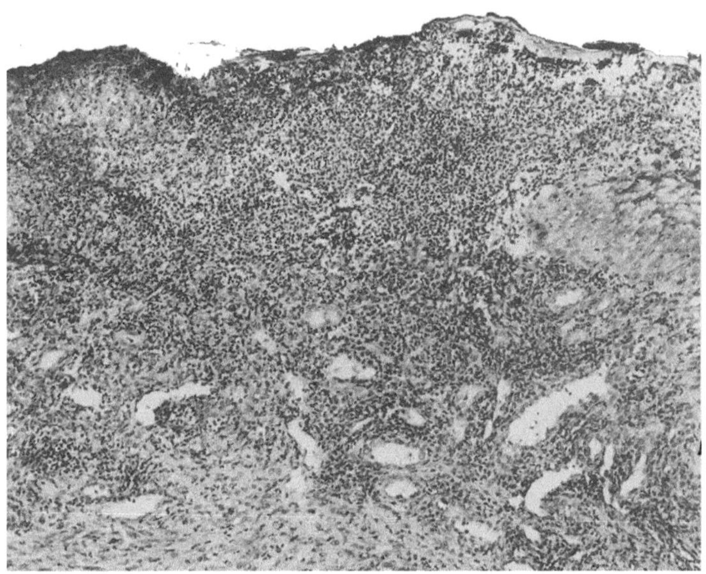

Abb. 7.8. Aphthe der Mundschleimhaut. Umschriebene pseudomembranöse Entzündung mit Epithelnekrosen und serösem und granulozytenreichem Exsudat. HE, × 100

3.2 Bednar-Aphthen

Die Bednar-Aphthen sind bei Säuglingen und Kleinkindern anzutreffen. Sie sind traumatisch verursacht und meistens im Bereich des harten Gaumens lokalisiert.

3.3 Aphthosis von Touraine (Grande Aphthose)

Bei der Aphthosis Touraine kommt es neben der Aphthenbildung in der Mundschleimhaut zu ähnlichen Veränderungen im Respirationstrakt, im Magen-Darm-Trakt und im Bereich der Genitalien. Außerdem können ophthalmologische und zentralnervöse Erscheinungen auftreten. Wahrscheinlich handelt es sich um eine generalisationsfähige Allgemeinerkrankung, möglicherweise auf infektiöser Basis.

3.4 Morbus Behcet

Der Morbus Behcet ist eine chronische, progredient verlaufende Entzündung, die als maligne Aphthosis aufgefaßt wird. Sie wurde erstmals von Behcet 1937 als Krankheitseinheit beschrieben. Sie ist durch rezidivierende, aphthöse Geschwüre am Mund, an den Augen und an den Genitalien charakterisiert. Zusätzlich sind weitere Organmanifestationen beschrieben worden, die darauf hinweisen, daß die Erkrankung als Ausdruck einer systemischen Vaskulitis zu betrachten ist (s. Tabelle 7.2) (Arkin et al. 1980; Barnes 1979; Lehner u. Barnes 1979; Beaufils et al. 1980; Binak et al. 1980; Godeau et al. 1980; Reuben et al. 1980). Behcet (1937) hat eine virale Genese der Erkrankung an-

Tabelle 7.2. Symptome des Morbus Behcet

Symptome	Beispiel
Orale Aphthen	
Genitale Ulzerationen	
Okuläre Läsionen	Episkleritis, Iridozyklitis, korneale Ulzerationen, Uveitis, retinale Thrombophlebitis und Chorioretinitis, Papillarödem, Blutungen, Entzündungen und Atrophie des Nervus opticus
Kutane Läsionen	Papulo-pustulöse Hauterscheinungen, Pyodermien, Nekrosen, Ulzerationen, Erythema nodosum, Thrombophlebitis migrans
Arthropathisch-arthritische Läsionen	Hydarthrose, Spondylitis
Angiopathien	Nekrotisierende Vaskulitis, migratorische Thrombophlebitis, Aneurysmen
Gastrointestinale Manifestation	Ulzera im Larxnx, Pharynx, Ösophagusbereich, Colitis ulcerosa, Morbus Crohn, toxisches Megacolon
Neurologische Manifestation	Enzephalomyelopathien, Meningitis, Stammhirnsyndrome, Myelitis, nekrotisierende Enzephalitis, Koma
Urogenitale Manifestation	Nephritis mit Makrohämaturie und Proteinurie, Epidydimitis, Prostatitis, Orchitis, Oophoritis, Salpingitis, Pelveoperitonitis
Seltene Manifestationen	Pulmonale, kardiale, muskuläre Entzündungen

genommen. Ein Virusnachweis ist bisher jedoch nicht gelungen. Eine Reihe von immunologischen Untersuchungen weist darauf hin, daß die Erkrankung auf einem immunologischen Prozeß beruht, bei dem es sich um eine mehr oder minder ausgeprägte generalisierte Entzündung mit einer Manifestation in verschiedenen Organen handelt (Djawari 1982; Hornstein 1998).

Die histologischen Veränderungen zeigen sich in einem intra- und interzellulären Ödem des Epithels der Mundschleimhaut mit starker Durchsetzung mit neutrophilen Granulozyten und Ulzerationen. An den Gefäßen besteht eine Wandschwellung mit fibrinoider Degeneration und Durchsetzung der Gefäßwand mit neutrophilen Granulozyten. Es treten perivaskuläre Blutungen und Infiltrate aus Granulozyten, Lymphozyten und einzelnen Plasmazellen auf. Im Zentrum der Veränderungen sind Ulzerationen ausgebildet, die von dichten lymphozytären Infiltraten umgeben werden.

4 Granulomatöse Stomatitis

4.1 *Sarkoidose (Morbus Boeck)*

Die Sarkoidose ist eine mehr oder minder generalisiert auftretende epitheloidzellige Granulomatose mit bisher unbekannter Ätiologie. Sie beginnt in der Regel im Thorax und hier in den Lymphknoten des Lungenhilus.

Eine Beteiligung der Mundhöhlenschleimhaut (einschl. der Lippen) ist selten (unter 3% der Fälle) (s. Tabelle 7.3). Im Unterschied zur Tuberkulose bleibt eine

Tabelle 7.3. Lokalisation der Veränderungen bei 21 Fällen mit Sarkoidose der Mundschleimhaut. (Nach BUSER u. BURKHARDT 1985)

Lokalisation	Zahl der Fälle
Vestibulum	5
Gaumen	4
Gingiva	4
Lippen	3
Mundboden	3
Zunge	2
Wangenschleimhaut	1

Ulzeration in der Regel aus. Die Manifestation der Erkrankung im Mundhöhlenbereich findet sich überwiegend in den kleinen Speicheldrüsen (TANNENBAUM et al. 1974). Sehr selten kann auch eine erste Manifestation als granulomatöse Stomatitis beobachtet werden (BUSER u. BURKHARDT 1985).

Bei den in der Mundschleimhaut auftretenden Veränderungen sind histologisch in der subepithelialen Bindegewebszone in unterschiedlich dichter Anordnung epitheloidzellige Granulome ohne Nekrosen nachzuweisen (Abb. 7.9). In den Granulomen sind in unregelmäßiger Verteilung Riesenzellen vom Langhans-Typ angeordnet. Um die Granulome ist eine konzentrische Fibrosierung ausgebildet, die sich von der Außenzone in das Innere hinein entwickelt und zu einer weitgehenden narbigen Umwandlung der Granulome führen kann.

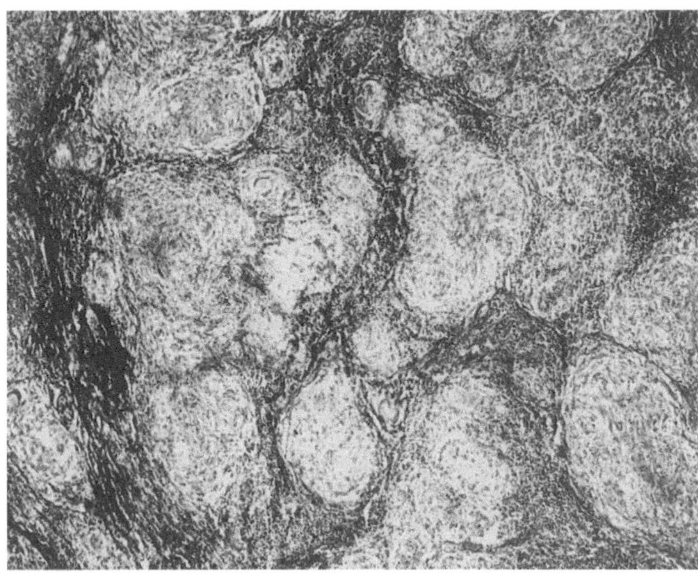

Abb. 7.9. Sarkoidose der Mundschleimhaut. In der subepithelialen Bindegewebszone dicht angeordnete epitheloidzellige Granulome mit Langhans-Riesenzellen. In der Umgebung der Granulome ringförmige Zone aus Kollagenfasern. Van Gieson, × 80

Die differentialdiagnostische Abgrenzung der Sarkoidose zu den anderen granulomatösen Enzündungen ist schwierig und in der Regel nur unter Berücksichtigung der klinischen Befunde möglich. Dabei muß eine produktive Form der Tuberkulose und die Beteiligung der Mundschleimhaut beim Morbus Crohn ausgeschlossen werden.

4.2 Morbus Crohn

Der Morbus Crohn ist eine entzündliche Erkrankung des Gastrointestinaltraktes, besonders des Dünn- und Dickdarmes und geht mit Schleimhautulzera und Fistelbidungen in der Darmwand einher. In etwa 40% der Fälle können in der Darmwand und den zugeordneten Lymphknoten epitheloidzellige Granulome auftreten.

Alle anderen Schleimhautregionen wie die Mundhöhle können eine begleitende Reaktion zeigen oder isoliert befallen sein (Tayler u. Smith 1975; Vettin et al. 1988). Bei etwa 10% der Patienten mit einem Morbus Crohn des Darmes zeigen sich Mundschleimhautveränderungen, meist in Form einer Schwellung oder Ulzeration (Bishop et al. 1972; Carr 1974). Die Schleimhautoberfläche zeigt eine kopfsteinpflasterähnliche Struktur. Männer sind häufiger betroffen als Frauen. In 60% der Fälle treten die oralen Veränderungen vor der abdominellen Manifestation auf (Vettin et al.1988). Die Veränderungen entstehen in der Mundschleimhaut am häufigsten in der Wangenschleimhaut, im Vestibulum oris und in der Lippenschleimhaut. Die Gingiva, die alveoläre Mukosa und der Gaumen sind selten befallen.

Makroskopisch kann das Bild pflastersteinähnlich sein und damit an dasjenige im Darm erinnern. Mikroskopisch finden sich eine dichte lymphozytäre Infiltration in der Submukosa mit einzelnen Plasmazellen und eosinophilen Granulozyten und die typischen Epitheloidzellgranulome (Abb. 7.10). An den kleinen Schleimdrüsen können sich Veränderungen finden, die denen beim M. Sjögren, bei chronischer Polyarthritis oder bei Lupus erythematodes visceralis entsprechen. Die fehlende zentrale Nekrose in den Granulomen und das Fehlen des Nachweises von säurefesten Stäbchen stützt die Diagnose. Eine Unterscheidung zur Sarkoidose ist nach dem histologischen Substrat nicht möglich. Es wird angenommen, daß eine Beziehung zur Cheilitis granulomatosa besteht (Bernstein u. McDonald 1978; Brook et al. 1983).

4.3 Wegener-Granulomatose

Die Wegener-Granulomatose ist durch nekrotisierende Granulome des Mund-, Nasen- und Rachenraums und der Atemwege gekennzeichnet, die mit einer fokal nekrotisierenden Vaskulitis einher geht (s. Kap. 15, Abschn. 2). In den fortgeschrittenen Stadien entwickelt sich häufig eine nekrotisierende Glomerulitis (Wegener 1967). Ein isolierter Befall der Mundschleimhaut ist selten. Selten kann auch ein isolierter Befall der Gingiva beobachtet werden, der als initiales Stadium der Krankheitsentwicklung aufgefaßt werden kann (Cawson 1965; Simon u. Gassenmaier 1987).

Unterschiedlich große Nekrosen sind in der subepthelialen Bindegewebszone der Mundschleimhaut ausgebildet, die von zellreichem Granulationsgewebe

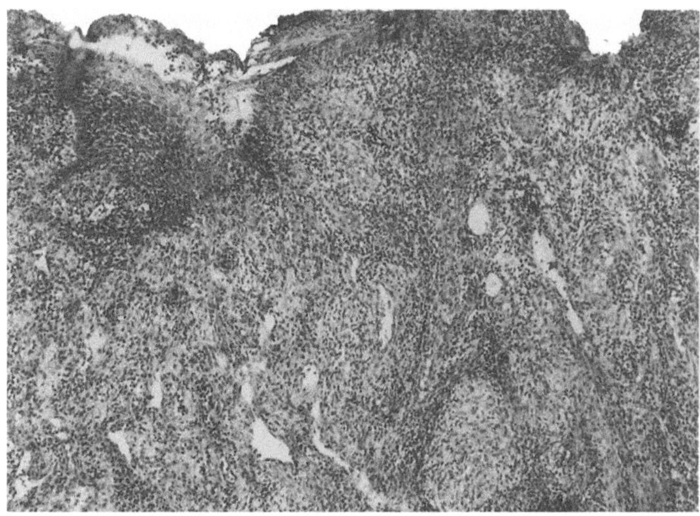

Abb. 7.10. Morbus Crohn der Mundschleimhaut. Im Bereich der makroskopisch pflastersteinähnlichen Schleimhautstruktur unterschiedlich breite, mit Schorf belegte Schleimhautdefekte. In der Umgebung lymphozytäre Infiltration und epitheloidzellige Granulome. HE, × 80

umgeben sind. Es enthält neben Makrophagen Plasmazellen, neutrophile und eosinophile Granulozyten. In den Wänden der Arteriolen sind sektorförmig angeordnete Nekrosen ausgebildet, in deren Umgebung dichte entzündliche Infiltrate bestehen. Diese Gefäßveränderungen sind als wesentliches Kriterium bei der differentialdiagnostischen Abgrenzung der Wegener-Granulomatose von anderen granulomatösen Erkrankungen der Mundschleimhaut anzusehen.

4.4 Tuberkulose

4.4.1 Tuberkulöser Primärinfekt

In der Mundhöhle ist der tuberkulöse Primärinfekt relativ selten (ca. 2–10% der Primärinfekte). Er bildet sich am häufigsten an den Tonsillen und am Zahnfleisch, seltener an Gaumen, Wangen, Lippen, Zunge oder Kieferalveolen (bei kariösen Zähnen). Als Erreger kommen sowohl der *Typus humanus* und *bovinus* als auch - allerdings nur selten - der *Typus gallinaceus* in Betracht (Abb. 7.11). Die Infektion erfolgt vorwiegend durch bakterienhaltige Nahrungsmittel (Kuhmilch, Hühnereier).

Makroskopisch stellt der typische tuberkulöse Primärinfekt ein Ulkus mit weichen unterminierten Rändern dar. Der Schleimhautherd heilt meist ohne Folgen mit einer kaum sichtbaren Narbe ab. Das klinische Bild wird nicht von ihm, sondern von der regionären Lymphknotenschwellung des tuberkulösen Primärkomplexes bestimmt. Die Lymphknoten bilden große Pakete, die mit der Haut verbacken und verkäsen. Durch Perforation zur Hautoberfläche entstehen Fisteln. Je nach Sitz des Primärinfektes sind als erste Station die tiefen zervikalen Lymphknoten befallen. Diese letzteren können bereits primär erkranken,

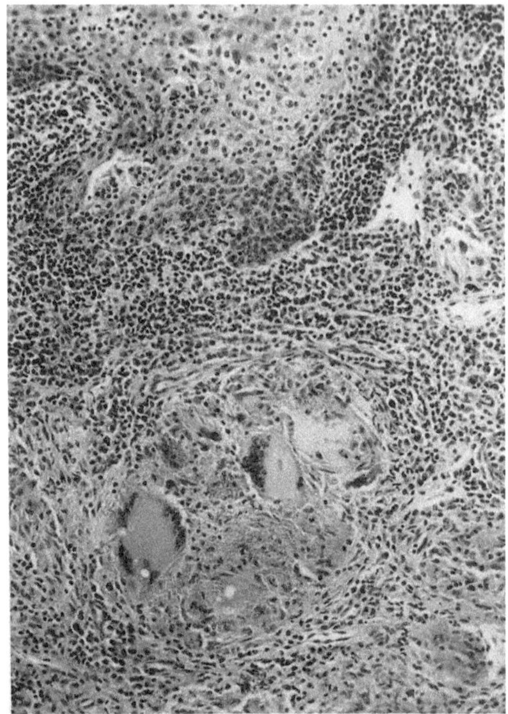

Abb. 7.11. Primäre Tuberkulose der Mundschleimhaut. In der Zungenschleimhaut konfluierende Tuberkel. 6 Jahre alter Knabe. HE, × 140

wenn der Primärinfekt in den Gaumenmandeln oder im hinteren Kieferbereich lokalisiert ist.

4.4.2 Tuberkulose der Postprimär- und Reinfektionsperiode

Die Mundschleimhauttuberkulose kann sich unter verschiedenen Erscheinungsbildern äußern, u.a. als Lupus vulgaris, Tuberculosis miliaris ulcerosa und Lupus miliaris disseminatus.

Lupus vulgaris. Bei dieser Form finden sich weiche Knötchen und papillomähnliche Gebilde, die ulzerieren und später vernarben. Alle Bereiche der Mundhöhle können erkranken. Gewebsverlust und Narbenzug können schwere Dauerschäden hinterlassen: Zahnausfall, Gaumenperforation (Abb. 7.12), Mikrocheilie und Mikrostomie. Der Lupus vulgaris entsteht hämatogen, lymphogen oder (z.B. bei Lungentuberkulose) per continuitatem.

Tuberculosis miliaris ulcerosa. Bei anergischer Abwehrlage des Organismus kommt es zu raschem ulzerösem Zerfall der hauptsächlich kanalikulär entstandenen Tuberkel (bei offener Lungentuberkulose). Diese Form der Schleimhauttuberkulose betrifft v.a. erwachsene Männer. Hauptsitz der Veränderung ist

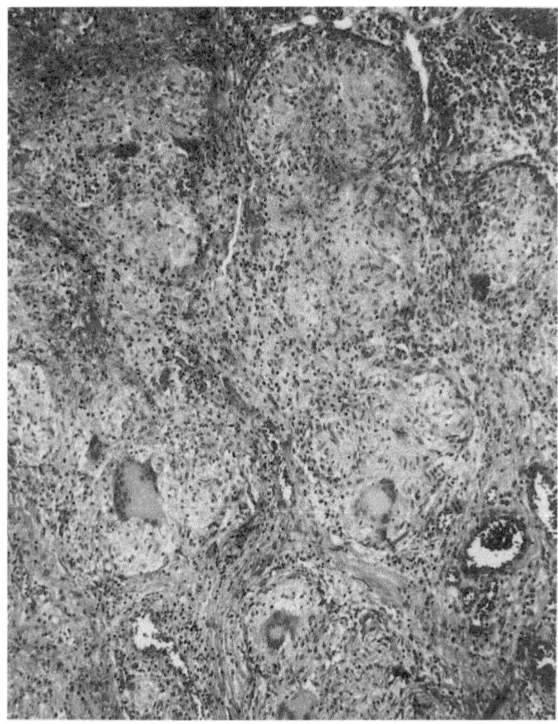

Abb. 7.12. Lupus vulgaris des Gaumens. Konfluierende epitheloidzellige Granulome mit Langhans-Riesenzellen. In der Umgebung dichte lymphozytäre Infiltrate im submukösen Gewebe. HE, × 100

die Zunge, gefolgt von hartem Gaumen, Gingiva und Lippen (ORBAN u. WETZ et al. 1955).

Tuberculosis colliquativa (Skrofuloderm). Diese Form manifestiert sich häufig im Zungenbereich (weiter hinten als bei der Tuberculosis miliaris ulcerosa) in Form von bis walnußgroßen knotigen Infiltraten, die oberflächlich oder tief gelegen sind und nekrotisch zerfallen (Abb. 7.13). Das Skrofuloderm entsteht lymphogen, hämatogen oder per continuitatem. Es ist häufiger Ausgangspunkt eines Lupus vulgaris. Abgesehen von der Zunge ist es in den übrigen Mundhöhlenbereichen selten.

Lupus miliaris disseminatus. Beim Lupus miliaris disseminatus kommen stecknadelkopf- bis erbsgroße Knötchen mit zentraler Dellenbildung hauptsächlich an den Lippen, aber auch in anderen Regionen der Mundschleimhaut vor. Sie verkäsen, ulzerieren und heilen mit kleinen Narben ab. Sie treten bei guter Abwehrlage auf. Betroffen sind v.a. junge Männer.

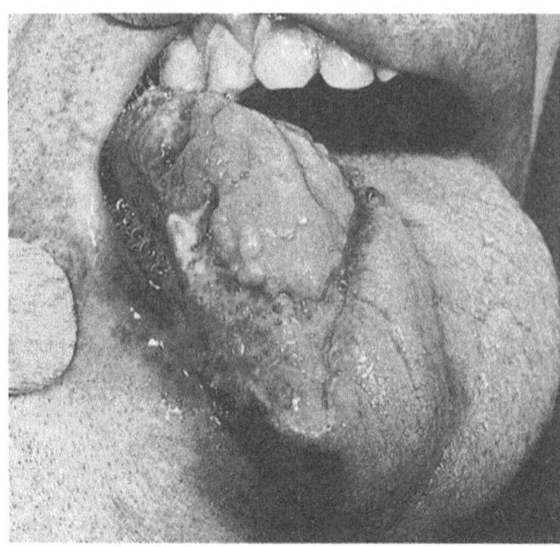

Abb. 7.13. Ulzeröse Zungentuberkulose. Am rechten Zungenrand tiefe, unregelmäßig begrenzte Ulzerationen bei offener Lungentuberkulose (bakteriologisch Typus humanus). (Präp. Prof. EHRING, Haus Hornheide b. Münster)

4.5 Syphilis

Die Syphilis bildet eine durch *Treponoma pallidum* hervorgerufene Allgemeininfektion. Der Erreger ruft nach einer Inkubationszeit von 3 Wochen am Ort des Eintritts in den Organismus ein Geschwür hervor. Es kommt zu einer begleitenden Reaktion an den regionären Lymphknoten (Primäraffekt). Die örtlichen Veränderungen sind Ausdruck der immunologischen Auseinandersetzung mit den Spirochäten (s. Tabelle 7.4).

Tabelle 7.4. Erscheinungsformen der Lues im Mundhöhlenbereich

Stadium	Zeit nach Infektion	Lokalisation	Morphologie
Lues I	6-8 Wochen	Saumgebiet der Lippen, seltener übrige Abschnitte der Mundhöhle einschl. Tonsillen u. Gaumenbogen (ca. 5%)	Derbes Infiltrat, dann Erosion/Ulkus glattrandig, glatte, lackartige Oberfläche. Der luische Primäraffekt kann unspezifische Entzündungsformen immitieren
Lues II	8-10 Wochen	Tonsillen, weicher Gaumen, Uvula, Zunge Gingiva, Wangen (weniger häufig)	Düsterrotes makulöses Enanthem und Tonsillenschwellung (Angina specifica)
Lues III	3-5 Jahre	Lippen, Gaumen, Zunge (sehr selten)	Gumma (einzeln oder multipel auftretende bis haselnußgroße Knoten mit Neigung zur Ulzeration und Perforation) oder interstitielle Glossitis und Leukoplakien
„Lues IV" (Metalues)		Wange, Gaumen, Zunge (extrem selten)	Makrocheilie oder Makroglossie; nach Nekrosen evtl. Knochensquestrierung

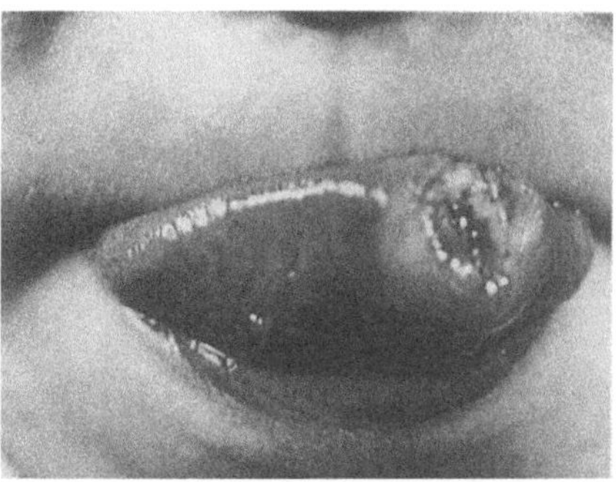

Abb. 7.14. Luischer Primäraffekt an der Zungenspitze. Rundes flaches Ulkus mit wallartigem Rand. (Präp. Prof. BECKER, Münster)

Im Bereich der Lippen- und Mundschleimhaut entstehen kleine, umschriebene, schmerzlose Epithelläsionen, aus denen sich nach einigen Tagen Geschwüre bilden (Abb. 7.14). Das Geschwür ist meistens rund mit glänzendem oder schmierigem Grund. Die Ränder des Geschwürs sind erhaben und hart.

Histologisch besteht eine überwiegend um die Blut- und Lymphgefäße angeordnete dichte Infiltration mit Lymphozyten und Plasmazellen. Es entwickelt sich eine Endarteriitis und Endophlebitis. In dieser Initialphase der Reaktion folgt die Bildung von gefäßreichem Granulationsgewebe (FASSKE u. MORGENROTH 1964). Im Epithel am Rand der Ulzeration besteht eine deutlich ausgeprägte Akanthose. Epithelzapfen dringen tief in das Bindegewebe ein. Auf dem Geschwürsgrund ist ein Schorf aus Fibrin, Zelldetritus und zerfallenden Granulozyten ausgebildet. Im Granulationsgewebe sind meistens Spirochäten in großer Zahl nachzuweisen. Im fortgeschrittenen Stadium bestimmen die perivaskulären Infiltrate das histologische Bild, in denen auch Riesenzellen vom Langhans-Typ auftreten können.

Die sekundäre Syphilis ist Ausdruck einer Generalisation der Erkrankung durch eine Änderung der Immunitätslage etwa von der 8. Krankheitswoche an, obwohl die Ausschwemmung der Erreger weit früher stattgefunden hat. Neben Veränderungen im Bereich der Genitalorgane mit Ausbildung breiter Kondylome und seborrhischen Papeln im Gesicht können in der Mundschleimhaut Schleimhautpapeln entstehen. Sie ulzerieren und nässen. Die dabei freigesetzte Flüssigkeit enthält in großer Zahl Spirochäten, die eine Quelle für weitere Ansteckungen bilden können.

Im Bereich der Papeln besteht histologisch eine dichte perivaskuläre Infiltration mit Plasmazellen, Lymphozyten und mehrkernigen Riesenzellen vom Langhans-Typ. Knotenbildungen mit ausgeprägter Akanthose und Hyperkeratose wie bei den Condylomata lata der Haut kennzeichnen die in der Mundschleimhaut auftretenden Epithelveränderungen. Besonders an der Zunge kommen solche hyperkeratotischen makroskopisch grauweißen und zuckergußartig erscheinende Veränderungen vor. Die Schleimhautpapeln können ulzerieren und sekundär mit Eitererregern besiedelt werden. Sie können ohne Narbenbildung abheilen. Als Überreste können dann histologisch eine Parakeratose des Epithels und lockere perivaskuläre lymphozytäre und plasmazelluläre Infiltrate

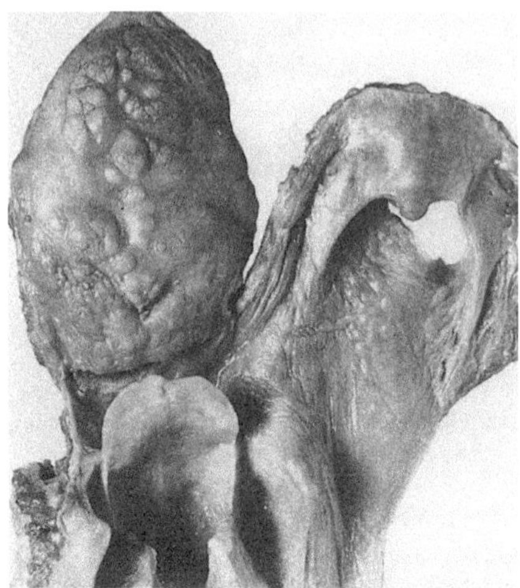

Abb. 7.15. Lingua lobata bei gummöser teriärer Lues. Sektionspräparat

mit einzelnen Epitheloid- und Riesenzellen persistieren. Die sekundäre Syphilis verläuft über einen Zeitraum von 2–6 Monaten nach der Ansteckung.

Nach einer unterschiedlich langen Latenz von 5–30 Jahren kann sich die tertiäre oder Spätsyphilis entwickeln. In der Mundschleimhaut sind drei Formen der Manifestation der Spätsyphilis zu unterscheiden: die tuberöse Form mit Knotenbildungen, die gummöse Form und die ulzeröse Form.

Bei der tuberösen Form entstehen kleine Knötchen mit paravasalen Infiltraten aus Lymphozyten, Plasmazellen, Epitheloid- und Riesenzellen. Ältere Knoten können vernarben oder geschwürig zerfallen.

Bei der gummösen Form bilden sich die Veränderungen bevorzugt in der Zunge (Glossitis gummosa). In der Tiefe der Zungenmuskulatur finden sich Granulome aus Epitheoidzellen, vielkernigen Riesenzellen und Plasmazellen. Im Zentrum der Granulome entwickeln sich verkäsende Nekrosen. In den Blutgefäßen ist eine lymphozytäre Infiltration mit einer Zerstörung der elastischen Fasern und einer Proliferation der Endothelzellen ausgebildet. Die entzündliche Reaktion in der Zunge heilt mit grober Narbenbildung und mit einer lappenförmigen Deformierung (Lingua lobata) ab (Abb. 7.15).

Bei der geschwürigen Form der Syphilis sind in der Mundhöhle überwiegend die Zunge, der Gaumen und die Tonsillen beteiligt. Seltener treten Geschwüre an der Wangenschleimhaut oder an der Gingiva auf (Abb. 7.16). Bei den histologischen Veränderungen zeigt sich am Geschwürsgrund eine Bedeckung mit Zelldetritus und Fibrin. Es schließt sich in der Umgebung Granulationsgewebe mit Epitheloidzellen, Plasmazellen und Riesenzellen an. Das Plattenepithel in der Umgebung des Ulkus ist verbreitert und zeigt eine deutlich ausgeprägte Akanthose, eine oberflächliche Parakeratose und plumpe tief in das Bindegewebe vordringende Papillen.

Die differentialdiagnostische Abgrenzung der histologischen Veränderungen gegen die verkäsende Tuberkulose kann schwierig sein. Die deutliche Ver-

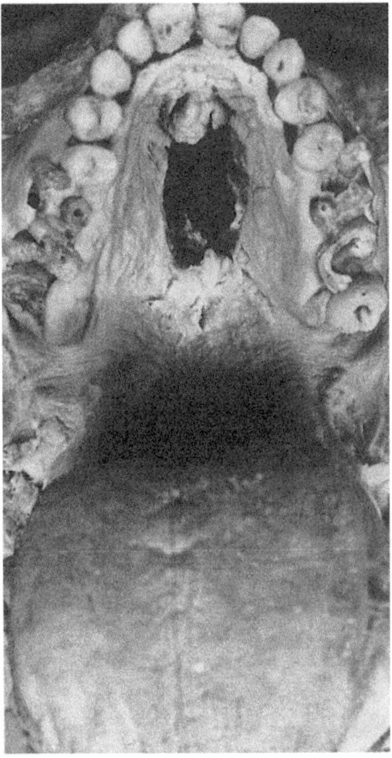

Abb. 7.16. Mediane Gaumenperforation bei gummöser tertiärer Lues. Sektionspräparat

mehrung der Plamazellen und die Beteiligung der Blutgefäße an der Reaktion spricht für die Syphilis.

5 Virale Infektionen (Tabelle 7.5)

5.1 Stomatitis vesicularis

Die durch Rhabdoviren bedingte Erkrankung der Rinder und Pferde in Nordamerika wird sehr selten auf den Menschen übertragen und erzeugt einen leichten Verlauf.

Tabelle 7.5. Vesikuläre virale Läsionen

Vesikuläre virale Läsionen
Primäre herpetische Gingivostomatitis
Sekundärer Herpes (Herpes labialis)
Varizellen
Herpes zoster
Variola
Masern
Röteln
Herpangina

5.2 Gingivostomatitis herpetica

Die Gingivostomatitis herpetica bildet die Manifestation der Primärinfektion mit Herpes simplex-Virus. Sie tritt überwiegend bei Kindern zwischen 1–5 Jahren auf, die keine Antikörper gegen Herpes simplex-Viren besitzen. Sie entwickelt sich meistens in der Zeit, in der die Immunität, die auf diaplazentarer Übertragung von Antikörpern beruht, erloschen ist. Die Erkrankung beginnt mit hohem Fieber. Es besteht ein starker Speichelfuß und ein fauler Mundgeruch. Die Gingiva ist geschwollen und stark gerötet (Haneke 1984).

In der gesamten Mundschleimhaut entstehen Bläschen, die rasch aufbrechen. Durch Vergrößerung und Konfluenz bilden sich unterschiedlich große und unregelmäßig begrenzte Ulzerationen. In den regionären Lymphknoten entwickelt sich eine ausgeprägte begleitende Lymphadenitis. Innerhalb von 15–20 Tagen heilen die Erscheinungen in der Regel spontan ab. Längere Verläufe kommen nicht selten vor.

Es entstehen mit seröser Flüssigkeit gefüllte, intraepitheliale Bläschen (Abb. 7.17) mit einem Durchmesser von 1 mm bis 1 cm und Bildung einer breiten Abhebung der oberen Epithelschichten, die in späteren Stadien der Erkrankung rupturieren und zu unregelmäßig begrenzten Ulzerationen führen. Das Stroma zeigt eine ausgeprägte Hyperämie (Löning 1984). Die Heilung erfolgt spontan, ohne Narbenbildung.

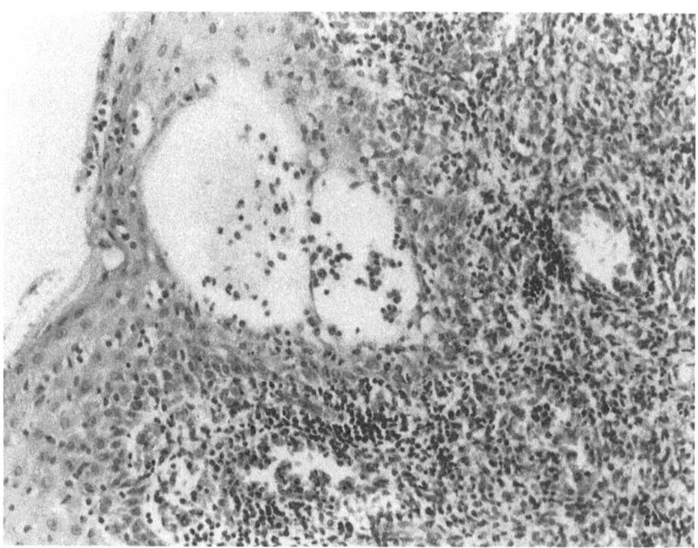

Abb. 7.17. Gingivostomatitis herpetica. Bildung intraepithelialer, mit seröser Flüssigkeit gefüllter Blasen. Im Blaseninhalt einzelne Lymphozyten. Im subepithelialen Bindegewebe unterschiedlich dichte lymphozytäre Infiltration. HE, × 240

5.3 Rezidivierende herpetische Stomatitis und Herpes labialis

Die Krankheit tritt im Erwachsenenalter meist schubweise auf. Hellhäutige, blonde, v. a. rothaarige Menschen werden vom Herpes labialis bevorzugt befallen.

Die Veränderung wird durch eine Infektion mit Herpesviren hervorgerufen. Die Rezidive können durch Trauma, körperliche Anstrengung, Menstruation, Schwangerschaft, psychischen Streß, Allergie, Sonnenbestrahlung oder Bestrahlung mit ultravioletten Strahlen und gastrointestinale Erkrankungen ausgelöst werden.

Die Bläschenbildung liegt intraepithelial. Im Epithel treten maximal geschwollene Zellen mit Einschlußkörpern auf, die aus einer Ansammlung von Herpesviren bestehen. Außerdem bilden sich mehrkernige Riesenzellen.

5.4 Herpes zoster (Zoster trigemini)

Hierbei handelt es sich um eine durch eine DNS-Virus-lnfektion hervorgerufene akute mit Bläschenbildung einhergehende Erkrankung mit segmentaler Ausbreitung entlang den Hirnnerven. Es sind überwiegend Menschen im höheren Lebensalter und besonders Männer betroffen. Die Erkrankung kommt gehäuft bei allgemeiner Resistenzminderung vor.

Befallen wird v. a. der N. trigeminus. Bei Befall des 2. Trigeminusastes erkranken Oberlippe und Wangen, bei der des 3. Astes Unterlippe und Wange. Es bilden sich streng halbseitig auftretende Bläschenbildung bis zur Mittellinie. Die Bläschen enthalten zunächst klare, später trübe Flüssigkeit. Die Bläschenbildung liegt intraepithelial und weist herdförmig eine Ballonierung der Epithelzellen mit Bildung von Einschlußkörpern auf. Die Erkrankung klingt nach 2–3 Wochen ab. Es bleiben häufig Neuralgien und vorübergehende Lähmung bestehen.

5.5 Maul- und Klauenseuche

Die Maul- und Klauenseuche der Rinder kann selten auf den Menschen übertragen werden. Es entsteht dabei eine schmerzhafte Stomatitis mit aphthoiden Läsionen und Bläschenbildungen an den Handflächen, den Fußsohlen und den Lippen.

5.6 Herpangina Zahorsky

Hierbei liegt eine durch Coxsackie-Virus ausgelöste Erkrankung hauptsächlich bei Kindern und jungen Erwachsenen vor. Sie kann durch Coxsackie A2, 3, 4, 5, 6, 8 und 10 bedingt sein. Die Erkrankung beginnt plötzlich mit Fieber, Halsschmerzen und Schluckbeschwerden. Erbrechen und Bauchschmerzen sind selten.

Am weichen Gaumen, an der Uvula, an den Gaumenbögen und am Pharynx bilden sich Bläschen, die in aphthöse Ulzera übergehen. In 5–8 Tagen heilt die Herpangina spontan ab. Schwere Verläufe mit stark ausgeprägter aphthöser Stomatitis sind selten.

5.7 Aphthoid Pospschill-Feyrter

Das Aphthoid Pospschill-Feyrter entwickelt sich bei Kindern mit stark abgeschwächter Abwehr bei einer primären Infektion mit Herpes simplex-Viren (Haneke 1984). Neben bläschenförmigen Veränderungen an der Mundschleimhaut treten an der Haut dissiminierte Virusbläschen auf.

5.8 Hand-Fuß-Mund-Erkrankung

Die durch eine Coxsackie-Virus-Infektion (A5, 10 und 16) hervorgerufene Erkrankung entsteht nach einer Inkubationzeit von 3–5 Tagen. Es entwickeln sich dabei unregelmäßige schmerzhafte Bläschen in der Mundschleimhaut, die sich rasch in Aphthen umwandeln. Die Hautveränderungen an den Händen und Füßen bestehen aus ovalen Bläschen mit einem schmalen entzündlichen Saum besonders an den lateralen Seiten der Finger, an den Fersen und an den Nägeln. Die Veränderungen bilden sich in einem Zeitraum von 2–4 Tagen zurück.

6 Pilzinfektionen

6.1 Soor

Die Candidose bildet unter den oralen Mykosen die häufigste Form. Nur selten sind andere Hefepilze für eine Entzündung der Mundschleimhaut verantwortlich. Bei vielen Menschen besteht eine symptomlose Besiedelung der Mundschleimhaut durch *Candida albicans*. Erst die Einschränkung der örtlichen Immunabwehr ist für eine durch Candida ausgelöste Entzündung verantwortlich. Die Ursache liegt in einer Änderung der Funktion von T-Lymphozyten, Makrophagen und Granulozyten.

Primäre und erworbene Immundefekte bilden die entscheidende Grundlage für die Entwicklung der Mykosen (Meinhof 1982). Durch elektronenmikroskopische Untersuchungen ist belegt, daß *Candida albicans* bis zu 10 Zellagen in das Epithel eindringen (Abb. 7.18), auch die Epithelzellen infizieren und sich hier vermehren kann (Cawson u. Rajasinham 1972; Schnell u. Voigt 1974). Am Epithel entwickelt sich im Bereich der Pilzinvasion eine Hyperplasie (Eyre u. Nally 1971). Die Pilze können tief in das Bindegewebe eindringen und in Gefäßlichtungen einwachsen. Im Epithel und im Bindewebe besteht eine dichte Infiltration mit Granulozyten und Lymphozyten.

6.2 Histoplasmose

Die Histoplasmose wird durch eine Infektion mit *Histoplasma capsulatum* hervorgerufen. Sie führt zu einer generalisierten Lymphkotenschwellung und zu einer Hepato-Splenomegalie. Die Erkrankung ist in Mitteleuropa selten, kommt in den Vereinigten Staaten von Amerika und in Südamerika häufiger vor. Das *Histoplasma capsulatum* ist ein ovales, 1–5 µm großes Körperchen, das in die Zelle eindringt.

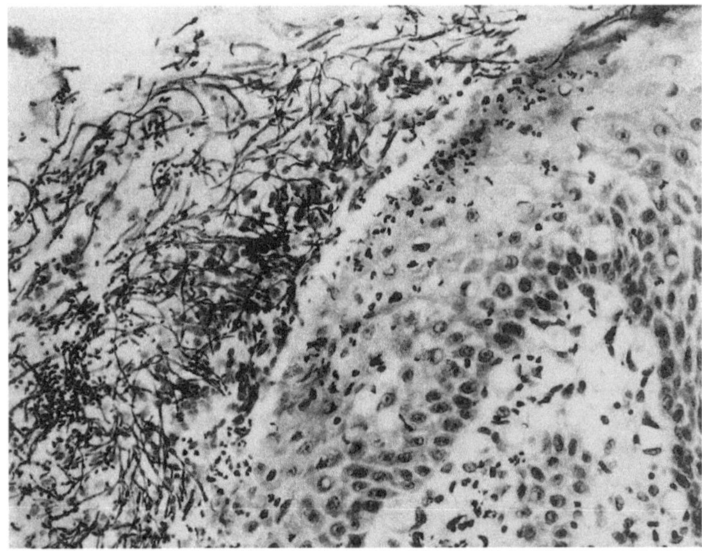

Abb. 7.18. Soor-Pilzinfektion. Besiedelung des Plattenepithels mit einem Pilzgeflecht. In den erweiterten Interzellularspalten Granulozyten. HE, × 120

In der Mundhöhle sind die Zunge, das Zahnfleisch und die Wangenschleimhaut von Veränderungen betroffen. Es entwickeln sich in der Schleimhaut kleine Granulome, die denen der Tuberkulose ähnlich sind. Im Zentrum entsteht eine nicht verkäsende Nekrose. In großen Makrophagen sind die Histoplasmen nachweisbar. Das darüber angeordnete Epithel ist häufig verbreitert.

6.3 Blastomykose

Verschiedene Pilzerkrankungen werden unter dem Begriff „Blastomykose" zusammengefaßt. Die Erreger sind dadurch gekennzeichnet, daß sie im Gewebe in Sproßform vorkommen. Dazu gehören *Crytococcus neoformans* (der Erreger der europäischen Blastomykose), *Blastomyces dermatiditis* (der Erreger der nordamerikanischen Blastomykose), *Paracoccidioides brasiliensis* (der Erreger der südamerikanischen Blastomykose) und *Glenosporella loboi* (der Erreger bei der Keloid-Blastomykose).

Bei der nordamerikanischen Form liegt eine primäre kutane Erkrankung vor, bei der an der Eintrittspforte ein Primäraffekt ähnlich wie bei der Lues entsteht. Bei ihr entwickelt sich häufig eine akute oder chronische Entzündung in der Lunge.

Besonders bei der südamerikanischen Form treten neben den Veränderungen in der Haut und in den Lymphknoten auch Veränderungen in der Zunge, im Zahnfleisch und im Kehlkopf auf. In der Schleimhaut und in den regionären Lymphknoten bilden sich tuberkuloide Granulome mit Riesenzellen, in denen die Blastomyceten als runde Einschlußkörper mit hellem Zentrum nachzuweisen sind (Fasske u. Morgenroth 1964).

Die histologischen Veränderungen sind denen anderer granonulomatöser Munschleimhauterkrankungen ähnlich. Es bilden sich Komplexe mit dicht liegenden Makrophagen und mehrkernigen Riesenzellen. Hier sind die typischen runden Mikroorganismen angeordnet, die eine doppelte Außenkapsel aufweisen. Sie haben einen Durchmesser von 5–15 µm und sind meistens in den Riesenzellen eingeschlossen (SHAFER et al. 1983). Es entwickeln sich Mikroabszesse. Wenn über diesen Veränderungen keine Ulzeration entsteht, bilden sich prominente pseudoepitheliomatöse Hyperplasien.

6.4 Sporotrichose

Eine Infektion mit *Sporotrichum schenckii*, einem Erreger, der als Saprophyt im Erdboden, auf der Baumrinde und auf Gräsern wächst, kann nach Eindringen durch Wunden in der Haut und in der Mundschleimhaut eine Entzündung auslösen. Die Veränderungen in der Mundschleimhaut werden überwiegend durch Erreger erzeugt, die auf Grashalmen wachsen. Sie gelangen beim Kauen der Halme durch kleine Schleimhautverletzungen in das subepitheliale Bindegewebe. Dabei entsteht ein primäres Ulkus mit einer begleitenden Entzündung der zugeordneten Lymphknoten. In der Tiefe der Schleimhaut bilden sich Abszesse und Granulome mit zentralen Nekrosen. Sie sind von einer konzentrisch geschichteten Zone aus Granulozyten, Lymphozyten, Epitheloidzellen und Riesezellen umgeben.

Eine Abgrenzung der Veränderung zur Tuberkulose kann schwierig sein. Das in Schichten angeordnete Granulationsgewebe mit der inneren Zone aus Granulozyten und der Nachweis der Erreger als 4–5 µm lange, längliche Körper können bei der differentialdiagnostischen Abgrenzung hilfreich sein.

7 Wurmerkrankungen

Entzündungen, die durch eine Wurminfektion bedingt sind, kommen in der Mundschleimhaut sehr selten vor. Echinokokkuszysten nach einer Infektion mit den Eiern des Hunde oder Fuchsbandwurms können an der Zunge, an den Lippen und in den Speicheldrüsen lokalisiert sein (SCHUERMANN et al. 1966). Der Durchmesser der dabei auftretenden Zysten ist sehr variabel. Die Außenzone besteht aus Bindegewebe des Wirtsorganismus. Innen ist eine geschichtete Membran (Cuticula) mit einer Keimschicht aus vitalem Wurmgewebe ausgebildet.

Bei der Trichinose können die Trichinen in der Zungenmuskulatur (Abb. 7.19) oder am Gaumen, verbunden mit einer Schleimhautulzeration, angeordnet sein (WEBER 1932).

8 Entzündungen der Lippen (s. Kap. 18, Abschn. 1)

8.1 Impetigo contagiosa

Es handelt sich um eine um den Mund ausgebreitete eitrige, mit Bläschen und Blasenbildung einhergehende Entzündung. Die Impetigo contagiosa kann im Kindes- und Erwachsenenalter auftreten. Es kommen kleine Epidemien vor.

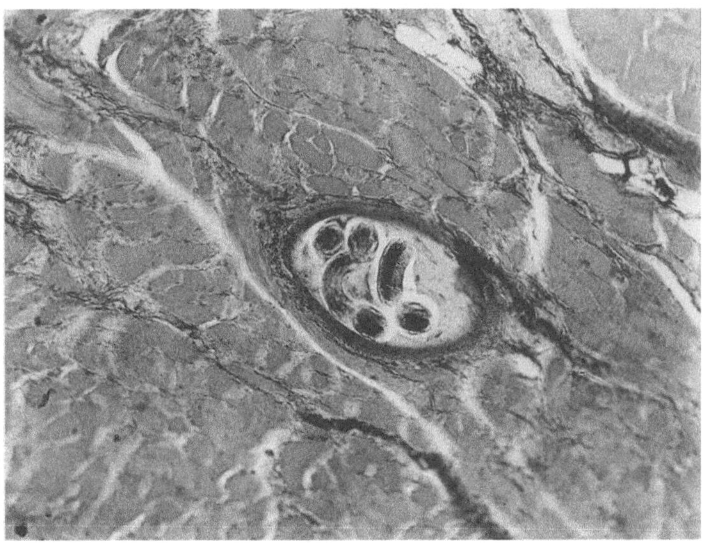

Abb. 7.19. Trichinose der Zunge. In der Zungenmuskulatur angeordnete Trichinen. HE, × 300

Rund um den Mund bilden sich eitrige Bläschen und Blasen, die in kleinen Gruppen angeordnet sind, konfluieren und von gelblichen und auch braunen Krusten bedeckt werden. Die Entzündung breitet sich auf den Lippensaum aus und befällt gelegentlich die Mundschleimhaut, besonders im Bereich der Wangen.

Die Impetigo contagiosa des Kindesalters ist Folge einer Streptokokkeninfektion. Die Erkrankung tritt sporadisch auf und ist wenig kontagiös. Die Erkrankung im Erwachsenenalter beruht auf einer Staphylokokkeninfektion und ist hochansteckend.

Die Bläschen ziehen zentral ein und bekommen in der Delle eine kleine Kruste. Bei Beteiligung der oberen Anteile der Haarfollikel spricht man von Impetigo follicularis. Besonders schwere Verlaufsformen stellen die Dermatitis exfoliativa neonatorum von Rittersheim und die Pyostomatitis vegetans dar, bei denen eine Resistenzminderung des Gesamtorganismus besteht.

8.2 Lippenfurunkel

Das Lippenfurunkel ist in der Pubertät häufiger als im Erwachsenenalter und tritt dreimal häufiger an der Ober- als an der Unterlippe auf. Bevorzugt befallen ist das Dreieck zwischen Nasenwurzel, Mundwinkel und Mitte der Oberlippe. Lippenfurunkel sind deshalb gefährlich, weil sie über die Vena angularis und die Venae ophthalmicae zur Sinusthrombose, zum basalen Hirnabszeß und zur eitrigen Meningitis führen können. Wie jedes andere Furunkel können sie auch eine Septikopyämie auslösen. Lippenkarbunkel sind selten.

8.3 Angulus infectiosus (Perlèche, Faulecken)

Hierunter versteht man Mundwinkelrhagaden, die bei Kindern vorwiegend durch Streptokokken und beim Erwachsenen, v. a. bei Frauen in der Menopause, vorwiegend durch Sproßpilze (*Candida albicans*) bedingt sind. Als prädisponierende Faktoren gelten Diabetes mellitus, Hypertonie und Anämien (Hornstein u. Gorlin 1970; Hornstein 1979).

8.4 Cheilitis glandularis simplex

Hierbei handelt es sich um heterotope Speicheldrüsen der Unterlippe, deren Ausführungsgänge nicht in die Mundhöhle, sondern am Saum des Lippenrots münden (s. Kap. 3, Abschn. 8.2). Die Drüsen erscheinen als kleine, punktförmige Erhebungen. Sie können hyperplastische Veränderungen aufweisen. Die Veränderung kommt vornehmlich in Südamerika vor.

8.5 Cheilitis glandularis purulenta superficialis

Die Entzündung betrifft die kleinen Schleimdrüsen der Lippen und der Mundschleimhaut. Sie kann mit eitrigen Einschmelzungen und einer zelligen Durchsetzung des periglandulären Gewebes einhergehen. Die Drüsen werden bei dem Prozeß zerstört und narbig umgewandelt.

8.6 Cheilitis granulomatosa

Miescher beschrieb 1945 bei einer Anzahl von Patienten eine Erkrankung, die durch eine plötzlich einsetzende progressive Vergrößerung der Lippen gekennzeichnet ist. Sie kann in allen Altersstufen vorkommen. Eine Bevorzugung eines Geschlechtes besteht nicht (Hensher 1985).

Histologisch besteht dabei eine chronische Enzündung mit einer Infiltration mit Lymphozyten, Plasmazellen und Makrophagen sowie eine Ausbildung von Granulomen, die den epitheloidzelligen Granulomen bei der Sarkoidose ähnlich sind (Abb. 7.20 a, b). Die entzündliche Reaktion breitet sich zwischen der Haut und der Muskulatur aus (Abb. 7.21).

Die Ätiologie der Erkrankung ist nicht geklärt. Es wird angenommen, daß eine Beziehung zum Morbus Crohn besteht oder daß eine besondere Manifestationsform des Morbus Crohn vorliegt (Morton u. Ead 1984).

Die Entzündung kann von den Lippen auf die Wangen (Pareiitis granulomatosa) übergreifen oder isoliert in der Zunge vorkommen (Glossitis granulomatosa).

8.7 Melkersson-Rosenthal-Syndrom

Das Melkersson-Rosenthal-Syndrom ist durch Makrocheilie, allgemeine Gesichtsschwellung, Faltenzungen, partielle Fazialislähmung und Lähmung des sensiblen Anteils des N. trigeminus gekennzeichnet. Betroffen sind v. a. Jugendliche und jüngere Erwachsene. Die Erkrankung ist insgesamt selten. Die Ätiologie dieser Erkrankung ist nicht bekannt. Beziehungen zur Cheilitis granulo-

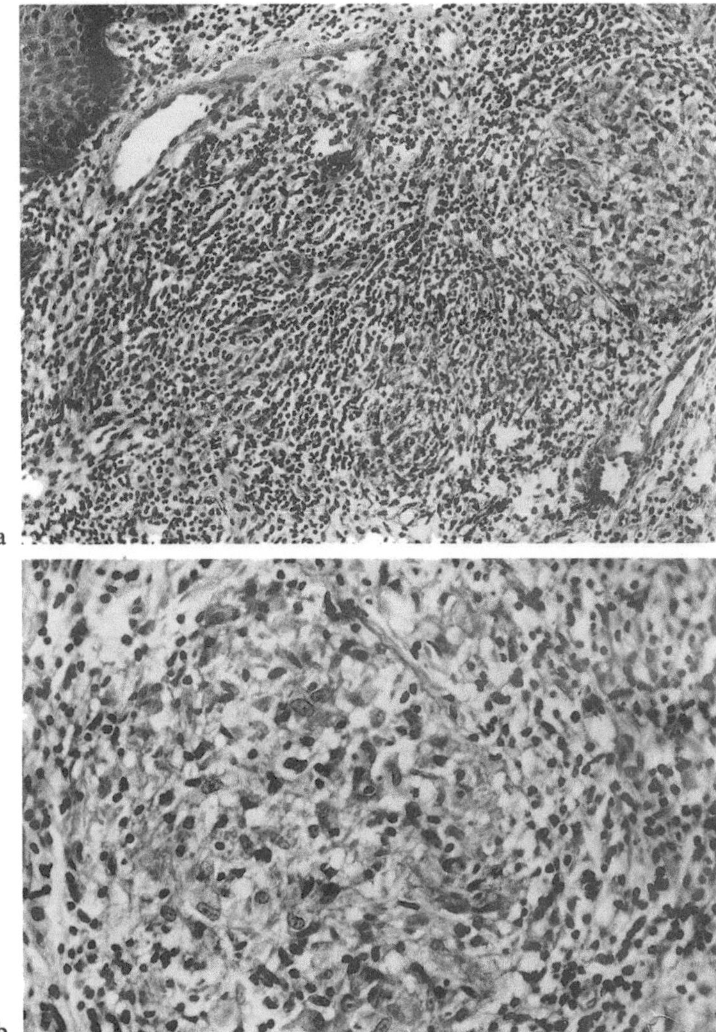

Abb. 7.20 a, b. Cheilitis granulomatosa **a** in der subepithelialen Bindegewebszone der Oberlippenschleimhaut und **b** in der angrenzenden Muskulatur dichte Infiltrate mit Lymphozyten, Plasmazellen und Makrophagen. HE, **a** × 150, **b** × 300

matosa, zur Sarkoidose und zum Oedema perstans werden diskutiert. Es wird eine polyätiologische infektionsallergische Genese angenommen.

Die Schwellungen bleiben zunächst nur wenige Tage bestehen, können jedoch dauerhaft persistieren und dann eine bleibende Entstellung der Gesichtsform bewirken. Die rüsselförmige Vorwölbung der Lippen wird als „Tapirschnauze" bezeichnet, die generelle Verunstaltung der Gesichtszüge als „Leontiasis" (Differentialdiagnose Leontiasis ossea bei Morbus Paget).

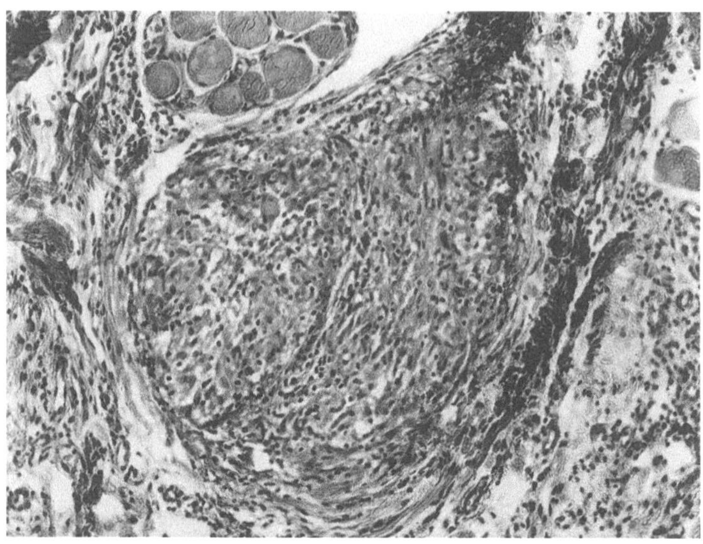

Abb. 7.21. Epitheloidzelliges Granulom in der Lippenmuskulatur bei granulomatöser Cheilitis. In den Granulomen einzelne Langhans-Riesenzellen. HE, × 100

Mikroskopisch ist das Bild neben einem Ödem durch zahlreiche Knötchen gekennzeichnet, die aus epitheloiden Zellen und reichlich Lymphozyten oder nur aus Lymphozyten und Histiozyten bestehen.

Durch die Schwellung der Gesichtspartien entsteht eine Makrocheilie, -glossie, -pareiie oder Makrulie. Die Zunge kann in den späten Stadien an einem Karzinom erkranken.

9 Glossitis

9.1 Glossitis rhombica mediana

Brocq beschrieb erstmals 1907 die Glossitis rhombica mediana als definierte Erkrankung der Mundschleimhaut (s. Kap. 3, Abschn. 9.1). Sie ist durch bestimmte makroskopische und histologische Charakteristika gekennzeichnet, die sie von anderen entzündlichen Erkrankungen der Mundschleimhaut unterscheidet. Die differentialdiagnostische Unterscheidung von Frühformen des Zungenkarzinoms ist besonders bedeutsam (Seifert u. Vossmeyer 1978).

Im Bereich der Veränderungen besteht eine deutliche Epithelverbreiterung mit einer ortho- und hyperkeratotischen Verhornung. Vereinzelt ist in den oberflächlichen Epithelschichten eine Besiedelung mit *Candida albicans* nachweisbar. Die basalen Zellschichten zeigen eine stark ausgeprägte Zapfenbildung, die tief in das angrenzende Bindegewebe vordringt (Abb. 7.22). Im Bereich dieser basalen Zapfen besteht ein stärkeres intraepitheliales Ödem und eine Retikulierung mit einer Einwanderung von Lymphozyten. Es sind Dyskeratosen innerhalb der Epithelverbände ausgebildet. In den meisten Fällen ist eine stark ausgeprägte entzündliche Infiltration im angrenzenden Stroma aus Lymphozyten entwickelt (Abb. 7.23). Im Stroma besteht eine dichte Vaskularisation mit deutlicher

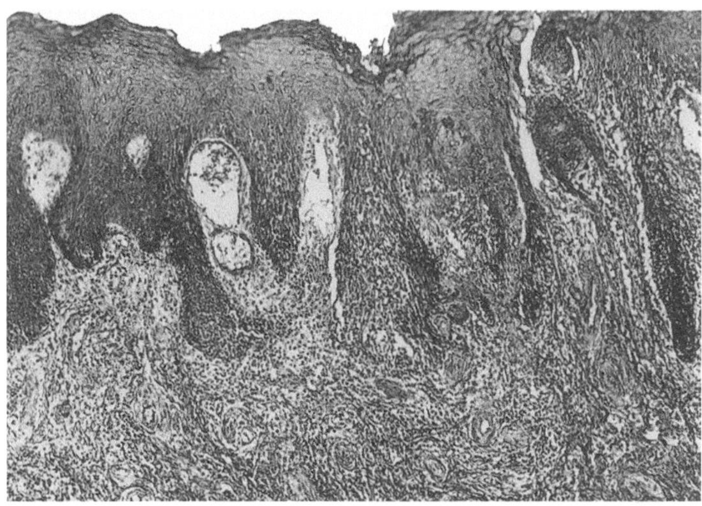

Abb. 7.22. Glossitis rhombica mediana. Histologische Schleimhautveränderungen mit Bildung schmaler Epithelzapfen, die tief in das Bindegewebe reichen. In den basalen Anteilen der Zapfen stärkeres intraepitheliales Ödem. HE, × 25

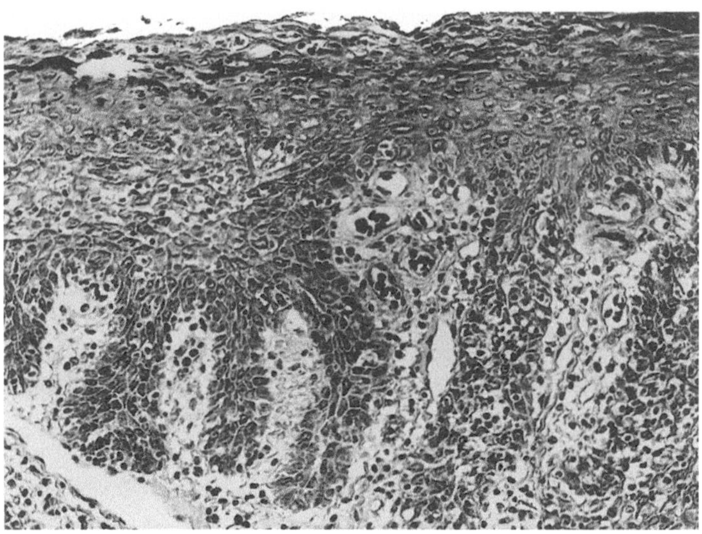

Abb. 7.23. Glossitis rhombica mediana mit Epithelveränderungen: Dyskaryosen, retikuläre Epithelanordnung, Einwanderung von Lymphozyten in das Epithel. HE, × 160

Kapillarektasie. In der angrenzenden Muskulatur ist eine geringe lymphozytäre Infiltration, eine herdförmige Fibrose oder Hyalinisierung mit einer leichten Atrophie der Muskulatur ausgebildet.

Von einer Mehrzahl von Autoren wird einerseits eine dysgenetische Entstehung angenommen. Bei der Zungenentwicklung kommt es zu einer Verschmelzung der zweipaarig angelegten lateralen Zungenwülste. Dabei wird das dazwischen liegende mediale Tuberculum impar normalerweise von den schnell wachsenden lateralen Zungenwülsten verdrängt. Es kann jedoch persistieren und vor dem Foramen caecum einen papillenfreien Bezirk bilden (Martin u. Howe 1938; Baughman u. Charleston 1971). Die ausgeprägte Vaskularisation des Stromas mit Ausbildung sinusoidaler Gefäße wird als Angiodysplasie im Rahmen der entwicklungsbedingten Störung gedeutet (Loos u. Hörbst 1934).

Andererseits wird eine entzündliche Genese der Veränderungen diskutiert (Baughman u. Charleston 1971). Dabei wird die häufig zu beobachtende Besiedelung mit Candida albicans als Argument angeführt. Außerdem bestehen oftmals auch noch andere entzündliche Veränderungen in den übrigen Schleimhautregionen. Die mikrovaskuläre Läsion wird dabei als prädisponierender Faktor angenommen.

Literatur

Akula SK, Creticos CM, Weldon-Linne CM (1989) Gangrenous stomatitis in AIDS. Lancet I: 955–959

Arkin CR, Rothschild BM, Florendo NT, Popoff N (1980) Bechet syndrome with myositis – a case report with pathologic findings. Arthritis Rheum 23: 600–604

Barnes CG (1979) Behcet's syndrome – Joint manifestations and synovial pathology. In: Lehner T, Barnes CG (eds) Behcet's syndrome. Academic Press, London, pp 163–176

Baughman DDS, Charleston SC (1971) Median rhomboid glossitis: A develomental anomaly? Oral Surg Oral Med Oral Pathol 31: 56–65

Beaufils HB, Cassou B, Auriol M, Herreman G, Wechsler B, Roujeau JC et al. (1980) Kidney involvement in Bechet's syndrome – a report of 11 cases studied by optic, ultrastructural and immunopathological techniques. Virchows Arch A Pathol Anat Histopathol 388: 187–193

Behcet H (1937) Über die rezidivierenden aphthösen, durch Viren verursachten Geschwüre am Mund, am Auge und an den Genitalien. Dermatol Wochenschr 105: 1152–1159

Bernstein ML, Mc Donald JS (1978) Oral lesions in Crohn's diesase: report of two cases and update of the literature. Oral Surg Oral Med Oral Pathol 46: 234–239

Binak K, Ucak D, Yalcin B, Tavsanoglu S, Aytac S, Yurdakal S, Muftuoglu A (1980) Left ventricular aneurysm and acute pericarditis in a case of Behcet´s disease. J Rheumatol 7: 578–580

Bishop RP, Brewster AC, Antonioli DA (1972) Crohn's disease of the mouth. Gastroenterology 62: 302–306

Born IA, Zoller J, Weidauer H, Maier H (1996) Auswirkungen des chronischen Alkoholkonsums auf die Mundschleimhaut. Eine morphometrische Untersuchung. Laryngorhinootologie 75: 754–758

Brendl BJ, Padmos A, Harder EJ, McArthur PD (1983) Noma: A report of three adult cases. Aust J Dermatol 3: 115–121

Brocq L (1907) Traité élémentaire de dermatologie partioque comprenant les syphilides cutaées. O Doin, Paris

Brook JM, King DJ, Miller ID (1983) Chronic granulomatous cheilitis and its relationship to Crohn's disease. Oral Surg Oral Med Oral Pathol 56: 405–408

Bruck H, Rotter H (1963) Über Veränderungen der Zunge beim Alkoholiker. Mat Med Nordm 15: 219

Buser D, Burkhardt E (1985) Sarkoidose der Mundschleimhaut. Dtsch Z Mund Kiefer Gesichtschir 5: 284–291

Carr D (1974) Granulomatous cheilitis in Crohn's disease. BMJ 11: 636

Cawson RA (1965) Gingival changes in Wegener's granulomatosis. Br Dent J 118: 30–32

Cawson RA, Rajasinham KC (1972) Ultrastructural feature of the invasive phase of Candida albicans. Br J Dermatol 87: 435–443

Chu F, Fan C (1936) Cancrum oris: a clinical study of 100 cases with special reference to prognosis. Chin Med J 50: 303

Djawari (1982) D Immunpathologie der oralen Aphthen. Dtsch Z Mund Kiefer Gesichtschir 6: 161–167

Emslie RD (1963) Cancrum oris. Dent Pract Dent Res 13: 481

Enwonwu CO (1985) Infectious oral necrosis (cancrum oris) in nigerian children: a review. Comm Dent Oral Epidemiol 13: 190–194

Eyre J, Nally FF (1971) Oral candidosis and carcinoma. Br J Deratol 85: 73–75

Fasske E, Morgenroth K (1964) Pathologische Histologie der Mundhöhle. Hirzel, Leipzig

Frithiof L, Wersäll J (1967) Virus-like particles in human oral papillomas. Acta Otolaryngol (Stockh) 64: 236

Godeau P, Wechsler B, Maaonui A, Fagard M, Herreman G (1980) Manifestation cardio-vascuilaires de la Maladie de Behcet. Ann Dermatol Venereol 107: 741–747

Haneke E (1984) Klinisches Bild der Virusinfektionen der Mundhöhle. Dtsch Z Mund Kiefer Gesichtschir 8: 90–92

Hensher R (1985) Cheilitis granulomatosa. Dtsch Z Mund Kiefer Gesichtschir 9: 51–54

Hornstein OP (1979) Orale Schleimhautaffektionen. In: Korting GW (Hrsg) Dermatologie in Praxis und Klinik, Bd 3. Thieme, Stuttgart, S. 31.1–31.44

Hornstein OP (1998) Aphthen und aphthoide Läsionen der Mundschleimhaut. HNO 46: 102–111

Hornstein OP, Gorlin RJ (1970) Infections of oral diseases. In: Gorlin R J, Goldman HM (eds) Thoma's Oral Pathology. Mosby, St Louis, pp 708–774

Kikachi I, Sakaquichi E (1989) Bacterial gangrene on the cheek of a comatose patient: necrotizing fasciitis or noma. J Dermatol 16: 251–252

Langfort-Kunz AA, Groth A, Kunze R, Sallach V, Vogel RR, Reichart PA (1988) Immunhistochemische Untersuchungender oralen Mukosa bei chronischem Alkoholabusus. Dtsch Z Mund Kiefer Gesichtschir 12: 218–223

Lehner I, Barnes CG (1979) Behcets syndrome. Academic Press, London

Limongelli WA, Clark MS, Williams AC (1976) Noma like lesions in a patient with chronic lymphotic leukemia. Review of the literature and report of a case. Oral Surg Oral Med Oral Path 41: 40–51

Löning Th (1983) Immunpathologie der Mundschleimhaut. Fischer, Stuttgart New York

Löning Th (1984) Zur Mikromorphologie oraler viraler Läsionen. Dtsch Z Mund Kiefer Gesichtschir 8: 100–104

Loos HD, Hörbst L (1934) Über das Wesen der Glossitis rhombica mediana. Arch Ohr Nas Kehlk Heilk 138: 122

Martin HE, Howe ME (1938) Glossitis rhombica mediana. Ann Surg 107: 39

Meinhof W (1982) Orale Mykosen und Störung des zellulären Immunsystems. Dtsch Z Mund Kiefer Gesichtschir 6: 154–160

Menneking H, Langford A, Gebauer F, Bier J (1993) Noma als Komplikation nach Weisheitszahnentfernung. Dtsch Z Mund Kiefer Gesichtschir 17: 235–237

Miescher G (1945) Über essentielle granulomatöse Makrocheilie (Cheilitis granulomatosa). Dermatologica 91: 57–63

Morton ME, Ead RD (1984) Granulomatous cheilitis: a report of three cases. Br Dent J 156: 247–249

Orban BJ, Wetz FM (1955) Atlas of clinical pathology of the oral mucous membrane. Mosby, St Louis

Reuben A, Jones RR, Lovell D (1980) Behcet's syndrome with colonic involvement and arterial thrombosis (Case report) J R Soc Med 73: 520–524

Schnell JD, Voigt W-H (1974) Das Verhalten von Sproßpilzen am nicht verhornenden Plattenepithel. Arch Gynäkol 217: 377–382

Schuermann H, Greither A, Hornstein O (1966) Krankheiten der Mundschleimhaut und der Lippen. Urban & Schwarzenberg, München Berlin

Seifert G, Vossmeyer M (1978) Glossitis rhombica mediana (Brocq). Dtsch Z Mund Kiefer Gesichtschir 2: 162–170

Shafer WG, Hine MK, Levy BM, Tomich CE (1983) A textbook of oral pathology. 4th edn. Saunders, Philadelphia London

Simon M jr, Gassenmaier A (1987) Wegenersche Granulomatose der Mundhöhle. Dtsch Z Mund Kiefer Gesichtschir 11: 452–453

Tannenbaum H, Anderson LG, Rosenberg EH, Sheffer AL (1974) Diagnosis of sarcoidosis by lip biopsy of minor salivary glands. Can Med Assoc J 111: 1323–1324

Tayler VE, Smith CJ (1975) Oral manifestation of Crohn´s disease without demonstrable gastrointestinal lesions. Oral Surg Oral Med Oral Pathol 39: 58–66

Vettin L, Rohrer MD, Young SK, Reichart P (1988) Orale Manifestation bei Morbus Crohn. Dtsch Z Mund Kiefer Gesichtschir 12: 473–476

Weber E (1932) Ein Fall von örtlicher Trichinose der Zunge mit ausgedehnter Geschwürsbildung und Zerstörung der Epiglottis. Diss. Berlin

Wegener F (1967) Die pneumogene allgemeine Granulomatose In: Staemmler M, Kaufmann E (Hrsg) Lehrbuch der speziellen pathologischen Anatomie. Erg.-Bd I/1. De Gruyter, Berlin, pp 225–299

Kapitel 8

Benigne epitheliale orale Tumoren

K. Morgenroth

1 Papillom

Papillome sind solitär oder multipel auftretende blumenkohlartige Epithelproliferationen, die über einen schmalen Stiel mit der Schleimhaut in Verbindung stehen (Abb. 8.1). Auf der Epitheloberfläche besteht meistens eine parakeratotische Verhornung. In den oberflächlichen Zellschichten sind ballonierte Zellen zu beobachten (Koilozyten).

Das Papillom wird bei Männern häufiger als bei Frauen und vorwiegend im 5. Lebensjahrzehnt beobachtet. Es ist eine umschriebene, meist gestielte, seltener breitbasig aufsitzende Geschwulst mit blumenkohlartig zerklüfteter Oberfläche von weißlicher bis grau-weißlicher Farbe. Der Tumor sitzt bevorzugt an der Zunge, am weichem Gaumen, der Uvula und der Tonsille. Es ist aber auch jede

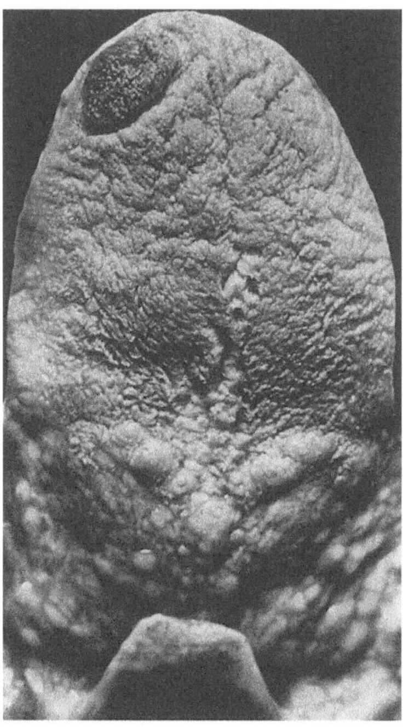

Abb. 8.1. Breitbasig aufsitzendes Papillom vor der Zungenspitze. Scharf abgesetze Erhebung der Schleimhaut

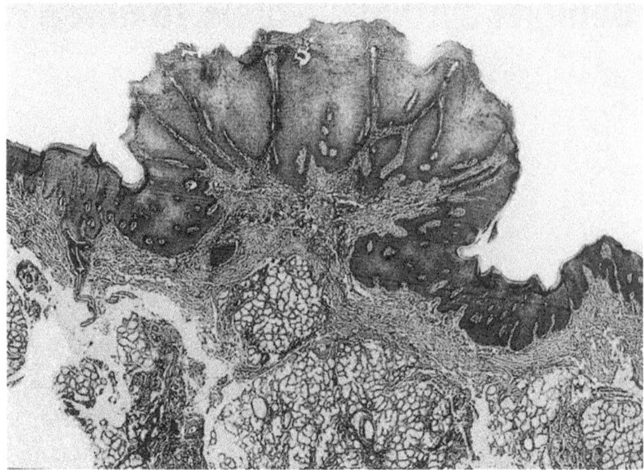

Abb. 8.2. Papillom der Zungenschleimhaut. Das Schleimhautniveau überragende Wucherung des Plattenepithels. HE, × 20

andere Lokalisation möglich. Gelegentlich treten Papillome multipel auf (Papillomatose) und häufiger als hyperplastische Gewebsreaktion am Gaumen unter schlechtsitzenden Prothesen. Der entzündlich im Umfang der Prothese gerötete Gaumen ist dann übersät mit stecknadelkopf- bis linsengroßen, teils gestielten, warzenartigen, teils halbkugeligen, breitbasig aufsitzenden oder rasenförmig feinzottigen Wucherungen, die hier meist eine gerötete Oberfläche aufweisen. In seltenen Fällen kann das Papillom endophytisch in die Tiefe wachsen (invertiertes Papillom).

Histologisch besteht das Papillom aus einer Wucherung von Plattenepithel. Das Epithel bildet unterschiedlich breite Falten (Abb. 8.2). Jede Falte enthält einen schmalen Streifen von lockerem, vaskularisiertem Bindegewebe. In diesem finden sich umschriebene Vermehrungen von Plasmazellen und Lymphozyten. Die Schichtung des Epithels ist erhalten (Abb. 8.3). Die Basalzellschicht hebt sich durch eine dunkle Färbung ab. Wegen ihres Bindegewebsanteils werden die Papillome auch gelegentlich als Fibroepitheliome bezeichnet.

Das Verhalten und das Aussehen der Neubildung sprechen dafür, daß sie auf dem Boden einer chronischen Entzündung entstehen. Als auslösende oder beteiligende Ursache kommt ein Virus in Betracht. In einzelnen der Tumorzellen sind komplette Viruspartikel elektronenmikroskopisch darzustellen (FASSKE et al. 1964, FRITHIOF u. WERSÄLL 1967). Die viralen Strukturproteine können aber auch immunhistochemisch nachgewiesen werden (JENSON et al. 1982). Diese Veränderungen haben Ähnlichkeit mit den virusbedingten Schleimhautpapillomen des Kehlkopfes und der Verruca vulgaris der Haut.

2 Verruca vulgaris

Die enoralen Warzen sind selten und treten meistens bei Kindern auf. Vereinzelte Fälle mit ausgedehnten Warzenbildungen wurden bei Patienten nach Knochenmarkstransplantation beobachtet (BARASCH et al. 1996).

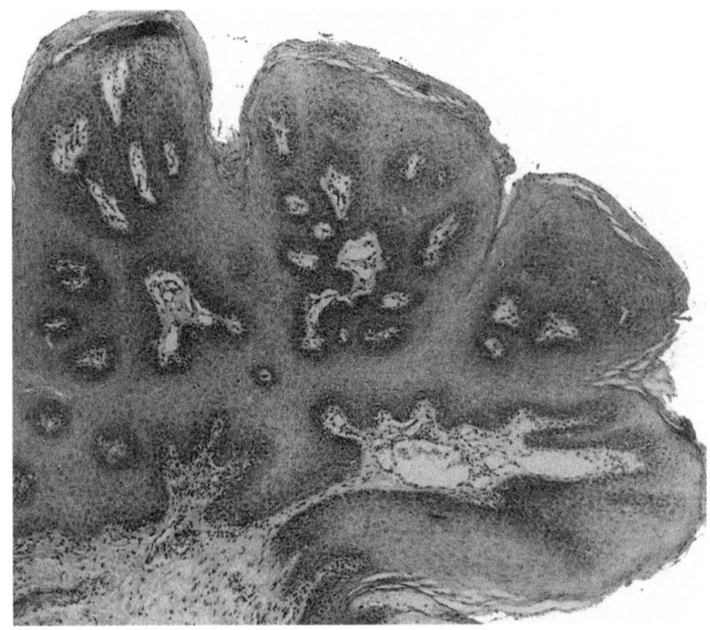

Abb. 8.3. Epithelfalten eines Papilloms. Gleichmäßige Epithelschichtung, auf der Epitheloberfläche eine parakeratotische Verhornung, zwischen dem Epithel lockeres Bindegewebe mit Kapillaren. HE, × 140

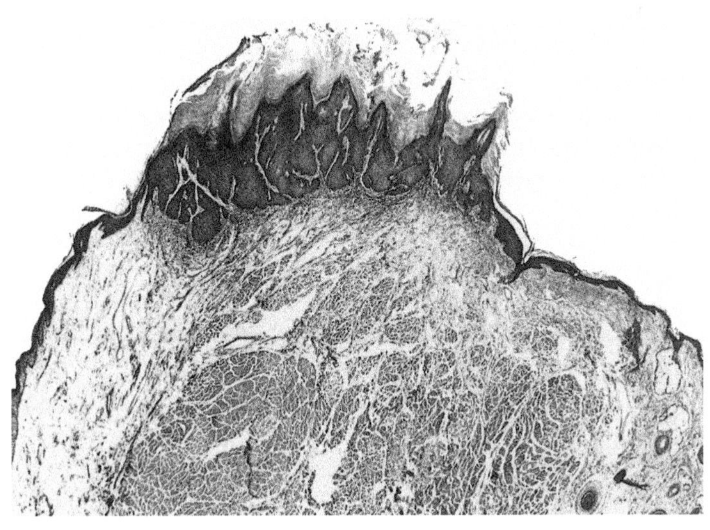

Abb. 8.4. Verruca vulgaris der Mundschleimhaut. Erhabene papilläre Schleimhautwucherung mit hyperkeratotischer Verhornung. HE, × 20

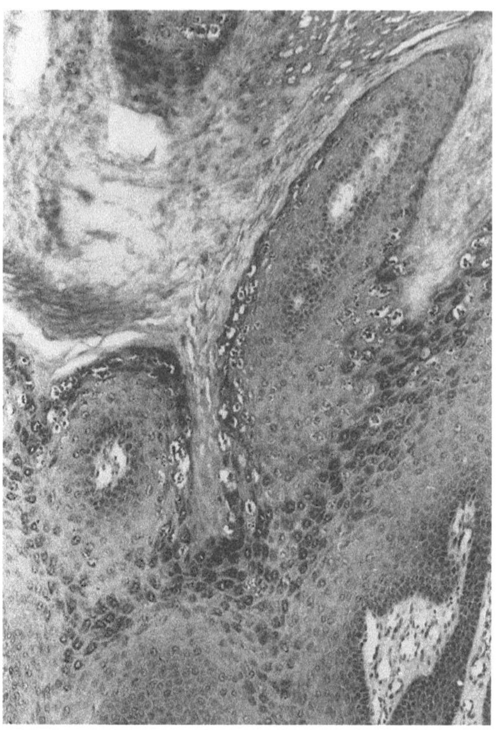

Abb. 8.5. Epithelstruktur bei Verruca vulgaris. Auf der Epitheloberfläche hyperkeratotische Verhornung; breites stratum granulosum; Einschlußkörper in den Epithelzellen in unregelmäßiger Verteilung. HE, × 140

Histologisch besteht wie bei den Hautwarzen eine Epithelhyperplasie mit Hyperkeratose (Abb. 8.4), Hypergranulose und radiär gestellten Reteleisten. In den keratotischen Zellschichten und der Granularzellschicht sind Einschlußkörper (Abb. 8.5) und elektronenmikroskopisch sowie immunhistologisch Viren nachzuweisen.

3 Keratoakanthom (Molluscum sebaceum pseudocarcinomatosum)

Das Keratoakanthom ist eine umschriebene, rasch wachsende, halbkugelige Neubildung mit derbem Wall und zentraler, kraterförmiger Vertiefung, die weißliche Hornmassen enthält (Garrett et al. 1968). Es kommt bevorzugt an der Haut, an der Lippe und an den Wangen, seltener an der Zunge und im Alveolarfortsatz vor und wird stets erst nach dem 3. Lebensjahrzehnt beobachtet. Es entwickelt sich im allgemeinen in einem Zeitraum von 2–4 Monaten und zeigt eine Neigung zur spontanen Rückbildung (Bienengräber u. Putzke 1992; Rink 1992). In seltenen Fällen ist ein multiples Auftreten und eine familiäre Häufung beschrieben worden (Young et al. 1986; Hilker u. Winterscheid 1987; Sei-

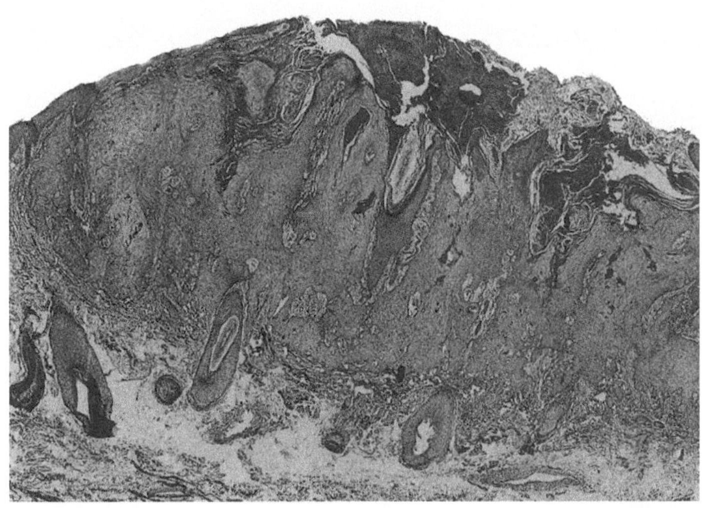

Abb. 8.6. Keratoakanthom. Im Zentrum der Knotenbildung ein mit Hornmassen gefüllter Krater, über den lippenartig parakeratotisch verhorntes Epithel ragt. HE, × 13

FERT u. NASEMANN 1989). Es wird überwiegend von den supraseboglandulären Anteilen der Haarfollikel abgeleitet (HUNDEIKER 1975).

Im Zentrum der Knotenbildung findet sich histologisch ein mit Hornmassen gefüllter Krater, über den seitlich wall- und lippenartig parakeratotisch verhorntes Epithel ragt (Abb. 8.6). Unterschiedlich breite Epithelzapfen aus kuboiden Stachelzellen mit eosinophilem Zytoplasma ragen weit gegen das Bindegewebe vor. In den Epithelsträngen zeigt sich eine Stachelzellstruktur mit Interzellularbrücken (Abb. 8.7). Die Zellen erscheinen polymorph. Zahlreiche Mitosen können vorkommen. In der Tiefe gelegene Epithelzapfen weisen gelegentlich Hornperlen auf. Im Bindegewebe entwickelt sich um die Epithelzapfen eine dichte lymphozytäre Infiltration. In die Epithelwucherung sind häufig benachbarte Haarfollikel und Talgdrüsen einbezogen.

Eine differentialdiagnostische Abgrenzung zum verrukösen Plattenepithelkarzinom (s. Kap. 10, Abschn. 8) kann sehr schwierig sein (RINK 1992). Nur bei einer synoptischen Betrachtung von klinischem Verhalten und den charakteristischen histologischen Veränderungen kann die richtige Einordnung erfolgen. Ob es in einzelnen Fällen zu einer malignen Transformation kommen kann, ist bisher nicht bewiesen (BUTCHER 1979; POLEKSIC u. YOUNG 1978).

4 Solitäres Angiokeratom

Solitäre Angiokeratome entwickeln sich vor allem an den unteren Extremitäten, am Schaft und der Glans des Penis, an der Vulva und der Klitoris (IMPERIAL u. HELWIG 1996). Die Veränderung kann auch in der Mundschleimhaut auftreten (LEUNG u. JORDAN 1997). Sie wird meistens im Rahmen des Morbus Fabry und der Fukosidosis beobachtet, kommt aber auch in einzelnen Fällen ohne diese generalisiert auftretenden Erkrankungen nur in der Mundhöhle vor.

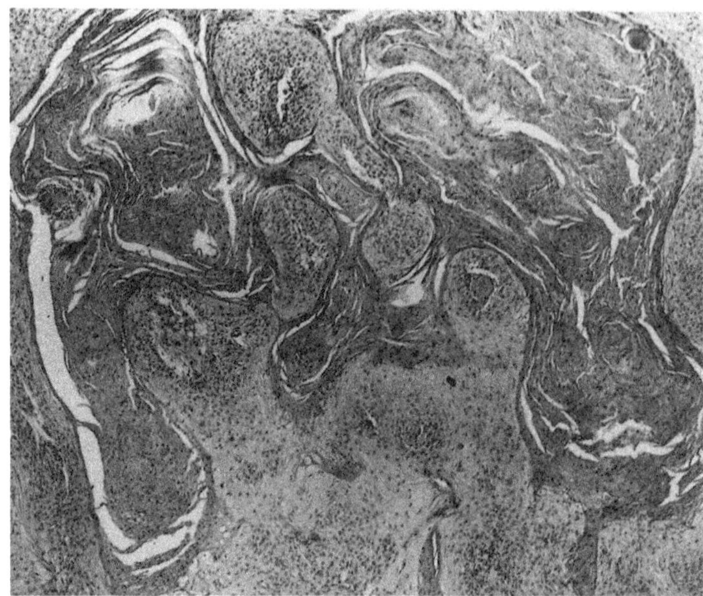

Abb. 8.7. Keratoakanthom. Unterschiedlich breite Epithelzapfen aus kuboiden Stachelzellen mit eosinophilem Zytoplasma. Die Zellen erscheinen polymorph. Zahlreiche Mitosen können vorkommen. In der Tiefe gelegene Epithelzapfen weisen gelegentlich Hornperlen auf. HE, × 140

Histologisch ist das Angiokeratom durch eine Hyperkeratose, eine Akanthose und weite kapilläre Blutgefäße charakterisiert, die dem Epithel unmittelbar anliegen. Thrombosen mit unterschiedlich fortgeschrittener Organisation können in den Gefäßen ausgebildet sein.

Die Pathogenese ist bisher nicht geklärt. Es wird diskutiert, daß es sich um eine lokale, durch Trauma oder venöse Stauung ausgelöste Kapillarveränderung mit sekundärer Epithelproliferation handelt.

5 Fokale epitheliale Hyperplasie

Die fokale epitheliale Hyperplasie (ARCHARD et al. 1965) (s. Kap. 11, Abschn. 3.1.1) ist eine seltene Erkrankung der Mundschleimhaut, die überwiegend bei Kindern und Erwachsenen der nordamerikanischen Indianer und Eskimos auftritt (ORFANOS et al. 1974; REICHART et al. 1982; MARVAN u. FIRTH 1998). Einzelne Fälle sind bei europäischen Kindern beschrieben worden (RECHMANN u. FLORACK 1988). Die Erkrankung wird im Rahmen der Mundschleimhautveränderungen bei AIDS-Patienten beobachtet (s. Kap. 6, Abschn. 3).

Es entwickeln sich blaß-rosa Papeln im Bereich der Lippen und an der Zunge. Sie bestehen histologisch aus hyperplastischem Plattenepithel mit breitem Stratum spinosum und einer Hyperkeratose. Kolbige miteinander vernetzte Reteleisten und superfizielle ballonierte Zellen gelten als typisch. Elektronenmikroskopisch und immunhistologisch konnten in den Epithelzellen Papilloma-Viren nachgewiesen werden (LÖNING et al. 1981).

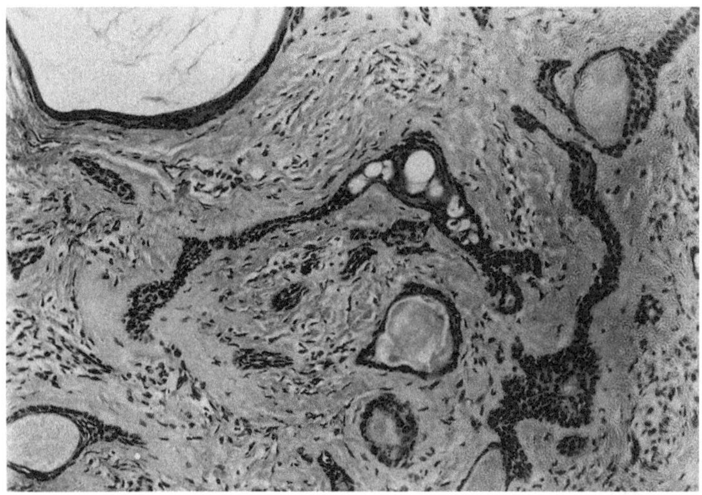

Abb. 8.8. Desmoplastisches Trichoepitheliom (Epithelioma adenoides cysticum Brooke). Epithelialer Tumor mit dichtem bindegewebigen Stroma. In den unterschiedlich breiten und aufgezweigten Epithelsträngen sind basaloide und plattenepithelial differenzierte Zellen, die sich um Hornperlen anordnen können. Stroma aus dicht angeordneten Kollagenfasern und elastischen Fasern. HE, × 140

6 Trichoepitheliom

Die desmoplastischen Trichoepitheliome sind als gutartige Neubildung im Sinne einer Hamartie in der Haut verschiedener Körperregionen bekannt. Eine ähnliche Veränderung kann in der Schleimhaut der Lippe vorkommen (Morgenroth u. Machtens 1979; Triantafyllou et al. 1995).

Histologisch findet sich ein epithelialer Tumor mit einem dichten bindegewebigen Stroma. In den unterschiedlich breiten und aufgezweigten Epithelsträngen sind basaloide und plattenepithelial differenzierte Zellen ausgebildet (Abb. 8.8). Sie können sich um Hornperlen anordnen. Die verhornten Epithelzellen können zugrunde gehen, so daß kleine Hohlräume entstehen. Das Stroma ist dicht und reich an Kollagenfasern. Es enthält elastische Fasern. Herdförmig kann eine Fremdkörperreaktion mit typischen Riesenzellen ausgebildet sein, die „asteroid bodies" enthalten. Lockere lymphozytäre Infiltrate und einzelne Lymphfollikel kommen vor. Im Bereich der Stromaentwicklung entsteht eine Retraktion des Gewebes mit einer makroskopisch erkennbaren Bildung einer Delle.

7 Adenom

Adenome der Mundschleimhaut gehen von den kleinen Speicheldrüsen aus. Die histologische Struktur und die Bewertung der Prognose der einzelnen Adenomformen entsprechen den Adenomen der großen Speicheldrüsen und sind ausführlich in Band 1/I ausgeführt.

Die Adenome sind in der Schleimhaut der Lippen, der Zunge, den Umschlagfalten und am Gaumen lokalisiert. In seltenen Fällen können sie gestielt sein und die Schleimhaut überragen.

Literatur

Archard OH, Heck WJ, Stanley RH (1965) Focal epithelial hyperplasia: an unusual oral mucosal lesion in Indian children. Oral Surg Oral Med Oral Pathol 20: 201–206

Barasch A, Eisenberg E, D'Ambrosio JA, Nuki K, Peterson DE (1996) Oral verruca vulgaris in a narrow transplant patient: a case report and review of literature. Eur J Cancer B Oral Oncol 32: 137–142

Bienengräber V, Putzke H (1992) Zur Abgrenzung des Plattenepithelkarzinoms vom Keratoakanthom der Lippen. Dtsch Z Mund Kiefer Gesichtschir 16: 69–71

Butcher RB (1979) Malignant potential of keratoacanthoma. Laryngoscope 89: 1092–1099

Fasske E, Morgenroth K, Themann H (1964) Elektronenmikroskopischer Virusnachweis im menschlichen Mundschleimhautpapillom. Klin Wochenschr 42: 546

Frithiof L, Wersäll J (1967) Virus-like particles in papillomas of the human oral cavity. Arch Ges Virusforsch 21:31–36

Garrett WS, Ware JI, Thorne FL (1968) Keratoakanthom. Arch Surg 94: 853–861

Hilker O, Winterscheid M (1987) Familiäre multiple Keratoakanthome. Z Hautkr 62: 280–289

Hundeiker M (1975) Die Differentialdiagnose des Keratoakanthoms. Akta Dermatol 1: 3–9

Imperial R, Helwig E B (1996) Angiokeratoma. Arch Dermatol 95: 166–171

Jenson AB, Lancaster WD, Hartmann DP, Shaffer EL Jr (1982) Frequency and distribution of papillomavirus structural antigens in verrucae, multiple papillomas, and condylomata of the oral cavity. Am J Pathol 107: 212–218

Leung CS, Jordan RCK (1997) Solitary angiokeratoma of oral cavity. Oral Surg Oral Med Oral Pathol 84: 51–58

Löning Th, Rougier M, Viac J, Guillet G (1981) Fokale epitheliale Hyperplasie (Morbus Heck): eine Virus-induzierte Läsion der oralen Mucosa? Verh Dtsch Ges Pathol 65: 339–343

Marvan E, Firth N (1998) Focal epithelial hyperplasia in an HIV positive man. An illustrated case and review of the literature. Aust Dent J 43: 305–310

Morgenroth K, Machtens E (1979) Eine ungewöhnliche Form einer halbseitigen dysplastischen Veränderung des Ektoderms mit einer verkalkenden odontogenen Kieferzyste. Dtsch Z Mund Kiefer Gesichtschir 3: 83–91

Orfanos CE, Strunk V, Gartmann H (1974) Fokale epitheliale Hyperplasie der Mundschleimhaut. Hecksche Krankheit. Dermatologica 149: 163–167

Poleksic S, Young K (1978) Rapid development of keratocanthoma and accelerated transformation into squamous cell carcinoma of the skin. Cancer 41: 12–16

Rechmann P, Florack M (1988) Fokale epitheliale Hyperplasie (Morbus Heck) der Mundschleimhaut bei einem dreijährigen deutschen Mädchen. Dtsch Zahnärztl Z 43: 379–82

Reichart P, Lubach D, Vonnahme F-J (1982) Zur Klinik und Morphologie der fokalen epithelialen Hyperplasie. Dtsch Z Mund Kiefer Gesichtschir 6: 249–252

Rink B (1992) Das Keratoakanthom im Kiefer- Gesichtsbereich. Dtsch Z Mund Kiefer Gesichtschir 16: 278

Seifert A, Nasemann Th (1989) Das Keratoakanthom und seine klinischen Varianten. Hautarzt 40: 189–202

Triantafyllou A, Scott J, Blacklock A (1995) Desmoplastic trichoepithelioma of upper lip. Oral Surg Oral Med Oral Pathol 80: 445–450

Young SK, Larsen PE, Markowitz NR (1986) Generalized eruptive keratoacathoma. Oral Surg Oral Med Oral Pathol 62: 422–426

Kapitel 9

Prämaligne orale Veränderungen (Präkanzerosen)

G. Seifert

1 Definition prämaligner Veränderungen

Als Präkanzerosen („precancerous lesions") werden morphologisch veränderte Gewebe definiert, in denen sich eine maligne Entartung häufiger als in einem normal erscheinenden Vergleichsgewebe entwickelt (Who 1978; Pindborg 1980; Burkhardt 1980, 1985a). Beispiele von oralen Präkanzerosen sind bestimmte Formen der Leukoplakie und die Erythroplakie. Demgegenüber handelt es sich bei den präkanzerösen Risikoerkrankungen („precancerous conditions") um Krankheiten, bei denen ein deutlich erhöhtes Krebsrisiko besteht. Als Beispiel ist die sideropenische Dysphagie zu nennen. Durch die unkritische Vermischung von klinischen und histologischen Begriffen haben sich erhebliche diagnostische und daraus resultierende therapeutische Schwierigkeiten ergeben. Daraus resultiert, daß eine saubere Begriffsdefinition und eine strikte Trennung von makroskopisch-beschreibenden Krankheitsbezeichnungen und histologischen oder zytologischen Klassifikationen erforderlich ist. Klinische und histologisch-zytologische Befunde sollten gemeinsam zur nosologischen und diagnostischen Einordnung des Einzelfalles bewertet werden und damit die Grundlage für das weitere therapeutische Vorgehen bilden.

Parallel zu den Veränderungen an der Portio vaginalis uteri oder am Larynx (Burkhardt 1999) entsteht auch das Oralkarzinom überwiegend aus einer Schleimhaut, die von einem mehrschichtigen Plattenepithel gebildet wird. Aus diesem Grunde sollte angestrebt werden, eine möglichst einheitliche Nomenklatur für die Definition präkanzeröser Läsionen zu verwenden, wobei selbstverständlich lokale Gegebenheiten berücksichtigt werden müssen. Die klinisch-makroskopischen, histologischen, zytologischen, immunhistologischen und ultrastrukturellen Aspekte der oralen Präkanzerosen sind in den vergangenen Jahren intensiv untersucht worden (Seifert u. Burkhardt 1979; Pindborg 1980; Burkhardt 1980; Burkhardt u. Maerker 1981; Scully u. Burkhardt 1993; Burkhardt 1996). Daraus haben sich auch deutliche Fortschritte in der Früherkennung und Behandlung von Präkanzerosen und Karzinomfrühstadien ergeben.

Präkanzeröse Veränderungen der oralen Mukosa mit mehrschichtigem Plattenepithel können unter drei verschiedenen makroskopischen Aspekten erkennbar werden:

- Weiße Schleimhautveränderungen werden als „*Leukoplakie*" bezeichnet und als weißer, nicht abwischbarer Schleimhautfleck definiert, welcher keiner anderen Krankheit zuzuordnen ist (Who 1978). Weiterhin werden bei der

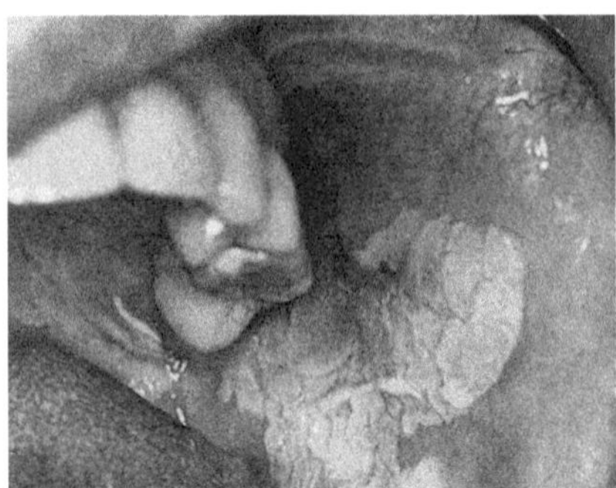

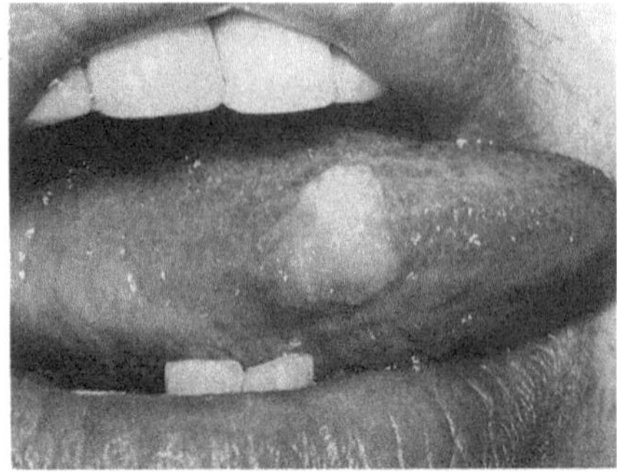

Abb. 9.1 (*links*). Leukoplakia simplex der Wange: gut begrenzte homogen-weißliche Leukoplakie mit relativ glatter Oberfläche. (Präp. Prof. WANNENMACHER, Münster)

Abb. 9.2 (*rechts*). Leukoplakia simplex am rechten Zungenrand: gut begrenzte homogen-weißliche Leukoplakie mit leicht erhabener Oberfläche. (Präp. Prof. WANNENMACHER, Münster)

Leukoplakie eine homogene und eine nicht-homogene gefleckte Form unterschieden (AXÉLL et al. 1984).

- Rötliche Schleimhautveränderungen werden als „*Erythroplakie*" bezeichnet und als roter, nicht abwischbarer Schleimhautfleck definiert, welcher keiner anderen Krankheit zuzuordnen ist (WHO 1978).
- Mischformen von weißen und roten Schleimhautveränderungen werden als „*Erythroleukoplakie*", „*gefleckte Leukoplakie*" oder „*gefleckte Erythroleukoplakie*" bezeichnet.

Eine *makroskopisch-klinische Einteilung* unterscheidet drei Leukoplakieformen (BURKHARDT u. MAERKER 1981):

- *Leukoplakia simplex*: Merkmale sind eine homogen-weißliche, glatte bis leicht gewellt-körnige Oberfläche und eine scharfe Begrenzung (Abb. 9.1, 9.2). 49% aller Leukoplakien entfallen auf die Leukoplakia simplex, die nur selten (in ca. 3%) eine Präkanzerose darstellt.
- *Leukoplakia verrucosa*: Sie besitzt eine unregelmäßige noduläre Oberfläche (Abb. 9.3, 9.4), ist gering gefleckt und mehr grau-rötlich verfärbt. 27% aller Leukoplakien sind vom Typus der verrukösen Leukoplakie mit einer malignen Entartung von ca. 20% bei einer Verlaufsbeobachtung von über fünf Jahren (Abb. 9.5).
- *Leukoplakia erosiva*: Diese Leukoplakieform ist stark gefleckt und durch eine unregelmäßige Oberfläche mit Erosionen gekennzeichnet. 24% aller Leukoplakieformen sind erosive Leukoplakien mit einer hohen malignen Entartungsrate von 38%. Die maligne Transformation ist noch höher bei den seltenen reinen Erythroplakien.

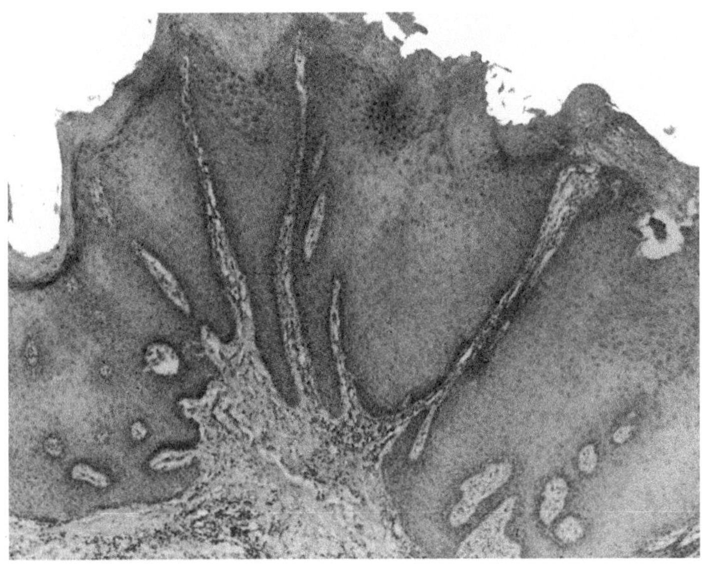

Abb. 9.3. Leukoplakia verrucosa des Gaumens: papillomatös-exophytische Oberfläche; ausgeprägte Akanthose und mäßige Basalzellhyperplasie ohne Dysplasie. HE, × 60

2 Multitope (multizentrische) Tumorentstehung („Feldkanzerisierung")

Aus der Beobachtung, daß in der Umgebung von oralen Karzinomen Epithelveränderungen vom Typus einer Präkanzerose vorkommen oder sogar an mehreren Stellen weitere Karzinomherde entwickelt sind, wurde der Begriff der Feldkanzerisierung („field cancerization", „condemmed mucosa") von Slaughter et al. (1953) geprägt. Slaughter et al. (1953) konnten bei 11,2% der Krebsfälle andere, separat liegende Karzinomherde nachweisen. Es wird daher angenommen, daß es sich bei der Krebsentstehung im oralen Plattenepithel nicht um einen streng lokalisierten Prozeß (unitope oder unizentrische Kanzerogenese) handelt, sondern daß exo- oder endogene Faktoren in größeren Schleimhautarealen eine syn- oder metachrone Kanzerisierung bewirken.

Über die Inzidenz von Oralkarzinomen mit weiteren sekundären Primär- oder Mehrfachtumoren liegen zahlreiche Untersuchungen an größeren Kollektiven mit statistischer Relevanz vor (s. Kap. 10, Abschn. 3 und Tabelle 10.1). Die Angaben über die Häufigkeit weiterer Primärtumoren schwanken zwischen 8–15%, wobei die Mehrzahl der sekundären Tumoren im oberen Verdauungstrakt (Mundhöhle, Oropharynx, Ösophagus) und im Respirationstrakt (Pharynx, Larynx, Lunge) lokalisiert ist.

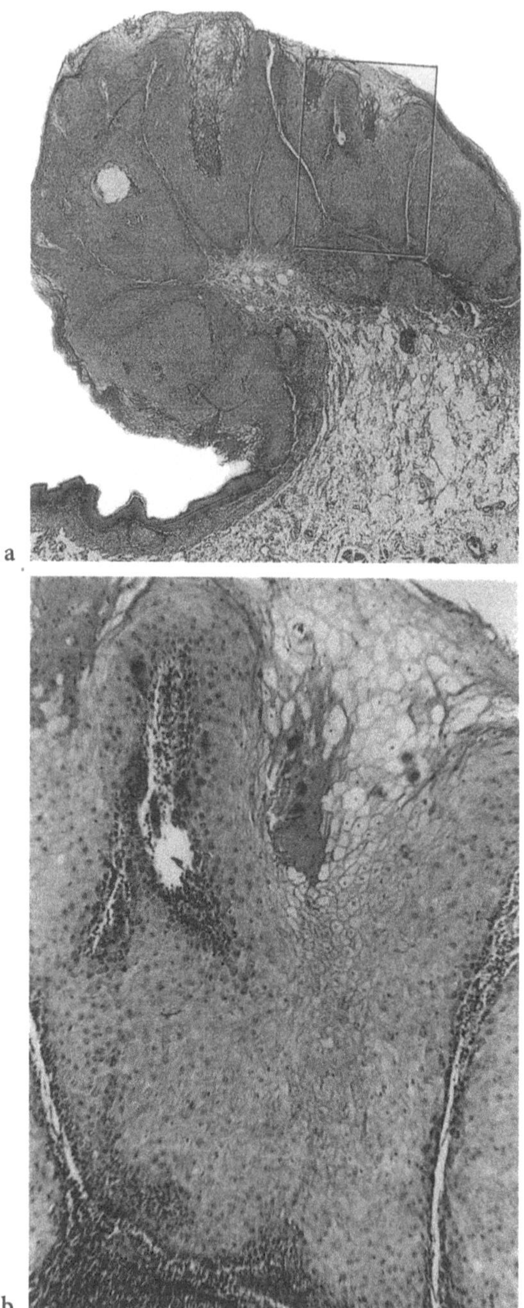

Abb. 9.4 a, b. Verrukös-exophytische Leukoplakie der Wange. **a** Scharfe Begrenzung der papillomatösen Erhebung zur angrenzenden Schleimhaut; **b** Ausschnitt aus der Leukoplakie mit fokalem Leuködem an der Oberfläche; Akanthose und Stromainfiltrat an der Basis. HE, **a** × 13,5, **b** × 60

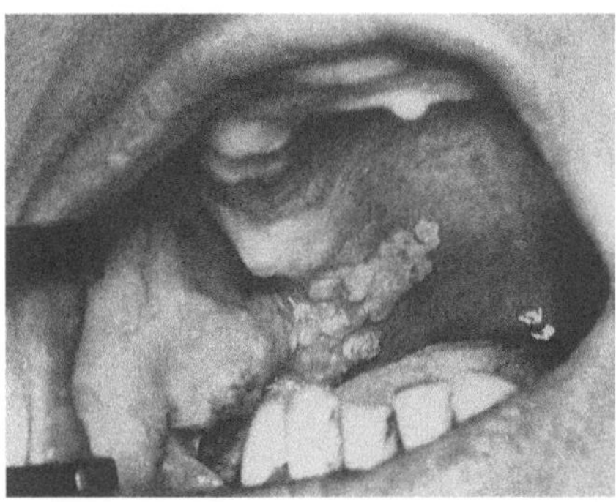

Abb. 9.5. Verruköse Leukoplakie des Gaumens: unregelmäßige noduläre, gering gefleckte Oberfläche mit unscharfer Begrenzung und Übergang in ein invasives Plattenepithelkarzinom (*links unten*). (Präp. Prof. Wannenmacher, Münster)

3 Klinisch-statistische Daten

Die unterschiedlichen Angaben über das Vorkommen oraler Leukoplakien und Präkanzerosen beruhen sowohl auf der verschiedenartigen Zusammensetzung des Patientengutes der Kliniken als auch auf geographischen Faktoren in Verbindung mit der Lebensweise der verschiedenen Bevölkerungsgruppen. In größeren Kollektiven (Burkhardt 1980; Burkhardt u. Marker 1981) handelt es sich bei 10% aller oraler Leukoplakien um hochgradige Dysplasien. Bei einem Beobachtungszeitraum von über fünf Jahren entwickelten sich aus dem Gesamtkollektiv der Leukoplakien in 5% orale Plattenepithelkarzinome (PEK).

Der *Altersgipfel* der Leukoplakien liegt jenseits des 50. Lebensjahres und zeigt eine Zunahme mit dem Lebensalter. Während sich bei Patienten vor dem 30. Lebensjahr kaum Leukoplakien finden, beträgt der Prozentsatz ab dem 50. Lebensjahr über 20% und steigt bei über 80jährigen auf fast 30%. Desgleichen nimmt die Anzahl rezidivfreier Leukoplakiefälle mit dem zunehmenden Lebensalter ab. Die Relation m : w beträgt 1,3 : 1. Außerdem liegt die maligne Entartung bei Männern doppelt so hoch wie bei Frauen.

Die *Lokalisation* der Leukoplakien liegt bei der Mehrzahl der Patienten an der Zunge und Wange. Leukoplakien der Wange, Zunge, Lippe und des Mundbodens besitzen eine schlechtere Prognose als bei Lokalisation am Gaumen oder Alveolarkamm. Leukoplakien des Gaumens und des Alveolarkammes haben eine geringere Rezidivrate und gehen seltener in ein PEK über als Leukoplakien des Mundbodens mit hoher Rezidivrate und häufiger Transformation in ein PEK. Die Prognose verschlechtert sich bei längerer Verlaufsdauer der Leukoplakie. Insgesamt ergeben sich bezüglich der regionären Verteilung der Leukoplakien in der Mundhöhle direkte Relationen zum Vorkommen der Oralkarzinome (s. Kap. 10, Abschn. 1).

4 Präkanzeröse Risikofaktoren

Die Risikofaktoren für Präkanzerosen sind mit denen für den Oralkrebs identisch, so daß die hier aufgeführten ätiologischen Noxen in gleicher Weise für das Oralkarzinom (s. Kap. 10) zutreffen. In zahlreichen epidemiologischen Studien und Übersichtsreferaten (Binnie et al. 1983; Boyd u. Reade 1988; Spitz 1994; La Vecchia et al. 1997) werden eine Vielzahl von exogenen Faktoren (chemische, physikalische, virale Noxen; geographische und klimatische Einflüsse; berufliche Noxen u. a.) angeführt, wobei jedoch oft nicht nur ein Risikofaktor vorliegt, sondern eine multifaktorielle Ätiologie zur Erklärung herangezogen werden muß.

4.1 Exogene Faktoren

Exogene Umwelteinwirkungen auf den Organismus sind auch für die oralen Präkanzerosen von statistisch größerer Relevanz als endogen-genetische Konditionen.

4.1.1 Tabak und Alkohol

Die Dauer und Menge des Tabak- und Alkoholkonsums steht in Relation zur Höhe des Risikos für eine Präkanzerose. Wenn auch unter ätiologischen Gesichtspunkten immer wieder versucht worden ist, für beide Noxen separate Risikofaktoren aufzustellen, so ergibt sich vielfach ein additiver oder synergistischer Effekt (Wight u. Ogden 1998).

Die pathogenetischen Mechanismen bei der Einwirkung des *Alkohols* auf die orale Mukosa sind nach wie vor nicht genügend geklärt. Diskutiert werden folgende Hypothesen über die Rolle des Alkohols:

- Erhöhung der Penetration der oralen Mukosa für Karzinogene,
- Veränderung der Dicke der Mukosa,
- Reduktion des DNA-Repairmechanismus,
- Genotoxizität für mutagene Karzinogene,
- systemische Effekte bei alkoholischer Leberschädigung mit Erhöhung toxischer Produkte im Kreislauf.

Hinzu kommen für die Erklärung des Pathomechanismus Unterschiede in den Trinkgewohnheiten (Wein, Bier, Schnaps, Whisky u. a.), im Destillationsprozeß mit toxischen Beimengungen und in der Ernährungsweise (reduziertes Risiko bei Fettaufnahme und Verzehr von frischem Gemüse in Verbindung mit reduziertem Rauchen; Fioretti et al. 1998). Bei einem Konsum von über 150 g Alkohol pro Tag wird ein auf das 10fache erhöhtes Krebsrisiko angegeben (Wynder et al. 1957).

Beim *Tabakabusus* wird der kanzerogene Effekt wesentlich von den Rauchgewohnheiten mitgestaltet (Andre et al. 1995; Lewin et al. 1998). Beim Zigarettenrauchen wird das Risiko durch Zigarettenfilter reduziert, beim Inhalieren des Zigarettenrauchs erhöht. Der Konsum von einem Päckchen Zigaretten pro Tag bedeutet ein 13fach höheres Risiko als bei Nichtrauchern, desgleichen der Beginn des Rauchens vor dem 18. Lebensjahr und eine Konsumdauer von über 35 Jahren ein deutlich gestiegenes Risiko. Der gemeinsame Konsum von Tabak und Alkohol stellt einen Multiplikationsfaktor mit direktem Effekt auf die Entstehung einer Präkanzerose dar. Speziell bei Rauchern ist ein Anstieg der Proliferationsrate (Messung mit Ki-67) in den oralen Epithelien nachgewiesen und als Ausdruck einer „Feldkanzerisierung" interpretiert worden (van Oijen 1998).

Eine zusätzliche Rolle als Risikofaktor spielt die *anatomische Lokalisation* (Jovanovic et al. 1993). Bei gemeinsamer Tabak- und Alkoholeinwirkung finden sich präkanzeröse Läsionen vorwiegend retromolar und am Mundboden, weniger an der Wange. Bei starkem Zigarettenrauchen sind die Veränderungen vor allem an der Zunge und am Mundboden lokalisiert, bei Pfeifenrauchern speziell an der Lippe. Beim alleinigen Alkoholabusus liegt ein höheres Risiko am Mundboden als an der Zunge vor, während die Wange weniger betroffen ist. Insgesamt ist das Risiko bei Tabakabusus größer als bei Alkoholeinwirkung. Beim „reversen" Rauchen („Rauchen nach innen" mit dem glühenden Zigarettenende) ist vor allem der Gaumen betroffen. Da die beim Raucher am Gaumen auftretenden Veränderungen (Hyperortho- und Parakeratose an der Oberfläche, deutliche Akanthose; Plattenepithelmetaplasien in den Ausführungsgängen der Gaumendrüsen und fokale obstruktive Sialadenitis) nicht durch das Nikotin, sondern durch die Tabaknoxen verursacht werden, ist die Bezeichnung als „Rauchergaumen" der bisher verwendeten Bezeichnung „Leukokeratosis nicotinica palati" vorzuziehen. Bei ständigem Konsum von Schnupftabak („smokeless tobacco"; Kaugars et al. 1989) treten die Veränderungen vorwiegend an der Wange auf, wobei sich sowohl PEK als auch verruköse Karzinome entwickeln können (Link et al. 1992). In einigen Studien wird jedoch angegeben, daß beim Gebrauch von Schnupftabak ein geringeres Risiko für eine Krebsentstehung besteht (Larsson et al. 1991).

Eine geographische Besonderheit ist das Kauen der *Betelnuß* (Areca catechu L), eine Gewohnheit, welche besonders in Süd- und Südost-Asien (Indien, Pakistan, Indonesien, Taiwan) – bei Frauen mehr als bei Männern – weit verbreitet ist (Reichart u. Philipsen 1998). Die Veränderung ist meist an der Wange lokalisiert und klinisch als braun-rötliche Schleimhautverfärbung mit unregelmäßiger Oberfläche und Tendenz zur Desquamation charakterisiert. Histologisch findet sich eine Epithelhyperplasie mit Einlagerung von bräunlichem amorphen Material an der Oberfläche und im Epithelverband. Außerdem zeigen die Epithelzellen ein ballonierendes Zytoplasma. Ätiologisch werden sowohl chemische als auch traumatische Effekte diskutiert. Eine Präkanzerose liegt in der Regel nicht vor, wohl aber finden sich Assoziationen mit Leukoplakien oder Ulzerationen. Differentialdiagnostisch muß die Läsion von Veränderungen beim sog. Wangenbeißen abgegrenzt werden.

4.1.2 HPV-Infektion

HPV („human papilloma virus") ist analog zu zervikovaginalen Smears auch bei Oralkarzinomen nachgewiesen worden (Premoli-De-Percoco et al. 1998), und zwar in 70% bei in situ-Hybridisierung und in 56% in Papanicolaou-Smears. Meist handelt es sich um HPV Typ 6/11 oder 16/18. Charakteristisch für die HPV-Infektion ist die koilozytotische Dysplasie (s. Kap. 9, Abschn. 5.3.2). Die Untersuchungsergebnisse bezüglich des Vorkommens von bestimmten HPV-Typen sind unterschiedlich (Yeudall 1992; Scully 1996). Oft werden HPV Typ 6 und 16 nachgewiesen (Demetrick et al. 1990; Shindoh et al. 1995), daneben auch HPV Typ 18 (Ostwald et al. 1994) oder HPV Typ 15 (Howell u. Gallant 1992). Diskutiert wird ein multifaktorielles Risiko mit Einbeziehung von HPV als Risikofaktor (Woods et al. 1993). Eine Assoziation mit dem EBV (Epstein-Barr-Virus) mit der Präkanzerose liegt nicht vor (Cruz et al. 1997). Die erhöhten EBV-Werte werden in Verbindung mit der Immunsuppression gebracht. Beim manifesten Oralkarzinom ist neuerdings in 15% der Fälle der Nachweis einer EBV-Infektion mittels der PCR-Methode und der in situ-Hybridisierung geführt worden (Kobayashi et al. 1999). Insgesamt handelte es sich um hochdifferenzierte PEK, bei denen sich innerhalb einer Nachbeobachtung von über drei Jahren weder ein Rezidiv noch ein letaler Ausgang beobachten ließ, so daß eine Relation der EBV-Infektion mit der Tumordifferenzierung diskutiert wird. Für eine Assoziation des Herpes- oder Zytomegalievirus mit dem Vorkommen der oralen Leukoplakie gibt es bisher keine sicheren Hinweise (Pindborg 1989; Scully 1996).

4.1.3 Sonstige exogene Noxen

Berufliche Noxen. Bei Maschinenarbeitern ist ein 3,4% höheres Risiko (bei Ausschaltung von Tabak- und Rauchereffekten) durch Einwirkung von Metallstäuben während des Produktionsablaufs beobachtet worden (Tisch et al. 1996). Zu erwähnen sind auch chrom- und nickelhaltige Farben und Lacke.

Dentogene Faktoren. Hingewiesen wird auf die mögliche Entstehung von Oralkarzinomen im Kontakt mit Defekten des Zahnsystems oder Prothesen (Lockhart et al. 1998). Eine schlechte Mundhygiene (oft auch in Verbindung mit einem erhöhten Vorkommen bei niedrigen sozial-ökonomischen Gruppen) erhöht das Risiko einer malignen Transformation, während bei gut erhaltenem Zahnsystem seltener PEK beobachtet werden. Insgesamt ist jedoch die kausale Rolle dentogener Faktoren schwierig zu erklären.

Immundefekte. Erwähnt werden kasuistische Berichte über einen Wangenkrebs bei einem zellulären Immundefekt (Kübler et al. 1998), einen Zahnfleischkrebs bei Graft-versus-host-Reaktion (Otsubo et al. 1997) oder einen Wangenkrebs bei behandelter akuter lymphoblastischer Leukämie (van der Waal et al. 1997a).

Physikalische Noxen. Der aktinische Einfluß des Sonnenlichtes mit ultravioletten Strahlen spielt eine wichtige ätiologische Rolle speziell beim Lippenkrebs. Dunkelhäutige erkranken seltener als Hellhäutige an Lippenkrebs in der gleichen Region. Zwischen Lippenkrebs und vorausgehenden solaren Keratosen besteht eine direkte Assoziation. Auf weitere klimatische Faktoren weist die Beobachtung hin, daß in ländlichen Regionen der Lippenkrebs häufiger als bei der Stadtbevölkerung auftritt. Zusätzlich können auch endogene genetische Faktoren mitwirken, so die hohe Inzidenz des Lippenkrebses in Indien parallel zum Vorkommen der oralen submukösen Fibrose (s. Kap. 11, Abschn. 3.1.1), bei der es in 7,6% der Fälle zur malignen Transformation kommt (Murti et al. 1985, 1990). Als genetische Komponente wird das häufige Vorkommen von HLA-10, HLA-DR3 und HLA-DR7 diskutiert.

Radiogene Einwirkungen können bei bestimmten Strahlendosen zur Entstehung sog. radiogener Tumoren führen (s. Kap. 13, Abschn. 2).

4.2 Endogene Faktoren

Eine Reihe von seltenen genetischen Syndromen wird als Risikofaktor für ein PEK angeführt. Hierzu gehören die Dyskeratosis congenita (s. Kap. 3, Abschn. 6.4.8) und die Fanconi-Anämie als chromosomaler Defekt. Bei einem Kollektiv von 950 Fällen mit Fanconi-Anämie wurden insgesamt in 5% solide Tumoren beobachtet, orale maligne Tumoren sogar in 13% (ALTER 1996). Auch beim Peterson-Kelly-Syndrom mit Eisenmangel besteht ein erhöhtes Risiko zur Karzinomentwicklung. Eine Reihe von metabolischen und hormonalen Erkrankungen (Lebererkrankungen, Diabetes mellitus, Vitamin- und Proteinmangel) gehören im weiteren Sinne ebenfalls zu den endogenen Noxen. Die spezielle Rolle der Onkogene muß noch weiter abgeklärt werden (s. Abschn. 5.5.1). Insgesamt handelt es sich bei den endogenen Risikofaktoren zahlenmäßig um eine kleine Gruppe im Vergleich zu der großen Gruppe mit exogenen Faktoren.

5 Histologische Leukoplakie- und Dysplasie-Klassifikation

Nach der WHO ist die orale Leukoplakie als weißer Schleimhautfleck definiert, welcher weder klinisch noch histopathologisch einer anderen Erkrankung zugeordnet werden kann und welcher auf keine physikalische oder chemische Noxe, außer Tabakabusus, zurückzuführen ist" (WHO 1978; BURKHARDT 1985a; AXÉLL et al. 1996; VAN DER WAAL et al. 1997b). Der klinische Begriff der *Leukoplakie* muß durch eine Biopsie exakt definiert werden (BURKHARDT u. SEIFERT 1977), wobei folgende Kriterien abgeklärt werden müssen:

- Ausschluß anderer weißer definierbarer Läsionen (Tabelle 9.1),
- Unterscheidung von Epithelhyperplasie und Epitheldysplasie,
- Klassifikation von Dysplasiegraden,
- Abklärung einer malignen Transformation.

Tabelle 9.1. Diagnostische Merkmale definierter weißer Läsionen der oralen Mukosa. (Mod. nach VAN DER WAAL et al. 1997b)

Läsion	Diagnostische Merkmale
Candidiasis	Pseudomembranen, oft symmetrisch
Discoider Lupus erythematodes	Hautläsionen, bilateral, Histologie
Reibungsläsionen	Mechanische Irritationen (z.B. harte Zahnbürsten)
Hairy Leukoplakie	Bilateral an der Zunge, EBV, Histologie
Zahnfaktoren	Prothesen, galvanische Zahnfüllungen, Zahndefekte
Lichen planus	Oft symmetrisch, Histologie
Linea alba	Zahnokklusionsebene Wange
Kau- und Bißläsionen („Morsication")	Gebrauch von Kaugummi, Bißverletzungen (Wange, Zunge, Lippe), Betelnußkauen
Papillome	Histologie
Tabak-induzierte Läsionen	Rauchergaumen, reverses Rauchen („Rauchen nach innen"), Schnupftabakläsionen

Als *Dysplasie* wird eine Abweichung von der normalen histologischen Struktur und der zytologischen Differenzierung bezeichnet, wobei der Dysplasiegrad ein Maß für das mögliche maligne Potential der Läsion darstellt.

5.1 Leukoplakie mit Epithelhyperplasie

Als häufigste Veränderung, die keine direkte Bedeutung für die Dysplasiebewertung besitzt, findet sich eine Epithelhyperplasie (Burkhardt 1980; Burkhardt u. Maerker 1981). Zu den Merkmalen gehören eine Hyperkeratose (als Ortho- oder Parakeratose) (Abb. 9.6, 9.7), eine Akanthose (Verbreiterung der Stachelzellschicht) (Abb. 9.8), eine Spongiose (Auflockerung des Stachelzellverbandes) (Abb. 9.9) und ein Leuködem (unregelmäßige Abschilferung der Keratinlamellen mit Einlagerung von Flüssigkeit zwischen die Hornlamellen)

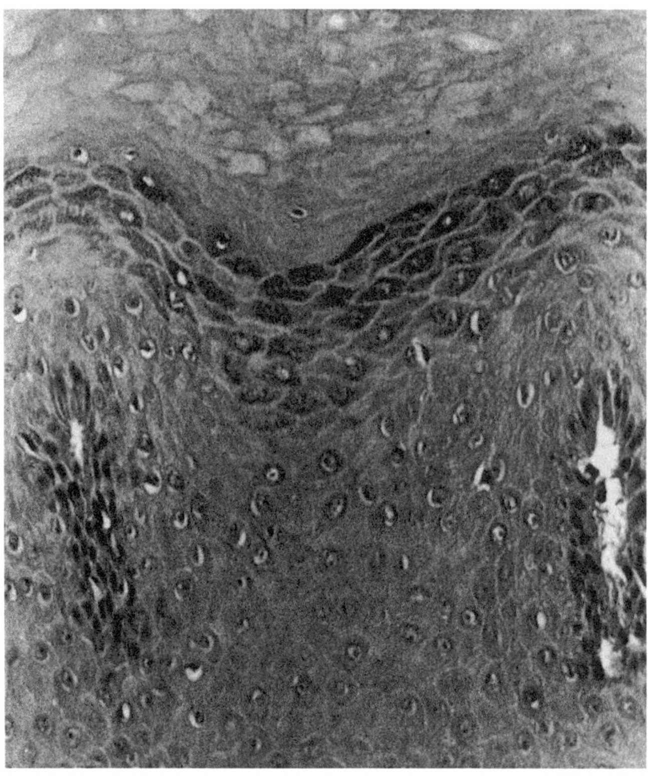

Abb. 9.6. Leukoplakia simplex des Gaumens: Epithelhyperplasie mit Hyperorthokeratose und deutlichem Stratum granulosum. HE, × 250

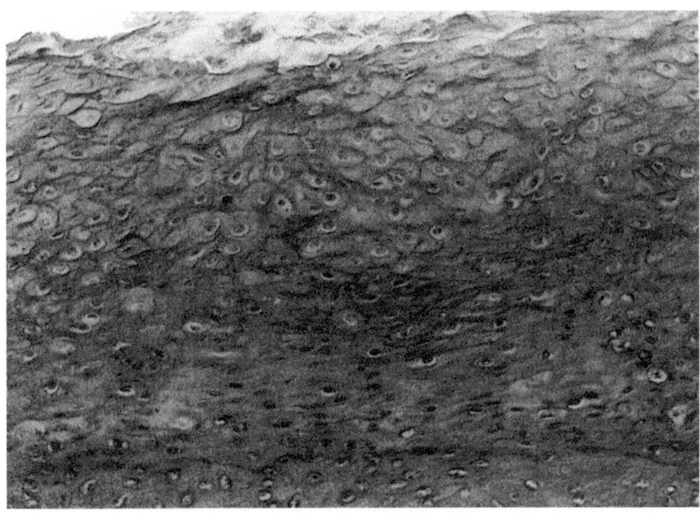

Abb. 9.7. Homogene Leukoplakie der Wange: ausgeprägte Hyperparakeratose mit zahlreichen Kernschollen; kein Stratum granulosum. HE, × 160

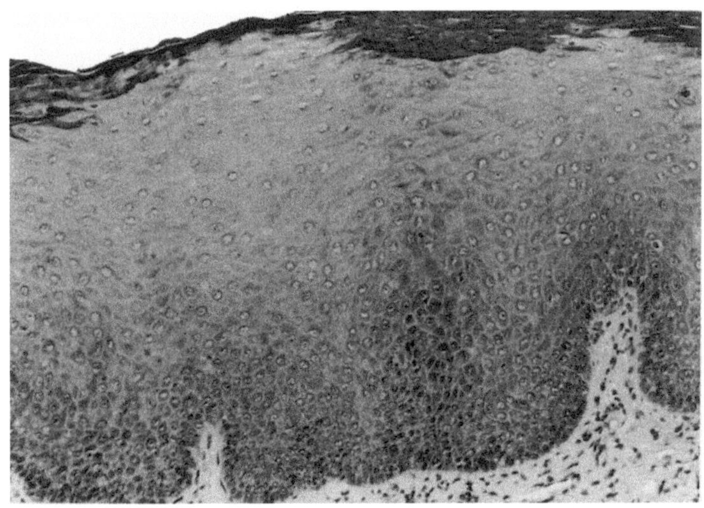

Abb. 9.8. Homogene Leukoplakie des Gaumens; ausgeprägte Akanthose, oberflächliche Hyperorthokeratose. HE, × 160

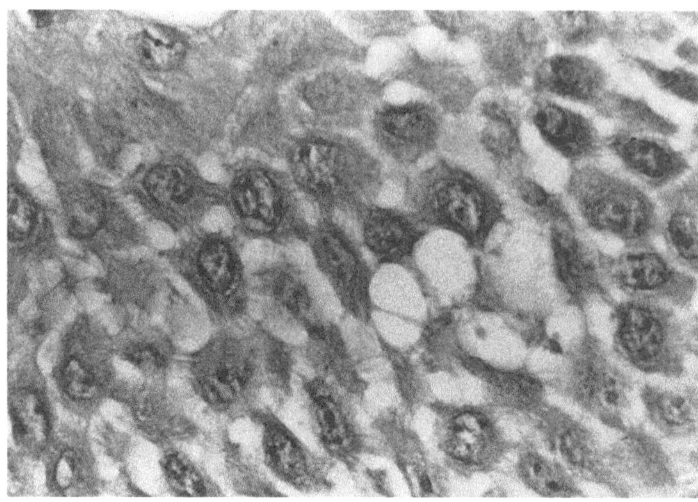

Abb. 9.9. Leukoplakia simplex mit ausgeprägter Spongiose in der Stachelzellschicht. HE, × 400

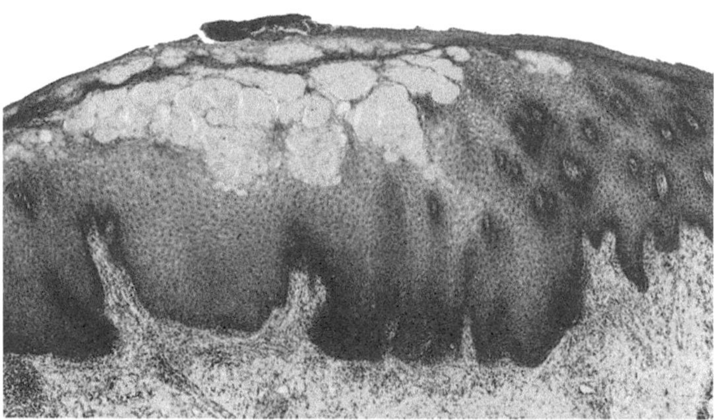

Abb. 9.10. Leukoplakia simplex der Unterlippe: fokales Leuködem unter der Oberfläche mit sog. „Keratin-pools". HE, × 60

(Abb. 9.10). Die Epithelhyperplasie ist – für sich allein genommen – keine Epithelveränderung, die einen Hinweis auf eine mögliche maligne Transformation darstellt. Dies gilt auch für die polar angeordnete Basalzellhyperplasie (Abb. 9.11).

5.2 Dysplasiegrade

Die zahlreichen Merkmale der Epitheldysplasie sind in Tabelle 9.2 zusammengefaßt. Im Bereich der Basalzellen kommt es zu einer Zellvermehrung mit Verlust der Polarität (Abb. 9.12, 9.13). Zytologische Kriterien, die meist oberhalb der Basalzellschicht auftreten, sind Kernpolymorphie und Erhöhung der Mito-

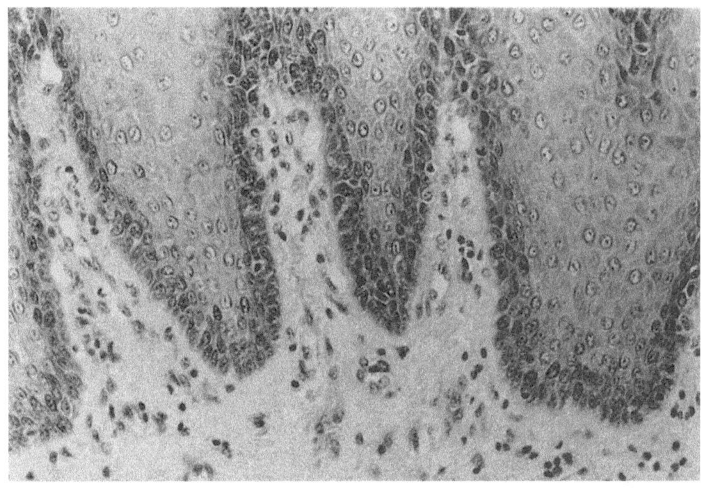

Abb. 9.11. Leukoplakie mit polar angeordneter Basalzellhyperplasie. HE, × 160

serate. Innerhalb des Plattenepithels finden sich Dyskeratosen (intraepitheliale Verhornungen; Abb. 9.14–9.16) und eine Störung der Architektur mit Verlust der normalen Schichtung (Abb. 9.17, 9.18). Eine weitere Veränderung zeigen die Reteleisten mit vermehrter Ausbildung von endophytischen tropfenförmigen Vorwölbungen. Bei papillomatös-endophytischem Wachstum entsteht der klinische Aspekt einer verrukösen Veränderung, die von anderen papillären Schleimhautverdickungen (verruköse Hyperplasien, Papillome oder verruköse Karzino-

Tabelle 9.2. Histologische Merkmale der Dysplasiegrade und des Carcinoma in situ. (Nach Burkhardt 1999)

Dysplasiegrad	Merkmale
Geringgradig	Basalzellhyperplasie Störung der Basalzellpolarität
Mittelgradig	Basalzellhyperplasie Verlust der Basalzellpolarität Mäßige Kernpolymorphie Leicht vermehrte Mitosefiguren Einzelne Dyskeratoren
Hochgradig	Basalzellhyperplasie, tropfenförmige Reteleisten Verlust der Basalzellpolarität Verminderung der zellulären Kohäsion Deutliche Kernpolymorphie Vermehrung der Mitosefiguren nach suprabasal Zahlreiche Dyskeratosen Störung der Epithelschichtung
Carcinoma in situ	Merkmale der hochgradigen Dysplasie Verlust der Epithelschichtung Kein invasives Wachstum

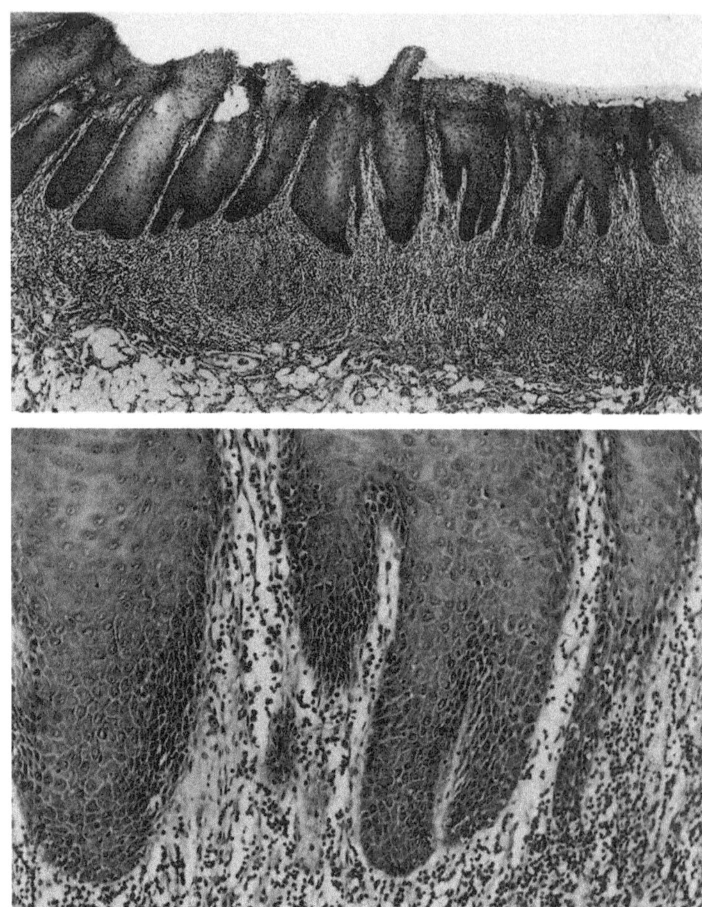

Abb. 9.12. Leukoplakie der Wange mit geringgradiger Dysplasie (***oben***) Basalzellhyperplasie mit verlängerten Reteleisten und entzündlicher Stromareaktion (***unten***). HE, × 33 und × 150

me) abgegrenzt werden muß. Die Verminderung der zellulären Kohäsion führt zu einer Spongiose (Dehiszenz des Epithelverbandes).

Weitere Alterationen finden sich bei der Dysplasie im subepithelialen Bindegewebe als sog. *Stromareaktion* (Abb. 9.19–9.20). In der Nachbarschaft der Basalmembranen kommt es zu einer Zunahme von Proteoglykanen und einer vermehrten Ablagerung von Retikulinfasern und elastischen Fasern. Bei der entzündlichen Stromainfiltration handelt es sich vorwiegend um immunkompetente Lymphozyten, die als Ausdruck einer immunologischen Reaktion („immunosurveillance") interpretiert wird (BURKHARDT 1980).

Außerdem findet sich besonders bei höhergradigen Dysplasien eine Pilzbesiedlung (Candidose) an der hyperkeratotischen Oberfläche (Abb. 9.21).

Die aufgeführten Dysplasiemerkmale sind in die Klassifikation von drei Dysplasiegraden integriert worden. Dabei läßt sich von der geringgradigen (leich-

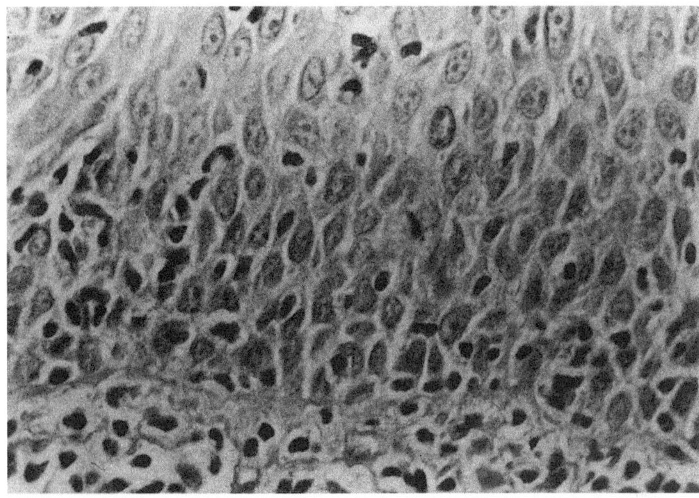

Abb. 9.13. Leukoplakie der Zunge mit mittelgradiger Dysplasie: Basalzellhyperplasie mit Verlust der Basalzellpolarität; mäßige Kernpolymorphie mit vereinzelten Mitosen. PAS-Reaktion, × 400

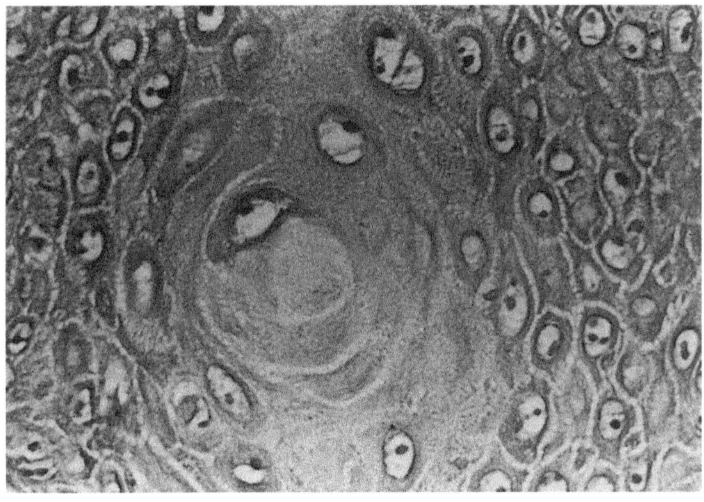

Abb. 9.14. Leukoplakie der Wange mit mittelgradiger Dysplasie: einzelne Dyskeratosen im Bereich der Stachelzellschicht. HE, × 400

ten) über die mittelgradige (mäßige) zur hochgradigen (schweren) Dysplasie eine zeitliche Sequenz in folgender Reihenfolge erkennen: Basalzellhyperplasie – Verlust der Basalzellpolarität – Zellpolymorphie und erhöhte Mitoserate – Dyskeratosen – Störung der Epithelschichtung. Analoge zeitliche Sequenzen sind auch bei der experimentellen Kanzerogenese nachgewiesen worden, die mit einer Basalzellhyperplasie (Verbreiterung der Proliferationszone) beginnt und

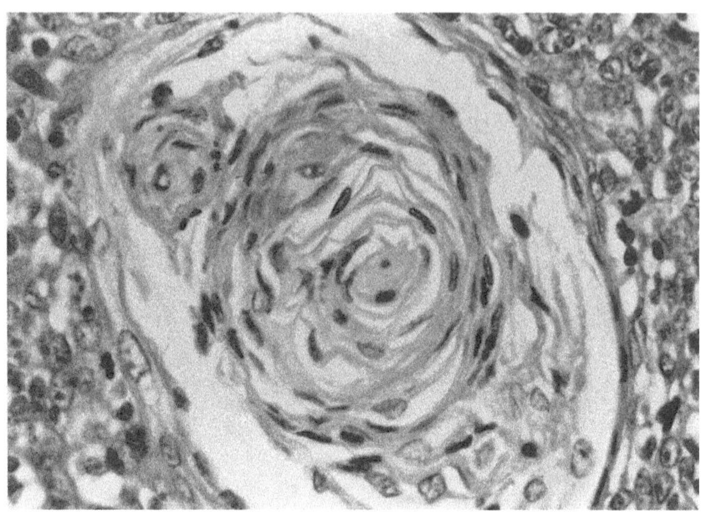

Abb. 9.15. Leukoplakie der Wange mit starker Dysplasie: ausgeprägte Dyskeratosen in der basalen Zellschicht. HE, × 400

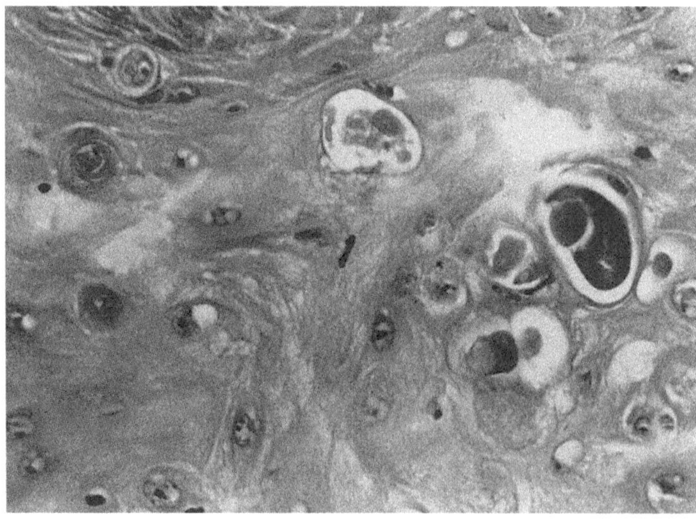

Abb. 9.16. Intraepitheliale Dyskeratosen mit sog. „Keratin-pools". HE, × 250

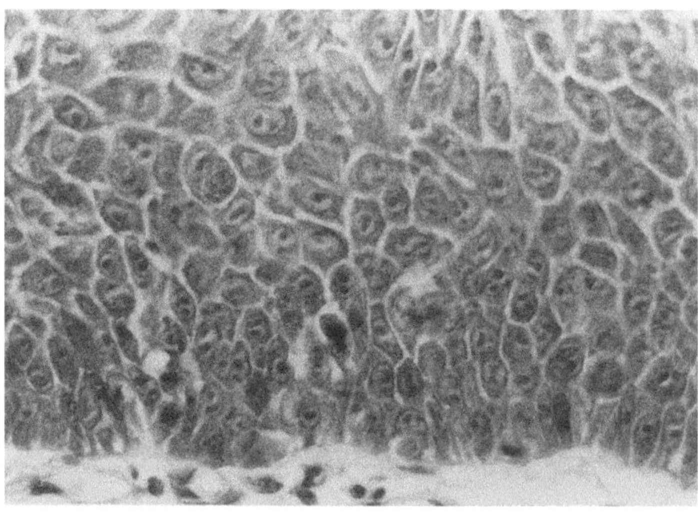

Abb. 9.17. Leukoplakie mit starker Dysplasie: Basalzellhyperplasie mit Verlust der Basalzellpolarität, Verminderung der zellulären Kohäsion, suprabasale Mitosen, Störung der Epithelschichtung. HE, × 400

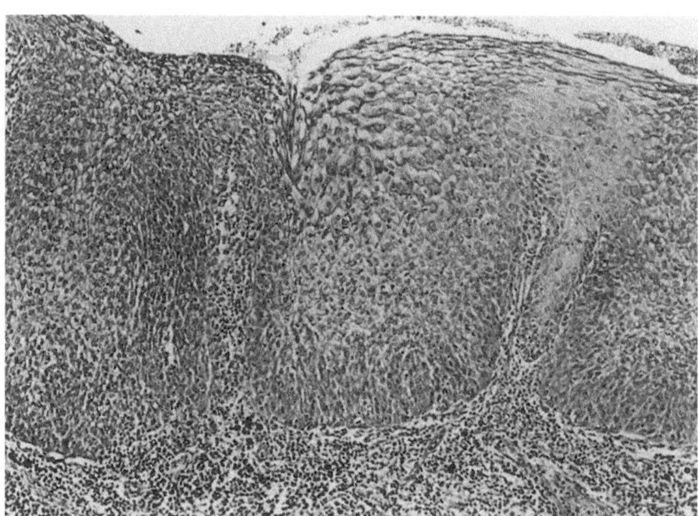

Abb. 9.18. Leukoplakie mit starker Dysplasie: Störung der Epithelschichtung, Basalzellhyperplasie mit Verlust der Basalzellpolarität, ausgeprägte entzündliche Stromareaktion mit zahlreichen Plasmazellen und Russell-Körperchen (im Bild dunkel). PAS-Reaktion, × 100

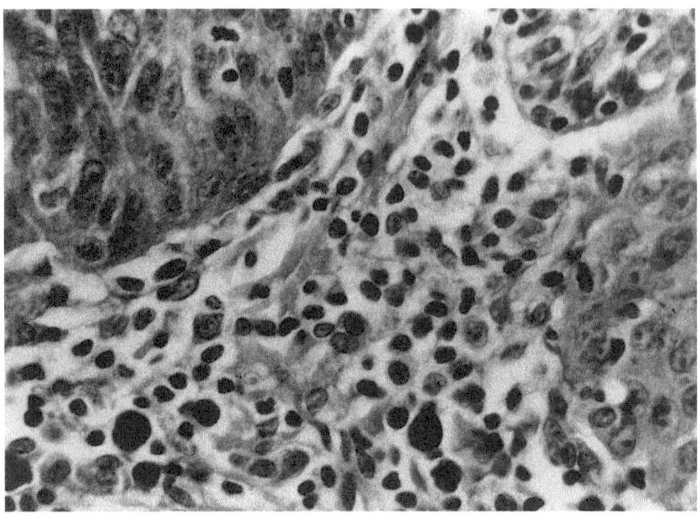

Abb. 9.19. Stromainfiltrat im Bereich einer Leukoplakie mit starker Dysplasie: Einschluß von Plasmazellen mit zahlreichen Russell-Körperchen (im Bild dunkel). PAS-Reaktion, × 400

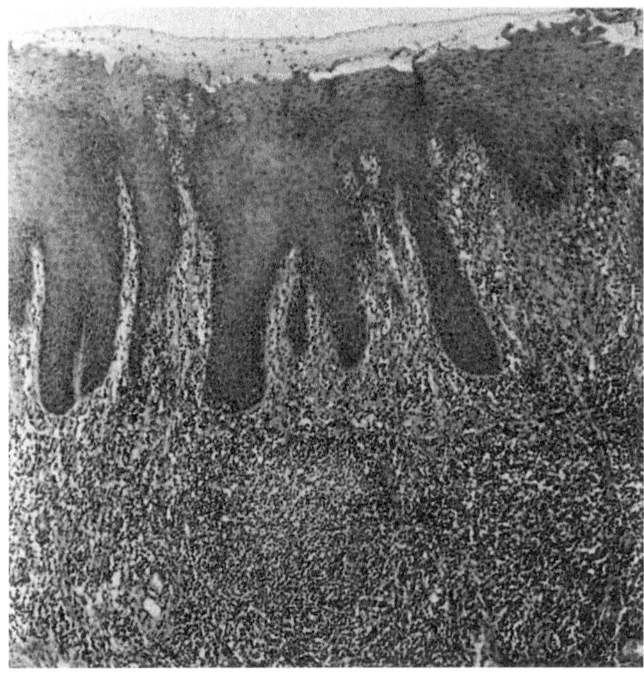

Abb. 9.20. Leukoplakie der Wange mit mittelgradiger Dysplasie: ausgeprägte Basalzellhyperplasie mit verlängerten Reteleisten, deutliches entzündliches Stromainfiltrat. HE, × 160

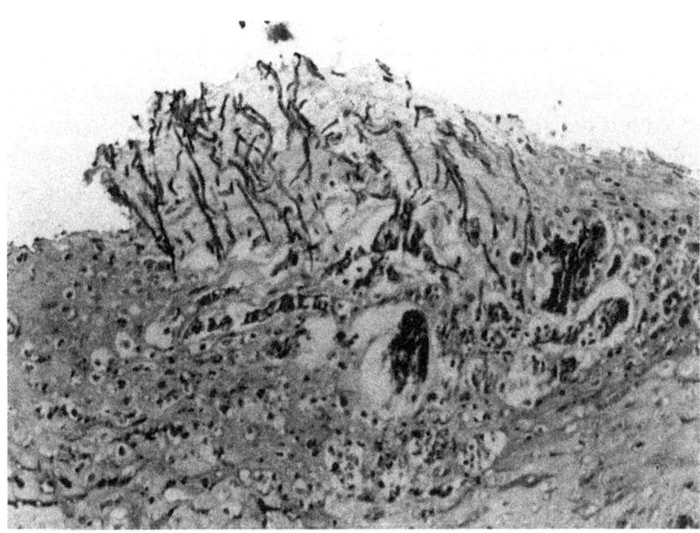

Abb. 9.21. Leukoplakia simplex der Wange mit Candidabesiedlung an der Oberfläche. PAS-Reaktion, × 160

über Kern- und Zellatypien zum invasiven Karzinom führt (Grundmann 1976; Burkhardt 1980). Es muß jedoch betont werden, daß neben einer malignen Transformation über eine Epitheldysplasie auch eine direkte Kanzerisierung vom normalen Epithel möglich ist (van der Waal et al. 1997b).

Ein vollständiger Verlust der Epithelschichtung charakterisiert den Übergang von einer hochgradigen Dysplasie zu einem Carcinoma in situ (s. Abschn. 5.4).

Bei einer Kombination verschiedener klinischer und morphologischer Dysplasiemerkmale ist eine Klassifikation und eine *Stadieneinteilung (Staging)* vorgeschlagen worden, die in Tabelle 9.3 zusammengefaßt ist.

Bezüglich des geographischen Vorkommens von Dysplasien, der Lokalisation und der *Häufigkeit der malignen Transformation* bestehen erhebliche Unterschiede in den Zahlenangaben (s. Tabelle 9.4). Bei den Unterschieden in der geographischen Verteilung spielen zahlreiche Faktoren eine Rolle. Hierzu gehören die verschiedenen Formen des Tabakkonsums (Zigaretten, Zigarren, Schnupftabak, Betelnußkauen), Ernährungsgewohnheiten, klimatische Faktoren (Sonnenlicht, Witterungseinflüsse), Alters- und Geschlechtsverteilung in den Populationen und auch rassisch-genetische Faktoren (s. Abschn. 4). So wird in Indien eine hohe Rate von dysplastischen Leukoplakien beobachtet, die oft mit einer Regression einhergehen und nicht zur malignen Transformation führen (Gupta et al. 1980). Ein ansteigendes Risiko zur malignen Transformation ist dann gegeben, wenn folgende Faktoren vorliegen (van der Waal et al. 1997b):

- lange Dauer der Leukoplakie,
- idiopathische Leukoplakien bei Nichtrauchern,
- Lokalisation am Mundboden oder an der Zunge,
- nicht-homogene Leukoplakien,

- Assoziation mit chronischer Candidiasis,
- epitheliale Dysplasie.

Unter diesen Faktoren kommt der Dysplasie die größte Bedeutung mit einem fünffach höheren Risiko zur malignen Transformation als bei nicht-dysplastischen Leukoplakien zu. Bei 101 oralen Plattenepithelkarzinomen (PEK) bestand in 15,8% eine Koinzidenz mit einer Leukoplakie und in 4% mit weiteren, lokal vom PEK unabhängigen Leukoplakien, woraus sich ein deutlich erhöhtes Risiko gegenüber der Normalbevölkerung (0,9–2,2%) ergibt (SCHEIFELE u. REICHART 1998). Bei 102 PEK der Lippe lag ebenfalls in 15% eine Koinzidenz mit einer Leukoplakie vor (RÔTH et al. 1984). Eine Bedeutung besitzt auch die Form der Leukoplakie (BURKHARDT 1985a). Bei homogenen Leukoplakien kam es nur in 3% zur malignen Transformation, bei nichthomogenen dagegen in 24% (bei verrukös-nodulären nur in 11%, bei Erythroplakien sogar in 38%). Bei 80 PEK war die Epitheldysplasie oft multizentrisch ausgebildet (WRIGHT u. SHEAR 1985). Bei 522 PEK der Zunge wurden 88mal Leukoplakien und auch eine höhere Inzidenzrate von multiplen PEK gefunden (SHIBUYA et al. 1986). Mit dem Schweregrad der Dysplasie steigt das Risiko zur malignen Transformation an. Aus einer Reihe weiterer Studien geht hervor, daß speziell die schweren Dysplasien meist an der Oberfläche der Zunge und an der Lippe lokalisiert sind, wobei die Zungendysplasien eine besonders hohe Inzidenzrate zur malignen Transformation aufweisen (BÁNÓCZY u. CSIBA 1976; KAUGARS et al. 1988). In einigen Studien wird nicht nur eine klare Definition der Dysplasiekriterien (Atypie, Dyskeratose, lichenoide Reaktion u.a.) gefordert, sondern auch darauf hingewiesen, daß den Alterationen der Architektur der Reteleisten und den Reifungsstörungen im Epithelaufbau eine wichtigere Rolle zukommt als dem Nachweis einer atypischen Zytomorphologie (KRUTCHKOFF et al. 1991).

Tabelle 9.3. Klassifikationssystem der oralen Leukoplakien. (Nach VAN DER WAAL et al. 1997b)

Kriterium	Ausprägung
Größe der Läsion (L)	L1 = weniger als 2 cm L2 = 2–4 cm L3 = mehr als 4 cm
Lokalisation der Läsion (S)	S1 = alle Lokalisationen (außer Mundboden und Zunge) S2 = Mundboden und/oder Zunge
Klinischer Aspekt (C)	C1 = homogen C2 = nicht-homogen
Pathohistologie (P)	P1 = keine Dysplasie P2 = geringgradige Dysplasie P3 = mittelgradige Dysplasie P4 = hochgradige Dysplasie
Stadien (Staging)	Stage 1 = alle L, S1, C1, P1 oder P2 Stage 2 = alle L, S1, C2, P1 oder P2 alle L, S2, C1, P1 oder P2 Stage 3 = alle L, S2, C2, P1 oder P2 Stage 4 = alle L, alle S, alle C, P3 oder P4

Tabelle 9.4. Maligne Transformation von Leukoplakien/Dysplasien in orale Plattenepithelkarzinome (PEK)

Autoren	Fallzahl	Angaben zur malignen Transformation
Einhorn u. Wersäll (1967)	782	Bei Lippenleukoplakien nach 10 Jahren in 2,4%, nach 20 Jahren in 4% PEK
Mincer et al. (1972)	45	Bei 45 Dysplasien in 11,1% maligne Transformation in PEK innerhalb von 7 Jahren
Shafer u. Waldron (1975)	58	Bei Erythroplakie in 51% PEK und in 40% Carcinoma in situ oder schwere Dysplasie
Banóczy u. Csiba (1976)	500	Bei 500 Leukoplakien in 24% Dysplasien, in 13.2% Übergang in PEK innerhalb von 6 Jahren
Shear u. Pindborg (1980)	68	Bei verruköser Hyperplasie in 53% Assoziation mit Leukoplakie, in 66% mit Dysplasie, in 10% mit PEK, in 29% mit verrukösem Karzinom
Burkhardt u. Maerker (1981)	200	Bei geringer Dysplasie in 3% PEK, bei mittelgradiger Dysplasie in 4%, bei hochgradiger Dysplasie (und Carcinoma in situ) in 43%
Banóczy (1982)	520	Bei nichthomogenen Leukoplakien in 12% PEK innerhalb von 5–9 Jahren (bei verrukösnodulären Formen nur in 5%, bei Erythroleukoplakie in 28%)
Silverman et al. (1984)	257	Bei Leukoplakien in 17,5% Transformation in PEK innerhalb von 7 Jahren
Bouquot et al. (1988)	178	In 44% Leukoplakien in der Nachbarschaft der PEK
Hogewind et al. (1989)	46	Bei 3 Patienten Transformation in PEK innerhalb von 5 Jahren
Lumerman et al. (1995)	308	Bei Dysplasie in 16% Übergang in PEK innerhalb von 3 Jahren
Silverman u. Gorsky (1997)	54	Bei proliferativer verruköser Leukoplakie in 70% Übergang in PEK innerhalb von 7–8 Jahren
Schepman et al. (1998)	166	Bei Leukoplakien in 2,9% pro Jahr maligne Transformation in PEK

5.3 Spezielle Leukoplakie- und Dysplasieformen

5.3.1 Proliferative verruköse Dysplasie

Diese präkanzeröse Dysplasie (Synonym: verruköse Hyperplasie; Shear u. Pindborg 1980) wird meist im höheren Lebensalter (in 35% bei einem Lebensalter von über 70 Jahren) beobachtet und weist eine deutliche Dominanz des weiblichen Geschlechts (w : m = 4 : 1; Silverman u. Gorsky 1997) auf. Ein multiples Vorkommen findet sich bei 2–3% der Patienten. Die Hauptlokalisation liegt bei Frauen an der Wange, bei Männern an der Zunge. Das hohe Risiko zur malignen Transformation ergibt sich aus der Assoziation mit oralen PEK in 10%

und mit verrukösen Karzinomen in 29% (SHEAR u. PINDBORG 1980). In einer Studie von 54 Fällen verstarben 21 Patienten am PEK, wobei ein starker Tabakabusus nur in 31% vorlag (SILVERMAN u. GORSKY 1997). In der Flußzytometrie fanden sich aneuploide DNA-Werte (KAHN et al. 1994). Histologische Merkmale sind eine ausgeprägte verruköse Hyperkeratose mit unterschiedlich schwerer Dysplasie und atypischer Epithelhyperplasie mit Tendenz zur Progression, zum Rezidiv und zur malignen Transformation. Im Gegensatz zum verrukösen Karzinom ist das hyperplastische Epithel oberhalb der angrenzenden normalen oralen Mukosa entwickelt.

5.3.2 Koilozytotische Dysplasie

Die koilozytotische Dysplasie ist durch eine Kombination von zwei Merkmalen gekennzeichnet. Einerseits finden sich Läsionen analog einer HPV-Infektion mit Akanthose, Koilozytose und mehrkernigen Zellen, andererseits die Zeichen einer konventionellen Dysplasie mit breitbasigen Reteleisten und Basalzellproliferation mit Kernatypien (FORNATORA et al. 1996; PREMOLI-DE-PERCOCO et al. 1998). In 80,6% war die koilozytotische Dysplasie mit dem Nachweis einer HPV-Infektion assoziiert (dagegen bei konventioneller Dysplasie in 0%; FORNATORA et al. 1996). Bei HPV Typ 16/18 lag eine hohes Risiko zur malignen Transformation vor, bei Typ 31/33, 51 ein mittleres und bei Typ 6/11 ein niedrigeres Risiko. Speziell bei HPV Typ 16 wurde eine Proliferation der oralen Epithelzellen und die Produktion maligner Phänotypen beobachtet (SHINDOH et al. 1995). HPV wird als Risiko-Kofaktor mit Steigerung der Aktivierung, Amplifikation und Überexpression von präexistenten Onkogenen innerhalb des neoplastischen Gewebes bewertet (FLAITZ u. HICKS 1998; s. Abschn. 4.1.2).

5.3.3 AIDS-assoziierte Leukoplakie

Bei 269 HIV-seropositiven Patienten wurde die Prävalenz mit oralen Leukoplakien analysiert (s. Kap. 6, Abschn. 3.3). 7,4% der Patienten (meist Männer und Raucher mit einem Durchschnittsalter von 38 Jahren) wiesen eine Leukoplakie (in 11% als nichthomogene Form) auf (SCHMIDT-WESTHAUSEN et al. 1999). In Biopsien konnten keine Dysplasien nachgewiesen werden. Die Prävalenz oraler Leukoplakien liegt im Vergleich zur Normalbevölkerung (0,9–2,2%) höher und tritt im Lebensablauf früher auf.

5.3.4 Erythroplakie

Der Altersgipfel liegt in der 6.–7. Lebensdekade mit Hauptlokalisation bei Frauen an der mandibularen Alveolarmukosa/Gingiva und bei Männern am Mundboden (SHAFER u. WALDRON 1975). Eine retromolare Lokalisation ist bei Frauen und Männern gleich häufig. Histologisch fanden sich in 91% von 58 Fällen entweder schwere Dysplasien oder Carcinomata in situ sowie invasive PEK.

5.3.5 Lichenoide Dysplasie

Zur Frage der Entstehung eines PEK auf dem Boden eines Lichen ruber planus (s. Kap. 6, Abschn. 1.4) existieren eine Fülle von Publikationen mit unterschiedlichen Ergebnissen (Opperbeck 1971; Krutchkoff et al. 1978; Murti et al. 1986; Lovas et al. 1989). Zur Klärung der Frage, ob der Lichen planus eine maligne Disposition darstellt, wurde eine exakte histologische Klassifikation lichenoider Läsionen der oralen Mukosa vorgeschlagen (Krutchkoff u. Eisenberg 1985). Nach diesem Vorschlag ist der Begriff „lichenoid" durch folgende Kriterien definiert:

- Hyper- oder Parakeratose,
- oberflächliches bandförmiges vorwiegend lymphozytäres Infiltrat in der Lamina propria,
- interepitheliale Lymphozyten im oberflächlichen Epithel,
- Verflüssigung der Basalmembran,
- zerklüftete oder sägeblattförmige Reteleisten.

Zu den oralen lichenoiden Läsionen gehören der Lichen ruber planus, die unspezifische lichenoide Stomatitis, die lichenoide Dysplasie und sonstige lichenoide Dermatosen (z.B. der diskoide Lupus erythematodes).

Die lichenoide Dysplasie ist durch folgende Kriterien definiert:

- zusätzlich zum Lichen ruber dysplastische Veränderungen im Oberflächenepithel,
- Vergrößerung der Zellkerne mit Pleomorphie, Hyperchromasie und abnormen Mitosen,
- Reifungsstörungen der Epithelschichtung,
- Verlust der zellulären Kohäsion und interzelluläres Ödem,
- „tränentropfenartige" Umgestaltung der Reteleisten.

Zu den klinischen Frühveränderungen der lichenoiden Dysplasie gehören gefleckte Erythroplakien.

5.3.6 Tabak-assoziierte Leukoplakie

Hierzu werden diejenigen Leukoplakien mit weißlichen Flecken oder Plaques gerechnet, die in Verbindung mit einem Tabakabusus stehen und mit großer Wahrscheinlichkeit hierdurch bedingt sind (Burkhardt 1985a, b). Andererseits sollten Läsionen mit unbekannter Ätiologie als idiopathische oder kryptogene Leukoplakien bezeichnet werden. Die weißlichen Schleimhautflecken, die zwar durch eine lokale Ursache, aber nicht durch Tabakabusus bedingt sind, sollten nach der jeweiligen Ursache benannt, aber nicht als Leukoplakie bezeichnet werden.

5.3.7 Candida-Leukoplakie

Bei etwa 10% aller Leukoplakien läßt sich eine Soorpilzbesiedlung des Epithels feststellen (Burkhardt u. Maerker 1981). Die Häufigkeit der Candidosis nimmt mit dem Stärkegrad der Dysplasie zu und wird bei hochgradigen schweren Dysplasien in 38% gefunden. Die Rolle einer chronischen Candidose als Risikofaktor für eine maligne Entartung ist jedoch umstritten (Damm et al. 1988). Im Tierexperiment kommt es bei einer Candidainfektion zur Induktion einer Epithelhyperplasie (Cawson 1973). Bei gesprenkelten Leukoplakien ist eine vermehrte Assoziation mit einer Candidabesiedlung beobachtet worden (Cawson u. Binnie 1980). Aus klinischer Sicht sind jedoch nur wenige Fälle von PEK in Verbindung mit einer chronischen Candidose registriert worden.

5.4 Carcinoma in situ

Als Carcinoma in situ (Kramer 1973) werden Veränderungen definiert, welche eine maximale Ausprägung der schweren Dysplasiekriterien in Verbindung mit einer erheblichen Störung oder einem vollständigen Verlust der Epithelbeschichtung, jedoch noch kein invasives Wachstum aufweisen (Abb. 9.22). Das orale Plattenepithel wird in seiner gesamten Breite durch Zellen vom Typ der Karzinomzellen ersetzt, wobei sich Mitosen auch in den oberen Epithellagen nachweisen lassen. Dem Carcinoma in situ analoge Veränderungen wurden früher auch als Morbus Bowen bezeichnet (Grundmann 1976). Beim Carcinoma in situ werden eine unreife (anaplastische basozelluläre) Form, eine mittelreife Form und eine reife Form (Stachelzelltyp) unterschieden, wobei auch Übergänge dieser Formen im gleichen Tumor beschrieben worden sind, so bei einem Carcinoma in situ, welches ein Jahr später in ein invasives PEK überging und 8 Jahre später die Struktur eines basaloid-squamösen Karzinoms (s. Kap. 10, Abschn. 7.6.2) aufwies (Fresko u. Lazarus 1981). Insgesamt zeigt der histologische Befund des Carcinoma in situ eine starke Variation bezüglich der oberflächlichen Keratinisierung, der Epitheldicke und der zytologischen Alteratio-

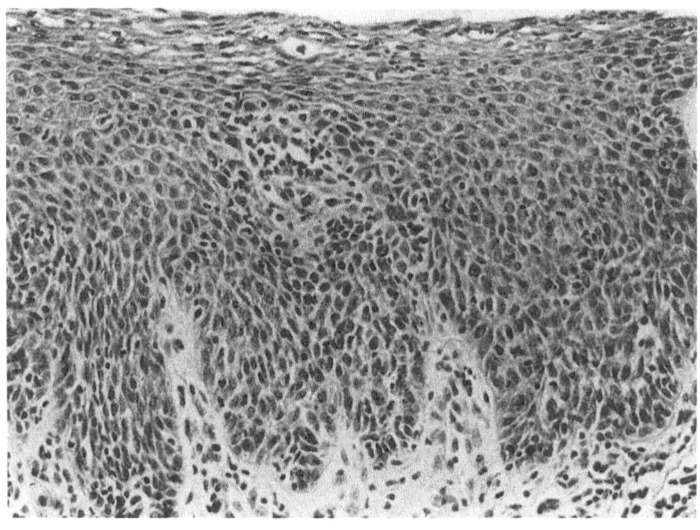

Abb. 9.22. Carcinoma in situ: Verlust der Epithelschichtung und Merkmale der starken Dysplasie, kein invasives Wachstum. HE, × 160

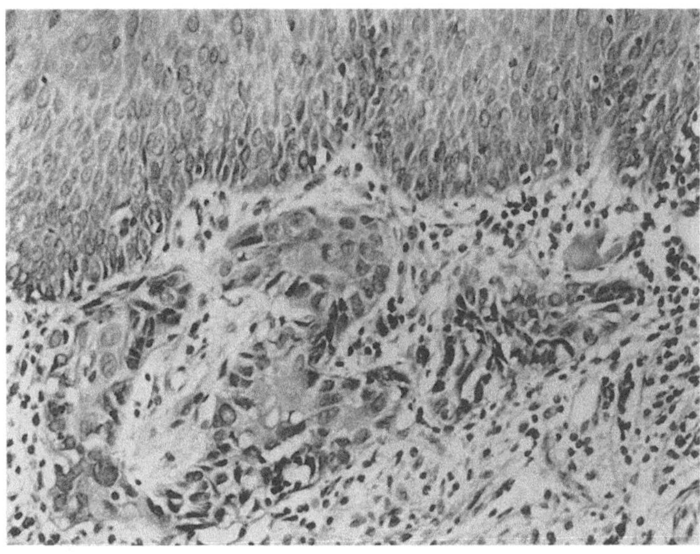

Abb. 9.23. Frühinvasives Plattenepithelkarzinom: Tumorausbreitung innerhalb des Stromas unterhalb des leukoplakischen Epithels. HE, × 160

nen. Wiederholt wird auch auf ein multizentrisches Vorkommen und eine vermehrte Assoziation mit Zweitkarzinomen der oberen Luft- und Verdauungswege hingewiesen (Brocheriou et al. 1973).

Als wichtigstes diagnostisches Kriterium für ein noch nicht erfolgtes invasives Wachstum wird eine *Erhaltung der Basalmembran* gefordert. Die Beurteilung der Basalmembran kann jedoch nicht als absolut sicher angesehen werden, da in ca. 10% der Fälle eine beginnende Stromainvasion nicht exakt ausgeschlossen werden kann.

Klinisch ist das Erscheinungsbild des Carcinoma in situ uncharakteristisch. Es können sowohl leuko- als auch erythroplakische Veränderungen vorliegen, außerdem feinhöckrige Schleimhautverdickungen, papillomatöse oder verruköse Alterationen oder Erosionen. In einer Studie von 75 Fällen mit Carcinoma in situ handelte es sich in 45% klinisch um weiße Leukoplakien, in 26% um rote Leukoplakien und in 8,5% um gemischte Leukoplakien (Shafer 1975). Die Diagnose kann nur histologisch gestellt werden, wobei das Carcinoma in situ leichter abzugrenzen ist als die einzelnen Dysplasiegrade untereinander.

Die enge Beziehung des Carcinoma in situ zum invasiven Karzinom wird durch zahlreiche klinisch-pathologische Studien unterstrichen (Rôth et al. 1984, Bouquot et al. 1988; Schepman et al. 1998) (Abb. 9.23–9.25). Dies gilt sowohl für die Alters- und Geschlechtsverteilung als auch für die Lokalisation. Als häufige Lokalisationen werden Mundboden und Zunge angegeben, daneben bei Männern auch die Lippe (Shafer 1975). Insgesamt liegt eine Dominanz des Vorkommens beim männlichen Geschlecht vor (Brocheriou et al. 1973). Ein weiterer Hinweis auf den Zusammenhang zwischen Carcinoma in situ und invasivem Karzinom ergibt sich aus der Beobachtung, daß sich in der Peripherie invasiver Karzinome häufige Areale mit Veränderungen wie beim Carcinoma in

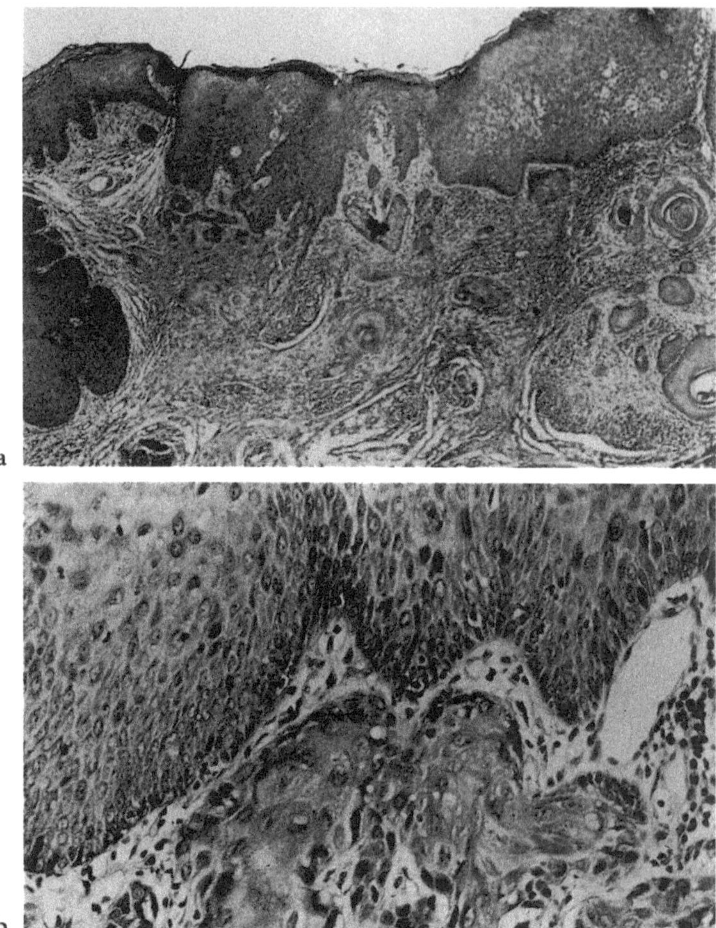

Abb. 9.24 a, b. Leukoplakie mit Übergang in ein frühinvasives Plattenepithelkarzinom. **a** Am linken Bildrand Anteile der Leukoplakie, am rechten Bildrand frühinvasives Karzinom; **b** an der Oberfläche Anteile der hochgradigen Dysplasie, darunter Nester eines frühinvasiven Plattenepithelkarzinoms. **a** HE, × 25, **b** Masson-Goldner, × 160

situ finden. Da das Carcinoma in situ „Vorläufer, Ausläufer oder Mitläufer" eines invasiven Karzinoms sein kann, bedeutet dies für die Aussage des Pathologen, daß bei kleinen Biopsien die Möglichkeit eines bereits invasiven Karzinoms außerhalb der Biopsie bestehen kann.

5.5 Zusätzliche Kriterien zur Bewertung des histologischen Befundes

Unter Hinweis auf andere Abschnitte (Kap. 10, Abschn. 6, 7.3 und 7.4), in denen bereits ausführlich die zusätzlichen Methoden zur Prognosebeurteilung des Oralkarzinoms dargelegt worden sind, sollen an dieser Stelle nur noch einzelne Kriterien erörtert werden, die speziell bei der Dysplasieklassifikation von Bedeutung sind (Burkhardt 1985b; Burkhardt 1996).

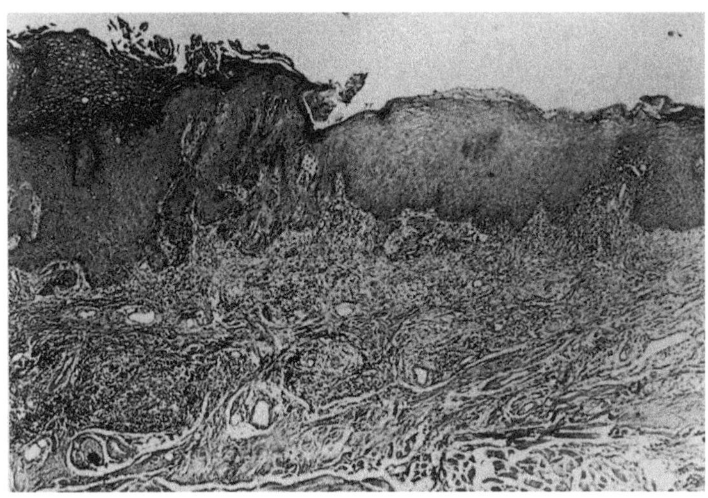

Abb. 9.25. Fall wie Abb. 9.24: Leukoplakie (*links*) im Anschluß an das Karzinom (Abb. 9.20) und Übergang in normale orale Mukosa (*rechts*). HE, × 25

5.5.1 Proliferationsmarker

Der *Marker PCNA* („proliferating cell nuclear antigen"), welcher auch mit dem monoklonalen Antikörper PC10 analysiert werden kann, wurde an 120 Leukoplakien zum Vergleich mit dem histologischen Dysplasiegrad untersucht (Schliephake et al. 1995). Die PCNA-Expression zeigte eine hochsignifikante Zunahme bei höhergradigen Dysplasien: Expression in 26,3% bei geringgradigen, 30,8% bei mittelgradigen und 41,2% bei hochgradigen Dysplasien. Da allerdings innerhalb der Dysplasiegrade erhebliche Streuungen der Meßwerte bestanden, läßt sich im Einzelfall keine sichere Aussage treffen. Die Expression des Markers PC10 an 169 Biopsiefällen ergab bei Dysplasien (82 Fälle) und Carcinomata in situ (28 Fälle) eine signifikante Steigerung der Expression in den suprabasalen Zellen auf 61,8%, dagegen bei Epithelhyperplasien (38 Fälle) und Epithelatypien (21 Fälle) nur auf 25%. Da in der normalen Mukosa nur die Basalzellen proliferieren, wird die Steigerung der suprabasalen Proliferation als Kriterium für eine mögliche maligne Transformation bewertet.

Die Messung der *AgNOR-Expression* („argyrophilic nucleolar organizing regions") bei 80 Dysplasien und 40 PEK ergab eine Korrelation zwischen der mittleren AgNOR-Zahl pro Zellkern und der S-Phase und ein gleichartiges Verhalten auch bei Bestimmung des Proliferationsmarkers *Ki-67* (Zöller et al. 1993). Daher sind beide Methoden als Referenzverfahren in Ergänzung zur Bestimmung der DNA-Flußrate geeignet. Eine andere Studie an 36 Fällen mit Dysplasie hat ebenfalls die Wertigkeit von AgNOR und Fluß-Zytometrie vergleichend analysiert und eine positive Korrelation zwischen AgNOR-Expression und DNA-Index festgestellt, die Aussagekraft der Methoden als diagnostische Hilfe beim Dysplasiegrading jedoch eingeschränkt (Kahn et al. 1993).

Das *Suppressor-Gen p53* wurde ebenfalls zur Erfassung einer malignen Transformation bei der Dysplasie eingesetzt. Allerdings ergab sich bei einem Beobachtungszeitraum von 25 Jahren kein Unterschied in der Expressionsrate beim Vergleich von Dysplasien ohne und mit Transformation in ein PEK (MURTI et al. 1998). Dieses negative Resultat muß in Beziehung zu der Annahme gesetzt werden, daß die p53-Expression als ein frühes Ereignis in der Kanzerogenese angesehen werden muß (s. Kap. 10, Abschn. 7.4). Aus weiteren Vergleichsstudien von Dysplasien und PEK geht hervor, daß in der Regel die p53-Expression besonders bei Rauchern mit dem Dysplasiegrad zunimmt und auf eine Dysregulation der Zellproliferation hinweist (GIROD et al. 1994; KUSHNER et al. 1997; VAN OIJEN et al. 1999).

Das *bcl-2-Onkoprotein* (s. Kap. 10, Abschn. 7.4.3) spielt eine Rolle in der frühen Phase der Tumorprogression und zeigt eine Deregulation während der Progression von der Dysplasie zum PEK mit erhöhter Expression bei hochgradiger Dysplasie (SINGH et al. 1998).

5.5.2 Zytokeratine als Epithelmarker

Bei Präkanzerosen und PEK kommt es zu Verschiebungen im Profil der Zytokeratinexpression gegenüber der normalen Mukosa (s. Kap. 1, Abschn. 4, Kap. 10, Abschn. 7.3.1 und Tabelle 1.3).

Bei 20 Tabak-assoziierten Leukoplakien der Wange war in 17 Fällen keine Expression von CK5 und in 13 Fällen von CK14 nachweisbar, in 13 Fällen dagegen eine deutliche Expression von CK1 und CK8 (VAIDYA et al. 1998). Der Verlust der CK5-Expression wird als frühes Ereignis der Tabak-assoziierten Leukoplakie gewertet. Bei 43 Leukoplakien mit Hyperkeratose oder Dysplasie wurde die Expression von CK13, CK17 und CK3.12 analysiert (MERRELL et al. 1997). Speziell die erhöhte Expression von CK3.12, welches normalerweise nur in den Basalzellen exprimiert wird, ist assoziiert mit Dysplasien und kann bei Hyperkeratosen ein Hinweis auf eine maligne Transformation sein. Die Expression von CK13 ist während der malignen Transformation deutlich reduziert und korreliert mit der Abnahme des Differenzierungsgrades (VAN DER VELDEN et al. 1993). CK7, CK8, CK18 und CK19 als Marker der „einfachen Epithelien" werden vermehrt bei Dysplasien und PEK entsprechend dem Tumorgrading exprimiert. In einer anderen Studie wurde bei schweren Dysplasien eine fehlende Expression von CK10 und CK13 festgestellt (HEYDEN et al. 1992). CK19, welches in der normalen Mukosa nur in den Basalzellen exprimiert wird, weist eine verstärkte Expression in der Suprabasalzone bei Dysplasien und PEK auf, wobei diese erhöhte Expression mit einer Reduktion von Involucrin als Marker der terminalen Proteindifferenzierung assoziiert ist (LINDBERG u. RHEINWALD 1989).

5.5.3 Zelloberflächen-Marker

Hierzu gehört eine große Gruppe von Karbohydraten (s. Kap. 10, Abschn. 7.3.3), die vorwiegend mit Blutgruppensubstanzen assoziiert sind.

Bei den Blutgruppen-Antigenen ABH werden Azetyllaktosamin normalerweise in den Basalzellen, H-Antigene in den Parabasalzellen und Le-Antigene in den Stachelzellen exprimiert (DABELSTEEN et al. 1988). Im Gegensatz hierzu findet sich bei Dysplasien eine Expression von H-Antigenen in allen Stachelzellen und von Le-Antigenen in den obersten Epithelzellen oberhalb der H-Antigenexpression. PEK sind H-Antigen negativ und Le-Antigen positiv. Das Zelloberflächen-Glykoprotein MH99 zeigt einen Anstieg der Expression mit dem Grad der Dysplasie (High et al. 1996). Das Karbohydrat Sialosyl-TnA wird bei Expression in den Basalzellen als nichtmaligne Kondition eingeordnet und bei fehlender Expression als Anstieg des malignen Potentials betrachtet (Bryne et al. 1995). Ein Anstieg der Expression von T/Tn als Thomsen-Friedenreich-assoziiertes Karbohydrat korreliert oft mit dem Dysplasiegrad (Bryne et al. 1991). Bei prämalignen Läsionen findet sich ein Verlust der Blutgruppen-Antigene A und B (Dabelsteen et al. 1975).

Literatur

Alter BP (1996) Fanconi's anemia and malignancies. Am J Hematol 53: 99–110

Andre K, Schraub S, Mercier M, Bontemps P (1995) Role of alcohol and tobacco in the aetiology of head and neck cancer: a case-control study in the Doubs region of France. Eur J Cancer B Oral Oncol 31: 301–309

Axéll T, Holmstrup P, Kramer IRH, Pindborg JJ, Shear M (1984) International seminar on oral leukoplakia and associated lesions related to tobacco habits. Commununity Dent Oral Epidemiol 12: 145–154

Axéll T, Pindborg JJ, Smith CJ, Waal I van der and an International Collaborative Group on Oral White Lesions (1996) Oral white lesions with special reference to precancerous and tobacco-related lesions: conclusions of an international symposium held in Uppsala, Sweden, May 18–21 1994. J Oral Pathol Med 25: 49–54

Bánóczy J, Csiba A (1976) Occurrence of epithelial dysplasia in oral leukoplakia. Analysis and follow-up study of 12 cases. Oral Surg Oral Med Oral Pathol 42: 766–774

Binnie WH, Rankin KV, Mackenzie IC (1983) Etiology of oral squamous cell carcinoma. J Oral Pathol Med 12: 11–29

Bouquot JE, Weiland LH, Kurland LT (1988) Leukoplakia and carcinoma in situ synchronously associated with invasive oral/oropharyngeal carcinoma in Rochester, Minn, 1935–1984. Oral Surg Oral Med Oral Pathol 65: 199–207

Boyd NM, Reade PC (1988) Mechanism of carcinogenesis with particular reference to the oral mucosa. J Oral Pathol Med 17: 193–201

Brocheriou C, Chomette G, Cernea P, Auriol M, Helenon R (1973) Cancer in situ et micro-invasif de la cavité buccale. Pathol Microbiol 39: 214–221

Bryne M, Reibel J, Mandel U, Dabelsteen E (1991) Expression of mucin type carbohydrates may supplement histologic diagnosis in oral premalignant lesions. J Oral Pathol Med 20: 120–125

Bryne M, Gravdahl C, Koppang HS, Kjaerheim Å, Dabelsteen E (1995) Is the carbohydrate sialosyl-TnA a marker for altered, non-malignant activity in squamous epithelium in the head and neck region? J Pathol 175: 237–242

Burkhardt A (1980) Der Mundhöhlenkrebs und seine Vorstadien. Ultrastrukturelle und immunpathologische Aspekte. Veröff Pathol 112: 1–271

Burkhardt A (1985a) Prämaligne Veränderungen der Mundschleimhaut. Vorschläge einer internationalen Experten-Kommission zur Nomenklatur. Pathologe 6: 126–132

Burkhardt A (1985b) Advanced methods in the evaluation of premalignant lesions and carcinomas of the oral mucosa. J Oral Pathol Med 14: 751–778

Burkhardt A (1996) Oncogenes and growth factor receptors as diagnostic and prognostic markers in precancers and cancers of the oral mucosa. Curr Top Pathol 90: 223–229

Burkhardt A (1999) Karzinogenese; Prämaligne Veränderungen. In: Seifert G (Hrsg) HNO-Pathologie. Nase und Nasennebenhöhlen, Rachen und Tonsillen, Ohr, Larynx. 2. Aufl. Springer, Berlin Heidelberg New York, S 752–792

Burkhardt A, Maerker R (1981) Vor- und Frühstadien des Mundhöhlenkarzinoms. Ein Farbatlas zur Diagnostik und Klassifizierung oraler Leukoplakien, Präkanzerosen und Karzinome. Hanser, München Wien

Burkhardt A, Seifert G (1977) Morphologische Klassifikation der oralen Leukoplakien. Dtsch Med Wochenschr 102: 223–229

Cawson RA (1973) Induction of epithelial hyperplasia in Candida albicans. Br J Dermatol 89: 497–503

Cawson RA, Binnie WH (1980) Candida leukoplakia and carcinoma: a possible relationship. In: MacKenzie IC, Dabelsteen E, Squier CA (eds) Oral premalignancy. Proceedings of the first Dow-Symposium. University of Iowa, Iowa, pp 59–66

Cruz I, Brule AJC van den, Steenbergen RDM, Snijders PJF, Meijer CJLM, Walboomers JMM, et al. (1997) Prevalence of Epstein-Barr virus in oral squamous cell carcinoma, premalignant lesions and normal mucosa. A study using the polymerase chain reaction. Oral Oncol 33: 182–188

Dabelsteein E, Roed-Petersen B, Pindborg JJ (1975) Loss of epithelial blood group antigens A and B in oral premalignant lesions. APMIS A 83: 292–300

Dabelsteen E, Clausen H, Holmstrup P, Reibel J (1988) Premalignant and malignant oral lesions are associated with changes in the glycosylation pattern of carbohydrates related to ABH blood group antigens. APMIS 96: 813–819

Damm DD, Neville BW, Geissler RH, White DK, Drummond JF, Ferretti GA (1988) Dentinal candidiasis in cancer patients. Oral Surg Oral Med Oral Pathol 65: 56–60

Demetrick DJ, Inoue M, Lester WM, Kingma I, Duggan MA, Paul LC (1990) Human papillomavirus Type 16 associated with oral squamous carcinoma in a cardiac transplant recipient. Cancer 66: 1726–1731

Einhorn J, Wersäll J (1976) Incidence of oral carcinoma in patients with leukoplakia of the oral mucosa. Cancer 20: 2189–2193

Fioretti F, Bosetti C, Tavani A, Franceschi S, LaVecchia C (1998) Risk factors for oral and pharyngeal cancer in never smokers. Oral Oncol 35: 375–378

Flaitz CH, Hicks MJ (1998) Molecular piracy. The viral link to carcinogenesis. Oral Oncol 34: 448–453

Fornatora M, Jones AC, Kerpel St, Freedman P (1996) Human papillomavirus-associated oral epithelial dysplasia (koilocytic dysplasia). An entity of unknown biologic potential. Oral Surg Oral Med Oral Pathol 82: 47–56

Fresko D, Lazarus SS (1981) Oral carcinoma in situ. Its progression to squamous, basosquamous, and basal-cell carcinoma. Arch Pathol Lab Med 105: 15–19

Girod SC, Fischer U, Knüfermann R, Krämer Ch, Krüger GRF (1994) p53-Mutationen bei Leukoplakien, Lichen planus und Karzinomen der Mundschleimhaut. Dtsch Z Mund Kiefer Gesichtschir 18: 250–253

Grundmann E (1976) Precancer – histology – trends and prospects. Z Krebsforsch 85: 1–11

Gupta PC, Mehta FS, Daftary DK, Pindborg JJ, Bhonsle RB, Jalnawalla PN, et al. (1980) Incidence rates of oral cancer and natural history of oral precancerous lesions in a 10-year follow-up study of Indian villagers. Community Dental Oral Epidemiol 8: 287–333

Heyden A, Huitfeldt HS, Koppang HS, Thrane PS, Bryne M, Brandtzaeg P (1992) Cytokeratins as epithelial differentiation markers in premalignant and malignant oral lesions. J Oral Pathol Med 21: 7–11

High AS, Robinson PA, Klein CE (1996) Increased expression of a 38kd cell-surface glycoprotein MH 99 (KS1/4) in oral mucosal dysplasias. J Oral Pathol Med 25: 10–13

Hogewind WFC, Waal I van der, Kwast WAM van der, Snow GB (1989) The association of white lesions with oral squamous cell carcinoma. A retrospective study of 212 patients. Int J Oral Maxillofac Surg 18: 163–164

Howell RE, Gallant L (1992) Human papillomavirus type 16 in an oral squamous carcinoma and its metastasis. Oral Surg Oral Med Oral Pathol 74: 620–626

Jovanovic A, Schulten EAJM, Kostense PJ, Snow GB, Waal I van der (1993) Tobacco and alcohol related to the anatomical site of oral squamous cell carcinoma. J Oral Pathol Med 22: 459–462

Kahn MA, Mincer HH, Dockter ME, Hermann-Petrin JM (1993) Comparing flow cytometric analysis and nucleolar organizer region enumeration in archival oral premalignant lesions. J Oral Pathol Med 22: 257–262

Kahn MA, Dockter ME, Hermann-Petrin M (1994) Proliferative verrucous leukoplakia. Four cases with flow cytometric analysis. Oral Surg Oral Med Oral Pathol 78: 469–475

Kaugars GE, Burns JC, Gunsolley JC (1988) Epithelial dysplasia of the oral cavity and lips. Cancer 62: 2166–2170

Kaugars GE, Mehailescu WL, Gunsolley JC (1989) Smokeless tobacco use and oral epithelial dysplasia. Cancer 64: 1527–1530

Kobayashi I, Shima K, Saito I, Kiyoshima T, Matsuo K, Ozeki S, et al. (1999) Prevalence of Epstein-Barr-virus in oral squamous cell carcinoma. J Pathol 189: 34–39

Kramer IRH (1973) Carcinoma in situ of the oral mucosa. Int Dent J 23: 94–99

Krutchkoff DJ, Eisenberg E (1985) Lichenoid dysplasia. A distinct histopathologic entity. Oral Surg Oral Med Oral Pathol 60: 308–315

Krutchkoff DJ, Cutler L, Laskowski St (1978) Oral lichen planus. The evidence regarding potential malignant transformation. J Oral Pathol Med 7: 1–7

Krutchkoff DJ, Eisenberg E, Anderson C (1991) Dysplasia of oral mucosa. An unified approach to proper evaluation. Mod Pathol 4: 113–119

Kübler A, Ziegler C, Barth T, Zöller J (1998) Plattenepithelkarzinom bei einer 27jährigen Patientin mit zellulärem Immundefekt. Mund Kiefer Gesichtschir 2: 58–61

Kushner J, Bradley G, Jordan RCK (1997) Patterns of p53 and Ki-67 protein expression in epithelial dysplasia from the floor of the mouth. J Pathol 183: 418–423

Larsson A, Axéll T, Andersson G (1991) Reversibility of snuff dippers' lesion in Swedish most snuff users. A clinical and histologic follow-up study. J Oral Pathol Med 20: 258–264

LaVecchia C, Tavani A, Franceschi S, Levi F, Corrao G, Negri E (1997) Epidemiology and prevention of oral cancer. Oral Oncol 33: 302–312

Lewin F, Norell StE, Johansson H, Gustavsson P, Wennerberg J, Biörklung A, Rutqvist LE (1998) Smoking tobacco, oral snuff, and alcohol in the etiology of squamous cell carcinoma of the head and neck. A population-based case-referent study in Sweden. Cancer 82: 1367–1375

Lindberg K, Rheinwald JG (1989) Suprabasal 40 kd keratin (K19) expression as an immunohistologic marker of premalignancy in oral epithelium. Am J Pathol 134: 89–98

Link JO, Kaugars GB, Burns JC (1992) Comparison of oral carcinoma in smokeless tobacco users and nonusers. J Oral Maxillofac Surg 50: 452–455

Lockhart PB, Norris CM jr, Pulliam C (1998) Dental factors in the genesis of squamous cell carcinoma of the oral cavity. Oral Oncol 34: 133–139

Lovas JGL, Harsanyi BB, El Geneidy AK (1989) Oral lichenoid dysplasia. A clinicopathologic analysis. Oral Surg Oral Med Oral Pathol 68: 57–63

Lumerman H, Freedman P, Kerpel St (1995) Oral epithelial dysplasia and the development of invasive squamous cell carninoma. Oral Surg Oral Med Oral Pathol 79: 321–329

Merrell Ph, Carpenter W, Silverman S jr, Leider A, Gallo J (1997) Reactivity of monoclonal antibodies 17.13 and 63.12 with oral epithelial dysplasia and hyperkeratosis. Oral Surg Oral Med Oral Pathol 83: 367–372

Mincer HH, Sidney A, Coleman A, Hopkins KP (1972) Observations on the clinical characteristics of oral lesions showing histologic epithelial dysplasia. Oral Surg Oral Med Oral Pathol 33: 389–399

Murti PR, Bhonsle RB, Pindborg JJ, Daftary DK, Gupta PC, Mehta FS (1985) Malignant transformation rate in oral submucous fibrosis over a 17-year period. Community Dent Oral Epidemiol 13: 340–341

Murti PR, Daftary DK, Bhonsle RB, Gupta PC, Mehta FS, Pindborg JJ (1986) Malignant potential of oral lichen planus. Observations in 722 patients from India. J Oral Pathol Med 15: 71–77

Murti PR, Gupta PC, Bhonsle RB, Daftary DK, Mehta FS, Pindborg JJ (1990) Effect on the incidence of oral submucous fibrosis of intervention in the areca nut chewing habit. J Oral Pathol Med 19: 99–100

Murti PR, Warnakulasuriya KAAS, Johnson NW, Bhonsle RB, Gupta PC, Daftary DK, Mehta FS (1998) p53 expression in oral precancer as a marker for malignant potential. J Oral Pathol Med 27: 191–196

Oijen MGCT van, Gilsing MMA, Rijksen G, Hordijk GJ, Slootweg PJ (1998) Increased number of proliferating cells in oral epithelium from smokers and ex-smokers. Oral Oncol 34: 297–303

Oijen MGCT van, Craats JG van de, Slootweg PJ (1999) p53 overexpression in oral mucosa in relation to smoking. J Pathol 187: 469–474

Opperbeck J (1971) Mundhöhlenkarzinome auf dem Boden eines Lichen ruber planus. Z Laryngol Rhinol 50: 442–445
Ostwald Ch, Müller P, Barten M, Rutsatz K, Sonnenburg M, Milde-Langosch K, Löning Th (1994) Human papillomavirus DNA in oral squamous cell carcinomas and normal mucosa. J Oral Pathol Med 23: 220–225
Otsubo H, Yokoe H, Miya T, Atsuta F, Miura N, Tanzawa H, Sato H (1997) Gingival squamous cell carcinoma in a patient with chronic graft-versus-host disease. Oral Surg Oral Med Oral Pathol 84: 171–174
Pindborg JJ (1980) Oral cancer and precancer. Wright, Bristol
Pindborg JJ (1989) Classification of oral lesions associated with HIV infection. Oral Surg Oral Med Oral Pathol 67: 292–295
Premoli-De-Percoco G, Ramirez JL, Galindo I (1998) Correlation between HPV types associated with oral squamous carcinoma and cervicovaginal cytology. An in situ hybridization study. Oral Surg Oral Med Oral Pathol 86: 77–81
Reichart PA, Philipsen HP (1998) Betel chewer's mucosa – a review. J Oral Pathol Med 27: 239–242
Rôth GJ, Schirner E, Hornstein OP, Simon M jr (1984) Präkanzerosen und Karzinome der Unterlippe. Koinzidenz mit Leukoplakien und Karzinomen der Mundhöhle und des Kehlkopfes. Dtsch Med Wochenschr 109: 1229–1231
Scheifele C, Reichart PA (1998) Orale Leukoplakien bei manifestem Plattenepithelkarzinom. Eine klinisch-prospektive Studie an 101 Patienten. Mund Kiefer Gesichtschir2: 326–330
Schepman KP, Meij EH van der, Smeele LE, Waal I van der (1998) Malignant transformation of oral leukoplakia. A follow-up study of a hospital-based population of 166 patients with oral leukoplakia from the Netherlands. Oral Oncol 34: 270–275
Schliephake H, Maschek H, Zlab S (1995) Proliferationsmarker bei der Beurteilung leukoplakischer Mundschleimhautveränderungen. Dtsch Z Mund Kiefer Gesichtschir 19: 121–125
Schmidt-Westhausen AM, Reichart PA, Gross U (1999) Klinische und histopathologische Charakterisierung oraler Leukoplakien bei Patienten mit HIV-Infektion. Mund Kiefer Gesichtschir 3: 73–77
Scully C (1996) New aspects of viral diseases. In: Seifert G (ed) Oral pathology. Actual diagnostic and prognostic aspects. Curr Top Pathol 90: 30–96
Scully C, Burkhardt A (1993) Tissue markers of potentially malignant human oral epithelial lesions. J Oral Pathol Med 22: 246–256
Seifert G, Burkhardt A (1979) Orale Krebsvorstadien. Verh Dtsch Ges Pathol 63: 74–96
Shafer WG (1975) Oral carcinoma in situ. Oral Surg Oral Med Oral Pathol 39: 227–238
Shafer WG, Waldron ChA (1975) Erythroplakia of the oral cavity. Cancer 36: 1021–1028
Shear M, Pindborg JJ (1980) Verrucous hyperplasia of the oral mucosa. Cancer 46: 1855–1862
Shibuya H, Amagasa T, Seto K-I, Ishibashi K, Horiuchi J-I, Suzuki S (1986) Leukoplakia-associated multiple carcinomas in patients with tongue carcinoma. Cancer 57: 843–846
Shindoh M, Chiba I, Yasuda M, Saito T, Funaoka K, Kohgo T, et al. (1995) Detection of human papillomavirus DNA sequences in oral squamous cell carcinomas and their relation to p53 and proliferating cell nuclear antigen expression. Cancer 76: 1513–1521
Silverman S jr, Gorsky M (1997) Proliferative verrucous leukoplakia. A follow-up study of 54 cases. Oral Surg Oral Med Oral Pathol 84: 154–157
Silverman S, Gorsky M, Lozada F (1984) Oral leukoplakia and malignant transformation. A follow-up study of 257 patients. Cancer 53: 563–568
Singh BB, Chandler FW jr, Whitaker B, Forbes-Nelson AE (1998) Immunhistochemical evaluation of bcl-2 oncoprotein in oral dysplasia and carcinoma. Oral Surg Oral Med Oral Pathol 85: 629–698
Slaughter DP, Southwick HW, Smejkal W (1953) „Field cancerization" in oral stratified squamous epithelium; clinical implications of multicentric origin. Cancer 6: 963–968
Spitz MR (1994) Epidemiology and risk factors for head and neck cancer. Semin Oncol 21: 281–288
Tisch M, Enderle G, Zöller J, Maier H (1996) Mundhöhlenkrebs bei Maschinenarbeitern. Laryngorhinootologie 75: 759–763
Vaidya MM, Sawant SS, Borges AM, Ogale SB, Bhisey AN (1998) Cytokeratin expression in precancerous lesions of the human oral cavity. Oral Oncol 34: 261–264

Velden L-A van der, Schaafsma HE, Manni JJ, Ramaekers FCS, Kuijpers W (1993) Cytokeratin expression in normal and (pre)malignant head and neck epithelia. An overview. Head Neck 15: 133–146

Waal RIF van der, Veerman AJP, Snow GB, Waal I van der (1997a) Oral squamous cell carcinoma following treatment of acute lymphoblastic leukaemia. J Oral Pathol Med 26: 98–99

Waal I van der, Schepman KP, Meij EH van der, Smeele LE (1997b) Oral leukoplakia. A clinicopathological review. Oral Oncol 33: 291–301

WHO collaborating center for oral precancerous lesions (1978) Definition of leukoplakia and related lesions: an aid to studies on oral precancer. Oral Surg Oral Med Oral Pathol 46: 518–539

Wight AJ, Ogden GR (1998) Possible mechanisms by which alcohol may influence the development of oral cancer. A review. Oral Oncol 34: 441–447

Woods KV, Shillitoe EJ, Spitz MR, Schantz SP, Adler-Storthz K (1993) Analysis of human papillomavirus DNA in oral squamous cell carcinomas. J Oral Pathol Med 22: 101–108

Wright A, Shear M (1985) Epithelial dysplasia immediately adjacent to oral squamous cell carcinomas. J Oral Pathol Med 14: 559–564

Wynder EL, Bross JJ, Felman RM (1957) A study of the etiological factors in cancer of the mouth. Cancer 10: 1300–1323

Yeudall WA (1992) Human papillomavirus and oral neoplasia. Eur J Cancer B Oral Oncol 28: 61–66

Zöller J, Flentje M, Sinn P, Born IA (1993) „Nukleolar Organizer Region“ und „Ki-67“ als zellkinetische Parameter für orale Dysplasien und Plattenepithelkarzinome. Dtsch Z Mund Kiefer Gesichtschir 17: 185–190

Kapitel 10

Orale Karzinome

G. SEIFERT

1 Statistische und klinische Daten

1.1 Statistische Daten

In allen größeren Sammelstatistiken handelt es sich bei den malignen oralen Tumoren in 90% um Plattenepithelkarzinome (PEK), für die wegen ihrer großen Häufigkeit im klinischen Sprachgebrauch auch der Terminus „Oral-Karzinom" synonym zum PEK („Oral squamous cell carcinoma") verwendet wird (CAWSON u. EVESON 1987; CHEN et al. 1990; HOWALDT et al. 1995; ODELL u. MORGAN 1998). Die etwas schwankenden Angaben über das prozentuale Vorkommen oraler Karzinome beruhen einerseits auf der unterschiedlichen Zusammensetzung im Operationsgut einzelner Kliniken, andererseits auch auf geographischen Faktoren, aus denen sich zugleich Hinweise auf die Ätiologie verschiedener Krebsformen ergeben. Hinzu kommt, daß bezüglich der *Inzidenz* in den letzten Jahrzehnten ein Anstieg in der Häufigkeit oraler Karzinome und auch eine Veränderung in der Geschlechtsdisposition zu verzeichnen sind. So stieg in den USA die Inzidenz bei Männern von 4,9/100000 im Jahr 1935 auf 8,5/100000 im Jahr 1985 und bei Frauen sogar von 0,5/100000 im Jahr 1935 auf 3,3/100000 im Jahr 1985 (CHEN et al. 1990). Daraus resultiert eine Verschiebung der Geschlechtsdisposition m:w von 9,8:1 im Jahr 1935 auf 2,6:1 im Jahr 1985. Eine Ausnahme von dieser Inzidenzverschiebung ergibt sich beim Lippenkrebs, dessen Inzidenzrate bei Männern von 6/100000 im Jahr 1935 auf 1,2/100000 im Jahr 1985 abgenommen hat, während die Inzidenz bei Frauen mit 0,3/100000 konstant geblieben ist (CHEN et al. 1992).

Das Oralkarzinom macht in Deutschland ca. 4–5% aller Krebsformen aus (HOWALDT et al. 1995). In England werden pro Jahr 2000 neue orale Krebsfälle registriert (HINDLE et al. 1996). Aus Sektionsstatistiken ergibt sich für das Oralkarzinom ein prozentualer Anteil von 2% an allen Krebstodesfällen (THOMA 1970).

Die Häufigkeit des Oralkarzinoms steigt mit dem *Lebensalter*, wobei der Altersgipfel in der 7. Lebensdekade liegt. 97% der Tumorpatienten haben ein Lebensalter von über 40 Jahren, nur 3% unter 40 Lebensjahren (SON u. KAPP 1985). Das Oralkarzinom bei Männern unter 40 Lebensjahren besitzt eine sehr schlechte Prognose mit einer hohen Rezidivrate von über 90% und einer 3-Jahres-Überlebensrate von nur 17%.

Aus großen Fallstudien zur *Lokalisation* geht hervor, daß 25–30% aller Oralkarzinome an der Lippe lokalisiert sind und die übrigen 70% in einer hufeisenförmigen oralen Gewebszone, welche vom Mundboden, der angrenzenden Zungenschleimhaut und der Retromolarregion gebildet wird. Dieses Schleimhautareal macht nur 20% der oralen Mukosa aus und wird auch als „Drainagezone" bezeichnet, in der Karzinogene vor dem Schluckakt angereichert sind.

Der *Lippenkrebs* ist zu 95% an der Unterlippe lokalisiert und zeigt eine männliche Dominanz von 9–10:1 (SILVESTRI u. BUSANNI 1989). Der wesentlich seltenere Krebs der Oberlippe kommt dagegen mehr bei Frauen vor. Der Altersgipfel liegt in der 7.–8. Lebensdekade. Die überwiegende Zahl der Lippenkrebse ist am Lippenrot lokalisiert, das sich anatomisch und auch biologisch sowohl von der angrenzenden äußeren Haut als auch der sonstigen oralen Mukosa unterscheidet. Ätiologisch spielen klimatische Faktoren (starke Einwirkung von Sonnenlicht, Witterungseinflüsse vor allem im Beruf durch Wasser und Wind) für diese Lokalisation eine dominierende Rolle.

Nach dem Lippenkrebs sind Karzinome des Mundbodens und der Zunge mit einem Anteil von je ca. 15% die zweithäufigste orale Krebsform. Eine sichere Abgrenzung zwischen einem Karzinom des Mundbodens, das meist im vorderen Bereich des Mundbodens lokalisiert ist, und einem Zungenkrebs ist wegen der engen räumlichen Nachbarschaft beider Gewebsorte und besonders im fortgeschrittenen Tumorstadium oft nicht möglich.

Beim *Mundbodenkrebs* findet sich eine männliche Geschlechtsprädisposition von m:w = 4,25:1 sowie ein Altersgipfel bei Männern in der 6.–7. Dekade und bei Frauen in der 5. Dekade (BALLARD et al. 1978). In 58% der Fälle liegen bei der Erstdiagnose bereits regionäre Lymphknotenmetastasen vor. Fernmetastasen werden in 21% besonders in der Lunge beobachtet. Die schlechte Prognose geht aus der 5-Jahres-Überlebensrate hervor, die im Tumorstadium I zwar noch 86% beträgt, im Tumorstadium IV jedoch auf 0% absinkt. Außerdem entwickeln sich bei 33% der Fälle Zweittumoren im oberen Aerodigestionstrakt, ein Befund, der durch das Vorliegen von Risikofaktoren (50% starke Raucher, 33% starke Trinker, 28% beide Noxen) begünstigt wird.

Der *Zungenkrebs* ist zu ca. 40% im lateralen mittleren Drittel, zu ca. 20% im vorderen Drittel und nur in ca. 4% am Zungenrücken lokalisiert (BRADHAM 1968). Der Altersgipfel liegt in der 7. Dekade mit einer Dominanz des männlichen Geschlechts. Metastasen werden in fast 70% der Fälle beobachtet. Der Krebs an der Zungenbasis besitzt eine besonders schlechte Prognose (ROLLO et al. 1981). Rezidive treten auch bei sog. tumorfreien Rändern in über 20% auf, bei einer Infiltration der Ränder in 38%. Ohne Behandlung beträgt die 5-Jahres-Überlebensrate nur 0%. Die Entwicklung eines Zungenkrebses bei Kindern und Jugendlichen mit einem Lebensalter unter 15 Jahren stellt eine große Seltenheit mit extrem schlechter Prognose dar (USENIUS et al. 1987), desgleichen auch das Vorkommen bei jungen Frauen (KINNEBREW et al. 1984). Bei einer 21 Jahre alten Frau wurde als Ursache eine bereits 15 Jahre bestehende Goldkrone angesehen, die zu einer Ulzeration in unmittelbarer Nachbarschaft des PEK geführt hatte. Ein erhöhtes Risiko für die Entwicklung eines PEK der Zunge liegt auch bei jüngeren Frauen mit einer Fanconi-Anämie vor (LUSTIG et al. 1995) oder bei Assoziation eines PEK mit einer Trichinose und Nachweis der Trichinellalarven in der angrenzenden Zungenmuskulatur (CHEUNG et al. 1997).

Der *Wangenkrebs* zeigt einen Altersgipfel nach der 7. Dekade und ist meist gegenüber dem unteren 3. Molaren und retromolar lokalisiert. In 50% der Fälle finden sich bereits Metastasen in den regionären Lymphknoten. Der Einfluß geographischer Faktoren ergibt sich aus dem gehäuften Vorkommen im indischen Subkontinent durch die dortigen Lebensgewohnheiten (Einnahme von Kautabak und Betelnuß).

Karzinome der *Gingiva* und *Alveolarmukosa* sind seltener und machen maximal 10% aller Oralkarzinome aus. Sie sind meist in der Prämolar- und Molarregion des Unterkiefers lokalisiert und infiltrieren frühzeitig den Kieferknochen, besonders beim ulzerösen Subtyp.

Beim *Gaumenkrebs* entfallen etwa zwei Drittel auf den weichen Gaumen und die Uvula, die als Gaumenbogen bereits den Übergang zum Oropharynx bilden, und ein Drittel auf den harten Gaumen mit Entwicklung in der Mittellinie oder lateral zur oberen Gingiva (Cady u. Catlin 1969; Cady u. Hutter 1969). Da im harten Gaumen reichlich kleine Speicheldrüsen ausgebildet sind, finden sich dort 3–4 mal häufiger Tumoren der Speicheldrüsen als orale PEK.

Zentral in der *Mandibula* entwickelte PEK sind extrem selten (Ariji et al. 1994; Ide et al. 1999). Sie können sich sehr rasch zur Wange, zur angrenzenden Muskulatur und vom Mandibularkanal weiter perineural ausbreiten. Die Entstehung des PEK kann sowohl aus verlagertem oralem Epithel erfolgen als auch aus Resten von odontogenem Epithel, so z.B. aus Resten von Schmelzepithel (Slootweg 1987; s. Bd. 1/II, 7.2.1.2). Selten ist auch die Entwicklung eines PEK in der Wand von odontogenen Zysten beobachtet worden, so in einer lateralen periodontonalen Zyste (Baker et al. 1979)

1.2 Klinische Daten

Die klinischen Symptome des Oralkarzinoms sind in zahlreichen Standardwerken, Handbüchern und Farbatlanten der Oralmedizin und Kieferchirurgie ausführlich dargestellt worden (Batsakis 1974; Cawson u. Eveson 1987; Hornstein 1996 u.a.). Daher soll an dieser Stelle nur ein gedrängter Überblick über die wichtigsten Daten gebracht werden.

Zu den *allgemeinen klinischen Zeichen* gehören bei Frühkarzinomen meist schmerzlose weiße, rötliche oder buntgefleckte Läsionen in Form von kleinen Knoten, Fissuren oder Ulzerationen. Mit zunehmender Progression des Tumors entwickeln sich derbe, an der Unterlage meist fixierte Ulzerationen mit erhabenen aufgeworfenen Rändern. Die weitere Entwicklung des Tumorleidens ist durch eine tiefergehende Invasion in das angrenzende Gewebe und Absiedlungen in die regionären Lymphknoten gekennzeichnet. In den Spätstadien kommt es zur lokal fortschreitenden Gewebszerstörung, die mit Nekrosen, Blutungen, Schmerzen und sekundären schweren Infektionen einhergeht.

Diese allgemeinen Symptome zeigen Abwandlungen in den verschiedenen Tumorregionen. So beginnt der *Lippenkrebs* meist als zunächst harmlos erscheinende Verdickung oder weißlicher Fleck, aus dem sich allmählich ein warzenartiges Gebilde mit verkrusteter Oberfläche entwickelt (Abb. 10.1). Schließlich kommt es zu großen ulzerösen Tumormassen (Abb. 10.2a, b, 10.3), die bei der ersten klinischen Konsultation meist schon einen Durchmesser von 1,5 cm

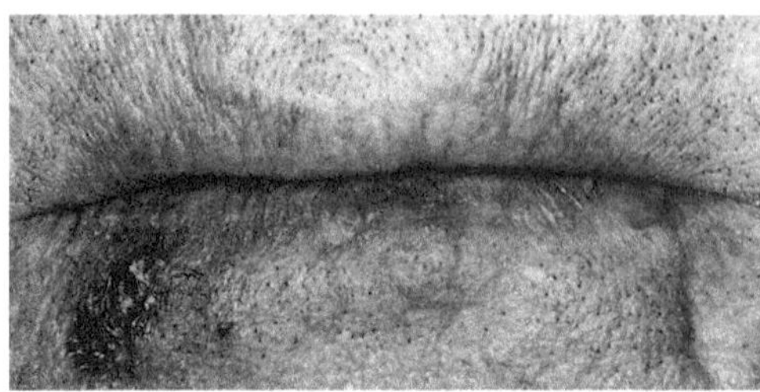

Abb. 10.1. Plattenepithelkarzinom (PEK) am rechten Unterlippenrand mit umschriebener Verdickung und oberflächlicher Krustenbildung

erreicht haben und zu einer Infiltration der angrenzenden Muskulatur führen. Metastasen in den submentalen oder submandibularen Lymphknoten treten meist erst in späteren Tumorstadien auf. PEK der Unterlippe werden in Assoziation mit einem Lupus erythematodes in einer Inzidenz von 3,3% in größeren Patientenkollektiven registriert (Handlers et al. 1985). Ungewöhnlich ist die Entwicklung eines simultanen PEK der Unter- und Oberlippe (Pisanty 1977).

Karzinome des Mundbodens beginnen anfangs ebenfalls oft symptomlos. In der Folge tritt eine Tumorinvasion in das benachbarte Gewebe auf, die zur Ankyloglossie und zu erheblichen Beschwerden im Kiefergelenk führt. Der makroskopische Befund imponiert klinisch meist als ulzeröser Typ, seltener als

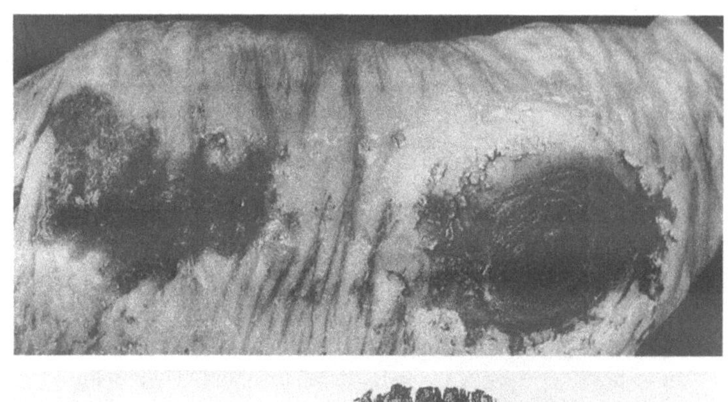

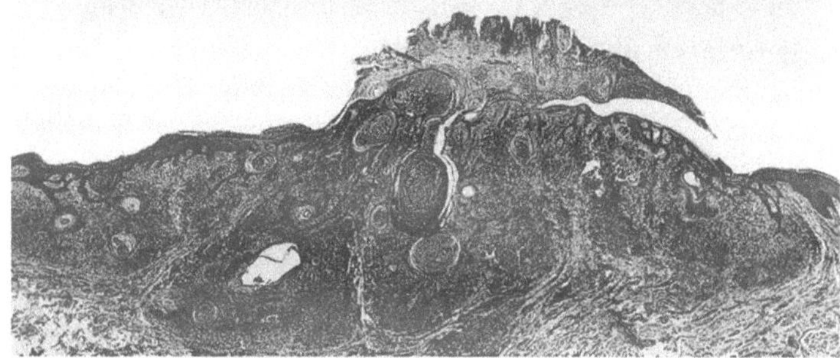

Abb. 10.2. a PEK am Lippenrot der Unterlippe mit knotiger Verdickung und Ulzeration, **b** Lupenübersicht eines Sagittalschnittes durch den Tumor. HE, × 14

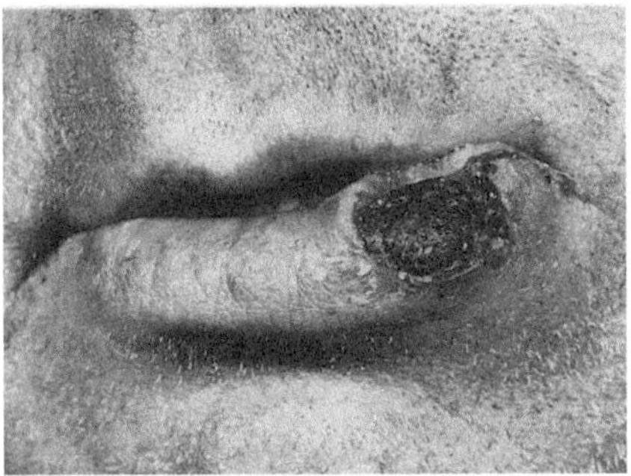

Abb. 10.3. Ulzeriertes PEK am linken lateralen Drittel der Unterlippe. (Präp. Prof. Ehring, Haus Hornheide b. Münster)

exophytische Tumormasse. Die Metastasierung erfolgt in die submandibulären und jugulodigastrischen Lymphknoten.

Zungenkarzinome zeigen in der Frühphase eine harmlos erscheinende lokale weißliche, rötliche oder buntgefleckte Schleimhautveränderung. Daraus entwickelt sich ein kleiner Knoten oder eine Fissur, die im weiteren Verlauf zu einer schmerzhaften Ulzeration (Abb. 10.4, 10.5) mit indurierter Basis, granulärer Oberfläche und aufgeworfenen Rändern führt (Aldape et al. 1998). Durch die weitergehende Tumorinvasion erfolgt eine Fixation und Unbeweglichkeit der Zunge (Abb. 10.6). Die regionären Metastasen sind oft bilateral ausgeprägt und in den submandibulären und jugulodigastrischen Lymphknoten lokalisiert, bei Karzinomen der Zungenbasis mehr in den submandibulären und jugoloomohyoidalen Lymphknoten zu finden.

Beim *Wangenkrebs* sind die Anfangsstadien ähnlich wie beim Mundbodenkarzinom. Später kommt es zu Ulzerationen, zur Invasion in den Kieferknochen und auch zu sekundären Infektionen. Neben dem ulzerösen Subtyp werden auch exophytische Wuchsformen und verruköse Tumoren beobachtet, die eine bessere Prognose besitzen (s. Abschn. 8.1). Die Metastasierung erfolgt in die submandibulären, jugulodigastrischen und auch die tiefen zervikalen Lymphknoten.

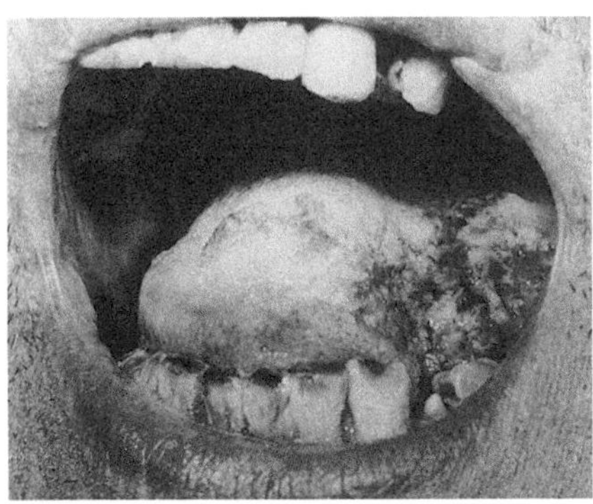

Abb. 10.4. Ulzeriertes PEK am rechten Zungenrand. (Präp. Prof. Ehring, Haus Hornheide b. Münster)

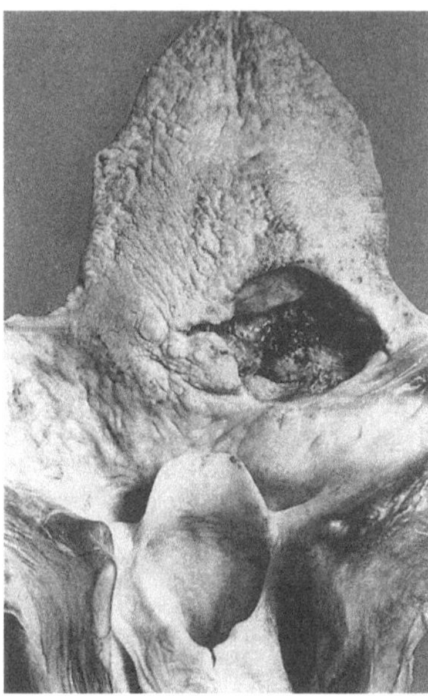

Abb. 10.5. Bestrahltes ulzeriertes PEK am Zungengrund. (Sektionspräparat)

Beim *Gingivakrebs* liegen bezüglich der Inzidenz demographische Unterschiede vor, die auf der Lebensweise und der Zusammensetzung einer Bevölkerungspopulation beruhen (Barasch et al. 1995). So rangieren in einer speziellen Studie von 577 PEK der Gingiva (University of Connecticut, Farmington/USA) die Karzinome dieser Lokalisation an dritter Stelle der Häufigkeit nach dem PEK des Mundbodens und der Zunge, wobei eine Geschlechtsdisposition mit erhöhter Inzidenz beim weiblichen Geschlecht vorliegt.

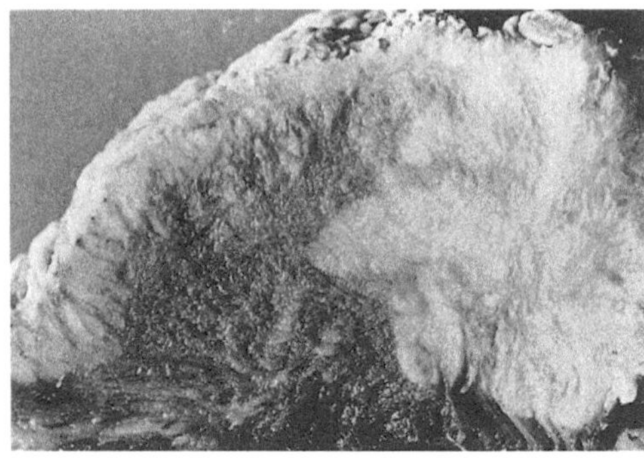

Abb. 10.6. Fortgeschrittenes PEK der Zunge mit Infiltration bis zum Mundboden. (Querschnitt durch die Zunge; Sektionspräparat)

2 Ätiologische Faktoren

Für die Entstehung der Oralkarzinome werden die gleichen Faktoren und Noxen wie bei den oralen Präkanzerosen diskutiert. Die Hauptrolle bei den exogenen Faktoren spielen der Tabak- und Alkoholkonsum, außerdem neuerdings virale Ursachen, insbesondere HPV-Infektionen. Da die präkanzerösen Risikofaktoren in gleicher Weise bei den Dysplasien vorkommen, wird auf die ausführlichen Darlegungen im Kap. 9, Abschn. 4 verwiesen. Außerdem finden sich weitere Detailangaben bei einer Reihe von Tumoren sowie im Abschn. 7.4 über Proto-Onkogene und Suppressor-Gene.

3 Inzidenz mit sekundären Primärtumoren (Mehrfachtumoren)

Übereinstimmend wird in zahlreichen Tumorkollektiven von Oralkarzinomen über das relativ häufige Vorkommen von weiteren Primärtumoren oder Mehrfachtumoren berichtet (Zarbo u. Crissman 1988). Die Häufigkeit des Vorkommens und weitere Merkmale sind in Tabelle 10.1 zusammengefaßt.

Die Definition der diagnostischen Kriterien für die Feststellung eines Zweittumors wurden an Hand einer Sammlung von 1259 Fällen wie folgt festgelegt (Warren u. Gates 1932):

- Der Zweittumor muß anatomisch und histologisch deutlich vom Ersttumor unterscheidbar sein.
- Beide Tumoren müssen exakte Kriterien der Malignität aufweisen.
- Die Möglichkeit, daß es sich beim Zweittumor um eine Metastase des Ersttumors handelt, muß sicher ausgeschlossen werden.

Bei der Feststellung von weiteren Primärtumoren werden *simultane* Tumoren (Entdeckung zur gleichen Zeit), *synchrone* Tumoren (Erkennung innerhalb von 6 Monaten nach Diagnose des Ersttumors) und *metachrone* Tumoren (Erkennung später als 6 Monate nach der Diagnose des Ersttumors) unterschieden. Liegen mehr als zwei sekundäre Primärtumoren vor, wird der Befund als „*Mehrfachtumoren*" eingestuft. In jedem Fall muß die Möglichkeit eines Tumorrezidivs oder einer Tumormetastase ausgeschlossen werden.

Die Angaben über die Häufigkeit von weiteren Primärtumoren schwanken zwischen 8 und 15% (s. Tabelle 10.1). Die Mehrzahl der sekundären Primärtumoren ist im oberen Verdauungstrakt (Mundhöhle, Oropharynx, Ösophagus) und im Respirationstrakt (Pharynx, Larynx, Lunge) lokalisiert. Seltener finden sich Zweitkarzinome in den tieferen Abschnitten des Magendarmkanals, der Brustdrüse, Harnblase oder anderen Organen (Jovanovic et al. 1994). In einer Autopsiestudie bei 63 Patienten mit einem PEK der Kopf-Hals-Region betrug die prozentuale Häufigkeit an sekundären Primärtumoren 32% (Slootweg et al. 1996). Davon waren 11% in der Kopf-Hals-Region lokalisiert, 14% in der Lunge und 6% in den übrigen Organen. Zweittumoren treten auch häufiger nach vorausgegangener Strahlentherapie der Mundhöhle auf (Onodera et al. 1998; s. Kap. 13, Abschn. 2).

Ein besonders hohes Risiko für die Entwicklung von sekundären Primärtumoren besteht bei einer Lokalisation des primären Oralkarzinoms im unteren Teil der Mundhöhle mit Mundboden, Retromolarregion und unterem Alveolar-

Tabelle 10.1. Inzidenz sekundärer Primärtumoren bei oralen Plattenepithelkarzinomen

Autoren und Land	Oralkarzinome	Sekundäre Karzinome		Weitere Merkmale
	n	n	%	
Shibuya et al. (1987) Japan	1429	117	8	Lokalisation: 1. Mundhöhle/Oropharynx 2. Ösophagus 3. Magen 4. Lunge
Donath et al. (1992) Deutschland	172	19	15	Sektionsstatistik (bei 13000 Sektionen 13,3% Oralkarzinome); Lokalisation: 1. Bronchus/Ösophagus 2. Larynx/Rektum 3. Sonstige Organe
Day et al. (1994) USA	1090	107	9	Lokalisation: ca. 70% Mundhöhle, Pharynx, Larynx, Lunge Überlebensrate geringer bei Patienten mit Zweittumoren
Jovanovic et al. (1994) Niederlande	727	74	10	Lokalisation: 1. Mundhöhle 2. Lunge 3. Pharynx 4. Ösophagus 5. Larynx
Dammer et al. (1999) Deutschland	83	7	8,5	Lokalisation: 1. Mundhöhle 2. Oropharynx 3. Larynx 4. Lunge $^3/_4$ invasive Karzinome, $^1/_4$ In-situ-Karzinome
Cianfriglia et al. (1999) Italien	200	24	14	Lokalisation: 1. Mundhöhle 2. Ösophagus 3. Lunge 4. Larynx/Magen

kamm (Jovanovic et al. 1994) und damit bei einer Patientengruppe mit besonders starker Exposition durch Rauchen oder Alkohol. In ca. 40% handelt es sich um synchrone Tumoren, in ca. 60% um metachrone Tumoren (Cianfriglia et al. 1999). Bei synchronen Tumoren ist durch Untersuchung des Karyotyps und mittels der in-situ-Hybridisierung ein gemeinsamer klonaler Ursprung nachgewiesen worden (Worsham et al. 1995). Synchrone Tumoren haben mit einer 5-Jahres-Überlebensrate von nur 18% eine schlechtere Prognose als metachrone Tumoren mit einer 5-Jahres-Überlebensrate von 41%.

In 96% der Fälle handelt es sich um PEK analog der Klassifikation oraler Primärkarzinome (Cianfriglia et al. 1999). Bei den übrigen Zweitkarzinomen liegen meist unterschiedliche Subtypen von Adenokarzinomen vor.

Tabelle 10.2. TNM-Stadien oraler Karzinome. (Nach Wittekind u. Wagner 1997)

T	Primärtumor
TX	Primärtumor nicht beurteilbar
TO	Kein Anhalt für Primärtumor
TIS	Carcinoma in situ
T1	Tumordurchmesser bis 2 cm in größter Ausdehnung
T2	Tumordurchmesser 2–4 cm in größter Ausdehnung
T3	Tumordurchmesser über 4 cm in größter Ausdehnung
T4	Lippe: Infiltration benachbarter Gewebsstrukturen (z. B. Knochen, N. alveolaris inferior, Muskulatur, Mundboden oder Halshaut) Mundhöhle: Infiltration benachbarter Gewebsstrukturen (z. B. Knochen, Zungenmuskulatur, Kieferhöhle oder Haut)
N	Regionäre Lymphknoten
NX	Lymphknoten nicht beurteilbar
N0	Keine Lymphknotenmetastasen
N1	Metastase im solitären ipsilateralen Lymphknoten mit Durchmesser bis 3 cm in größter Ausdehnung
N2	Metastase(n) in solitärem ipsilateralem Lymphknoten mit Durchmesser von 3–6 cm in größter Ausdehnung oder in multiplen ipsilateralen Lymphknoten, keiner über 6 cm Durchmesser in größter Ausdehnung oder in bilateralen oder kontralateralen Lymphknoten, keiner über 6 cm in größter Ausdehnung
N2a	Metastase in solitärem ipsilateralem Lymphknoten mit Durchmesser von 3–6 cm in größter Ausdehnung
N2b	Metastasen in multiplen ipsilateralen Lymphknoten, keiner über 6 cm in größter Ausdehnung
N2c	Metastasen in bilateralen oder kontralateralen Lymphknoten, keiner über 6 cm in größter Ausdehnung
N3	Metastase(n) in Lymphknoten mit Durchmesser über 6 cm in größter Ausdehnung Anmerkung: In der Mittellinie gelegene Lymphknoten gelten als ipsilateral
M	Fernmetastasen
MX	Keine Fernmetastasen beurteilbar
M0	Keine Fernmetastasen
M1	Fernmetastasen
pTNM	Pathologische Klassifikation Die pT-, pN- und pM-Kategorien entsprechen den T-, N- und M-Kategorien

Stadiengruppierung

Stadium 0	TIS	N0	M0
Stadium I	T1	N0	M0
Stadium II	T2	N0	M0
Stadium III	T1	N1	M0
	T2	N1	M0
	T3	N0, N1	M0
Stadium IVA	T4	N0, N1	M0
	Jedes T	N2	M0
Stadium IVB	Jedes T	N3	M0
Stadium IVC	Jedes T	Jedes N	M1

4 Tumorstadien (Staging)

Die von der UICC (Union International Contre le Cancer) vorgeschlagene *TNM-Klassifikation* der Oralkarzinome (Wittekind u. Wagner 1997; Hermanek et al. 1998) berücksichtigt die Ausdehnung des Primärtumors (T), die Metastasen (N) in den regionären Lymphknoten und die hämatogenen Fernmetastasen (M). Die Einzelheiten der Registrierung der Tumorbefunde gehen aus Tabelle 10.2 hervor. Zusätzlich wurde die Einbeziehung weiterer Parameter vorgeschlagen, so die genaue Lokalisation des Tumors (S) und die pathohistologische Bewertung des Tumors (pTNM), p = Pathologie; Rapidis et al. 1977). Aus größeren Fallkollektiven hat sich jedoch auch ergeben, daß die TNM-Klassifikation der UICC nur mit Einschränkung oder nur in Verbindung mit weiteren Parametern verwendet werden kann (Platz et al. 1980). Auch die *Klassifikationsregeln des AJC* (American Joint Comittee for Cancer Staging 1978) stellen keine vollständige Erfüllung der klinischen Forderungen dar. So definiert das AJC das T4-Stadium mit „massiver Tumor mit Durchmesser über 4 cm und tiefer Infiltration in Antrum, Pterygoidmuskulatur, Zungengrund und Halshaut". Auf die Bedeutung der TNM-Klassifikation als Prognosefaktor wird im Abschnitt 6 nochmals eingegangen.

5 Tumordifferenzierung (Grading)

Die von Broders (1941) vorgeschlagene Einteilung in drei Grade der Tumordifferenzierung (gut, mittelgradig und niedrig differenziert) ist im Rahmen der TNM-Klassifikation (Wittekind u. Wagner 1997) auf fünf Grade erweitert worden:

GX Differenzierungsgrad nicht bestimmbar,
G1 gut differenziert (Abb. 10.7 a, b),
G2 mittelgradig differenziert (Abb. 10.8),
G3 gering differenziert (Abb. 10.9),
G4 undifferenziert (Abb. 10.10).

Da sich aus zahlreichen Studien ergeben hat, daß die Kombination der TNM-Stadien mit den Differenzierungsstadien oft nicht ausreicht, um eine exakte Aussage speziell auch zur Prognose der Tumoren abzugeben, ist immer wieder versucht worden, verschiedene histologische Parameter in ein multifaktorielles Grading zu integrieren. Als prägnantes Beispiel ist die *multifaktorielle Tumordifferenzierung* anzuführen, die auf sieben Parametern beruht (Anneroth et al. 1986, 1987; Bryne et al. 1992). Unter Hinweis auf Tabelle 10.3 handelt es sich um vier Parameter für die Tumorzellpopulation (histologische Struktur, Verhornungsgrad, Kernpolymorphie und Mitoserate) sowie um drei Parameter der Tumor-Wirt-Beziehung (Art und Struktur der Invasion, entzündliche Stromareaktion). Besondere Bedeutung besitzt in diesem multifaktoriellen Gradingsystem die Beurteilung der tiefen Invasionsränder. Die Bewertung der Prognose erfolgt nach einem Punktsystem, wobei hinsichtlich der Malignität 4–8 Punkte mit einer guten Prognose, 9–12 Punkte mit einer mäßigen und 13–16 Punkte mit einer schlechten Prognose in Bezug auf Rezidive, Metastasen und Über-

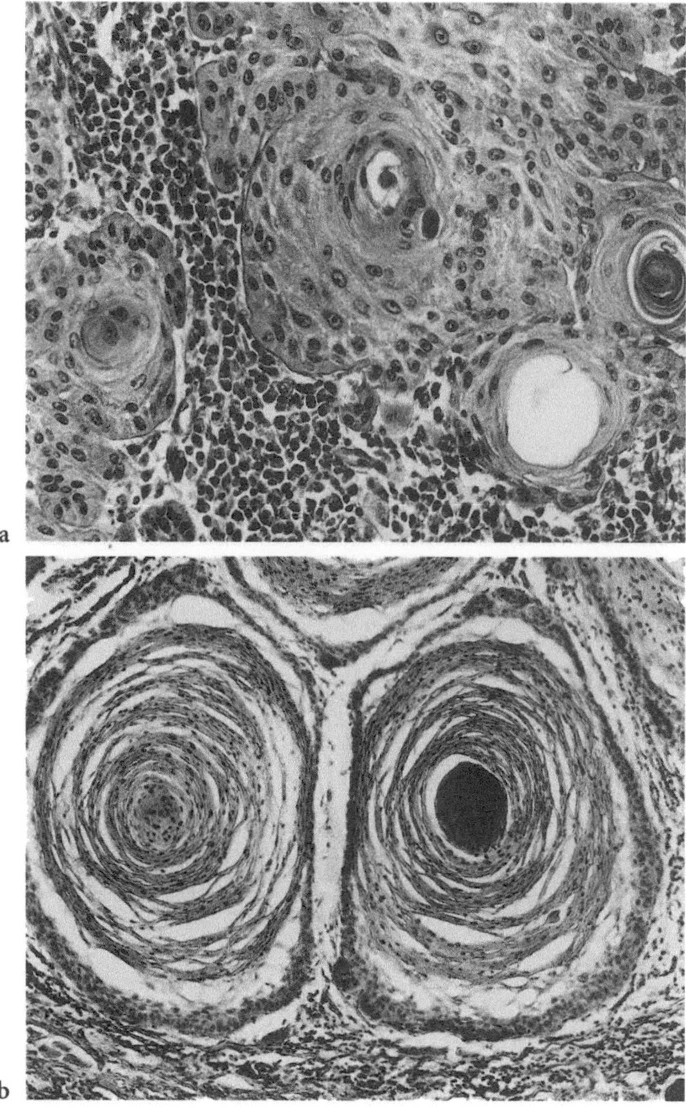

Abb. 10.7. **a** Gut differenziertes G1-PEK der Unterlippe mit Stachelzellen und Hornbildung, **b** lamellär angeordnete Hornperlen. HE, × 160

lebensrate korrelieren. Der histologischen Beurteilung der invasiven tiefen Tumorränder wird eine besondere prognostische Bedeutung zugeschrieben. Das Modell der multifaktoriellen Tumordifferenzierung ist in zahlreichen Studien modifiziert worden. Hierzu gehört die zusätzliche Bestimmung der Tumordicke, die bei Zungenkarzinomen mit einem TNM-Stadium I und II und einer Tumordicke von über 4 mm mit einem erhöhten Risiko für zervikale Lymphknotenmetastasen korreliert (Asakage et al. 1998). Eine andere Studie beurteilt

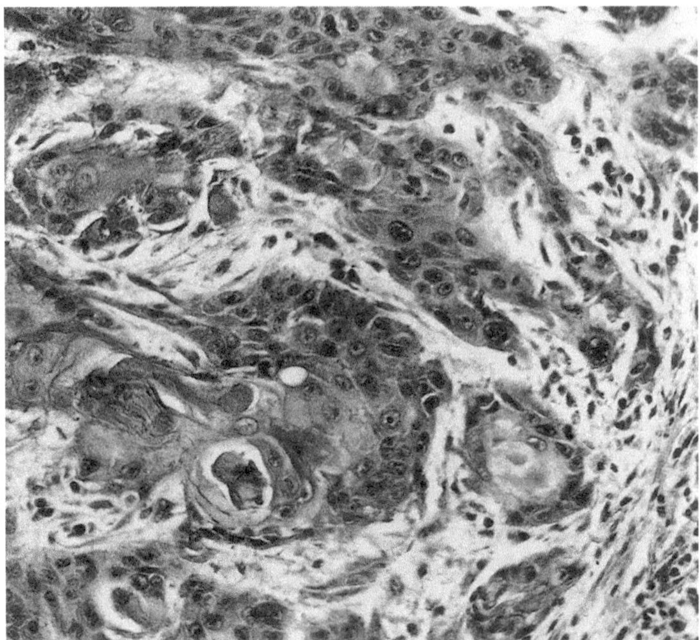

Abb. 10.8. Mittelgradig differenziertes G2-PEK der Zunge mit geringer Verhornung und mäßiger Zellatypie. HE, × 160

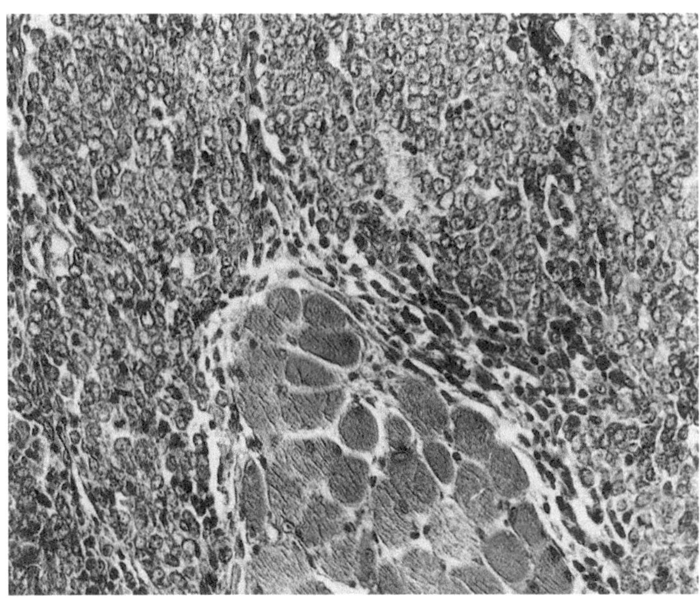

Abb. 10.9. Gering differenziertes nicht verhornendes G3-PEK des Mundbodens mit Infiltration der Muskulatur. HE, × 160

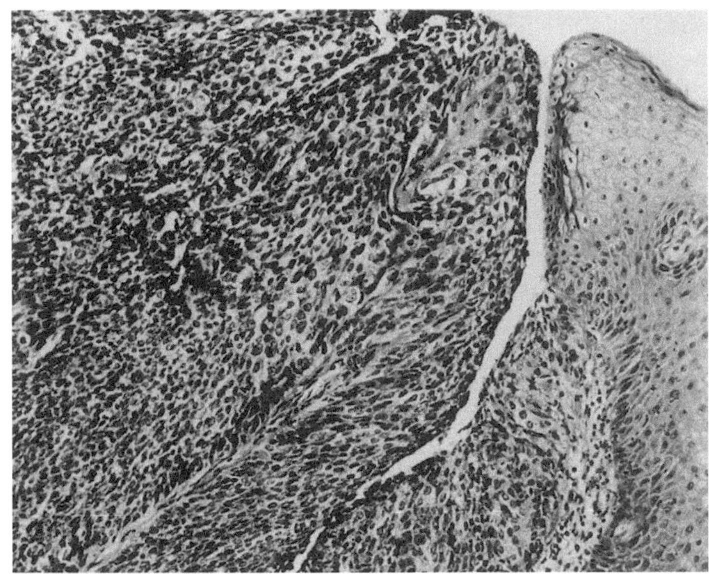

Abb. 10.10. Undifferenziertes G4-PEK der Zunge mit teilweise spindelzelligen Formationen. HE, × 160

Tabelle 10.3. Histologische Tumordifferenzierung bei tiefer Tumorinvasion. (Mod. nach ANNEROTH et al. 1987 u. BRYNE et al. 1992)

Merkmal	Punktzahl			
	1	2	3	4
Grad der Verhornung	Über 50% der Zellen	20–50% der Zellen	5–20% der Zellen	0–5% der Zellen
Kernpolymorphie	Über 75% reife Zellen	50–75% reife Zellen	25–50% reife Zelle	0–25% reife Zellen
Zahl der Mitosen	0–1	2–3	4–5	>5
Art der Invasion	Verdrängende begrenzte Ränder	Infiltrierende solide Stränge Bänder von Zellen	Kleine Gruppen oder Stränge infiltrierender Zellen (n < 15 Zellen)	Ausgedehnte zelluläre Dissoziation in kleinen Gruppen oder als Einzelzellen (n > 15 Zellen)
Lymphoplasma-zelluläre Infiltration	Stark	Mäßig	Gering	Fehlend

zusätzlich die Expression von Zelloberflächen-Markern (CD44, E-Cadherin u. a.) als Prognosefaktor in einer Multivarianzanalyse (MORI et al. 1998).

Auf die Relevanz der Gradingsysteme als Prognosefaktor soll in dem folgenden Abschn. 6 näher eingegangen werden.

6 Prognosefaktoren

Während anfänglich die TNM-Klassifikation und das TNM-Grading zur Abschätzung der Prognose oraler Plattenepithelkarzinome (PEK) herangezogen worden sind, hat sich das Spektrum der angewendeten Methoden innerhalb der letzten Jahre zunehmend erweitert. Es soll daher nur ein gedrängter Überblick über den gegenwärtigen Stand mit besonderer Berücksichtigung der klinischen Relevanz gegeben werden.

6.1 Analytische Zellmorphometrie

Vergleichende Untersuchungen der normalen oralen Mukosa und oraler PEK ergeben zwar deutlich erhöhte Werte für die Kernfläche und den Kerndurchmesser in PEK gegenüber der oralen Mukosa (JIN et al. 1993), eignen sich jedoch nicht als Prognosemarker innerhalb des Kollektivs der PEK. Mittels der analytischen Morphometrie mit Multivarianzanalyse wurde an 30 PEK der Zunge versucht, eine Beziehung zwischen Kerngestalt und Überlebensrate zu ermitteln. In der Gruppe 1 (größere Zellvolumina, reguläre Kernformen, niedrige Mitoserate) ergab sich eine Überlebensrate von mehr als 3 Jahren, in der Gruppe 2 (kleinere Kerndimensionen, höhere Werte für irreguläre und asymmetrische Zellkerne, hohe Mitoserate) eine Überlebensrate von weniger als 14 Monaten (GIARDINA et al. 1996). In einer Computeranalyse von 80 PEK der Zunge wurden die Karyometrie und die Chromatinverteilung vergleichend bei PEK mit und ohne Metastasen untersucht (HANNEN et al. 1998). Bei metastasierenden PEK war das Kernchromatin mehr kondensiert und zeigte geringere Variationen in der Chromatinkondensation. Die Befunde in den Lymphknotenmetastasen waren analog zu den Primärtumoren. Da keine Relation zur Tumorgröße bestand, hielten die Autoren die Methode als Marker zur Metastasenabschätzung für geeigneter als Proliferations- oder Zellzyklusmarker wie Ki-67 oder die Überexpression von p53. Zur Unterscheidung von prämalignen und malignen Veränderungen der oralen Mukosa wurden in der Exfoliativzytologie vor der Biopsie die Zell- und Kerndurchmesser bestimmt (RAMAESH et al. 1998). Der Zelldurchmesser war bei PEK signifikant geringer, während der Kerndurchmesser kein statistisch signifikantes Resultat erbrachte.

Aus den Ergebnissen der Zellmorphometrie lassen sich für den Einzelfall in der Routinediagnostik keine sensitiven prognostischen Parameter ableiten.

6.2 DNA-Analyse

Die Bestimmung des DNA-Gehaltes in oralen PEK stellt eine viel angewendete Methode dar, um die Korrelation zu klinischen Parametern (TNM-Stadium, Größe des Primärtumors, Lymphknotenstatus und Tumorgrading) und molekulargenetischen Parametern festzustellen (Ensley u. Maciorowski 1994). Die erzielten Befunde haben zu unterschiedlichen Resultaten geführt, wobei allerdings berücksichtigt werden muß, daß es sich beim Übergang von einer DNA-Diploidie zu einer DNA-Aneuploidie um einen dynamischen Prozeß handelt.

Mittels der *Durchflußzytometrie* fanden sich bei 256 oralen PEK 66 PEK mit diploidem DNA-Gehalt und 182 PEK mit aneuploidem DNA-Gehalt (Hemmer et al. 1998). Die Aneuploidie zeigte eine Zunahme mit Abnahme der Tumordifferenzierung. Nur in 8 PEK bestand eine Heterogenität des DNA-Gehaltes zwischen Biopsie und Operationspräparat. Von 88 PEK wiesen 48% der Tumoren polypoide und aneuploide Werte auf (Tytor et al. 1987). Die Ploidiewerte stiegen mit der Tumorgröße an, außerdem auch bei Tumoren mit Lymphknotenmetastasen. Polypoide Zellkerne waren bei undifferenzierten Tumoren in 80% vorhanden, bei gut differenzierten Tumoren nur in 51%. In einer anderen Studie von 68 PEK ergab die Flußzytometrie eine positive Korrelation zwischen Tumorgröße und Ploidiestatus (Balsara et al. 1994). Niedrig differenzierte Tumoren und die Mehrzahl der PEK mit Lymphknotenmetastasen wiesen eine Aneuploidie auf. Ein zusätzlicher Faktor bei einer DNA-Euploidie war die Bestimmung der *S-Phase-Fraktion*, die bei malignem Verlauf höhere Werte zeigte. Bei einem Vergleich von PEK der Unterlippe und des Mundbodens zeigten die PEK des Mundbodens in der Zytophotometrie einen deutlich höheren DNA-Gehalt gegenüber den PEK der Unterlippe (Borg et al. 1992). Eine Korrelation zwischen Aneuploidie und fortgeschrittenem Tumorstadium (T3/4) bestand speziell bei PEK des Mundbodens. In einer weiteren Studie wurde bei 38 PEK der Zunge mittels der Flußzytometrie der DNA-Gehalt mit weiteren Parametern (Tumorgröße, Tiefeninvasion, histologisches Grading und S-Phase-Fraktion) korreliert (Gomez et al. 1992). In der Univarianzanalyse waren zwar alle untersuchten Faktoren Indikatoren für eine Tumoraggressivität. Aus der multifaktoriellen Regressionsanalyse ging jedoch hervor, daß lediglich die S-Phase-Fraktion und die Tiefeninvasion prognostisch bedeutsame Faktoren waren.

Bei 52 PEK, die mit der *Image-Zytometrie* analysiert wurden, fand sich eine positive Korrelation zwischen Tumorgröße und Ploidiestatus, nondiploiden Tumoren und zervikalen Lymphknotenmetastasen und diploiden Tumoren und 5-Jahres-Überlebensrate, dagegen keine Korrelation zwischen Ploidiestatus und histologischem Grading (Schimming et al. 1997). Die Messung des DNA-Gehaltes von 83 PEK mittels der Image-Zytometrie ergab eine eindeutige Korrelation von aneuploiden Werten mit niedrig differenzierten Karzinomen (Grad 3 und 4) und parallele Werte bei gleichzeitiger Bestimmung der PCNA-Immunreaktivität (Steinbeck et al. 1993) Bei kombinierter Durchführung der Durchfluß- und Image-Zytometrie an 106 PEK wurden in 68% nondiploide DNA-Werte gefunden, die mit dem Lymphknotenstatus korrelierten, aber nicht mit dem Tumorstadium, dem Grading, der Rezidivfreiheit oder der Überlebensrate (Barreton et al. 1995). Eine Multiparameter-Analyse an 25 PEK ergab als Unterscheidungsmerkmal einen Ploidiegrenzwert von 2,5c (Melchiorri et al. 1996). Werte unter oder über 2,5c korrelierten jeweils mit der Überlebensrate und Rezidivfreiheit.

Neuere Studien an 36 PEK haben ergeben, daß die Ermittlung des *DNA-Index* ein besserer Prognosemarker ist als die alleinige Messung der DNA-Ploidie (Seoane et al. 1999). Nach der DNA-Ploidie waren 58,3% der Tumoren diploid und 41,7% non-diploid. Der DNA-Index stellt einen Koeffizienten zur Korrelation mit folgenden Parametern dar: Grading, Keratinisierung, Kernpolymorphie, Mitoserate, Struktur der Invasionsfront, Stromareaktion. Der Anstieg des DNA-Index zeigte eine signifikante Korrelation mit dem Anstieg der Mitoserate und der Abnahme der Tumordifferenzierung.

6.3 Proliferationsmarker

Im normalen Gewebe besteht eine Abhängigkeit der Proliferationsrate vom programmierten Zelltod (Apoptose). Die Messung der Proliferationsrate kann im Zellzyklus in der G1-Phase vor Eintritt in die Mitose, in der S-Phase der DNA-Synthese, der G2-Phase nach Abschluß der DNA-Synthese und vor Beginn der Mitose und in der M-Phase (Pro-, Meta-, Ana- und Telophase) erfolgen (Warnakulasuriya u. Johnson 1996). Für die Markierung der Zyklusphasen stehen verschiedene Methoden zur Verfügung. Auf die ältere Methode der Markierung (LI = labelling index) mit Nukleinsäure-Vorläufern (3HT-Thymidin oder Bromodeoxyuridin) soll nicht näher eingegangen werden (Radner u. Kärcher 1990).

Während bisher die Untersuchung der Proliferationsrate als wichtiger Indikator für die Bestimmung der Tumormalignität von besonderer klinischer Relevanz war, hat neuerdings der Nachweis der *Apoptoserate* neue Erkenntnisse zur Prognosebeurteilung erbracht (Junghänel et al. 1998). Das histologische Erscheinungsbild der Apoptose ist durch einen Volumenverlust der Zelle, eine Kondensation des Kernchromatins, die Desintegration der Zelle und die Bildung membranumhüllter Partikel gekennzeichnet, welche ohne Entzündungsreaktion phagozytiert und abtransportiert werden. Auf molekularer Ebene ist die Apoptose mit DNA-Einzel- und Doppelstrangbrüchen durch eine Endonuklease verbunden. In oralen PEK geht die Steigerung der proliferativen Aktivität mit einer Verminderung der apoptotischen Aktivität einher, und zwar von 13,5% (Grad 1-Karzinome) auf 8,5% (Grad 2) und 6,1% (Grad 3). Eine Reduktion der Apoptose-Aktivität beim PEK durch eine Überexpression des Suppressorgens Bcl-2 (Pena et al. 1999) oder durch p53 und Zyklin-D1 (Ravi et al. 1999) korreliert mit der Tumorprogression (s. Abschn. 7.4).

6.3.1 AgNORs („argyrophilic nucleolar organizer regions")

Mit der Methode der Silberfärbung (Abb. 10.11) wird im Zellkern durch schmale dunkle punktförmige Gebilde die Rate der ribosomalen RNA-Transkription erfaßt (Rüschoff 1992). Erforderlich ist die Untersuchung einer ausreichend großen Zahl von Zellkernen (100–200 Zellen). Aus den bisherigen Ergebnissen geht hervor, daß in der Regel die AgNOR-Markierungsrate mit der Zellproliferation und DNA-Ploidie korreliert.

In zahlreichen Studien zeigen die AgNOR-Werte eine deutliche Korrelation mit dem Tumorgrading sowie dem Tumor- und Lymphknoten-Staging (Migaldi et al. 1998). Bei einem Vergleich von 15 oralen PEK mit oralen Epithelhyperplasien und Epitheldysplasien ergaben sich Meßwerte in Beziehung auch zu anderen Proliferationsmarkern wie p120 (einem Nukleolen-Antigen), MIB-1

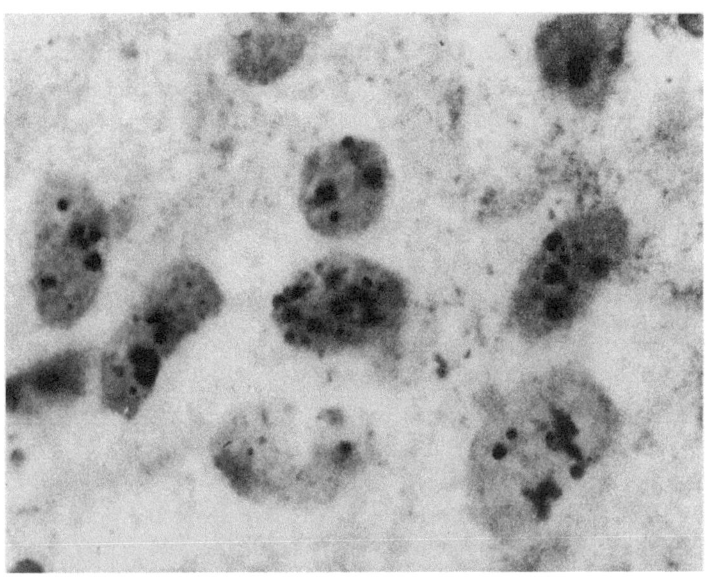

Abb. 10.11. PEK mit großer Zahl markierter, breit verteilter AgNOR-Partikel in den Zellkernen. × 3580. (Aus: Warnakulasuriya u. Johnson 1996)

(Ki-67) und PCNA, die in Tabelle 10.4 enthalten sind. Bei 51 PEK der TNM-Stadien 1–2 fanden sich AgNOR-Werte von 6,2 in Korrelation zur Rezidivfreiheit und Überlebensrate (Xie et al. 1997). In anderen Studien wurde an der Invasionsfront von 80 PEK des Mundbodens und der Zunge eine positive Korrelation zwischen AgNOR-Werten und Rezidivfreiheit und Überlebensrate gefunden (Piffkò et al. 1997). Chatterjee et al. (1997) registrierten bei 39 PEK AgNOR-Werte bei Grad 1-Karzinomen von 5,12, bei Grad 2 von 7,31 und bei Grad 3 von 10,50. Beim TNM-Stadium fanden sich höhere AgNOR-Werte bei TNM 3–4-Stadien als bei TNM 2-Stadien. Eine andere Studie an 97 PEK ergab eine deutliche Korrelation zur Tumorprogression mit einem AgNOR-Wert bei Grad 1-Karzinomen von 4,69, der bei Grad 2-Karzinomen auf 4,61 und bei Grad 3-Karzinomen auf 5,69 anstieg und bei Spindelzellkarzinomen sogar einen Wert von 7,17 erreichte (Pillai et al. 1994). Die AgNOR-Werte betrugen bei Leukoplakien

Tabelle 10.4. Vergleich von Proliferationsmarkern (Mittelwerte) beim oralen PEK. (Nach Migaldi et al. 1998)

Tumorklassifikation	AgNOR	p120	MIB-1	PCNA
Alle PEK	3,77	3,74	18,40	47,88
PEK Grad 1	3,28	3,27	14,05	31,53
PEK Grad 2	3,80	3,61	14,88	38,05
PEK Grad 3	4,20	4,23	24,09	63,33
TNM-Stadium 1 und 2	3,28	3,27	13,63	39,32
TNM-Stadium 3 und 4	4,01	3,97	20,78	50,63

2,38 und in der normalen Mukosa nur 1,53. In einer anderen Studie an 39 PEK lagen die AgNOR-Werte bei Grad 1-Karzinomen bei 6,39 und bei Grad 2-Karzinomen bei 9,74, wobei eine höhere 5-Jahres-Überlebensrate bei niedrigeren AgNOR-Werten gefunden wurde (Sano et al. 1991). Aus einer anderen Studie an 11 PEK geht hervor, daß ein AgNOR-Wert von 8,37 zugleich mit einer höheren Dispersion der Markierung im Karyoplasma verbunden war (Warnakulasuriya u. Johnson 1993).

6.3.2 PCNA („proliferating cell nuclear antigen"), Ki-67 und MIB-1

PCNA (Abb. 10.12) ist ein mit dem Zellzyklus assoziiertes Kernprotein, welche mit einem speziellen monoklonalen Antikörper PC10 im Gewebsschnitt markiert werden kann. Gezählt werden die PCNA-positiven Zellkerne. Die PCNA-Methode erfaßt die späte G1-Phase und S-Phase des Zellzyklus.

Eine Studie von 38 PEK ergab eine Korrelation der PCNA-Werte zum TNM-Stadium, und zwar bei TNM 1 von 13,7%, bei TNM 2 von 27,4% und bei TNM 3 von 34,3% (Tsai u. Jin 1995). Höhere PCNA-Werte lagen bei einer Tumorgröße über 2 cm im Durchmesser vor. Dagegen fand sich keine signifikante Korrelation zum Tumor-Grading (Grad 1 30,5%, Grad 2 24,8%, Grad 3 33,2%). Bei 48 PEK lag eine signifikante Korrelation zwischen PCNA-Werten und Kernatypien vor (geringe Kernatypien 8,0%, mittelgradige Atypien 10,7%, hochgradige Atypien 15,4%), dagegen eine Korrelation zum Differenzierungsgrad nur bei Grad 1 (9,1%) und Grad 2 (14,5%), jedoch nicht bei Grad 3 (10,4%). Eine weitere Studie an 38 PEK ergab eine positive Korrelation zwischen dem Tumor-Grading und der nukleären Atypie, dagegen keine Korrelation zu PCNA-Werten an der

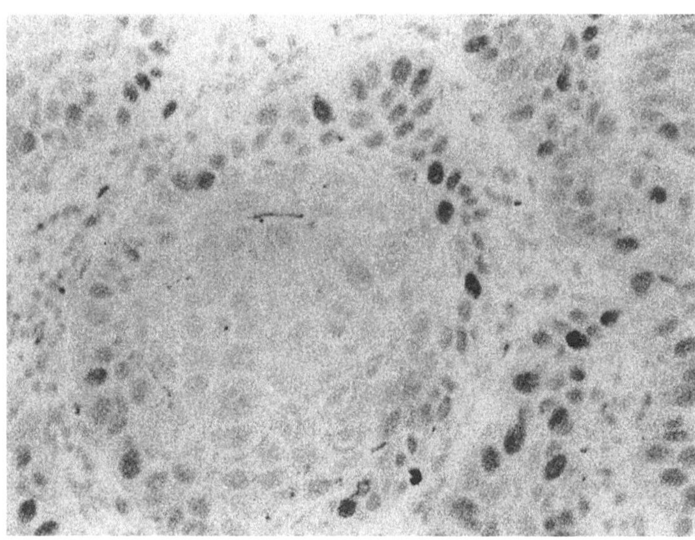

Abb. 10.12. Grad 1-PEK mit PCNA-positiven Zellkernen: Markierung vorwiegend der Basalzellpopulationen, geringer der zentral lokalisierten höher differenzierten Tumorzellen. × 180. (Aus: Warnakulasuriya u. Johnson 1996)

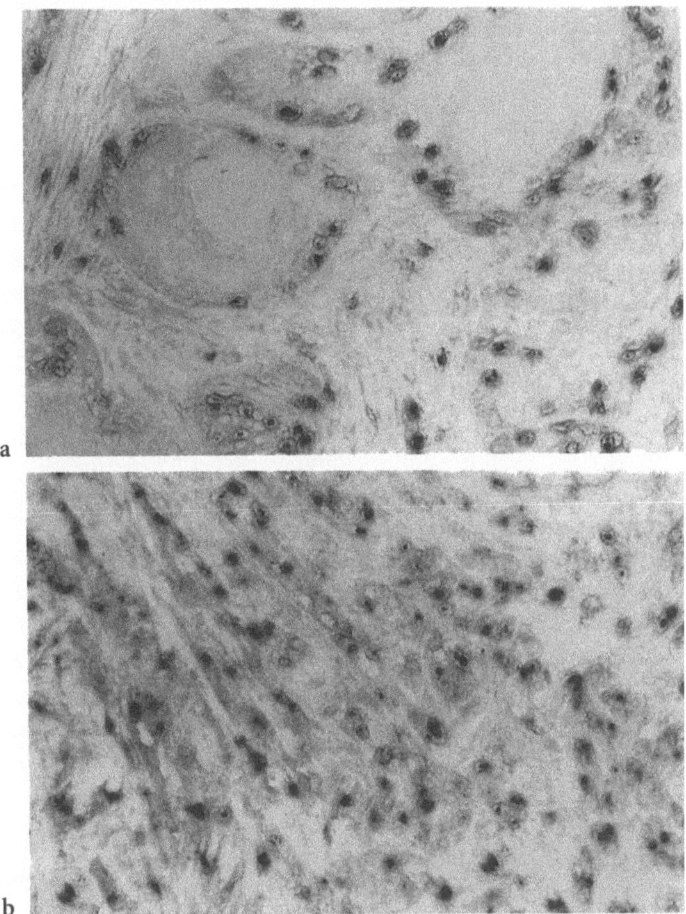

Abb. 10.13 a, b. Expression von Ki-67-Antigen in PEK. **a** Markierte Zellkerne in einem gut differenzierten PEK, **b** deutliche Zunahme der markierten Zellkerne in einem gering differenzierten PEK. APAAP-Methode, × 150. (Aus: KOSMEHL et al. 1995)

Invasionsfront (LAN et al. 1996). Zwischen den PCNA-Werten und der p53-Expression bestand eine positive Korrelation, wobei allerdings für p53 die Expression etwas gering ausfiel.

Das vom Antikörper Ki-67 erkannte Antigen (*Ki-67-Antigen*) (Abb. 13 a, b) wird in allen Phasen des Zellzyklus mit Ausnahme der G0-Phase und der frühen G1-Phase exprimiert und kann am Paraffinmaterial mit dem Antikörper MIB-1 erfaßt werden (WARNAKULASURIYA u. JOHNSON 1996). Die ermittelten Expressionswerte korrelieren weitgehend mit den PCNA-Werten.

6.4 Mikrovaskularisation (Angioneogenese)

Unter experimentellen Bedingungen besteht eine Assoziation zwischen der Tumorentstehung und der Ausbildung neuer Blutgefäße (Angioneogenese). Bei

Tumorzell-Linien vom Rattengaumen findet sich die höchste angiogenetische Kapazität gegenüber Nichttumorzell-Linien (HERWAGEN et al. 1987). In einem weiteren Modell wurden Tumorzell-Linien von oralen PEK (Grad 4) bei Mäusen subkutan inokuliert (MORIYAMA 1999). In der Mikroangioarchitektur zeigte sich eine ausgeprägte Neovaskularisation mit Ausbildung vaskulärer Netzwerke. Immunhistochemisch fand sich eine stark erhöhte Expression von VEGF („vascular endothelial growth factor") und Matrix-Metalloproteinase-2, dagegen keine Expression von Desmoglein-1 und Typ IV Kollagen. Der Verlust der interzellulären Verbindungen und das Aufbrechen der Basalmembran wird als pathogenetischer Faktor für das diffuse invasive Wachstum interpretiert. Auf Grund dieser experimentellen Beobachtungen wurde daher in zahlreichen Studien an menschlichen malignen Tumoren geprüft, ob das Ausmaß der Vaskularisation als prognostischer Marker eine klinische Relevanz besitzt. Aus dem umfangreichen Schrifttum sollen nur die an oralen PEK durchgeführten Untersuchungen analysiert werden.

Die Mikrovaskularisation kann sowohl an der *Gefäßdichte* als auch am *Gefäßvolumen* gemessen werden, wobei in einigen Studien das Gefäßvolumen einen höheren Informationswert als die Gefäßdichte besitzt (MORIYAMA et al. 1997; PAZOUKI et al. 1997). Zur morphometrischen Messung sind verschiedene immunhistochemische Methoden eingesetzt worden, so Antikörper gegen Gefäßendothelzellen (JC-70 A = CD31, von Willebrand-Faktor vWF, CD31, Thrombomodulin), die Expression von VEGF („vascular endothelial growth factor") und der VEGF-Rezeptoren sowie das Lektin UEA-1 („Ulex europaeus agglutinin-1"). Da die Studien an unterschiedlichen Fallkollektiven und mit verschiedenen Methoden durchgeführt worden sind, ist eine exakte Beurteilung der Wertigkeit als Prognosemarker schwierig.

Bei 44 PEK korrelierte die Höhe der *VEGF-Expression* mit dem Nachweis von Lymphknotenmetastasen, jedoch nicht mit anderen Parametern (MORIYAMA et al. 1997). Bei 19 PEK bestand eine signifikante Korrelation zwischen einer stark erhöhten VEGF-Expression und dem Malignitätsgrad 4 der PEK (DENHART et al. 1997). In einer weiteren Studie an 97 PEK lag eine signifikante Korrelation zwischen der Stärke der Gefäßdichte, gut differenzierten PEK (Grad 1) und der höheren Überlebensrate vor (REICHERT et al. 1995), ohne daß die Autoren angeben, worauf die Reduktion der Angiogenese bei schlecht differenzierten PEK (Grad 4) beruhen soll. Analog hierzu wurde bei 65 PEK festgestellt, daß eine hohe Thrombomodulin-Expression mit einer niedrigeren Frequenz von Lymphknotenmetastasen und einer besseren Überlebensrate, eine niedrige Thrombomodulin-Expression dagegen mit vermehrten Lymphknotenmetastasen und schlechteren Überlebensraten einhergeht (TABATA et al. 1997). Bei alleiniger histologischer Bestimmung der Vaskularisation fand sich eine Korrelation zwischen Stärke der Vaskularisation, Tumordifferenzierung und vaskulärer Tumorzellembolie (KLIJANIENKO et al. 1995). Die Relativität der aufgeführten Befunde ergibt sich aus einer weiteren Studie an 156 PEK mit Bestimmung der VEGF-Expression (SALVEN et al. 1997). 31% der PEK zeigten zwar eine zytoplasmatische Expression von VEGF, jedoch auch eine hohe VEGF-Expression in Zellen des entzündlichen Stromas (Plasmazellen, Lymphozyten, Makrophagen) und im Plattenepithel der angrenzenden tumorfreien Mukosa. Daraus wird der Schluß gezogen, daß die VEGF-positiven Zellen zwar eine Rolle bei der Angioneogenese spielen, jedoch noch andere, bisher nicht bekannte Faktoren für die Angiogenese in Frage kommen. Aus diesen Gründen ist die Bedeutung der VEGF-Expression als Prognosemarker eingeschränkt.

6.5 Tumorinvasionsfront

Die Untersuchung der Invasionsfront von PEK hat zunehmende Bedeutung als wichtiger Prognosefaktor erhalten. Besonders die tiefe Invasionsfront als Ort der Auseinandersetzung zwischen Tumor und Wirtsorganismus besitzt in Verbindung mit anderen Parametern eine hohe klinische Relevanz für prognostische Aussagen zur Überlebensrate und Metastasierungsfrequenz.

In einer Reihe von Studien wird der histologische Befund der Tumorbegrenzung in vier *Invasionsmuster* mit einer Punktzahl (Score) untergliedert (Hell et al. 1992; Reichert et al. 1994). Bei 112 PEK fanden sich folgende Scorewerte:

- Score 1 (Abb. 10.14): relativ glatte Tumorbegrenzung mit großen kohäsiven Aggregaten von Tumorzellen (11 % der Fälle); 5-Jahres-Überlebensrate 90 %,
- Score 2: weniger deutliche Tumorbegrenzung mit einzelnen plumpen Zapfen (21 % der Fälle); 5-Jahres-Überlebensrate 72 %,
- Score 3 (Abb. 10.15): verstreut im Bindegewebe liegende Tumorzellgruppen oder verzweigte Tumorzellzapfen (45 % der Fälle); 5-Jahres-Überlebensrate 58 %,
- Score 4 (Abb. 10.16, 10.17): diffuse Tumorinvasion mit strangartigen Tumorzellgruppen oder Tumoreinzelzellen (35 % der Fälle); 5-Jahres-Überlebensrate nur 30 %.

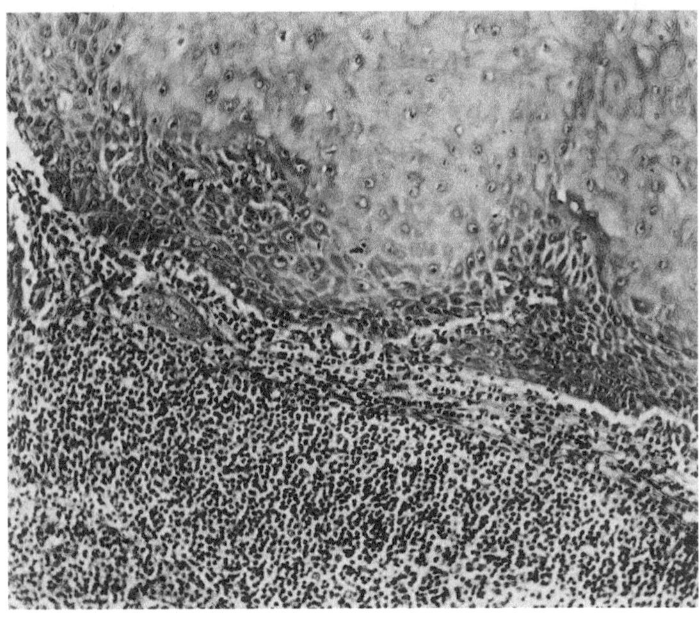

Abb. 10.14. PEK der Unterlippe mit relativ glatter Tumorbegrenzung (Score 1). HE, × 150

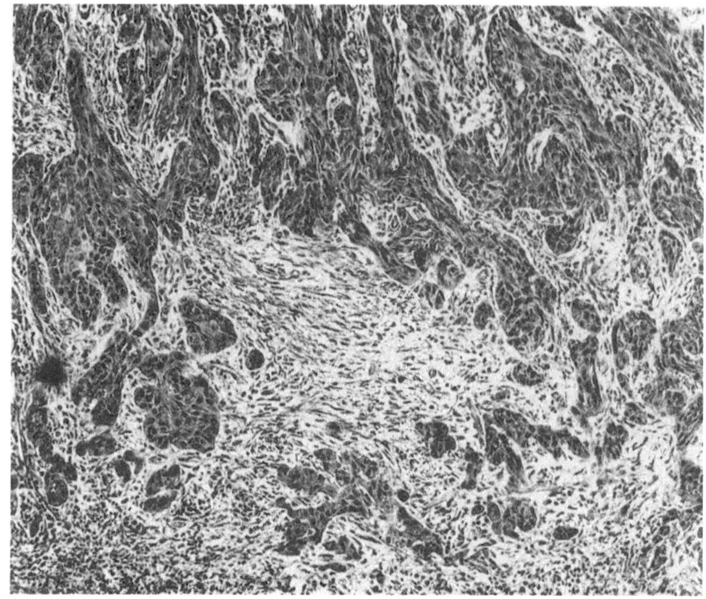

Abb. 10.15. PEK der Zunge mit verstreut im Bindegewebe liegenden Tumorzellgruppen oder verzweigten Tumorzellzapfen (Score 3). HE, × 65

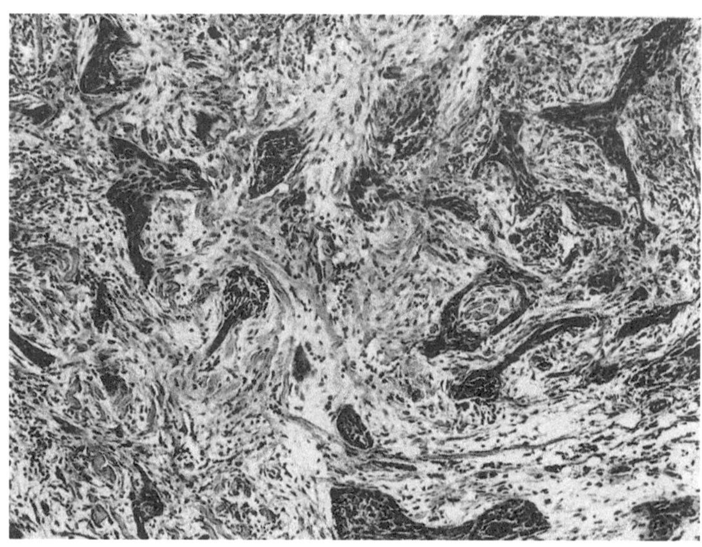

Abb. 10.16. PEK des Mundbodens mit diffus-invasiver Ausbreitung strangartiger Tumorzellgruppen oder Tumoreinzelzellen (Score 4). HE, × 65

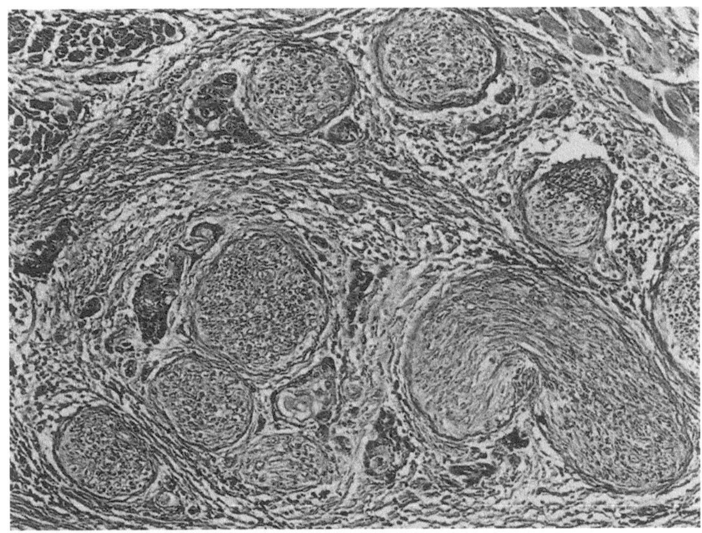

Abb. 10.17. PEK des Mundbodens mit perineuraler Ausbreitung kleiner strangartiger Zellgruppen oder Einzelzellen (Score 4). HE, × 65

Die Prognose verschlechterte sich bei hohen Scorewerten in Verbindung mit der Tumorgröße und der Zunahme der Lymphknotenmetastasen. Bei Einbeziehung der Invasionsmuster in eine *Multivarianzanalyse* (Reichert et al. 1992, 1994) wurden bei 100 PEK folgende Parameter aufgestellt:

- Grading der Tumorinvasionsfront (Grad 1–4 = Score 1–4) als tumorspezifisches Merkmal,
- TNM-Stadium (1/2, 3 und 4 = Score 1–3) als Merkmal der Tumorausdehnung,
- peritumorale Lymphozytendichte (über 500 Zellen/mm^2 = Score 1, unter 500 Zellen/mm^2 = Score 2) als patienteneigene Immunantwort,
- Invasionsfrontmuster (geschlossen-begrenzt oder plumpe Zapfen = Score 1, verzweigt oder diffus = Score 2) als Ausdruck der unmittelbaren Tumor-Wirt-Beziehung.

Bei diesen Parametern ergaben sich zwei Prognosegruppen:

- Prognosegruppe 1: Score 4–7 Punkte; 5-Jahres-Überlebensrate über 90% (44% des Gesamtkollektivs),
- Prognosegruppe 2: Score 8–11 Punkte; 5-Jahres-Überlebensrate nur 34% (56% des Gesamtkollektivs).

In weiteren Studien wurde die Bedeutung der Invasionsmuster als Prognosefaktor bei Multivarianzanalysen bestätigt (Crissman et al. 1984; Frierson u. Cooper 1986; Bryne et al. 1989; Bundgaard et al. 1992; Odell et al. 1994; Welkoborsky et al. 1999), so die direkte Korrelation zu lokalen Rezidiven, Lymphknotenmetastasen und zur Überlebensrate. Ähnliche Befunde ergaben sich bei Untersuchung der mikrovaskulären Invasion (Close et al. 1987, 1989) mit einer positiven Korrelation zur Rezidivrate, Frequenz der Lymphknotenmetastasen und Überlebensrate.

Eine wichtige Rolle bei der Tumorinvasion spielt der *Abbau der interzellulären Matrix* (s. Abschn. 7.3.2) durch proteolytische Enzyme (Kollagenasen, Gelatinasen, Metalloproteinasen; THOMAS et al. 1999). Eine erhöhte Expression von Metalloproteinasen ist oft assoziiert mit dem invasiven oder metastatischen Phänotyp in malignen Tumoren. Da jedoch eine erhöhte Enzymaktivität nicht nur von den Tumorzellen, sondern insbesondere auch von Stromazellen ausgeht (ONO et al. 1997) und zudem auch Protease-Inhibitoren existieren, ist die Bedeutung der Metalloproteinasen-Expressionsmuster für die Progression oraler PEK noch nicht genügend geklärt und bedarf weiterer Untersuchungen.

6.6 Multifaktorielle Analyse von Prognoseparametern

Neben der Analyse von einzelnen Prognosefaktoren hat es nicht an Bemühungen gefehlt, *Prognosegruppen* für die Tumorklassifikation aufzustellen (GEORGE 1988; HERMANEK et al. 1990; BRYNE 1991; MÜLLER et al. 1992). Dabei wurden drei Faktoren zunächst isoliert betrachtet:

- tumorkorrelierte Faktoren (z.B. Tumordurchmesser oder Tumordicke),
- tumorunabhängige Faktoren (z.B. Leberzirrhose, Diabetes mellitus),
- therapiebezogene relevante Faktoren.

Ohne Berücksichtigung von Lebensalter, Tumor-Grading und Tumor-Staging liegt die 5-Jahres-Überlebensrate in einem unselektierten Kollektiv von oralen PEK bei 40–60% (BOFFETTA et al. 1994). Nach Abschluß der Primärbehandlung entscheidet sich das Schicksal der Tumorpatienten in den ersten zwei Jahren nach der Behandlung. Innerhalb des Zeitraumes von zwei Jahren treten bei 80% der Patienten Lokalrezidive und Lymphknotenmetastasen auf (HEMPRICH u. MÜLLER 1989).

Aus allen größeren Studien geht hervor, daß die TNM-Stadien durch zusätzliche Parameter ergänzt oder ersetzt werden müssen (BRYNE 1991). Hierzu gehören nicht nur die in den Abschnitten 6.1–6.5 aufgeführten Faktoren, sondern auch die Befunde der Immunhistochemie (s. Abschn. 7.3), der Nachweis von Onkogenen (s. Abschn. 7.4) und die Analyse genetischer Aberrationen (s. Abschn. 7.5). Weitere Faktoren, die bei der Prognose berücksichtigt werden müssen, sind auch geographische Unterschiede in der Inzidenz oraler PEK und die Lokalisation der Tumoren. So ergeben sich bei einem Vergleich der TNM-Stadien von PEK der Zunge oder des Mundbodens (ANNEROTH et al. 1986) mit PEK der Unterlippe (FRIERSON u. COOPER 1986; DANIELE et al. 1998) differente Werte für die einzelnen TNM-Stadien. Bei der Bildung von zwei multifaktoriellen Prognosegruppen für das PEK der Unterlippe korrelierte die Prognosegruppe mit Lymphknotenmetastasen mit folgenden Parametern in zwei verschiedenen Studien:

- Studie 1: Tumordurchmesser über 2 cm, Grading 3 und 4, Tumordicke mehr als 6 mm, DNA-Aneuploidie und hohe PCNA-Expression (DANIELE et al. 1998),

- Studie 2: Tumordicke 7,5 mm, perineurale Invasion in 60%, aufgesplitterte Invasionsfront in 77% und Grad 4-Tumor in 92% (Frierson u. Cooper 1986).

Die Resultate von *Multivarianzanalysen* weisen teilweise Divergenzen auf, die auf der Heterogenität des Krankengutes, auf zu kleinen Fallzahlen und auf sehr unterschiedlichen Tumorstadien beruhen. So erwiesen sich bei oralen PEK des Stadiums T1N0M0 die Untersuchung des Tumorgrading an der Invasionsfront und der PCNA-Score als besonders relevante tumorbiologische Prognoseparameter (Welkoborsky et al.1999), während in einer anderen Studie dem Nachweis des Suppressorgens p53 und der Proliferationsmarker Ki-67 und PCNA keine prognostische Bedeutung beigemessen wurde (Sommer u. Olofsson 1997). Differenzen hinsichtlich der Relevanz von Prognosemarkern beruhen auch darauf, ob eine Analyse einzelner Faktoren oder eine Regressionsanalyse durchgeführt wird (Bundgaard et al. 1992). Die Rezidivrate und Überlebensrate korrelierten mit den Einzelfaktoren „Tumorgröße, TNM-Stadium und Kernvolumen", nicht dagegen mit den Faktoren „Mitoserate, Kerndedifferenzierung und DNA-Ploidie". In der Regressionsanalyse verblieben die Parameter „TNM-Stadium und Kernvolumen" als statistisch hochrelevant für die Rezidivrate und die Überlebenszeit.

Zu den bisherigen Prognoseparametern kommen in neuerer Zeit ständig neue, vorwiegend *molekularbiologische Marker* hinzu, deren klinische Relevanz erst abgeklärt werden muß. Als Beispiel sei die Telomerase-Aktivität in oralen PEK erwähnt (Miyoshi et al. 1999). Telomeren bilden das Ende eukaryotischer Chromosomen und besitzen eine besondere DNA-Struktur. Die Replikation erfolgt durch die Telomerase, eine Telomeren-spezifische reverse Transskriptase. In oralen PEK wurde eine Telomerase-Aktivität in 95% der Fälle nachgewiesen, in Leukoplakien mit stärkergradiger Dysplasie in 30%, in benignen Adenomen oder in der normalen oralen Mukosa dagegen in 0%. Da bisher keine Korrelation zum Grading oder Staging oraler PEK festgestellt werden konnte, muß die mögliche Bedeutung der Telomerase-Aktivität für die Tumorprogression erst noch analysiert werden.

Als Auswahlkriterien für *Prognosestudien* sind folgende Merkmale festgelegt worden (Bryne 1991):

- Auswahl des Patientengutes mit analogem klinischem Befund und Verlauf,
- statistische Multivarianzanalyse mit Auswahl geeigneter Methoden für die Routinediagnostik und Eliminierung von Methoden mit zu großem zeitlichen und finanziellen Aufwand,
- Einschaltung von zwei Beobachtern bei der Beurteilung der Kriterien,
- Vergleich der Wertigkeit von Einzelparametern mit den TNM-Stadien,
- repräsentatives Gewebsmaterial von der tiefen Invasionsfront.

In Tabelle 10.5 sind die *klinisch relevanten Faktoren* bei der Prognosebeurteilung oraler PEK zusammengefaßt. Aus den bisher mitgeteilten Ergebnissen kann der Schluß gezogen werden, daß neben dem TNM-System zahlreiche relevante Faktoren für die Prognosebeurteilung zur Verfügung stehen. Hierzu gehören besonders das Tumor-Grading, die DNA-Ploidie, die tiefe Invasions-

Tabelle 10.5. Klinisch relevante Faktoren von bisher verwendeten Prognoseparametern bei oralen PEK

Parameter	Klinische Relevanz[a]
Lebensalter	Altersgruppen als Risikofaktoren
Geschlecht	Unterschiedliche Geschlechtsdispotision
Tumorlokalisation	Unterschiedliche Malignitätsgrade bei PEK der Unterlippe, des Mundbodens oder der Zunge
TNM-Stadien (s. Tabelle 10.2)	Bewertung von Tumorgröße, Tumordicke, Tumorausbreitung und Metastasenfrequenz
Tumor-Grading	Differenzierungsgrade 1–4, Mitoserate, Invasionsfront, Stromareaktion, („microenvironment")
Analytische Morphometrie	Zellkerngestalt, Zellkernvolumen u. a.
DNA-Gehalt	DNA-Ploidie (Aneuploidie meist verbunden mit höherer Tumoraggressivität)
Proliferationsmarker (s. Tabelle 10.4)	S-Phase-Fraktion, PCNA, Ki-67, MIB-1
Mikrovaskularisation (s. Abschn. 6.4)	Angioneogenese mit Bestimmung der Gefäßdichte oder des Gefäßvolumens
Tiefe Invasionsfront (s. Tabelle 10.3)	Invasionstyp (Scorewerte), Invasionstiefe, perineurale Infiltration, zelluläre Stromareaktion
Tumormarker (s. Abschn. 7.3)	Immunistochemischer Nachweis von Intermediärfilamenten, interzellulärer Matrix, Zelloberflächenmarkern und Zellzyklusregulatoren
Proto-Onkogene (s. Abschn. 7.4)	Progressor- und Suppressor-Onkogene
Genetische Marker (s. Abschn. 7.5)	Chromosomenaberrationen (vor allem Chromosom 1)

[a] Rezidivrate, Metastasenfrequenz, Überlebensrate.

front und neuerdings mehr und mehr molekularbiologische Marker wie Proto-Onkogene oder genetische Anomalien. Der Invasionsfront als „invasive cell grading" wird eine größere biologische Relevanz als dem Grading des gesamten Tumors beigemessen, da sich an der Invasionsfront vor allem undifferenzierte aggressive Zellen befinden.

7 Plattenepithelkarzinom (PEK)

7.1 Pathohistologie

Nach der TNM-Klassifikation (WITTEKIND u. WAGNER 1997) werden beim typischen („konventionellen") PEK fünf Grade der Tumordifferenzierung unterschieden (s. Abschn. 5 und Tabelle 10.3.).

Die *gut oder mittelgradig differenzierten Tumoren* sind noch weitgehend aus ausgereiften Stachelzellen mit Interzellularbrücken und Einschluß von deutlich keratinisierten Zellnestern aufgebaut, welche Hornperlen enthalten (Abb. 10.18 a, b, 10.19, 10.20 a, b). Daneben finden sich in starker Variation innerhalb der einzelnen Tumoren verschiedene Grade der Zelldysplasie mit zytologi-

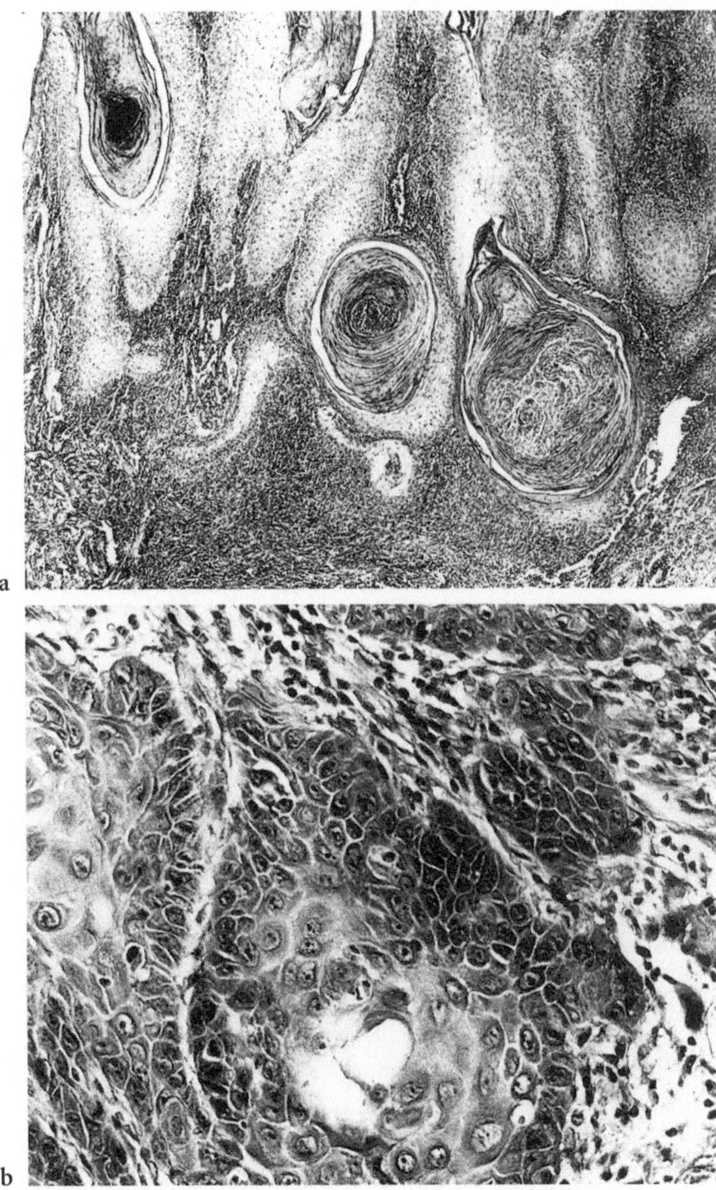

Abb. 10.18. a Gut differenziertes G1-PEK der Unterlippe mit deutlich keratinisierten Zellverbänden. HE, × 25. **b** Stachelzellen mit Interzellularbrücken. HE, × 160

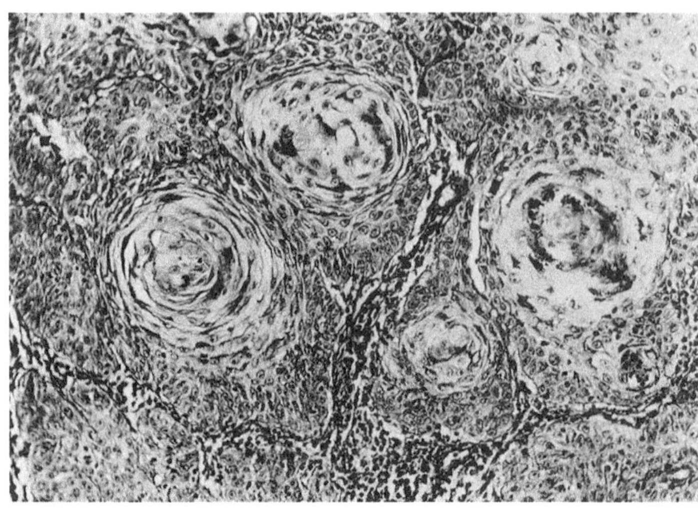

Abb. 10.19. Gut differenziertes G1-PEK der Unterlippe mit PAS-positiven Ablagerungen in den verhornenden Zellverbänden. PAS-Reaktion, × 140

schen Atypien und einzelnen Mitosen. An der tiefen Invasionsfront (s. Abschn. 6.5) zeigen die Tumorzellen oft eine stärkere Heterogenität, so daß das Grading an der Tumoroberfläche keinen absoluten Wert darstellt.

In *gering differenzierten Tumoren* (Abb. 10.21, 10.22 a, b) läßt sich keine Keratinisation mit Hornperlen beobachten. Die Tumorzellen weisen eine deutliche Pleomorphie mit vermehrten, oft bizarren Mitosen auf. Daneben finden sich auch vereinzelt Spindelzellen (BANSBERG et al. 1989) oder Tumorriesenzellen.

Die Tumoren zeigen in unterschiedlicher Stärke eine *zelluläre Reaktion* (Abb. 10.23 a) sowohl intratumoral als auch im Tumorstroma. Die interepitheliale Zellpopulation aus Lymphozyten und Langerhanszellen ist in PEK bei einem Vergleich mit der normalen Mukosa nicht nur deutlich erhöht, sondern weist auch eine Verschiebung des Zahlenverhältnisses auf (Lymphozyten: zerebriformen Zellen: Langerhans-Zellen = 2 : 3 : 4 in der normalen Mukosa, in PEK dagegen 6 : 1 : 3), ein Befund, der als Veränderung in der lokalen Immunhomoiostase gewertet wird (BURKHARDT 1980). Die zelluläre Reaktion im Tumorstroma besteht aus Plasmazellen (39–46%), Lymphozyten (37–41%), Makrophagen (6–7%) und Granulozyten (2–5%). Die Zahl der Plasmazellen mit Immunglobulinproduktion nimmt kontinuierlich von PEK Grad 1 zu PEK Grad 4 ab (LÖNING 1984; LÖNING u. BURKHARDT 1979). Bei Grad 1 PEK enthalten 41,5% der Plasmazellen IgA und 44% IgG, bei Grad 4 PEK dagegen nur 22,7% der Plasmazellen IgA und 22,5% IgG. Mitunter besteht auch eine fibroblastische Stromaproliferation. Bei hochdifferenzierten PEK ist das Makrophagensystem aktiviert, wobei besonders in der Umgebung von Dyskeratosen und Hornperlen eine Fremdkörper-Riesenzellbildung (Abb. 10.23 b) gegenüber dem ausgetretenen Keratin entwickelt sein kann.

Eine *immunhistochemische Analyse* der tumorinfiltrierenden lymphoretikulären Zellen ergibt als stärkste Zellfraktion Lymphozyten und Makrophagen,

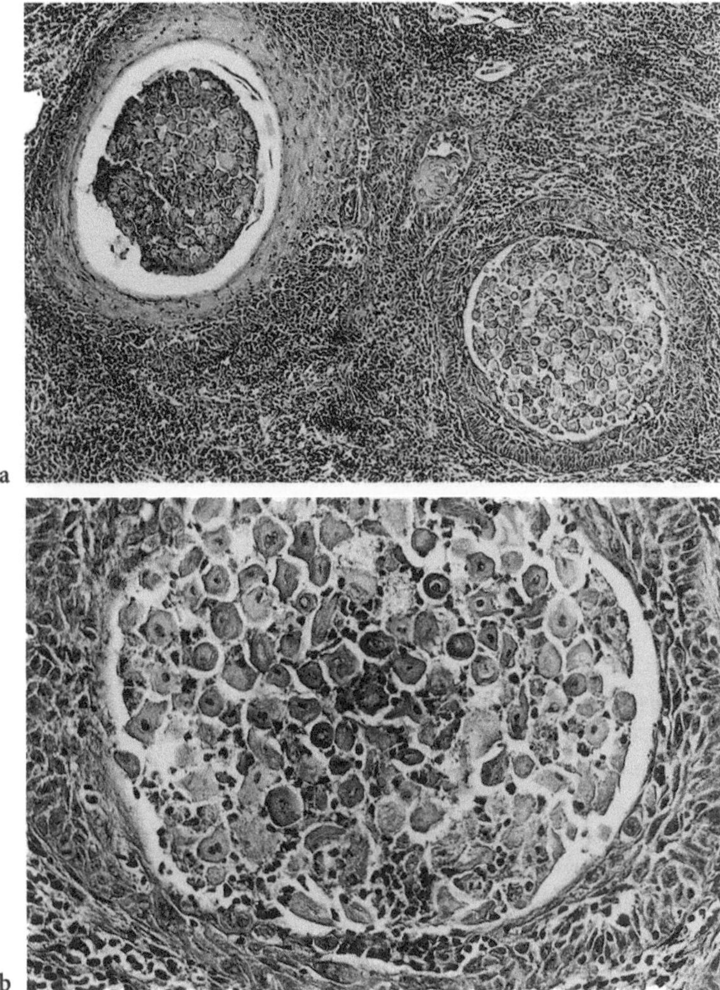

Abb. 10.20. **a** Gut differenziertes G1-PEK der Unterlippe mit Hornzysten. HE, × 63. **b** Anfüllung einer Hornzyste mit abgeschilferten Keratinozyten. HE, × 160

außerdem reichlich T4-Lymphozyten und Plasmazellen, dagegen selten T8-Lymphozyten (Horst u. Horny 1991). Da kein direkter zytotoxischer Effekt der lymphoretikulären Zellen auf die Tumorzellen zu beobachten war, wird die zelluläre Stromareaktion als Ausdruck einer unzureichenden Immunantwort interpretiert. Die lokale Immunantwort wird durch Zytokine (Interleukine IL-1, IL-4, IL-6 und GM-CSF („granulocyte-macrophage colony-stimulating factor") reguliert, die von den Tumorzellen der PEK sezerniert werden und damit eine Rolle bei der Tumorprogression oder Metastasierung spielen (Mann et al. 1993).

Der Nachweis von *Langerhans-Zellen* korreliert weder mit dem DNA-Gehalt noch dem Tumorgrading (van Heerden et al. 1995). Elektronenmikroskopisch

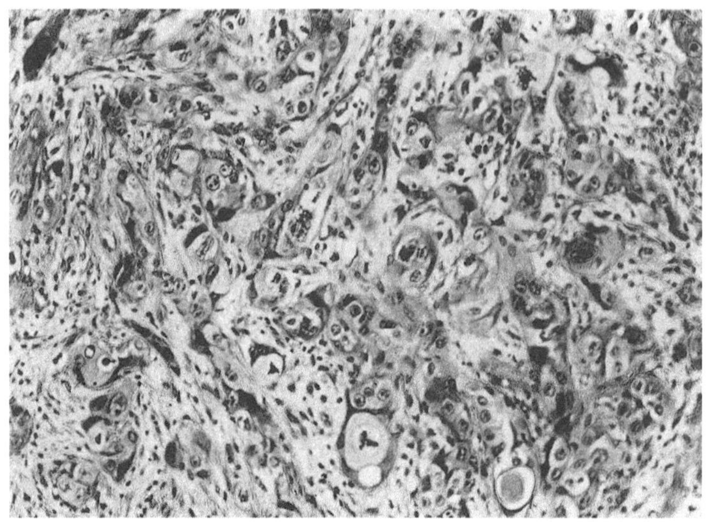

Abb. 10.21. Gering differenziertes G3-PEK der Wange mit starker Zellpolymorphie. HE, × 150

weisen die Langerhans-Zellen Zeichen der Zellschädigung mit Ruptur der Zellmembran, Austritt von Zytoplasmabestandteilen in den Extrazellularraum und weiteren zytolytischen Veränderungen auf (SCHENK 1980).

PEK der Unterlippe zeigen meist eine bessere Differenzierung als PEK des Mundbodens oder der Zunge (ODELL u. MORGAN 1998). Die Keratinisierung ist oft sehr ausgeprägt und geht mit einer deutlichen Fremdkörper-Riesenzellreaktion einher. Die Abgrenzung des PEK der Unterlippe vom Keratoakanthom (s. Kap. 9, Abschn. 5) der Unterlippe ist im Einzelfall mitunter schwierig, aber aufgrund folgender Kriterien möglich (BIENENGRÄBER u. PUTZKE 1992):

- klinisch kraterförmiger Aspekt (beim PEK mehr ulzerierend),
- pseudoinvasiv-invertierend (nicht infiltrativ),
- geringe Zell- und Kernatypien, Durchmesser 1 cm (PEK 1,5–2 cm).

PEK des Mundbodens, der *Zunge* und des *weichen Gaumens* sind Lokalisationen mit erhöhtem Risiko auf ein frühes invasives Wachstum auch bei noch relativ kleiner Tumorgröße von 1 cm (MASHBERG u. MEYERS 1976). Die frühe Invasionsphase ist durch vier Prototypen gekennzeichnet (HASEGAWA u. KAYANO 1988):

- tröpfchenförmige Tumorzellnester,
- verlängerte reteartige Tumorzapfen,
- eingestülpte Invasionsherde und
- netzförmig-retikuläre Invasion.

Die meisten der invasiven Tumorzellverbände zeigen zwar noch eine Verbindung zur angrenzenden Mukosa, zugleich jedoch auch eine verringerte Distanz zur tieferen Muskulatur.

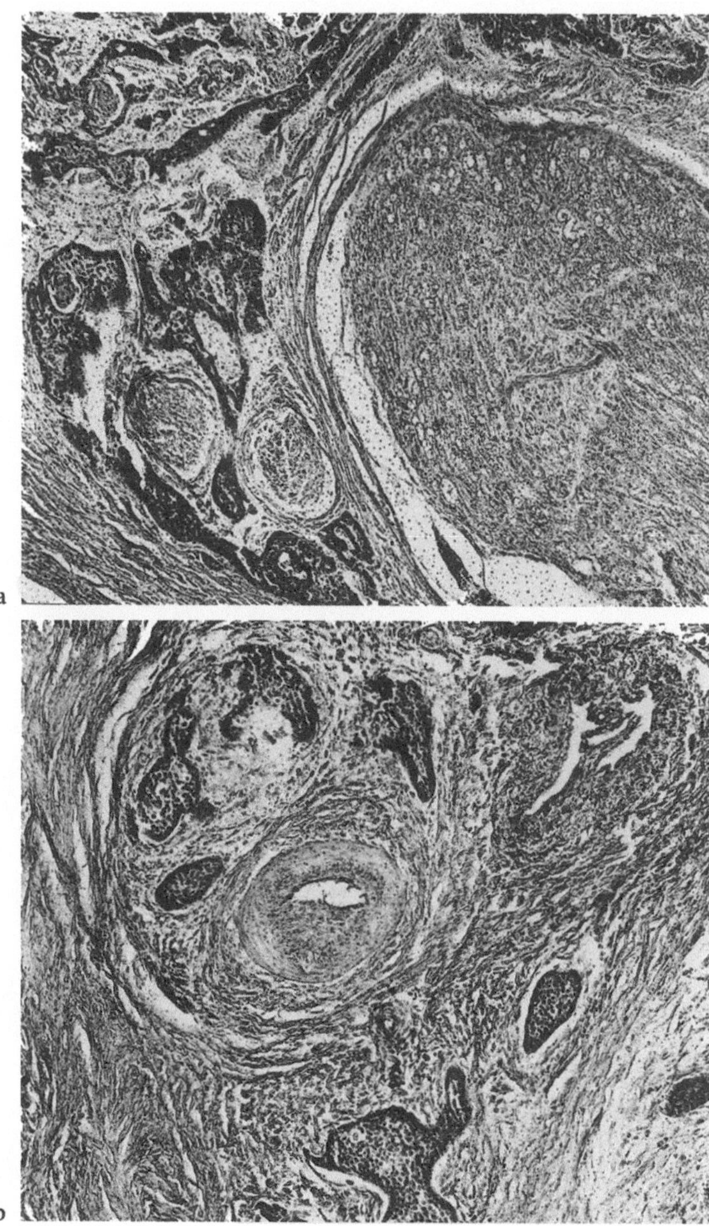

Abb. 10.22 a, b. Gering differenziertes G3-PEK der Zunge. **a** Perineurale Infiltration, **b** perivaskuläre Infiltration. HE, × 63

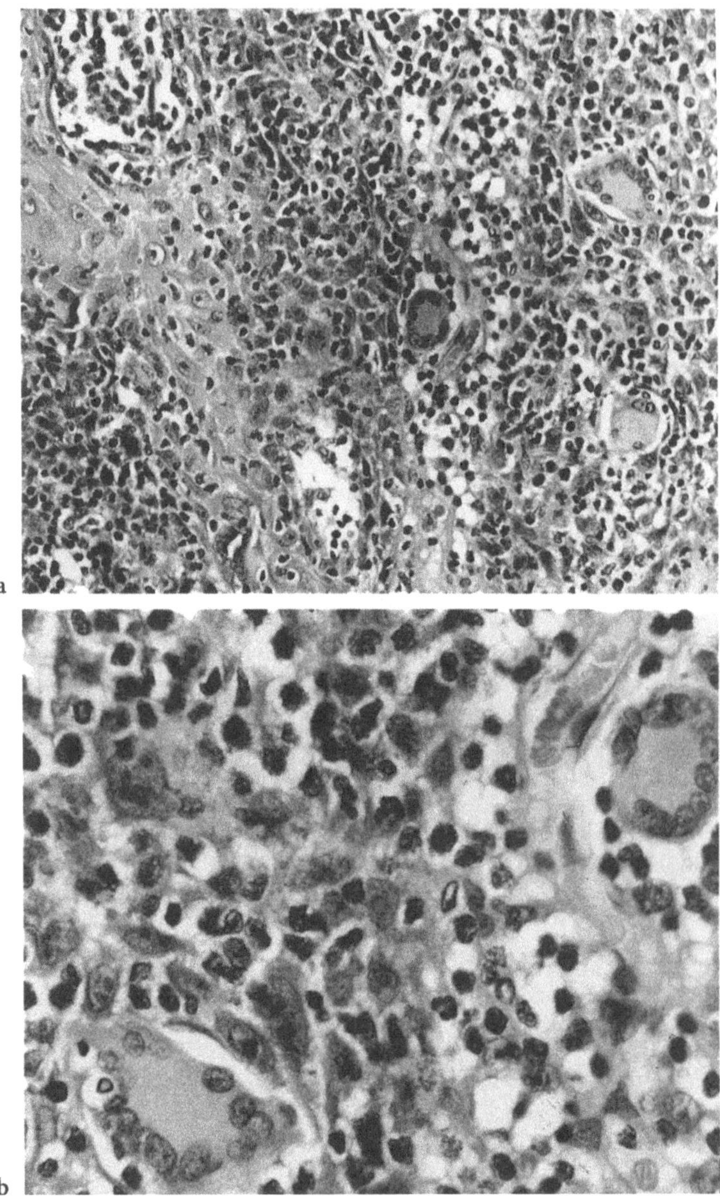

Abb. 10.23. **a** Mittelgradig differenziertes G2-PEK der Unterlippe mit starker zellulärer Stromareaktion und Einschluß von Fremdkörper-Riesenzellen. HE, × 160. **b** Stromainfiltrat mit Lymphozyten, Plasmazellen und Leukozyten sowie mehrkernigen Riesenzellen vom Fremdkörpertyp. HE, × 250

7.2 Elektronenmikroskopie

Die ultrastrukturellen Merkmale oraler PEK sind in Tabelle 10.6 zusammengefaßt. Die Abweichungen von der normalen Zellstruktur bestehen sowohl in qualitativer als auch in quantitativer Hinsicht (CHEN u. HARWICK 1977; BURKHARDT 1980). Sie betreffen die Differenzierung der Organellen, Zellmembranen, Zellverbindungen und Kernstrukturen.

In Arealen mit Dyskeratosen finden sich wirbelartig angeordnete Tonofilamente (fibrilläre Dyskeratose) oder dyskeratotische Nekrosen mit Kondensation der Tonofibrillen und Aufhebung der desmosomalen Verbindungen. Die Mitochondrien sind reduziert, die Ribosomen dagegen vermehrt. Die Zelloberfläche weist pseudopodienartige Zytoplasmafortsätze auf mit Einschluß von kontraktilen Mikrofilamenten, die die Zellmotilität erhöhen. Undifferenzierte Tumorzellen sind durch eine Abnahme der Desmosomen und durch dichtgepackte Aggregate von Tonofilamenten gekennzeichnet (ODAJIMA et al. 1990). Die Abnahme der Zellverbindungen („tight junctions" und „gap junctions") führt zu einer Erweiterung der Interzellularräume. Eine Besonderheit stellen intrazytoplasmatische Lumina - analog zu Adenokarzinomen - dar, die lange Mikrovilli und granuläres amorphes Zellmaterial enthalten (QUINONEZ et al. 1993). Makrophagen sind besonders um verhornende Zellen vorhanden. Weiterhin wurden apoptotische Körper beobachtet, die aus elektronendichten Bündeln von Tonofilamenten bestehen und Kernfragmente sowie nukleolusartige Strukturen einschließen (EL-LABBAN u. OSORIO-HERRERA 1986). Die apoptotischen Fragmente

Tabelle 10.6. Ultrastrurukturelle Merkmale oraler PEK. (Mod. nach BURKHARDT 1980)

Zytoplasmaorganellen	Qualitative und quantitative Veränderungen
Zellkern	Atypien, Vergrößerung, multiple Nukleolen
Zytoplasmaorganellen	Reduktion hochorganisierter Organellen (Mitochondrien, Keratinosomen) Verminderung oder Fehlen von Keratohyalingranula Reduktion der mitochondrialen Lamellen Vermehrung von Polyribosomen und Mikrofilamenten
Tonofilamente	Wirbelbildung, Verklumpung Fibrilläre Dyskeratose, dyskeratotische Nekrose
Zellmembran	Pseudopodienartige Zytoplasmaprotrusionen Mikrovilli, Abschnürungen Reduktion von Zellverbindungen („Junctions")
Desmosomen	Verminderung oder Verkürzung Verminderte Plaquebildung Abriß oder Verlust Intrazytoplasmatische Desmosomen
Interzellularraum	Erweiterung
Basalmembran	Lamellierung, atypisches Basalmembranmaterial Unvollständige Ausbildung von Hemidesmosomen Verdünnung, Lückenbildung oder fehlende Ausbildung Zytoplasmafortsätze ins Stroma (Mikroinvasion)

werden von Makrophagen phagozytiert. Die Veränderungen der Basalmembran sind sehr mannigfaltig. Neben Doppelbildungen und lamellierten Basalmembranen kommt es vor allem mit Zunahme des Malignitätsgrades zu Defekten und Lücken bis hin zum völligen Fehlen der Basalmembran. Desgleichen sind die Hemidesmosomen reduziert oder fehlen. Diese Veränderungen an der Basalmembran werden in Verbindung mit dem Vorkommen von pseudopodienartigen Zellprotrusionen als Zeichen des mikroinvasiven Wachstums interpretiert. Angrenzende Kollagenfibrillen werden von Tumorzellen umschlossen und zeigen eine Verklumpung als Zeichen einer beginnenden enzymatischen Destruktion bei der Mikroinvasion.

7.3 Immunhistochemie

7.3.1 Intermediärfilamente

Zytokeratine (CK) sind der wichtigste immunhistochemische Marker aus der Gruppe der Intermediärfilamente für die Karzinomdiagnostik (Altmannsberger 1988). Die Expression der CK-Subtypen zeigt in der oralen Mukosa Variationen in Abhängigkeit vom geweblichen Aufbau und der Lokalisation (s. Kap. 1, Abschn. 4 und Tabelle 1.3.). In gleicher Weise finden sich bei oralen PEK verschiedene Muster der CK-Expression (Abb. 10.24 a, b), die in Beziehung zur Differenzierung und Lokalisation der Tumoren stehen (Morgan u. Su 1994). Unterschiedliche Expressionsmuster der Subtypen der CK sind daher nur bedingt als Prognosemarker verwertbar. Bei Verwendung von Antikörpern gegen Gesamt-CK sind PEK in 100% CK-positiv.

In 54 PEK wurde eine deutliche Expression von CK10 und CK13 nachgewiesen, dagegen nur eine geringe Expression von CK19 (Hamakawa et al. 1998b). Im Gegensatz hierzu findet sich in PEK der Lunge eine hohe Expression von CK19 und nur eine geringere von CK10 und CK13. Bei 24 PEK ergab sich eine deutliche Expression von einfachen CK (CK8, CK18 und 19) sowohl in hoch- als auch in niedrig-differenzierten PEK (Ogden et al. 1993 a, b). In einer anderen Studie mit Nachweis der einfachen CK7, CK8 und CK18 bei PEK war besonders die Expression von CK7 in Relation zur Malignität reduziert (Su et al. 1994). Eine Expression von CK14 war bei PEK nur gering ausgeprägt (Marley et al. 1994). In 23 PEK der Zunge wurden CK4, CK5 und CK14 nicht exprimiert, vereinzelt auch nur CK1 und CK18 (Vaidya et al. 1996).

Die *Doppelexpression von CK* und *Vimentin* in PEK findet sich in 60,4% der Fälle (De Araújo et al. 1993). Hierbei handelt es sich vorwiegend um hochgradig maligne Tumoren (Grad 3 und 4; s. Tabelle 10.3).

Der *Verlust an Desmosomen* steht in Relation zum Grad der Tumorinvasion und Metastasierung. In einer Studie von 54 PEK wurden die Desmosomenmarker Desmoplakin, Desmoglein und Desmocollin immunhistochemisch im Hinblick auf die Metastasenfrequenz untersucht, wobei sich eine signifikante Relation zwischen Desmosomenverlust und Metastasierung ergab (Shinohara et al. 1998). Die inverse Korrelation zwischen Desmosomenverlust (Nachweis von Desmoplakin und Desmoglein) einerseits und Differenzierungsgrad, Invasion und Metastasierung andererseits wurden in weiteren Studien bestätigt (Harada et al. 1992; Hiraki et al. 1996).

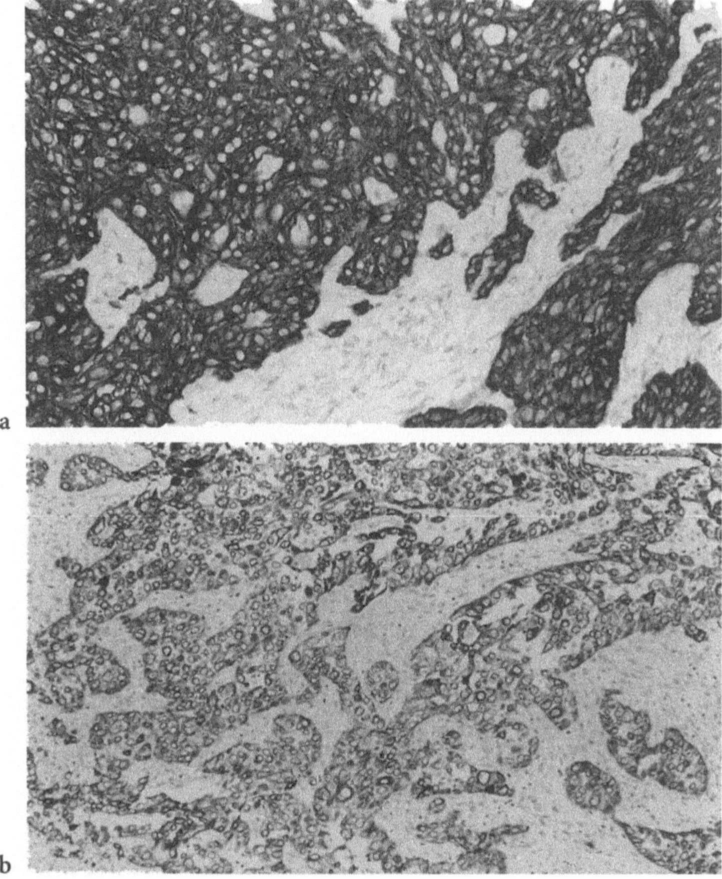

Abb. 10.24 a, b. Pan-CK-Expression in PEK. **a** G1-PEK mit starker Expression, **b** G2/3-PEK mit schwächerer Expression. PAP-Methode, × 200. (Präp. Prof. S. Schröder, Hamburg)

7.3.2 Matrixproteine (MP)

Matrixproteine (MP) besitzen eine elementare Bedeutung für den Strukturerhalt eines Gewebes, die Kontrolle des Stoffaustausches und die Regulation von Zellwachstum und Differenzierung. Die Komponenten der MP sind speziell an der Epithel-Mesenchymgrenze im Bereich der Basalmembran konzentriert. Zu den Matrixsubstanzen gehören vor allem Integrin, Laminin, Tenascin, Proteoglykane (Heparansulfat- und Chondroitinsulfat-Proteoglykane), Kollagene (Typ IV, V, VII) und Fibronektin (Caselitz 1987a; Nerlich 1995).

Integrine. Integrine gehören zur Familie der Zelloberflächen-Adhäsionsmoleküle und vermitteln die Zell-Zell- und Zell-Matrix-Interaktionen. Bei PEK kommt es zu abartigen Integrin-Expressionen und Interaktionen mit anderen Zellen vor allem bei der Tumorinvasion und Metastasierung. Die Glykoprotein-Subeinheiten α und β gehen Verbindungen mit anderen MP ein, so

- $\alpha_v\beta_1$ mit Fibronektin,
- $\alpha_v\beta_3$ mit Liganden von Laminin, Kollagen und Fibronektin sowie
- $\alpha_v\beta_6$ mit Liganden von Fibronektin und Tenascin (Jones et al. 1997).

In zahlreichen Studien finden sich Variationen der Integrinexpression in Relation zum Differenzierungsgrad der oralen PEK. So wird α_6 vermehrt in hochdifferenzierten PEK exprimiert (Kosmehl et al. 1995), deutlich reduziert dagegen in niedrig differenzierten PEK, so daß α_6 ein wertvoller Prognoseparameter für die Tumorprogression darstellt (Downer et al. 1993; Jones et al. 1997). Umgekehrt exprimieren hochdifferenzierte PEK kein α_5-Integrin, während es in gering differenzierten PEK zu einer deutlichen α_5-Expression kommt (Abb. 10.25 a, b). Die verminderte Expression von β_1 korreliert mit dem Verlust der

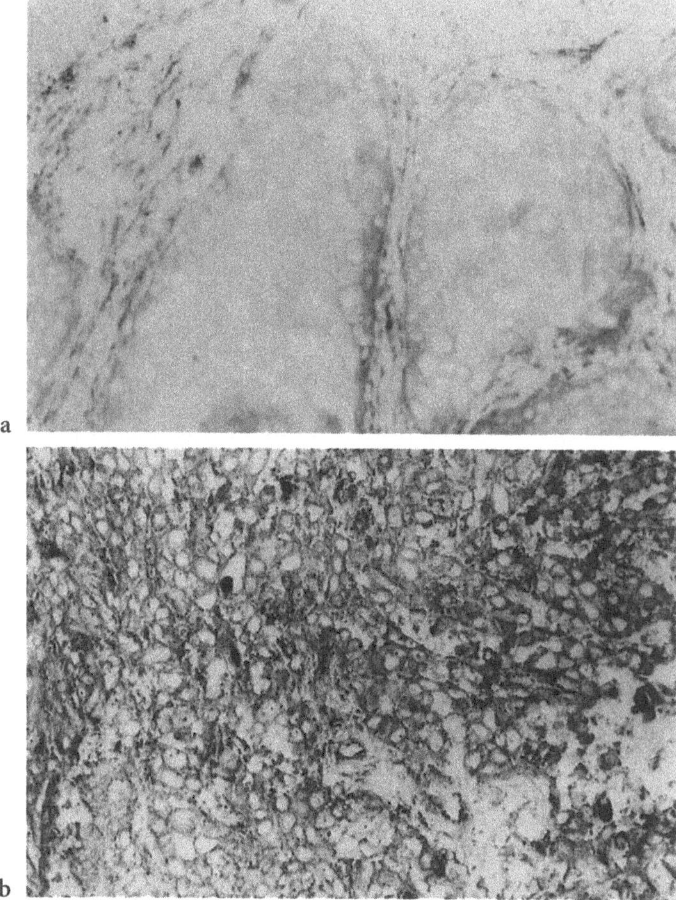

Abb. 10.25 a, b. Expression von Integrin alpha5 in PEK. **a** Fehlende Expression in gut differenziertem PEK, **b** diffuse intensive Expression in gering differenziertem PEK. APAAP-Methode, × 150. (Aus: Kosmehl et al. 1995)

Basalmembran, der Reduktion der E-Cadherinexpression und dem hohen Malignitätsgrad der PEK (Bagutti et al. 1998).

Laminine. Laminine sind die quantitativ bedeutendste nicht-kollagene Gruppe von MP mit den Subtypen 2, 3 und 5, wobei das epitheltypische Laminin-5 das biochemische Äquivalent der Hemidesmosomen der Epithelzellen an der Basalmembran darstellt (Noguchi et al. 1993). An der Tumorinvasionsfront lassen sich 3 Strukturtypen der Lamininexpression als Prognoseindikatoren unterscheiden, die mit der Tumorgröße und Metastasenfrequenz korrelieren:

- Gruppe A: kontinuierliche lineare Ablagerung von Laminin um das Tumorgewebe,
- Gruppe B: diskontinuierliche Lamininablagerung mit T-Zellinfiltration in der Tumorumgebung mit Tendenz zur Tumorregression bei Chemotherapie,
- Gruppe C: diskontinuierliche Lamininablagerung ohne T-Zellinfiltration mit Chemotherapieresistenz und hohem Metastasenpotential.

In einer Reihe weiterer Studien (Wetzels et al. 1992; Harada et al. 1994; Kosmehl et al. 1997; Tosios et al. 1998) findet sich ebenfalls eine mit der niedrigen Tumordifferenzierung und Tumorprogression assoziierte Diskontinuität der Lamininexpression (Abb. 10.26a) mit besonders deutlicher Reduktion im Zentrum der Tumorinvasion. Parallel zur Abnahme der Lamininexpression wird oft auch eine Reduktion der Expression von Kollagen Typ IV (Abb. 10.26b) und VII beobachtet.

Tenascin. Tenascin, welches ein – wie viele andere MP auch – Protein mit partieller struktureller Homologie zum EGF („epidermal growth factor") und Fibronektin ist, besitzt Bedeutung für die Organisation und Modellierung des Stromas. Tenascin zeigt eine intrazelluläre Lokalisation speziell in der Tiefe der aggressiven Invasionsfront (Tiitta et al. 1994) und unterstützt die aktive Proliferation und Migration von Tumorzellen. Tenascin gilt als Marker „unreifer", wenig vernetzter MP. Der Anstieg der Expression ist mit der Progression und Invasion der PEK korreliert (Shrestha et al. 1994; Mori et al. 1996).

Fibronektin. Fibronektin ist ein Glykoprotein, das von Fibroblasten, Myofibroblasten, Endothelzellen und Makrophagen produziert wird. Von den zwei Subeinheiten existieren verschiedene Isoformen (Mandel et al. 1994; Berndt et al. 1998). Bei oralen PEK zeigen vor allem die Myofibroblasten an der Invasionsfront eine hohe Fibronektinexpression und eine Assoziation mit dem Grad der Tumormalignität.

Kollagentypen. Neben dem Kollagen Typ IV (Harada et al. 1994; Tosios et al. 1998) ist speziell der Kollagen Typ VII in 22 oralen PEK untersucht worden (Kainulainen et al. 1997). Kollagen Typ VII ist eine fibrilläre membranverankerte Komponente der Basalmembran und wird vorwiegend an der Invasionsfront von malignen Zellen innerhalb von inselartigen Tumorverbänden und von fibroblastenartigen Zellen des angrenzenden Tumorstromas exprimiert. Bei der Tumorinvasion spielt auch die Kollagenase-Genproduktion durch Stromafibroblasten eine wichtige Rolle (Gray et al. 1992).

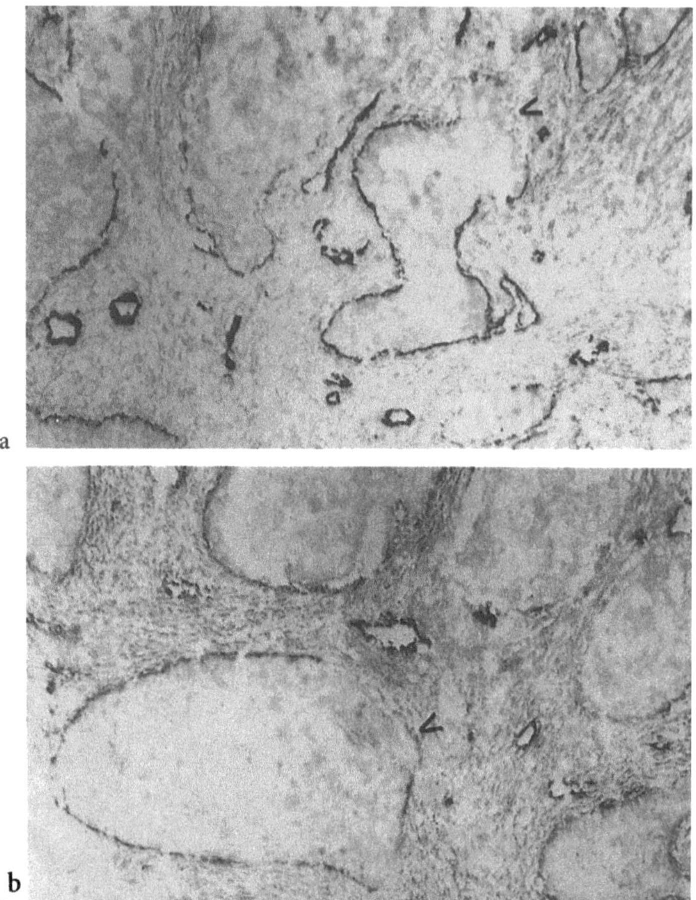

Abb. 10.26. **a** Expression von Laminin und **b** Kollagen Typ IV in der Invasionsfront eines PEK mit fokalem Verlust der Basalmembran. APAAP-Methode, × 75. (Aus: Kosmehl et al. 1995)

7.3.3 Zelloberflächen-Marker

CD44. Hierbei handelt es sich um ein Zelladhäsionsmolekül für Zell-Zell-Interaktionen (Ue et al. 1998). Das CD44-Gen enthält 20 Exone mit zahlreichen molekularen Isoformen. Die normale orale Mukosa exprimiert CD44. Bei 40 PEK wiesen 47,5 % eine reduzierte CD44-Expression auf, die mit dem Tumorgrad und der Frequenz der Lymphknotenmetastasen korrelierte, so daß CD44 als prognostischer Parameter im Hinblick auf das Potential zu Lymphknotenmetastasen betrachtet wird. Der Expressionsverlust von CD44 – insbesondere der Varianten v4, v5, v7, v8 und v10 – in PEK wurde in weiteren Studien besonders in Korrelation mit der Tumorinvasion bestätigt (Herold-Mende et al. 1996; Bànkfalvi et al. 1997; Oliveira u. Odell 1997). In einer anderen Studie fand sich eine Korrelation zwischen Abnahme der CD44-Expression und dem Malignitätsgrad (Abb. 10.27 a, b), dagegen nicht zum Lymphknotenstatus (Hyckel et al. 1995).

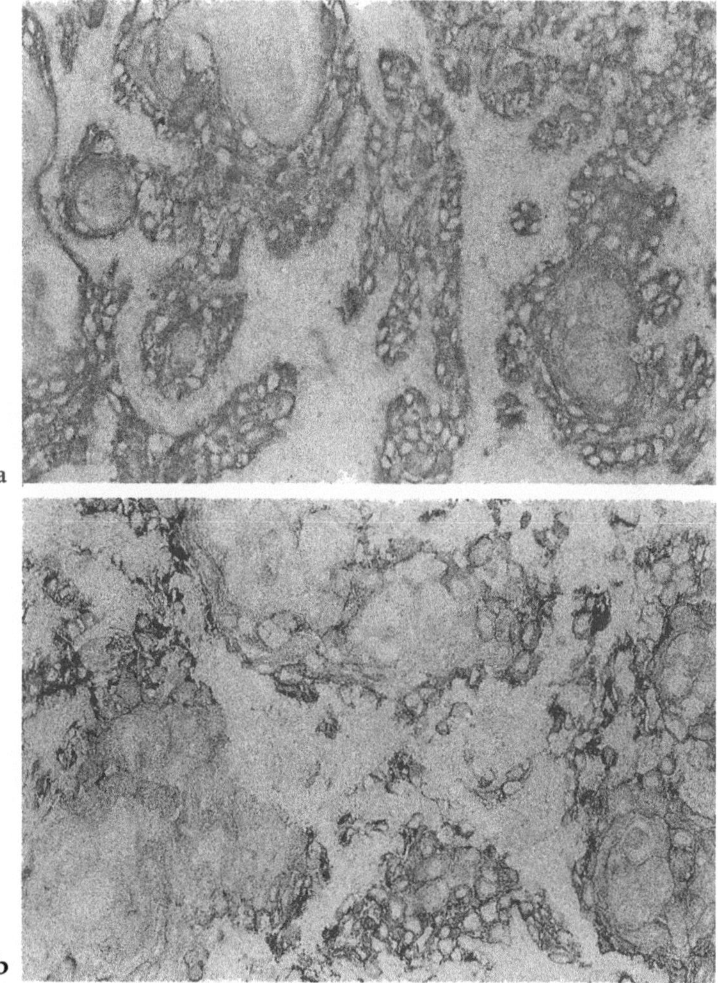

Abb. 10.27 a, b. Expression von CD44 in PEK: Abnahme der Expression von G1-PEK **a** zu G3-PEK **b**. APAAP-Methode. (Aus: Hyckel et al. 1995)

Insgesamt korreliert eine reduzierte CD44-Expression mit einer verkürzten Überlebenszeit und einem kürzeren Rezidiv-freien Intervall (Stoll et al. 1999).

Lektine. Von den zahlreichen Lektinen (Caselitz 1987b) wurden besonders die Lektine PNA („peanut agglutinin") und UEA-1 („Ulex europaeus agglutinin-1") untersucht (Saku u. Okabe 1989), außerdem auch Sarcolectin (ein Sialinsäure-bindendes Protein) und das Thomsen-Friedenreich-T-Antigen (Saussez et al. 1997). Eine Abnahme der Lektinexpression lag vor allem bei niedriger Tumordifferenzierung vor.

Blutgruppensubstanzen. Das Blutgruppen-Antigen H (Bryne et al. 1990) wurde in 42 PEK untersucht. Ein Expressionsverlust von AgH fand sich meist in den infiltrativen Zellen der invasiven Tumorbezirke und korrelierte mit dem Tumorstadium und Tumorgrading. Analog kam es in 66 PEK zu einer Abnahme der Leu-M1-Expression bei niedriger Tumordifferenzierung (TENG et al. 1989). Leu-M1 hat strukturelle Ähnlichkeit mit dem Blutgruppen-AgH und ist ebenfalls ein Kohlenhydrat-Antigen (Lakto-N-Fuco-pentaose III).

Cadherine. Cadherine gehören zur Familie der Kalzium-abhängigen Transmembranproteine und vermitteln die interzelluläre Adhäsion (WILLIAMS et al. 1998). P-Cadherin ist zusammen mit Integrin in den Basal- und Parabasalzellen der oralen Mukosa lokalisiert, während E-Cadherin eine Komplexbindung eingeht und den Kontakt zu den Aktinfilamenten des Zellskelettes vermittelt. In PEK kommt es zu einer deutlichen Reduktion der P- und E-Cadherin-Expression in der Zellmembran und im Zytoplasma, die besonders in der tiefen Infiltrationsfront zu beobachten ist. Die E-Cadherin-Expression ist durch einen diskontinuierlichen und heterogenen Verlust an der Invasionsfront gekennzeichnet (DOWNER u. SPEIGHT 1993).

7.3.4 Zellzyklus-regulierende Proteine

Bei den Zellzyklus-regulierenden Proteinen werden zwei Untereinheiten unterschieden (GOODGER et al. 1997):

- Cycline A–H als regulierende Proteine,
- assoziierte Cyclin-abhängige Kinasen (cdk = „cyclin-dependent kinases“) als Gruppe von Molekülen der cdc2-Genfamilie.

Eine dritte Gruppe stellt die E2F-Familie als DNA-bindender Komplex von Transkriptionsfaktoren dar, die bei der Transkription von zahlreichen Genen (c-myc, n-myc, c-myb, EGFR-Gene) mitwirken. Cycline und Cyclin-abhängige Kinasen (cdk) greifen stimulierend in den Mitosezyklus ein (s. Tabelle 10.7). Als Antagonisten wirken Inhibitoren der Cyclin-cdk-Komplexe, wobei zwei Familien von Inhibitor-Proteinen unterschieden werden:

- ink4-Familie mit 4 Proteinen (p15, 16, 18, 19),
- cip/kip-Gruppe mit cip1p21 (wafl), p53 (s. Abschn. 7.4) mit Wirkung via cip1p21 und cip1p27.

Cycline und cdk (cyclin-dependent kinases). Die Expression von Cyclinen in oralen PEK wurde in zahlreichen Studien untersucht. Bei 25 PEK korrelierte eine hohe Cyclin-D-Expression (Abb. 10.28) mit einer schlechten Prognose und einer kurzen Überlebensrate (STAIBANO et al. 1998). Eine erhöhte Cyclin-D-Expression fand sich auch in einer Studie von 25 PEK vor allem in den späteren Progressionsstadien (SCHOELCH et al. 1999). Im Gegensatz hierzu zeigten Suppressorproteine (p53, p27, p21) bei der Expression einen sehr heterogenen Proteinphänotyp, wobei speziell p27 eine Reduktion der Expression aufwies. Bei einem Vergleich der Expression von Cyclin-A und B in 50 PEK bestand eine strenge Korrelation zwischen der Expressionshöhe von Cyclin-A und der Proliferationsrate von Ki-67, dagegen nur gering ausgeprägt bei Cyclin-B (KUSHNER et al.

Tabelle 10.7. Zellzyklus-regulierende Proteine während des Mitosezyklus. (Mod. nach GOODGER et al. 1997)

Mitosephase	Merkmal	Stimulation[a]	Suppression[b]
G0	Ruhephase		
G1	1. Wachstumsphase („growth phase")	Cyclin D cdk4, cdk6	ink4p15, p16
	Nach Restriktionspunkt	Cyclin E cdk2	p53 via cip1 p21 (wafl)
S	DNA-Synthesephase	Cyclin A cdk2, cdc2	cip1p21(wafl) cip1p27
G2	2. Wachstumsphase	Cyclin B cdc2	cip1p21(wafl
Prophase	Chromosomendondensation Nukleolusverlust Kernzerfall Zentriolenausbildung		
Metaphase	Vervollständigung der Spindel Anordnung der Chromosomen in der Äquatorialebene		
Anaphase	Trennung der Chromatiden Proteolyse von Cyclin A, danach Cyclin B		
Telophase	Aufrollung der Chromosomen Neubildung der Kernstruktur Spaltbildung an Äquatorialebene Ausbildung von 2 Tochterzellen		

[a] cdk = cyclin-dependent kinases.
[b] ink-4 = Suppressorproteine p15, 16, 18, 19 cip/kip-Gruppe = Inhibitorproteine p21, p53, p27.

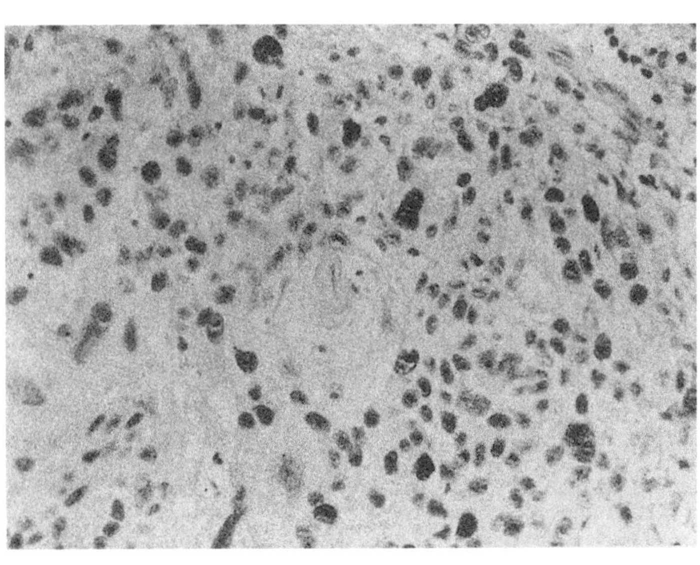

Abb. 10.28. Verstärkte nukleäre Expression von Cyclin-D1 in gering differenziertem PEK. ABC-Methode, × 250. (Aus: STAIBANO et al. 1998)

1999). Für die Kinase cdc2p34 lag eine strenge Korrelation zur Tumorprogression vor mit Markierung der Zellkerne und des Zytoplasmas der Tumorzellen (GOODGER et al. 1996). Das Calcyclin-Gen, welches durch PDGF („platelet-derived growth factor") stimuliert wird, wird nur in PEK exprimiert, dagegen nicht in benignen epithelialen oralen Tumoren (BERTA et al. 1997). p68 – eine RNA-abhängige Proteinkinase – reguliert die zelluläre Proteinsynthese und weist einen Expressionsanstieg mit Abnahme der Zelldifferenzierung auf (HAINES et al. 1993). Die MAP-Kinase („mitogen-activated protein kinase"), die durch extrazelluläre Kinasen (ERK = „extracellular signal-regulated kinases") stimuliert wird, korreliert bei 39 PEK in der Höhe der Expression mit der geringen Differenzierung der Tumoren und steht damit in Relation zur Tumorprogression (MISHIMA et al. 1998).

Inhibitoren der Cycline und cdk. Cip1p21(wafl) wird bei 43 PEK in 67% der Tumoren überexprimiert, und zwar unabhängig von der p53-Expression (VAN OIJEN et al. 1998; NG et al. 1999). Ein gleichartiger Befund ergab sich bei einer Analyse von 20 PEK mit einer Überexpression von p21 in 75% der Fälle, ebenfalls unabhängig von der p53-Expression (YOOK u. KIM 1998) und in einer weiteren Studie mit einer Korrelation der Expressionshöhe von p21 zum niedrigen Differenzierungsgrad bei einer heterogenen Expression von p53 (AGARWAL et al. 1998). Cip1p27 wurde in 70 PEK analysiert. Die Reduktion der Expression korrelierte mit der Tumorprogression und wurde als Indikator für den Malignitätsgrad angesehen (KUDO et al. 1998). Die Reduktion der p27-Expression stand in Relation zu einer Veränderung des Proteosomen-vermittelten Degradation.

7.3.5 Sonstige Markersubstanzen

In neuerer Zeit wurde die Expression der Glutathion-S-Transferase (GST) bei der Karzinogenese analysiert (BONGERS et al. 1995). Glutathion als ubiquitär vorkommendes intrazelluläres Thiol agiert im Konzert mit einem weiten Spektrum von antioxydativen Agentien (Vitamin C und E1 u.a.) und schützt gegen elektrolytische Attacken. GST ist als intrazelluläres membrangebundenes Enzym am Entgiftungsprozeß von potentiell karzinogenen Substanzen beteiligt, wobei von den drei Subklassen (α, μ und π) vor allem die Subklasse π oral vorkommt. Bei oralen PEK findet sich ein Anstieg der GST als Antwort auf karzinogene Schäden beim Prozeß der Kanzerogenese. Aus den bisherigen Studien lassen sich folgende Aussagen treffen:

- Anstieg der GTS-Expression bei Rezidiven von PEK als Indikator für eine verlängerte Exposition gegenüber Karzinogenen (SARKAR et al. 1997),
- Expression bei Karzinomen der Zunge als Indikator für Risikofaktoren (LI et al. 1997),
- Expression in 70–80% der PEK unabhängig vom Differenzierungsgrad der Tumoren (CHEN u. LIN 1995),
- Expression von GST sowohl im Zytoplasma als auch im Zellkern als Marker für maligne Läsionen (ZHANG et al. 1994).

7.4 Proto-Onkogene und Suppressor-Gene

7.4.1 Allgemeine Klassifikation

Die Krebsentwicklung ist ein vielschichtiger schrittweiser Prozeß, der mit zahlreichen genetischen Aberrationen bei der malignen Transformation verbunden ist (BRACHMAN 1994; BURKHARDT 1996). Hierzu gehören Chromosomenbrüche vor allem der Region 1p22 und 11q13 sowie die häufige Amplifikation von Proto-Onkogenen (FIELD 1992; s. Abschn. 7.5).

Die oralen PEK sind in ihrer Entwicklung ebenfalls von der wechselseitigen Einwirkung von Proto-Onkogenen und Tumor-Suppressor-Genen abhängig, wobei eine Überexpression von ras- und c-myc-Onkogenen oft mit einer Tumorprogression korreliert.

Proto-Onkogene kodieren eine Vielzahl von unterschiedlichen Proteinen für die Signal-Übertragung, die Tumorzelltransformation und das Tumorwachstum. Nach der Funktion lassen sich folgende Onkogengruppen unterscheiden (BURKHARDT 1996):

- Wachstumsfaktoren GF („growth factors“) und Wachstumsfaktor-Rezeptoren GFR für die Stimulation der Zellreplikation und Zelldifferenzierung,
- ras-Onkogene mit Funktionen bei der Transformation von Tumorzellen,
- myc-Onkogene mit Funktionen bei der DNA-Bindung und Transkription.

Suppressor-Gene verzögern die Zellproliferation bis hin zum Zelltod (Apoptose). Von besonderer Bedeutung ist das p53-Suppressor-Gen (SLOOTWEG 1996) in Verbindung mit Inhibitoren der Zellzyklus-regulierenden Proteine (s. Abschn. 7.3.4). Die Wechselwirkungen der Expression verschiedener Biomarker (p53, Wachstumsfaktoren, Proliferationsmarker) ist auch an oralen PEK vielfach analysiert worden (IBRAHIM et al. 1999).

7.4.2 Proto-Onkogene

7.4.2.1 Wachstumsfaktoren GF („growth factors“) und Wachstumsfaktor-Rezeptoren GFR („growth factor receptors“)

Epidermaler Wachstumsfaktor-Rezeptor EGFR („epidermal growth factor receptor“). Von 65 PEK zeigten 30,8% eine Expression des EGFR (Abb. 10.29), die mit einem Anstieg des Tumorstadiums und der Frequenz der Lymphknotenmetastasen assoziiert war (KUSUKAWA et al. 1996). Die gleichzeitige Analyse der Matrix-Metalloproteinase-3 (MMP-3) – einem proteolytischen Enzym (s. Abschn. 6.5) – ergab in 56,9% der Tumoren eine Expression besonders an der tiefen Invasionsfront mit diffuser Zellinfiltration. Auch bei der MMP-3 korrelierte die Überexpression mit einem Anstieg des Tumorstadiums und der Frequenz der Lymphknotenmetastasen, so daß beide Marker zur Beurteilung des malignen Tumorpotentials geeignet sind. Bei 100 PEK wurde in 36% der Fälle eine positive EGFR-Expression an der Zellmembran und im Zytoplasma registriert (MAIORANO et al. 1998). Zwischen der Zellmembran-Expression des EGFR und einer verlängerten Überlebensrate bestand eine positive Korrelation, während

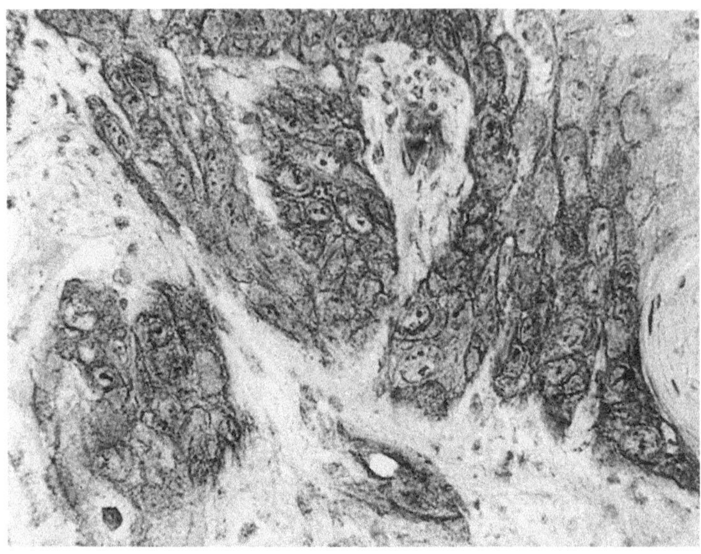

Abb. 10.29. Expression von EGFR in PEK. PAP-Methode, × 180

bei herabgesetzter Membranexpression eher die Rezidivrate anstieg. Bei einem Vergleich der Expression des EGFR mit dem PCNA-Index wurde eine Korrelation zwischen dem Anstieg der Expression beider Marker und dem Anstieg des Tumorgrades, der Malignität und Prognoseverschlechterung beobachtet (Störkel et al. 1993). Bei einer Überexpression war die Überlebensrate verkürzt. In einer weiteren Studie von oralen PEK war die Höhe der EGFR-Expression mit dem Anstieg der proliferativen Aktivität und Malignität assoziiert (Shirasuna et al. 1991), während in einem anderen Kollektiv von 47 PEK zwar 51% der PEK eine positive EGFR-Expression aufwiesen, in niedrig differenzierten PEK jedoch eine Abnahme des Stärkegrades der EGFR-Expression gefunden wurde (Yamada et al. 1992). Aus einem Vergleich zwischen der Expression des EGFR und des c-erb-B-2-Onkogens – einem Onkogen mit homologer Aminosäuresequenz wie beim EGFR – fand sich keine c-erb-B-2-Expression an der Invasionsfront und insgesamt nur eine geringe Onkogen-Expression, so daß nach diesem Befund das c-erb-B-2-Onkogen beim oralen PEK im Gegensatz zum Mammakarzinom keine prognostische Relevanz besitzt (Kearsley et al. 1991).

Transforming GF-alpha (TGF-alpha). Bei 40 PEK wiesen 35 Fälle eine positive Expression des TGF-alpha auf, dagegen nur 26 Fälle eine Expression des EGF (Christensen et al. 1993), wobei niedrig differenzierte PEK überhaupt keine Expression zeigten. In Lymphknotenmetastasen ergab sich eine positive Reaktion für beide Marker. Ohne weitere Beachtung des Tumorgrading war die Expression des TGF-alpha und des EGFR in oralen PEK positiv (Grandis et al. 1996). Aus weiteren Studien geht zwar hervor, daß die TGF-alpha-Expression in PEK höher ist als in der normalen Mukosa, jedoch auch proliferierende verruköse Leukoplakien eine hohe Expression aufweisen (Kannan et al. 1996).

Fibroblasten GF-1 und FGF-2. In oralen PEK fand sich zwar eine Expression der Fibroblasten GF, jedoch kein Unterschied zwischen hoch oder niedrig differenzierten PEK (MYOKEN et al. 1994).

7.4.2.2 ras-Onkogene

Die Mitglieder der ras-Genfamilie kodieren für ein Guanosin-triphosphat (GTP)-bindendes Protein, welches an der Innenfläche der Zytoplasmamembran lokalisiert ist und durch die GTP-ase aktiviert wird (BURKHARDT 1996). Die ras-Gene H-ras, K-ras und N-ras sind auf Chromosom 11 (11p) in Genen lokalisiert, welche rasp21 kodieren.

H-ras. Bei 23 PEK fanden sich Mutationen von H-ras nur in 9% der Fälle, dagegen bei p53 in 26% (speziell bei Lymphknotenmetastasen) und bei p16 in 0% (SAKATA 1996). Auf geographische Unterschiede weist eine Studie an 48 PEK hin, wobei bei der weißen westlichen Bevölkerung nur sehr selten Mutationen von H-ras zu beobachten sind, dagegen häufiger in Indien (WARNAKULASURIYA et al. 1992). Bei nur 5 PEK wurde in allen Fällen eine Expression von H-ras und rasp21 mit höherer Konzentration in Proliferationszonen und an der Invasionsfront gefunden (HOELLERING u. SHULER 1989). In einer weiteren Studie von 5 PEK waren 4 Fälle heterozygot für H-ras-1 (HOWELL et al. 1989). Nur ein Fall zeigte einen Verlust der Heterozygotie in Assoziation mit der Malignität.

K-ras. Bei 11 PEK fand sich nur in einem Fall eines Gingiva-PEK ein aktiviertes K-ras-Onkogen (HOWELL et al. 1990).

rasp21. Bei 67 PEK zeigten 65,7% eine Expression von rasp21 (SATOH et al. 1992). Die Expression erfolgte in der Tumorinvasionszone in stärker proliferierenden Tumorzellen. Unterschiede in der Häufigkeit der Expression ergaben sich bei Berücksichtigung der Tumorlokalisation: PEK der Wange in 81,8%, der Gingiva in 70,6% und der Zunge in nur 55%.

H-ras, K-ras und N-ras. Bei Analyse von 20 PEK wurde nur in einem Fall eine Mutation von K-ras beobachtet (MATSUDA et al. 1996). In einer anderen Studie von 22 PEK ergab sich dagegen folgende ras-Frequenz: H-ras in 68%, K-ras in 45% und N-ras in 32% (MCDONALD et al. 1994). Diese Werte waren mit der Tumorgröße und späten Krankheitsstadien assoziiert, aber nicht mit der Tumordifferenzierung oder Lymphknotenmetastasen.

Aus allen bisherigen Studien ergibt sich als Resümee, daß die Rolle der ras-Onkogene bei der Kanzerogenese oraler PEK noch unklar ist, zumal offensichtlich Faktoren der Ätiologie, Lokalisation und Geographie berücksichtigt werden müssen.

7.4.2.3 myc-Onkogene und sonstige Onkogene

myc-Onkogene. myc-Onkogene (c-myc, 1-myc, m-myc) kodieren für das Kernprotein p62, welches in die DNA-Bindung, die Regulation der Transkription, die

Aktivierung der Zellproliferation und die Beeinflussung der Differenzierung sowie Apoptose eingreift (BURKHARDT 1996). Amplifikationen und erhöhte Expressionen von c-myc sind in zahlreichen soliden Tumoren und meist in Assoziation mit einer schlechten Prognose beobachtet worden. Dies gilt auch für eine Überexpression mit oder ohne Amplifikation in oralen PEK. Bei 42 PEK fand sich in 89% eine Expression von c-myc und in jeweils 100% für c-jun und c-raf (RIVA et al. 1995).

Sonstige Onkogene. Untersucht wurden zahlreiche weitere Onkogene (abl, fes, mos, raf, Bcl-1 und Bcl-2). Bcl-Onkogene wurden in PEK analysiert, verhindern die Apoptose und verzögern die Zelldifferenzierung (DAWSON et al. 1995).

Die bisher mitgeteilten sonstigen Ergebnisse sind teilweise an zu kleinen Fallzahlen erhoben worden und sehr widersprüchlich. Auf eine detaillierte Erörterung soll daher bei dem unklaren Stand der Dinge verzichtet werden. Einzelheiten finden sich bei BURKHARDT (1996).

7.4.3 p53-Suppressor-Gen

p53-Protein ist zwar das am meisten untersuchte Suppressor-Gen, zugleich jedoch auch derjenige Marker, dessen Bedeutung als Parameter für die Zellproliferation und Prognose bei oralen PEK aufgrund widersprüchlicher Befunde noch nicht abschließend geklärt ist. p53 bewirkt bei eingetretener DNA-Zellschädigung eine Blockade des Zellzyklus in der G1-Phase mit Verhinderung des Eintritts in die S-Phase. Aus dieser Einwirkung kann entweder eine Verzögerung in der Progression des Zellzyklus mit dem Ziel der DNA-Reparation resultieren oder der Übergang zum Zelltod (Apoptose) mit der Eliminierung von Zellen, die die maligne Tansformation bewirken können.

Als Beweis für die Suppressorfunktion von p53 werden zwei Befunde angegeben: der komplette Verlust von zwei Allelen bei p53-Mutationen und die Prädisposition für die Kanzerogenese bei Abwesenheit von p53 im Tierversuch (SLOOTWEG 1996). p53 umfaßt 20 Kilobasenpaare (kb) und ist auf dem kurzen Arm von Chromosom 17 in Position 17p13.1 lokalisiert. Bisher wurden mehr als 2500 Mutationen des p53-Gens in menschlichen Tumoren gefunden (GREENBLATT et al. 1994). Mutanten des p53-Proteins sind jedoch auch einbezogen in die Zelltransformation, so daß p53 sowohl als Onkogen als auch als Suppressor-Gen wirksam sein kann. Die normale Funktion von p53 kann in mannigfacher Weise aufgehoben werden (SLOOTWEG 1996).

Aus den bisherigen Untersuchungen ergeben sich zahlreiche Diskrepanzen für die Bewertung der Resultate (SLOOTWEG 1996). So kann eine Überexpression von p53 ohne oder mit Gen-Mutationen erfolgen. Als ätiologische Risikofaktoren für eine erhöhte p53-Expression werden das Rauchen, HPV-Infektionen und andere Faktoren genannt, ohne daß der Zusammenhang bereits genügend geklärt ist. Aus zahlreichen Studien ergibt sich kein sicherer Beweis dafür, daß eine p53-Überexpression eine Relation zu klinischen Prognosemarkern oder zum Ploidiestatus besitzt. Es sollen daher im Hinblick auf die zusammenfassende Übersicht zur p53-Problematik (SLOOTWEG 1996) nur noch neuere Arbeiten zitiert werden, aus denen sich weitere Einblicke für die Beurteilung von p53 ergeben (Abb. 10.30).

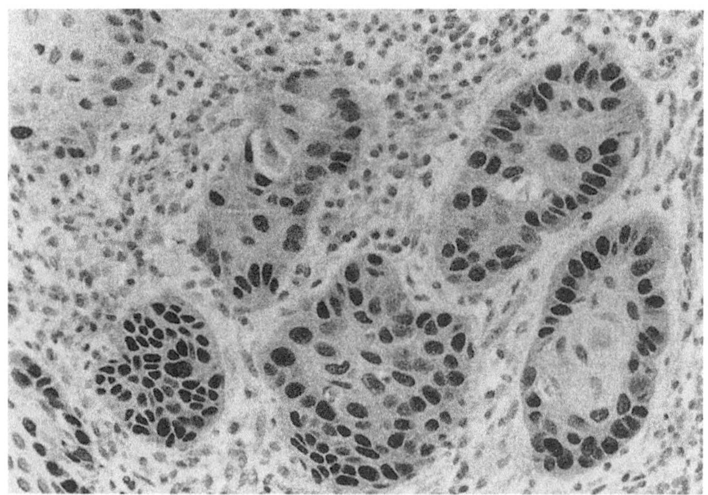

Abb. 10.30. Deutliche Expression von p53 in den Zellkernen eines PEK. PAP-Methode, × 250. (Aus: Slootweg 1996)

Bei 107 oralen PEK lagen bei Untersuchung verschiedener Blöcke aus jeweils einem Tumor Differenzen der p53-Expression in 11–44% der Fälle vor, in gleicher prozentualer Höhe auch Differenzen zur Tumorprogression und Metastasierung (Stoll et al. 1998). p53-Mutationen wurden in 94% der PEK und identisch auch in den Lymphknotenmetastasen nachgewiesen (Tjebbers et al. 1999). Daraus wird der Schluß gezogen, daß die p53-Mutationen bereits vor der Metastasierung ausgebildet sind (Slootweg et al. 1994), aber keine Aussage zur weiteren Tumorprogression, Rezidivfreiheit, Metastasenfrequenz oder Überlebensrate erlauben (Raybaud-Diogène et al. 1996). Ein gleichartiges Resümee geht aus einer Studie von 123 PEK hervor, die mit vier verschiedenen p53-Antikörpern analysiert wurden (Piffkò u. Bànkfalvi 1997). 55% der PEK exprimierten zwar p53, jedoch ohne Korrelation zu klinischen Daten und sonstigen Prognoseparametern. Nach dieser Studie ist p53 nur in der frühen Tumorphase von Bedeutung. Die Überexpression von p53 bei 61% der PEK zeigt keine Relation zu Prognosefaktoren, während der Nachweis von p53-Gen-Mutationen in 45% der Fälle ein Indikator für lokale Rezidive sein kann (Ma et al. 1998a). Aus einem Vergleich der p53-Expression bei PEK mit der Expression von Bcl-2 ergibt sich keine Korrelation der Marker (p53-Expression in 61%, Bcl-2 in nur 10%) und keine Aussage zur Prognose (Ma et al. 1998b). Vergleichende Studien zur Expression von p53 und p21 (ein Zellzyklus-abhängiger Kinase-Inhibitor cdk; s. Abschn. 7.3.4) bei oralen PEK zeigen keine überzeugende Korrelation zwischen beiden Markern und auch keine Relation zu klinischen Prognoseparametern (Tatemoto et al. 1998; Warnakulasuriya et al. 1996).

Die klinische Relevanz eines weiteren Suppressor-Genproduktes p130 bei oralen PEK (Tanaka et al. 1999) bedarf noch der Bestätigung durch zusätzliche Studien. Es handelt sich beim p130-Gen um eine strukturelle Variante des Retinoblastom-Gens Rb. p130 wurde zu 66% in hochdifferenzierten PEK und nur zu 16,7% in niedrig differenzierten PEK exprimiert und war immunelektronenmikroskopisch im Zellkern und in den Mitochondrien lokalisiert.

7.5 Genetische Aberrationen

Bei der Entstehung und Progression der Tumoren werden Onkogene durch Amplifikationen, Rearrangements oder Punktmutationen aktiviert, während der Funktionsverlust der Suppressor-Gene durch Mutationen oder Deletionen bewirkt wird. Für die genetischen Alterationen bei der Tumorgenese sind generell 5–6 Schritte bzw. Mutationen in 4–5 Genen erforderlich, beim oralen PEK dagegen noch mehr Veränderungen, da es sich um einen sehr komplexen Tumorprozeß handelt (SCHOLES u. FIELD 1996). Potentiell bedeutsame Chromosomenregionen können durch zytogenetische Methoden oder durch molekularbiologische Analysen des Verlustes der Heterozygotie (LOH = „loss of heterozygosity") identifiziert werden.

Mit der *Zytogenetik* lassen sich eine Vermehrung oder ein Verlust an Chromosomen, chromosomale Rearrangements (Inversion, Translokation), Deletionen oder Amplifikationen erfassen, wobei die Mehrzahl der Aberrationen auf den autosomalen Chromosomenarmen erfolgt. Überwiegend liegt eine Vielzahl von Aberrationen in mehreren Chromosomenregionen vor. Unter Hinweis auf die in Tabelle 10.8. (SCHOLES u. FIELD 1996) enthaltenen zahlreichen Angaben sollen nur noch einige neuere Befundmitteilungen zitiert werden. In einer

Tabelle 10.8. Chromosomale Aberrationen in oralen PEK. (Nach SCHOLES u. FIELD 1996)

Chromosom	Regionen mit Aberrationen
1	1p, 1q, 1p11–p12, 1p13, 1p22, 1p36, 1q21, 1q25, 1q32
2	2q, 2q33–q36
3	3p, 3q, 3pter–p23, 3p11, 3p13, 3p13–p23, 3p14–p25, 3p21, 3p21–qter, 3p26–qter, 3cent–qter
4	4p, 4q, 4q11–q21, 4q21–qter
5	5p, 5p11, 5q, 5q12–q23
6	6q15–q26, 6q21–q25
7	7p, 7q, 7cent–p15, 7p11, 7p21–p22, 7q22–q34, 7q33–qter
8	8p, 8q, 8p11.2, 8p22–23, 8cent, 8cent–q21.1, 8q10
9	9p, 9p21–p24, 9cent, 9q32
10	10p, 10q, 10pter–q21.2, 10q11.2, 10q22–q26
11	11p, 11q, 11p15, 11q13, 11q13–q21, 11q13–q23, 11q23
12	12p, 12p11.2
13	13p, 13q, 13p11–p13, 13q32–qter
14	14p, 14q, 14p11–q11
15	15p, 15p11–q11, 15q10
16	16p
17	17p, 17q
18	18q, 18q21, 18q21–qter, 18q22, 18q22–q23
19	19p, 19q, 19pter–cent, 19p13, 19p13.1
20	20p, 20p13
21	21p, 21q
22	22p, 22q

Studie an 20 PEK und 4 PEK-Zell-Linien (Wolff et al. 1998) war eine Zunahme der Chromosomenzahl (Hypersomie der Chromosomen 17 und 19), ganzer Chromosomenarme (Chromosom 20q) oder von Chromosomensegmenten (vor allem an den Chromosomen 3, 5 und 9) häufiger als ein Verlust weniger Segmente (Chromosomen 3, 5 und 6). Das Lebensalter der Patienten mit oralen PEK spielt bei den genetischen Aberrationen keine Rolle (Jin et al. 1999). Multiple zytogenetische Alterationen treten bei 70% der PEK auf (Owens et al. 1992; Jin u. Mertens 1993). Bei 75 PEK ist eine Überexpression von Cyclin-D1 (s. Abschn. 7.4.3) mit einem Rearrangement von Chromosom 11q13 assoziiert und zugleich ein prognostischer Marker für eine geringere Überlebensrate (Åkervall et al. 1997).

Die Analyse des *Verlustes der Heterozygotie* (LOH) mit Erfassung des allelischen Ungleichgewichts („allelic imbalance") vor allem beim Einsatz von Mikrosatelliten-Markern hat größere prognostische Bedeutung als die Ermittlung zytogenetischer Aberrationen (Scholes u. Field 1996).

Mikrosatelliten sind kurze, einfache Wiederholungssequenzen von Nukleotiden, die mit der PCR („polymerase chain reaction") erfaßt werden können. Eine allelische Imbalance findet sich auf zahlreichen Chromosomenarmen (vor allem Chromosom 3, 5, 9, 11, 13, 17 und 18; Scholes u. Field 1996). Allelotypische Analysen des fraktionierten Allel-Verlustes (FAL = „fractional allele loss") erfassen die Zahl von Chromosomenarmen, an welchen Allel-Verluste auftreten. Der umfassendste FAL-Typ bei 80 oralen PEK ergab mit 145 Mikrosatelliten-Markern an 39 Chromosomenarmen 2 FAL-korrelierende Prognosegruppen (Scholes u. Field 1996). Ein größerer FAL-Wert war ein molekularer Indikator für eine schlechte Prognose. Die *Mikrosatelliten-Instabilität* (MI) wird als früher prognostischer Marker bei der Entwicklung des PEK angesehen und korreliert mit Mutationen von p53 und LOH bei Chromosom 9q21–22, während die Amplifikation von Cyclin-D1 (s. Abschn. 7.4.3) als spätes Ereignis in der Tumorprogression eingestuft wird und mit fortgeschrittenen Tumorstadien und der Metastasenfrequenz korreliert (Scholes u. Field 1996). In einer Studie von 49 PEK wurde in 42% der Fälle ein LOH in Chromosom 5p21 – 22 beobachtet, der mit der Tumorprogression assoziiert war (Mao et al. 1998).

7.6 Formvarianten des PEK

Formvarianten des PEK zeigen eine Reihe von geweblichen Strukturen, die im Hinblick auf die Prognose und Therapie differentialdiagnostisch vom regulären PEK abgegrenzt werden müssen (Seifert u. Donath 1998). Die wichtigsten Merkmale für die Differentialdiagnose sind in Tabelle 10.9 zusammengefaßt. Zusätzlich liegen weitere Formen des Oralkarzinoms vor, auf die in Abschnitt 10.8 näher eingegangen werden soll.

7.6.1 Adenoides (adenoidsquamöses) PEK

Bei dieser seltenen Variante des PEK kommt es zur Ausbildung pseudoglandulärer Strukturen (Abb. 10.31 a, b) vorwiegend an der Invasionsfront der Tumoren. Die Veränderungen entstehen durch eine Akantholyse mit Störung der

Tabelle 10.9. Formvarianten des PEK. (Mod. nach Seifert u. Donath 1998)

Formvarianten des PEK	Hauptlokalisation	Merkmale
Adenoides (adenoidquamöses) PEK	Unterlippe	Pseudoglanduläre Strukturen an der Invasionsfront durch Akantholyse Interepitheliale Adhäsionsstörung Mikropseudozysten mit desquamierten PAS-positiven Tumorzellen
Basaloides (basaloidsquamöses) PEK	Zungenbasis Mundboden	Biphasische Differenzierung: Squamöse Komponente mit fokalen Keratosen und zentralen Komedonekrosen Solid-basaloide Komponente mit Palisadenstellung der Zellkerne und Einschluß PAS-positiver gangartiger Formationen Expression von CK5/6 und CK8 sowie Vimentin (nur in solid-basaloiden Anteilen) Stark aggressiver Tumor mit schlechter Prognose und Risiko für Zweittumoren
Adenosquamöses PEK	Zungenbasis Mundboden Gaumen und Tonsillen	Biphasische Differenzierung: Squamöse Komponente analog PEK Drüsige Komponente mit gangartigen Formationen und fokaler Schleimbildung Expression von CK7, CK8 und CK18, daneben auch von CK 5 und CK 14 Sehr aggressiver Tumor mit schlechter Prognose In 80% Lymphknotenmetastasen bei Primärdiagnose

interepithelialen Adhäsion (Jones et al. 1993). Degenerativ veränderte Zellen liegen oft in den zentralen Tumorzonen und können durch die PAS-positive Reaktion ein Adenokarzinom vortäuschen. Das Hauptvorkommen liegt an der Unterlippe (Jacoway et al. 1971; Weitzner 1974) und steht in Beziehung zur Sonnenexposition. In der Mundhöhle sind es die orthokeratotischen Bezirke der Gingiva oder des Gaumens. Zystische Varianten des PEK sind bisher nur in der Tonsillen- und Halsregion beobachtet worden (Thompson u. Heffner 1998).

7.6.2 Basaloides (basaloidsquamöses) PEK

Das ebenfalls seltene basaloidsquamöse PEK zeigt eine biphasische Differenzierung mit einer squamösen Komponente analog dem typischen PEK und einer solid-basaloiden Komponente analog dem soliden Typ des adenoid-zystischen Karzinoms. Die Tumoren sind meist an der Zungenbasis (Wain et al. 1986; Ide et al. 1996) und am Mundboden (Coppola et al. 1993; Strassburger et al. 1997; Abiko et al. 1997) lokalisiert, seltener am Gaumen (Lovejoi u. Matthews 1992; Hellquist et al. 1994), an der Wange (Cadier et al. 1992) oder im Bereich der

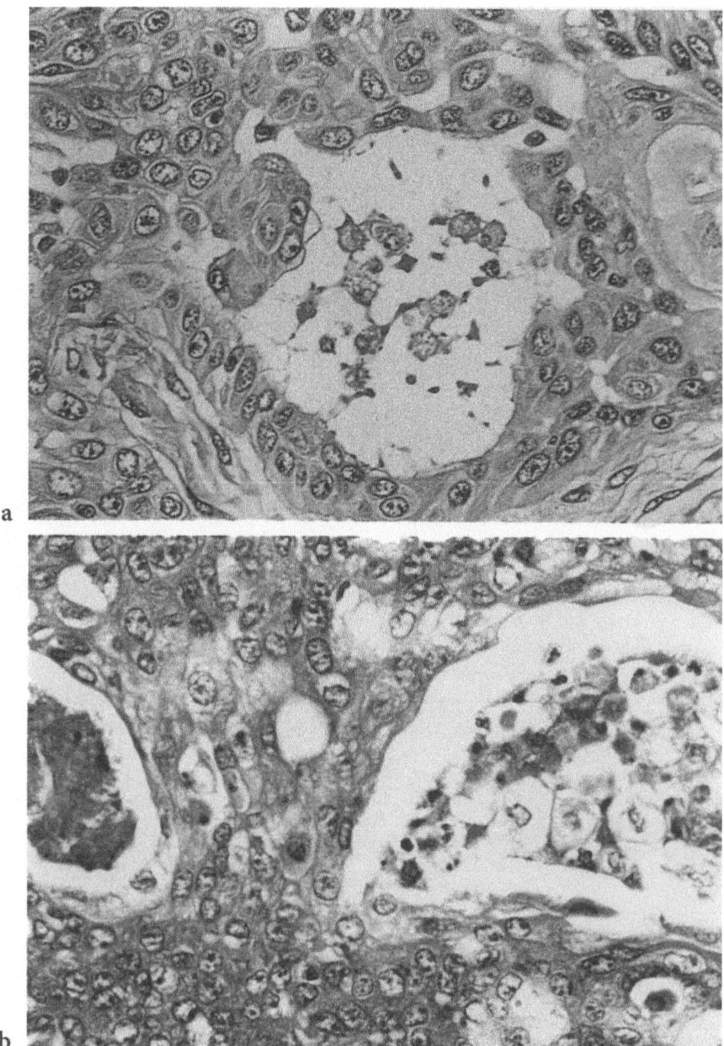

Abb. 10.31 a, b. Adenoidsquamöses PEK. **a** Ausgeprägte Akantholyse mit Pseudozystenbildung, **b** Pseudozysten mit desquamierten squamösen Zellen. HE, × 250. (Aus: SEIFERT u. DONATH 1998)

Maxilla (WEDENBERG et al. 1997). Insgesamt handelt es sich um einen stark aggressiven Tumor mit schlechter Prognose (GRÖTZ et al. 1997). In 75% der Fälle liegen Lymphknotenmetastasen vor, in 35% hämatogene Fernmetastasen, in 85% lokale Rezidive. Die mittlere Überlebensrate beträgt nur 5–7 Jahre, wobei gleichzeitig ein erhöhtes Risiko zur Entstehung von Zweittumoren besteht.

Histologisch (Abb. 10.32 a, b) finden sich in der squamösen Komponente fokale Keratosen mit Hornperlen und Interzellularbrücken. Im Tumorzentrum kommt es häufig zu Komedonekrosen ohne Hornbildung. In der basaloiden Komponente bilden die Tumorzellen schmale solide Formationen mit Pali-

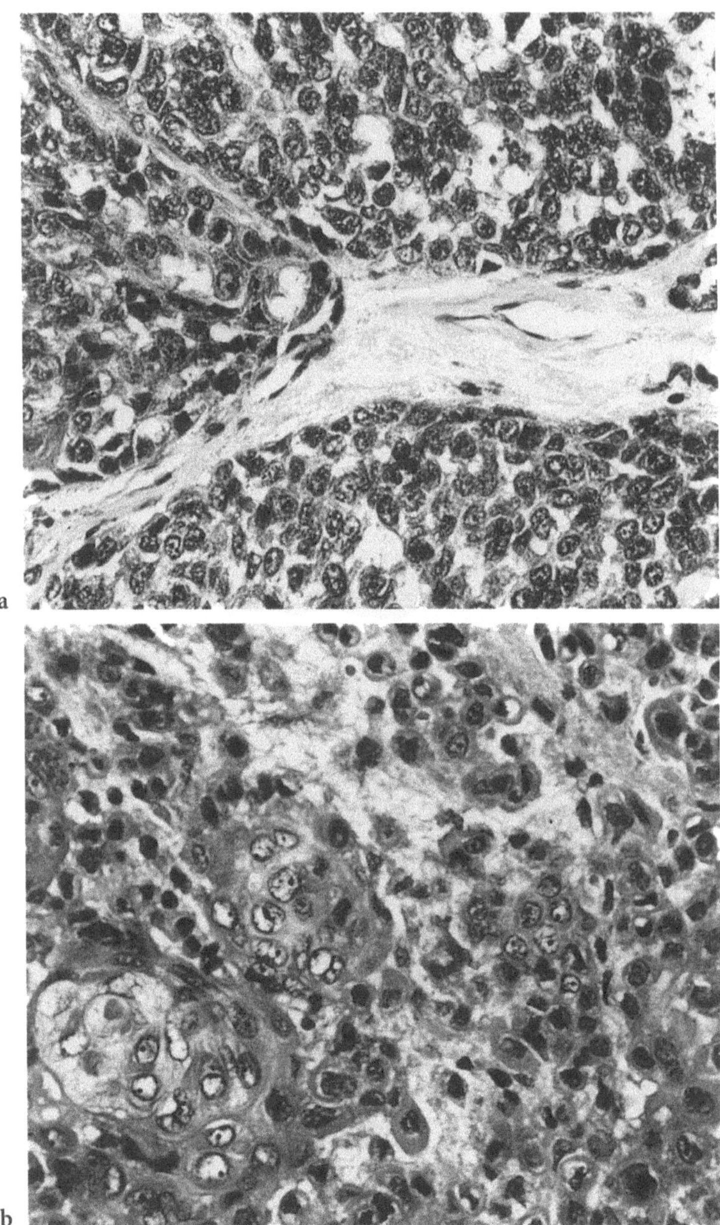

Abb. 10.32 a, b. Basaloidsquamöses PEK mit biphasischer Differenzierung. **a** Solide basaloide Zellverbände mit Einschluß vereinzelter schmaler gangartiger Formationen, **b** squamöse Tumorzellverbände mit epidermoiden Strukturen eines PEK. HE, × 160

sadenstellung der Zellkerne und Einschluß kleiner PAS-positiver gangartiger Areale. Die Tumoren sind in der Regel aneuploid und zeigen eine deutlich erhöhte Ki-67-Expression (30%; STRASSBURGER et al. 1997). Die TGF-alpha-Expression ist eher erniedrigt als Zeichen der geringen Tumordifferenzierung (COPPOLA et al. 1995).

Immunhistochemisch exprimieren die Tumoren vorwiegend Zytokeratin CK5/6 und CK8, während im konventionellen PEK CK10 und CK13 dominieren. Eine positive Vimentinexpression findet sich nur in den basaloiden Arealen, nicht dagegen in der squamösen Komponente. In der Differentialdiagnose muß vor allem das adenoid-zystische Karzinom mittels der Immunhistochemie abgegrenzt werden (MORICE u. FERREIRO 1998). Dabei werden folgende Expressionsmuster verglichen:

- basaloid-squamöses PEK: CK 100%, Vimentin 35%, Aktin 0%, CD57 (Leu-7) 9%, S-100-Protein 52%,
- adenoid-zystisches Karzinom: CK 100%, Vimentin 93%, Aktin 73%, CD57 70%, S-100-Protein 80%.

7.6.3 Adenosquamöses PEK

Diese ebenfalls seltene Variante des PEK kann sowohl von der oralen Mukosa als auch von den angrenzenden kleinen Speicheldrüsen ausgehen, wobei nach neueren Untersuchungen die orale Mukosa als Ausgangspunkt favorisiert wird (NAPIER et al. 1995; ABDELSAYED et al. 1998). In über 85% sind die Tumoren an der Zungenbasis (IZUMI et al. 1998; ABDELSAYED et al. 1998), am Mundboden oder in der Tonsillar-Gaumenregion lokalisiert (SANNER 1979; NAPIER et al. 1995). Insgesamt handelt es sich um einen stark aggressiven Tumor mit schlechter Prognose, welcher überwiegend bei Männern vorkommt. Bei der Primärdiagnose liegen bereits in 80% der Fälle regionäre Lymphknotenmetastasen vor, in 10% auch hämatogene Fernmetastasen (ABDELSAYED et al. 1998). Die 5-Jahres-Überlebensrate schwankt zwischen 25% und 75%. Hämatogene Metastasen führen frühzeitig zum letalen Ausgang.

Histologisch (Abb. 10.33 a, b) weist der Tumor eine biphasische Differenzierung auf mit einer squamösen Komponente analog dem PEK und einer drüsigen Komponente mit gangartigen Drüsenformationen, fokaler Schleimbildung und infiltrativer Ausbreitung, jedoch selten mit Einschluß typischer Becherzellen (MARTINEZ-MADRIGAL et al. 1991) und oft negativer Muzinkarminfärbung. Die oberflächlichen Tumorbezirke zeigen mehr eine squamöse Differenzierung, die tieferen invasiven Abschnitte mehr eine drüsige Differenzierung mit PAS-positiven gangartigen Lumina. Typische Adenokarzinome mit nur gering entwickelter fokaler squamöser Differenzierung sollten als Adenokarzinome und nicht als adenosquamöse PEK klassifiziert werden.

Immunhistochemisch exprimieren die Tumoren CK mit hohem und niedrigem Molekulargewicht (einfache Zytokeratine CK7, CK8, CAM 5.2 und CK18, dazwischen auch vereinzelt CK5 und CK14. Weitere immunhistochemische positive Marker sind CEA, EMA und das Lektin UEA-1 (Ulex europaeus agglutinin-1; ABDELSAYED et al. 1998; IZUMI et al. 1998). Elektronenmikroskopische Befunde

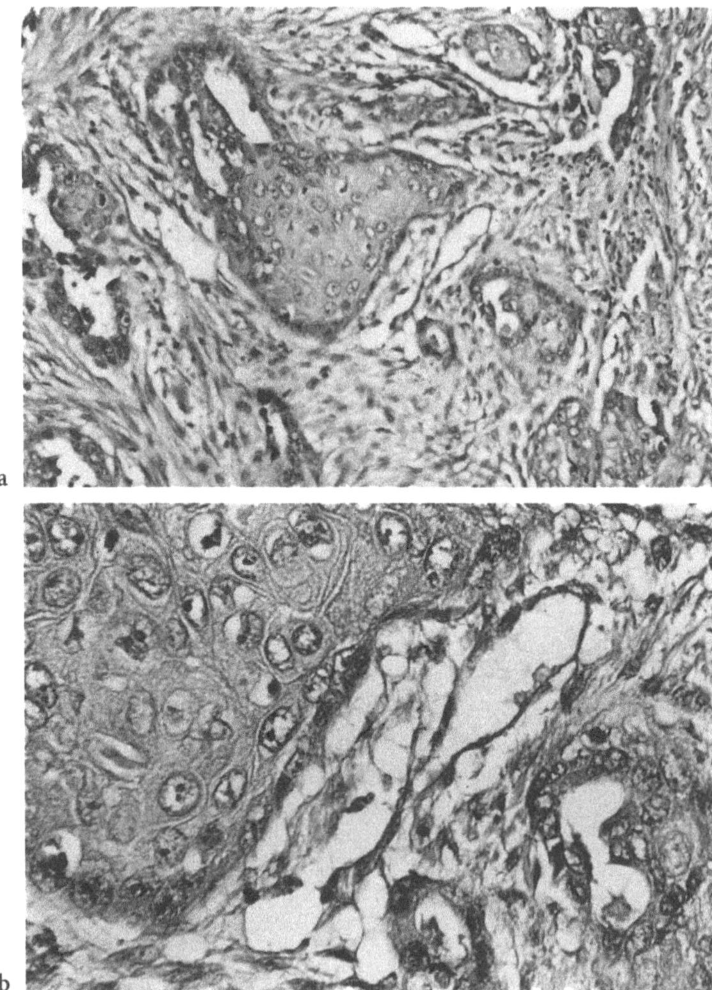

Abb. 10.33 a, b. Adenosquamöses PEK mit biphasichem Aufbau: nebeneinander von trabekulär-drüsigen Strukturen und epidermoiden Verbänden eines PEK. **a** × 100, **b** × 250. (Aus: Seifert u. Donath 1998)

sind Tonofibrillen, Desmosomen und zahlreiche zytoplasmatische Fortsätze in die umliegende extrazelluläre Matrix (Izumi et al. 1998).

8 Sonstige Formen des Oralkarzinoms

Hierzu gehören sowohl strukturelle Karzinomformen, die Abwandlungen des konventionellen PEK darstellen, als auch Karzinome mit andersartiger zellulärer Differenzierung und seltene Karzinome auf dem Boden von heterotopem Schilddrüsengewebe oder mit Entstehung aus dem Ductus thyreoglossus. Eine Übersicht über die Merkmale dieser sonstigen oralen Karzinome geht aus Tabelle 10.10 hervor.

Tabelle 10.10. Sonstige Formen des Oralkarzinoms

Tumortyp	Hauptvorkommen	Merkmale
Verruköses Karzinom (Ackerman-Tumor)	Wange Mandibulärer Alveolarkamm	Exophytischer verrukös-erosiver breitflächiger Tumor mit langsamem Wachstum Geringe Tendenz zur lokalen Invasion Weitgehend Fehlen von Metastasen In 20% lokale Rezidive Plumpe basale Reteleisten („Elefantenfuß“) Keulenförmige Epithelinvaginationen mit Keratinpfropfen
Carcinoma cuniculatum	Gingiva Gaumen Zahnlose Alveole	Tiefreichender destruierender Tumor mit kaninchenbauartigen Gangsystemen Tiefe Krypten und Mikroabszesse Plumpe Retemuster („inverted verrucous carcinoma“)
Spindelzell-Karzinom	Unterlippe Zungenbasis Alveolarkamm	Polypoider oder ulzeröser Tumor Aufbau aus atypischen fibroblastenartigen Spindelzellen in faszikulärer Anordnung oder Palisadenstellung Fokale squamöse Areale Expression von PanCK, CK8, CK18, Vimentin
Basalzell-Karzinom	Unterlippe	Sehr selten Solid-trabekuläre Zellverbände In 20% fokale keratotische Bezirke Abgrenzung vom basaloidsquamösen PEK
Merkelzell-Karzinom Endokrines Karzinom	Unterlippe Wange Mundboden	Sehr selten; Vorkommen bei älteren Männern Solid und trabekulär angeordnete rundliche Zellen mit Expression von CK8, CK18–CK20, CEA, EMA, NSE, Chromogranin, Synaptophysin Neurosekretorische Granula
Kleinzellige und undifferenzierte Karzinome	–	Sehr selten Immunhistochemische Abgrenzung zu malignen Lymphomen, Melanomen und Metastasen
Adenokarzinom	Lippe	Sehr selten Ekkrines Schweißdrüsenkarzinom Apokrines Adenokarzinom Abgrenzung von Speicheldrüsenkarzinomen
Karzinome des ektopischen Schilddrüsengewebes und des Ductus thyreoglossus	Zungengrund Hyoidregion	Ektopisches Schilddrüsengewebe: über 50% follikuläre Karzinome, in 30% undifferenzierte Karzinome Ductus thyreoglossus: in 90% papilläre Karzinome

8.1 Verruköses Karzinom (Ackerman-Tumor)

Seit der Erstbeschreibung durch ACKERMAN (1948) ist die Eigenständigkeit dieses Tumors durch zahlreiche Studien definiert worden. Hauptmerkmale sind das langsame Wachstum, die geringe Tendenz zur lokalen Invasion, das weitgehende Fehlen von Metastasen und der makroskopische Befund einer verrukös-erosiven warzenartigen Vorwölbung mit weißlich-höckriger Oberfläche und relativ scharfer Abgrenzung zur Umgebung (BURKHARDT 1986; RINK 1991; ODELL u. MORGAN 1998). Die Inzidenz wird mit 0.1/100000 (beim konventionellen oralen PEK mit 3.8/100000) mit einer Dominanz des männlichen Geschlechts (m:w = 4:1) angegeben, der Altersgipfel mit 60–80 Lebensjahren, wobei sich beim Lebensalter über 65 Jahren die Inzidenz auf 3.2/100000 erhöht (BOUQUET 1998). 50–70% der Tumoren sind an der Wange, an der mandibulären Alveolarmukosa und an der Zunge lokalisiert, die übrigen Fälle mit je 5–7% am Gaumen, an der Lippe oder am Mundboden (JACOBSEN u. SHEAR 1972; MCCOY u. WALDRON 1982; MEDINA et al. 1984; BATSAKIS et al. 1999). Eine Besonderheit stellt die Entstehung in einer odontogenen Zyste dar (ENRIQUEZ et al. 1980).

Der *makroskopische Aspekt* (Abb. 10.34) ist durch einen meist exophytischen, breitbasig aufsitzenden Tumor mit weißlicher, seltener erythematöser warziger oder papillomatöser Oberfläche und deutlicher Abgrenzung zur angrenzenden Mukosa gekennzeichnet.

Histologisch (Abb. 10.35 und 10.36) findet sich an der Oberfläche ein orthokeratotisches Epithel mit einer prominenten Keratohyalinschicht. Darunter liegt ein stark akanthotisches Epithel mit breiten plumpen Reteleisten, deren Profil mit einem „Elefantenfuß" verglichen wird. Von der Tumoroberfläche reichen keulenförmige Epitheleinfaltungen in die Tiefe mit Einschluß von ausgeprägten Keratinpfröpfen. Der Tumor zeigt basal ein mehr verdrängendes Wachstum und ist von einer ausgeprägten entzündlichen Stromareaktion mit Einschluß von Horngranulomen umgeben (BURKHARDT 1986). Am Tumorrand findet sich ein abrupter Übergang von der normalen Mukosa in die hyperplastisch imponierenden Proliferationen des Tumorepithels. Atypische Mitosen oder nennenswerte Zellatypien liegen nicht vor. Die Basalmembran ist meist intakt. Elektro-

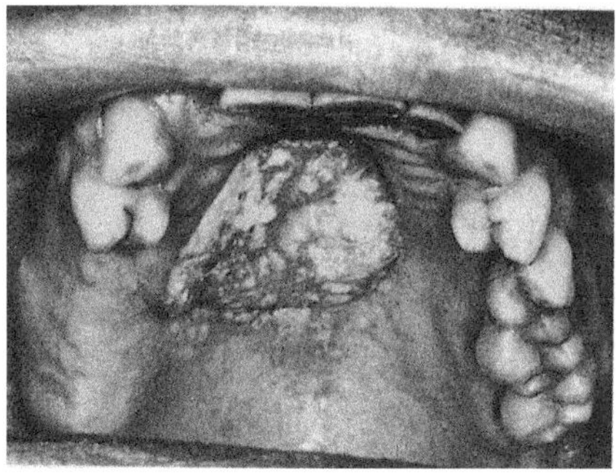

Abb. 10.34. Verruköses Karzinom der Gaumenschleimhaut: flächenhafte verrukös-erosive Vorwölbung mit weißlich-höckriger Oberfläche und scharfer Abgrenzung zur Umgebung. (Aus: BURKHARDT 1986)

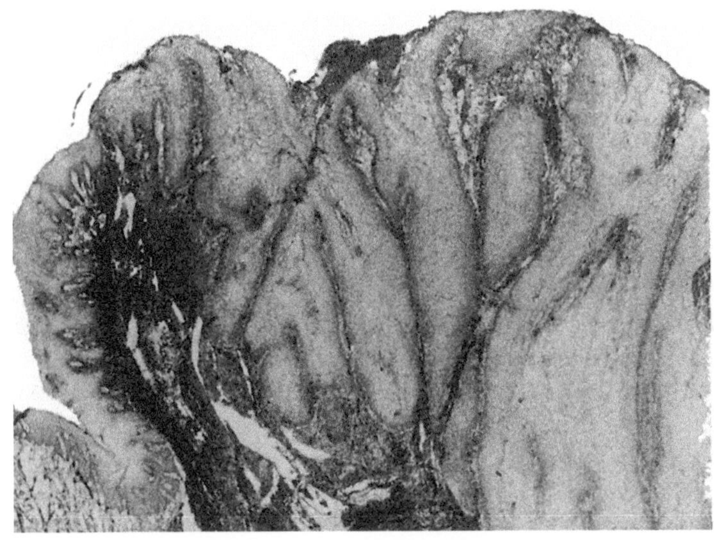

Abb. 10.35. Verruköses Karzinom (Fall wie Abb. 10.34): Abrupter Übergang des regulären Epithels (*links*) in eine exo- und endophytische Proliferation mit plumpen, meist abgerundeten Epithelzapfen und zentralen Keratinpfröpfen; dichte entzündliche Stromareaktion. HE, × 10. (Aus: BURKHARDT 1986)

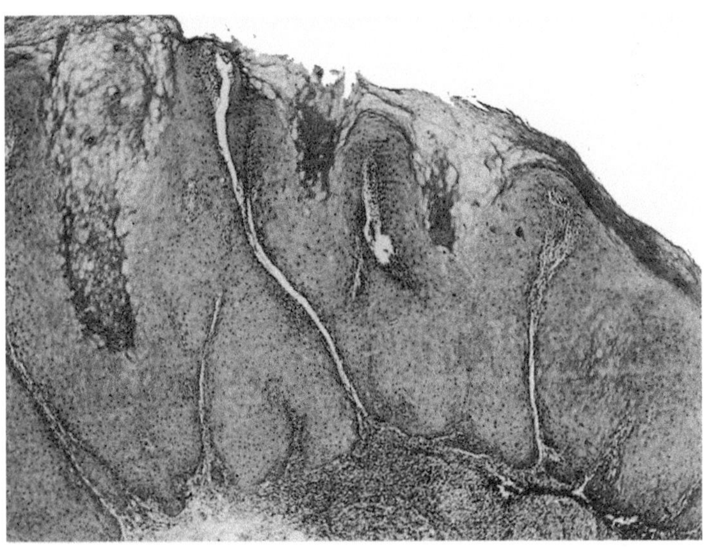

Abb. 10.36. Verruköses Karzinom der Wange: plumpe basale („elefantenfußartige") Epithelzapfen; kraterartige Vertiefungen von der Oberfläche mit Einschluß von Hornmassen; basale entzündliche Stromareaktion. HE, × 33

nenmikroskopische Befunde sind Reduplikationen der Basalmembran sowie zahlreiche interdigitierende Mikrovilli und Desmosomen in den oberen Tumorschichten (Prioleau et al. 1980).

Bei 17 oralen verrukösen Karzinomen wurde mittels der PCR („polymerase chain reaction") und der in situ-Hybridisierung das Vorkommen von HPV-DNA untersucht (Shroyer et al. 1993). Mit der PCR wurde HPV-DNA in 7 von 17 Fällen (41%) nachgewiesen, mit der in situ-Hybridisierung HPV Typ 6 und 11 analog zu den Fällen mit positiver PCR. Daraus wird der Schluß gezogen, daß speziell HPV 6 und 11 relativ häufig in oralen verrukösen Karzinomen vorkommen.

Trotz dieser relativ hohen Tumordifferenzierung werden in ca. 20% der Fälle *lokale Rezidive* beobachtet (Medina et al. 1984; Farmand et al. 1992). Diese gehen mit einer lokalen Mikroinvasion unter fokalem Durchbruch durch die Basalmembran, einer zellulären Pleomorphie und einer gesteigerten mitotischen Aktivität einher, so daß die Einordnung als PEK Grad 1 gerechtfertigt ist. Es fehlen jedoch Lymphknoten- oder Fernmetastasen. Zugleich ergibt sich aus diesen Befunden das Dilemma einer scharfen Abgrenzung des Ackerman-Tumors von einem konventionellen PEK. Als differentialdiagnostisches Unterscheidungsmerkmal wird die Höhe der Proliferationsmarker PCNA und MIB1 (Abb. 10.37) herangezogen, die vor allem die basalen und parabasalen Zellen markieren (Theegarten et al. 1997). Bei Überschreiten des Grenzwertes von 26% besteht der begründete Verdacht, daß bereits ein PEK Grad 1 vorliegt.

Differentialdiagnostisch muß das verruköse Karzinom von der proliferativen verrukösen Leukoplakie und vom papillären PEK abgegrenzt werden (Batsakis et al. 1999). Das sehr seltene papilläre PEK kommt allerdings in der oralen Mukosa nicht vor, sondern ist im Pharynx, Larynx oder Nasensinus lokalisiert.

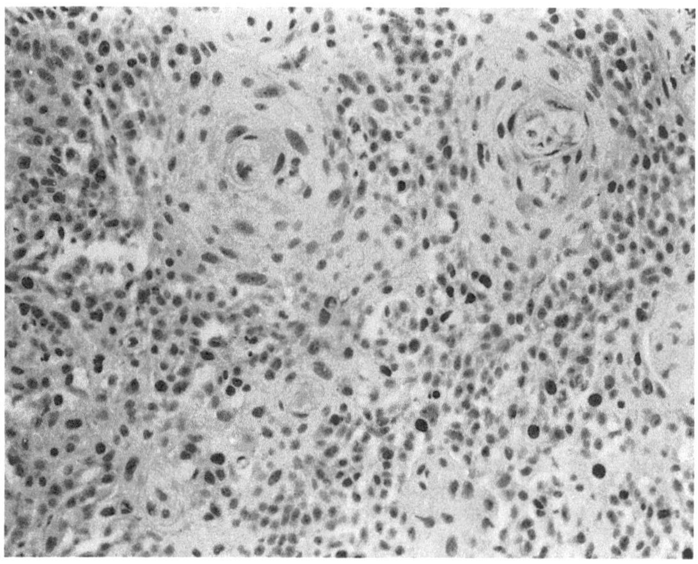

Abb. 10.37. Verruköses Karzinom: Expression von MIB-1 in ca. 20% vorwiegend der basal und parabasal gelegenen Tumorzellen. ABC-Methode, × 200. (Aus: Theegarten et al. 1997)

Merkmale sind die exophytische papillomatöse Oberfläche, die minimale Keratinisierung, das fokale mikroinvasive Wachstum, mitunter das Auftreten von Lymphknoten- oder Fernmetastasen und die damit verbundene variable Prognose.

8.2 Carcinoma cuniculatum

Das Carcinoma cuniculatum (Burkhardt 1986), welches meist an der Gingiva, am harten Gaumen oder an der zahnlosen Alveole bei älteren Männern lokalisiert ist, wird als besondere Entität vom verrukösen Karzinom abgegrenzt. Makroskopisch imponiert der Tumor als tiefreichende, lokal destruierende Läsion mit ausgedehnten „kaninchenbauartigen" (Cuniculus = Kaninchen), von schmierigen Massen ausgefüllten Gangsystemen (Abb. 10.38 und 10.39). Die Tumoren zeigen ein lokal invasives Wachstum mit Infiltration des angrenzenden Knochens und Durchbruch zur äußeren Haut. Neben den tiefen Krypten finden sich Mikroabszesse. Der stark keratinisierte, meist endophytisch wachsende Tumor besitzt basale plumpe Retemuster, so daß auch die Bezeichnung „inverted verrucous carcinoma" gewählt worden ist (Kahn et al. 1991). Das Epithel an der Oberfläche besitzt vesikuläre Zellkerne, ohne daß der Verdacht auf eine zusätzliche Assoziation mit einer HPV-Infektion (Typ 2, 6 oder 16) bisher sicher bestätigt werden konnte.

8.3 Spindelzell-Karzinom

Dieses seltene Oralkarzinom, welches unter verschiedenen Synonymen (Karzinosarkom, sarkomatoides Karzinom, metaplastisches PEK) beschrieben worden ist, ist aus malignen Spindelzellen aufgebaut und wird überwiegend bei

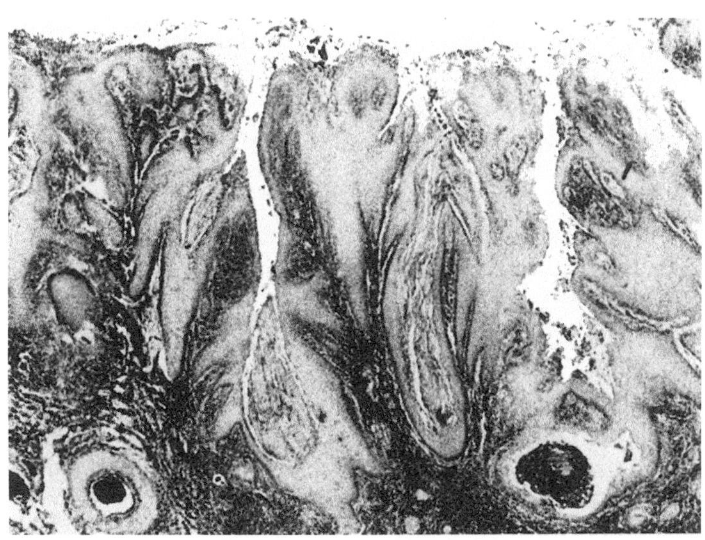

Abb. 10.38. Carcinoma cuniculatum des Gaumens: endophytisches Wachstum mit tiefen keratingefüllten Gangstrukturen. HE, × 65. (Aus: Burkhardt 1986)

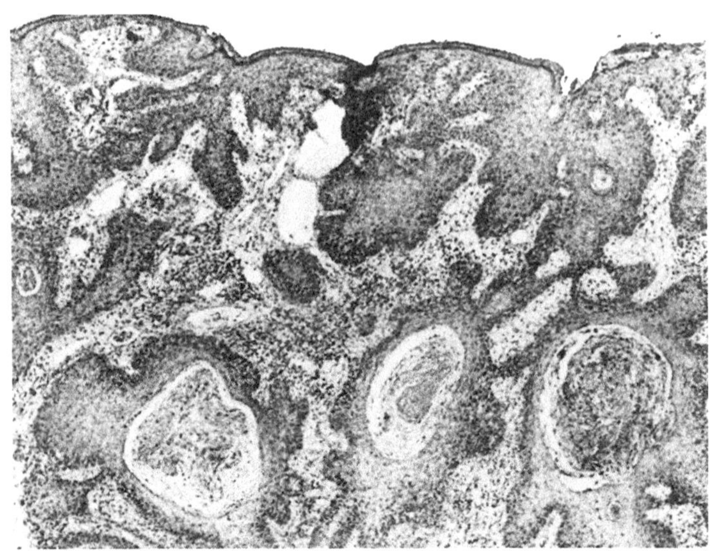

Abb. 10.39. Carcinoma cuniculatum des Mundwinkels: endophytische Ausbreitung von gangartigen Strukturen mit horngefüllten Zysten. HE, × 15. (Aus: Burkhardt 1986)

Männern (m : w = 2 : 1; Durchschnittsalter 68 Jahre) beobachtet (Ellis u. Corio 1980). Die Tumoren sind besonders an der Unterlippe, der Zungenbasis und am Alveolarkamm lokalisiert. Eine Besonderheit stellt die Entwicklung an der Gingiva als polypoider Tumor mit Metastasen in den regionären Lymphknoten und der Lunge dar (Munakata et al. 1998). Als Risikofaktor spielen vorausgegangene Strahlenbehandlungen eine Rolle, so daß die Tumoren am Kehlkopf häufiger als in der Mundhöhle vorkommen (Odell u. Morgan 1998). Vorbestrahlte Fälle zeigen eine Assoziation mit tiefer Invasion und schlechter Prognose (Leventon u. Evans 1981).

Der *makroskopische Befund* imponiert als polypoider oder ulzerierter Tumor und entspricht teilweise dem Aspekt eines konventionellen PEK. Mehr oberflächlich wachsende Tumoren zeigen eine bessere Prognose als Tumoren mit tiefer Invasion (Leventon u. Evans 1981). Metastasen in den regionären Lymphknoten werden in 30% der Fälle beobachtet, Lungenmetastasen in 10% (Ellis u. Corio 1980). Bei prognostisch ungünstigem Verlauf liegt die Überlebensrate unter zwei Jahren.

Der *histologische Befund* (Abb. 10.40 a, b) ist durch atypische Spindelzellen charakterisiert, welche in faszikulären oder durchflochtenen Formationen, mitunter auch palisadenförmig angeordnet sind und ein fibroblastäres Erscheinungsbild zeigen. Neben pleomorphen und hyperchromatischen Zellen finden sich mehrkernige Riesenzellen und atypische Mitosen. Das Tumorstroma kann myxoid umgewandelt sein oder auch osteoide Areale enthalten. Bei exakter Untersuchung der Tumoren finden sich neben den spindelzelligen Arealen immer auch kleine oder größere squamös oder basaloidsquamös differenzierte Anteile, so daß eine Subklassifikation in monophasische spindelzellige Tumoren

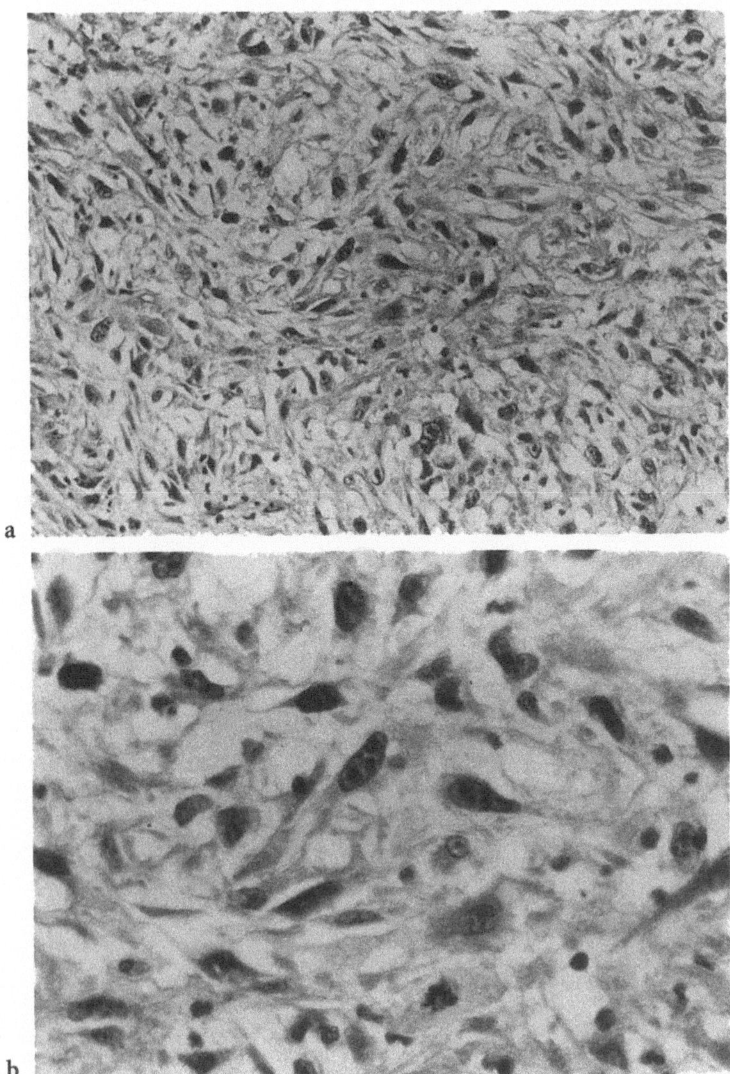

Abb. 10.40 a, b. Spindelzell-Karzinom der Unterlippe. **a** Monophasischer Aufbau aus atypischen Spindelzellen in faszikulären Formationen, **b** spindelförmige Tumorzellen mit pleomorphen und hyperchromatischen Zellkernen. HE, × 160 und × 400

und biphasische spindelzellig und squamös differenzierte Formen möglich ist (Slootweg et al. 1989).

Immunhistochemisch (Abb. 10.41) exprimieren die Tumoren sowohl Zytokeratin (PanCK, CK8, CK18) als auch Vimentin, dagegen nicht Aktin, Desmin oder S-100-Protein (Slootweg et al. 1989), wobei je nach Tumordifferenzierung Unterschiede in der Expression dieser Marker bestehen. Elektronenmikroskopisch (Burkhardt 1980) weisen die Spindelzellen eine epitheliale Differen-

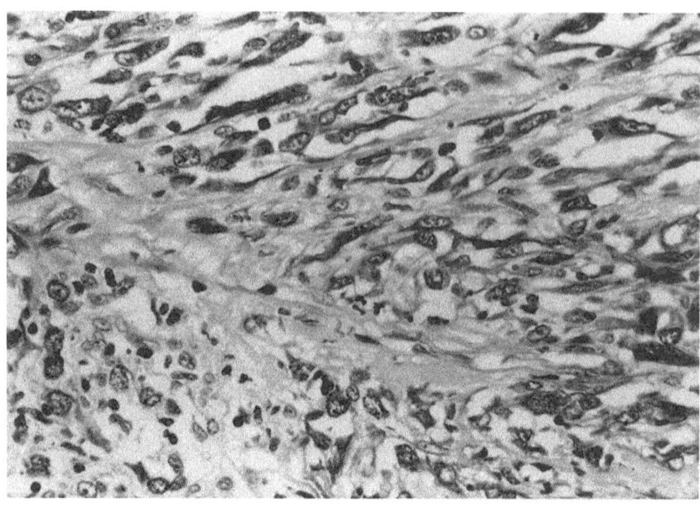

Abb. 10.41. Spindelzell-Karzinom: Expression von Pan-CK. PAP-Methode, × 200

zierung mit wenig Desmosomen, Tonofilamenten und Keratohyalingranula auf. Unter der Therapie – insbesondere mit Bleomycin – kann es zu einer Transformation von konventionellen PEK zu Spindelzell-Karzinomen kommen (BURKHARDT 1980; s. Abschn. 10.2).

Ein Tumor der maxillären Alveolarregion wurde als Karzinosarkom wegen der Koexpression von CK und Desmin klassifiziert, obwohl neben pleomorphen Zellverbänden und Riesenzellen auch spindelzellige Areale im Tumor enthalten waren (ELLIS et al. 1985).

8.4 Basalzell-Karzinom

Basalzell-Karzinome gehen regulär von der Haut aus, wobei 85% der Tumoren in der Kopf-Hals-Region lokalisiert sind, im Gesicht speziell an der Nasolabialfalte und um die Mundöffnung. Metastasen werden nur in 0,1% der Fälle bei langer Tumordauer, ausgedehnter lokaler Tiefeninvasion, multiplen Rezidiven oder nach einer Strahlentherapie beobachtet, so bei einem Basalzell-Karzinom der Unterlippe mit 10jährigem Tumorverlauf, regionären Lymphknotenmetastasen und Übergang in ein PEK (ANDREWS et al. 1998).

Orale Basalzell-Karzinome sind ausgesprochen selten und überwiegend an der Unterlippe im Bereich des Lippenrotes und der angrenzenden Lippenhaut lokalisiert (WEITZNER 1975; BUSSANI et al. 1989), vereinzelt auch an der maxillären Gingiva (LAWSON et al. 1967; MORI et al.1968). Bei Lokalisation an der Gingiva ist eine differentialdiagnostische Abgrenzung von peripheren Ameloblastomen wegen der weitgehend gleichen histologischen Struktur nicht möglich (SIMPSON 1974). Erwähnt werden auch multizentrische superfiziale Basalzell-Karzinome der Unterlippe (WEITZNER u. HENTEL 1968).

Histologisch handelt es sich überwiegend um Basalzellformationen in solider oder trabekulärer Anordnung (Abb. 10.42a, b). In 20% der Fälle finden sich

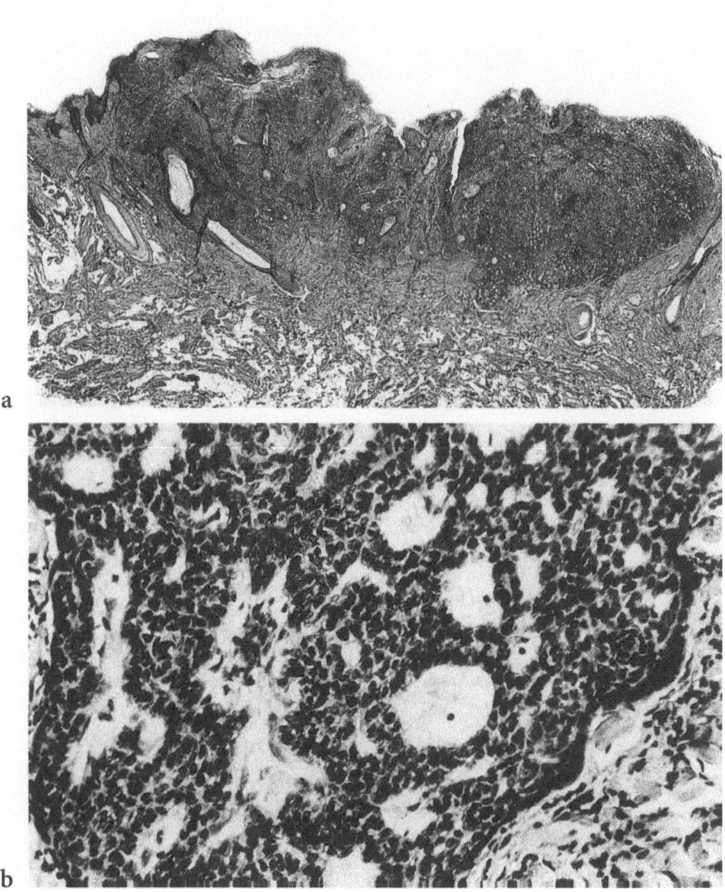

Abb. 10.42 a, b. Basalzell-Karzinom der Oberlippe. **a** Flächenhafte Ausbreitung, **b** in trabekulären und tubulären Formationen. HE, × 7 und × 60

auch umschriebene keratotische Areale, so daß eine Abgrenzung von basaloid-squamösen PEK schwierig ist (Hume u. Turner 1982).

8.5 Merkelzell-Karzinom, neuroendokrines Karzinom

Merkelzell-Karzinome sind aus solid oder trabekulär angeordneten kleinen rundlichen Zellverbänden mit großen Zellkernen und prominenten Nukleolen aufgebaut (Abb. 10.43a). Orale Fallmitteilungen betreffen die Unterlippe (Dolezal et al. 1988; Boysen et al. 1989; Vigneswaran et al. 1992), die Wange (Mir et al. 1988; Hayter et al. 1991), den Mundboden (Califano et al. 1999), die Zunge (Yoshida et al. 1995) und den Gaumen (Inoue et al. 1997). Überwiegend kamen die Tumoren bei älteren Männern vor, in einem besonderen Fall bei einem 14 Jahre alten Mädchen am Gaumen mit multiplen Rezidiven und letalem Ausgang mit Hirnmetastasen (Inoue et al. 1997).

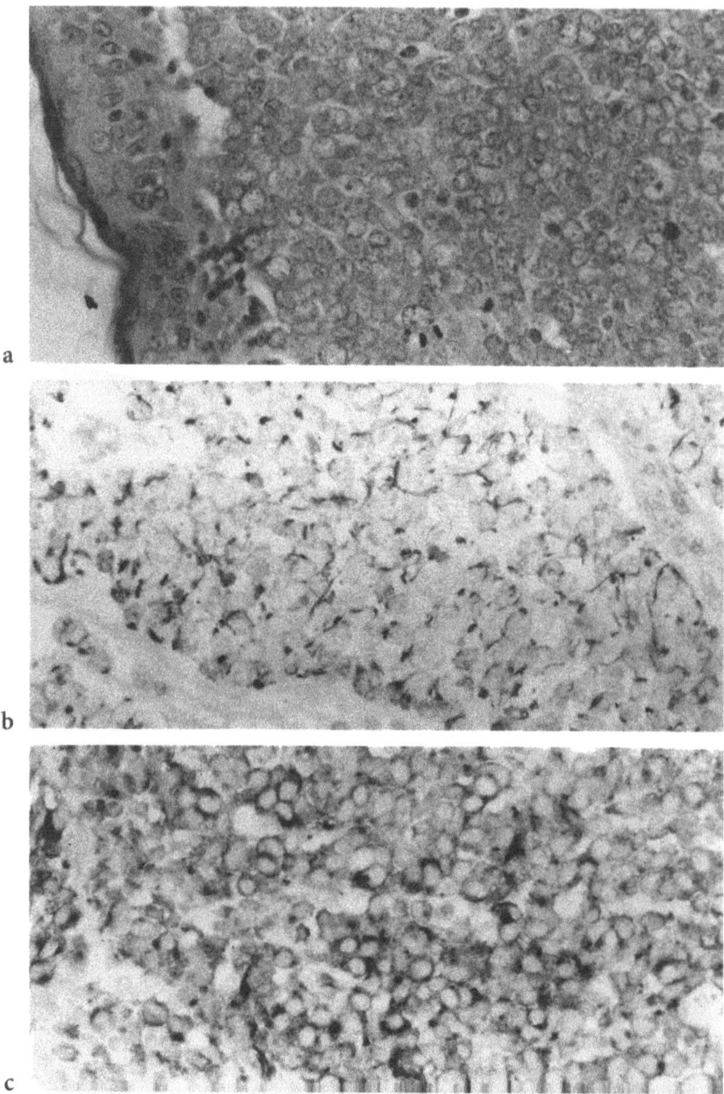

Abb. 10.43 a–c. Merkelzell-Karzinom der Unterlippe. **a** Aufbau aus soliden Zellverbäden mit großen Zellkernen. HE, × 33. **b** Expression von CK20 vorwiegend an der Zellmembran. **c** Expression von Chromogranin A. PAP-Methode, × 400. (Präp. Prof. SCHRÖDER, Hamburg)

Die *immunhistochemischen Kennzeichen* (Abb. 10.43 b, c) sind die Expression von CK8, CK18, CK19 und vor allem von CK20 (CHAN et al. 1997), außerdem von CEA, EMA, NSE und neuroendokrinen Markern (Chromogranin, Synaptophysin). Weitere elektronenmikroskopische Merkmale sind paranukleäre wirbelartige Formationen von Intermediärfilamenten und elektronendichte neurosekretorische Granula (MIR et al. 1988; VIGNESWARAN et al. 1992). Mitunter werden orale Tumoren mit Nachweis neurosekretorischer Granula und der

Expression von NSE nicht als Merkelzell-Karzinom, sondern als „neuroendokrines Karzinom" mit der Begründung eingestuft, daß die wirbelartige paranukleäre Ausbildung von Intermediärfilamenten fehlt (Benning et al. 1990).

Bei der *differentialdiagnostischen Abgrenzung* von anderen kleinzelligen Karzinomen hat eine Vergleichsstudie von 34 Merkelzell-Karzinomen mit 89 kleinzelligen Karzinomen anderer Lokalisation ergeben, daß alle Merkelzell-Karzinome eine deutliche Expression von CK20 aufwiesen, die kleinzelligen Karzinome dagegen nur in 5 von 89 Fällen (Chan et al. 1997). Ob die bei extraoralen Merkelzell-Karzinomen mittels der In-situ-Hybridisierung festgestellte Trisomie 1, 11 und 18 und eine dreifache Kopie des X-Chromosoms (Amo-Takyi et al. 1999) auch für orale Merkelzell-Karzinome zutrifft, muß noch abgeklärt werden. Durch immunhistochemische Expressionsmuster müssen maligne Lymphome, amelanotische Melanome, maligne Karzinoide und kleinzellige undifferenzierte Karzinome ausgeschlossen werden (Vigneswaran et al. 1992).

Eine Rarität stellt ein *neuroendokriner Karzinoidtumor* der Mandibula dar (Coleman et al. 1996). Der bei einer 46 Jahre alten, HIV-seropositiven Frau entwickelte Tumor war aus Zellinseln, Drüsen und schlitzförmigen Spalträumen mit palisadenartiger Zellanordnung aufgebaut, enthielt elektronenmikroskopisch neurosekretorische Granula und exprimierte CK, S-100-Protein, Chromogranin und NSE.

8.6 Kleinzellige und undifferenzierte Karzinome

Der Fallbericht eines extrapulmonalen Oat-cell-Karzinoms betrifft einen 62 Jahre alten Mann mit starker Raucher-und Alkoholexposition (Hull et al. 1984). Der an der Zunge lokalisierte Primärtumor hatte bereits zu regionären Lymphknotenmetastasen, jedoch nicht zu hämatogenen Metastasen in der Lunge geführt. Die undifferenzierten kleinen Tumorzellen enthielten elektronenmikroskopisch zytoplasmatische Fortsätze und neurosekretorische Granula, dagegen keine Desmosomen. Der Patient verstarb 10 Monate nach der Primärdiagnose an hämatogenen Metastasen (Gehirn, Leber, Knochensystem). Eine weitere immunhistochemische diagnostische Abklärung wurde nicht vorgenommen.

Beim Vorliegen eines undifferenzierten Karzinoms vom nasopharyngealen Typ muß die Möglichkeit einer oralen Metastase ausgeschlossen werden.

8.7 Adenokarzinom

Orale Adenokarzinome gehen in der Regel von den großen Speicheldrüsen oder von den kleinen Speicheldrüsen der oralen Mukosa aus. Die WHO-Klassifikation dieser Adenokarzinome ist in Bd. 1/I (14.18–14.37) ausführlich abgehandelt.

Lediglich im Bereich der *Lippen* sind vereinzelt Adenokarzinome beschrieben, die von den Hautanhangsdrüsen ausgehen. In zwei Fällen handelte es sich um ekkrine Schweißdrüsenkarzinome mit Lokalisation sowohl in der Unterlippe als auch Oberlippe (Gulmen u. Pullon 1976). Der histologische Tumoraufbau war durch solide Inseln von Tumorzellen und gangartige Strukturen gekennzeichnet. Die Tumorzellen hatten ein eosinophiles Zytoplasma und runde Zellkerne mit prominenten Nukleolen. Teilweise waren die Zellverbände „gänsemarschartig" angeordnet und von einem desmoplastischen Stroma umgeben. Randlich infiltrierten die Tumoren die angrenzende Muskulatur. In einem anderen Fall lag ein im Durchmesser maximal 5 cm großer hämorrhagisch-bräunlicher Tumor der Oberlippe bei einem 54 Jahre altenMann vor (HAYES et al. 1996). Der Tumor zeigte einen lobulären Aufbau mit tubulären Verbänden von apokrinen Drüsen variabler Größe und Form. Die apokrinen Zellen wiesen Zytoplasmaabschnürungen an der Oberfläche auf und bildeten intraduktale „römische Brücken" analog zu den intraduktalen Mammakarzinomen. Immunhistochemisch bestand eine Expression von CK und CEA, dagegen nicht von S-100-Protein oder endokrinen Markern. Der elektronenmikroskopische Befund entsprach einem Adenokarzinom mit oberflächlichen Mikrovilli, junktionalen Komplexen, Intermediärfilamenten und sekretorischen Granula. Der Tumor wurde als apokrines Adenokarzinom klassifiziert und differentialdiagnostisch von onkozytären Adenokarzinomen der kleinen Speicheldrüsen abgegrenzt.

8.8 Karzinome des ektopischen Schilddrüsengewebes und des Ductus thyreoglossus

8.8.1 Karzinome des ektopischen Schilddrüsengewebes

Ektopisches Schilddrüsengewebe (Abb. 10.44) ist meist an der Zungenbasis (linguales Schilddrüsengewebe), seltener unterhalb der Zunge (sublinguales Schilddrüsengewebe) und in oder um das Os hyoideum (Schilddrüsengewebe mit Komponenten des Ductus thyreoglossus) lokalisiert (s. Kap. 3, Abschn. 8.1). Karzinome im ektopischen Schilddrüsengewebe sind insgesamt sehr selten. Aus einer Zusammenstellung von 28 Literaturfällen (BIGOTTI u. COLI 1997) gehen folgende Daten hervor:

- Karzinomentwicklung in nur 1% der Fälle,
- weibliche Geschlechtsdominanz (w : m = 6 : 1) mit einem Durchschnittsalter von 30 Jahren,
- Tumorklassifikation in über 50% als follikuläres Schilddrüsenkarzinom (Abb. 10.45), in 30% als undifferenziertes Karzinom,
- in einem Drittel der Fälle lokale Rezidive, Metastasen oder auch letaler Ausgang,
- in zwei Dritteln der Fälle keine Komplikationen nach operativer Entfernung.

Histologisch findet sich der typische Aufbau eines follikulären Schilddrüsenkarzinoms (LIVOLSI et al. 1974; GOODER 1980; BIGOTTI u. COLI 1997). Vereinzelt sind auch hellzellige follikuläre Schilddrüsenkarzinome mit positivem Thyreoglobulinnachweis beschrieben worden (DIAZ-ARIAS et al. 1992).

8.8.2 Karzinome des Ductus thyreoglossus

Die Karzinome entstehen aus Resten des Ductus thyreoglossus (Abb. 10.46 a, b; RUPPMANN u. GEORGSSON 1966; NUSSBAUM et al. 1981) oder innerhalb von

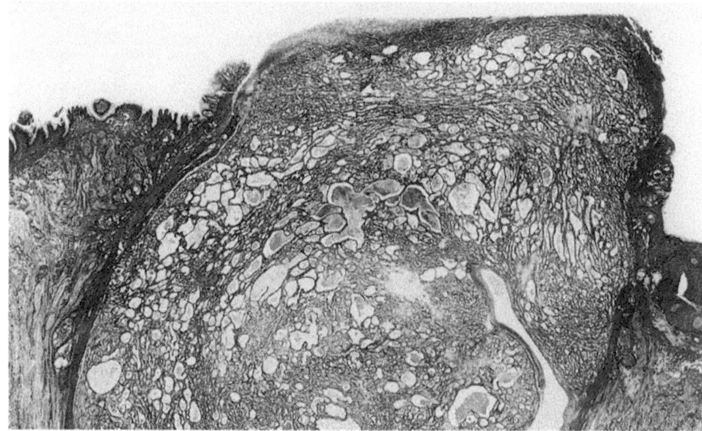

Abb. 10.44. Ektopisches Schilddrüsengewebe (Struma lingualis") am Zungengrund mit Vorwölbung der Schleimhautoberfläche und Durchsetzung der Zungenmuskulatur. V. Gieson, × 3. (Präparat Prof. Doerr, Heidelberg)

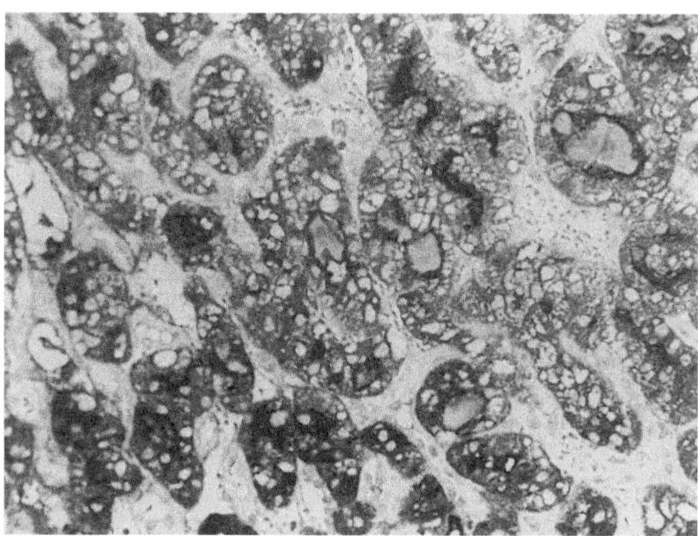

Abb. 10.45. Follikuläres Schilddrüsenkarzinom im ektopischen Schilddrüsengewebe des Zungengrundes: Expression von Thyreoglobulin in den follikulären Tumornestern und im Kolloid. ABC-Methode, × 20. (Aus: Diaz-Arias et al. 1992)

Zysten des Ductus thyreoglossus (Falkinburg et al. 1966; Kalderon u. Cohn 1966) (s. Kap. 3, Abschn. 7.3). Aus einer Zusammenstellung von 18 Literaturfällen ergeben sich folgende Befunde (Kalderon u. Cohn 1966):

- Lokalisation meist hyoidal, selten supra- oder infrahyoidal,
- Dominanz des weiblichen Geschlechts in zwei Dritteln der Fälle mit einem Durchschnittsalter von 41 Jahren,

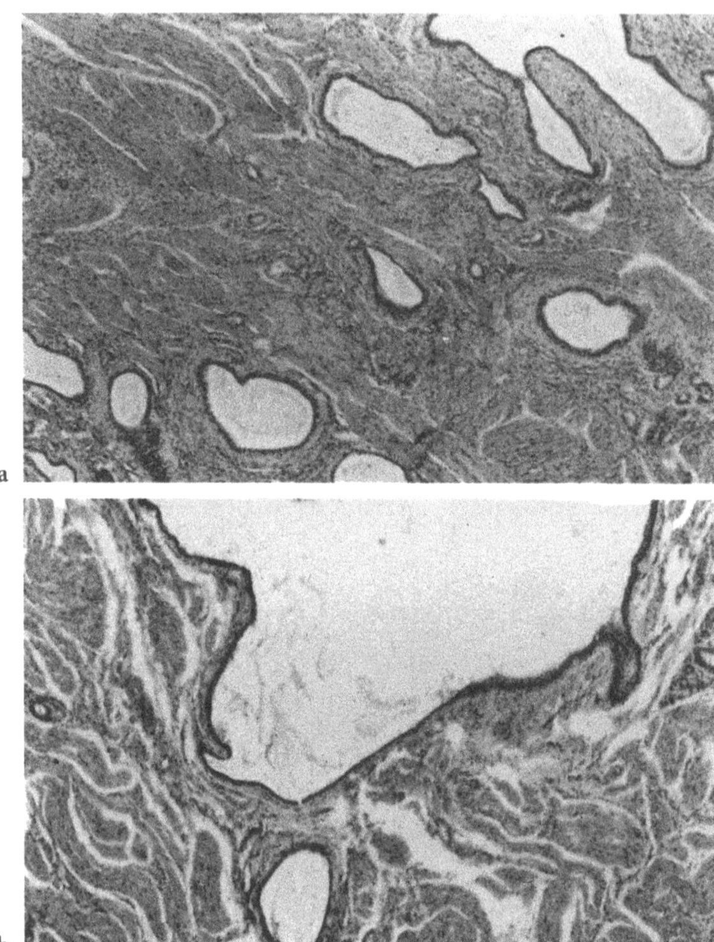

Abb. 10.46 a, b. Zystische Reste des Ductus thyreoglossus am Zungengrund mit Auskleidung durch Zylinderepithel. HE, **a** × 13, **b** × 150

- nur in 4 von 18 Fällen Rezidive (2 mal), Lymphknotenmetastasen (1 mal) oder letaler Ausgang (1mal),
- in 90% Klassifikation als papilläres Karzinom (Abb. 10.47), selten dagegen als follikuläres Karzinom.

Bei Entstehung in der Wand von Zysten des Ductus thyreoglossus finden sich in der Umgebung reguläre ektopische Schilddrüsenfollikel. In anaplastischen Karzinomen (NUSSBAUM et al. 1981) fehlen papilläre oder follikuläre Strukturen. Statt dessen ist der Tumor aus großen polygonalen atypischen Zellen mit reichlich Mitosen und Einschluß mehrkerniger Riesenzellen aufgebaut. Selten sind Plattenepithelkarzinome in Resten des Ductus thyreoglossus entwickelt (RUPPMANN u. GEORGSSON 1966). Dabei finden sich noch Anteile des auskleidenden Flimmerepithels mit Einschluß von Becherzellen, unmittelbar daneben

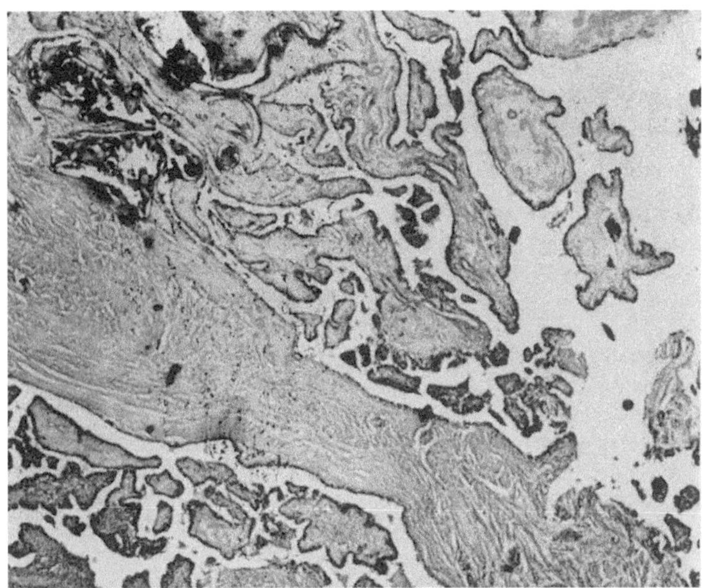

Abb. 10.47. Papilläres psammöses Schilddrüsenkarzinom in der Wand einer Ductus thyreoglossus-Zyste. HE, × 28. (Aus: Kalderon u. Cohen 1966)

jedoch Inseln von Plattenepithel mit Übergang in ein verhornendes Plattenepithelkarzinom und infiltrativer Ausbreitung.

9 Zervikaler Lymphknotenstatus als Prognosemarker des oralen PEK

In zahlreichen größeren Untersuchungskollektiven von oralen PEK mit Neck-dissection ergeben sich unterschiedliche Angaben über die Inzidenz von zervikalen Lymphknotenmetastasen. Die Zahlen schwanken zwischen 22–65% (Mendenhall et al. 1980), wobei die Mehrzahl der Inzidenzwerte oberhalb von 50% liegt (56–65%: Di Troia 1972; 55%: Cole et al. 1994).

Die Unterschiede in der Inzidenzrate beruhen auch darauf, daß das klinische N-Stadium des metastatischen Lymphknotenbefalls erheblich vom pN-Stadium mit histologischer Befundermittlung abweicht (Iro et al. 1998). Bei 365 oralen PEK betrug die pN-Inzidenzrate 42%. Bei 111 Neck-dissection-Präparaten mit elektiver Indikation ergab sich eine pN-Inzidenz von okkulten Metastasen in 27%. Bereits bei einem T1-Stadium finden sich in 23% okkulte Lymphknotenmetastasen (Iro et al. 1998). Bei der relativ hohen Rate von falsch negativen N-Stadien wird daher die elektive Neck-dissection-Operation als prognostisch wichtig eingestuft (Steiner u. Hommerich 1993; Hiratsuka et al. 1997).

Der prognostische Aussagewert des metastatischen Lymphknotenbefalls ist durch weitere Studien untermauert worden, in denen der pN-Befund zusätzlich durch ein siebenstufiges *histologisches Bewertungsschema* ergänzt wurde

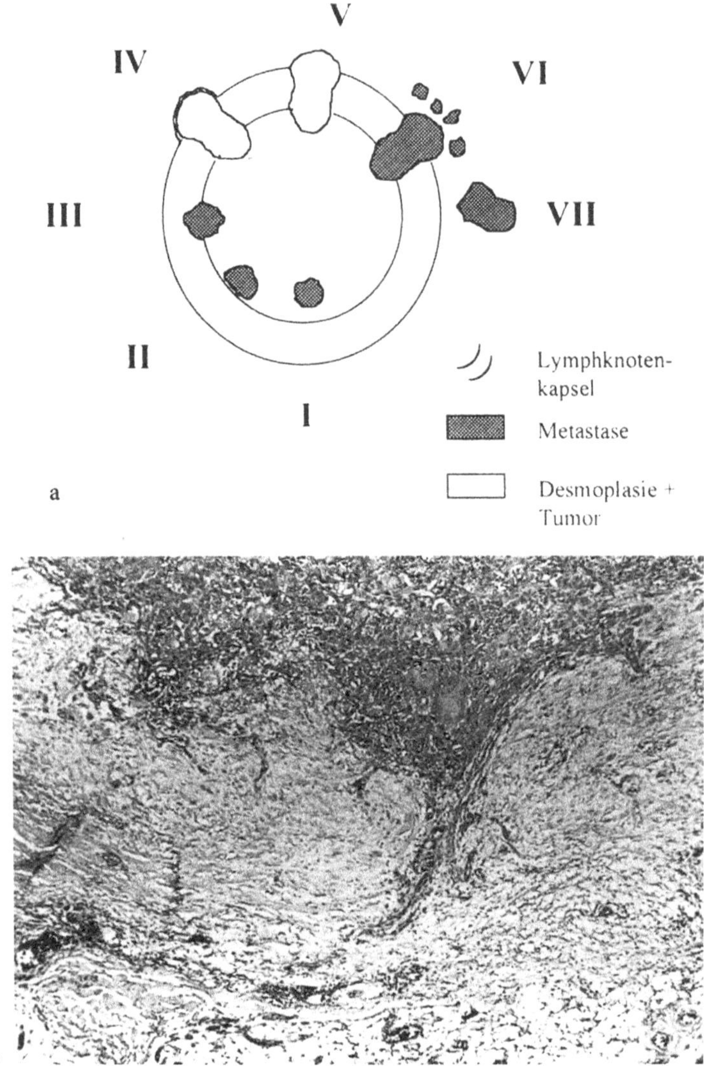

Abb. 10.48 a, b. Histologische Typen der zervikalen Lymphknoten-Metastasierung bei oralen PEK. **a** Schema der histologischen Typen, **b** Typ IV mit Metastaseneinbruch in die desmoplastische Lymphknotenkapsel (noch ohne vollständige Zerstörung der Kapsel) HE, × 100. (Aus: Wenzel et al. 1998)

(Kehrl et al. 1998; Wenzel et al. 1998). Folgende Bewertungskriterien wurden verwendet (Abb. 10.48 a):

- Typ I inselartige Metastase ohne Kontakt zur Kapsel,
- Typ II direkter Kontakt der Metastase zur Kapsel,
- Typ III Kapselinfiltration,
- Typ IV Desmoplasie des Lymphknotens mit noch erhaltener Kapsel (Abb. 10.48 b),

- Typ V Desmoplasie des Lymphknotens mit Zerstörung der Kontinuität der Kapsellamellen,
- Typ VI rupturierte Kapsel mit Infiltration des perinodalen Fettgewebes,
- Typ VII Kapseldurchbruch und Infiltration der Halsweichteile.

Die Typen I–IV wurden als Gruppe 1 mit intranodalen Metastasen zusammengefaßt und mit einer Gruppe 2 (Typen V–VII) mit Kapselrupturen und extranodaler Tumorausbreitung verglichen. Zusätzlich wurde die Anzahl der Lymphknoten mit histologisch gesichteten Metastasen ermittelt. Die Synthese aus der Qualität der Kapselruptur (Typ V–VII) und der Anzahl metastatisch befallener Lymphknoten ergab das jeweils höchste Signifikanzniveau hinsichtlich des Auftretens von Fernmetastasen, Lokalrezidiven und tumorbedingter Überlebensrate, so daß diese histologische Methode der detaillierten Befunderhebung der zervikalen Lymphknotenmetastasen einen geeigneten Prognosemarker darstellt.

10 Therapie-assoziierte Veränderungen beim oralen PEK

Pathohistologische Veränderungen der oralen PEK unter der Einwirkung der Therapie sind in den letzten Jahrzehnten Gegenstand zahlreicher retro- und prospektiver Studien gewesen. In diesem Kapitel soll eine kurze Übersicht über die Befunde gegeben werden, die durch die Strahlen- oder Chemotherapie erzielt worden sind, und die Frage nach der prognostischen Relevanz gestellt werden.

10.1 Strahlen-induzierte Veränderungen

Zytologische Untersuchungen an Smears von 31 PEK vor und nach Bestrahlung haben eine statistisch signifikante dosisabhängige Zunahme der Kernanomalien im Tumorgewebe ergeben (Bhattathiri et al. 1998). Registriert wurden sowohl Kernverkleinerungen als auch Kernvergrößerungen, Doppelkerne und vielkernige Riesenzellen als Zeichen der Radiosensitivität. Bei 90 PEK wurde eine präoperative Radiotherapie mit einer fraktionierten Gesamtstrahlendosis von 39,6 Gy und der Gabe von Cisplatin als Radiosensitizer durchgeführt und mit der Expression von p53 vor und nach der Radiotherapie verglichen (Girod et al. 1998). Nach der Radiotherapie fanden sich in 57% der Fälle keine vitalen Tumorreste und in 43% nur ein geringes Ansprechen auf die Therapie. Die therapie-sensitiven Tumoren exprimierten p53 präoperativ in 92%, die radioresistenten Tumoren nur in 56%. Aus diesen Befunden wird der Schluß gezogen, daß p53 einen geeigneten Biomarker darstellt und eine erhöhte p53-Expression mit einer erhöhten Therapie-Sensibilität verbunden ist.

Elektronenmikroskopische Schädigungsmuster zeigen sowohl der Zellkern als auch das Zytoplasma der Tumorzellen (Burkhardt 1980). Zu den Alterationen des Zellkerns gehören eine hydropische Schwellung, Vakuolen, Einschlußkörperchen, Transposition des Heterochromatins an die Kernmembran und eine Fragmentation des Zellkerns. Im Zytoplasma findet sich ebenfalls ein Ödem, außerdem ein Schwund der Cristae mitochondriales, eine vermehrte Dichte der Keratinosomen, perinukleäre verklumpte Tonofibrillen und Lipidvakuolen als Zeichen der schweren Zellzerstörung.

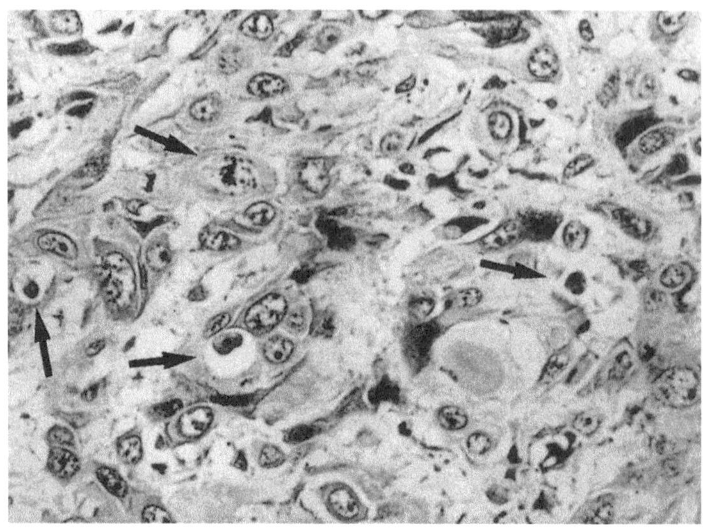

Abb. 10.49. PEK nach gleichzeitiger präoperativer Radio- und Chemotherapie: erhöhte Rate von apoptotischen Zellen mit kondensiertem, nichtfragmentierten Chromatin, umgeben von einem hellen Hof. HE, × 450. (Aus: Doi et al. 1998)

Bei 56 PEK wurde die Expression von *p-Glykoprotein* – einem gegen zahlreiche Zytostatika resistenten Genprodukt – nach einer Tumorbestrahlung untersucht (Ng et al. 1998). Dabei wurde eine signifikante Überexpression von p-Glycoprotein festgestellt und als Zeichen der Übertragung der Resistenz auf die Tumorzellen interpretiert. p-Glykoprotein reduziert das Ansprechen der Tumorzellen auf die Chemotherapie. Bei gleichzeitiger präoperativer Radio- und Chemotherapie (30–40 Gy und Applikation von 5-Fluorouracil, Bleomocyin u.a.) wurde bei 15 PEK die Proliferationsrate von Ki-67 und die Expression von p53 gemessen. Dabei fand sich eine Erhöhung der apoptotischen Zelltodesrate (Abb. 10.49) und eine Verminderung der proliferativen Aktivität unabhängig von der histologischen Tumordifferenzierung (Doi et al. 1998).

10.2 Chemotherapie-induzierte Veränderungen

Bei 32 PEK wurde der Einfluß von Adriamycin, Cisplatin und Peplomycin auf das Tumorgewebe untersucht (Hamakawa et al. 1998a). Histologisch fanden sich neben den Zeichen der Zellschädigung (Zellnekrosen, vielkernige Riesenzellen u.a.) Differenzierungsstörungen, Hyperkeratosen mit Hornperlen ohne Tumorreste, dichte kollagene Faserbündel und fokale Herde mit Knochenbildung. 63% der Tumoren zeigten ein Ansprechen auf die Chemotherapie. Die zusätzliche Analyse der Expression von PCNA, p53 und AgNORs vor und nach der Chemotherapie ergab, daß der PCNA-Index vor der Chemotherapie bei den Response-Tumoren signifikant niedriger war als bei den Non-Response-Tumoren. Daraus wird abgeleitet, daß der PCNA-Index einen geeigneten Biomarker zur Feststellung der Wirksamkeit der Chemotherapie darstellt.

Besonders eingehend sind die Veränderungen in PEK nach einer Zytostatika-Therapie mit *Bleomycin* analysiert worden (BURKHARDT 1980). Durch den Bleomycineffekt kommt es zu einer Devitalisierung des Tumorgewebes über eine vermehrte Differenzierung mit Ausbildung ausgedehnter keratinisierter Areale, während Tumorzellnekrosen von geringerer Bedeutung sind. Die Maturation der Tumorzellen mit überschießender Differenzierung wird als Prosoplasie bezeichnet. Die starke Verhornung führt zu einer resorptiven granulomatösen Entzündung mit Entwicklung zahlreicher mehrkerniger Riesenzellen im Randbereich der verhornenden Areale. Anschließend kommt es auch zu einer bindegewebigen Organisation und Einmauerung von Tumorgewebe als zusätzlichem Effekt. Dieser Effekt beruht auf einer speziellen Bleomycinwirkung mit Stimulation der Synthese von Glykosaminglykanen sowie Kollagen und einer Reduzierung der kollagenolytischen Enzyme. Die spezifische Bleomycinwirkung kommt vorwiegend bei verhornenden PEK zur Geltung. Bei Rezidiven entwickeln sich undifferenzierte Tumorzellen als Folge einer Selektion, bei der die differenzierten Zellen vernichtet werden, während die undifferenzierten Zellen überleben. Auf dieser Basis beruht auch die Transformation von PEK zu Spindelzell-Karzinomen. Auf die Komplikation der Bleomycintherapie mit Entstehung einer Bleomycinlunge mit einer diffusen interstitiellen Lungenfibrose soll an dieser Stelle nicht näher eingegangen werden (BURKHARDT 1980). Die *ultrastrukturellen Veränderungen* von PEK nach Bleomycintherapie sind in Tabelle 10.11 zusammengefaßt. Eine weitere Studie an 40 PEK mit Bleomycintherapie vor und nach der chirurgischen Intervention betrifft die Korrelation zwischen der Struktur der Tumorinvasion (s. Abschn. 6.5), der Bleomycinsensitivität und dem klinischen Verlauf (YAMAMOTO et al. 1983). Bei diffuser Invasionsfront lag eine

Tabelle 10.11. Ultrastrukturelle Veränderungn von oralen PEK nach Bleomycintherapie. (Nach BURKARDT 1980)

Tumorelemente	Veränderung	Interpretation
Gesamte Zelle	Vergrößerung Fibrilläre Dykeratose Vakuoläre, organoide Verhornung	Prosoplasie
Zellkern	Vergrößerung Abnahme des Heterochromatin Membraneinfaltungen Paranukleäre Vakuolen	Störung der nukleo-zyto-plasmatischen Interaktion
Nukleolus	Vergrößerung Fragmentation der fibrillären Elemente Bildung fibrillärer Zentren	
Zytoplasma	Zunahme an Ribosomen Zunahme an Tonofibrillen	Desmosomenstabilisation Forcierte Keratinisierung
Desmosomen	Zunahme an Desmosomen Desmosomenausrisse	
Zellmembran	Spongiose	

schlechte Prognose mit geringem Bleomycineffekt vor, bei guter Tumor-Wirt-Begrenzung dagegen ein großer Bleomycineffekt.

Bei Immuntherapie mit einer Cytokinmixtur (IRX-2; Interleukin-2) fand sich bei 13 PEK eine Tumorregression und eine spezifische Immunantwort (MENESES et al. 1998). Vor der Behandlung waren die PEK aus 77% soliden Anteilen, 14% Stroma und 9% Lymphozyten zusammengesetzt, nach der Immuntherapie nur noch aus 41% soliden Anteilen, dagegen zu 45% aus T- und B-Lymphozyten.

Literatur

Abdelsayed RA, Sangueza P, Newhouse RF, Singh BS (1998) Adenosquamous carcinoma. A case report with immunohistochemical evaluation. Oral Surg Oral Med Oral Pathol 85: 173–177

Abiko Y, Okumura K, Ohuchi T, Konishi T, Kanazawa M, Katu T (1997) Basaloid-squamous cell carcinoma of the floor of the mouth. Characterization of a cell line. J Oral Pathol Med 26: 367–370

Ackerman LV (1948) Verrucous carcinoma of the oral cavity. Surgery 23: 670–678

Agarwal S, Mathur M, Shukla NK, Ralhan R (1998) Expression of cyclin dependent kinase inhibitor p21waft/cip1 in premalignant and malignant oral lesions. Relationship with p53 status.Oral Oncol 34: 353–360

Åkervall JA, Michalides RJAM, Mineta H, Balm A, Borg Å, Dictor MR, et al. (1997) Amplification of cyclin D1 in squamous cell carcinoma of the head and neck and the prognostic value of chromosomal abnormalities and cyclin D1 overexpression. Cancer 79: 380–389

Aldape B, Leyva E, Quezada D, Cruz B, Barrera JL, Meneses A (1998) Lingual ulceration. Oral Surg Oral Med Oral Pathol 86: 641–643

Altmannsberger M (1988) Intermediärfilamentproteine als Marker in der Tumordiagnostik. Veröff Pathol 127: 1–105. Fischer, Stuttgart New York, S 20–33

Amo-Takyi BK, Tietze L, Tory P, Guerreiro P, Günther K, Bhardwaj RS, et al. (1999) Diagnostic relevance of chromosomal in-situ hybridization in Merkel cell carcinoma. Targeted interphase cytogenetic tumour analyses. Histopathology 34: 163–169

Andrews RJ, Sercarz JA, Fu YS, Calcaterra ThC (1998) Metastatic basal cell carcinoma from head and neck primary lesions. Am J Surg Pathol 6: 17–22

Anneroth G, Hansen LS, Silverman S jr (1986) Malignancy grading in oral squamous cell carcinoma. I. Squamous cell carcinoma of the tongue and floor of mouth. Histologic grading in the clinical evaluation. J Oral Pathol Med 15: 162–168

Anneroth G, Batsakis J, Luna M (1987) Review of the literature and a recommended system of malignancy grading in oral squamous cell carcinomas. Scand J Dent Res 95: 229–249

Araújo VC de, Pinto DS jr, Sousa SOM de, Nunes FD, Araújo NS de (1993) Vimentin in oral squamous cell carcinoma. Eur Arch Otorhinolaryngol 250: 105–109

Ariji E, Ozeki S, Yonetsu K, Sasaguri M, Miwa K, Kanda S, Tashiro H (1994) Central squamous cell carcinoma of the mandible. Computed tomographic findings. Oral Surg Oral Med Oral Pathol 77: 541–548

Asakage T, Yokose T, Mukai K, Tsugane S, Tsubono Y, Asai M, Ebihara S (1998) Tumor thickness predicts cervical metastasis in patients with stage I/II carcinoma of the tongue. Cancer 82: 1443–1448

Bagutti C, Speight PM, Watt FM (1998) Comparison of integrin, cadherin, and catenin expression in squamous cell carcinoma of the oral cavity. J Pathol 186: 8–16

Baker RD, D'Onofrio ED, Corio RL, Crawford BE, Terry BC (1979) Squamous-cell carcinoma arising in a lateral periodontal cyst. Oral Surg Oral Med Oral Pathol 47: 495–499

Ballard BR, Suess GR, Pickren JW, Greene GW jr, Shedd DP (1978) Squamous-cell carcinoma of the floor of the mouth. Oral Surg Oral Med Oral Pathol 45: 568–579

Balsara BR, Borges AM, Pradhan SA, Rajpal RM, Bhisey AN (1994) Flow cytometric DNA analysis of squamous cell carcinomas of the oral cavity. Correlation with clinical and histopathological features. Eur J Cancer B Oral Oncol 30: 98–101

Bánkfalvi Á, Piffkó J, Breukelmann D, Krassort M, Klauke K, Dreier R et al. (1997) Die Rolle von CD44, E-Cadherin und beta-Batenin in der oralen Karzinogenese und Tumorprogression. Verh Dtsch Ges Pathol 81: 435

Bansberg SF, Olsen KD, Gaffey TA (1989) High grade carcinoma of the oral cavity. Otolaryngol Head Neck Surg 100: 41–48

Barasch A, Gofa A, Krutchkoff DJ, Eisenberg E (1995) Squamous cell carcinoma of the gingiva. A case series analysis. Oral Surg Oral Med Oral Pathol 80: 183–187

Baretton G, Li X, Stoll C, Fischer-Brandies E, Schmidt M, Löhrs U (1995) Prognostic significance of DNA ploidy in oral squamous cell carcinomas. A retrospective flow and image cytometric study with comparison of DNA ploidy excisional biopsy specimens and resection specimens, primary tumors, and lymph node metastases. Oral Surg Oral Med Oral Pathol 79: 68–76

Batsakis JG (1974) Tumors of the head and neck. Clinical and pathological considerations. Williams & Wilkins, Baltimore, pp 86–111

Batsakis JG, Suarez P, El-Naggar AK (1999) Proliferative verrucous leukoplakia and its related lesions. Oral Oncol 35: 354–359

Benning TL, Vollmer RT, Vrain BJ, Selburne JD (1990) Neuroendocrine carcinoma of the oral cavity. Mod Pathol 3: 631–634

Berndt A, Borsi L, Luo X, Zardi L, Katenkamp D, Kosmehl H (1998) Evidence of ED-B$^+$ fibronectin synthesis in human tissues by non-radioactive RNA in situ hybridization. Investigations on carcinoma (oral squamous cell and breast carcinoma), chronic inflammation (rheumatoid synolvitis) and fibromatosis (Morbus Dupuytren). Histochem Cell Biol 109: 249–255

Berta GN, Ghezzo F, D'Avolio A, Zulian P, Carbone V, Racca S, et al. (1997) Enhancement of calcyclin gene RNA expression in squamous cell carcinoma of the oral mucosa, but not in benign lesions. J Oral Pathol Med 26: 206–210

Bhattathiri NV, Bindu L, Remani P, Chandralekha B, Nair KM (1998) Radiation-induced acute immediate nuclear abnormalities in oral cancer cells. Serial cytologic evaluation. Acta Cytol 42: 1084–1090

Bienengräber V, Putzke H (1992) Zur Abgrenzung des Plattenepithelkarzinoms vom Keratoakanthom der Lippen. Dtsch Z Mund Kiefer Gesichtschir 16: 69–71

Bigotti G, Coli A (1997) Follicular carcinoma in lingual thyroid presenting as a latero-cervical mass. Case report and review of the literature. J Oral Pathol Med 26: 142–146

Boffetta P, Merletti F, Magnani C, Terracini B (1994) A population-based study of prognostic factors in oral and oropharyngeal cancer. Eur J Cancer B Oral Oncol 30: 369–373

Bongers V, Snow GB, Braakhuis BJM (1995) The role of glutathione S-transferase in head and neck squamous cell carcinogenesis., Eur J Cancer B Oral Oncol 31: 349–354

Borg B, Klebe H-W, Neugebauer W, Steinbeck R (1992) DNA-Gehalt von Plattenepithelkarzinomen des Mundbodens und der Lippe sowie von oralen Dysplasien. Dtsch Z Mund Kiefer Gesichtschir 16: 102–105

Bouquot JE (1998) Oral verrucous carcinoma. Incidence in two US populations. Oral Surg Oral Med Oral Pathol 86: 318–324

Boysen M, Wetteland P, Hovig T, Brandtzaeg P (1989) Neuroendocrine carcinoma of the lip (Merkel cell tumour) examined by electron microscopy and immunohistochemistry. J Laryngol Otol 103: 519–523

Brachman DG (1994) Molecular biology of head and neck cancer. Semin Oncol 21: 320–329

Bradham GB (1968) Two views of carcinoma of the tongue. Ann Surg 167: 121–126

Broders AC (1941) The microscopic grading of cancer. Surg Clin North Am 21: 947–962

Bryne M (1991) Prognostic value of various molecular and cellular features in oral squamous cell carcinomas. A review. J Oral Pathol Med 20: 413–420

Bryne M, Koppang HS, Lilleng R, Stene T, Bang G, Dabelsteen E (1989) New malignancy grading is a better prognostic indicator than Border's grading in oral squamous cell carcinomas. J Oral Pathol Med 18: 432–437

Bryne M, Thrane PS, Dabelsteen E (1990) Loss of expression of blood group antigen H is associated with cellular invasion and spread of oral squamous cell carcinomas. Cancer 66: 2118–2123

Bryne M, Koppan HS, Lilleng R, Kjaerheim A (1992) Malignancy grading of the deep invasive margins of oral squamous cell carcinomas has high prognostic values. J Pathol 166: 375–381

Bundgaard T, Sørensen FB, Gaihede M, Søgaard H, Overgaard J (1992) Sterologic, histopathologic, flow cytometric, and clinical parameters in the prognostic evaluation of 74 patients with intraoral squamous cell carcinomas. Cancer 70: 1–13

Burkhardt A (1980) Der Mundhöhlenkrebs und seine Vorstadien. Ultrastrukturelle und immunpathologische Aspekte. Veröff Pathol 112: 1–271

Burkhardt A (1986) Verruköses Karzinom und Carcinoma cuniculatum – Formen des Plattenepithelkarzinoms? Hautarzt 37: 373–383

Burkhardt A (1996) Oncogenes and growth factor receptors as diagnostic and prognostic markers in precancers and cancers of the oral mucosa. In: Seifert G (ed) Oral pathology. Actual diagnostic and prognostic aspects. Curr Top Pathol 90: 223–239

Bussani R, Grandi G, Cosatti C, Silvestri F (1989) L'Epithelioma vasocellulare del labbro. Analisi di 42 casi. Pathologica 81: 499–504

Cadier MA, Kelly SA, Parkhouse N, Brough MD (1992) Basaloid squamous carcinoma of the buccal cavity. Head Neck 14: 387–391

Cady B, Catlin D (1969) Epidermoid carcinoma of the gum. A 20-year survey. Cancer 23: 551–569

Cady B, Hutter RVP (1969) Nonepidermoid cancer of the gum. Cancer 25: 1318–1324

Califano LF, Mangone GM, Errico ME (1999) Neuroendocrine (Merkel cell) carcinoma of the oral mucosa: report of a case with immunohistochemical study and review of the literature. J Oral Pathol Med 28: 88–91

Caselitz J (1987a) Basal cell membrane antigens as tumor markers. In: Seifert G (ed) Morphological tumor markers. General aspects and diagnostic relevance. Curr Top Pathol 77: 223–243

Caselitz J (1987b) Lectins and blood group substances as „tumor markers". In: Seifer G (ed) Morphological tumor markers. General aspects and diagnostic relevance. Curr Top Pathol 77: 246–277

Cawson RA, Eveson JW (1987) Oral pathology and diagnosis. Color atlas with integrated text. Heinemann, London, S 13.5–13.16

Chan JKC, Suster S, Wenig BM, Tsang WYW, Chan JBK, Lau ALW (1997) Cytokeratin 20 immunoreactivity distinguishes Merkel cell (primary cutaneous neuroendocrine) carcinomas and salivary gland small cell carcinomas from small cell carcinomas of various sites. Am J Surg Pathol 21: 226–234

Chatterjee R, Mukhopadhyay D, Chakraborty RN, Mitra RB (1997) Evaluation of argyrophilic nucleolar organizer regions (AgNORs) in oral carcinomas in relation to human papillomavirus infection and cytokineticy. J Oral Pathol Med 26: 310–314

Chen S-Y, Harwick RD (1977) Ultrastructure of oral squamous-cell carcinoma. Oral Surg Oral Med Oral Pathol 44: 744–753

Chen J, Katz RV, Krutchkoff DJ (1990) Intraoral squamous cell carcinoma. Epidemiologic patterns in Connecticut from 1935–1985. Cancer 66: 1288–1296

Chen J, Katz RV, Krutchkoff DJ, Eisenberg E (1992) Lip cancer. Incidence trends in Connecticut 1935–1985. Cancer 70: 2025–2030

Chen YK, Lin LM (1995) Immunohistochemical demonstration of epithelial glutathione S-transferase isoenzymes in normal, benign, premalignant and malignant human oral mucosa. J Oral Pathol Med 24: 316–321

Cheung L-K, Yeung RW-K, Leung S-Y, Samman N (1997) Trichinosis associated with carcinoma of the tongue. Case report. Oral Surg Oral Med Oral Pathol 84: 32–34

Christensen ME, Therkildsen MH, Poulsen StS, Bretlau P (1993) Immunoreactive transforming growth factor alpha and epidermal growth factor in oral squamous cell carcinomas. J Pathol 169: 323–328

Cianfriglia F, Gregorio DA Di, Manieri A (1999) Multiple primary tumours in patients with oral squamous cell carcinoma. Oral Oncol 35: 157–163

Close LG, Burns DK, Reisch J, Schaefer SD (1987) Microvascular invasion in cancer of the oral cavity and oropharynx. Arch Otolaryngol Head Neck Surg 113: 1191–1195

Close LG, Brown PM, Vuitch MF, Reisch J, Schaefer SD (1989) Microvascular invasion and survival in cancer of the oral cavity and oropharynx. Arch Otolaryngol Head Neck Surg 115: 1304–1309

Cole DA, Patel PM, Matar JR, Kenady DE, Maruyama Y (1994) Floor of the mouth cancer. Arch Otolaryngol Head Neck Surg 120: 260–263

Coleman H, Kennedy M, Altini M, Crooks J, Tsakiris P (1996) Neuroendocrine (carcinoid) tumour of the mandible. A case report and review of the literature. Oral Surg Oral Med Oral Pathol 81: 74–78

Coppola D, Catalano E, Tang Ch-K, Elfenbei IB, Harwick R, Mohr R (1993) Basaloid squamous cell carcinoma of floor of mouth. Cancer 72: 2299–2305

Coppola D, Catalano E, Nicosia RF, Barnes L (1995) Expression of TGF-Alpha and c-fos in conventional and basaloid squamous cell carcinoma of floor of mouth. Correlation with tumor differentiation. Int J Surg Pathol 3: 169–174

Crissman JD, Liu WY, Gluckman JL, Cummings G (1984) Prognostic value of histopathologic parameters in squamous cell carcinoma of the oropharynx. Cancer 54: 2995–3001

Dammer R, Taubert G, Krug H, Colbow S (1992) Weitere Untersuchungen zum DNA-Gehalt von Plattenepithelkarzinomen der Mundhöhle. Dtsch Z Mund Kiefer Gesichtschir 16: 106–108

Dammer R, Bonkowski V, Kutz R, Friesenecker J, Schüsselbauer T (1999) Die Früherkennung von Mehrfachtumoren bei der Primärdiagnostik oraler Karzinome mit Hilfe der Panendoskopie. Mund Kiefer Gesichtschir 3: 61–66

Daniele E, Rodolico V, Leonardi V, Tralongo V (1998) Prognosis in lower lip squamous cell carcinoma. Assessment of tumor factors. Pathol Res Pract 194: 319–324

Dawson CW, Eliopoulos AG, Dawson J, Young LS (1995) BHRF1, a viral homologue of the Bcl-2 oncogene, disturbs epithelial cell differentiation. Oncogene 10: 69–77

Day GL, Blot WJ, Shore RE, Schoenberg JB, Kohler BA, Greenberg RS, et al. (1994) Second cancers following oral and pharyngeal cancer: patients' characteristics and survival patterns. Eur J Cancer B Oral Oncol 30: 381–386

Denhart BC, Guidi AJ, Tognazzi K, Dvorak HF, Brown LF (1997) Vascular permeability factor/vascular endothelial growth factor and its receptors in oral and laryngeal squamous cell carcinoma and dysplasia. Lab Invest 77: 659–664

Diaz-Arias A, Bickel JT, Loy TS, Croll GH, Puckett ChL, Havey AD (1992) Follicular carcinoma with clear cell change arising in lingual thyroid. Oral Surg Oral Med Oral Pathol 74: 206–211

Di Troia JF (1972) Nodal metastases and prognosis in carcinoma of the oral cavity. Otolaryngol Clin N Am 5: 333–342

Doi R, Makino T, Adachi H, Ryoke K, Ito H (1998) Pre-operative radio-chemotherapy enhances apoptotic cell death in oral squamous cell carcinoma. J Oral Pathol Med 27: 382–387

Dolezal RF, Cohen M, Taxy JB (1988) Merkel tumour of the lower lip. A case report and update review of the literature work performed at the University of Illinois. J Surg Oncol 37: 123–127

Donath K, Günzl H-J, Wittig B, Laaß M (1992) Lokalisation und Häufigkeit von Mehrfachkarzinomen bei Patienten mit einem Plattenepithelkarzinom der Mundhöhle. Dtsch Z Mund Kiefer Gesichtschir 16: 76–78

Downer CS, Speight PM (1993) E-cadherin expression in normal, hyperplastic and malignant oral epithelium. Eur J Cancer B Oral Oncol 29: 303–305

Downer CS, Watt FM, Speight PM (1993) Loss of α_6 and β_4 integrin subunits coincides with loss of basement membrane components in oral squamous cell carcinomas. J Pathol 171: 183–190

El-Labban NG, Osorio-Herrera E (1986) Apoptotic bodies and abnormally dividing epithelial cells in squamous cell carcinoma. Histopathology 10: 921–931

Ellis GL, Corio RL (1980) Spindle cell carcinoma of the oral cavity. A clinicopathologic assessment of fifty-nine cases. Oral Surg Oral Med Oral Pathol 50: 523–534

Ellis GL, Langloss JM, Enzinger FM (1985) Coexpression of keratin and desmin in a carcinosarcoma involving the maxillary alveolar ridge. Oral Surg Oral Med Oral Pathol 6: 410–416

Enriquez RE, Ciola B, Bahn SL (1980) Verrucous carcinoma arising in an odontogenic cyst. Report of a case. Oral Surg Oral Med Oral Pathol 49: 151–156

Ensley JF, Maciorowski Z (1994) Clinical applications of DNA content parameters in patient with squamous cell carcinoma of the head and neck. Semin Oncol 21: 330–339

Falkinburg LW, Hoey WO, Stuart JR (1966) Papillary adenocarcinoma arising in a thyroglossal duct cyst. Oral Surg Oral Med Oral Pathol 21: 358–360

Farmand M, Stöß H, Giannulopulos Ch (1992) Das verruköse Karzinom. Eine retrospektive Studie zur Dignität des sog. Ackerman-Tumors. Dtsch Z Mund Kiefer Gesichtschir 16: 65–68

Field JK (1992) Oncogenes and tumour-suppressor genes in squamous cell carcinoma of the head and neck. Eur J Cancer B Oral Oncol 28: 67–76

Frierson HF, Cooper PhH (1986) Prognostic factors in squamous cell carcinoma of the lower lip. Hum Pathol 17: 346–354

George S (1988) Identification and assessment of prognostic factors. Semin Oncol 5: 462–471

Giardina C, Caniglia DM, D'Aprile M, Lettini T, Serio G, Cipriani T, et al. (1996) Nuclear morphometry in squamous cell carcinoma (SCC) of the tongue. Eur J Cancer B Oral Oncol 32: 91–96

Girod SC, Kaupe M, Pfeiffer P, Pape H-D (1998) p53 als Biomarker in der Radiotherapie der Mundhöhlenkarzinome. Mund Kiefer Gesichtschir 2: 11–13

Gomez R, El-Naggar AK, Byers RM, Garnsey L, Luna MA, Batsakis JG (1992) Squamous carcinoma of oral tongue. Prognostic significance of flow-cytometric DNA content. Mod Pathol 5: 141–145

Gooder P (1980) Follicular carcinoma in a lingual thyroid. J Laryngol Otol 94: 437–439

Goodger NM, Gannon J, Hunt T, Morgan PR (1996) The localization of $p34^{cdc2}$ in the cells of normal, hyperplastic, and malignant epithelial and lymphoid tissues of the oral cavity. J Pathol 178: 422–428

Goodger NM, Gannon J, Hunt T, Morgan PR (1997) Cell cycle regulatory proteins – an overview with relevance to oral cancer. Oral Oncol 33: 61–73

Grandis JR, Melhem MF, Barnes EL, Tweardy DJ (1996) Quantitative immunohistochemical analysis of transforming growth factor-α and epidermal growth factor receptor in patients with squamous cell carcinoma of the head and neck. Cancer 78: 1284–1292

Gray ST, Wilkins RJ, Yun K (1992) Interstitial collagenase gene expression in oral squamous cell carcinoma. Am J Pathol 141: 301–306

Greenblatt MS, Bennett WP, Hollstein M, Harris CC (1994) Mutations in the p53 tumor suppressor gene. Clues to cancer etiology and molecular pathogenesis. Cancer Res 54: 4855–4878

Grötz KA, Kuffner H-D, Mitze M, Reichart T, Wagner W (1997) Das basaloide Plattenepithelkarzinom (BSC) der Mundschleimheit. Mund Kiefer Gesichtschir 1: 137–145

Gulmen S, Pullon PA (1976) Sweat gland carcinoma of the lips. Oral Surg Oral Med Oral Pathol 41: 643–649

Haines GK, Ghadge GD, Becker S, Kies M, Pelzer H, Thimmapapaya B, Radosevich JA (1993) Correlation of the expression of double-stranded DNA-dependent protein kinase (p68) with differentiation in head and neck squamous cell carcinoma. Virchows Arch B Cell Pathol Incl Mol Pathol 63: 289–295

Hamakawa H, Bao Y, Takarada M, Tanioka H (1998a) Histological effects and predictive biomarkers of TPP induction chemotherapy for oral carcinoma. J Oral Pathol Med 27: 87–94

Hamakawa H, Bao Y, Takarada M, Fukuzumi M, Tanioka H (1998b) Cytokeratin expression in squamous cell carcinoma of the lung and oral cavity. An immunohistochemical study with possible clinical relevance. Oral Surg Oral Med Oral Pathol 85: 438–443

Handlers JP, Abrams AM, Aberle AM, Auyong Th, Melrose RJ (1985) Squamous cell carcinoma of the lip developing in discoid lupus erythematosus. Oral Surg Oral Med Oral Pathol 60: 382–386

Hannen EJM, Laak AWM van der, Manni JJ, Pahlplatz MMM, Freihofer HPM, Slootweg PJ, et al. (1998) An image analysis study on nuclear morphology in metastasized and non-metastasized squamous cell carcinoma of the tongue. J Pathol 185: 175–183

Harada T, Shinohara M, Nakamura S, Shimada M, Oka M (1992) Immunohistochemical detection of desmosomes in oral squamous cell carcinomas. Correlation with differentiation, mode of invasion, and metastatic potential. Int J Oral Maxillofac Surg 21: 346–349

Harada T, Shinohara M, Nakamura S, Oka M (1994) An immunohistochemical study of the extracellular matrix in oral squamous cell carcinoma and its association with invasive and metastatic potential. Virchows Arch 424: 257–266

Hasegawa K, Kayano T (1988) Early invasion of squamous cell carcinoma of the tongue. Pathology of 31 cases. J Oral Pathol Med 17: 49–54

Hayes MMM, Matisic JP, Weir L (1996) Apocrine carcinoma of the lip. A case report including immunohistochemical and ultrastructural study, discussion of differential diagnosis, and review of the literature. Oral Surg Oral Med Oral Pathol 82: 193–199

Hayter JP, Jacques K, James KA (1991) Merkel cell tumour of the cheek. Br J Oral Maxillofac Surg 29: 114–116

Heerden WFP van, Raubenheimer EJ, Rensburg EJ van, Roux R le (1995) Lack of correlation between DNA ploidy, Langerhans cell population and grading in oral squamous cell carcinoma. J Oral Pathol Med 24: 61–65

Hell B, Hinkeldey K, Cichos A (1992) Hat die Invasionsform Einfluß auf das biologische Verhalten von Mundhöhlenkarzinomen? Dtsch Z Mund Kiefer Gesichtschir 16: 95–101

Hellquist HB, Dahl F, Karlsson MG, Nilsson C (1994) Basaloid squamous cell carcinoma of the palate. Case report. Histopathology 25: 178–180

Hemmer J, Kraft K, Polackova J (1998) Representativity of incisional biopsies for the assessment of flow cytometric DNA content in head and neck squamous cell carcinoma. Pathol Res Pract 194: 105–109

Hemprich A, Müller R (1989) Long-term results in treating squamous cell carcinoma of the lip, oral cavity, and oropharynx. Int J Oral Maxillofac Surg 18: 39–42

Hermanek P, Hutter R, Sobin L (1990) Prognostic grouping. The next step in tumour classification. J Cancer Res Clin Oncol 116: 513–516

Hermanek P, Hutter RVP, Sobin LH, Wagner G, Wittekind C (1998) TNM-Atlas. Illustrierter Leitfaden zur TNM/pTNM-Klassifikation maligner Tumoren. 4. Aufl. Springer, Berlin Heidelberg New York

Herold-Mende Ch, Seiter S, Born AI, Patzelt S, Schupp M, Zöller J, et al. (1996) Expression of CD44 splice variants in squamous epithelia and squamous cell carcinomas of the head and neck. J Pathol 179: 66–73

Herwagen D, Arenholt-Bindslev D, Dabelsteen E (1987) Angiogenic activity of malignant oral epithelial cell. A preliminary study. J Oral Pathol Med 16: 522–525

Hindle I, Downer MC, Speight PM (1996) The epidemiology of oral cancer. Br J Oral Maxillofac Surg 34: 471–476

Hiraki A, Shinohara M, Ikebe T, Nakamura S, Kurahara S, Garrod DR (1996) Immunohistochemical staining of desmosomal components in oral squamous cell carcinomas and its association with tumour behaviour. Br J Cancer 73: 1491–1497

Hiratsuka H, Miyakawa A, Makamori K, Kido Y, Sunakawa H, Kohama G (1997) Multivariance analysis of occult lymph node metastasis as a prognostic indicator for patients with squamous cell carcinoma of the oral cavity. Cancer 80: 351–356

Hoellering J, Shuler CF (1989) Localization of H-ras mRNA in oral squamous cell carcinomas. J Oral Pathol Med 18: 74–78

Hornstein OP (1996) Erkrankungen des Mundes. Ein interdisziplinäres Handbuch und Atlas. Kohlhammer, Stuttgart Berlin Köln, S 516–525

Horst H-A, Horny H-P (1991) Tumor-infiltrating lymphoreticular cells. Histologic and immunohistologic investigations performed on metastasizing squamous cell carcinomas of the head and neck. Cancer 68: 2397–2402

Howaldt HP, Störkel S, Herrmann G (1995) Standardisierte pathoanatomische Befunddokumentation auf den ADT-Tumorbögen für Malignome des Mundes, der Kiefer und des Gesichts (Version III). Pathologe 16: 391–397

Howell RE, Wong FSH, Fenwick RG (1989) Loss of Harvey ras heterozygosity in oral squamous carcinoma. J Oral Pathol Med 18: 79–83

Howell RE, Wong FSH, Fenwick RG (1990) A transforming Kirsten ras oncogene in an oral squamous carcinoma. J Oral Pathol Med 19: 301–305

Hull MT, Eble JN, Warfel KA (1984) Extrapulmonary oat-cell carcinoma of the tongue. An electron-microscopic study. J Oral Pathol Med 13: 489–496

Hume WJ, Turner EP (1982) Basal cell carcinoma of lip mucosa. Br J Oral Surg 20: 248–255

Hyckel P, Kosmehl H, Berndt A, Hesse J, Stiller K-J, Robotta Ch (1995) Immunhistochemische Demonstration von CD44 H, CD44 v3 und CD44 v6 im oralen Plattenepithelkarzinom. Quantifizierung und Korrelation zum morphologischen Malignitätsgrad sowie zum TNM-Status. Dtsch Z Mund Kiefer Gesichtschir 19: 284–289

Ibrahim SO, Lillehaug JR, Johannessen AC, Liavaag PG, Nilsen R, Vasstrand EN (1999) Expression of biomarkers (p53, transforming growth factor alpha, epidermal growth factor receptor, c-erbB-2/neu and the proliferative cell nuclear antigen) in oropharyngeal squamous cell carcinomas. Oral Oncol 35: 302–313

Ide F, Shimoyama T, Suzuki T, Horie N (1996) Polypoid carcinoma of the tongue. Case report. J Oral Pathol Med 25: 90–92

Ide F, Shimoyama T, Horie N, Shimizu S (1999) Intraosseous squamous cell carcinoma arising in association with a squamous odontogenic tumor of the mandible. Oral Oncol 35: 431–434
Inoue T, Shimono M, Takano N, Saito C, Tanaka Y (1997) Merkel cell carcinoma of palatal mucosa in a young adult. Immunohistochemical and ultrastructural features. Oral Oncol 33: 226–229
Iro H, Ullrich-Colaiacomo S, Altendorf-Hofman A, Waldfahrer F (1998) Die Halslymphknotenmetastasierung des Mundhöhlenkarzinoms – Vergleich zwischen klinischem und pathohistologischem Staging. Laryngorhinootologie 77: 663–668
Izumi K, Nakahima T, Maeda T, Cheng J, Saku T (1998) Adenosquamous carcinoma of the tongue. Report of a case with histochemical, immunohistochemical, and ultrastructural study and review of the literature. Oral Surg Oral Med Oral Pathol 85: 178–184
Jacobson S, Shear M (1972) Verrucous carcinoma of the mouth. J Oral Pathol Med 1: 66–75
Jacoway JR, Nelson JF, Boyers RC (1971) Adenoid squamous-cell carcinoma (adenoacanthoma) of the oral labial mucosa. A clinicopathologic study of fifteen cases. Oral Surg Oral Med Oral Pathol 32: 444–449
Jin Y, Mertens F (1993) Chromosome abnormalities in oral squamous cell carcinomas. Eur J Cancer B Oral Oncol 29: 257–263
Jin Y-T, Myers J, Tsai S-T, Goepfert H, Batsakis JG, El-Naggar AK (1999) Genetic alterations in oral squamous cell carcinoma of young adults. Oral Oncol 35: 251–256
Jin Y, White FH, Yang L (1993) A histologic morphometric study of nuclear size in benign and malignant neoplasms of the human cheek. Histopathology 23: 271–274
Jones AC, Freedman PD, Kerpel SM (1993) Oral adenoid squamous cell carcinoma. A report of three cases and review of the literature. J Oral Maxillofac Surg 51: 676–681
Jones J, Watt FM, Speight PM (1997) Changes in the expression of α_v integrins in oral squamous cell carcinomas. J Oral Pathol Med 26: 63–68
Jovanovic A, Tol IGH van der, Kostense PJ, Schulten EAJM, Vries N de, Snow GM, Waal I van der (1994) Second respiratory and upper digestive tract cancer following oral squamous cell carcinoma. Eur J Cancer B Oral Oncol 30: 225–229
Junghänel A, Berndt A, Kosmehl H, Hyckel P (1998) Zellkinetik oraler Plattenepithelkarzinome. Bestimmung des Proliferationsindex und der Apoptoserate mittels der TUNEL-Methode. Mund Kiefer Gesichtschir 2: 250–255
Kahn JL, Blez P, Gasser B, Weill-Bousson M, Vetter JM, Champy M (1991) Carcinoma cuniculatum. Apropos of 4 cases with orofacial involvement. Rev Stomatol Chir Maxillofac 92: 27–33
Kainulainen T, Grenman R, Oikarinen A, Greenspan DS, Salo T (1997) Distribution and synthesis of type VII collagen in oral squamous cell carcinoma. J Oral Pathol Med 26: 414–418
Kalderon AE, Cohn JD (1966) Papillary adenocarcinoma in a thyroglossal cyst. Case report and review of the literature. Cancer 19: 839–843
Kannan R, Bijur GN, Mallery SR, Beck FM, Sabourin CLK, Jewell SD, et al. (1996) Transforming growth factor-alpha overexpression in proliferative verrucous leukoplakia and oral squamous cell carcinoma. An immunohistochemical study. Oral Surg Oral Med Oral Pathol 82: 69–74
Kearsley JH, Leonard JH, Walsh MD (1991) A comparison of epidermal growth factor receptor (EGFR) and c-erbB-2 oncogene expression in head and neck squamous cell carcinoma. Pathology 23: 189–194
Kehrl W, Wenzel S, Niendorf A (1998) Einfluß verschiedener Formen des metastatischen Lymphknotenbefalls auf die Prognose von Plattenepithelkarzinomen im oberen Aerodigestivtrakt. Laryngorhinootologie 77: 569–575
Kinnebrew M, Gettleman L, Carr RF, Beazley R (1984) Squamous cell carcinoma of the tongue in a young woman. Report of a case with etiologic consideration. Oral Surg Oral Med Oral Pathol 58: 696–698
Klijanienko J, El-Naggar AK, Braud F de, Rodriguez-Peralto J-L, Rodriguez R, Itzhaki M, et al. (1995) Tumor vascularization, mitotic index, histopathologic grade, and DNA ploidy in the assessment of 114 head and neck squamous cell carcinomas. Cancer 75: 1649–1656
Kosmehl H, Berndt A, Katenkamp D, Hyckel P, Stiller K-J, Gabler U, et al. (1995) Integrin receptors and their relationship to cellular proliferation and differentiation of oral squamous cell carcinoma. A quantitative immunohistochemical study. J Oral Pathol Med 24: 343–348

Kosmehl H, Berndt A, Hyckel P, Katenkamp D (1997) Laminin-5 als Indikator von Basalmembrantexturstörungen in der Invasionsfront oraler Plattenepithelkarzinome. Verh Dtsch Ges Pathol 81: 434

Kudo Y, Takata T, Yasui W, Ogawa I, Miyauchi M, Takekoshi T, et al. (1998) Reduced expression of cyclin-dependent kinase inhibitor $p27^{Kip1}$ is an indicator of malignant behaviour in oral squamous cell carcinoma. Cancer 83: 2447–2455

Kushner J, Bradley G, Young B, Jordan RCK (1999) Aberrant expression of cyclin A and cyclin B1 proteins in oral carcinoma. J Oral Pathol Med 28: 77–81

Kusukawa J, Jarada H, Shima I, Sasaguri Y, Kameyama T, Morimatsu M (1996) The significance of epidermal growth factor receptor and matrix metalloproteinase-3 in squamous cell carcinoma of the oral cavity. Eur J Cancer B Oral Oncol 32: 217–221

Lan HA, Zain RB, Saitoh M, Muramatsu Y, Shrestha P, Mori M (1996) Proliferation cell nuclear antigen (PCNA) and p53 in epithelial dysplasia and squamous cell carcinoma of oral mucosa – a marker for poor tumor differentiation, increasing nuclear atypia and invasiveness? Anticancer Res 16: 3059–3066

Lawson BF, Griffin JW, Waldron ChA (1967) Basal-cell carcinomas of the gingiva. Report of a case. Oral Surg Oral Med Oral Pathol 24: 648–653

Leventon GS, Evans HL (1981) Sarcomatoid squamous cell carcinoma of the mucous membranes of the head and neck. A clinicopathologic study of 20 cases. Cancer 48: 994–1003

Li T-J, Hirayama Y, Kitano M (1997) Glutathione S-transferase π-class as a tumour marker in lingual preneoplastic and neoplastic lesions of rats and humans. Virchows Arch 431: 37–43

Livolsi VA, Perzin KH, Savetsky L (1974) Carcinoma arising in median ectopic thyroid (including thyroglossal duct tissue). Cancer 34: 1303–1315

Löning Th (1984) Immunpathologie der Mundschleimhaut. Orales Immunsystem – Entzündungsreaktionen – Tumor-„Marker“ – Virusnachweis. Veröff Pathol 121: 1–178. Fischer, Stuttgart New York, pp 117–125

Löning Th, Burkhardt A (1979) Plasma cells and immunoglobulin-synthesis in oral cancer and precancer. Correlation with dysplasia, cancer differentiation, radio- and chemotherapy. Virchows Arch A Pathol Anat Histopathol 384: 109–120

Lovejoi HM, Matthews BL (1992) Basaloid-squamous carcinoma of the palate. Otolaryngol Head Neck Surg 106: 159–162

Lustig JP, Lugassy G, Neder A, Sigler E (1995) Head and neck carcinoma in Fanconi's anaemia. Report of a case and review of the literature. Eur J Cancer B Oral Oncol 31: 68–72

Ma L, Ronai A, Riede UN, Köhler G (1998a) Clinical implication of screening p53 gene mutations in head and neck squamous cell carcinomas. J Cancer Res Clin Oncol 124: 389–396

Ma L, Ronau A, Riede UN, Köhler G (1998b) Expression of p53 and Bcl-2 in squamous cell carcinoma of the head and neck. An immunohistochemical study. Appl Immunohistochem 6: 77–83

Maiorano E, Favia G, Maisonneuve P, Viale G (1998) Prognostic implications of epidermal growth factor receptor immunoreactivity in squamous cell carcinoma of the oral mucosa. J Pathol 185: 167–174

Mandel U, Gaggero B, Reibel J, Therkildsen MH, Dabelstein E, Clausen H (1994) Oncofetal fibronectins in oral carcinomas. Correlation of two different types. APMIS 102: 695–702

Mann EA, Spiro JD, Chen LL, Kreutzer DL (1993) Cytokine expression by head and neck squamous cell carcinomas. Am J Surg 164: 567–573

Mao E-J, Schwartz StM, Daling JR, Beckmann AM (1998) Loss of heterozygosity at 5q21–22 (adenomatous polyposis coli gene region) in oral squamous cell carcinoma is common and correlated with advanced disease. J Oral Pathol Med 27: 297–302

Marley JJ, Robinson PA, Hume WJ (1994) Expression of human cytokeratin 14 in normal, premalignant and malignant oral tissue following isolation by plaque differential hybridisation. Eur J Cancer B Oral Oncol 30: 305–311

Martinez-Madrigal F, Baden E, Casiraghi I, Micheau C (1991) Oral and pharyngeal adenosquamous carcinoma. A report of four cases with immunohistochemical studies. Eur Arch Otorhinolaryngol 248: 255–258

Mashberg A, Meyers H (1976) Anatomical site and size of 222 early asymptomatic oral squamous cell carcinomas. A continuing prospective study of oral cancer. II. Cancer 37: 2149–2157

Matsuda H, Konishi N, Hiasa Y, Hayashi I, Tsuziki T, Tao M, et al. (1996) Alterations of p16/CDKN2, p53 and ras genes in oral squamous cell carcinomas and premalignant lesions. J Oral Pathol Med 25: 232–238

McCoy JM, Waldron ChA (1982) Verrucous carcinoma of the oral cavity. A review of forty-nine cases. Oral Surg Oral Med Oral Pathol 52: 623–629

McDonald JS, Jones H, Pavelic ZP, Pavelic LJ, Stambrook PJ, Gluckman JL (1994) Immunohistochemical detection of the H-ras, K-ras and N-ras oncogenes in squamous cell carcinoma of the head and neck. J Oral Pathol Med 23: 342–346

Medina JE, Dichtel W, Luna MA (1984) Verrucous-squamous carcinomas of the oral cavity. A clinicopathologic study of 104 cases. Arch Otolaryngol 110: 437–440

Melchiorri C, Cattini L, Lalli E, Campobassi A, Marchetti C, Facchini A (1996) DNA ploidy analysis of squamous cell carcinomas of the oral and maxillofacial region. Clinical and pathologic correlations. Oral Surg Oral Med Oral Pathol 82: 308–324

Mendenhall WM, Million RR, Cassisi NJ (1980) Elective neck irradiation in squamous cell carcinoma of the head and neck. Head Neck Surg 3: 15–20

Meneses A, Verastegui E, Barrera JL, Zinser J, Garza J de la, Hadden JW (1998) Histologic findings in patients with head and neck squamous cell carcinoma receiving perilymphatic natural cytokine mixture (IRX-2) prior to surgery. Arch Pathol Lab Med 122: 447–454

Migaldi M, Criscuolo M, Zunarelli E, Bianco LL, Martinelli AM, Barbolini G (1998) p120 and AgNOR nucleolar protein expression. A comparison with nuclear proliferation markers in oral pathology. Oral Surg Oral Med Oral Pathol 85: 189–196

Mir R, Sciubba JJ, Bhuiya TA, Blomquist K, Zelig D, Friedman E (1988) Merkel cell carcinoma arising in the oral mucosa. Oral Surg Oral Med Oral Pathol 65: 71–75

Mishima K, Yamada E, Masui K, Shimokawara T, Takayama K, Sugimura M, Ichijima K (1998) Overexpression of the ERK/MAP kinases in oral squamous cell carcinoma. Mod Pathol 11: 886–891

Miyoshi Y, Tsukinoki K, Imaizumi T, Yamada Y, Ishizaki T, Watanabe Y, et al. (1999) Telomerase activity in oral cancer. Oral Oncol 35: 283–289

Morgan PR, Su L (1994) Intermediate filaments in oral neoplasia. I. Oral cancer and epithelial dysplasia. Eur J Cancer B Oral Oncol 30: 160–166

Mori M, Morimoto Y, Yoshimura Y, Kawamura H (1968) Enzymatic histochemical demonstration of basal-cell carcinoma in the oral cavity. Oral Surg Oral Med Oral Pathol 25: 746–755

Mori M, Muramatsu Y, Yamada K, Shrestha P, Takai Y (1996) Intracellular localization of tenascin in squamous cell carcinoma of oral cavity. An immunohistochemical study. Anticancer Res 16: 3075–3080

Mori S, Nose M, Morikawa H, Sato A, Saito T, Song S-T, et al. (1998) A novel evaluation system of metastatic potential of oral squamous cell carcinoma according to the histopathological and histochemical grading. Oral Oncol 34: 549–557

Morice WG, Ferreiro JA (1998) Distinction of basaloid squamous cell carcinoma from adenoid cystic and small cell undifferentiated carcinoma by immunohistochemistry. Hum Pathol 29: 609–612

Moriyama M (1999) Development of diffuse invasive (grade 4D) human oral squamous cell carcinoma model in severe combined immunodeficiency mice: microangioarchitectural analysis and immunohistochemical study. Oral Oncol 35: 395–400

Moriyama M, Kumagai S, Kawashiri S, Kojima K, Kakihara K, Yamamoto E (1997) Immunohistochemical study of tumor angiogenesis in oral squamous cell carcinoma. Oral Oncol 33: 369–374

Müller W, Schneider J, Bleckmann I (1992) Untersuchungen zur Prognoserelevanz klinischer und histopathologischer Parameter oraler Plattenepithelkarzinome. Dtsch Z Mund Kiefer Gesichtschir 16: 86–88

Munakata R, Cheng J, Nakajima T, Saku T (1998) Spindle cell carcinoma of the gingiva. Report of an autopsy case. J Oral Pathol Med 27: 180–184

Myoken Y, Myoken Y, Okamoto T, Sato JD, Takada K (1994) Immunocytochemical localization of fibroblast growth factor-1 (FGF-1) and FGF-2 in oral squamous cell carcinoma (SCC). J Oral Pathol Med 23: 451–456

Napier SS, Gormley JS, Newlands C, Ramsay-Baggs P (1995) Adenosquamous carcinoma. A rare neoplasm with an aggressive course. Oral Surg Oral Med Oral Pathol 79: 607–611

Nerlich A (1995) Morphologie von Basalmembran- und assoziierten Matrixproteinen in normalem und pathologischem Gewebe. Veröff Pathol 145: 1–139. Fischer, Stuttgart Jena New York, S 64–69

Ng IOL, Lam KY, Ng M, Kwong DLW, Sham JST (1998) Expression of p-glycoprotein, a multidrug-resistance gene product, is induced by radiotherapy in patients with oral squamous cell carcinoma. Cancer 83: 851–857

Ng IOL, Lam KY, Ng M, Regezi JA (1999) Expression of p21/wafl in oral squamous cell carcinomas – correlation with p53 and mdm2 and cellular proliferation index. Oral Oncol 35: 63–69

Noguchi M, Kohama G-I, Hiratsuka H, Sekiguchi T (1993) Clinical significance of laminin deposition and T-cell infiltration in oral cancer. Head Neck Surg 15: 126–132

Nussbaum M, Buchwald RP, Ribner A, Mori K, Litwins J (1981) Anaplastic carcinoma arising from median ectopic thyroid (thyroglossal duct remnant). Cancer 48: 2724–2728

Odajima T, Yokoi T, Kon H, Kohama G, Satoh M, Qakabayashi J, et al. (1990) Electron microscopic features of malignant dyskeratosis in human oral squamous cell carcinoma. Tumor Res 25: 63–68

Odell EW, Morgan PR (1998) Biopsy pathology of the oral tissues. Chapman & Hall, London, pp 214–244

Odell W, Jani P, Sheriff M, Ahluwalia SM, Hibbert J, Levison DA, Morgan PR (1994) The prognostic value of individual histologic grading parameters in small lingual squamous cell carcinomas. The importance of the pattern of invasion. Cancer 74: 789–794

Ogden GR, Chisholm DM, Adi M, Lane EB (1993 a) Cytokeratin expression in oral cancer and its relationship to tumor differentiation. J Oral Pathol Med 22: 82–86

Ogden GR, McQueen S, Chisholm DM, Lane EB (1993 b) Keratin profiles of normal and malignant oral mucosa using exfoliative cytology. J Clin Pathol 46: 352–356

Oijen MGCT van, Tilanus MGJ, Medema RH, Slootweg PJ (1998) Expression of p21 (Waf1/Cip1) in head and neck cancer in relation to proliferation, differentiation, p53 status and cyclin D1 expression. J Oral Pathol Med 27: 367–375

Oliveira DT, Odell EW (1997) Expression of CD44 variant exons by normal oral epithelia. Oral Oncol 33: 260–262

Ono Y, Fuji M, Kameyama K, Otani Y, Sakurai Y, Kanzaki J (1997) Expression of matrix metalloproteinase-1 mRNA related to eosinophilia and interleukin-5 gene expression in head and neck tumour tissue. Virchows Arch 431: 305–310

Onodera K, Ichinohasama R, Ooya K (1998) Double malignant neoplasms occurring long after local radiation to the oral mucosa. Virchows Arch 433: 391–394

Owens W, Field JK, Howard PJ, Stell PM (1992) Multiple cytogenetic aberrations in squamous cell carcinomas of head and neck. Eur J Cancer B Oral Oncol 28: 17–21

Pazouki S, Chisholm DM, Adi MM, Carmichael G, Farquharson M, Ogden GR, et al. (1997) The association between tumour progression and vascularity in the oral mucosa. J Pathol 183: 39–43

Pena JC, Thompson CB, Recant W, Vokes EE, Rudin ChM (1999) Bcl-x and Bcl-2 expression in squamous cell carcinoma of the head and neck. Cancer 85: 164–170

Piffkò J, Bànkfalvi A (1997) Immunhistochemische Expression des p53-Proteins in Plattenepithelkarzinomen und normalem und dysplastischem Epithel der Mundhöhle. Mund Kiefer Gesichtschir 1: 104–107

Piffkò J, Bànkfalvi À, Öfner D, Rasch D, Joos U, Schmid KW (1997 a) Standardized demonstration of silver-stained nucleolar organizer regions-associated proteins in archival oral squamous cell carcinomas and adjacent non-neoplastic mucosa. Mod Pathol 10: 98–104

Piffkò J, Bànkvalvi À, Öfner D, Rasch D, Joos U, Schmid KW (1997 b) Standardized AgNOR analysis of the invasive tumour front in oral squamous cell carcinomas. J Pathol 182: 450–456

Pillai KR, Sujathan K, Kannan S, Abraham EK, Mathew B, Amma NS, et al, (1994) Argyrophilic nucleolar organizer regions in the evaluation of tumour progression in the normal mucosa: correlation with tissue pathology. J Cancer Res Clin Oncol 120: 723–726

Pisanty S (1977) Double primary carcinoma of the lips. Oral Surg Oral Med Oral Pathol 43: 524–527

Platz H, Fries R, Hudec M, Toja AM, Wagner RR (1980) Kritische Beurteilung der T-Klassifizierung von Karzinomen der Mundhöhle nach den Regeln der UICC von 1978. Dtsch Z Mund Kiefer Gesichtschir Suppl 4: 4–10

Prioleau PG, Santa Cruz DJ, Meyer JS, Bauer WC (1980) Verrucous carcinoma. A light and electron microscopic, autoradiographic, and immunofluorescence study. Cancer 45: 2849–2857

Quinonez G, Ahing S, Diocee M (1993) Intracytoplasmic lumina in squamous epithelial lesions of the oral cavity. Pathol Res Pract 189: 293–297

Radner H, Kärcher H (1990) Immunhistochemische Ergebnisse von Bromodeoxyuridin (BUdR)-markierten Tumoren des Kopf-Hals-Bereiches. Dtsch Z Mund Kiefer Gesichtschir 14: 116–121

Ramaesh T, Mendis BRRN, Ratnatunga N, Thattil RO (1998) Cytomorphometric analysis of squamous obtained from normal oral mucosa and lesions of oral leukoplakia and squamous cell carcinoma. J Oral Pathol Med 27: 83–86

Rapidis AD, Langdon JD, Patel MF, et al. (1977) A new system for the clinico-pathologic classification and identification of intraoral carcinomata. Cancer 39: 204–209

Ravi D, Ramadas K, Mathew BS, Nalinakumari KR, Nair MK, Pillai MR (1999) De novo programmed cell death in oral cancer. Histopathology 34: 241–249

Raybaud-Diogène H, Têtu B, Morency R, Fortin A, Monteil RA (1996) p53 overexpression in head and neck squamous cell carcinoma: review of the literature. Eur J Cancer B Oral Oncol 32: 143–149

Reichert T, Störkel S, Lippold R, Reiffen K-A, Brandt B, Wagner W (1992) Vergleich histologischer Prognoseparameter beim Plattenepithelkarzinom der Mundhöhle. Dtsch Z Mund Kiefer Gesichtschir 16: 89–92

Reichert T, Wagner W, Störkel S, Lippold R (1994) Pathohistologische Faktoren als Prognoseparameter des Plattenepithelkarzinoms. Dtsch Z Mund Kiefer Gesichtschir 18: 31–35

Reichert T, Störkel S, Specht S, Wagner W (1995) Angiogenesis in oral squamous cell carcinomas. A morphometrical analysis. Dtsch Z Mund Kiefer Gesichtschir 19: 115–117

Rink B (1991) Das verruköse Karzinom der Mundschleimhaut. Laryngorhinootologie 70: 542–545

Riva C, Lavieille J-P, Reyt E, Brambilla E, Junardi J, Brambilla C (1995) Differential c-myc, c-jun, c-raf and p53 expression in squamous cell carcinoma of the head and neck: implication in drug and radioresistance. Eur J Cancer B Oral Oncol 31: 384–391

Rollo J, Rozenbom CV, Thawley St, Korby A, Ogura J, Perez CA, et al. (1981) Squamous carcinoma of the base of the tongue. A clinicopathologic study of 81 cases. Cancer 47: 333–342

Ruppmann E, Georgsson G (1966) Plattenepithelkarzinom des Ductus thyreoglossus. Z Laryngol Rhinol Otol 45: 135–143

Rüschoff J (1992) Nukleolus Organisierende Regionen (NORs) in der Pathomorphologischen Tumordiagnostik. Veröff Pathol 139: 1–144

Sakata K (1996) Alterations of tumor suppressor genes and the H-ras oncogene in oral squamous cell carcinoma. J Oral Pathol Med 25: 302–307

Saku T, Okabe H (1989) Differential lectin-bindings in normal and precancerous epithelium and squamous cell carcinoma of the oral mucosa. J Oral Pathol Med 18: 438–445

Salven P, Heikkilä P, Anttonen A, Kajanti M, Joensuu H (1997) Vascular endothelial growth factor in squamous cell head and neck carcinoma. Expression and prognostic significance. Mod Pathol 10: 1128–1133

Sanner JR (1979) Combined adenosquamous carcinoma and ductal adenoma of the hard and soft palate. Report of a case. J Oral Surg 37: 331–334

Sano K, Takahashi H, Fujita S, Inokuchi T, Pe MB, Okabe H, Tsuda N (1991) Prognostic implication of silver-binding nucleolar organizer regions (AgNORs) in oral squamous cell carcinoma. J Oral Pathol Med 20: 53–56

Sarkar G, Nath N, Shukla NK, Ralhan R (1997) Glutathione S-transferase π expression in matched human normal and malignant oral mucosa. Oral Oncol 33: 74–81

Satoh M, Hatekeyama S, Sashima M, Suzuki A (1992) Immunohistochemical detection of ras 21 in oral squamous cell carcinomas. Oral Surg Oral Med Oral Pathol 74: 469–472

Saussez S, Marchant H, Nagy N, Decaestecker Ch, Hassid S, Jortay A, et al. (1997) Quantitative glycohistochemistry defines new prognostic markers for cancers of the oral cavity. Cancer 82: 252–260

Schenk P (1980) Langerhanszellen in Plattenepithelkarzinomen der Mundhöhle. Dtsch Z Mund Kiefer Gesichtschir 4: 3–9

Schimming R, Hlawitschka M, Haroske G (1997) DNA analysis of squamous cell carcinoma in the oral cavity by image cytometry and its rating in the assessment of tumor prognosis. Mund Kiefer Gesichtschir 1: 108–110

Schoelch ML, Regezi JA, Dekker NP, Ng IOL, McMillang A, Ziober BL, et al. (1999) Cell cycle proteins and the development of oral squamous cell carcinoma. Oral Oncol 35: 333–342

Scholes AGM, Field JK (1996) Genomic instability in head and neck cancer. In: Seifert G (ed) Oral pathology. Actual diagnostic and prognostic aspects. Curr Top Pathol 90: 201–222

Seifert G, Donath K (1998) Differentialdiagnose des Plattenepithelkarzinoms der Speicheldrüsen. Pathologe 19: 201–208

Seoane J, Asenjo JA, Bascones A, Varela-Centelles PI, Romero MA (1999) Flow cytometric DNA ploidy analysis of oral cancer. Comparison with histologic grading. Oral Oncol 35: 266–272

Shibuya H, Hisamitsu S, Shiori S, Horiuchi J, Suzuki S (1987) Multiple primary cancer risk in patients with squamous cell carcinoma of the oral cavity. Cancer 60: 3083–3086

Shinohara M, Hiraki A, Ikebe T, Nakamura S, Kurahara S-I, Shirasuna K, Garrod DR (1998) Immunohistochemical study of desmosomes in oral squamous cell carcinoma. Correlation with cytokeratin and e-cadherin staining, and with tumour behaviour. J Pathol 184: 369–381

Shirasuna K, Hayashido Y, Sugiyama M, Yoshioka H, Matsuya T (1991) Immunohistochemical localization of epidermal growth factor (EGF) and EGF receptor in human oral mucosa and its malignancy. Virchows Arch A Pathol Anat Histopathol 418: 349–353

Shrestha P, Sakamoto F, Takagi H, Yamada T, Mori T (1994) Enhanced tenascin immunoreactivity in leukoplakia and squamous cell carcinoma of the oral cavity. An immunohistochemical study. Eur J Cancer B Oral Oncol 30: 132–137

Shroyer KR, Greer RO, Fankhouser CA, McGuirt F, Marshall R (1993) Detection of human papillomavirus DNA in oral verrucous carcinoma by polymerase chain reaction. Mod Pathol 6: 669–672

Silvestri F, Bussani R (1989) Il carcinoma squamoso del labbro. Revisione di 98 casi. Pathologica 81: 505–514

Simpson HE (1974) Basal-cell carcinoma and peripheral ameloblastoma. Oral Surg Oral Med Oral Pathol 38: 233–240

Slootweg PJ (1987) Carcinoma arising from reduced enamel epithelium. J Oral Pathol Med 16: 479–482

Slootweg PJ (1996) Suppressor protein p53 and its occurrence in oral tumours. In: Seifert G (ed) Oral pathology. Actual diagnostic and prognostic aspects. Curr Top Pathol 90: 179–200

Slootweg PJ, Roholl PJM, Müller H, Lubsen H (1989) Spindle-cell carcinoma of the oral cavity and larynx. Immunohistochemical aspects. J Craniomaxillofac Surg 17: 234–236

Slootweg PJ, Koole R, Hordijk GJ (1994) The presence of p53 protein in relation to Ki-67 as cellular proliferation marker in head and neck squamous cell carcinoma and adjacent dysplasia mucosa. Eur J Cancer B Oral Oncol 30: 138–141

Slootweg PG, Hordijk GJ, Koole R (1996) Autopsy findings in patients with head and neck squamous cell cancer and their therapeutic relevance. Eur J Cancer B Oral Oncol 32: 413–415

Sommer Th, Olofsson J (1997) Die Bedeutung von p53, PCNA und Ki-67 für die Prognose von Plattenepithelkarzinomen der Mundhöhle. Laryngorhinootologie 76: 189–196

Son YH, Kapp DS (1985) Oral cavity and oropharyngeal cancer in a younger population. Review of literature and experience at Yale. Cancer 55: 441–444

Staibano St, Mignogna MD, Muzio LL, Alberti L Di, Natale E Di, Lucariello A, et al. (1998) Overexpression of cyclin-D1, bcl-2, and bax proteins, proliferatin cell nuclear antigen (PCNA), and DNA-ploidy in squamous cell carcinoma of the oral cavity. Hum Pathol 29: 1189–1194

Steinbeck RG, Moege J, Heselmeyer KM, Klebe W, Neugebauer W, Borg B, Auer GU (1993) DNA content and PCNA immunoreactivity in oral precancerous and cancerous lesions. Eur J Cancer B Oral Oncol 29: 279–284

Steiner W, Hommerich CP (1993) Diagnosis and treatment of the NO neck of carcinomas of the upper aerodigestive tract. Eur Arch Otorhinolaryngol 250: 450–456

Stoll C, Baretton G, Löhrs U (1998) The influence of p53 and associated factors on the outcome of patients with oral squamous cell carcinoma. Virchows Arch 433: 427–433

Stoll C, Baretton G, Soost F, Terpe H-J, Domide P, Löhrs U (1999) Prognostic importance of the expression of CD44 splice variants in oral squamous cell carcinomas. Oral Oncol 35: 484–489

Störkel S, Reichert T, Reiffen KA, Wagner W (1993) EGFR and PCNA expression in oral squamous cell carcinomas. A valuable tool in estimating the patient's prognosis. Eur J Cancer B Oral Oncol 29: 273–277

Straßburger S, Hyckel P, Schumann D, Berndt A, Kosmehl H (1997) Basaloides Plattenepithelkarzinom (basaloid-squamöses Karzinom) des Mundbodens. Differentialdiagnose und Beeinflußbarkeit durch neoadjuvante Chemotherapie. Mund Kiefer Gesichtschir 1: 239–243

Su L, Morgan PR, Lane EB (1994) Protein and mRNA expression of simple epithelial keratins in normal, dysplastic, and malignant oral epithelia. Am J Pathol 145: 1349–1357

Tabata, Sugihara K, Yonezawa S, Yamashita S, Maruyama I (1997) An immunohistochemical study of thrombomodulin in oral squamous cell carcinoma and its association with invasive and metastatic potential. J Oral Pathol Med 26: 258–264

Tanaka N, Odajima T, Nakano T, Kimijima Y, Yamada S, Ogi K, Kohama G (1999) Immunohistochemical investigation of new suppressor oncogene p130 in oral squamous cell carcinoma. Oral Oncol 35: 321–325

Tatemoto Y, Osaki T, Yoneda K, Yamamoto T, Ueta E, Kimura T (1998) Expression of p53 and p21 in oral squamous cell carcinoma. Correlation with lymph node metastasis and response to chemoradiotherapy. Pathol Res Pract 194: 821–830

Teng YT, Nadimi H, Toto PD (1989) Immunohistochemical localization of Leu-M-$_1$ carbohydrate antigen in human oral squamous cell carcinoma. J Oral Pathol Med 18: 502–505

Theegarten D, Barfuß A, Gellrich N-C, Philippou S (1997) Expression der Proliferationsmarker PCNA und MIB 1 bei dem verrukösen Plattenepithelkarzinom der Mundhöhle. Mund Kiefer Gesichtschir 1: 133–136

Thoma GW (1970) Causes of death in patients with oral cancer. Oral Surg Oral Med Oral Pathol 30: 817–823

Thomas GT, Lewis MP, Speight PM (1999) Matrix metalloproteinases and oral cancer. Oral Oncol 35: 227–233

Thompson LDR, Heffner DK (1998) The clinical importance of cystic squamous cell carcinomas in the neck. A study of 136 cases. Cancer 82: 944–956

Tiitta O, Happonen R-P, Virtanen I, Luomanen M (1994) Distribution of tenascin in oral premalignant lesions and squamous cell carcinoma. J Oral Pathol Med 23: 446–450

Tjebbes GWA, Leppers van den Straat FGJ, Tilanus MGJ, Hordijk GJ, Slootweg PJ (1999) p53 Tumor suppressor gene as a clonal marker in head and neck squamous cell carcinoma: p53 mutations in primary tumor and matched lymph node metastases. Oral Oncol 35: 384–389

Tosios KI, Kapranos M, Papanicolaou SI (1998) Loss of basement membrane components laminin and type IV collagen parallels the progression of oral epithelial neoplasia. Histopathology 33: 261–268

Tsai S-T, Jin Y-T (1995) Proliferating cell nuclear antigen (PCNA) expression in oral squamous cell carcinomas. J Oral Pathol Med 24: 313–315

Tsuji T, Shrestha P, Yamada K, Takagi H, Shinozaki F, Sasaki K, et al. (1992) Proliferating cell nuclear antigen in malignant and pre-malignant lesions of epithelial origin in the oral cavity and the skin. An immunohistochemical study. Virchows Archiv A Pathol Anat Histopathol 420: 377–383

Tytor M, Franzén G, Olofsson J (1987) DNA pattern in oral cavity carcinomas in relation to clinical stage and histological grading. Pathol Res Pract 182: 202–206

Ue T, Yokozaki H, Kagai K, Higashikawa K, Yasui W, Sugiyama M, et al. (1998) Reduced expression of the CD44 variant exons in oral squamous cell carcinoma and its relationship to metastasis. J Oral Pathol Med 27: 197–201

Usenius T, Kärjä J, Collan Y (1987) Squamous cell carcinoma of the tongue in children. Cancer 60: 236–239

Vaidya MM, Borges AM, Pradhan SA, Bhisey AN (1996) Cytokeratin expression in squamous cell carcinomas of the tongue and alveolar mucosa. Eur J Cancer B Oral Oncol 32: 333–336

Vigneswaran N, Müller S, Lense E, Stacey B, Hewan-Lowe K, Weathers DR (1992) Merkel cell carcinoma of the labial mucosa. An immunohistochemical and ultrastructural study with a review of the literature on oral Merkel cell carcinomas. Oral Surg Oral Med Oral Pathol 74: 193–200

Wain StL, Kier R, Vollmer RT, Bossen EH (1986) Basaloid-squamous carcinoma of the tongue, hypopharynx, and larynx. Report of 20 cases. Hum Pathol 17: 1158–1166

Warnakulasuriya KAAS, Johnson NW (1993) Nucleolar organizer region (NOR) distribution as a diagnostic marker in oral keratosis, dysplasia and squamous cell carcinoma. J Oral Pathol Med 22: 77–81

Warnakulasuriya KAAS, Johnson NW (1996) Importance of proliferation markers in oral pathology. In: Seifert G (ed) Oral pathology. Actual diagnostic and prognostic aspects. Curr Top Pathol 90: 147–177

Warnakulasuriya KAAS, Chang SE, Johnson NW (1992) Point mutations in the Ha-ras oncogene are detectable in formalin-fixed tissues of oral squamous cell carcinomas, but are infrequent in British cases. J Oral Pathol Med 21: 225–229

Warnakulasuriya KAAS, Tavassoli M, Johnson NW (1996) Relationship of p53 overexpression to other cell cycle regulatory proteins in oral squamous cell carcinoma. J Oral Pathol Med 27: 376–381

Warren S, Gates O (1932) Multiple primary malignant tumors. A survey of the literature and a statistical study. Am J Cancer 16: 1358–1414

Wedenberg C, Jesslén P, Lundqvist G, Lundgren J, Hellquist HB (1997) Basaloid squamous cell carcinoma of the maxilla. Oral Oncol 33: 141–144

Weitzner S (1974) Adenoid squamous-cell carcinoma of the vermilion mucosa of lower lip. Oral Surg Oral Med Oral Pathol 37: 589–593

Weitzner St (1975) Basal-cell carcinoma of the vermilion mucosa and skin of the lip. Oral Surg Oral Med Oral Pathol 39: 634–637

Weitzner St, Hentel W (1968) Multicentric basal-cell carcinoma of vermilion mucosa and skin of lower lip. Report of a case. Oral Surg Oral Med Oral Pathol 26: 269–272

Welkoborsky H-J, Gluckman JL, Jacob R, Bernauer H, Mann W (1999) Tumorbiologische Prognoseparameter beim $T_1N_0M_0$-Plattenepithelkarzinom der Mundhöhle. Laryngorhinootologie 78: 131–138

Wenzel S, Kehrl W, Bräsen J-H, Niendorf A (1998) Ein neues Schema zur Beurteilung des metastatischen Lymphknotenbefalls beim Plattenepithelkarzinom im HNO-Gebiet. Laryngorhinootologie 77: 657–662

Wetzels RHW, Velden L-A van der, Schaafsma HE, Manni JJ, Leigh IM, Booijs GP, Ramaekers FCS (1992) Immunohistochemical localization of basement membrane type VII collagen and laminin in neoplasms of the head and neck. Histopathology 21: 459–464

Williams HK, Sanders DAS, Jankowski JAZ, Landini G, Brown AMS (1998) Expression of cadherins and catenins in oral epithelial dysplasia and squamous cell carcinom. J Oral Pathol Med 27: 308–317

Wittekind Ch, Wagner G (1997) TNM-Klassifikation maligner Tumoren, 5. Aufl. Springer, Berlin Heidelberg New York, S 20–23

Wolff E, Girod S, Liehr T, Vorderwülbecke U, Ries J, Steininger H, Gebhart E (1998) Oral squamous cell carcinoma are characterized by a rather uniform pattern of genomic imbalances detected by comparative genomic hybridization. Oral Oncol 34: 186–190

Worsham MJ, Wolman SR, Carey ThE, Zarbo RJ, Benninger MS, Dyke DL van (1995) Common clonal origin of synchronous primary head and neck squamous cell carcinomas. Analysis by tumor karyotypes and fluorescence in situ hybridization. Hum Pathol 26: 251–261

Xie X, Clausen OPF, Sudbö J, Boysen M (1997) Diagnostic and prognostic value of nucleolar organizer regions in normal epithelium, dysplasia, and squamous cell carcinoma of the oral cavity. Cancer 79: 2200–2208

Yamada T, Takagi M, Shioda S (1992) Evaluation of epidermal growth factor receptor in squamous cell carcinoma of the oral cavity. Oral Surg Oral Med Oral Pathol 73: 67–70

Yamamoto E, Kohama G-I, Sunakawa H, Iwai M, Hiratsuka H (1983) Mode of invasion, bleomycin sensitivity, and clinical course in squamous cell carcinoma of the oral cavity. Cancer 51: 2175–2180

Yook JI, Kim J (1998) Expression of p21WAF1/CIP1 is unrelated to p53 tumour suppressor gene status in oral squamous cell carcinomas. Oral Oncol 34: 198–203
Yoshida H, Onizawa K, Hirohata H (1995) Neuroendocrine carcinoma of the tongue. Report of a case. J Oral Maxillofac Surg 53: 823–827
Zarbo RJ, Crissman JD (1988) The surgical pathology of head and neck cancer. Semin Oncol 15: 10–19
Zhang L, Xiao Y, Priddy R (1994) Increase in placental glutathione S-transferase in human oral epithelial dysplastic lesions and squamous cell carcinomas. J Oral Pathol Med 23: 75–79

Kapitel 11

Mesenchymale orale Tumoren

G. Seifert

1 Prinzipien der Klassifikation

1.1 WHO-Klassifikation

Die WHO-Klassifikation der Weichteiltumoren (Weiss 1994) beruht auf dem Prinzip, die Struktur der Tumorzellen mit normalen Gewebszellen zu vergleichen (Burkhardt 1988). Die Histogenese stellt dagegen kein alleiniges Kriterium dar, da der vergleichsweise phänotypische Aufbau einer Tumorzelle nicht unbedingt gleichbedeutend mit der genotypischen histogenetischen Herkunft der Zelle sein muß. So wird bei den fibrohistiozytären Tumoren der Fibroblast als Phänotyp angesehen, obwohl auch genotypisch andere Zellformen vorkommen. Der Tumorbegriff der WHO-Klassifikation umfaßt im weitesten Sinn sowohl Neoplasien als auch nicht-neoplastische Läsionen. Von den benignen und malignen Tumoren wird eine Kategorie als Zwischenform („Borderline"; „intermediate tumour") mit möglichem malignen Potential abgegrenzt. Da die WHO-Klassifikation der Weichteiltumoren alle Körperregionen umfaßt, war es bei der Klassifikation der oralen mesenchymalen Tumoren erforderlich, nur diejenigen Tumoren zu berücksichtigen, die in der Mundhöhle vorkommen. Außerdem bestehen Schwierigkeiten der Einordnung in die neue WHO-Klassifikation bei einer Reihe von oralen Tumoren oder reaktiv-hyperplastischen Läsionen, die in früheren Fallmitteilungen unter einer anderen Terminologie publiziert wurden oder aufgrund der Beschreibung nicht mehr exakt eingeordnet werden können. Vereinzelte orale Tumoren sind standorttypisch, durch besondere zelluläre Merkmale ausgezeichnet und in der WHO-Klassifikation nicht extra aufgeführt.

90% der oralen mesenchymalen Tumoren sind benigne, während auf die malignen Tumoren nur 10% der Fälle entfallen (Posen u. Isaacson 1982; Freedman et al. 1989; Tran et al. 1992). Aus einer großen Sammelstatistik von über 11000 malignen Tumoren (einschließlich der Karzinome) des Kopf-Hals-Bereichs geht hervor, daß es sich lediglich bei 1,25% der Fälle um Sarkome handelt und auf die Gruppe der intraoralen Weichteilsarkome sogar nur 0,15% der Fälle entfällt (Gorsky u. Epstein 1998).

Beim Erwachsenen sind Fibrosarkome, Osteo- und Chondrosarkome sowie maligne fibröse Histiozytome am häufigsten, im Kindesalter vorwiegend embryonale Rhabdomyosarkome. Seltener sind dagegen maligne Hämangioperizytome, Leiomyosarkome, maligne Schwannome oder Angiosarkome. Im Kindesalter sind primäre osteogene Sarkome der Maxilla oder Mandibula seltener als Metastasen in den Kieferknochen oder von der Umgebung auf den Knochen übergreifende Tumoren (DEHNER 1973).

1.2 TNM-Klassifikation

Die TNM-Klassifikation (WITTEKIND u. WAGNER 1997; HERMANEK et al. 1998) berücksichtigt sowohl den Grad der Tumordifferenzierung („Grading“) als auch das Tumorstadium („Staging“) mit Einschluß der Tumorgröße und Tumorausbreitung, den Lymphknotenstatus und die hämatogene Metastasierung. Das Grading setzt eine exakte histologische Tumordiagnose voraus (GRUNDMANN et al. 1997) und berücksichtigt die Zelldifferenzierung (ausgereifte Zellen oder Pleomorphismus), die Höhe der Mitoserate, den Stromagehalt und das Auftreten von Nekrosen. Obwohl ein weltweit gültiges Grading noch nicht akzeptiert ist, werden in der Regel drei Malignitätsgrade unterschieden (G1 = gering maligne, G2 = mittelgradig maligne, G3 = hochgradig maligne), die in Korrelation zur Überlebensrate stehen. Bei kleinen, geringgradig malignen Tumoren mit freien Operationsrändern stellt die chirurgische Tumorentfernung die adäquate Therapie dar, während bei hochgradig malignen Tumoren und inkompletter Tumorresektion eine aggressive Therapie erforderlich ist. Das allgemeine histopathologische Grading für die Weichteilsarkome geht aus Tabelle 11.1 hervor (COSTA et al. 1982), das Staging aus den Tabellen 11.2 und 11.3 (HERMANEK et al. 1998).

Aus einer Vergleichsstudie der bisher angewendeten Methoden zur Graduierung von malignen Weichgewebstumoren gehen folgende Schlußfolgerungen hervor (KÜGLER u. HOLZHAUSEN 1999):

- Die Tumorklassifikation und die Bestimmung des Malignitätsgrades sind für die Therapie und Prognose unerläßlich.

Tabelle 11.1. Histopathologisches Grading der Weichteilsarkome. (COSTA et al. 1982)

Grad I	Grad II - III [a]
Hochdifferenziertes Liposarkom Myxoides Liposarkom Dermatofibrosarcoma protuberans	Rundzell-Liposarkom Malignes fibröses Histiozytom Klarzellsarkom Angiosarkom Epitheloides Sarkom Maligner Granularzelltumor Fibrosarkom
Grad I - III	**Grad III**
Leiomyosarkom Chondrosarkom Maligner peripherer Nervenscheidentumor Hämangioperizytom	Ewing-Sarkom Rhabdomyosarkom Osteosarkom Alveoläres Weichteilsarkom Synoviales Sarkom

[a] Unterscheidung zwischen Grad II und III basiert auf Vorkommen von Nekrosen: Grad II keine oder minimale (< 15%) Nekrosen, Grad III (> 15%) Nekrosen.

Tabelle 11.2. Sarkom-Staging. WHO-Klassifikation. (Nach HERMANEK et al. 1998)

T	Primärtumor
TX	Primärtumor nicht beurteilbar
TO	Primärtumor nicht nachweisbar
T1	Tumorgröße 5 cm oder weniger im größten Durchmesser
T2	Tumorgröße mehr als 5 cm im größten Durchmesser
N	Regionale Lymphknoten
NX	Nicht beurteilbar
NO	Keine regionalen Lymphknotenmetastasen
N1	Regionale Lymphknotenmetastasen
M	Fernmetastasen
MX	Nicht beurteilbar
MO	Keine Fernmetastasen
M1	Fernmetastasen
G	Histopathologisches Grading[a]
GX	Nicht beurteilbar
G1	Hochdifferenziert
G2	Mittelgradig differenziert
G3	Niedrig differenziert

[a] Nach Feststellung des histologischen Tumortyps Bestimmung des Grading nach festgelegten Kriterien einschließlich Zellreichtum, Zellpleomorphie, mitotischer Aktivität und Nekrosen. Die Menge an Interzellularsubstanz (Kollagen oder mukoides Material) sollte als günstiger Faktor beim Grading beurteilt werden.

- Grading-Systeme mit drei Malignitätsgraden für weitgehend objektive Kriterien (Mitosen, Nekrosen) sind in der Routinediagnostik besser zu handhaben als Grading-Systeme mit vier Malignitätsgraden.
- Relevante Ergebnisse lassen sich sowohl mit „simplen" Grading-Systemen (zwei Kriterien) als auch mit komplexen multifaktoriellen Grading-Systemen (zusätzlich Grad der Zelldifferenzierung und Zelltyp) erreichen.
- Zum konventionellen Grading als prognostischem Parameter müssen je nach Fragestellung verschiedene immunhistochemische, molekularbiologische und zytometrische Methoden eingesetzt werden.

Tabelle 11.3. Sarkom-Staging: Staging-Gruppen. (HERMANEK et al. 1998)

Stage	G[a]	T[a]	N[a]	M[a]
Stage IA	G1	T1	NO	MO
Stage IB	G1	T2	NO	MO
Stage IIA	G2	T1	NO	MO
Stage IIB	G2	T2	NO	MO
Stage IIIA	G3-4	T1	NO	MO
Stage IIIB	G3-4	T2	NO	MO
Stage IVA	Jedes G	Jedes T	N1	MO
Stage IVB	Jedes G	Jedes T	Jedes N	M1

[a] G, T, N, M s. Tabelle 11.2.

2 Diagnostische Kriterien

Die Vielzahl der mesenchymalen Tumoren erfordert neben ausreichenden klinischen Informationen (Alter und Geschlecht der Patienten, Lokalisation und Größe des Tumors, Zeitdauer der Tumorentstehung und des Tumorwachstums u.a.) ein breites Spektrum von diagnostischen Methoden. Aus der Beurteilung der Feinnadel-Aspirationsbiopsie ergeben sich bereits wichtige Aussagen für das weitere therapeutische Vorgehen. Neben den zytologischen Kriterien und der Elektronenmikroskopie besitzt der Einsatz der Immunhistologie entscheidende diagnostische Bedeutung. Dies gilt insbesondere für die Tumormarker Keratin, Vimentin, Desmin, S-100-Protein und Lysozym. Hinzu kommen neuerdings in verstärktem Umfang die Methoden der Molekularbiologie mit dem Nachweis von Onkogenen, chromosomalen Aberrationen und genetischen Informationen. Auf die differentialdiagnostische Relevanz dieser Methoden soll bei den einzelnen Tumorentitäten näher eingegangen werden.

3 Fibroblastäre Tumoren

Die oralen fibroblastären Tumoren sind meist benigne (CAWSON et al. 1998). Eine Zwischengruppe zwischen benignen und malignen Tumoren bilden aggressive Fibromatosen, die die Potenz zum lokalen infiltrativen Wachstum und zu Rezidiven besitzen, jedoch nicht metastasieren (WEISS 1994).

3.1 Benigne Tumoren

3.1.1 Fibrom, fibröse Hyperplasie

Überwiegend handelt es sich um reaktive fibröse Hyperplasien (BARKER u. LUCAS 1967; BECKER et al. 1993), während echte Fibrome eher selten sind. Die Abgrenzung zwischen beiden benignen fibroblastären Läsionen ist unscharf, so daß ältere Mitteilungen retrospektiv eher als fibröse Hyperplasien eingeordnet werden müssen. Bei hereditären Fehlbildungs-Syndromen (Cowden-Syndrom, Gardner-Syndrom u.a.) sind ebenfalls solitäre oder multiple Fibrome beobachtet worden (s. Kap. 3, Abschn. 6.4.6).

Die seltenen *echten Fibrome* sind vorwiegend an der Wange (Abb. 11.1a, b) lokalisiert, daneben auch am Zahnfleisch, am Gaumen (Abb. 11.2) oder an der Zunge, seltener an der Lippenseite. Die Tumoren sind im Durchschnitt bohnen- bis haselnußgroß und imponieren makroskopisch als polypöse oder breitbasig-gelappte Gebilde. Sie können auch bilateral-symmetrisch vorkommen, so am Gaumen über dem Tuber maxillae (BABCOCK et al. 1966), wobei es sich jedoch nach heutiger Auffassung um fibröse Hyperplasien handelt. Die Tumoren sind aus ungeordneten kollagenen Fasern aufgebaut und enthalten relativ wenige Fibroblasten. An der Außenseite bilden konzentrische kollagene Lamellen eine Art Pseudokapsel (Fibrome der Kieferknochen s. Bd. 1/II, Kap. 7, Abschn. 1.1.2).

Die reaktive *fibröse Hyperplasie* („*Reizfibrom*“) ist der häufigste Typ einer tumorartigen Schwellung in der Mundhöhle und in der Regel Folge eines vorausgegangenen Traumas, einer Entzündung oder einer chronischen mechani-

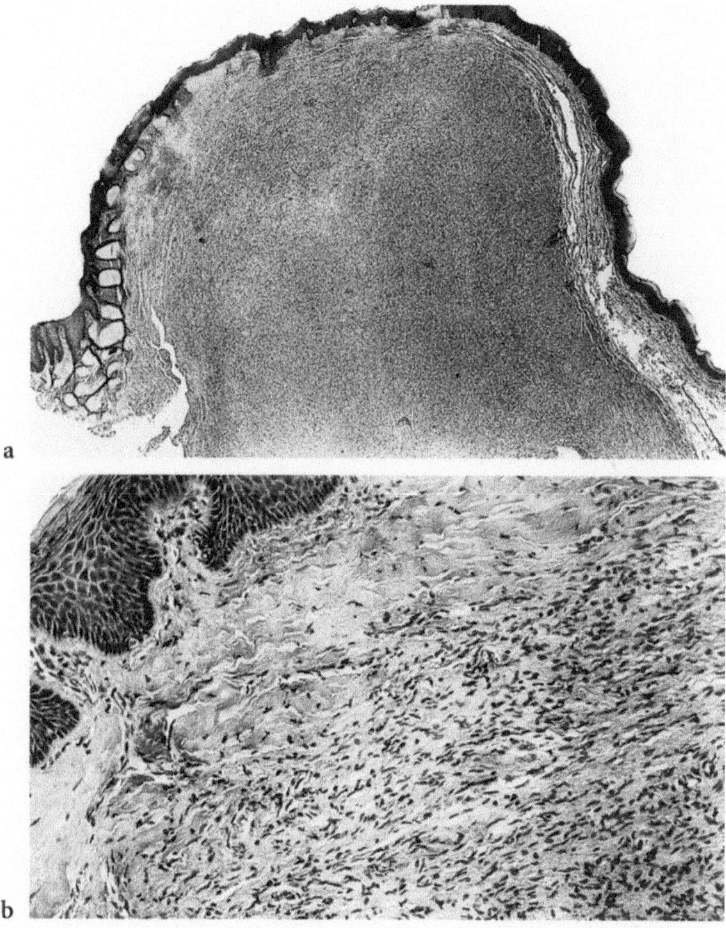

Abb. 11.1 a, b. Polypöses submuköses Fibrom der Wange. HE, **a** × 17, **b** × 150

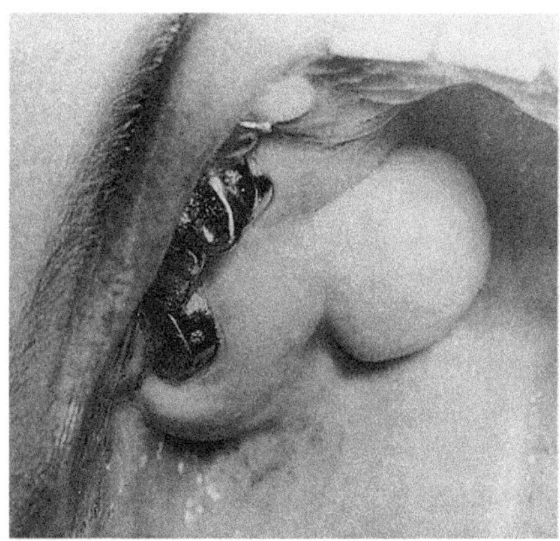

Abb. 11.2. Sog. hartes submuköses Fibrom des Gaumens. (Präp. Prof. WANNENMACHER, Münster)

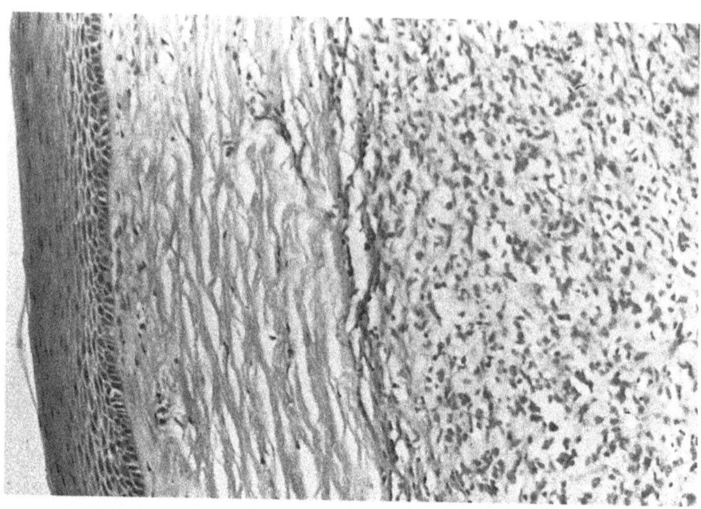

Abb. 11.3. Sog. Prothesenreizfibrom des Gaumens: reaktive fibröse Hyperplasie in der submukösen Verschiebezone. HE, × 13,5

schen Irritation, so durch häufiges Beissen auf die Wange („fibroepithelialer Polyp") oder Reiben der Zunge an den Zähnen. Die Schleimhauterhebung besteht histologisch aus einem dichten Geflecht aus groben Kollagenfasern. Es besteht häufig eine papilläre Epithelhyperplasie mit tiefen Epitheleinsenkungen. Am Epithel ist eine parakeratotische oder hyperkeratotische Verhornung ausgebildet. Das Bindegewebe ist zellarm. Zwischen den Kollagenfasern sind in gleichmäßiger Verteilung Fibroblasten und schmale kapilläre Gefäße angeordnet. Auf der Oberfläche der Veränderung können Ulzerationen entstehen. Anzuführen sind auch sog. *Prothesenreizfibrome* (Abb. 11.3) („Schlotterkamm", „Lappenfibrom"), bedingt durch eine mechanische Druckbeanspruchung, die in der submukösen Verschiebezone zur reaktiven Faserneubildung führt. Die sog. *fissuralen Fibrome* (Abb. 11.4) sind in Höhe der Zahnschlußleiste der Wange lokalisiert, werden auch als „fissurale Epulis" bezeichnet und kommen meist bei Frauen vor (CUTRIGHT 1974). Sie beruhen ebenfalls auf traumatischen und entzündlichen Einwirkungen und können als „irritiertes" Fibrom oder bei stärkerer Entzündung auch als „pyogenes Granulom" in Erscheinung treten (BUCHNER et al. 1977; ANNEROTH u. SIGURDSON 1983; DALEY et al.1991). Das Oberflächenepithel zeigt eine ausgeprägte Akanthose und Hyperparakeratose. Außerdem ist eine entzündliche Infiltration, mitunter auch eine chondromatöse und ossäre Metaplasie oder eine myxoide Matrix entwickelt. Am Gaumen kommt es zur Ausbildung einer papillären Hyperplasie (Abb. 11.5), die durch zahlreiche kleine dichtgepackte papilläre Projektionen gekennzeichnet ist und ein kieselartiges Erscheinungsbild vermittelt. Als histologisches Substrat finden sich papilläre Projektionen eines hyperplastischen, entzündlich infiltrierten Bindegewebes.

Das Bindegewebe der fibrösen Hyperplasie ist insgesamt eher gefäßarm und enthält wenig Fibroblasten, vereinzelt auch mehrkernige Zellen (REIBEL 1982). Die Bindegewebsknoten sind aus irregulären geflechtartigen Bündeln von kollagenem Bindegewebe und ohne Kapsel aufgebaut und stehen speziell am Zahn-

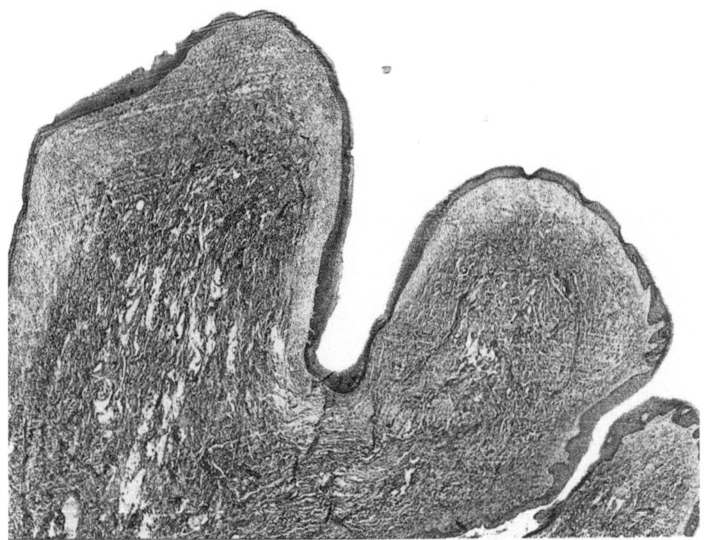

Abb. 11.4. Fissurales Fibrom der Wange: umschriebene papilläre Schleimhauterhebungen an der Oberfläche; lockeres submuköses Fasernetzwerk. HE, × 13,5

fleisch in Kontakt mit gingivalen Plaques und entzündlichen Infiltraten. Immunhistologisch zeigt das Bindegewebe der fibrösen Hyperplasie eine gleichartige Beschaffenheit wie die normale Mukosa der Wange (Becker et al. 1993). Subepithelial dominiert Kollagen Typ VI, während Kollagen Typ I und III in geringerem Ausmaß, jedoch in gleicher Verteilung nachweisbar sind. Undulin liegt parallel zu den kollagenen Fasern. Spärliche Mengen von Tenaszin sind dicht benachbart zur Basalmembran und in der Nähe kollagener Fasern der oberen Bindegewebslager vorhanden.

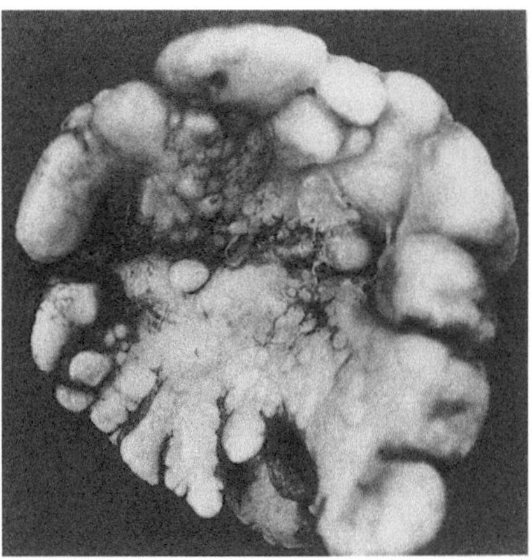

Abb. 11.5. Papilläre Hyperplasie der Gaumenschleimhaut bei chronischem Prothesenreiz mit kieselartiger Umgestaltung der Schleimhautoberfläche

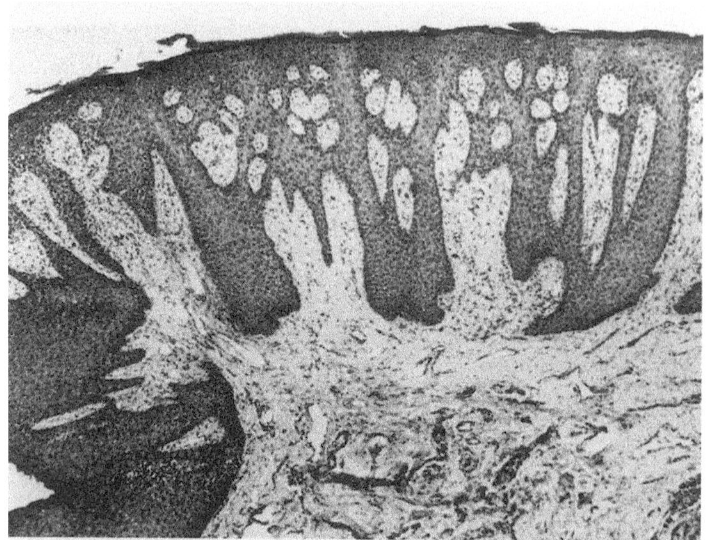

Abb. 11.6. Multiple fibroepitheliale Hyperplasie der oralen Mukosa mit Akanthose und verlängerten Reteleisten sowie hyperplastischem submukösen Bindegewebe. HE, ×40. (Aus: Buchner u. Sandbank 1978)

Keloide als noduläre hyperplastische Wucherungen von Narbengewebe beruhen auf einer Wundheilungsstörung. Sie entwickelt sich besonders bei Kindern und nimmt mit zunehmendem Alter ab. Die Ursache für die überschießende Narbenbildung ist nicht bekannt. Eine genetische Disposition wird vermutet. Die überschießende Narbenbildung breitet sich in strangförmigen und knotigen Komplexen aus hyalinen und aufgequollenen Bündeln von Kollagenfasern über das Wundgebiet und das umliegende Gewebe mit unregelmäßiger Begrenzung aus.

Eine sehr seltene Besonderheit stellen „*multiple fibroepitheliale Hyperplasien*" (Abb. 11.6) der oralen Mukosa dar (Buchner u. Sandbank 1978). Hierbei handelt es sich um multiple, verschieden große und vielgestaltige Knoten und Papeln der Lippen, Wangen und der Zunge sowie des Gaumens und Alveolarkamms. Die Oberfläche der Läsionen ist teils rötlich und glatt, teils weißlich und gerunzelt. Das Epithel zeigt eine Para- oder Orthokeratose, eine deutliche Akanthose und eine Verlängerung der Reteleisten. Darunter befindet sich eine dichte Lage von hyperplastischem kollagenem Bindegewebe mit unterschiedlichem Gehalt an Fibroblasten und teilweise auch eine geringe entzündliche Infiltration. Elektronenmikroskopisch besitzen die Epithelzellen vermehrt villöse Projektionen und Faltenbildungen der Zellmembran sowie reichlich Tonofilamente in mitunter wirbelartiger Anordnung. Viruspartikel sind nicht nachweisbar.

Differentialdiagnostisch muß diese Läsion von der fokalen epithelialen Hyperplasie und der submukösen Fibrose abgegrenzt werden.

Bei der *fokalen epithelialen Hyperplasie* (Archard et al. 1965; Schock 1969; Buchner et al. 1975; Acevedo et al. 1981; Henke et al. 1989; Padayachee u. van Wyk 1991) liegt eine zuerst bei Indianern und Eskimos beschriebene Läsion vor,

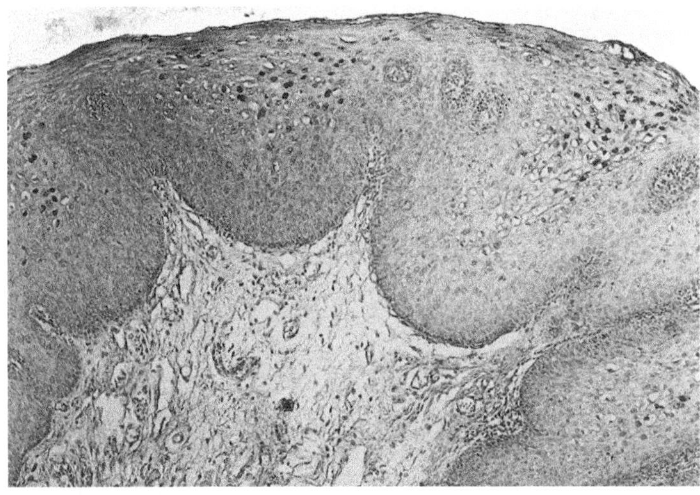

Abb. 11.7. Fokale epitheliale Hyperplasie: ausgeprägte Akanthose und Verlängerung der Reteleisten; ballonierende Zellkerne mit Koilozytose und positiver Markierung der Zellkerne für HPV 13. In-situ-Hybridisierung. Immungold-Silberfärbung u. HE, × 80. (Aus: Henke et al. 1989)

die durch meist multiple breitbasige weiche Knoten vor allem an der Wange, daneben auch an der Zunge oder Lippe gekennzeichnet ist (s. Kap. 6, Abschn. 3.2 und Kap. 8, Abschn. 5). Histologisch (Abb. 11.7) findet sich eine ausgeprägte Akanthose des Epithels in Verbindung mit einer Verlängerung und Anastomosenbildung der Reteleisten bei intakter Lamina propria. Charakteristisch sind ballonierende Zellkerne mit Koilozytose, eine Veränderung, die in über 80 % der Fälle mit einer Assoziation von HPV (human papilloma virus) verbunden ist. Überwiegend finden sich die HPV-Typen 32 (ca. 60 %) und 13 (ca. 33 %), selten HPV-Typ 7.

Die *orale submuköse Fibrose* (van Wyk et al. 1990; Reichart et al. 1994; Shah u. Sharma 1998) stellt eine prämaligne Läsion dar, bei der speziell die Mukosa der Lippen und Wangen eine steife, harte und weißliche Beschaffenheit aufweist. Die neugebildeten fibrösen Bänder (Abb. 11.8) zeigen teilweise eine hyaline Degeneration und verlaufen an der Wange in vertikaler und an der Lippe in zirkulärer Richtung mit dem Folgezustand einer stark behinderten Mundöffnung. Das darüber liegende Epithel zeigt eine sekundäre Atrophie. Durch den Schwund an KollagenTyp III und den völligen Verlust an KollagenTyp VI enthält die submuköse Fibrose bevorzugt KollagenTyp I, woraus abgeleitet wird, daß der Prozeß im tieferen subepithelialen Bindegewebe und nicht an der subepithelialen Basalmembran beginnt. Das bevorzugte Vorkommen in Indien wird in Zusammenhang mit dem Kauen von Arecanüssen gebracht.

3.1.2 Riesenzellfibrom

Nach der ersten ausführlichen Beschreibung von 108 Fällen (Weathers u. Callihan 1974) stellt das orale Riesenzellfibrom eine klar definierte Sonder-

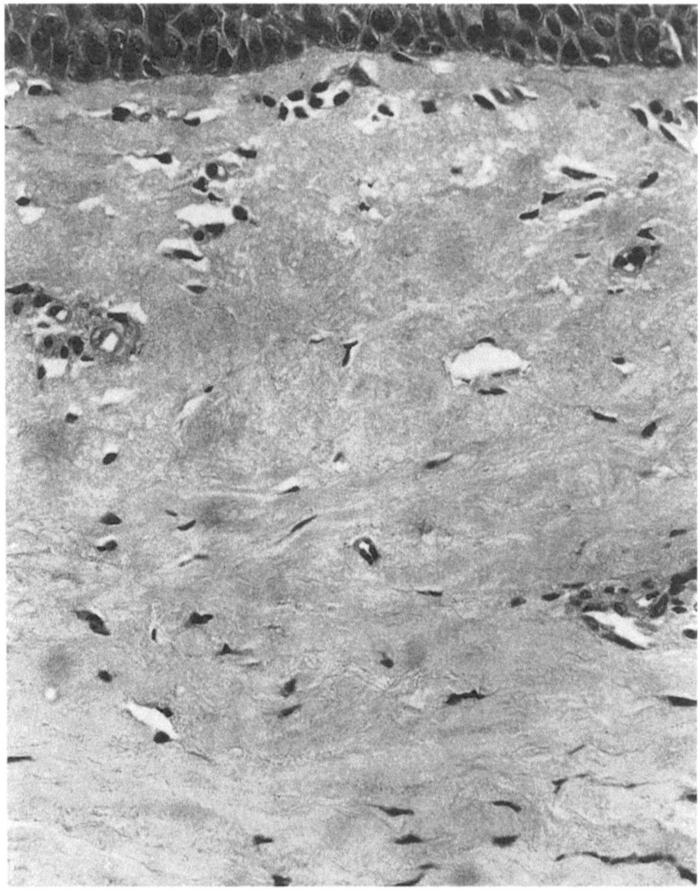

Abb. 11.8. Orale submuköse Fibrose: dichte submuköse, hyalin umgewandelte kollagene Faserbündel mit Einschluß vereinzelter Fibroblasten und Gefäße. HE, × 350. (Aus: Reichart et al. 1994)

form des Fibroms mit typischen makroskopischen und histologisch-zytologischen Merkmalen dar (Houston 1982). Das Hauptvorkommen liegt mit fast zwei Dritteln aller Fälle in der 1.–3. Lebensdekade mit einer leichten Dominanz des weiblichen Geschlechts. Der Tumordurchmesser ist meist kleiner als 1 cm und hat einen Mittelwert von 0,4 cm. Die Tumoren sind meist nodulär-gestielt, seltener breitbasig-aufsitzend und haben eine warzige oder papilläre Oberfläche, so daß sie oft als Papillome fehlinterpretiert werden. Fast 50% sind am Zahnfleisch lokalisiert – davon 31% an der mandibulären und nur 19% an der maxillären Gingiva –, 22% an der Zunge, 18% am Gaumen und der Rest an der Wange (6%) oder Lippe (3%). Die histologischen Merkmale sind gewundene grobe kurze Bündel von kollagenem Gewebe, umgeben von sternförmigen mehrkernigen Riesenzellen. Die dendritischen Riesenzellen besitzen große vesikuläre Zellkerne und Zytoplasmafortsätze mit zytoplasmatischen Fibrillen. Elektronenmikroskopisch handelt es sich um fibroblastäre Zellen mit rauhem endoplasmatischem Retikulum, Zytoplasmavakuolen und zahlreichen Mikrofibrillen, die besonders perinukleär und in den Zytoplasmafortsätzen lokalisiert sind (Weather u. Campbell 1974). Immunhistologisch exprimieren die Riesenzellen Vimentin und Prolin-4-Hydroxylase als Hinweis auf den fibroblastären Phänotyp (Odell et al. 1994). Die Struktur der Riesenzellen unterscheidet sich deutlich von den osteoklastären Riesenzellen in Riesenzelltumoren oder Riesenzellgranulomen. Vereinzelt kommen dendritische Riesenzellen auch in der fibrösen Hyperplasie und der gingivalen Fibromatose vor. Das Riesenzell-Fibroblastom der WHO-Nomenklatur ist im Gegensatz zum Riesenzellfibrom durch einen anderen makroskopischen Aspekt, durch ein fibromyxoides Stroma und durch mehrkernige Riesenzellen entlang von pseudovaskulären Spalträumen gekennzeichnet, außerdem durch eine hohe Rezidivrate (Weiss 1994).

3.1.3 Noduläre Fasziitis

Bei der seltenen oralen nodulären Fasziitis handelt es sich um eine reaktive noduläre fibroblastäre Proliferation mit Ausgang von den Faszien und lokalem Einwachsen in das angrenzende Fettgewebe oder die Muskulatur (Lumerman et al. 1972; Solomon et al. 1974; Miller et al. 1975; Larsson u. Svartz 1976; Werning 1979; Sato et al. 1981; Landau u. Wöckel 1988). Histologisch (Abb. 11.9 a, b) finden sich kurze Faszikel aus großen spindelförmigen aktiven Fibroblasten, durchsetzt von einem Netzwerk kollagener Fasern, chronisch-entzündlichen Infiltraten und myxoider Matrix. Die Fibroblasten sind durch pleomorphe vergrößerte vesikuläre Zellkerne mit prominenten Nucleoli und eine mitotische Aktivität gekennzeichnet. Außerdem gehören zum Zellinfiltrat auch vereinzelte mehrkernige Riesenzellen. Wegen des Zellreichtums, der hohen Mitoserate, des reichlich ausgebildeten mukoiden Stromas und des schnellen Wachstums kann sich die Veränderung wie ein Sarkom verhalten. Die noduläre Fasziitis ist bevorzugt in der Wangenschleimhaut lokalisiert, seltener in der Zunge. Die nichtabgekapselten Herde erreichen eine Größe von 1–3 cm im Durchmesser.

Eine Sonderform stellt die *intravaskuläre Fasziitis* dar (Freedman u. Lumerman 1986; Kahn et al. 1987). Sie wurde bisher ebenfalls im Bereich der Wange beobachtet, wobei in einem Fall eine Infiltration der kleinen Arterien (Kahn et al. 1987), in zwei anderen Fällen eine Veneninfiltration vorlag (Freedman u. Lumerman 1986). Histologisch finden sich storiforme Faszikel von spindeligen Fibroblasten mit pleomorphen Kernen und vermehrten Mitosen sowie vereinzelte Riesenzellen. Der Prozeß führt zu einer Infiltration der Gefäßwände und zum Verschluß der Gefäßlichtung.

Weitere Subtypen einer reaktiven fibroblastischen Proliferation sind die ossifizierende Panniculitis (s. Kap. 4, Abschn. 3.4.2) und die ossifizierende Myositis (s. Kap. 4, Abschn. 3.4.1). Vereinzelte Beobachtungen liegen auch über die proliferative Myositis im Bereich der Mundhöhle mit Lokalisation in der Zunge (Dent et al. 1994) und im M. masseter (Scher et al. 1987) oder anderen Kaumuskeln vor. Die Läsion ist durch rasches und infiltratives Wachstum sowie zellulären Pleomorphismus charakterisiert, so daß Fehlinterpretationen als

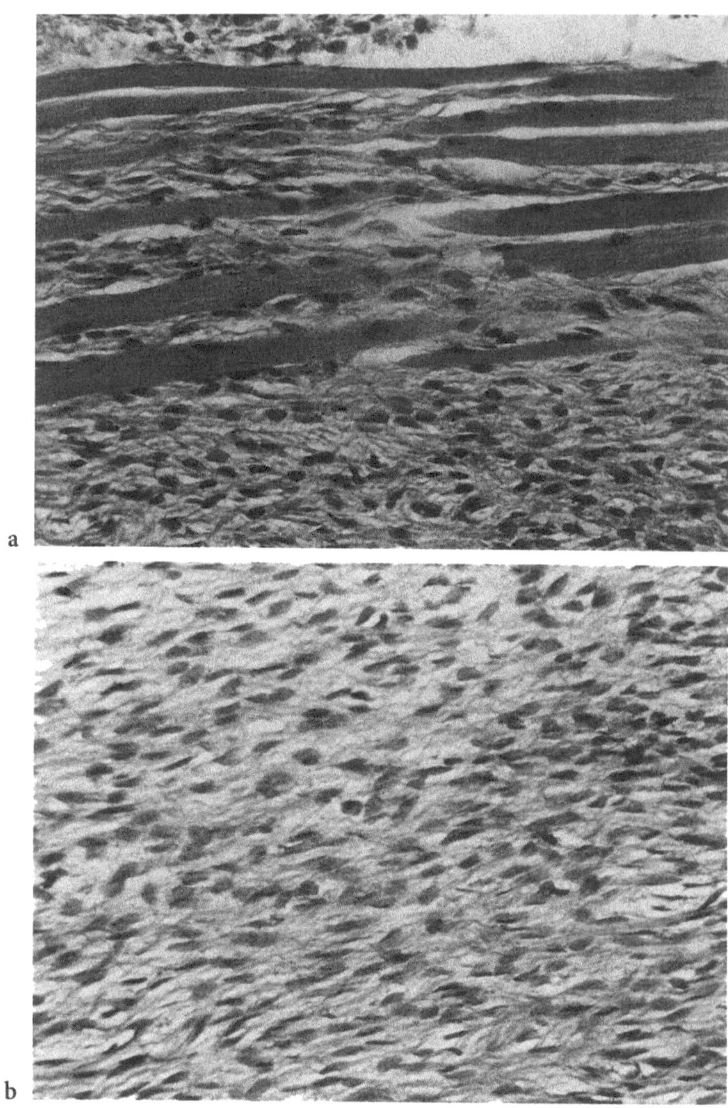

Abb. 11.9 a, b. Noduläre Fasziitis der Wange. **a** Herdförmige fibroblastäre Proliferatin mit lokalem Einwachsen in die angrenzende Muskulatur, **b** spindelförmige Fibroblasten, durchsetzt von einem Netzwerk kollagener Fasern. HE, **a** × 65, **b** × 150

maligner Tumor auftreten können. Neben spindelzelligen Elementen finden sich auch mehrkernige rhabdomyoblastenartige Riesenzellen.

3.1.4 Myofibrom, Myofibromatose

Die solitäre Form wird als Myofibrom, die multizentrische als Myofibromatose bezeichnet (SPEIGHT et al. 1991; LINGEN et al. 1995). Nach dem Lebensalter

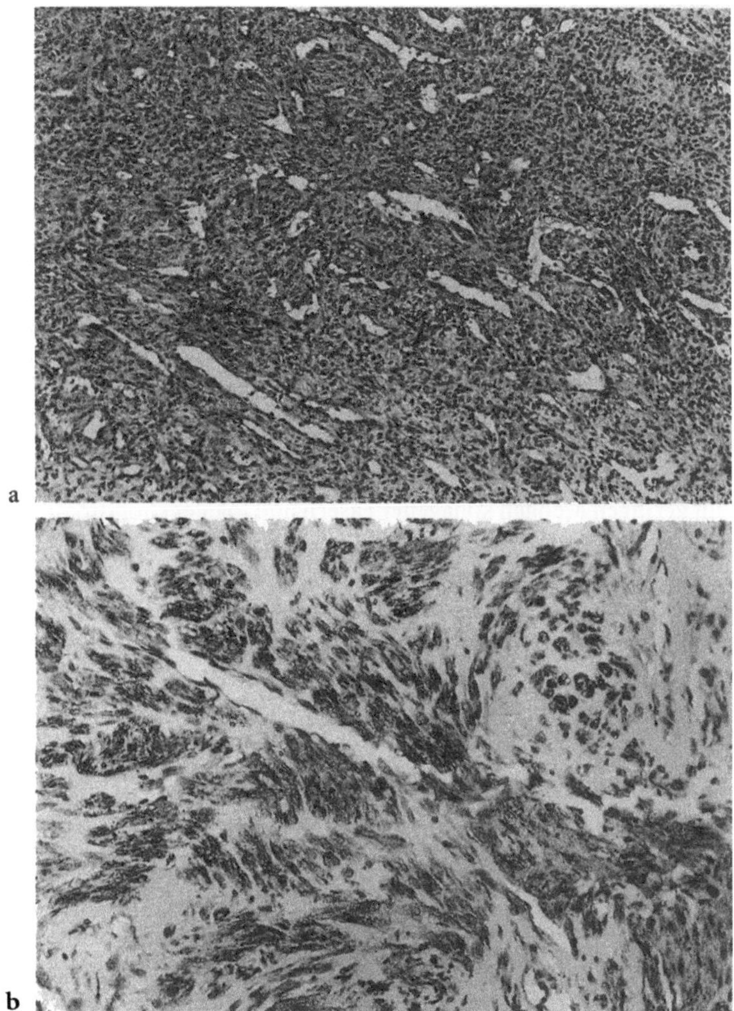

Abb. 11.10 a, b. Myofibromatose der Zunge. **a** Zentrale Zone mit perizytomartigen Gefäßspalten und dazwischen gelegenen primitiven Mesenchymzellen, **b** periphere Zone mit spindelförmigen Aktin-positiven glatten Muskelzellen. **a** HE × 63, **b** Aktinexpression ABC-Methode, × 250. (Aus: Speight et al. 1991)

des Vorkommens werden ein infantiler Typ, bei dem genetisch-familiäre Faktoren angenommen werden, und ein adulter Typ unterschieden, bei dessen Entstehung auch traumatische oder sonstige Noxen eine Rolle spielen können. Histologisch finden sich jedoch keine Unterschiede. Die Knoten erreichen eine durchschnittliche Größe von 1–2 cm und sind in den oralen Weichteilen bevorzugt in der Wange und Zunge lokalisiert. Das Hauptvorkommen in der Mundhöhle ist jedoch der Unterkiefer in Höhe des 2. Prämolaren.

Der histologische Aufbau ist durch eine biphasische Differenzierung gekennzeichnet (Abb. 11.10a, b). Die periphere Zone besteht aus Knoten und Faszikeln von spindelförmigen glatten Muskelfasern, die eine positive Expression von Aktin, nicht dagegen von Desmin oder S-100-Protein aufweisen und elektronenmikroskopisch longitudinale Muskelfibrillen und rauhes endoplasmatisches Retikulum enthalten. Die zentrale Zone ist aus primitiven mesenchymalen Zellen aufgebaut, die um prominente Gefäßspalten perizytenartig angeordnet sind, so daß ein perizytomartiger Aufbau entsteht. Die Zellen der zentralen Zone exprimieren Vimentin. Im Gegensatz zur nodulären Fasziitis sind weder myxoide Veränderungen noch lymphozytäre entzündliche Infiltrate vorhanden. Das häufigere Vorkommen bei Kindern und das Fehlen von regressiven Veränderungen spricht für einen hamartomartigen Prozeß.

3.1.5 Aponeurotisches Fibrom

Dieser Tumor ist in der Mundhöhle extrem selten und bisher in der Nähe von Faszien um die Mandibula beschrieben worden (CORIO et al. 1981). Es handelt sich um nichtabgekapselte, lokal infiltrative Faszikel von Fibroblasten in Verbindung mit geringen Mengen kollagener Fasern und fokaler chondroider Metaplasie mit Einschluß herdförmiger Verkalkungen. Die organoiden fibro-kartilaginären Herde werden durch zellreiches Bindegewebe und hyalines Material getrennt. Vereinzelt sind auch Riesenzellen vorhanden. Der Prozeß neigt zu Rezidiven und wird als kartilaginäres Analogon einer Fibromatose interpretiert.

3.2 Fibromatosen

3.2.1 Aggressive orale Fibromatose

Die oralen Fibromatosen stellen eine fibroblastische Borderline-Läsion zwischen den benignen fibroblastären Tumoren und den Fibrosarkomen dar (LARSSON u. BJÖRLIN 1976; DILASCIO et al. 1981; SCHRÖDER 1982) und sind durch ein lokal infiltratives Wachstum und multiple Rezidive, jedoch durch eine fehlende Metastasierung gekennzeichnet. Im Gegensatz zu der Myofibromatose sind die Fibromatosen aggressiver, nicht multifokal und ohne zonale Gliederung oder Aktinexpression. Histologisch finden sich spindelförmige Fibroblasten mit unscharfen Zytoplasmagrenzen und vereinzelten Mitosen. Die Menge der Kollagenfasern ist unterschiedlich, aber insgesamt größer als in Fibrosarkomen. Das kollagene Fasernetz bildet kolbig aufgetriebene Faszikel in wirbelartiger Anordnung und wird von einer myxoiden Matrix durchsetzt. Charakteristisch ist das Einwachsen in das benachbarte Fettgewebe oder die Muskulatur. Das Hauptvorkommen liegt im Lippen- und perimandibulären Wangenbereich.

3.2.2 Desmoidtumor

Dieser Tumor (Synonyme: invasives Fibrom, desmoplastisches Fibrom) zeichnet sich durch eine hohe Rezidivrate und ein lokal invasives Wachstum aus (MAERKER u. BURKHARDT 1976; RODU et al. 1981; DONOHUE et al. 1990). Die Hauptlokalisation liegt im Bereich der Mandibula, daneben in der Maxilla und im angrenzenden Gaumen. Histologische Kennzeichen sind spindelförmige längliche Fibroblasten, die in Faszikeln analog einem Fischgrätenmuster angeordnet sind. Elektronenmikroskopisch enthalten die Zellen Mikrofibrillen und rauhes endoplasmatisches Retikulum.

Einen ähnlichen Aufbau zeigt das insgesamt seltene nicht-odontogene Fibrom der Mandibula (Hinds et al. 1969), welches ebenfalls aus Fibroblasten und kollagenen Fasern aufgebaut ist, jedoch keine Osteogenese aufweist und daher vom ossifizierenden Fibrom und der fibrösen Dysplasie abgegrenzt werden muß (s. Band 1/II, S. 148–149).

3.2.3 Infantile gingivale Fibromatose

Hierbei handelt es sich überwiegend um eine hereditäre infantile Form der Fibromatose, die durch eine diffuse Vergrößerung des Zahnfleisches mit Überdeckung der Zähne und verhindertem Lippenschluß gekennzeichnet ist (s. Kap. 3, Abschn. 6.4.6). Die Krankheit tritt familiär gehäuft und teilweise in mehreren Generationen auf, wobei zusätzliche Anomaliemerkmale wie Cherubismus oder Hyperhidrose vorliegen können. Neben den hereditären Formen liegen auch Beobachtungen über ein idiopathisches Vorkommen vor. Differentialdiagnostisch muß die medikamentös ausgelöste Gingivahyperplasie abgegrenzt werden (s. Bd. 1/II, S. 46–49).

3.3 Fibrosarkom

Orale Fibrosarkome sind selten und aus Faszikeln spindelförmiger Fibroblasten mit deutlicher mitotischer Aktivität aufgebaut, die meist analog einem Fischgrätenmuster angeordnet sind und im Gegensatz zu den benignen oder intermediären fibroblastären Tumoren nur geringe Mengen an kollagenem Fasergewebe enthalten. Nach der Differenzierung werden geringgradig maligne Tumoren (Grad 1) mit mäßiger zellulärer Atypie und geringerer Mitoserate von hochgradig malignen Tumoren (Grad 3) mit ausgeprägter Kernpolymorphie und hoher mitotischer Aktivität unterschieden. Die Tumorzellen sollen weder immunhistologisch noch elektronenmikroskopisch spezifische zelluläre Strukturen aufweisen, im Gegensatz zu neurogenen oder anderen Sarkomen. Der Altersgipfel der oralen Fibrosarkome liegt in der 4.–5. Lebensdekade.

3.3.1 Adultes Fibrosarkom

In diese Kategorie werden alle Tumoren mit einem Lebensalter der Patienten über 5 Lebensjahren eingeordnet. Nach der Lokalisation werden periphere und zentrale orale Fibrosarkome unterschieden (Eversole et al. 1973; Frankenthaler et al. 1990; Gobetti u. Türp 1998).

Die peripheren Fibrosarkome sind bevorzugt in den Weichteilen der Wange lokalisiert (Reade u. Radden 1966; Eversole et al. 1973), seltener an der Zunge (Garvin u. Marx 1958) und haben eine bessere Prognose (5-Jahres-Überlebensrate in 70 %) als die zentralen ossären Formen, die fast ausschließlich in der Mandibula entwickelt sind (Gingrass u. Hinz 1961; Blarcom et al. 1971). Dabei ist es im Einzelfall schwierig, zwischen einem primären Ausgang vom Knochengewebe oder einem Ausgang vom Weichteilgewebe mit Übergreifen auf den Kieferknochen zu unterscheiden. Vereinzelt ist die Entstehung eines Fibrosarkoms nach einer vorausgegangenen Strahlentherapie beobachtet worden.

Nach der geweblichen Differenzierung werden die Tumoren als fibroblastäre, pleomorphe und myxoide Fibrosarkome definiert. Die Tumoren mit prominenter myxoider Matrix werden als Myxofibrosarkome bezeichnet (DEVANEY et al. 1990) und zeigen Überlappungen mit myxoiden malignen fibrösen Histiozytomen. Stark pleomorphe Sarkome mit faszikulärem Aufbau sollen nach der WHO-Klassifikation in die Gruppe der malignen fibrösen Histiozytome eingeordnet werden.

3.3.2 Kongenitales oder infantiles Fibrosarkom

Hierzu rechnen alle Fibrosarkome vor dem 5. Lebensjahr. Diese Sarkome haben eine bessere Prognose als die adulten Fibrosarkome. Als Fallbeobachtung liegen kongenitale Fibrosarkome der Zunge vor (BEESON et al. 1980; ZANETTI et al. 1982; IANNUCCI et al. 1983). Die dicht gepackten spindelförmigen Tumorzellen zeigen eine ausgeprägte Pleomorphie, reichlich Mitosen und vesikuläre Kerne. Elektronenmikroskopisch finden sich primitive Fibroblasten mit erweitertem endoplasmatischem Retikulum und Einlagerung von elektronendichten kleinen Partikeln. Zwischen den Tumorzellen ist ein Netzwerk von Fibrillen ausgebildet.

4 Fibrohistiozytäre Tumoren

Der von ENZINGER u. WEISS (1983) geprägte Terminus umfaßt eine Vielzahl von Tumoren und tumorähnlichen Läsionen, die nach dem klinischen Verlauf ein benignes, malignes oder auch intermediäres Verhalten („Borderline-Tumoren") aufweisen und teilweise schwierig voneinander abzugrenzen sind (s. Tabelle 11.4). Die Tumoren kommen in der Mundhöhle seltener als in der Haut oder Muskulatur vor (THOMPSON u. SHEAR 1984). Histologisches Merkmal ist ein Muster von verschlungenen oder wirbelartig angeordneten („storiformen") Spindelzellen, jedoch in einer vielgestaltigen Erscheinungsform mit Einschluß xanthomatöser oder myxoider Areale sowie unterschiedlich vielen Riesenzellen. Die histiozytären als auch fibroblastären Eigenschaften der Tumorzellen werden sowohl durch elektronenmikroskopische als auch immunhistochemische Befunde bestätigt. Für das Immunprofil besonders typisch ist die Expression von α-1-Antichymotrypsin, Muramidase, Vimentin und HLA-DR-Antigen (REGEZI et al. 1987), während S-100-Protein, Desmin oder Zytokeratin in der Regel keine Expression zeigen. Bezüglich der Reaktion des LCA (leucocyte common antigen) besteht ein Unterschied zwischen den benignen fibrösen Histiozytomen (positiver Befund in 40% der Fälle) und den malignen fibrösen Histiozytomen mit negativer LCE-Reaktion, ein Befund, der bei den benignen Tumoren für einen hämatopoetischen mononukleären Ursprung der histiozytären Zellen und bei den malignen Tumoren für einen mesenchymalen Ursprung der Zellen spricht.

Tabelle 11.4. Differentialdiagnose fibroblastärer und fibrohistiozytärer oraler Läsionen. (Klassifikation nach Weiss 1994)

Nomenklatur	Bevorzugte Lokalisation	Typische Merkmale
Fibrom	Wange	„Echte" Fibrome selten; polypös oder breitbasig; ungeordnetes kollagenes Gewebe mit wenig Fibroblasten
Fibröse Hyperplasie	Wange, Gingiva, Gaumen	Reaktiv-traumatisch; häufig; Vorkommen meist bei Frauen; gefäßarme geflechtartige Bündel von Bindegewebe mit wenig Fibroblasten und einzelnen Riesenzellen; entzündliche Infiltrate; mitunter myxoide Matrix
Multiple fibroepitheliale Hyperplasien	Lippe, Wange, Zunge	Sehr selten; Papeln mit deutlicher Akanthose und verlängerten Reteleisten; hyperplastisches Bindegewebe mit Gehalt an Fibroblasten
Fokale epitheliale Hyperplasie	Wange	Vorkommen meist bei Indianern und Eskimos; Assoziation mit HPV (meist Typ 32 und 13); Akanthose des Epithels; Koilozytose der Kerne; intakte Lamina propria
Submuköse Fibrose	Lippe, Wange	Subepitheliale fibröse, teilweise hyalinisierte Bänder mit sekundärer Epithelatrophie; überwiegend KollagenTyp I, häufiger in Indien (Kauen der Arecanuß)
Riesenzellfibrom	Gingiva	Vorkommen meist 1.–3. Lebensdekade; warzige oder papilläre Oberfläche; kurze kollagene Faserbündel und dendritische mehrkernige Riesenzellen; Expression von Vimentin und Prolin-4-Hydroxylase
Noduläre Fasziitis	Wange	Reaktive noduläre fibroblastische Proliferation mit Ausgang von Faszien; lokales Einwachsen in Fettgewebe oder Muskulatur; Faszikel aus aktiven Fibroblasten, durchsetzt von Netzwerk kollagener Fasern, Entzündungszellen und myxoider Matrix
Myofibrom, Myofibromatose	Mandibularbereich	Biphasischer Aufbau (peripher glatte Muskelfasern mit Expression von Aktin, zentral Perizytom-artiger Aufbau mit Vimentinexpression)
Aponeurotisches Fibrom	Mandibularbereich	Extrem selten; lokal infiltrative Faszikel von Fibroblasten, außerdem kollagene Fasern und fokale chondroide Metaplasie
Desmoidtumor	Mandibularbereich	Selten; Faszikel von Fibroblasten mit Fischgrätenmuster, Rezidive
Nicht-odontogenes Fibrom	Mandibula	Aufbau aus Fibroblasten und kollagenen Fasern, keine Osteogenese
Ossifizierendes Fibrom	Mandibula	Lamelläres Knochengewebe mit Osteoblastensäumen

Tabelle 11.4 (Fortsetzung)

Nomenklatur	Bevorzugte Lokalisation	Typische Merkmale
Infantile gingivale Fibromatose	Gingiva	Hereditär-familiär; verschlungene kollagene Faserbündel, kurze unreife Fibroblasten, fokale myxoide Matrix
Fibrosarkom	Wange, Mandibula	Periphere und ossäre Formen; fischgrätenartige und zellreiche Faszikel mit unterschiedlichem Grad an Kernpolymorphie und mitotischer Aktivität; adulte und infantile Form
Fibröses Histiozytom	Gingiva, Wange, Mandibula	Periphere und ossäre Formen, storiforme Anordnung von Spindelzellfaszikeln, dazwischen xanthomatöse Zellen, Touton-Riesenzellen
Juveniles Xanthogranulom	Gingiva, Zunge, Gaumen	Meist Knaben (1. Lebensdekade); Nester von Histiozyten in Assoziation mit Touton-Riesenzellen
Verruköses Xanthom	Gingiva, Gaumen	Hyperparakeratose des Epithels und verlängerte Reteleisten; lipidbeladene Schaumzellen in den Papillen der Lamina propria
Atypisches Fibroxanthom	–	Sehr selten; pleomorpher spindelzelliger Tumor; lokale oberflächliche Infiltration; lokale Rezidive; Entstehung mitunter nach Strahlentherapie
Malignes fibröses Histiozytom	Zunge, Mandibula	Periphere und ossäre Formen: pleomorpher Aufbau (Mischung aus Spindel- und Riesenzellen; Xanthomzellen und Entzündungszellen); 4 Subtypen (meist storiform-pleomorph)

4.1 Benigne Tumoren

4.1.1 Fibröses Histiozytom

Diese seltene orale Tumorform kann sowohl in den peripheren oralen Weichteilen als auch zentral im Kieferknochen lokalisiert sein. Periphere Formen sind in der Gingiva und Wange, seltener in der Zunge oder Unterlippe beschrieben (HILLIS u. BEASLEY 1975; DELHOYO et al. 1976; HOFFMAN u. MARTINEZ 1981), die ossären Formen überwiegend in der Mandibula (HARSANYI u. LARSSON 1988). Der Altersgipfel liegt in der 3.–4. Lebensdekade mit einer Dominanz des weiblichen Geschlechts. Histologisch (Abb. 11.11) handelt es sich um kurze Faszikel von Spindelzellen in filzartig-verflochtener (storiformer) Anordnung im Gegensatz zu den mehr länglichen durchflochtenen immer zellreichen Faszikeln in malignen fibrösen Histiozytomen. Innerhalb der Tumoren befinden sich auch lipidbeladene xanthomatöse Zellen und Touton-Riesenzellen mit girlandenförmig angeordneten Zellkernen. Immunhistochemisch exprimieren die Tumoren α-1-Antitrypsin und Lysozym. Elektronenmikroskopisch enthalten die

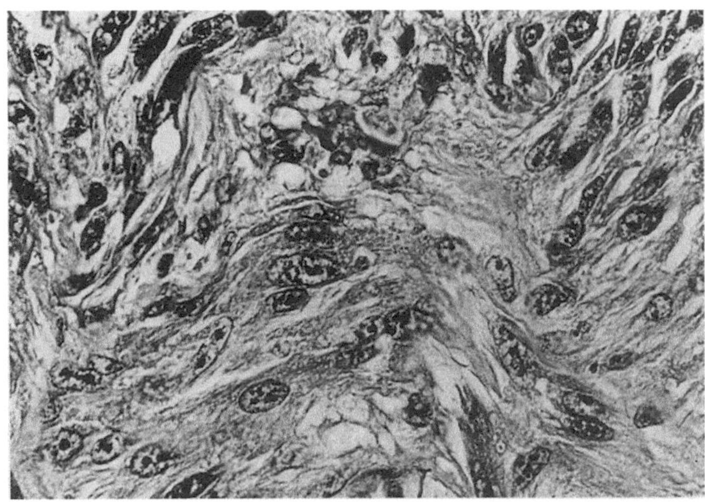

Abb. 11.11. Fibröses Histiozytom der Wange: kurze Faszikel von Spindelzellen in filzartiger („storiformer") Anordnung. Masson-Goldner, × 400

Tumorzellen intrazytoplasmatische Lysosomen und nicht-membrangebundene Lipidtropfen. Im Einzelfall wird eine Entstehung durch Multitraumen diskutiert, so nach der Einwirkung einer ulzerierten Zahnprothese mit Implantation von synthetischen Zellulose-Haftmitteln und Interpretation als „reaktives histiozytäres Granulom" (Störkel et al. 1988).

4.1.2 Juveniles Xanthogranulom

Die Läsion kommt selten intraoral vor, wobei es sich meist um Kinder in der 1. Lebensdekade (Durchschnittsalter 8 Jahre) und in zwei Dritteln der Fälle um Knaben handelt. Die meist gelb-bräunlichen nodulären Läsionen können solitär oder multifokal mit der Tendenz zur spontanen Regression auftreten. Die Serumlipidwerte sind normal. Hauptlokalisation sind Zahnfleisch, Zunge und Gaumen, seltener das Vestibulum oris.

Histologisch (Abb. 11.12) finden sich Nester von Histiozyten in Assoziation mit einer großen Zahl von Touton-Riesenzellen und einzelnen eosinophilen Leukozyten (Kjaerheim u. Stokke 1974; Christensen et al. 1978; Cohen et al. 1981; Kwan et al. 1996; Kawashiri et al. 1997). Immunhistochemisch exprimieren die histiozytären Zellen Lysozym und den Makrophagenmarker HAM 56, dagegen nicht S-100-Protein. Elektronenmikroskopisch enthalten die Zellen rundliche oder auch nadelförmige Lipideinschlüsse. Ein im Hinblick auf das Lebensalter von 38 Jahren ungewöhnliches Vorkommen stellt eine Fallbeobachtung am palatinalen Gaumen dar, wobei histologisch allerdings ein gleichartiger Befund wie bei den Fällen im Kindesalter vorlag (Takeda et al. 1986).

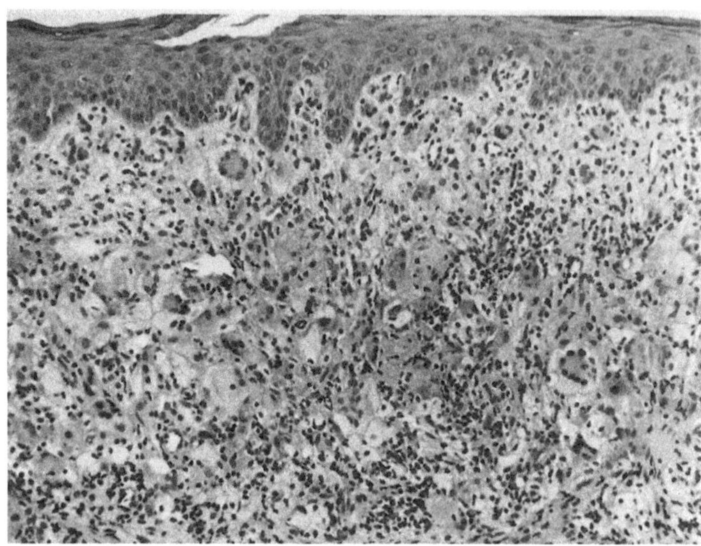

Abb. 11.12. Juveniles Xanthogranulom der Gingiva: submuköse Ausbildung eines gemischt-granulomatösen Infiltrates mit Einschluß von Histiozyten und Touton-Riesenzellen. HE, × 60. (Aus: CHRISTENSEN et al. 1978)

4.1.3 Verruköses Xanthom

Die Erstbeschreibung von vier oralen Fällen stammt von SHAFER (1971). Der makroskopische Befund der Xanthome zeigt Unterschiede zur oralen Lokalisation: eruptive Xanthome der Haut, Xanthelasmen der Augenlider, tuberöse Xanthome am Ellenbogen, tendinöse Xanthome der Sehnen oder plane Xanthome im Bereich von Hautfalten. Die oralen Xanthome sind meist verrukös (Verwechslung mit Plattenepithelkarzinomen), weniger oft papillär (Fehlinterpretation als Papillome) und seltener breitbasig-flach. Das Durchschnittsalter der Patienten liegt bei 50 Lebensjahren, die Hauptlokalisation am Zahnfleisch (ZEGARELLI et al. 1974, 1975; COBB et al. 1976; GRAFF et al. 1978; NEVILLE u. WEATHERS 1980) und harten Gaumen (NOWPARAST et al. 1981), seltener an der Zunge (GEHRIG et al. 1983; MIYAMOTO et al. 1996), Wange, Unterlippe (TOIDA u. KOIZUMI 1993) oder am Mundboden (SHAFER 1971). Mitunter sind die Xanthome mit Haut- oder Schleimhautläsionen assoziiert, so mit Pemphigus vulgaris (GEHRIG et al. 1983), Lichen planus (MIYAMOTO et al. 1996) oder Plattenepithelkarzinomen (SHIN et al. 1997). Obwohl die Entstehungsursache nicht bekannt ist, werden traumatische, entzündliche, virale oder immunologische mitgestaltende Faktoren diskutiert, so epitheliale Alterationen mit vermehrter Desquamation oder Implantation und dadurch ausgelöster xanthomatöser Stromareaktion zum Abbau des implantierten Materials. Eine assoziierte systemische Lipidabnormalität liegt bei den oralen Xanthomen in der Regel nicht vor.

Histologisch (Abb. 11.13a, b) findet sich an der Oberfläche der oralen Xanthome ein proliferierendes mehrschichtiges Plattenepithel mit Hyperpara-

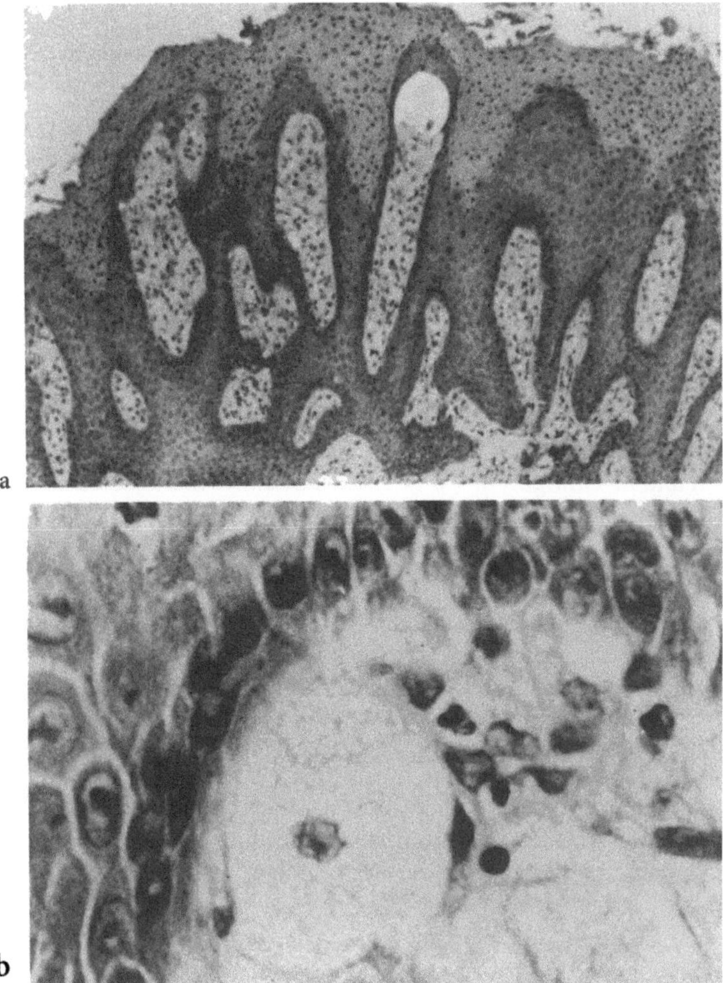

Abb. 11.13 a, b. Verruköses Xanthom der Gingiva. **a** Verruköse Oberfläche mit Übergang in verlängerte, teilweise verzweigte Reteleisten; **b** Gruppen von lipidbeladenen Schaumzellen innerhalb der Papillen. HE, **a** × 40, **b** × 400. (Aus: Neville u. Weathers 1980)

keratose. Zwischen den uniform verlängerten Reteleisten sind die Papillen der Lamina propria mit lipidbeladenen Schaumzellen angefüllt, während in der tieferen Submukosa selten Schaumzellen anzutreffen sind. Im Zytoplasma sind PAS-positive Granula und Lipidtropfen nachweisbar. Immunhistochemisch exprimieren die Schaumzellen CD68, α-1-Antitrypsin und Vimentin (Shin et al. 1997). Elektronenmikroskopisch enthalten die Schaumzellen neben Lipidtropfen auch zytoplasmatische Myelinfiguren mit teilweise konzentrischer lamellärer Struktur (Cobb et al. 1976; Zegarelli et al. 1975).

4.2 Atypisches Fibroxanthom

Hierbei handelt es sich um einen pleomorphen spindelzelligen Tumor mit einer Durchschnittsgröße unter 1,5 cm und mit Ausdehnung in die oberflächliche Tunica propria, jedoch ohne Infiltration der tieferen Submukosa und ohne Gefäßinvasion. Der Tumor wird als Variante zum malignen fibrösen Histiozytom eingeordnet, da er rezidiviert, aber selten metastasiert. Bei einer Fallmitteilung am Mundboden (HIGH et al. 1990) war vor der Tumorerkennung ein Intervall von 25 Jahren nach Bestrahlung eines rezidivierenden Plattenepithelkarzinoms vorausgegangen. Der 0,5 cm große Tumorknoten lag in der Mittelebene des vorderen Mundbodens und war aus großen atypischen, oft mehrkernigen fibroblastären Zellen aufgebaut, die immunhistologisch eine Expression von Vimentin und α-1-Antichymotrypsin aufwiesen. Der Tumor enthielt viele Mitosen, entzündliche Infiltrate, eine fibröse Matrix und vereinzelte Schaumzellen. Elektronenmikroskopisch fanden sich intrazytoplasmatische Lysosomen, Vakuolen und Myelinfiguren.

4.3 Malignes fibröses Histiozytom

Maligne fibröse Histiozytome sind relativ pleomorphe Sarkome ohne eine bestimmte Differenzierungslinie mit einer wahllos angeordneten Mischung aus pleomorphen Spindelzellen, Riesenzellen, Xanthomzellen und Entzündungszellen. Meist finden sich storiforme oder Wagenrad-ähnliche Strukturen. Nach der WHO-Klassifikation werden vier Subtypen unterschieden:

- storiform-pleomorphe Tumoren (Abb. 11.14) als häufigster Subtyp (70%) mit plumpen Spindelzellen in storiformer Anordnung und wahllos eingeschlossenen pleomorphen Zellen; in der Regel hochgradige Malignität (Rezidivrate und Malignitätsrate jeweils über 40%);
- myxoide Tumoren (25%) mit stark vaskularisiertem myxoidem Stroma, welches ca. 50% der Tumormasse ausmacht; bessere Prognose als der storiform-pleomorphe Subtyp (Metastasenrate nur ca. 25%, jedoch Rezidivrate über 60%);
- Riesenzell-Subtyp mit reichlichem Gehalt an osteoklastären Riesenzellen und herdförmiger Osteoidbildung („maligner Riesenzelltumor" des Bindegewebes); Prognose analog dem storiform-pleomorphen Subtyp;
- xanthomatös-entzündlicher Subtyp mit verschieden differenzierten Xanthomzellen als wesentlicher Teil der Zellpopulation; Einschluß von ausgeprägten Nestern von Entzündungszellen.

Aus Zusammenstellungen der Literatur ergibt sich bezüglich der Lokalisation in den peripheren oralen Weichteilen, daß die Tumoren besonders in der Zunge (MANNI et al. 1986; MCMILLAN et al. 1986; THEEGARTEN et al. 1994) entwickelt sind, außerdem in der Wange, im harten Gaumen, Zahnfleisch und selten auch in der Unterlippe (BRAS et al. 1987a; BARNES u. KANBOUR 1988). Die zentralen ossären Tumoren sind häufiger in der Mandibula (SOLOMON u. SUTTON 1973; WEBBER u. WIENKE 1977) als in der Maxilla (SLOOTWEG u. MÜLLER 1977; ABDUL-KARIM et al. 1985; BLOCK et al. 1986) lokalisiert. In den meisten Fällen

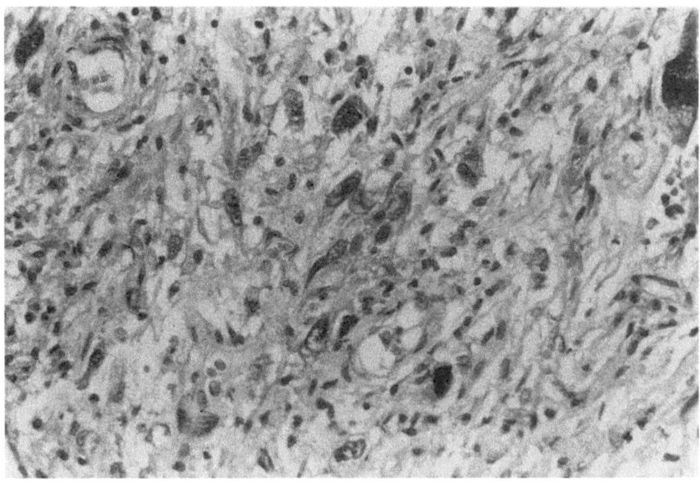

Abb. 11.14. Pleomorphes malignes fibröses Histiozytom mit plumpen Spindelzellen und wahllos eingestreuten pleomorphen Zellen. HE, × 160

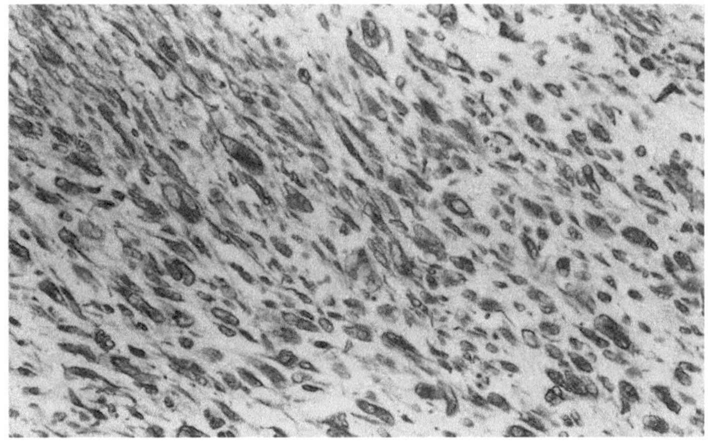

Abb. 11.15. Malignes fibröses Histiozytom: Expression von Vimentin. PAP, × 200. (Präp. Prof. Schröder, Hamburg)

lagen storiform-pleomorphe Subtypen vor. In einigen Fällen waren die Tumoren nach einer Strahlen- und Chemotherapie von Plattenepithelkarzinomen der Zunge entstanden (Theegarten et al. 1994). Das immunhistologische Profil (Abb. 11.15) war durch die Expression von Vimentin und α-1-Antitrypsin gekennzeichnet. Elektronenmikroskopisch wurden neben histiozytären Zellen mit Lipidtropfen und fibrozytären Zellen mit dilatiertem endoplasmatischem Retikulum auch xanthomatöse Zellen und Myofibroblasten mit Myofilamenten beobachtet (McMillan et al. 1986; Manni et al. 1986). Vereinzelt sind orale Metastasen eines primär extraoralen malignen Histiozytoms vom storiform-pleomorphen Subtyp beschrieben worden, so von einem in der Tibia lokalisierten Tumor mit Metastasen in der Gingiva (McMURRIA VAN HALE et al. 1981) oder einem in der rechten Lunge entwickelten Tumor mit Metastasen im Zungenrücken (GEIST et al. 1990).

5 Lipomatöse Tumoren

5.1 Benigne Tumoren

5.1.1 Lipom

Orale Lipome sind selten und machen nur 1–2% aller benignen oralen Tumoren aus. Sie sind aus reifen Adipozyten in lobulärer Anordnung aufgebaut und von schmalen bindegewebigen Septen durchsetzt. Aus größeren Sammelstatistiken (HATZIOTIS 1971; GREER u. RICHARDSON 1973) ergibt sich, daß die Wange mit über 30% die häufigste Lokalisation darstellt. Danach folgen in der Reihenfolge der Häufigkeit mit 20% die Zunge (MASHBERG 1965; HORTON 1968; LEKKAS u. VAN HOOF 1979; GARAVAGLIA u. GNEPP 1987), mit 15% der Mundboden (THOMPSON 1973) und mit 10% der weiche Gaumen (MILES et al. 1984). Ein Vorkommen in der Lippe (SHAPIRO 1969) ist selten. Vereinzelt sind intraossäre Lipome in der Mandibula beschrieben (MILLER et al. 1982; OBWEGESER u. MAKEK 1983). Das Durchschnittsalter der Patienten liegt über dem 40. Lebensjahr mit einer Dominanz des männlichen Geschlechts. Makroskopisch sind die Tumoren abgekapselt und entweder gestielt oder breitbasig aufsitzend. Bei Lokalisation im tieferen Gewebe können die Tumoren inter- oder intramuskulär, mitunter auch perineural entwickelt sein. Vereinzelt ist ein bilaterales symmetrisches Vorkommen von je 2 Lipomen an der lateralen Zungenseite beobachtet worden (PISANTY 1976). In der Wange liegen die Tumoren submukös in der Nachbarschaft des Bichat-Fettpfropfes und müssen von Fettgewebsnekrosen, Lipogranulomen oder auch traumatischen Hernien des Bichat-Fettpfropfes abgegrenzt werden, die meist bei Jugendlichen als Traumafolge entstanden sind.

Tumoren mit vermehrtem Bindegewebe werden auch als Fibrolipom bezeichnet. Selten ist eine fokale chondromatöse oder ossäre Metaplasie in Lipomen der Wange, Zunge oder Unterlippe (ALLARD et al. 1982; MAES u. EULDERINK 1989). Dabei liegen inmitten des Fettgewebes Inseln von reifem Knorpelgewebe („Chondrolipom“) oder irreguläre Trabekel von lamellärem Knochen mit Osteoblastensäumen und vereinzelten Osteoklasten, dagegen ohne Ausbildung von hämatopoetischem Gewebe. Die Entstehung dieser metaplastischen Herde wird auf pluripotente mesenchymale Zellen analog den Mesenchymomen zurückgeführt. Eine Rarität stellt ein „Chondroid-Lipom“ der Mandibularregion dar, welches aus reifen Adipozyten, dazwischen gelegener chondroider Matrix und aus Chondroblasten mit granulärem oder vakuolärem Zytoplasma aufgebaut ist (GOMEZ-ORTEGA et al. 1996).

5.1.2 Angiolipom

Dieser Subtyp (Abb. 11.16) besteht aus lobulär angeordneten Adipozyten, zwischen denen lockeres Bindegewebe mit Kapillaren und kleinen Gefäßen ent-

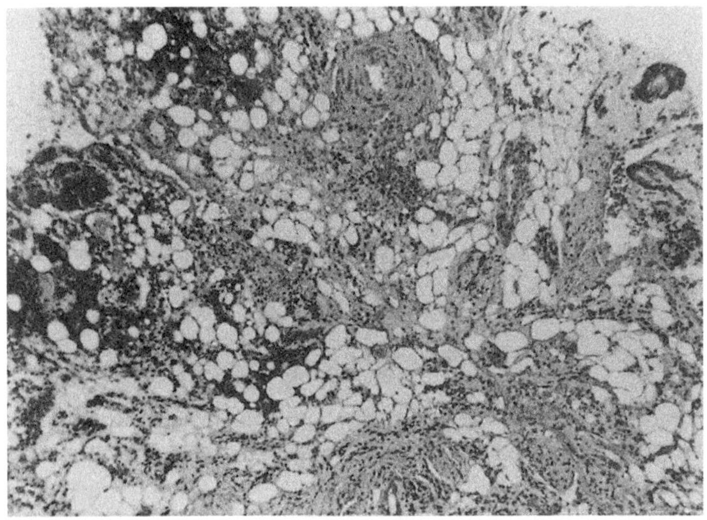

Abb. 11.16. Angiolipom des Gaumens: lobulär angeordnete Adipozyten, durchsetzt von zahlreichen Kapillaren und kleineren Gefäßen. HE, × 150. (Aus: FLAGGERT et al. 1986)

wickelt ist. Ein orales Vorkommen am Gaumen (FLAGGERT et al. 1986) und an der Wange (WEITZNER u. MOYNIHAN 1978) ist beschrieben, allerdings ohne Mikrothromben oder Phlebolithen wie in anderen extraoralen Regionen.

5.1.3 Spindelzell-Lipom

Dieser ebenfalls seltene Subtyp ist aus reifem Fettgewebe aufgebaut, welches von dicken Strängen eines wahllos angeordneten kollagenen Gewebes mit Einschluß plumper Spindelzellen durchzogen wird. Die Spindelzellen ähneln elektronenmikroskopisch Fibroblasten mit Zytoplasmafortsätzen, Mikrofibrillen und einer granulären amorphen interzellulären Substanz. Die bisher mitgeteilten Fälle waren am Zungenrücken (LOMBARDI u. ODELL 1994), am Mundboden (McDANIEL et al. 1984) oder am harten Gaumen lokalisiert.

5.1.4 Angiomyolipom

Hierbei liegt ein mesenchymaler hamartomatöser Prozeß mit Beziehungen zu neurokutanen Syndromen (z.B. der tuberösen Hirnsklerose) vor. Der histologische Aufbau ist durch eine Mischung aus Fettgewebe, dickwandigen Gefäßen und glatten Muskelzellen gekennzeichnet (GUTMANN et al. 1975; IDE et al. 1998). Die bisherigen Beobachtungen waren vorwiegend am harten Gaumen, daneben an der Wange und Lippe lokalisiert.

5.1.5 Hibernom

Die bräunlich-gelben Tumoren sind aus braunem Fettgewebe mit feinvesikulären Lipoblasten aufgebaut. Sie sind meist abgekapselt und kommen bevorzugt bei Jugendlichen vor. Als orale Lokalisation ist in einem Fall die Submentalregion mit Ausbreitung bis zur Zunge beschrieben (HALL et al. 1988).

5.2 Liposarkom

Etwa 25% der Liposarkome der Kopf-Hals-Region sind in der Mundhöhle lokalisiert (BADEN u. NEWMAN 1977). Die Tumoren sind meist an der Wange und am Mundboden entwickelt, seltener am weichen Gaumen, der Unterlippe oder Maxilla. Zwei Drittel der Fälle kommen bei Männern mit einem Durchschnittsalter von über 40 Jahren vor.

5.2.1 Hochdifferenziertes Liposarkom

Die Tumoren sind aus reifen Adipozyten, die gelegentlich atypische hyperchromatische Kerne besitzen, und aus Lipoblasten aufgebaut. Weitere Merkmale sind eine hohe lokale Rezidivrate, das Fehlen von Metastasen und gelegentlich die Progression in ein hochgradig malignes „dedifferenziertes" Liposarkom. Subtypen sind sklerosierende Liposarkome (Abb. 11.17), welche von dichten fibrösen Bändern durchsetzt werden, und entzündliche Liposarkome, welche eine prominente lymphoplasmazelluläre Durchsetzung aufweisen. Hochdifferenzierte orale Liposarkome sind an der Wange (SADEGHI u. SAUK 1982; RUACAN et al. 1993) und an der Zungenbasis (SADDIK et al. 1996) beschrieben worden.

5.2.2 Myxoides Liposarkom

Kennzeichnend ist eine stark vaskularisierte Matrix mit Einschluß von Lipoblasten und vereinzelten rundlichen Zellformen. Auch dieses Liposarkom neigt

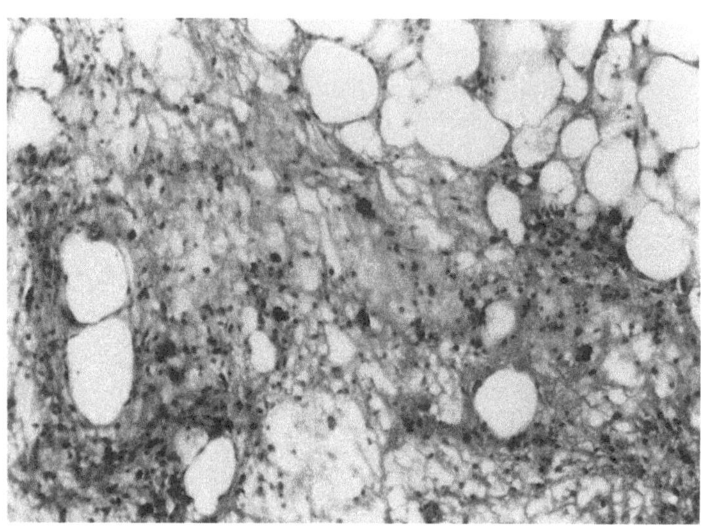

Abb. 11.17. Sklerosierendes Liposarkom: zwischen den Adipozyten sklerosierte Areale mit atypischen Zellen. HE, × 160

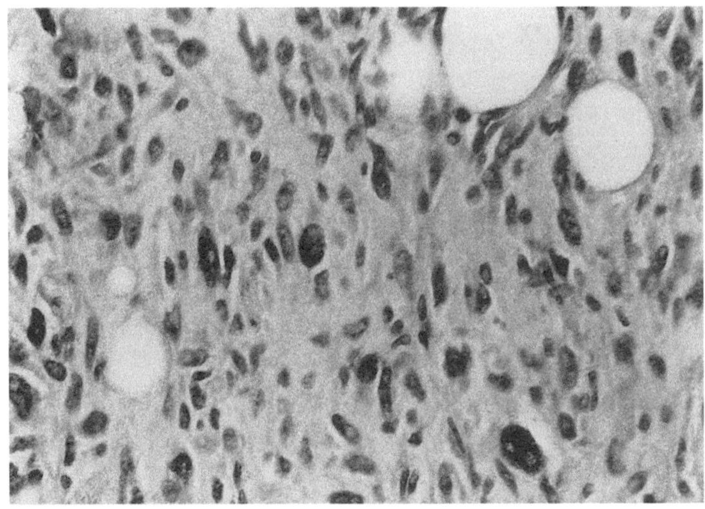

Abb. 11.18. Pleomorphes Liposarkom: bizarr geformte pleomorphe Zellen, Lipoblasten und myxoide Matrix. HE, × 150

zu Rezidiven, während Metastasen fehlen. In der Mundhöhe ist das Vorkommen vereinzelt an der lateralen Zungenseite und an der Wange beobachtet worden (Chen et al. 1984).

5.2.3 Pleomorphes Liposarkom

Der Tumor (Abb. 11.18) besteht aus einer Population von bizarr geformten pleomorphen Zellen, Lipoblasten mit zytoplasmatischen Vakuolen, Riesenzellen und einer myxoiden Matrix. Eine Beobachtung in der Mundhöhle war im Bereich der Maxilla mit Ausdehnung zur Wange und Gingiva lokalisiert (Friedman et al. 1995).

6 Glatte und quergestreifte muskuläre Tumoren

6.1 Benigne Tumoren

6.1.1 Leiomyom

Im Gegensatz zum Uterus und Magendarmkanal sind orale Leiomyome selten und machen nur 0,5 % aller benignen oralen Tumoren aus (Baden et al. 1994). Meist handelt es sich um solitäre Tumorknoten mit einem Durchmesser von 1,0 cm, einem Altersgipfel in der 4.–5. Lebensdekade und einer Dominanz des männlichen Geschlechts. Aus größeren Sammelstatistiken geht als bevorzugte Lokalisation die Entwicklung an Lippe, Zunge und Wange hervor (McDonald 1969; Cherrick et al. 1973; Damm u. Neville 1979; Natiella et al. 1982; Baden et al. 1994). Seltener ist das Vorkommen an Gaumen und Mundboden oder im Bereich der Mandibula.

Histologisch sind die meist abgekapselten Tumoren aus Bündeln sich überkreuzender reifer glatter Muskelzellen aufgebaut. Die Tumoren exprimieren Aktin und Myoglobin, dagegen nicht S-100-Protein oder NSE. Als Ausgangspunkt der Tumoren wird die glatte Muskulatur der ortsständigen Gefäße angenommen.

6.1.2 Angiomyom

Zum Unterschied vom soliden Typ des Leiomyoms sind zwischen den Bündeln glatter Muskelzellen zahlreiche dickwandige gewundene Gefäße (Abb. 11.19 a, b) eingeschlossen („vaskuläre Leiomyome"). Die Gefäße besitzen sternförmige Lichtungen und werden von kugelförmigen Endothelzellen begrenzt. Die Tumoren kommen in der Mundhöhle häufiger als die soliden Lipome vor und sind bevorzugt an der Wange, der Lippe und am harten Gaumen lokalisiert (McGOWAN u. JONES 1969; GUTMANN et al. 1974a). Elektronenmikroskopisch finden sich

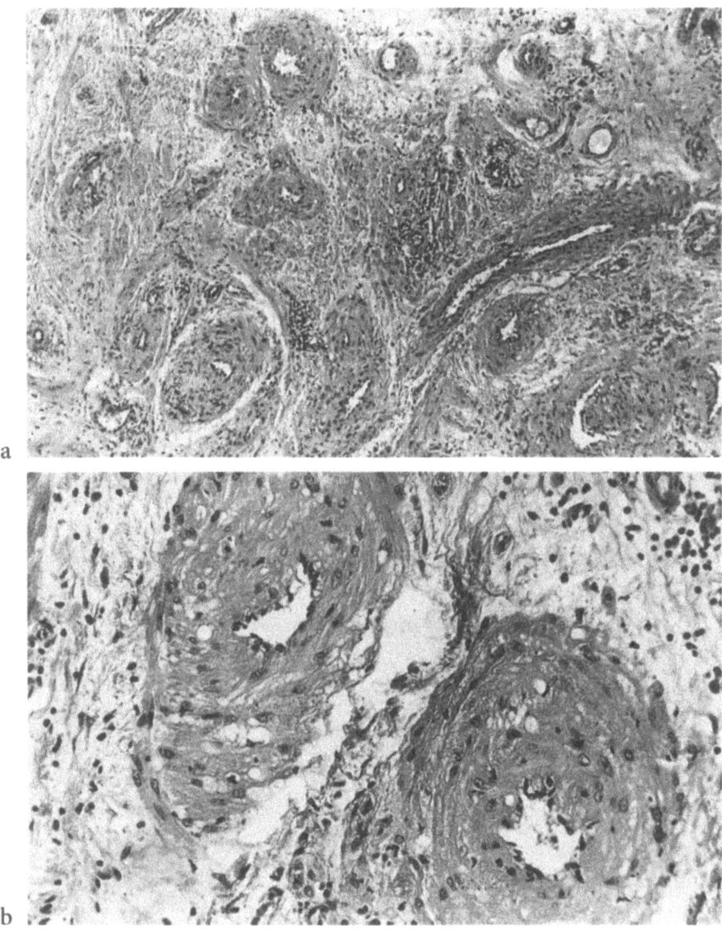

Abb. 11.19 a, b. Angiomyom des Gaumens; Bündel glatter Muskulatur mit Einschluß zahlreicher dickwandiger Gefäße. HE, **a** × 60, **b** × 250

spindelförmige glatte Muskelzellen mit exzentrischen Kernen und parallel angeordneten intrazytoplasmatischen Myofilamenten und hyperplastische Endothelzellen mit Mikrovilli zur Gefäßlichtung (Reichart u. Reznik-Schüller 1977).

6.1.3 Epitheloides Leiomyom

Dieser auch als Leiomyoblastom bezeichnete gutartige Tumor kommt in der Mundhöhle sehr selten vor. Eine Kasuistik betrifft eine polypoide Geschwulst der Wange (Koutlas u. Manivel 1996). Der Tumor (Abb. 11.20) ist aus polygonalen epitheloiden Zellen mit deutlichen Zytoplasmagrenzen und aufgehelltem Zytoplasma aufgebaut. Die großen vesikulären Zellkerne enthalten prominente Nukleoli und sind mitunter von einer perinukleären helleren Zone umgeben. Vereinzelt finden sich Spindelzellen und Mitosen. Immunhistologisch exprimieren die Tumorzellen Aktin und Vimentin, mitunter auch Desmin.

6.1.4 Rhabdomyom

Bei dem aus reifen quergestreiften Muskelzellen aufgebauten Tumor werden ein adulter und ein fetaler Subtyp unterschieden.

Der *adulte Subtyp* (Kapadia et al. 1993b) kommt bevorzugt am Mundboden vor (Corio u. Lewis 1979), wobei in Einzelfällen multifokale bilaterale Tumoren beobachtet worden sind (Gardner u. Corio 1983a), bei denen klinisch der Verdacht auf Metastasen bestand (Schlosnagle et al. 1983). Weitere Fälle sind am weichen Gaumen (Weitzner et al. 1979; Vuong et al. 1990a), an der Lippe (Tandler et al. 1970), an der Wange (Corio u. Lewis 1979) und am Mundboden (Cleveland et al. 1994) beschrieben. Desgleichen sind orale Rhabdomyome

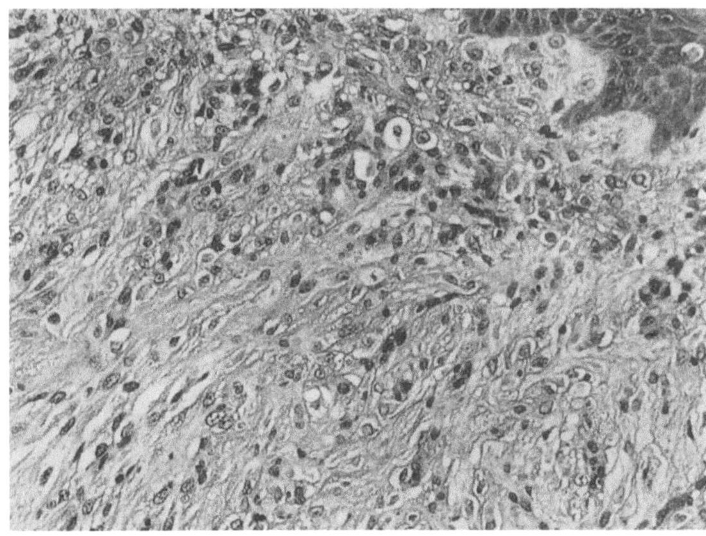

Abb. 11.20. Epitheloides Leiomyom der Wange: epitheloide Zellen mit großen vesikulären Zellkernen. HE, × 200. (Aus: Koutlas u. Manivel 1996)

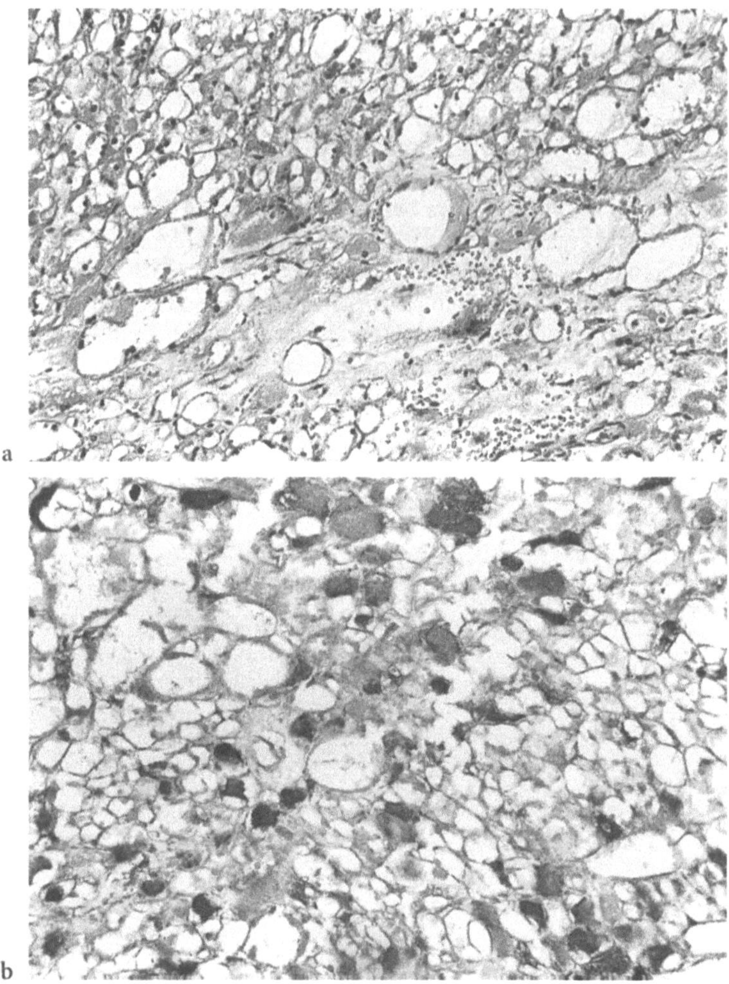

Abb. 11.21 a, b. Adultes Rhabdomyom der Submandibularregion. **a** Uniforme Population reifer Muskelzellen mit deutlichen Zellgrenzen und vakuolärer lipomartiger Umwandlung des Zytoplasma (Fixationseffekt); **b** Expression von Aktin im Zytoplasma der Tumorzellen. **a** HE × 100, **b** Aktinexpression PAP Methode, × 100

mit gleichzeitigem Vorkommen von multiplen kutanen Rhabdomyomen beschrieben (Bernstein et al. 1971). Das Durchschnittsalter liegt bei 50 Lebensjahren mit einer deutlichen Dominanz des männlichen Geschlechts. Histologisch (Abb. 11.21 a, b) sind die Tumoren aus einer uniformen Population von reifen quergestreiften Muskelzellen mit reichlichem eosinophilem Zytoplasma und unterschiedlich ausgebildeter Querstreifung aufgebaut. Zytologisch (Vuong et al. 1990b) finden sich kugelförmige Zellen mit Querstreifung und intrazytoplasmatischen Einschlüssen, die als hypertrophische Z-Bande typischer Rhabdomyozyten interpretiert werden. Außerdem kommen sog. „Spinnengewebszellen" vor. Die Tumoren exprimieren Aktin, Myoglobin und Desmin, dagegen nicht S-100-Protein (Cleveland et al. 1994) – ein Befund, der die differentialdiagnostische Abgrenzung gegenüber benignen Granularzelltumoren ermöglicht, die S-100-Protein, dagegen nicht Myoglobin exprimieren (s. Abschn. 9.1.4).

Der *fetale Subtyp* wird in 25% der Fälle kongenital und in über 40% im 1. Lebensjahr beobachtet (Kapadia et al. 1993c). Die Tumoren erreichen einen mittleren Durchmesser von 3 cm und sind bevorzugt an der Zunge, daneben an der Wange oder am weichen Gaumen lokalisiert. Zwei Drittel der Fälle werden beim männlichen Geschlecht beobachtet. Histologisch ist der Aufbau durch eine Mischung aus schmalen mesenchymalen Zellen und spindelförmigen quergestreiften Muskelzellen gekennzeichnet. Die primitiven mesenchymalen Zellen sind von einem myxoiden Stroma umgeben. Die Rhabdomyoblasten enthalten longitudinale Muskelfasern besonders in den Zytoplasmafortsätzen und zeigen teilweise eine ganglienzellartige Struktur. Immunhistologisch findet sich eine Expression von Desmin, Myoglobin, Vimentin und auch Aktin. Eine Klassifikation von zwei Subtypen des fetalen Rhabdomyoms als myxoide und zellreiche Varianten beinhaltet keinen Unterschied im biologischen Verhalten, da beide Varianten nur zeitlich verschiedene Tumorstadien repräsentieren und im weiteren Verlauf ineinander übergehen (Gardner u. Corio 1983b).

6.2 Maligne Tumoren

6.2.1 Leiomyosarkom

Leiomyosarkome (Schenberg et al. 1993) sind bevorzugt an der Wange, außerdem im Bereich der Mandibula, der Maxilla (Weitzner 1980) und am Mundboden beobachtet worden (Farman u. Kay 1977; Schwetschke et al. 1992; Karlis et al. 1996; Ayad et al. 1998), vereinzelt auch in der Zunge (Aydin u. Dreyer 1994). Histologische Merkmale (Abb. 11.22) sind längliche eosino-

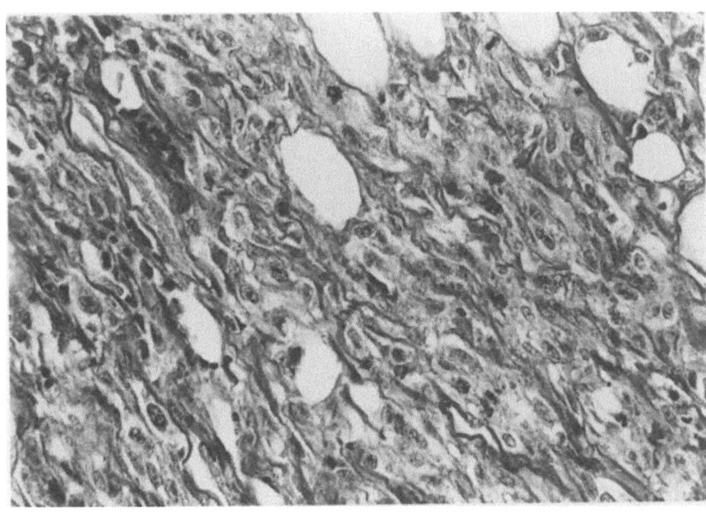

Abb. 11.22. Leiomyosarkom der Wange: längliche Faszikel dicht gelagerter atypischer Spindelzellen. v. Gieson, × 160

phile Zellen mit einem unterschiedlichen Gehalt an Myofibrillen und mitunter mit einer perinukleären aufgehellten Zone. Die Zellen sind im Vergleich zu benignen Leiomyomen größer, zeigen Kernatypien und eine erhöhte mitotische Aktivität. Teilweise kommen auch bizarre mehrkernige Riesenzellen vor. Die Tumoren exprimieren Aktin und Vimentin.

6.2.2 Rhabdomyosarkom

Auf die Rhabdomyosarkome entfallen 50% aller Weichteilsarkome im jugendlichen Alter, wobei mehr als ein Drittel im Kopf-Hals-Bereich entwickelt sind. Im Kopfbereich ist die Mehrzahl der Fälle im Bereich der Orbita, der Nasenhöhlen und des Nasopharynx lokalisiert, weniger oft in der Mundhöhle (LAZARRO et al. 1990; NAKHLEH et al. 1991). Die Tumoren wachsen schnell und haben eine schlechte Prognose mit häufigen Rezidiven und Metastasen, wobei allerdings die in den oralen Weichteilen lokalisierten Tumoren eine bessere Prognose als die

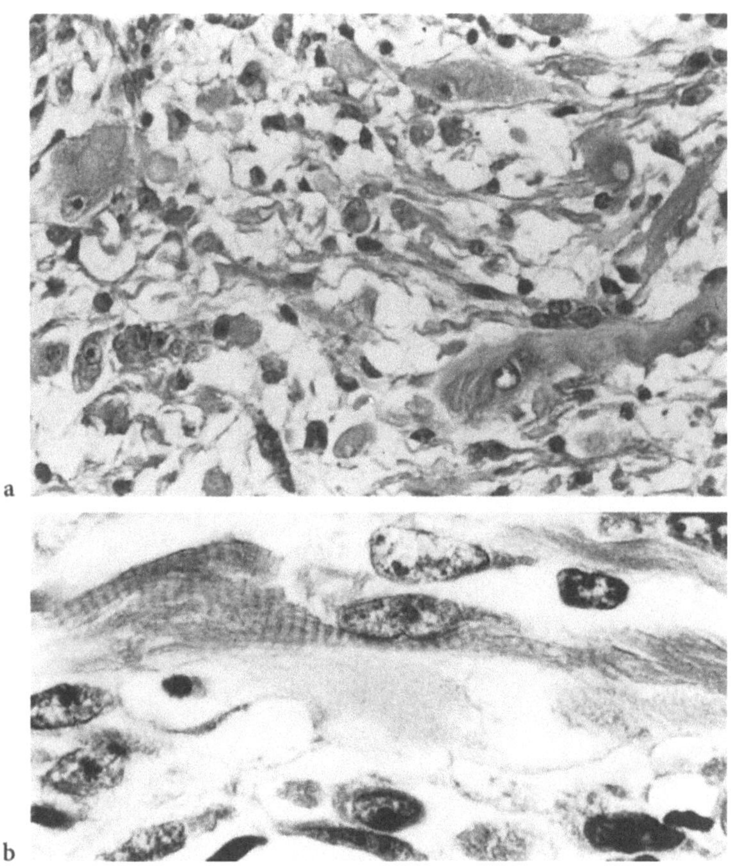

Abb. 11.23 a, b. Embryonales Rhabdomyosarkom des Gaumens. **a** Primitive Rundzellen mit azidophilem Zytoplasmasaum, **b** sog. „Kaulquappenzelle" mit angedeuteter Querstreifung. HE, **a** × 250, **b** × 400

ossären, meist in der Mandibula entwickelten Tumoren aufweisen. Insgesamt sind unter den Sarkomen die Rhabdomyosarkome der vierthäufigste Tumor nach den Osteo-, Fibro- und Chondrosarkomen, rangieren allerdings bei Patienten unter 20 Jahren bereits an zweiter Stelle der Häufigkeit des Vorkommens (PETERS et al. 1989). In größeren Studien beträgt die 3-Jahres-Überlebensrate ca. 83% (WHARAM et al. 1987). Die Mehrzahl der Fälle wurde am weichen Gaumen beobachtet (BRAS et al. 1987b). Die übrigen Fälle waren am harten Gaumen (CHEN et al. 1995), am Mundboden (MEEHAN et al. 1994), an der Wange und im Bereich der Mandibula (YAMAMOTO et al. 1984; GEIGER et al. 1985) lokalisiert, vereinzelt auch an Lippe und Zunge (DOVAL et al. 1994). Die Tumoren exprimieren Desmin, daneben auch Vimentin und Aktin (GEIGER et al. 1985).

Histologisch zeigen die Tumoren verschiedene Grade der zellulären Differenzierung. Es finden sich sowohl primitive Rundzellen mit schmalem eosinophilem Zytoplasmasaum als auch Spindelzellen vom Typus der „Kaulquappenzellen“ mit verlängertem eosinophilem Zytoplasmafortsatz und Querstreifung sowie große polymorphe Rhabdomyoblasten mit reichlich eosinophilem Zytoplasma. Elektronenmikroskopisch lassen sich Myofilamente nachweisen.

Morphologisch werden verschiedene Subtypen unterschieden. Am häufigsten sind embryonale Rhabdomyosarkome (Abb. 11.23a, b), die bei Kindern 50–60% aller Rhabdomyosarkome ausmachen. Sie sind aus rundlichen primitiven Rhabdomyoblasten aufgebaut und molekularpathologisch durch einen Verlust der Heterozygotie bei Chromosom 11 ausgezeichnet. Sie besitzen eine bessere Prognose als die alveolären Rhabdomyosarkome, die aus solid angeordneten primitiven Rundzellen aufgebaut sind. Die Tumorzellen begrenzen alveoläre Spalträume, die durch eine pseudozystische Degeneration innerhalb der soliden Tumorareale entstanden sind. Sie kommen mehr bei älteren Kindern vor und weisen eine chromosomale Translokation t(2;13)(q37;q14) auf. Mitunter enthalten sie eosinophile Riesenzellen. Die pleomorphen Rhabdomyosarkome (Abb. 11.24)

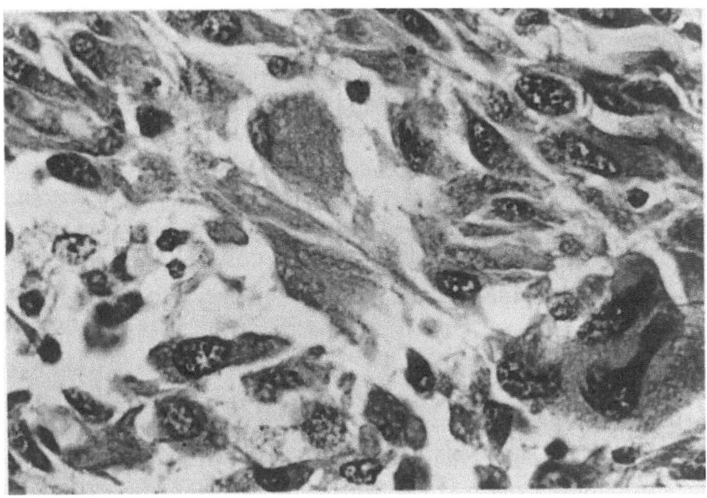

Abb. 11.24. Pleomorphes Rhabdomyosarkom: Aufbau aus großen polymorphen Rhabdomyoblasten mit Expression von Desmin. PAP-Methode, × 400

sind aus großen pleomorphen Rhabdomyoblasten aufgebaut. Bei den Rhabdomyosarkomen der Mundhöhle handelt es sich meist um embryonale, seltener um alveoläre Rhabdomyosarkome, wobei auch lokale Unterschiede in der prozentualen Häufigkeit des Vorkommens der Subtypen beschrieben sind. So beträgt die Relation embryonal:alveolär in der Mundhöhle insgesamt 9:1, an der Wange dagegen 1:1 (WHARAM et al. 1987).

Differentialdiagnostisch müssen die oralen myogenen Sarkome von der proliferativen Myositis (s. Abschn. 3.1.3) und auch von entzündlichen Pseudotumoren (EARL et al. 1993) abgegrenzt werden (s. Kap.16, Abschn. 2).

7 Angiomatöse endotheliale Tumoren

7.1 Benigne Tumoren

7.1.1 Papilläre endotheliale Hyperplasie

Hierbei handelt es sich um eine reaktive intravaskuläre endotheliale Proliferation, meist auf der Basis einer vorausgegangenen Gefäßthrombose mit anschließender Organisation des thrombotischen Materials. Die Läsion wurde ursprünglich unter verschiedenen Synonymen („Pseudoangiosarkom", „vegetierendes intravaskuläres Hamängioendotheliom") beschrieben und teilweise als Angiosarkom fehlinterpretiert. In der Mundhöhle ist das bevorzugte Vorkommen die Lippe (HEYDEN et al. 1978) mit ca. 58%, danach in abnehmender Häufigkeit Zunge (BOWMAN et al. 1987) und Wange mit je 20% (BUCHNER et al. 1990), selten die Mandibula (KOMORI et al. 1984a). Eine Lokalisation am Gaumen, Mundboden oder Zahnfleisch wurde dagegen nicht beobachtet.

Makroskopisch liegen bläulich-violette Knotenbildungen mit einem mittleren Durchmesser von 1,0 cm vor. Nach der Entstehungsweise werden zwei Formen unterschieden: eine häufigere Form mit Entwicklung innerhalb eines vorbestehenden dilatierten vaskulären Hohlraumes auf dem Boden einer organisierten Thrombose und eine seltenere gemischte Form als fokale Veränderung in einem Hämangiom. Histologisch (Abb. 11.25) finden sich papilläre Formationen, die an der Oberfläche von einer einfachen Lage plumper Endothelzellen überkleidet sind und einen bindegewebigen Grundstock mit kollagenen, teilweise hyalin umgewandelten Fasern besitzen. In einem Drittel der Fälle bestehen Hämosiderinablagerungen. Die papillären Projektionen bilden teilweise ein anastomosierendes Netzwerk. Die Endothelzellen exprimieren Faktor-VIII-assoziiertes Antigen und sind elektronenmikroskopisch durch Mikropinozytose, rauhes endoplasmatisches Retikulum und vereinzelte intrazytoplasmatische ovale dichte Körper mit Querstreifung (sog. „Weibel-Palade-Körper") gekennzeichnet (KOMORI et al. 1984a).

7.1.2 Hämangiom

Hämangiome sind aus reifen, gut ausgebildeten Gefäßen aufgebaut, die von einer einreihigen Lage von Endothelzellen ausgekleidet sind. Meist handelt es sich nicht um echte Tumoren, sondern um Hamartome oder andere

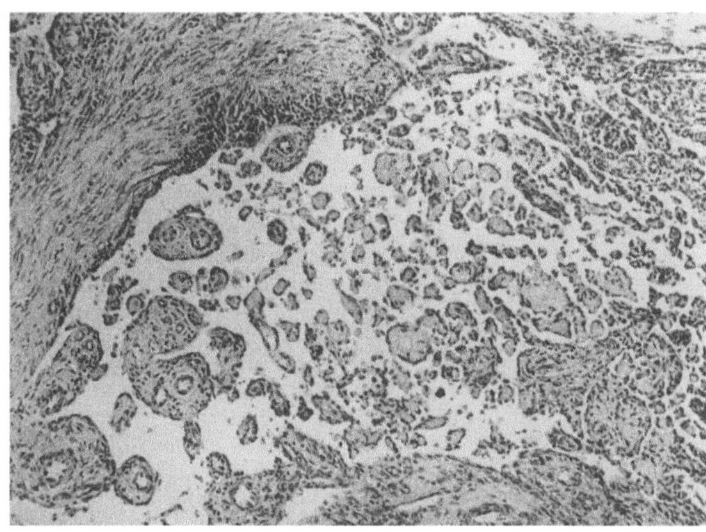

Abb. 11.25. Papilläre endotheliale Hyperplasie: intravaskuläre papilläre Proliferationen mit plumpen Endothelzellen an der Oberfläche und bindegewebigem Grundstock. HE, × 60. (Aus: BUCHNER et al. 1990)

Gefäßanomalien, so im Rahmen von angiomatösen Syndromen (z. B. Osler-Syndrom, Sturge-Weber-Syndrom, Mafucci-Syndrom; s. Kap. 3, Abschn. 6.4.9). Beim „blauen Naevus-Syndrom" („Blue rubber bleb nevus syndrome") kommt es zur Ausbildung multipler kavernöser Hämangiome in der Haut und im Gastrointestinaltrakt in Verbindung mit einer schweren Eisenmangelanämie (SUMI et al. 1991). Im Rahmen dieses Syndroms wurde auch ein gummiballartig vorgewölbtes („rubber bleb") bläuliches kavernöses Hämangiom der Sublingualregion beobachtet. Bei einem Teil der Fälle lag eine familiäre Häufung vor, so daß eine erbliche Komponente angenommen wird.

Kapilläre Hämangiome kommen meist bei Kindern und Jugendlichen vor, sind zellreich mit mitotischer Aktivität und enthalten eine Proliferation sehr schmaler Kapillaren mit Erythrozyten in der Lichtung. Sie sind vorwiegend an Lippe, Wange und Zunge oder teilweise auch intramuskulär entwickelt (SMALL u. NATHAN 1985; SUND u. BANG 1990). Die ossären Hämangiome der Kiefer können bei Zahnextraktionen zu ausgedehnten Blutungen führen.

Kavernöse Hämangiome (Abb. 11.26a, b, 11.27a, b, 11.28) sind überwiegend aus größeren erweiterten dünnwandigen Gefäßen aufgebaut und enthalten oft organisierte Thromben oder daraus hervorgehende verkalkte Phlebolithen mit Gehalt an Kalziumphosphat und Kalziumkarbonat (SMITH et al. 1966; SANO et al. 1988). Häufig sind auch gemischte kapillär-kavernöse Hämangiome. Eine Besonderheit stellt ein gestieltes kavernöses Hämangiom der Wange dar (YOSHIKAWA et al. 1993).

Bezüglich des pyogenen Granuloms (Granuloma teleangiectaticum) wird auf Kapitel 16, Abschnitt 1.1 verwiesen.

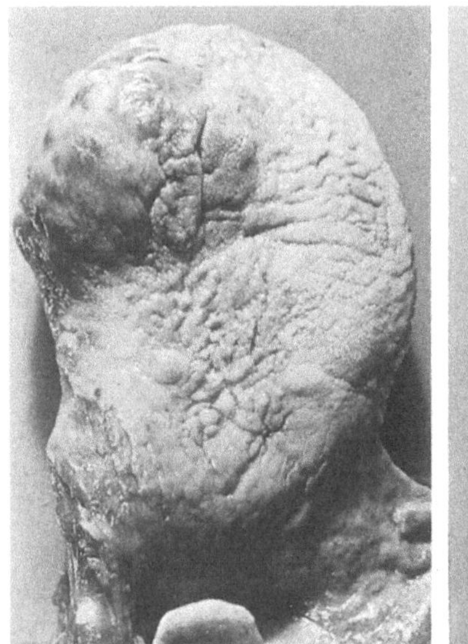
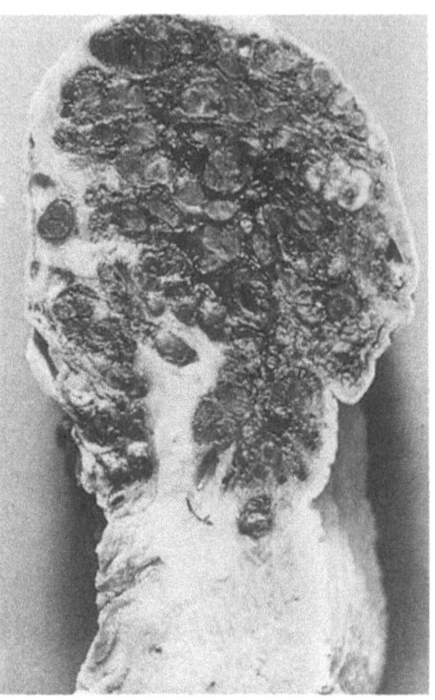

a b

Abb. 11.26 a, b. Kavernöses Hämangiom der Zunge. **a** Kugelförmige rötliche Vorwölbung an der linken vorderen Seite der Zunge, **b** Querschnitt durch den Zungenkörper. (Sekretionspräparat)

7.1.3 Lymphangiom

Analog den Hämangiomen werden kavernöse und zystisch erweiterte Lymphangiome (sog. Hygrome) unterschieden (Abb. 11.29 – 11.32), die ebenfalls meist bei Kindern und Jugendlichen entwickelt und vorwiegend an der Lippe (LICHTENSTEIN et al. 1965) oder der Zunge (GUTZWILLER 1977; GOLDBERG et al. 1977) lokalisiert sind. Histologisch werden die neugebildeten Lymphgefäße oft von lymphozytären Stromainfiltraten umgeben. Neben einer echten Tumorbildung liegen vielfach auch hamartomartige Entwicklungsstörungen vor, so beim Hygroma cysticum colli oder bei einem Fall mit bilateral-symmetrischen kavernös-zystischen Lymphangiomen am Zahnfleisch (MCDANIEL u. ADCOCK 1987).

7.1.4 Diffuse Angiomatose

Hierbei liegt eine nicht begrenzte, meist in einer bestimmten Körperregion entwickelte Gefäßneubildung analog einem Angiom vor, die sowohl aus Blutgefäßen analog einem Hämangiom als auch aus Lymphgefäßen analog einem Lymphangiom besteht (Häm- und Lymphangiomatose). Die Angiomatose kommt besonders bei Kindern und Jugendlichen vor und führt an der Lippe zu einer Makrocheilie und an der Zunge zu einer Makroglossie (BECK 1965; GIUNTA et al. 1971; DINERMAN u. MYERS 1976). Bezüglich hereditärer Formen wird auf Kapitel 3, Abschnitt 6.4 verwiesen.

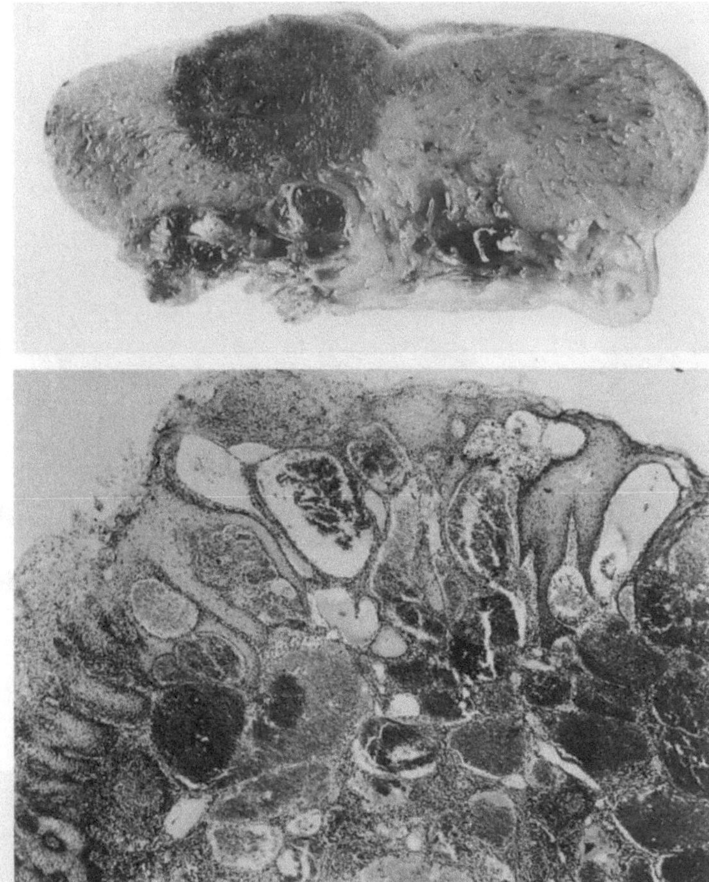

Abb. 11.27. **a** Querschnitt durch ein kavernöses Hämangiom des Zungenkörpers, **b** multiple blutgefüllte kavernöse Hohlräume. **a** Lupenaufnahme, **b** HE, × 33. (Sektionspräparat)

7.2 Hämangioendotheliom

7.2.1 Spindelzell-Hämangioendotheliom

Der Gefäßtumor unterscheidet sich von den Hämangiomen durch die Neigung zu Rezidiven, eine erhöhte mitotische Aktivität und mitunter durch ein multifokales Wachstum. Metastasen wurden nicht beobachtet. Histologisch finden sich kavernöse vaskuläre Hohlräume inmitten eines spindelzelligen Stromas. Gelegentlich kommen auch Spindelzellen mit zytoplasmatischen Vakuolen oder einzelne epitheloide Endothelzellen vor. Innerhalb der Gefäßhohlräume können organisierte Thromben oder Phlebolithen entwickelt sein.

Orale Spindelzell-Hämangioendotheliome sind meist im Bereich der mandibulären Wangenseite lokalisiert (Tosios et al. 1995). Die Endothelzellen ex-

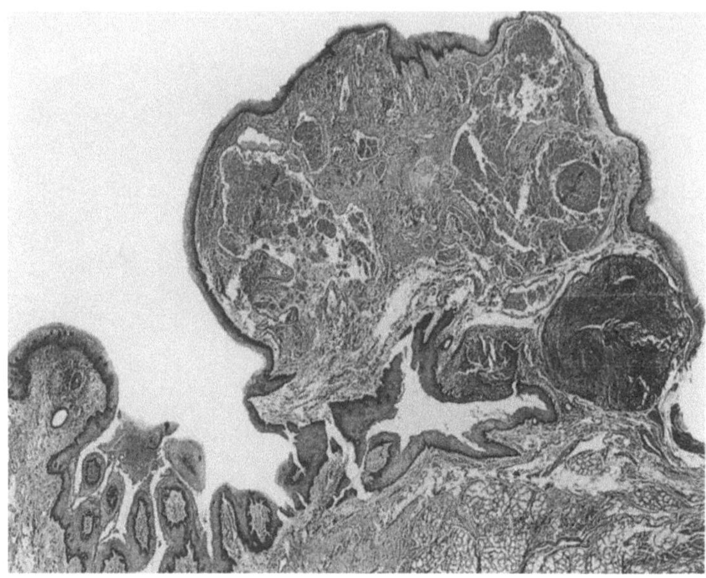

Abb. 11.28. Zirkumskriptes kavernöses Hämangiom einer Zungenpapille mit Einschluß organisierter Thromben (*rechts*). HE, × 13

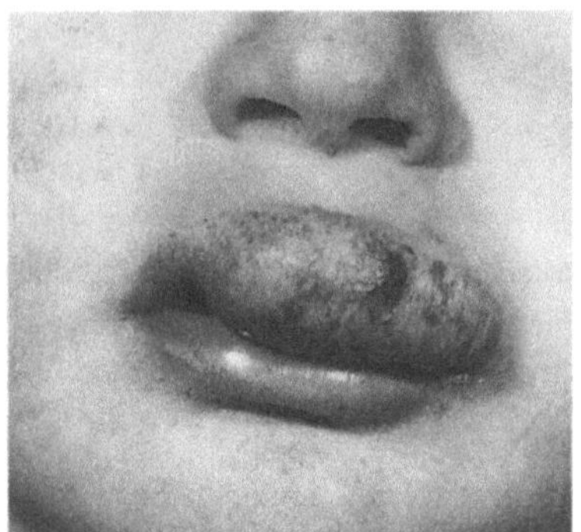

Abb. 11.29. Zystisches Lymphangiom der Oberlippe (5 Jahre alter Knabe). (Präp. Prof. EHRING, Haus Hornheide b. Münster)

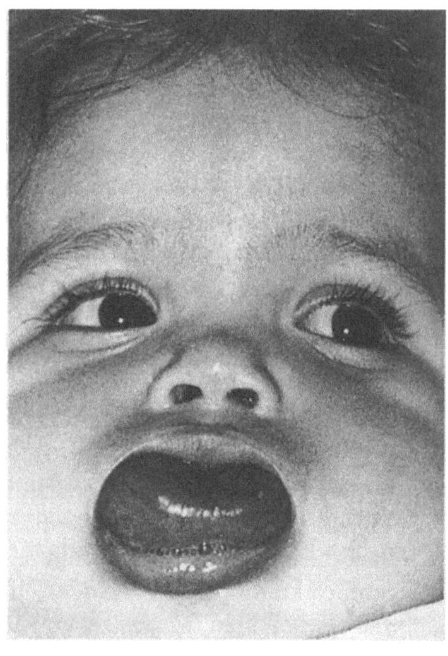

Abb. 11.30. Makroglossie durch ein zystisches Lymphangiom (1 Jahr altes Mädchen). (Präp. Prof. EHRING, Haus Hornheide b. Münster)

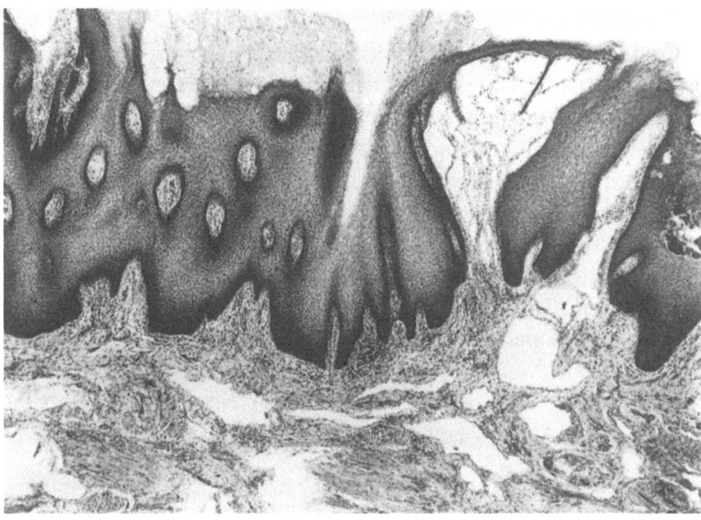

Abb. 11.31. Zystisches Lymphangiom der Zunge mit Ausbreitung in eine Zungenpapille (*rechts*). HE, × 33

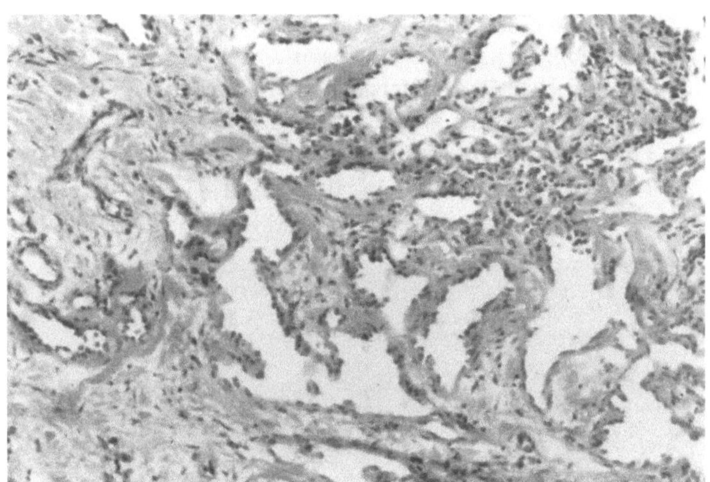

Abb. 11.32. Zystisches Lymphangiom der Unterlippe mit endothelausgekleideten Lymphgefäßhohlräumen. HE, × 63

primieren die Endothelmarker HAM 56 und Faktor-VIII-assoziiertes Antigen, daneben auch Vimentin. PCNA (proliferating cell nuclear antigen) ist nur in 3% der Tumorzellen nachweisbar.

7.2.2 Epitheloides Hämangioendotheliom

Dieser angiozentrische Gefäßtumor besteht aus kurzen Bändern und Nestern von epitheloiden Endothelzellen, welche in eine myxohyaline Matrix eingebettet sind. Die epitheloiden Zellen besitzen ein eosinophiles, teilweise vakuoläres Zytoplasma. Mitunter finden sich fokale, zentral gelegene Nekrosen. Trotz bestehender mitotischer Aktivität ist die Rate von lokalen oder hämatogenen Metastasen gering. Bei stärkerer Pleomorphie der Tumorzellen kommt es zu einer Verschlechterung der Prognose mit erhöhter Metastasenrate.

Die Mehrzahl der Fälle ist im Bereich der Mandibula und der angrenzenden Gingiva lokalisiert (Wesley et al. 1975; Ellis u. Kratochvil 1986; de Araujo et al. 1987). Die Tumorzellen exprimieren Faktor-VIII-assoziiertes Antigen vor allem um intrazytoplasmatische Vakuolen. Elektronenmikroskopisch sind die Tumorzellen durch Ausbildung einer Basallamina, durch pinozytotische Vesikel und durch Weibel-Palade-Körper mit mikrotubulären Einschlüssen sowie durch zytoplasmatische Fortsätze mit intermediären Mikrofibrillen gekennzeichnet (de Araujo et al. 1987). Bezüglich der Nomenklatur wird auf Kapitel 16, Abschnitt 3.3 (Angiolymphoide Hyperplasie mit Eosinophilie) verwiesen.

7.3 Maligne Tumoren

7.3.1 Hämangio- und Lymphangiosarkom

Der Bauplan ist durch irregulär angeordnete, miteinander anastomosierende vaskuläre Hohlräume gekennzeichnet, die von atypischen endothelialen Zellen begrenzt werden (Abb. 11.33). Wegen der niedrigen Differenzierung ist eine Unterscheidung zwischen Häm- oder Lymphangiosarkomen nicht möglich. Als orale Lokalisation werden die Wange (Nagata et al. 1984), Zunge (Firck u. McDaniel 1988; Tabata et al. 1999), die Gingiva (Piscioli et al. 1986) und der Alveolarkamm (Margiotta et al. 1994) angegeben. Die Tumoren sind aus

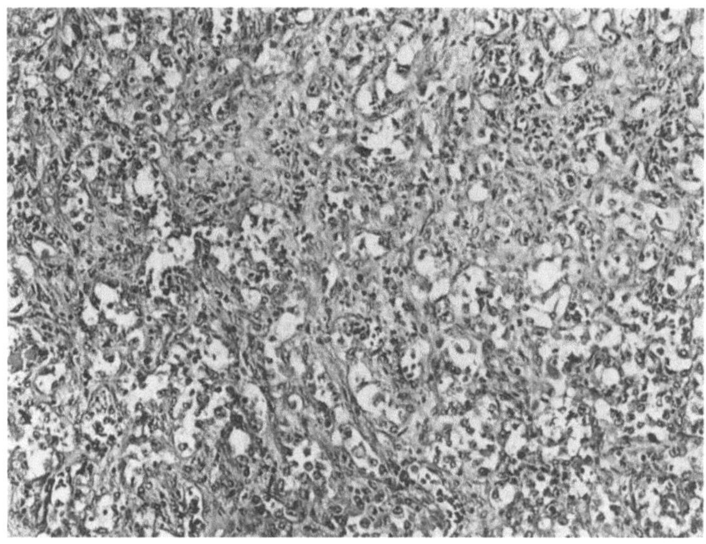

Abb. 11.33. Hämangiosarkom der Gingiva: anastomosierende vaskuläre Hohlräume mit atypischen Endothelzellen. HE, × 100

pleomorphen und spindelförmigen Zellen aufgebaut und haben eine hämorrhagische Matrix. Die schlechte Prognose korreliert mit einer hohen Metastasenfrequenz, wobei die hämatogenen Metastasen vorwiegend in der Lunge, daneben auch in der Leber und im Knochen lokalisiert sind. In einem Fall entwickelte sich das Angiosarkom 17 Jahre nach Bestrahlung eines zystischen Lymphangioms der Wange und infiltrierte die Lippe und die Gingiva (NAGATA et al. 1984).

Immunhistochemisch exprimieren die Tumorzellen die Endothelzellmarker Thrombomodulin und E-Selectin, dagegen nur unregelmäßig den Faktor-VIII-assoziiertes Antigen oder UEA-1 (TABATA et al. 1999). Im Gegensatz zum Kaposi-Sarkom konnte das neue HHV-8-Virus in Angiosarkomen nicht nachgewiesen werden (LASOTA u. MIETTINEN 1999) – ein Befund, der gegen eine pathogenetische Rolle de HHV-8-Virus beim Angiosarkom spricht.

7.3.2 Kaposi-Sarkom

Hierbei handelt es sich um eine neoplastische Proliferation von Spindelzellen, die in Faszikeln angeordnet und durch schlitzförmige vaskuläre Räume mit Einschluß von Erythrozyten voneinander getrennt sind (Abb. 11.34; s. Kap. 6, Abschn. 3.4). Die Tumoren sind multifokal in verschiedenen Organen entwickelt und kommen bei Männern zweimal häufiger als bei Frauen vor. Unterschieden werden fünf Subtypen:

- chronisch-endemischer Subtyp an der unteren Extremität bei älteren Patienten,
- lymphadenopathischer Subtyp in Afrika,
- AIDS-assoziierter Subtyp,
- Subtyp bei Immunsuppression und Organtransplantation,
- Subtyp ohne eine der aufgeführten Assoziationen.

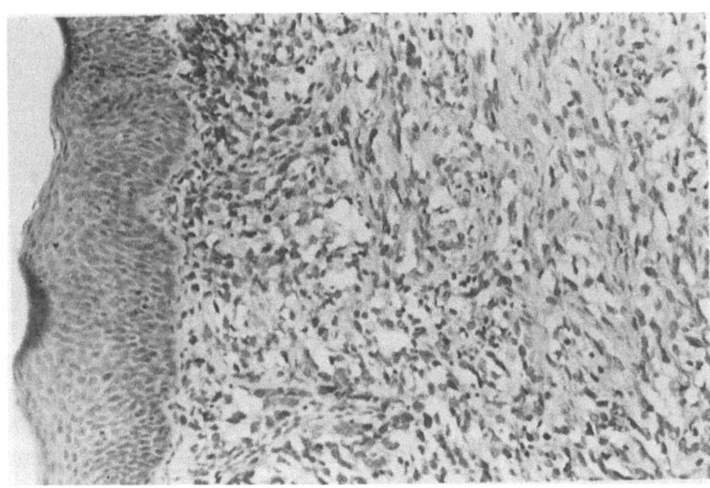

Abb. 11.34. Kaposi-Sarkom des Gaumens: submuköse neoplastische Proliferation von Spindelzellen mit Einschluß schlitzförmiger vaskulärer Räume. HE, × 160

Bei den oralen Kaposi-Sarkomen liegt in der Regel der AIDS-assoziierte Subtyp vor. Selten sind dagegen Beobachtungen ohne Assoziation mit AIDS oder Immunsuppression, so an der Zunge eines 80 Jahre alten Mannes mit einer multifokalen Ausbreitung (Beckstead 1992). Aus größeren Sammelstatistiken von über 300 Fällen gehen folgende Angaben hervor (Green et al. 1984; Ficarra et al. 1988; Lumerman et al. 1988; Reichart et al. 1993; Regezi et al. 1993):

- meist homo- oder bisexuelle Männer mit einem Durchschnittsalter von 38 Jahren,
- Überlebensrate durchschnittlich ein Jahr und neun Monate,
- orale Erstmanifestation der Krankheit in über 20% der Fälle,
- meist multiples Vorkommen,
- Lokalisation vorwiegend am Gaumen (über 40%), danach in abnehmender Häufigkeit am Zahnfleisch (30%), an der Zunge (14%) und der Wange (10%).

Histologisch sind folgende Merkmale charakteristisch: atypische Gefäßspalten, prominente Population von spindel- und endothelartigen Zellen, Extravasate von Erythrozyten, Hämosiderinablagerungen, PAS-positive Diastase-resistente eosinophile hyaline Kugeln, mitotische Aktivität und entzündliche Stromainfiltrate. Elektronenmikroskopisch (Kuntz et al. 1987) sind die um die Gefäßspalten angeordneten endothelartigen Tumorzellen durch unterbrochene Basallamina, Weibel-Palade-Körper, Desmosomen und Ausdehnung in die Gefäßlumina gekennzeichnet. Die Spindelzellen liegen zwischen kollagenen Faserbündeln.

Unterschiede im Aufbau finden sich in den *Früh- und Spätstadien* des Kaposi-Sarkoms (Kuntz et al. 1987; Nadimi et al. 1988; Green et al. 1988). Im Frühstadium sind reichlich hyperplastische erweiterte dünnwandige Venolen mit Begrenzung durch polymorphe Endothelzellen und vermehrt Lymphkapillaren entwickelt. Die endothelialen Zellen exprimieren die Endothelzellmarker PAL-E, die Lymphkapillaren EN-4. Dazwischen liegen einreihig angeordnete abgeflachte spindelige Zellen um kollagene Faserbündel. In der Matrix sind Fibronektin, Laminin und KollagenTyp IV gleichmäßig verteilt. Im Spätstadium finden sich dicht gepackte Spindelzellen ohne Expression von PAL-E, dagegen von EN-4 und eine Reduktion vaskulärer Spalträume. Aus diesen Befunden wird abgeleitet, daß die endothelialen Zellen aus veno-lymphatischen Verbindungen und die Kaposi-Zellen aus endothelialen Zellen entstehen.

Ein weiterer Aspekt ist die epidemiologisch strenge Korrelation sowohl des AIDS-assoziierten als auch des AIDS-nicht-assoziierten Kaposi-Sarkoms mit einem humanen Herpesvirus (HHV-8), welches als neues DNA-Virus aus Kaposi-Sarkomen kloniert worden ist (Brooks et al.1997; Lasota u. Miettinen 1999). Zwischen der Anwesenheit von HHV-8 DNA und dem Nachweis von Antikörpern gegen das Virus und das Kaposi-Sarkom besteht eine enge Korrelation. Elektronenmikroskopisch läßt sich das HHV-8-Virus vom Zytomegalievirus (CMV) dadurch unterscheiden, daß die Viruspartikel zarter und kleiner sind und eine elektronendichtere, jedoch weniger pleomorphe Virushülle besitzen (Said et al. 1997). Lediglich die Basisstruktur des Nukleokapsid ist beiden Virusarten gemeinsam.

8 Perivaskuläre Tumoren

8.1 Benigne Tumoren

8.1.1 Benignes Hämangioperizytom

Der relativ umschriebene Tumor ist aus erweiterten Gefäßen mit regulärer endothelialer Auskleidung aufgebaut (Abb. 11.35). Die Gefäße sind von spindelförmigen Perizyten umgeben, die von einem argyrophilen retikulären Netzwerk durchsetzt sind. 15–20% dieser Tumoren sind im Kopf-Hals-Bereich lokalisiert, wobei 15% auf das Kindesalter entfallen (Gellrich et al. 1993). Aus einer Sammelstatistik von 300 Tumoren des Kopf-Hals-Bereiches geht hervor, daß davon ca. 20% in der Mundhöhle mit bevorzugter Manifestation an Zunge, Wange und Gaumen entwickelt sind, dagegen seltener in anderen oralen Regionen (Lippe, Gingiva, Mundboden, Maxilla und Mandibula).

Die infantilen Formen kommen besonders in der 1. Lebensdekade vor (Alpers et al. 1984; Baker et al. 1992; Perez-Atayde et al. 1994). Die Tumoren zeigen eine geringe mitotische Aktivität und enthalten teilweise fokale Nekrosen. Die Tumoren exprimieren vorwiegend Vimentin, vereinzelt auch Aktin, dagegen nicht S-100-Protein. Elektronenmikroskopisch finden sich diskontinuierliche Basallamina, interzelluläre Verbindungen und zytoplasmatische Filamente vom Typ glatter Muskelzellen. Der Karyotyp (Perez-Atayde et al. 1994) weist zwei Translokationen auf: Chromosomen 1 und 3: t(1;3)(p22;q21) und Chromosomen 7 und 12 t(7;12)(p22;q13). Aus einem Vergleich mit adulten Hämangioperizytomen ergibt sich, daß das Rearrangement von Chromosom 12q13 bedeutungsvoll ist.

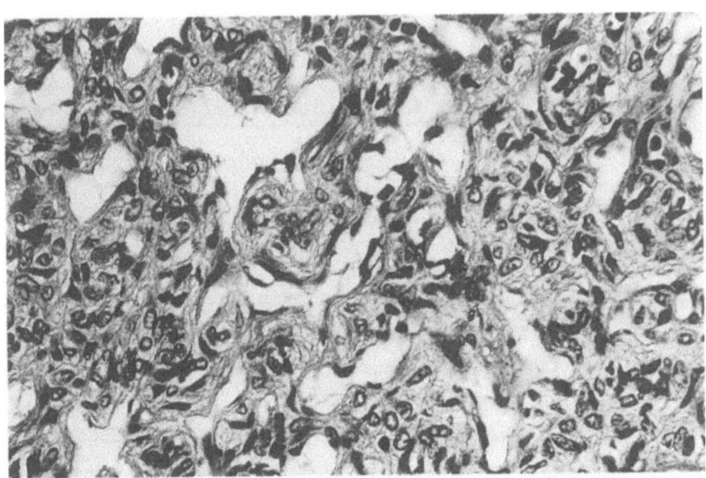

Abb. 11.35. Benignes Hämangioperizytom der Zunge: erweiterte Gefäße mit regulärer Endothelauskleidung, umgeben von spindelförmigen Perizyten. HE, × 250

8.1.2 Glomustumor

Die Tumoren sind in der Mundhöhle sehr selten und gehen entweder vom Glomus oder von einem anderen Typ arteriovenöser Anastomosen aus. Die Tumoren werden von modifizierten epitheloiden glatten Muskelzellen der myoarteriellen Zellballen aufgebaut und sind von argyrophilen Retikulinfasern umgeben. Die Tumorzellen sind rund und uniform, enthalten prominente Zellkerne und besitzen gut ausgebildete Zellgrenzen. Innerhalb der Tumoren liegen schlitzförmige Kapillaren und größere Gefäße mit gering verdickter Wand (Glomangiom). Die Tumoren sind besonders am harten Gaumen und Zahnfleisch lokalisiert, daneben an der Wange (SAKU et al. 1985), der Lippe (FICARRA et al. 1986) und am Zungenrücken (TAJIMA et al. 1981).

Die Tumoren exprimieren Aktin und Myosin (SAKU et al. 1985). Elektronenmikroskopisch zeigen die Zellen sowohl die Merkmale von Endothelzellen als auch von glatten Muskelzellen (TAJIMA et al. 1981) mit Mikrofilamenten und pinozytotischen Vesikeln. Innerhalb der Tumoren verlaufen teilweise einige Nervenfasern.

8.2 Maligne Tumoren

8.2.1 Malignes Hämangioperizytom

Sie unterscheiden sich von den benignen Hämangioperizytomen durch eine ausgeprägte Zellatypie, eine hohe Mitoserate sowie durch Blutungen und Nekrosen innerhalb des Geschwulstgewebes. Eine Beobachtung betrifft ein malignes Hämangioperizytom im Bereich der Wange und Mandibula bei einem 16 Jahre alten männlichen Patienten mit Ausbildung polymorpher perizytärer Zellformen um die Gefäße (SAGE u. SALMAN 1968).

8.2.2 Maligner Glomustumor

Ein maligner Glomustumor mit Lokalisation in der Mundhöhle wurde bisher nicht beschrieben.

9 Neurale Tumoren

Ca. 25–40% aller peripherer Nerventumoren (KLEIHUES et al. 1993; SCHRÖDER 1999) sind im Kopf-Hals-Bereich lokalisiert, davon aber nur 10% innerhalb der Mundhöhle oder der Speicheldrüsen (BERTHOLD u. BURKHARDT 1988). Die oralen Nerventumoren liegen vorwiegend im Ausbreitungsgebiet des N. trigeminus, N. facialis (KRUSE et al. 1973) und N. acusticus. Bei der Mehrzahl der benignen Tumoren handelt es sich um Schwannome und Neurofibrome mit einer Dominanz des weiblichen Geschlechts und einem Altersgipfel in der 1.–2. Dekade (CHERRICK u. EVERSOLE 1971). Solitäre Tumoren müssen von multiplen Tumoren insbesondere bei der Neurofibromatose und der multiplen endokrinen Neoplasie (MEN) abgegrenzt werden (WRIGHT u. JACKSON 1980). Immunhistochemisch exprimieren insbesondere die benignen Tumoren S-100-Protein (vor allem in Schwannomen und Neuromen), daneben CD57 (Leu-7),

CD34 (besonders Schwannzellen) und KollagenTyp IV (entlang der Basallamina), während EMA nur in den perineuralen Zellen des Kapselgewebes nachweisbar ist (Chrysomali et al. 1997). Bei den CD68-positiven Zellen handelt es sich meist um intratumorale Makrophagen.

9.1 Benigne Tumoren

9.1.1 Schwannom (Neurinom, Neurilemmom)

In diesen meist abgekapselten Tumoren findet sich ein Nebeneinander von Antoni-A-Arealen mit kurzen Faszikeln von parallel-orientierten Schwannzellen mit palisadenförmig angeordneten Zellkernen und zellärmeren Antoni-B-Arealen mit wahllos angeordneten Schwannzellen in einem myxoiden Stroma. Die Tumoren sind meist solitär entwickelt, während ein multiples Vorkommen in der Regel in Assoziation mit einer Neurofibromatose stattfindet. Bezüglich der Entstehung werden Traumen entweder als ätiologischer Faktor oder nur als Akzelerationsereignis angesehen. Folgende Tumorvarianten werden unterschieden:

- plexiformes Schwannom (Abb. 11.36) mit multinodulärem Wachstumsmuster und ohne Assoziation mit der Neurofibromatose;
- zelluläres Schwannom mit Aufbau fast ausschließlich aus Antoni-A-Arealen und einzelnen Mitosen. Innerhalb des Tumors finden sich nur wenig Verocay-Körper, charakterisiert durch eine zentral gelegene fibrilläre zellfreie Zone, welche von palisadenartig angeordneten verlängerten Schwannzellen umgeben wird;
- degeneriertes („gealtertes“) Schwannom mit interstitieller oder perivaskulärer Hyalinisierung, fokaler Verkalkung und deutlicher Kernatypie. Meist handelt es sich um relativ große Tumoren mit langer Verlaufsdauer.

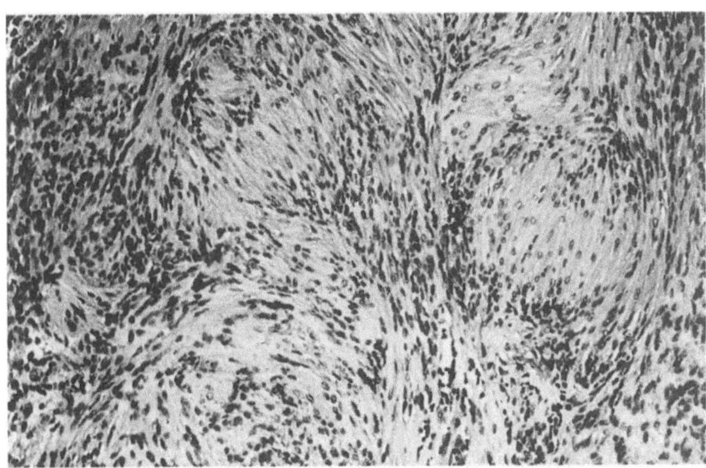

Abb. 11.36. Plexiformes Schwannom: Faszikel von parallel-orientierten Schwannzellen mit palisadenförmig-angeordneten Zellkernen; Verocay-Körper (rechte Bildhälfte) mit zentral gelegener fibrillärer zellfreier Zone, umgeben von verlängerten Schwannzellen. HE, × 100

Insgesamt sind nur 2% aller Schwannome des Organismus in der Mundhöhle entwickelt. Aus größeren Sammelstatistiken geht hervor, daß über 50% der Fälle an der Zunge lokalisiert sind (HATZIOTIS u. ASPRIDES 1967). Auf Wange (MCCOY et al. 1983), Mundboden, Gaumen (KROLLS et al. 1994) und Lippe mit Vestibulum oris entfallen je 10% der Fälle, auf die Gingiva (HATZIOTIS u. ASPRIDES 1967) nur 5%. Der Altersgipfel liegt in der 2. Dekade mit einer leichten Dominanz des männlichen Geschlechts.

Plexiforme multinoduläre Schwannome sind am Gaumen (KROLLS et al. 1994) und im Bereich des N. massetericus (ISHIKAWA et al. 1991) mit Ausbreitung in die Fossa pterygopalatina und den parapharyngealen Raum beobachtet worden. Bei einem degenerierten Schwannom der Wange (MCCOY et al. 1983) wurden Gefäßthrombosen, hyaline Stromaveränderungen und Verkalkungen beschrieben, außerdem elektronenmikroskopisch eine Duplikatur der Basallamina, Kernpyknosen und eine komplexe Vereinigung von Verocay-Körpern. Ein im Bereich des N. alveolaris inferior entwickeltes Schwannom zeigte eine direkte Assoziation zum angrenzenden Chievitz-Organ (SCIUBBA u. SACHS 1980). Mitunter fanden sich auch Schwannome mit Einschluß glandulärer Strukturen (PAPANICOLAOU u. EVERSOLE 1982).

9.1.2 Neurofibrom

Neurofibrome (Abb. 11.37) werden von den perineuralen Zellen abgeleitet und bestehen aus Schwannzellen und Fibroblasten, vermischt mit dichten strangartigen Bündeln kollagener Fasern und myxoidem Stroma. Neurofibrome kommen sowohl solitär als auch in Assoziation mit der Neurofibromatose vor, wobei in 20–60% der oralen Neurofibrome eine Assoziation mit der Neurofibromatose

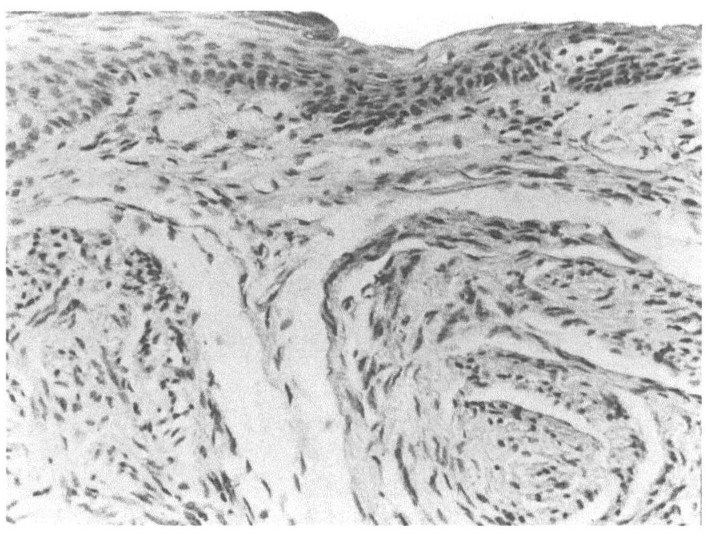

Abb. 11.37. Neurofibrom der Zunge: nodulär angeordnete spindelförmige Schwannzellen inmitten einer feinfibrillären kollagenen Matrix. HE, × 160

besteht. Die solitären Neurofibrome sind meist gut abgegrenzt - im Gegensatz zu den Neurofibromen bei der Neurofibromatose - und vorwiegend an der Zunge, der Wange mit dem Vestibulum oris und am Alveolarkamm lokalisert. Bei den intraossären Neurofibromen handelt es sich meist um solitäre Formen mit Lokalisation in der Mandibula (Ellis et al. 1977). Insgesamt sind orale Neurofibrome wesentlich häufiger als orale Schwannome (Chen u. Miller 1979).

Nach der WHO-Klassifikation werden folgende Subtypen unterschieden:

- diffuses Neurofibrom mit runden oder spindelförmigen Schwannzellen inmitten einer fein-fibrillären kollagenen Matrix, oft mit Einschluß Wagner-Meissner-Körper;
- plexiformes Neurofibrom als pathognomonischer Subtyp der Neurofibromatose, oft mit direkter Beziehung zu einem Nerv und einem Aufbau aus plumpen gewundenen Zellhaufen;
- Pacinian-Neurofibrom mit schmalen gewundenen Strukturen aus Pacinian-Körpern;
- epitheloides Neurofibrom mit Aufbau überwiegend aus runden oder polygonalen Schwannzellen.

9.1.3 Neurofibromatose

Bei der Neurofibromatose wird eine orale Manifestation in 2–5% der Fälle und bevorzugter Lokalisation an der Zunge (Abb. 11.38, 11.39 a, b) beobachtet (Shapiro et al. 1984). Bei dieser autosomal-dominant vererblichen Krankheit finden sich neben multiplen Neurofibromen weitere typische Merkmale, so eine Hautpigmentierung mit „café au lait" Flecken durch DOPA-positive Melanozyten und dysplastische Knochenanomalien. Zu den oralen Veränderungen gehören vergrößerte Papillae fungiformes, mitunter auch eine Hemimakroglossie,

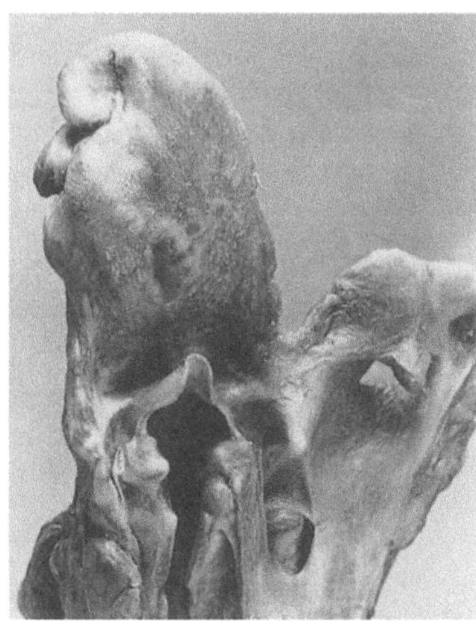

Abb. 11.38. Angeborene Neurofibromatose mit knotiger Durchsetzung der linken Zungenseite (30 Stunden altes männliches Frühgeborenes). (Aus: Mahnke 1958)

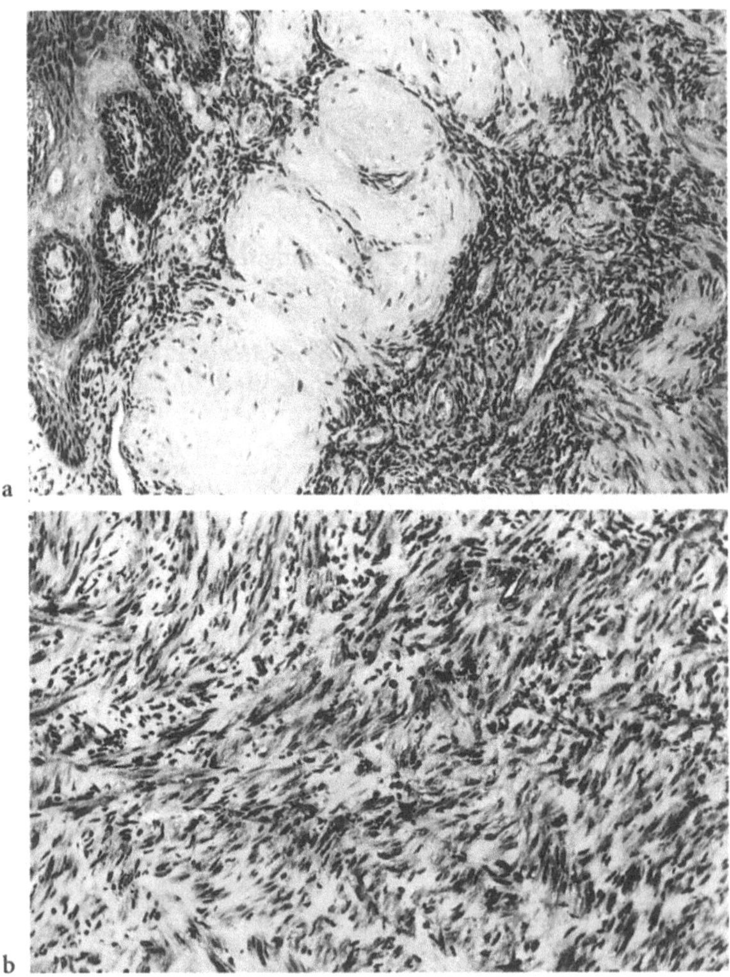

Abb. 11.39 a, b. Fall wie Abb. 11.38. **a** Plexiformer Aufbau mit submuköser Hyalinisierung, **b** spindelförmige Zellverbände. HE, × 150

außerdem vergrößerte Foramina mandibulae, weite Alveolarkanäle und zystische Knochenveränderungen (SHAPIRO et al. 1984). Weitere Befunde sind ein Übergang in ein Neurofibrosarkom in 5–15% der Fälle und eine erhöhte Inzidenz mit Phäochromozytomen. Der plexiforme Subtyp des Neurofibroms mit expansivem Wachstum kommt am häufigsten vor.

Bei der Neurofibromatose werden verschiedene Formen abgegrenzt (GEIST et al. 1992). Der häufigere periphere Typ (NF/1) kann mit Herzfehlern, Gefäßveränderungen und Phäochromozytom einhergehen und weist einen Gendefekt im Chromosom 22 auf (KEHRL u. RAUCHFUSS 1990; FRIEDRICH et al. 1994). Bei halbseitig betonter kraniofazialer Manifestation sind auch die intraoralen Neurofibrome auf der gleichen Seite entwickelt. Weitere Mitteilungen betreffen den Gaumen (BADEN u. FISCHER 1963) oder die Verbindung mit einer Mikrognathie

(VAN GEMERT et al. 1977). Die seltenere zentrale Form (NF/2) geht mit Tumoren des Zentralnervensystems (u.a. bilaterale Akustikusneurinome), dysraphischen Störungen, Gefäßveränderungen und einem Gendefekt im Chromosom 17 einher (KEHRL u. RAUCHFUSS 1990).

9.1.4 Granularzelltumor

Die Tumoren (Synonym: Granularzell-Myoblastom, granuläres Neurom) sind aus runden oder spindelförmigen Zellen mit granulärem Zytoplasma und vesikulären Zellkernen aufgebaut (Abb. 11.40, 11.41). Die granuläre Beschaffenheit des Zytoplasmas basiert auf dem Vorliegen von Phagolysosomen. Aus der Expression von S-100-Protein ergibt sich die neurale Differenzierung der Tumoren. Der Phänotyp von Granularzellen wird jedoch auch in anderen Tumoren – so in odontogenen Tumoren (SOBEL u. CHUG 1964; CHEN 1991) und auch als reaktive Gewebsreaktion nach Gewebsschädigungen beobachtet (SOBEL et al. 1974; ALGUACIL-GARZIA u. AHING 1988). Die reaktiven Granularzellen entsprechen im Aufbau Makrophagen und exprimieren α-1-Antichymotrypsin, dagegen nicht S-100-Protein. 50% der Granularzelltumoren sind in der Mundhöhle lokalisiert, weitere 50% extraoral (Haut, Larynx, Bronchialbaum, Mamma, Muskulatur u. a.).

Der *adulte Typ* des Granularzelltumors zeigt eine Dominanz des weiblichen Geschlechts (w : m = 2 : 1) und ist in über 50% an der Zunge lokalisiert (LIEBERMAN u. SIMRING 1966; DOYLE u. WEISINGER 1968; MILLER et al. 1977a; MATTHEWS u. MASON 1982; THOMPSON 1984; ULRICH et al. 1987), seltener am Gaumen (KAPLAN et al. 1969), an der Lippe (MIETTINEN et al. 1984; STEWART et al. 1988) oder an anderen oralen Regionen. Speziell an der Zunge kommt es an der Oberfläche der Tumoren zu einer ausgeprägten pseudoepitheliomatösen Hyper-

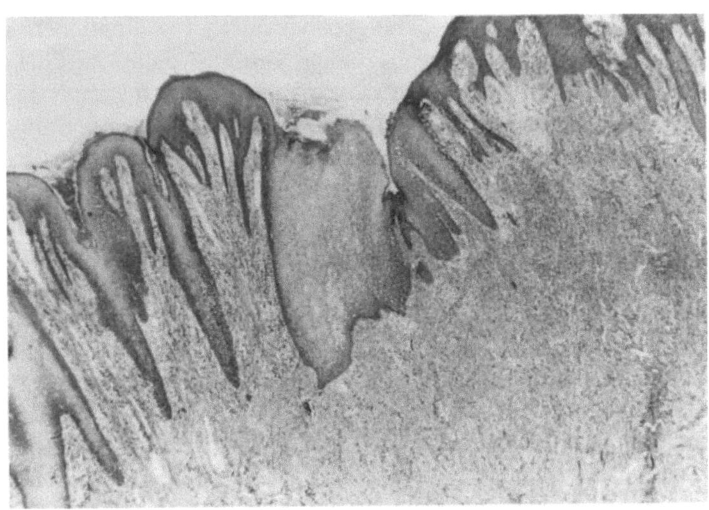

Abb. 11.40. Granularzelltumor der Zunge: pseudoepitheliomatöse Hyperplasie an der Oberfläche mit darunter liegenden Granularzellen. Masson-Goldner, × 63

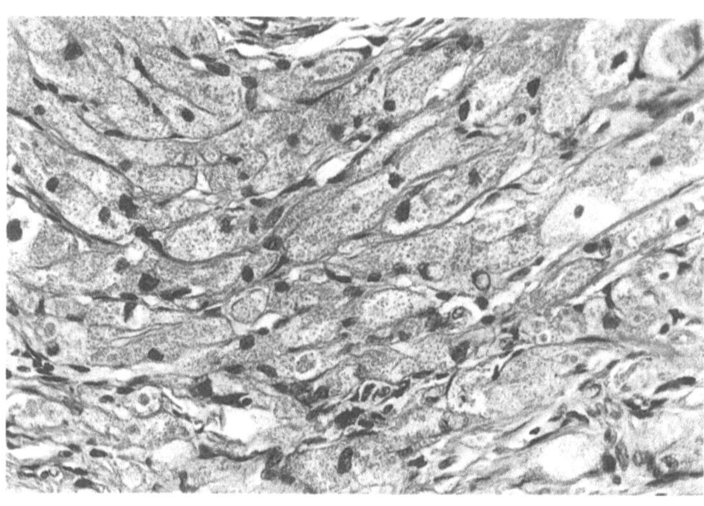

Abb. 11.41. Fall wie Abb. 11.40: rundlich-ovale Zellen mit granulärem Zytoplasma und deutlichen Zellgrenzen. HE, × 190

plasie, die zur Fehldiagnose eines Plattenepithelkarzinoms führen kann (VAN DER WAL et al. 1989). Die Zellkerne in Plattenepithelkarzinomen sind signifikant größer und zeigen eine deutlich erhöhte mitotische Aktivität im Vergleich zu Granularzelltumoren. Die Tumoren exprimieren S-100-Protein, teilweise auch Vimentin (SLOOTWEG et al. 1983b; OPHIR et al. 1988) und NSE (NATHRATH u. REMBERGER 1986), dagegen keine myogenen oder histiozytären Marker (STEWART et al. 1988). Im Gegensatz zu den Schwannomen oder Neurofibromen sind nur die läppchenförmigen Areale, nicht jedoch die einzelnen Zellen von Laminin umgeben (MIETTINEN et al. 1984). Intrazytoplasmatisch wurde eine Bindung von PNL (Peanut lectin) nachgewiesen (SLOOTWEG et al. 1983b). Elektronenmikroskopisch sind die Tumorzellen durch Invaginationen der Zytoplasmamembran und membranbegrenzte Granula unterschiedlicher Form, Größe und Dichte vom Typus der Lysosomen sowie durch autophage Vakuolen gekennzeichnet (SOBEL et al. 1973; MILLER et al. 1977a). Basallamina sind nur um die läppchenförmigen Areale, dagegen nicht um die einzelnen Tumorzellen vorhanden (MIETTINEN et al. 1984).

Der *kongenitale Granularzelltumor* der Gingiva (Granularzell-Epulis) ist zwar phänotypisch mit dem adulten Granularzelltumor identisch, zeigt jedoch immunhistochemisch keine Expression von S-100-Protein und wird daher nicht als neuraler Tumor klassifiziert (s. Kap. 13, Abschn. 3).

9.1.5 Neurom

Hierbei handelt es sich meist um eine nichtneoplastische Proliferation von ungeordneten Nervenfaszikeln. Nach dem histologischen Aufbau werden verschiedene Formen unterschieden.

Das *traumatische Neurom* (RASMUSSEN 1980; SIST u. GREENE 1981) entsteht nach Verletzungen oder als Operationsfolge besonders im Bereich des N. facialis,

N. mentalis und N. alveolaris inferior oder am Alveolarkamm (TRODAHL u. CAROLL 1967). In der Regel besteht eine direkte Verbindung des Nerven zum Neurom. Im Bereich der Verletzung wachsen die Axone aus und bilden durch viele sich verzweigende und aberrierende Axonsprossen eine Auftreibung, die als „Neurom“ bezeichnet wird. Histologisch besteht das Neurom aus regenerierenden Axonen, Schwann-Zellen und perineuralen Hüllen um die neu gebildeten Nervenfaszikel. In der Umgebung wird vermehrt epineurales Bindegewebe mit Blut- und Lymphgefäßen gebildet. Schwann-Zellen wachsen aus dem proximalen Stumpf aus, die nur teilweise mit den Büngner-Bändern der distalen Nervenanteile in Verbindung treten, so daß eine anisomorphe Neurotisation entsteht. Sie ist häufig mit Heilungsstörungen, vor allem mit Schmerzen verbunden. Da die aberrierenden Nervenfasern keinen adäquaten Kontakt finden, atrophieren sie innerhalb von Wochen und Monaten.

Das *„palisadenartig“ abgekapselte Neurom* (PEN = palisaded encapsulated neurom) ist ein solitärer zirkumskripter Knoten von 2–3 mm Durchmesser, welcher besonders am Gaumen, daneben an Unterlippe und Zunge entwickelt ist (TOMICH u. MOLL 1976; CHAUVIN et al. 1992; MAGNUSSON 1996). Die Knoten kommen überwiegend beim männlichen Geschlecht (m : w = 3 : 1) mit einem Altersgipfel in der 5. Lebensdekade vor. Traumen werden als ätiologischer Faktor angenommen. Eine Assoziation zur Neurofibromatose oder zu multiplen endokrinen Neoplasien (MEN) liegt nicht vor. Histologisch (Abb. 11.42 a, b) ist der Knoten aus Spindelzellen in faszikulärer oder wirbelförmiger Struktur aufgebaut. Die Kerne sind palisadenförmig ähnlich wie bei Schwannzellen angeordnet. Innerhalb der Knoten finden sich zahlreiche Axone mit Neurofilamenten. Die Proportion Axone : Schwannzellen beträgt 1 : 1 und liegt damit wesentlich höher als in Schwannomen. Analog zu Schwannomen exprimieren die Tumoren immunhistochemisch S-100-Protein; im Gegensatz zu Schwannomen finden sich außerdem Neurofilamente. Die Kapsel enthält – im Gegensatz zu Neurofibromen – perineurale Zellen mit Expression von EMA.

Neurome bei der *multiplen endokrinen Neoplasie* (MEN) werden vor allem beim Sipple-Syndrom (MEN II) beobachtet (Abb. 11.43 a, b), welches durch das gemeinsame Vorkommen von medullären Schilddrüsenkarzinomen und Phäochromozytomen mit teilweiser bilateraler Entwicklung gekennzeichnet ist (WILLIAMS u. POLLOCK 1966; MILLER et al. 1977b; SCIUBBA et al. 1987). Orale Neurome stellen mitunter das erste klinische Symptom dar (BARTLETT et al. 1971). Die multiplen Neuromknoten haben einen Durchmesser von 0,5 cm und sind vor allem an Zunge, Wange und Lippe entwickelt, wobei es speziell an der Lippe zu erheblichen knotigen Verdickungen und Wulstbildungen kommen kann. Histologisch zeigen die Knoten einen plexiformen Aufbau. Elektronenmikroskopisch enthalten die Knoten zahlreiche hypertrophische Axone, hyperplastische Schwannzellen und assoziierte kollagene Faserbündel (MILLER et al. 1977b). Dieser Befund wird als Hypertrophie von Axonen analog in traumatischen Amputationsneurosen interpretiert. Vereinzelt waren auch Ganglienzellen innerhalb einzelner Knoten als Ganglioneuromatose vorhanden (CARNEY et al. 1976).

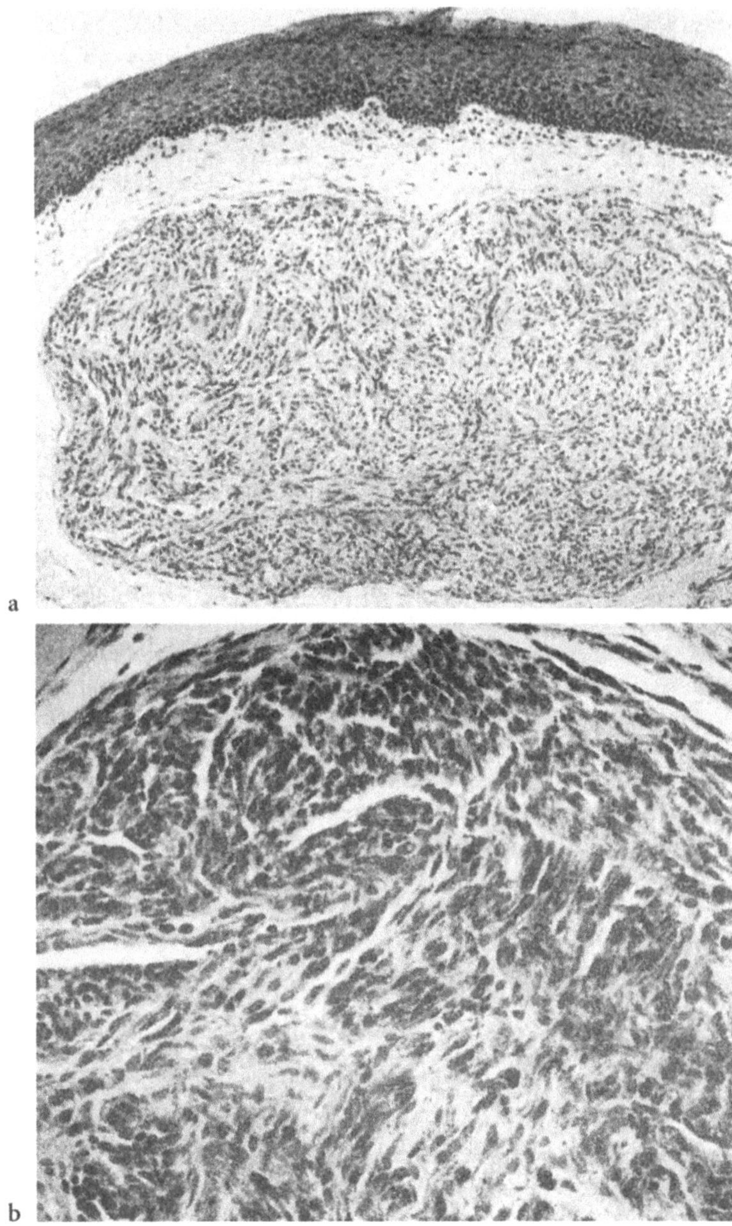

Abb. 11.42 a, b. „Palisadenartig" abgekapseltes Neurom (PEN). **a** Komplett abgekapselter submuköser Knoten, **b** Expression von S-100-Protein im Zytoplasma der Spindelzellkomponente. **a** HE, × 40, **b** S-100-Expression PAP-Methode, × 125. (Aus: CHAUVIN et al. 1992)

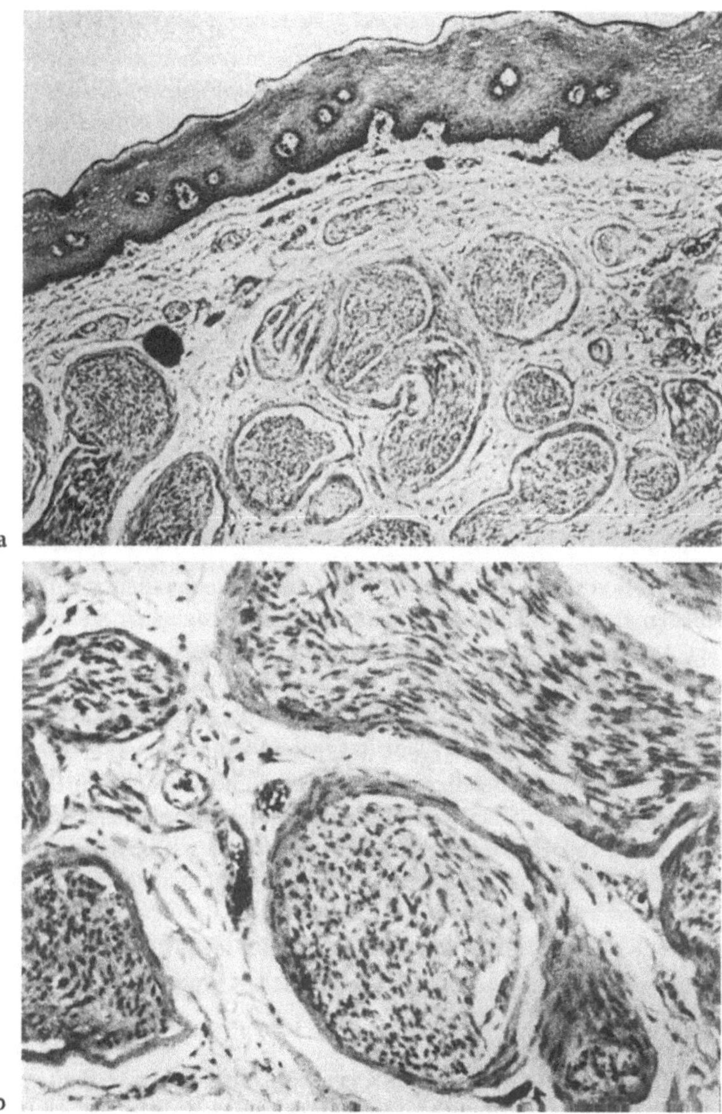

Abb. 11.43 a, b. Orale Neurome bei multipler endokriner Neoplasie (MEN II): multiple unterschiedlich große Knoten mit plexiformem Aufbau und Verdickung des Perineuriums. HE, **a** × 120, **b** × 480. (Aus: Bartlett et al. 1971)

9.1.6 Nervenscheidenmyxom (Neurothekeom)

Der Tumor (Synonym: Pacinian-Neurofibrom, fokale orale Muzinose) ist aus kleinen runden epitheloiden oder spindelförmigen Zellen aufgebaut und zeigt eine läppchenförmige Gliederung mit bindegewebigen Septen und fokaler myxoider Stromamatrix. Bei den Zellen handelt es sich um Schwannzellen, perineurale Zellen und endoneurale Fibroblasten als auswechselbare Komponenten der Nervenscheiden (Sist u. Greene 1979). Vereinzelt finden sich auch mehrkernige Riesenzellen.

Die Tumoren sind vorwiegend bei Kindern und Jugendlichen entwickelt und an der Lippe (Mason et al. 1986), der Zunge (Mincer u. Spears 1974) und mitunter auch in der Maxilla (Toth et al. 1975) lokalisiert. Die Tumoren exprimieren S-100-Protein und NSE und enthalten elektronenmikrokopisch intrazytoplasmatische Mikrofibrillen (Yamamoto u. Kawana 1988).

9.1.7 Ganglioneurom

Der sehr seltene Tumor ist aus einer neurofibrillären Matrix ähnlich einem Neurofibrom aufgebaut und enthält zusätzlich relativ reife Ganglienzellen. In der Mandibula eines 15 Jahre alten Jungen erreichte der Tumor eine Größe von über 5 cm (Chou u. Hansen 1989).

9.1.8 Melanozytisches Schwannom [pigmentierter peripherer Nervenscheidentumor (PNST)]

Neben großen runden oder spindelförmigen Schwannzellen mit prominenten Zellkernen sind intra- und extrazellulär große Mengen an Melaningranula abgelagert. Außerdem können psammomartige Verkalkungen vorkommen. Bei einer Beobachtung an der Wange (Dammer et al. 1997) waren innerhalb von 30 Jahren wiederholte Rezidive aufgetreten. Histologisch fand sich eine Mischung von Antoni-A- und Antoni-B-Arealen mit teilweise epitheloider Differenzierung der Schwannzellen. Die Tumorzellen exprimierten S-100-Protein und Vimentin, gering auch HMB 45. Mittels der Polymerase-Kettenreaktion (PCR) ließ sich die Expression von Neuralleisten-assoziierten Genen (c-RET-Onkogen, AP2-Transkriptionsfaktor) nachweisen.

9.1.9 Pigmentierter neuroektodermaler infantiler Tumor (Retina-Anlagetumor, melanotisches Progonom)

Der unter vielen Synonymen (Allen et al. 1969) beschriebene Tumor (s. Bd. 1/II, Kap. 8, Abschn. 11.1, Abb. 135–136) zeigt einen biphasischen Aufbau aus großen epithelialen melaninhaltigen Zellen, welche alveoläre oder tubuläre Hohlräume begrenzen, und kleineren primitiven neuroblastischen Zellen, welche innerhalb der Hohlräume in Nestern angeordnet sind. 90% der Tumoren sind im Kopf-Hals-Bereich lokalisiert, die übrigen 10% in Femur, Nebenhoden oder Mediastinum (Johnson et al. 1983). Im Kopf-Hals-Bereich stellt die Maxilla die Hauptlokalisation dar, weniger oft die Mandibula und selten außerorale Regionen wie Auge, Dura oder Gehirn (Kapadia et al. 1993a). Die Tumoren erreichen eine Durchschnittsgröße von 3,5 cm und sind in den ersten 8 Monaten bei einem Durchschnittsalter von 5 Monaten entwickelt (Dehner et al. 1979; Cutler et al. 1981). Im Extremfall sind Tumoren mit einem Durchmesser von 18 cm beobachtet worden (Bouckaert u. Raubenheimer 1998).

Makroskopisch handelt es sich um schnell wachsende, schwarzbraun gefärbte weiche Tumoren mit bevorzugter Lokalisation im Bereich des vorderen maxillären Alveolarkamms in Höhe der Schneidezähne (Horch et al. 1982; Neumann et al. 1989; Deutschmann et al. 1989; Judd et al. 1990). Selten ist ein multizentrisches Vorkommen (Steinberg et al. 1988). Rezidive werden häufig (in 45%) beobachtet, selten dagegen eine maligne Transformation mit lympho- und hämatogenen Metastasen sowie letalem Ausgang (Dehner et al. 1979). Die DNA-Zytophotometrie ergibt für die prognostische Beurteilung kein einheitliches Bild, da sowohl diploide als auch aneuploide Tumoren entwickelt sind (Kapadia et al. 1993a).

Immunhistochemisch exprimieren die großen melaninhaltigen Zellen in 100% Zytokeratin und HMB 45, in 80% Vimentin und in 40% EMA (Kapadia et al. 1993 a). Die schmaleren neuroblastischen Zellen weisen dagegen in 100% eine Expression von NSE auf, in 75% von Leu-7 und in weniger als 30% von Synaptophysin, GFAP und S-100-Protein. Vereinzelt wird eine Ausscheidung von Vanillinmandelsäure oder ein erhöhter Spiegel von α-Fetoprotein mit einer Normalisierung nach Tumorexstirpation beschrieben (Dourov et al. 1987).

Elektronenmikroskopisch enthalten die melaninhaltigen Zellen verschiedene Typen von Melaningranula (Cutler et al. 1981). Die Neuroblasten besitzen in der Regel wenig Zytoplasma, irreguläre Kerne mit tiefen Invaginationen, junktionale Komplexe, jedoch keine typischen Desmosomen sowie Glykogengranula (Slootweg et al. 1983 a). Daneben finden sich auch Neuroblasten mit mehr differenzierten Organellen (endoplasmatisches Retikulum, Mitochondrien und Mikrotubuli) sowie mit membranbegrenzten dichten neurosekretorischen Granula (Kapadia et al. 1993a). Vereinzelt kommt es auch zur Bildung von Zellnestern mit einer fibrillären zellfreien Zone vom Typus der Homer-Wright-Rosetten. Durch diese Befunde wird die Herkunft des neurogenen Tumors von der Neuralleiste untermauert (Nikai et al. 1977). In gleicher Weise wird der Nachweis von Knochenbälkchen in einzelnen Tumoren als Potenz der Neuralleiste zur Differenzierung in verschiedene mesenchymale Zelltypen interpretiert (Slootweg 1992). Das gelegentliche Vorkommen von Ganglienzellen ist Ausdruck einer Reifung von Neuroblasten (Johnson et al. 1983).

9.2 Maligne Tumoren

9.2.1 Maligner peripherer Nervenscheidentumor [NST] (malignes Schwannom)

Der Aufbau ähnelt einem Fibrosarkom mit spindelförmig angeordneten Faszikeln, welche verschiedene Differenzierungsgrade von Schwannzellen zeigen. Die Zellkerne sind irregulär geformt und polymorph. 50% der Fälle kommen bei der Neurofibromatose vor (Maurer u. Mann 1989). Die Tumoren besitzen eine schlechte Prognose mit hämatogenen Metastasen in ca. 50% der Fälle. Sonderformen sind maligne NST mit Rhabdomyosarkom, mit glandulärer Differenzierung oder epitheloide maligne PNT. Ein orales Vorkommen wurde an der Wange (Kranich u. Dworak 1988) sowie im Bereich des N. lingualis (Wasserman et al. 1977) und des N. alveolaris inferior (Henkel et al. 1998) beobachtet. Die Tumoren exprimieren S-100-Protein, Vimentin und bei rhabdomyomatöser Differenzierung auch Desmin.

9.2.2 Maligner Granularzelltumor

Der maligne Tumor zeigt Ähnlichkeiten mit einem Fibro- oder Leiomyosarkom und enthält eine größere Zahl von Spindelzellen als die benigne Variante. Die Zellkerne weisen eine deutliche Atypie und eine hohe mitotische Aktivität auf. Rezidive und Metastasen sind die Regel. Das Vorkommen in der Mundhöhle ist an der Wange (NITZE 1966) und an der Unterlippe (KLIMA u. PETERS 1987) beschrieben, wobei es an der Lippe innerhalb von 6 Jahren zu multiplen Rezidiven und zur malignen Transformation mit Infiltration der Gingiva und Mandibula, im weiteren Verlauf zu hämatogenen Metastasen in die Leber kam.

9.2.3 Neurofibrosarkom

Die Tumoren sind in 50% der Fälle bei der Neurofibromatose und in 5% als Komplikation bei der multiplen endokrinen Neoplasie (NF/1) entwickelt. Das Hautvorkommen liegt in der Nachbarschaft der Maxilla und Mandibula (NEVILLE et al. 1991; UPTON et al. 1977), einmal auch am Gaumen (BLANKENSHIP et al. 1966). Die Tumoren sind aus atypischen Spindelzellen aufgebaut (Abb. 11.44) und enthalten zahlreiche Mitosen sowie nekrotische Areale oder myxoides Stroma. Meist handelt es sich um Jugendliche mit letalem Krankheitsverlauf.

9.2.4 Malignes melanotisches Schwannom (pigmentierter maligner PNT)

Kennzeichnend sind Kernpolymorphie und hohe mitotische Aktivität. Zwischen den Zellen liegen verflochtene Faserbündel und Nekrosen (JANZER u. MAKEK 1983; GRÄTZ et al. 1991). Als Zeichen einer schlechten Prognose finden sich Rezidive und hämatogene Metastasen. Elektronenmikroskopisch sind die

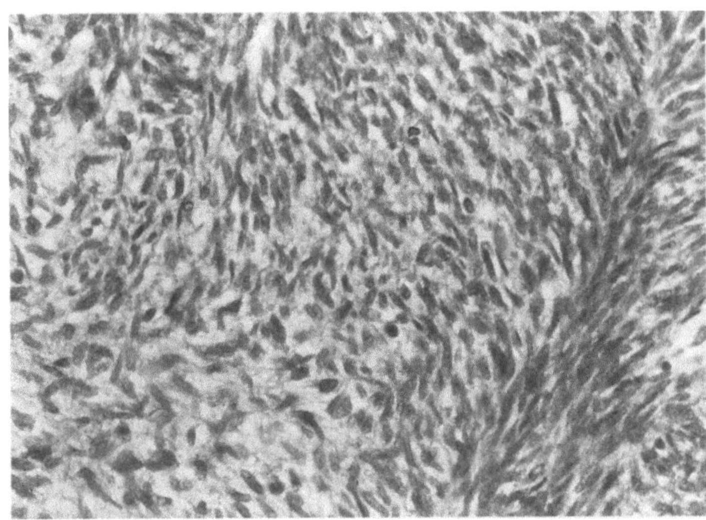

Abb. 11.44. Neurofibrosarkom: Aufbau aus atypischen Spindelzellen. HE, × 250

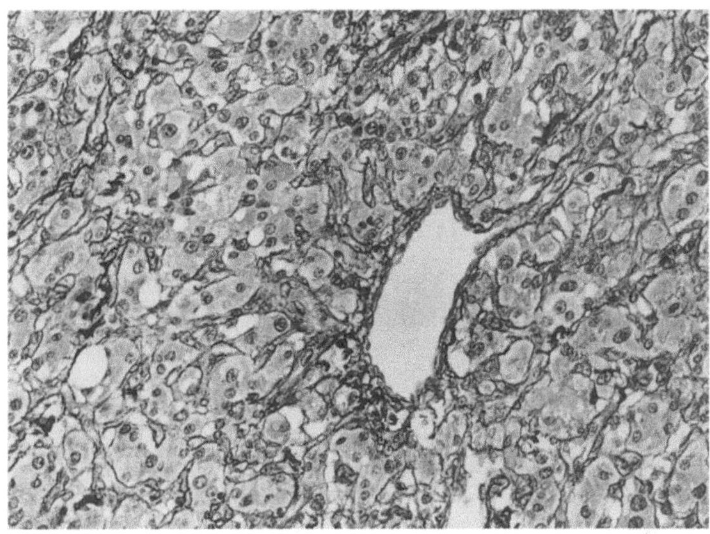

Abb. 11.45. Paragangliom: Aufbau aus epitheloiden Hauptzellen mit Anordnung in Zellnestern; Einschluß erweiterter Gefäße und argyrophiler Fasernetze. Gomori, × 160

Tumorzellen durch prominente Basallamina, desmosomale Verbindungen zwischen den verlängerten Zellfortsätzen und intrazytoplasmatische Melanosomen gekennzeichnet.

10 Paragangliome

Die seltenen Paragangliome gehen im Kopf-Hals-Bereich vom Glomus caroticum, Glomus jugulare oder Glomus tympanicum aus (Lack et al. 1979; Milewski et al. 1988; Johnson et al. 1988). Sie sind aus kleinen runden, meist epitheloiden Hauptzellen aufgebaut (Abb. 11.45), die in Nestern und Zellballen angeordnet und von einem Gefäßnetzwerk durchsetzt sind. Die Hauptzellen enthalten dichte argyrophile membranbegrenzte Granula, die elektronenmikroskopisch 120–200 nm groß sind und Katecholamine oder andere Polypeptidhormone gespeichert haben. In der Peripherie der Zellballen sind die Hauptzellen von spindel- und sternförmigen Stützzellen („sustentacular cells") umgeben. Immunhistochemisch exprimieren die Hauptzellen NSE, daneben Synaptophysin, Chromogranin und Serotonin, vereinzelt auch Zytokeratin analog wie die Phäochromozytome (Johnson et al. 1988). Die Stützzellen zeigen eine positive Reaktion für S-100-Protein. Maligne Paragangliome unterscheiden sich von den benignen Formen durch die Kernpolymorphie, vermehrte Mitosen und durch das Vorkommen von Metastasen.

Intraorale Paragangliome wurden bisher nicht beobachtet.

11 Knorpel- und Knochentumoren

Nach der Lokalisation werden extraossäre periphere, in den oralen Weichteilen entwickelte Tumoren von zentralen ossären Tumoren der Kieferknochen unterschieden. Die Klassifikation der ossären Tumoren erfolgt nach der neuen WHO-Nomenklatur (Schajowicz 1993), während bei der Analyse der extraossären Tumoren die spezielle Literatur der Oralpathologie ausgewertet wird.

11.1 Benigne Tumoren

11.1.1 Chondrom

Chondrome sind aus reifem Knorpel aufgebaut (Abb. 11.46) und läppchenförmig gegliedert. Sie enthalten mitunter Nekrosen, daneben auch fokale Verkalkungen und myxoide Areale. Im Gegensatz zu den Chondrosarkomen sind sie nur gering zellreich und zeigen weder einen zellulären Pleomorphismus noch große Chondrozyten mit doppeltem Zellkern.

Die ossären Chondrome sind entweder zentral im Knochen (Enchondrome) oder seltener periostal (juxtakortikale Chondrome) lokalisiert. Beim kongenitalen Mafucci-Syndrom kommt es zur Ausbildung multipler Enchodrome und Hämangiome.

Die peripheren oralen Chondrome sind selten echte Neoplasien und häufiger chondromatöse Läsionen (Abb. 11.47) oder kartilaginäre Choristome (s. Kap. 3, Abschn. 3.3, 6.4 und Kap. 13, Abschn. 5). Sie sind meist am Zungenrücken lokalisiert (Viglioglia u. Stirparo 1970; Gutmann et al. 1974b; Zegarelli 1977; Ishibashi et al. 1989), seltener an der Wange (Blum et al. 1993) oder am weichen Gaumen (Gardner u. Paterson 1968).

Die Tumorgröße schwankt zwischen 0,5 und 3 cm. Die Tumoren sind gut begrenzt, zeigen einen gelappten Aufbau aus hyalinem Knorpel und exprimieren S-100-Protein und geringer Vimentin. Die Tumorknoten sind mitunter multipel entwickelt. Ätiologisch werden sowohl eine Knorpelmetaplasie nach voraus-

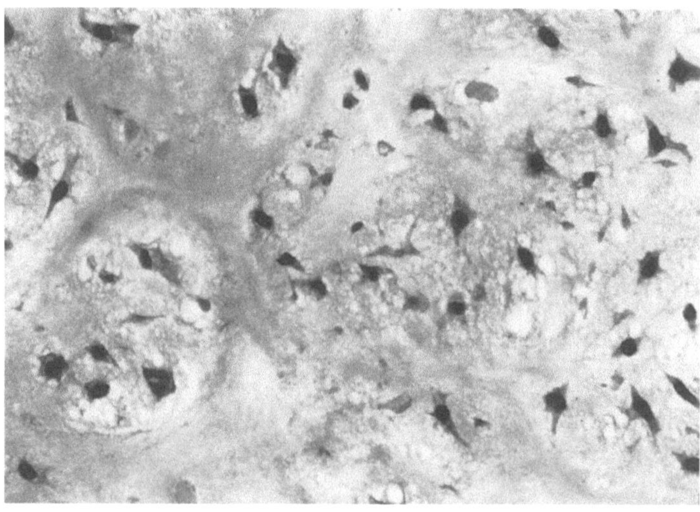

Abb. 11.46. Orales ossäres Chondrom: myxoide Areale mit Einschluß von reifen Chondrozyten. Astrablau, × 250

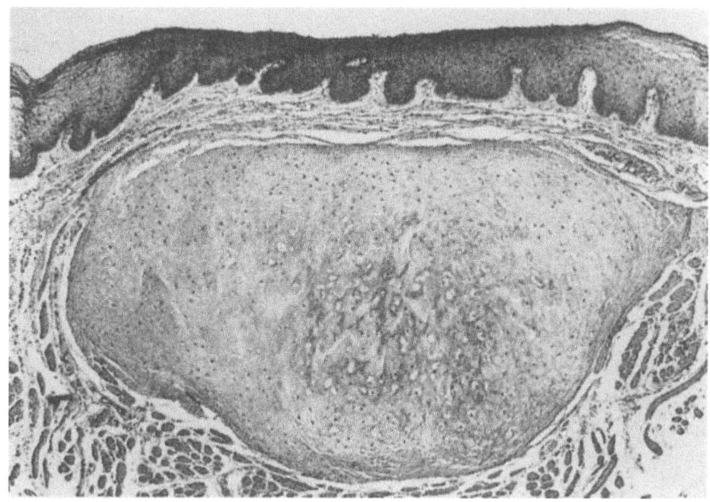

Abb. 11.47. Linguales choristomartiges Chondrom: abgegrenzter chondromatöser submuköser Tumor mit Verdrängung der angrenzenden Muskulatur. HE, × 38. (Aus: ZEGARELLI 1977)

gegangenen Traumen oder Entzündungen als auch eine Knorpelbildung aus pluripotenten mesenchymalen Zellen diskutiert, daneben auch eine Ableitung aus embryonalen Gewebsresten.

11.1.2 Osteochondrom

Sie sind seltener als reine Chondrome und kommen meist als kartilaginäre Exostosen bei Kindern vor, wobei es sich mehr um lokale Wachstumsstörungen als um echte Tumoren handelt. Als generalisierte Manifestation finden sich multiple erbliche Exostosen oder erbliche Chondrodysplasien.

Neben der ossären Form in den Kieferknochen sind vereinzelt auch Beobachtungen am Zungenrücken nahe dem Foramen caecum (ROY et al. 1970) oder an der Zungenseite (GABRIELE u. KAUFMAN 1978; LANDINI et al. 1989) beschrieben worden (Abb. 11.48). Sie bestehen aus einer Mischung von Bindegewebe, lobulär aufgebautem Knorpel und trabekulären Knochenbälkchen mit osteoblastischer Aktivität.

11.1.3 Synoviale Chondromatose des Kiefergelenks

Die synoviale Chondromatose ist vorwiegend an den Knie- und Hüftgelenken lokalisiert (GOKDEN et al. 1999), wird jedoch auch relativ oft am Kiefergelenk beobachtet (PLATH et al. 1997; IKEBE et al. 1998; KARLIS et al. 1998). Die meist bei Frauen im mittleren Lebensalter auftretende Läsion ist initial durch die Entstehung metaplastischer Knorpelherde im subsynovialen Gewebe des Kiefergelenks gekennzeichnet, im weiteren Verlauf durch die Abstoßung von Knorpelpartikeln in das Gelenkinnere und in der Endphase durch degenerative Veränderungen mit Verkalkung und Zystenbildung. Im Extremfall kommt es zur

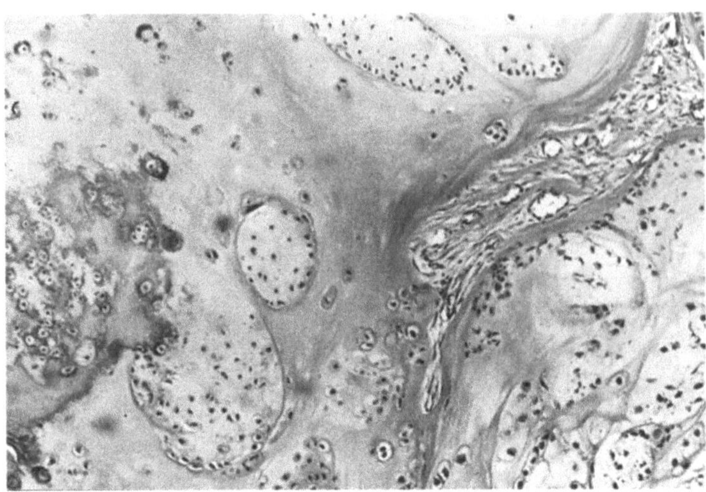

Abb. 11.48. Osteochondrom. Aufbau aus Knorpelherden und Knochengewebe mit fokaler Verkalkung. HE, × 63

intrakraniellen Ausbreitung mit kompletter Sprengung der Fossa cranialis. Der neugebildete läppchenförmig aufgebaute Knorpel zeigt einen unterschiedlichen Zellreichtum mit Zellatypien, die ein Chondrosarkom vortäuschen können (Gokden et al. 1999). Daneben finden sich fokale myxoide Areale und auch chondroblastische Zellformen.

Ätiologisch liegt eine reaktive metaplastische Knorpelproliferation infolge einer lang andauernden funktionellen Fehlbelastung der Knorpelbandstrukturen des Kiefergelenks vor. Differentialdiagnostisch muß die Läsion von der Osteochondritis dissecans und der Osteoarthritis abgegrenzt werden.

11.1.4 Ektomesenchymaler chondromyxoider Tumor (Chondromyxoidfibrom)

Das ossäre Chondromyxoidfibrom (Abb. 11.49) besteht aus läppchenförmigen Arealen mit spindel- und sternförmig verzweigten Zellen, zwischen denen reichlich myxoide oder chondroide interzelluläre Matrix ausgebildet ist. Zum anderen finden sich zellreiche Areale mit spindelförmigen oder mehr rundlichen Zellen unterschiedlicher Größe und auch mehrkernige Riesenzellen. Herdförmig kann eine Hyalinisierung erfolgen, jedoch keine Knochenbildung. Außerdem können große pleomorphe Zellen vorkommen, jedoch keine atypischen Mitosen. Die Tumoren sind vorwiegend bei jugendlichen Patienten in der Mandibula entwickelt (Davis u. Tideman 1978).

Der ektomesenchymale chondromyxoide Tumor ist an der vorderen Zungenseite entwickelt (Smith et al. 1995; van der Wal u. van der Waal 1996; Kannan et al. 1996). Klinisch handelt es sich um langsam wachsende schmerzlose Knoten, die mitunter randlich unscharf begrenzt sind. Der Tumor ist aus undifferenzierten ektomesenchymalen Vorläuferzellen aufgebaut, die Vimentin

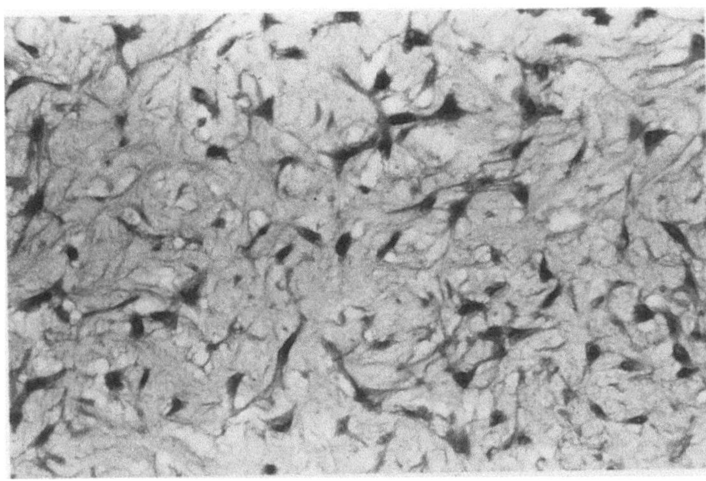

Abb. 11.49. Chondromyxoidfibrom: Aufbau aus spindel- und sternförmig verzweigten Zellen, umgeben von einer myxoiden oder chondroiden interzellulären Matrix. Astrablau, × 63. (Präp. Prof. Delling, Hamburg)

und GFAP exprimieren, daneben auch Leu-7 und S-100-Protein (Smith et al. 1995). Mitunter können Rezidive auftreten, jedoch insgesamt kein maligner Verlauf. Differentialdiagnostisch müssen die Tumoren von Myxomen, Nervenscheidenmyxomen und chondroiden Choristomen abgegrenzt werden.

11.1.5 Chondroblastom

Orale Chondroblastome sind extrem selten und ganz vereinzelt in den Kondylen der Mandibula und im Gelenkknorpel des Kiefergelenks (Spahr et al. 1982) beobachtet worden. Die zellreichen Tumoren sind aus relativ unreifen chondroblastenartigen Zellen sowie aus vielkernigen osteoklastenartigen Riesenzellen aufgebaut. Sie enthalten wenig knorpelige interzelluläre Matrix und fokale Verkalkungen.

11.1.6 Osteom

Nach dem Aufbau werden kompakte Osteome (Abb. 11.50) mit dichter lamellärer Struktur und trabekuläre Osteome mit mehr netzförmiger Innenstruktur unterschieden. Nach der ossären Lokalisation werden drei Subtypen definiert: Exostosen, parossale Osteome und medulläre Osteome (Enosteome). Exostosen und parossale (subperiostale) Osteome sind häufiger als Enosteome. Im Bereich der Kieferknochen liegen meist solitäre subperiostale Osteome vor (Schneider et al. 1980). Ein multiples Vorkommen wird auch beim Gardner-Syndrom beobachtet, welches durch multiple Osteome, multiple Dickdarmpolypen, epidermale Hautzysten und überzählige Zähne gekennzeichnet ist (McLennan u. Brown 1974). Im übrigen werden Osteome mehr als Hamartome und weniger als echte Tumoren interpretiert. Dies gilt auch für den Torus pala-

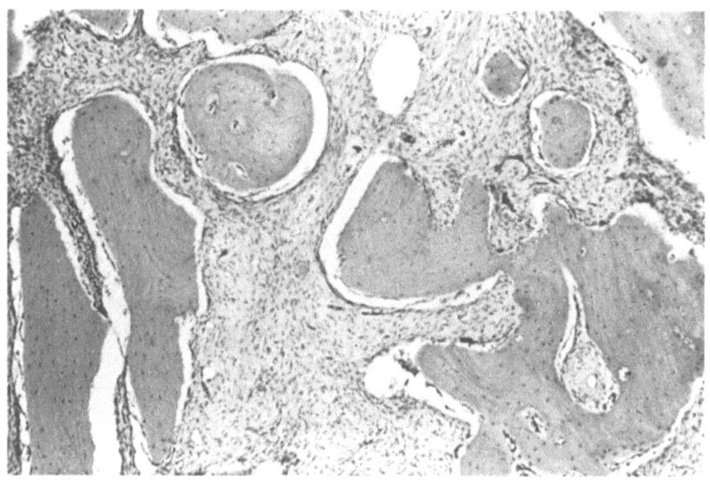

Abb. 11.50. Kompaktes Osteom mit lamellärer Struktur. HE, × 160

tinus (symmetrische Knochenerhebungen im hinteren Teil des harten Gaumens) und den Torus mandibularis (bilaterale Erhebungen an der lingualen Seite der Mandibula in Höhe der Prämolaren und Molaren; MATTHIESEN et al. 1990; s. Bd. 1/II, Kap. 8, Abschn. 11.2).

Extraossäre Osteome sind vereinzelt an der Zunge beobachtet worden (ENGEL u. CHERRICK 1976). Bei der Mehrzahl der Fälle handelt es sich allerdings um ossäre Choristome (s. Kap. 13, Abschn. 5). Differentialdiagnostisch müssen die Osteome und ossären Choristome von der Myositis ossificans (s. Kap. 4, Abschn. 3.4.1) und auch von sog. Skelettresten der Zunge (s. Kap. 4, Abschn. 3.6) abgegrenzt werden.

11.1.7 Osteoidosteom, Osteoblastom

Das im Kiefer selten vorkommende Osteoidosteom stellt eine benigne osteoblastische, deutlich begrenzte Läsion mit einem Durchmesser unter 1,5 cm dar. Histologisch handelt es sich um unreifen Knochen mit Osteoid und einem zellreichen, stark vaskularisierten Stroma (BOSSHARDT et al. 1971). An der Außenseite der Läsion findet sich eine Zone mit reaktiver Knochenbildung. Die Läsion zeigt einen Altersgipfel in der 2. Lebensdekade mit einer Dominanz des männlichen Geschlechts.

Das Osteoblastom ist in der Regel größer als 1,5 cm, weniger scharf begrenzt und ohne eine reaktive Zone von Knochenbildung an der Außenseite wie das Osteoidosteom (BRADY u. BROWNE 1972; GREER u. BERMAN 1978; NOWPARAST et al. 1979). Die bisherigen seltenen Beobachtungen betreffen die Mandibula (FARMAN et al. 1976) mit einem Altersgipfel in der 1.–3. Lebensdekade und einer Dominanz des männlichen Geschlechts.

11.2 Maligne Tumoren

11.2.1 Chondrosarkom

Das Chondrosarkom (Abb. 11.51 a, b) zeichnet sich gegenüber dem Chondrom durch einen größeren Zellreichtum, eine deutliche Pleomorphie und eine gesteigerte mitotische Aktivität aus. Kennzeichnend sind plumpe Tumorzellen mit großen Kernen oder Doppelkernen (Burkhardt 1987). Innerhalb der Tumoren kann es zur Verkalkung oder Ossifikation kommen, jedoch nicht zur Knochenbildung wie in Osteosarkomen. Insgesamt sind Chondrosarkome seltener als Osteosarkome und meist im Molarenbereich der Mandibula (Caravolas et al. 1981), seltener im anterioren Teil der Maxilla (Buchner et al. 1979)

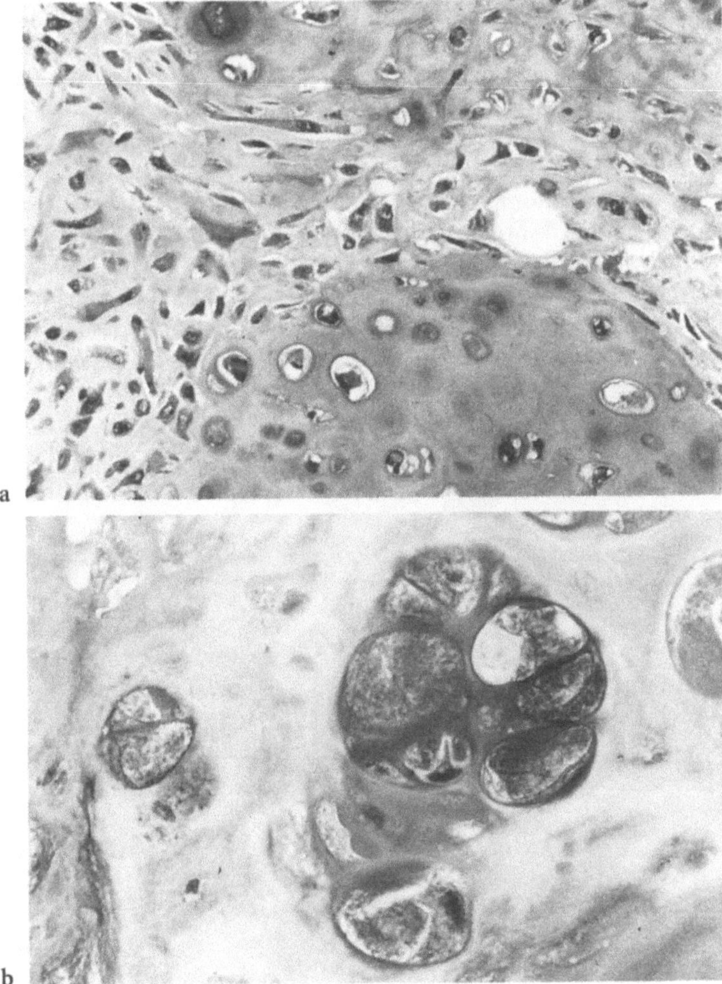

Abb. 11.51 a, b. Chondrosarkom. **a** Zellreiche unreife Knorpelareale, **b** mehrkernige atypische Tumorzellen. HE, **a** × 160, **b** × 400

lokalisiert. Der Altersgipfel liegt in der 5.–6. Lebensdekade. Neben de-novo-Chondrosarkomen werden auch sekundäre Chondrosarkome durch eine maligne Transformation von Chondromen beobachtet. Wegen der Seltenheit im Oralbereich kann zu den Subtypen (juxtakortikalis periostales, mesenchymales, dedifferenziertes und hellzelliges Chondrosarkom) keine Stellungnahme abgegeben werden.

11.2.2 Osteosarkom

Das Osteosarkom (Abb. 11.52) als häufigster Knochentumor (Curtis et al. 1974) besteht aus einer atypischen Proliferation von osteoblastären Zellen, die ungeordnetes Osteoid oder Knochen bilden. Zytologisch finden sich nach elektronenmikroskopischen Befunden unterschiedliche Zelltypen (Schulz et al. 1978), so osteoblastäre, chondroblastäre, fibroblastäre und anaplastische Zellen sowie auch Riesenzellen. Im Gegensatz zu den Chondrosarkomen findet sich eine positive alkalische Phosphatasereaktion. Es werden zahlreiche Subtypen unterschieden: zentrales, teleangiektatisches, intraossäres, juxtakortikales (Bras et al. 1980) und periostales (Zarbo et al. 1984) Osteosarkom. Im Bereich der Kieferknochen (Garrington et al. 1967), wo 7% aller Osteosarkome lokalisiert sind, handelt es sich meist um hochdifferenzierte chondroblastische Osteosarkome mit myxoider Komponente (Clark et al. 1983; Burkhardt 1987). Die Osteosarkome sind mehr im Unterkiefer als im Oberkiefer lokalisiert (Cocke u. Wade 1970; Curtis et al. 1974; Banerjee 1981). Bei einem Fall in der Mandibula lag ein Morbus Paget vor (Rosenmertz u. Schare 1969). Bei einzelnen Beobachtungen war eine Strahlentherapie (s. Kap. 13, Abschn. 2) vorausgegangen (de Lathouwer u. Brocheriou 1976). Die Osteosarkome müssen von odontogenen Tumoren abgegrenzt werden.

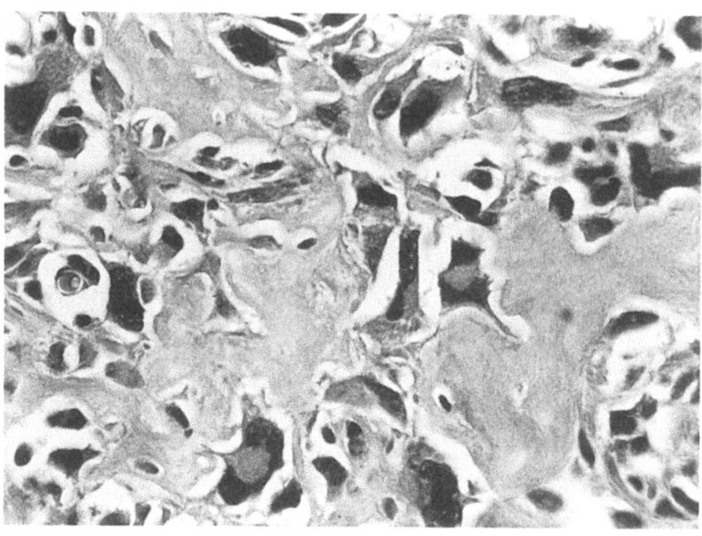

Abb. 11.52. Zentrales Osteosarkom: neugebildete osteoide Matrix, durchsetzt von atypischen osteoblastären Zellen. HE, × 250

Extraossäre periphere Osteosarkome sind vereinzelt im hinteren und seitlichen Bereich der Zunge beobachtet worden (Reyes et al. 1981; Beziat et al. 1989; Loyzaga et al. 1996). Der histologische Aufbau entsprach den ossären Osteosarkomen mit pleomorphen osteo- und fibroblastären Zellen. Innerhalb der Tumoren traten Nekrosen und Blutungen auf. Elektronenmikroskopisch fanden sich in den Tumorzellen ein erweitertes endoplasmatisches Retikulum und Mitochondrien. Die extrazelluläre amorphe Matrix enthielt kollagene Fibrillen. Bei den beschriebenen Fällen kam es zu Lymphknoten- und Lungenmetastasen und zum letalen Ausgang.

12 Mesenchymom

Die Tumoren sind aus zwei oder mehr reifen mesenchymalen Gewebsarten in Assoziation mit Bindegewebe aufgebaut, wobei es sich um mesenchymale Zell-Linien handelt, die gewöhnlich nicht gemeinsam in einem Tumor vorkommen.

Die bisher in der Mundhöhle beschriebenen Fälle betreffen zu 80% das männliche Geschlecht, wobei über 60% bereits im Säuglings- und Kindesalter beobachtet worden sind (Mohr et al. 1988). Das Hauptvorkommen liegt an Zungenrücken und Zungengrund (Hatziotis et al. 1972; Makek u. Lello 1982; Freedman et al. 1982; Mohr et al. 1988). Weitere Lokalisationen sind Gaumen, Mundboden und Lippe (Couwenhoven et al. 1985). Histologisch bestand innerhalb der Tumoren eine bunte, von Fall zu Fall wechselnde Mischung aus Fettgewebe, Muskulatur, Knorpel oder Knochen, Gefäßen und Nervengewebe. Es wird nach wie vor diskutiert, ob es sich um echte Tumoren handelt, die von pluripotenten mesenchymalen Zellen gebildet werden, oder um Hamartome, zumal wenn die Läsionen bei Neugeborenen und Säuglingen in Verbindung mit anderen Entwicklungsstörungen auftreten.

Bisher liegt nur eine Mitteilung über ein malignes Mesenchymom der Maxilla vor (Glendinning 1979).

13 Sonstige benigne mesenchymale Tumoren

13.1 Myxom

Der meist nicht abgekapselte Tumor ist aus kleinen runden oder spindelförmigen und sternförmig verzweigten Zellen aufgebaut, die in ein myxoides gefäßarmes Stroma eingelagert sind. Die Frage, ob es sich um einen echten Tumor oder um eine nichtneoplastische Läsion handelt, ist noch in der Diskussion. Ursächlich wird eine Überproduktion von Hyaluronsäure durch aktivierte Fibroblasten angenommen.

Die insgesamt in der Mundhöhle seltene Läsion ist meist an der Wange, am Mundboden oder am Gaumen (Elzay u. Dutz 1978) lokalisiert, seltener an der Unterlippe (Traiger u. Lawson 1969). Desgleichen sind zentrale Myxome der Kieferknochen (s. Bd. 1/II, Kap. 7, Abschn. 1.13) beobachtet worden (Barrow et al. 1969). Die orale fokale Muzinose (Tomich 1974) zeigt einen ähnlichen Aufbau und ist an Gaumen und Zahnfleisch sowie vereinzelt an Wange und Zunge beschrieben. Histologisch findet sich eine lokale Läsion mit myxomatösem Bindegewebe und spindelförmigen Fibroblasten, umgeben von einem dichteren kollagenen Bindegewebe. Die positive Alzianblaufärbung weist auf den Gehalt an sauren Mukopolysacchariden (insbesondere Hyaluronsäure) hin. Die fokale Muzinose ist im Vergleich zur kutanen myxoiden Zyste weniger zystisch und ohne Epithelveränderungen an der Oberfläche, wobei der Unterschied mehr auf die Lokalisation bezogen wird. Differentialdiagnostisch muß die Läsion von der Mukozele und auch von Fibromen abgegrenzt werden.

13.2 Solitärer fibröser Tumor

Der seltene Tumor, der auch als lokalisiertes fibröses Mesotheliom bezeichnet wird und meist im Bereich der Pleura oder des Peritoneums entwickelt ist, wurde vereinzelt auch in der Mundhöhle beobachtet, und zwar am Mundboden (TAKAGI u. ISHIKAWA 1973) und an der Zunge (PIATELLI et al. 1998). Histologisch finden sich spindelförmige, teilweise unreife Fibroblasten in willkürlicher Anordnung um ein Perizytom-artiges Gefäßnetz. Sekundär können hyaline Umwandlungen auftreten. Die Tumoren sind 1–1,5 cm groß und exprimieren CD34, dagegen nicht Zytokeratin. Differentialdiagnostisch müssen ein kongenitales Fibrosarkom, eine noduläre Fasziitis oder ein aponeurotisches Fibrom ausgeschlossen werden.

13.3 Riesenzelltumor (Osteoklastom)

Im Gegensatz zum synovialen Riesenzelltumor, welcher im Bereich der Gelenke, Schleimbeutel oder entlang den Sehnenscheiden entwickelt ist, ist der orale ossäre Riesenzelltumor bevorzugt in der Mandibula lokalisiert (SMALL u. ROWE 1975; MINTZ et al. 1981). Der aggressive, stark vaskularisierte Tumor ist aus plumpen spindelförmigen ovalen Zellen und zahlreichen Riesenzellen vom Osteoklastentyp aufgebaut. Die Riesenzellen sind gleichmäßig innerhalb des Tumorgewebes verteilt. Oft finden sich Areale mit Blutungen und regressiven Veränderungen in Form von Nekrosen, Fibrosen oder fibrohistiozytären Reaktionen. Daneben kann es zu einer reaktiven Knochen- oder Osteoidbildung kommen.

Die Tumoren treten meist im 20.–40. Lebensjahr auf und führen zu einer Osteolyse. Die potentielle Malignität basiert auf der Häufigkeit von Rezidiven in 20–50% der Fälle und einer sarkomatösen Transformation in 5–10% der Fälle, wobei speziell Lungenmetastasen beobachtet werden (MINTZ et al. 1981).

Immunhistochemisch exprimieren die Riesenzelltumoren MDM 2, nicht dagegen p53 (DE SOUZA et al. 1999). Bei der differentialdiagnostischen Abgrenzung zwischen dem Riesenzelltumor und dem reparativen nicht-neoplastischen Riesenzellgranulom ergeben sich eine Reihe von Befundmerkmalen, auf die in Kap. 16, Abschn. 1.4 näher eingegangen wird.

14 Sonstige maligne mesenchymale Tumoren

14.1 *Alveoläres Weichteilsarkom*

Der Tumor ist aus organoiden Nestern von großen polygonalen eosinophilen Zellen aufgebaut. Die Zellnester werden durch Kapillaren getrennt. Die einzelnen Tumorzellen enthalten intrazytoplasmatische PAS-positive diastaseresistente krystalloide Partikel. Die Tumoren sind meist an der unteren Extremität entwickelt und gehen in 20% mit Rezidiven und in über 60% mit Metastasen einher (Auerbach u. Brooks 1987). Bis auf eine schwache Vimentinexpression fallen alle immunhistochemischen Reaktionen für muskuläre, neurale oder endokrine Marker negativ aus, so daß daraus weder eine paraganglionäre noch muskuläre oder neurale Histogenese abgeleitet werden kann.

Die bisher von der Mundhöhle mitgeteilten wenigen Beobachtungen geben eine bevorzugte Tumorlokalisation an der Zungenbasis an, daneben mit abnehmender Häufigkeit am Mundboden, an der Wange und der Mandibula (Caldwell et al. 1956; Olson u. Perkins 1976; Evans 1985; Komori et al. 1984b). Elektronenmikroskopisch besitzen die Tumorzellen eine Basallamina, Glykogengranula und runde elektronendichte Granula mit parallelen lamellären Filamenten (Komori et al. 1984b).

14.2 *Synoviales Sarkom*

Der Tumor ist zervikal und parapharyngeal häufiger als orofazial. Die im Mundhöhlenbereich mitgeteilten Fälle zeigen einen biphasischen Tumoraufbau mit plumpen epitheloiden Zellen, welche Spalten oder pseudoazinäre Hohlräume begrenzen, und einem dazwischen gelegenen sarkomatösen Stroma mit spindelförmigen fibroblastenartigen Zellen. Eine hyaline Stromaumwandlung oder psammomartige Verkalkungen werden öfter registriert. Ein monophasischer fibröser Typ des synovialen Sarkoms wurde in der Mundhöhle bisher nicht erwähnt.

Die epitheloiden, mitunter kubischen Zellen sind PAS-positiv und exprimieren Zytokeratin und EMA (Shmookler et al. 1982). Die Tumoren sind besonders an der Wange mit Beziehung zu den Muskelfaszien lokalisiert, daneben an der Zunge (Moussavi u. Ghodsi 1974), am weichen Gaumen (Massarelli et al. 1978) und in der Maxillarregion (Nunez-Alonso et al. 1979). In über 80% der Fälle handelte es sich um männliche und nur in weniger als 20% um weibliche Patienten. Das Durchschnittsalter lag bei 35 Lebensjahren.

14.3 *Maligner Rhabdoidtumor*

Nach der Erstbeschreibung des Tumors in der Niere von Kindern sind in der Zwischenzeit auch vereinzelte extrarenale Fälle beobachtet worden. Der Tumor ist aus Strängen polygonaler Zellen mit vesikulären Zellkernen und prominenten Nukleoli aufgebaut. Charakteristisch sind intrazytoplasmatische PAS-positive hyaline Einschlüsse (sog. Rhabdoidzellen). Die Gleichförmigkeit der Tumorzellen und die fehlende Expression von Desmin ermöglichen eine Abgrenzung gegenüber dem Rhabdomyosarkom.

Die seltenen Fälle in der Mundhöhle betreffen einen 10 Tage alten Jungen mit einer Tumorbildung an der Zunge (PATRON et al. 1988) und ein weibliches Neugeborenes mit einem im Durchmesser 3 cm großen polypoiden Tumor, der sich aus der Mundhöhle vorwölbte (PIZER et al. 1997). Der Tumor ging von der Mittellinie des harten Gaumens aus und zeigte histologisch den typischen Aufbau aus Rhabdoidzellen. Die Zellen exprimierten Vimentin besonders in den intrazytoplasmatischen Einschlüssen, außerhalb fokal Zytokeratin, S-100-Protein und EMA, dagegen nicht Desmin oder neurale Marker. Elektronenmikroskopisch enthielten die Zellen filamentäre Bündel in den intrazytoplasmatischen Einschlüssen.

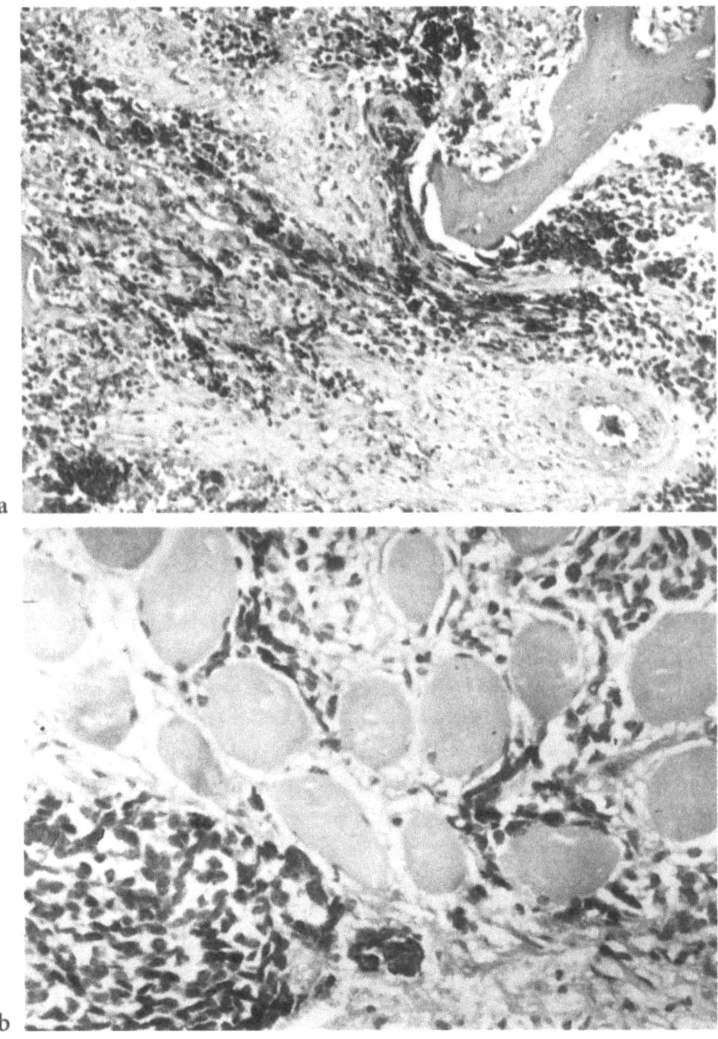

Abb. 11.53 a, b. Ewing-Sarkom. **a** Dicht gelagerte kleine runde Tumorzellen mit Knochendestruktion, **b** Infiltration der an den Kieferknochen angrenzenden Muskulatur. HE, × 33 u. 250

14.4 Ewing-Sarkom

Der Tumor ist aus dicht gelagerten, relativ uniformen glykogenreichen kleinen runden Zellen mit rundlichen Kernen, jedoch ohne prominente Nukleoli aufgebaut (Abb. 11.53 a, b). Die Zellgrenzen sind undeutlich. Zwischen den Zellgruppen sind irregulär angeordnete fibröse Septen entwickelt, jedoch kein interzelluläres Netzwerk aus Retikulinfasern wie in malignen Lymphomen. Innerhalb der Tumoren finden sich reichlich Blutungen und Nekrosen. Teilweise sind Pseudorosetten um kleine Blutgefäße entwickelt. Typisch ist der Glykogengehalt (Abb. 11.54) der Tumorzellen im Gegensatz zu den malignen Lymphomen (Friedman u. Gold 1968).

Die Tumoren zeigen einen Gipfelpunkt des Vorkommens zwischen dem 5. und 15. Lebensjahr mit einer Dominanz des männlichen Geschlechts und sind in fast 60% im Bereich des Beckengürtels und in weiteren 20% in den langen Röhrenknochen entwickelt. Frühzeitig kommt es zu Metastasen in andere Knochen und in die Lunge. Die Ewing-Sarkome sind durch eine chromosomale Translokation von t(11;22) – analog den malignen Neuroblastomen – und durch die Expression des Oberflächenantigens des MIC2-Gens gekennzeichnet.

Bisher sind über 120 primäre und metastatische Ewing-Sarkome im Ober- und Unterkiefer beobachtet worden (Bacchini et al. 1986), wobei es sich in nur 10% um Kiefermetastasen eines Ewing-Sarkoms handelte (Potdar 1970; Arafat et al. 1983; Wood et al. 1990; s. Kap. 17, Abschn. 2.9). Primäre Ewing-Sarkome sind überwiegend in der Mandibula beobachtet worden (Rapoport et al. 1977; Bernstein et al. 1979; Som et al. 1980; van den Bergh u. van der Waal 1983; Hardy u. Gibbs 1984). Bei Ewing-Sarkomen in verschiedenen Knochen muß offenbleiben, ob es sich um eine multizentrische Entstehung oder um Metastasen handelt. Analoge Befunde beim Ewing-Sarkom und malignen peripheren Neuroblastom werden als neuroektodermale Histogenese des Ewing-Sarkoms interpretiert.

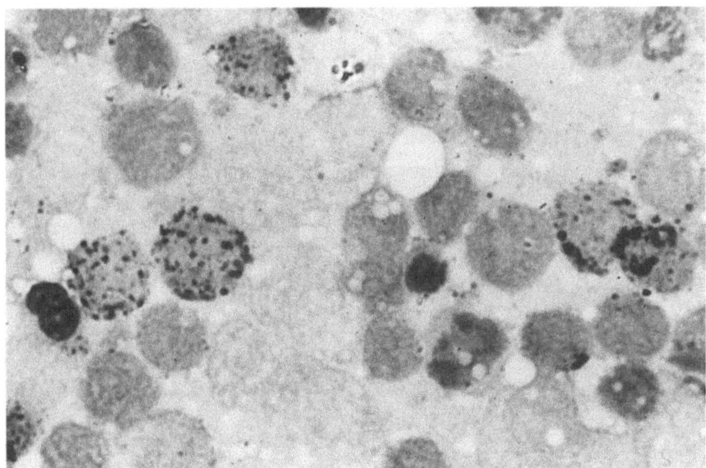

Abb. 11.54. Ewing-Sarkom: Tupfpräparat von Tumorzellen mit Glykogengehalt. Glykogenfärbung, × 1000

Literatur

Abdul-Karim FW, Ayala AG, Chawla SP, Jing B, Goepfert H (1985) Malignant fibrous histiocytoma of jaws. A clinicopathologic study of 11 cases. Cancer 56: 1590–1596

Acevedo A, Gonzales GM, Nelson JF (1981) Focal epithelial hyperplasia. Oral Surg Oral Med Oral Pathol 51: 524–526

Alguacil-Garcia A, Ahing S (1988) Reactive granular cell lesion in gingival fibrous hyperplasia. Immunohistochemical observations. Oral Surg Oral Med Oral Pathol 66: 697–699

Allard RHB, Blok P, Kwast WAM van der, Waal I van der (1982) Oral lipomas with osseous and chondrous metaplasia. Report of two cases. J Oral Pathol Med 11: 18–25

Allen MSh Jr, Harrison W, Jahresdoerfer RA (1969) „Retinal anlage" tumors. Melanotic progonoma, melanotic adamantinoma, pigmented epulis, melanotic neuroectodermal tumor of infancy, benign melanotic tumor of infancy. Am J Clin Pathol 51: 309–314

Alpers CE, Rosenau W, Finkbeiner WE, Lorimier AA de, Kronish D (1984) Congenital (infantile) hemangiopericytoma of the tongue and sublingual region. Am J Clin Pathol 81: 377–382

Anneroth G, Sigurdson A (1983) Hyperplastic lesions of the gingiva and alveolar mucosa. A study of 175 cases. Acta Odontol Scand 41: 75–86

Arafat A, Ellis GL, Adrian JC (1983) Ewing's sarcoma of the jaws. Oral Surg Oral Med Oral Pathol 55: 589–596

Araujo VC de, Marcucci G, Sesso A, Araujo NS de (1987) Epitheloid hemangioendothelioma of the gingiva. Case report and ultrastructural study. Oral Surg Oral Med Oral Pathol 63: 472–477

Archard HO, Heck JW, Stanley HR (1965) Focal epithelial hyperplasia: an unusual oral mucosal lesion found in Indian children. Oral Surg Oral Med Oral Pathol 20: 201–212

Auerbach HE, Brooks JJ (1987) Alveolar soft part sarcoma. A clinicopathologic and immunohistochemical study. Cancer 60: 66–73

Ayad W, Dieckmann J, Freitag P, Wierich W (1998) Leiomyosarkome im Canalis mandibularis. Mögliche Differentialdiagnose zystischer Prozesse im Unterkiefer. Mund Kiefer Gesichtschir 2: 42–43

Aydin H, Dreyer T (1994) Leiomyosarcoma of the base of the tongue treated with radiotherapy. A case report. Eur J Cancer B Oral Oncol 30: 351–355

Babcock JR, Commiskey LV, White GO (1966) Oral bilateral symmetrical fibromas. Report of a case. Oral Surg Oral Med Oral Pathol 21: 4–8

Bacchini P, Marchetti C, Mancini L, Present D, Bertoni F, Stea G (1986) Ewing's sarcoma of the mandible and maxilla. Oral Surg Oral Med Oral Pathol 61: 278–283

Baden E, Fischer RJ (1963) Multiple neurofibromatosis and neurofibroma of the palate. Oral Surg Oral Med Oral Pathol 16: 1356–1364

Baden E, Newman R (1977) Liposarcoma of the oropharyngeal region. Review of the literature and report of two cases. Oral Surg Oral Med Oral Pathol 44: 889–902

Baden E, Doyle JL, Lederman DA (1994) Leiomyoma of the oral cavity: a light microscopic and immunohistochemical study with review of the literature from 1884 to 1992. Eur J Cancer B Oral Oncol 30: 1–7

Baker DL, Oda D, Myall RWT (1992) Intraoral infantile hemangiopericytoma. Literature review and addition of a case. Oral Surg Oral Med Oral Pathol 73: 596–602

Banerjee SC (1981) Juxtacortical osteosarcoma of the mandible. Review of literature and report of case. J Oral Surg 39: 535–538

Barker DS, Lucas RB (1967) Localized fibrous overgrowths of the oral mucosa. Br J Oral Surg 5: 86–92

Barnes L, Kanbour A (1988) Malignant fibrous histiocytoma of the head and neck. A report of 12 cases. Arch Otolaryngol Head Neck Surg 114: 1149–1156

Barrow RE, Dominguez FV, Cabrini RL (1969) Myxoma of the jaws. Oral Surg Oral Med Oral Pathol 27: 225–236

Bartlett RC, Myall RWT, Bean LR, Mandelstam P (1971) A neuropolyendocrine syndrome: mucosal neuromas, pheochromocytoma, and medullary thyroid carcinoma. Oral Surg Oral Med Oral Pathol 31: 206–220

Beck Ch (1965) Lymphangiom der Zunge. Z Laryngol Rhinol Otol 44: 598–601

Becker J, Schuppan D, Müller S (1993) Immunohistochemical distribution of collagens type I, III, IV and VI, of undulin and of tenascin in oral fibrous hyperplasia. J Oral Pathol Med 22: 463–467

Beckstead JH (1992) Oral presentation of Kaposi's sarcoma in a patient without severe immunodeficiency. Arch Pathol Lab Med 116: 543–545

Beeson WH, Singer MI, Lingeman RE (1980) Congenital fibrosarcoma in the oral cavity. First reported case. Laryngoscope 90: 1336–1343

Bergh JPA van den, Waal I van der (1983) Ewing's sarcoma of the mandible. Report of a case. J Oral Maxillofac Surg 46: 798–800

Bernstein BA, Murnane ThW, Maloney PhL (1971) Tongue and multiple cutaneous granular cell myoblastoma. Oral Surg Oral Med Oral Pathol 31: 312–315

Bernstein PE, Bone RC, Feldman PS (1979) Ewing's sarcoma of the mandible. Ann Otol 88: 105–108

Berthold H, Burkhardt A (1988) Tumoren des peripheren Nervensystems im Mund-, Kiefer- und Gesichtsbereich. Dtsch Z Mund Kiefer Gesichtschir 12: 74–78

Beziat JL, Tabone E, Bailly C, Gerard JP (1989) Osteogenic sarcoma of the tongue. Case report with light and electron microscopic studies and review of the literature. J Oral Maxillofac Surg 47: 524–528

Blankenship BJ, Stout RA, Bradley T Jr, Barfield GH (1966) Neurofibrosarcoma of the palate associated with neurofibromatosis – primary or metastatic? Review of the literature and report of a case. Oral Surg Oral Med Oral Pathol 22: 139–147

Blarcom CW van, Masson JK, Dahlin DC (1971) Fibrosarcoma of the mandible. A clinicopathologic study. Oral Surg Oral Med Oral Pathol 32: 428–439

Block MS, Cade JE, Rodriguez FH Jr (1986) Malignant fibrous histiocytoma in the maxilla: review of the literature and report of a case. J Oral Maxillofac Surg 44: 404–412

Blum MR, Danford M, Speight PM (1993) Soft tissue chondroma of the cheek. Case report. J Oral Pathol Med 22: 334–336

Bosshardt L, Wash Y, Gordon RG, et al. (1971) Recurrent peripheral osteoma of the mandible. J Oral Surg 29: 446–450

Bouckaert MMR, Raubenheimer EJ (1998) Gigantiform melanotic neuroectodermal tumor of infancy. Oral Surg Oral Med Oral Pathol 86: 569–572

Bowman JM, Levy BA, Sauk JJ, Weinstein MD (1987) Intraoral Masson's vegetant intravascular hemangioendothelioma. J Oral Pathol Med 16: 511–513

Brady CL, Browne RM (1972) Benign osteoblastoma of the mandible. Cancer 30: 329–333

Bras J, Donner RD, Kwast WAM van der (1980) Juxtacortical osteogenic sarcoma of the jaws. Oral Surg Oral Med Oral Pathol 50: 535–544

Bras J, Batsakis JG, Luna MA (1987a) Malignant fibrous histiocytoma of the oral soft tissues. Oral Surg Oral Med Oral Pathol 64: 57–67

Bras J, Batsakis JG, Luna MA (1987b) Rhabdomyosarcoma of the oral soft tissues. Oral Surg Oral Med Oral Pathol 64: 585–596

Brooks LA, Wilson AJ, Crook T (1997) Kaposi's sarcoma-associated herpesvirus (KSHV)/ human herpesvirus 8 (HHV8) – a new human tumour virus. J Pathol 182: 262–265

Buchner A, Sandbank M (1978) Multiple fibroepithelial hyperplasias of the oral mucosa. Oral Surg Oral Med Oral Pathol 46: 34–39

Buchner A, Bubis JJ, Ramon Y (1975) Ultrastructural study of focal epithelial hyperplasia. Oral Surg Oral Med Oral Pathol 39: 622–629

Buchner A, Calderon S, Ramon Y (1977) Localized hyperplastic lesions of the gingiva. A clinicopathologic study of 302 lesions. J Periodontol Res 48: 101–104

Buchner A, Ramin Y, Begleiter A (1979) Chondrosarcoma of the maxilla. Report of a case. J Oral Surg 37: 822–825

Buchner A, Merrell PW, Carpenter WM, Leider AS (1990) Oral intravascular papillary endothelial hyperplasia. J Oral Pathol Med 19: 419–422

Burkhardt A (1987) Knochentumoren im Kiefer- und Gesichtsbereich. Fehlerquellen und Probleme bei der Diagnostik und Einordnung. Pathologe 8: 9–19

Burkhardt A (1988) Mesenchymale Tumoren im Kopf- und Halsbereich. Dtsch Z Mund Kiefer Gesichtschir 12: 50–59

Caldwell JB, Hughes KW, Fadell EJ (1956) Alveolar soft-part sarcoma of the tongue. J Oral Surg 14: 342–345

Caravolas JJ, Pierce JM, Andrews JE, Nazif MM (1981) Mesenchymal chondrosarcoma of the mandible. Oral Surg Oral Med Oral Pathol 52: 478–484

Carney JA, Sizemore GW, Lovestedt SA (1976) Mucosal ganglioneuromatosis, medullary thyroid carcinoma, and pheochromocytoma: multiple endocrine neoplasia, type 2B. Oral Surg Oral Med Oral Pathol 41: 739–752

Cawson RA, Binnie WH, Speight PM, Barrett AW, Wright JM (1998) Lucas's pathology of tumors of the oral tissue, 5th edn. Churchill Livingstone, London Edinburgh New York Philadelphia Sydney Toronto, pp 169–186, pp 252–344

Chauvin PJ, Wysocki GP, Daley TD, Pringle GA (1992) Palisaded encapsulated neuroma of oral mucosa. Oral Surg Oral Med Oral Pathol 73: 71–74

Chen S-Y (1991) Central granular cell tumor of the jaw. An electron microscopic and immunohistochemical study. Oral Surg Oral Med Oral Pathol 72: 75–81

Chen S-Y, Miller AS (1979) Neurofibroma and schwannoma of the oral cavity. A clinical and ultrastructural study. Oral Surg Oral Med Oral Pathol 47: 522–528

Chen S-Y, Fantasia JE, Miller AS (1984) Myxoid lipoma of oral soft tissue. A clinical and ultrastructural study. Oral Surg Oral Med Oral Pathol 57: 300–307

Chen S-Y, Thakur A, Miller AS, Harwick RD (1995) Rhabdomyosarcoma of the oral cavity. Report of four cases. Oral Surg Oral Med Oral Pathol 80: 192–201

Cherrick HM, Eversole LR (1971) Benign neural sheath neoplasm of the oral cavity. Report of thirty-seven cases. Oral Surg Oral Med Oral Pathol 32: 900–909

Cherrick HM, Dunlap ChL, King OH Jr (1973) Leiomyomas of the oral cavity. Review of the literature and clinicopathologic study of seven new cases. Oral Surg Oral Med Oral Pathol 35: 54–66

Chou L, Hansen LS (1989) Ganglioneuroma of the mandible. Oral Surg Oral Med Oral Pathol 68: 201–205

Christensen RE Jr, Hertz RS, Cherrick HM (1978) Intraoral juvenile xanthogranuloma. Oral Surg Oral Med Oral Pathol 45: 586–590

Chrysomali E, Papanicolaou StI, Dekker NP, Regezi JA (1997) Benign neural tumors of the oral cavity. A comparative immunohistochemical study. Oral Surg Oral Med Oral Pathol 84: 381–390

Clark JL, Unni KK, Dahlin DC, Devine KD (1983) Osteosarcoma of the jaw. Cancer 51: 2311–2316

Cleveland DB, Chen S-Y, Allen CM, Ahing StI, Svirsky JA (1994) Adult rhabdomyoma. A light microscopic, ultrastructural, virologic, and immunologic analysis. Oral Surg Oral Med Oral Pathol 77: 147–153

Cobb ChM, Holt R, Denys FR (1976) Ultrastructural features of the verruciform xanthoma. J Oral Pathol Med 5: 42–51

Cocke WM, Wade WM (1970) Osteogenic sarcoma of the mandible. Oral Surg Oral Med Oral Pathol 30: 601–606

Cohen DM, Brannon RB, Davis LD, Miller AS (1981) Juvenile xanthogranuloma of the oral mucosa. Oral Surg Oral Med Oral Pathol 52: 513–523

Corio RL, Lewis DM (1979) Intraoral rhabdomyomas. Oral Surg Oral Med Oral Pathol 48: 525–531

Corio RL, Goldblatt LI, Edwards PA (1981) Paraoral cartilage analogue of fibromatosis. Oral Surg Oral Med Oral Pathol 52: 56–60

Costa A, Wesley RA, Glatstein E, Rosenberg SA (1982) The grading of soft tissue sarcomas: results of clinicopathologic correlation in a series of 163 cases. Cancer 53: 530–541

Couwenhoven R, Mostofi R, Levin S, Goldman St (1985) Intraoral benign mesenchymoma. Oral Surg Oral Med Oral Pathol 59: 619–621

Curtis ML, Elmore JS, Sotereanos C (1974) Osteosarcoma of the jaws. Report of case and review of the literature. J Oral Surg 32: 125–130

Cutler LS, Chaudhry AP, Topazian R (1981) Melanotic neuroectodermal tumor in infancy. An ultrastructural study, literature review, and reevaluation. Cancer 48: 257–270

Cutright DE (1974) The histopathological findings in 583 cases of epulis fissurata. Oral Surg Oral Med Oral Pathol 37: 401–411

Daley TD, Nartey NO, Wysocki GP (1991) Pregnancy tumor. An analysis. Oral Surg Oral Med Oral Pathol 72: 196–199

Damm DD, Neville BW (1979) Oral leiomyomas. Oral Surg Oral Med Oral Pathol 47: 343–348
Dammer R, Stavenow J, Held P, Schröder J, Niderdellmann H, Hofstädter F, Buettner R (1997) Pigmented peripheral nerve sheath tumor of the oral cavity with expression of AP-2ß and c-RET. A case report. Oral Surg Oral Med Oral Pathol 84: 40–44
Davis GB, Tideman H (1978) Chondromyxoid fibroma of the mandible. Case report. Int J Oral Surg 7: 23–26
Dehner LP (1973) Tumors of the mandible and maxilla in children. II. A study of 14 primary and secondary malignant tumors. Cancer 32: 112–120
Dehner LP, Sibley RK, Sauk JJ, Vickers RA, Nesbit ME, Leonard AS, et al. (1979) Malignant melanotic neuroectodermal tumor of infancy. A clinical, pathologic, ultrastructural and tissue culture study. Cancer 43: 1389–1410
DelHoyo JA, Contreras F, Gonzales FD (1976) Fibro-histiocytome de la cavite buccale. Rev Stomatol 77: 481–483
Dent CD, DeBoom GW, Hamlin ML (1994) Proliferative myositis of the head and neck. Report of a case and review of the literature. Oral Surg Oral Med Oral Pathol 78: 354–358
Deutschmann R, Langake B, Löwicke G (1989) Der kongenitale melanotische Tumor. Ein Beitrag zur Klinik, Pathogenese und Dignität anhand von 2 Fallbeobachtungen. Dtsch Z Mund Kiefer Gesichtschir 13: 477–482
Devaney DM, Dervan P, O'Neill S, Carney D, Leader M (1990) Low-grade fibromyxoid sarcoma. Histopathology 17: 463–479
DiLascio JP, Devlin GP, Doyle JL (1981) Aggressive fibrous histiocytoma of perioral soft tissues. Report of case. J Oral Surg 39: 134–136
Dinerman WS, Myers EN (1976) Lymphangiomatous macroglossia. Laryngoscope 86: 291–296
Donohue WB, Malexos D, Pham H (1990) Aggressive fibromatosis of the maxilla. Report of a case and review of the literature. Oral Surg Oral Med Oral Pathol 69: 420–426
Dourov N, Mayer R, Martelaere F de, Godart S, Gepts W, Maurus R (1987) Melanotic neuroectodermal tumor of infancy with high serum levels of alpha-fetoprotein. Ultrastructural study and immunological evidence of glial fibrillary protein and alpha-fetoprotein. J Oral Pathol Med 16: 251–255
Doval DC, Kannan V, Acharya RS, Mukherjee G, Shenoy AM, Bapsy PP (1994) Rhabdomyosarcoma of the tongue. Br J Oral Maxillofac Surg 32: 183–186
Doyle JL, Weisinger E (1968) Granular-cell schwannoma (myoblastoma). Oral Surg Oral Med Oral Pathol 25: 856–860
Earl PD, Lowry JC, Sloan P (1993) Intraoral inflammatory pseudotumor. Oral Surg Oral Med Oral Pathol 76: 279–283
Ellis GL, Kratochvil FJ (1986) Epithelioid hemangioendothelioma of the head and neck. A clinicopathologic report of twelve cases. Oral Surg Oral Med Oral Pathol 61: 61–68
Ellis GL, Abrams AM, Melrose RJ (1977) Intraosseous benign neural sheath neoplasms of the jaws. Oral Surg Oral Med Oral Pathol 44: 731–743
Elzay RP, Dutz W (1978) Myxomas of the paraoral-oral soft tissues. Oral Surg Oral Med Oral Pathol 45: 246–254
Engel P, Cherrick HM (1976) Extraosseous osteomas of the tongue. J Oral Med 31: 99–103
Enzinger FM, Weiss SW (1983) Soft tissue tumours. Mosby, St. Louis Toronto London
Evans HL (1985) Alveolar soft-part sarcoma. A study of 13 typical examples and one with a histologically atypical component. Cancer 55: 912–917
Eversole LR, Schwartz WD, Sabes WR (1973) Central and peripheral fibrogenic and neurogenic sarcoma of the oral regions. Oral Surg Oral Med Oral Pathol 36: 49–62
Farman AG, Kay S (1977) Oral leiomyosarcoma. Report of a case and review of the literature pertaining to smooth-muscle tumors of the oral cavity. Oral Surg Oral Med Oral Pathol 43: 402–409
Farman AG, Nortjé CJ, Grotepass F (1976) Periostal benign osteoblastoma of the mandible. Br J Oral Surg 14: 12–22
Ficarra G, Merrell PhW, Johnston WH, Hansen LS (1986) Intraoral solitary glomus tumor (glomangioma). Case report and literature review. Oral Surg Oral Med Oral Pathol 62: 306–311
Ficarra G, Berson AM, Silverman S, Quivey JM, Lozada-Nur F, Sooy DD, Migliorati CA (1988) Kaposi's sarcoma of the oral cavity. A study of 134 patients with a review of the pathogenesis, epidemiology, clinical aspects, and treatment. Oral Surg Oral Med Oral Pathol 66: 543–550

Firck WG, McDaniel RK (1988) Angiosarcoma of the tongue. Report of a case. J Oral Maxillofac Surg 46: 496–498
Flaggert JJ, Heldt LV, Keaton WM (1986) Angiolipoma of the palate. Report of a case. Oral Surg Oral Med Oral Pathol 60: 333–336
Frankenthaler R, Ayala AG, Hartwick RW, Goepfert H (1990) Fibrosarcoma of the head and neck. Laryngoscope 100: 799–802
Freedman PD, Lumerman H (1986) Intravascular fasciitis. Report of two cases and review of the literature. Oral Surg Oral Med Oral Pathol 65: 549–554
Freedman PD, Chou MD, Diner H, Lumerman H (1982) Benign mesenchymoma of the oral soft tissues. Oral Surg Oral Med Oral Pathol 53: 606–610
Freedman AM, Reiman HM, Woods JE (1989) Soft-tissue sarcomas of the head and neck. Am J Surg 158: 367–372
Friedman B, Gold H (1968) Ultrastructure of Ewing's sarcoma of bone. Cancer 22: 307–322
Friedman JL, Bistritz JI, Robinson MJ (1995) Pleomorphic liposarcoma of the pterygomandibular space involving the maxilla. Oral Surg Oral Med Oral Pathol 79: 488–491
Friedrich RE, Schmelzle R, Giese M, Mautner VF (1994) Zur Häufigkeit intraoraler weichgeweblicher Raumforderungen bei Neurofibromatose Typ 1. Eine klinische Untersuchung. Dtsch Z Mund Kiefer Gesichtschir 18: 207–209
Gabriele R, Kaufman DS (1978) Osteochondroma of the tongue. Report of a case. J Oral Surg 36: 476–477
Garavaglia J, Gnepp DR (1987) Intramuscular (infiltrating) lipoma of the tongue. Oral Surg Oral Med Oral Pathol 63: 348–350
Gardner DG, Corio RL (1983 a) Multifocal adult rhabdomyoma. Oral Surg Oral Med Oral Pathol 56: 76–78
Gardner DG, Corio RL (1983 b) Fetal rhabdomyoma of the tongue, with a discussion of the two histologic variants of this tumor. Oral Surg Oral Med Oral Pathol 56: 293–300
Gardner DG, Paterson JC (1968) Chondroma or metaplastic chondrosis of soft palate. Oral Surg Oral Med Oral Pathol 26: 601–604
Garrington GE, Scofield HH, Cornyn J, Hooker SP (1967) Osteosarcoma of the jaws. Analysis of 56 cases. Cancer 20: 377–391
Garvin EJ, Marx HE (1958) Fibrosarcoma of the tongue. Am J Surg 96: 711–712
Gehrig RD, Baughman RA, Collins JF (1983) Verruciform xanthoma in a young male patient with a past history of pemphigus vulgaris. Oral Surg Oral Med Oral Pathol 55: 58–61
Geiger S, Czernobilsky B, Marshak G, Geiger B (1985) Embryonal rhabdomyosarcoma. Immunohistochemical characterization. Oral Surg Oral Med Oral Pathol 60: 517–523
Geist JR, Azzopardi M, Domanowski A, Plezia R, Venkat H (1990) Thoracic malignant fibrous histiocytoma metastatic to the tongue and skin of the face. Oral Surg Oral Med Oral Pathol 69: 199–204
Geist JR, Gander DL, Stefanac StJ (1992) Oral manifestations of neurofibromatosis types I and II. Oral Surg Oral Med Oral Pathol 73: 376–382
Gellrich N-C, Philippou S, Machtens E, Brechtelsbauer D (1993) Das Hämangioperizytom. Diagnostische und therapeutische Probleme. Dtsch Z Mund Kiefer Gesichtschir 17: 5–8
Gemert RJ van, Yamashita D-DR, Goodsell J (1977) Multiple neurofibromatosis (von Recklinghausen's disease) with concurrent micrognathia. Oral Surg Oral Med Oral Pathol 43: 165–173
Gingrass RP, Hinz LE (1961) Fibrosarcoma of the mandible. J Oral Surg 19: 241–244
Giunta J, Shklar G, Mc Carthy PL (1971) Diffuse angiomatosis of the tongue. Arch Otolaryngol 93: 83–89
Glendinning DEH (1979) An unusual tumor of the maxilla, malignant mesenchymoma. J Oral Med 34: 109–111
Gobetti JP, Türp JC (1998) Fibrosarcoma misdiagnosed as a temporomandibular disorder. A cautionary tale. Oral Surg Oral Med Oral Pathol 85: 404–409
Gokden M, Yamaguchi T, Dorfman HD, Ayala AG, Czerniak B (1999) Synovial chondromatosis. A clinicopathologic study. Mod Pathol 12: 11 A, Abstract 44
Goldberg MH, Nemarich AN, Danielson P (1977) Lymphangioma of the tongue. Medical and surgical therapy. J Oral Surg 35: 841–844
Gomez-Ortega JM, Rodilla IG, Basco López de Lerma JM (1996) Chondroid lipoma. A newly described lesion that may be mistaken for malignancy. Oral Surg Oral Med Oral Pathol 81: 586–589

Gorsky M, Epstein JB (1998) Head and neck and intra-oral soft tissue sarcomas. Oral Oncol 34: 292–296

Grätz KW, Makek M, Sailer HE (1991) Malignant melanotic schwannoma of the oral cavity. Int J Oral Maxillofac Surg 20: 236–238

Graff StG, Burk JL Jr, McKean ThW (1978) Verruciform xanthoma. First case reported in a black person. Oral Surg Oral Med Oral Pathol 45: 762–767

Green TL, Beckstead JH, Lozada-Nur F, Silverman S Jr, Hansen LS (1984) Histopathologic spectrum of oral Kaposi's sarcoma. Oral Surg Oral Med Oral Pathol 58: 306–314

Green TL, Meyer JR, Daniels TE, Greenspan JS, Souza Y de, Kramer RH (1988) Kaposi's sarcoma in AIDS: basement membrane and endothelial cell markers in late-stage lesions. J Oral Pathol Med 17: 266–277

Greer RO, Berman DN (1978) Osteoblastoma of the jaws: current concepts and differential diagnosis. J Oral Surg 36: 304–307

Greer RO, Richardson JF (1973) The nature of lipomas and their significance in the oral cavity. A review and report of cases. Oral Surg Oral Med Oral Pathol 36: 551–557

Grundmann E, Hermanek P, Wagner G (1997) Tumorhistologieschlüssel, 2. Aufl. Springer, Berlin Heidelberg New York

Gutmann J, Cifuentes C, Balzarini MA, Sobarzo V, Vicuña R (1974a) Angiomyoma of the oral cavity. Oral Surg Oral Med Oral Pathol 38: 269–273

Gutmann J, Cifuentes C, Balzarini MA, Sobarzo V, Vicuña R (1974b) Chondroma of the tongue. Oral Surg Oral Med Oral Pathol 37: 75–77

Gutmann J, Cifuentes C, Vicuña R, Sobarzo V, Balzarini MA (1975) Intraoral angiomyolipoma. Oral Surg Oral Med Oral Pathol 39: 945–948

Gutzwiller P (1977) Das Lymphangiom der Zunge. Schweiz Med Rundschau 66: 995–998

Hall RE, Kooning J, Hartman L, Delbalso A (1988) Hibernoma: an unusual tumor of adipose tissue. Oral Surg Oral Med Oral Pathol 66: 706–710

Hardy P, Gibbs AR (1984) Ewing's sarcoma of the mandible. Br J Maxillofac Surg 22: 287–294

Harsanyi BB, Larsson A (1988) Xanthomatous lesions of the mandible: osseous expression of non-X histiocytosis and benign fibrous histiocytoma. Oral Surg Oral Med Oral Pathol 65: 551–566

Hatziotis JCh (1971) Lipoma of the oral cavity. Oral Surg Oral Med Oral Pathol 31: 511–524

Hatziotis JCh, Asprides H (1967) Neurilemoma (schwannoma) of the oral cavity. Oral Surg Oral Med Oral Pathol 24: 510–526

Hatziotis JCh, Papanayotov PH, Trigonidis G (1972) Benign mesenchymomas of the tongue. Report of a case. J Oral Surg 30: 45–46

Henke R-P, Guèrin-Reverchon I, Milde-Langosch K, Strömme Koppang H, Löning T (1989) In situ detection of human papillomavirus types 13 and 32 in focal epithelial hyperplasia of the oral mucosa. J Oral Pathol Med 18: 419–421

Henkel K-O, Putzke H-P, Saka B, Gundlach KKH (1998) Malignes epitheloides Schwannom des N. alveolaris inferior. Fallbericht mit Überblick über die Literatur. Mund Kiefer Gesichtschir 2: 163–166

Hermanek P, Hutter RVP, Sobin LH, Wagner G, Wittekind C (1998) TNM-Atlas. Illustrierter Leitfaden zur TNM/pTNM-Klassifikation maligner Tumoren, 4. Aufl. Springer, Berlin Heidelberg New York

Heyden G, Dahl I, Angervall L (1978) Intravascular papillary endothelial hyperplasia in the oral mucosa. Oral Surg Oral Med Oral Pathol 45: 83–87

High AS, Hume WJ, Dyson D (1990) Atypical fibroxanthoma of oral mucosa: a variant of malignant fibrous histiocytoma. Br J Oral Maxillofac Surg 28: 268–271

Hillis RE, Beasley JD (1975) Fibrous histiocytoma of the lip. J Oral Med 30: 81–83

Hinds EC, Kent JN, Fechner RE (1969) Desmoplastic fibroma of the mandible. Report of case. J Oral Surg 27: 271–274

Hoffman S, Martinez MG (1981) Fibrous histiocytomas of the oral mucosa. Oral Surg Oral Med Oral Pathol 52: 277–283

Horch H-H, Schaefer HE, Féaux de Lacroix W (1982) Zum sog. „kongenitalen melanotischen neuroektodermalen Tumor“ des Kiefer-Gesichtsbereiches. Dtsch Z Mund Kiefer Gesichtschir 6: 207–216

Horton JE (1968) Lipomas of the tongue. Oral Surg Oral Med Oral Pathol 25: 914–918

Houston GD (1982) The giant cell fibroma. A review of 464 cases. Oral Surg Oral Med Oral Pathol 53: 582–587
Iannucci AM, Pisa R, Bonetti F, Smookler BM, Menestrina F (1983) Congenital fibrosarcoma of the tongue. A case report. Pathologica 75: 739–745
Ide F, Shimoyama T, Horie N (1998) Angiomyolipomatous hamartoma of the tongue. Oral Surg Oral Med Oral Pathol 85: 581–584
Ikebe T, Nakayama E, Shinohara M, Tekeuchi H, Takenoshita Y (1998) Synovial chondromatosis of the temporomandibular joint. The effect of interleukin-1 on loose-body-derived cells. Oral Surg Oral Med Oral Pathol 85: 526–531
Ishibashi T, Nomura Y, Kojimabara M (1989) Chondroma of the tongue. ORL J Otorhinolaryngol Relat Spec 51: 182–186
Ishikawa T, Murakami K, Yasui R, Maeda K, Tanaka K, Shimosato T (1991) A multifocal schwannoma of the masseteric nerve causing hemicrania. Oral Surg Oral Med Oral Pathol 71: 329–332
Janzer RC, Makek M (1983) Intraoral malignant melanotic schwannoma. Ultrastructural evidence for melanogenesis by Schwann's cells. Arch Pathol Lab Med 107: 298–301
Johnson RE, Scheithauer BW, Dahlin DC (1983) Melanotic neuroectodermal tumor of infancy. A review of seven cases. Cancer 52: 661–666
Johnson TL, Zarbo RI, Lloyd RV, Crissmann JD (1988) Paragangliomas of the head and neck: immunohistochemical neuroendocrine and intermediate filament typing. Mod Pathol 1: 216–223
Judd PL, Pedod D, Harrop K, Becker J (1990) Melanotic neuroectodermal tumor of infancy. Oral Surg Oral Med Oral Pathol 69: 723–726
Kahn MA, Weathers DR, Johnson DM (1987) Intravascular fasciitis. A case report of an intraoral location. J Oral Pathol Med 16: 303–306
Kannan R, Damm DD, White DK, Marsh WM, Allen CM (1996) Ectomesenchymal chondromyxoid tumor of the anterior tongue. A report of three cases. Oral Surg Oral Med Oral Pathol 82: 417–422
Kapadia SB, Frisman DM, Hitchcock ChL, Ellis GL, Popek EJ (1993a) Melanotic neuroectodermal tumor of infancy. Clinicopathological, immunohistochemical, and flow cytometric study. Am J Surg Pathol 17: 566–573
Kapadia SB, Meis JM, Frisman DM, Ellis GL, Heffner DK, Hyams VJ (1993b) Adult rhabdomyoma of the head and neck. A clinicopathologic and immunophenotypic study. Hum Pathol 24: 608–617
Kapadia SB, Meis JM, Frisman DM, Ellis GL, Heffner DK (1993c) Fetal rhabdomyoma of the head and neck. A clinicopathologic and immunophenotypic study of 24 cases. Hum Pathol 24: 754–765
Kaplan H, Franz LV, Roffinella JP (1969) Granular-cell myoblastoma of the hard palate. Oral Surg Oral Med Oral Pathol 28: 157–162
Karlis V, Zaslow M, Minkowitz G, Glickman RS (1996) Leiomyosarcoma of the mandible. Report of a case and literature review. J Oral Maxillofac Surg 54: 1127–1130
Karlis V, Glickman RS, Zaslow M (1998) Synovial chondromatosis of the temporomandibular joint with intracranial extension. Oral Surg Oral Med Oral Pathol 86: 664–666
Kawashiri S, Kumagai S, Makagawa K, Yamamoto E, Imai K (1997) Juvenile xanthogranuloma occurring in the oral cavity. Case report and histopathological findings. J Oral Pathol Med 26: 484–487
Kehrl W, Rauchfuss A (1990) Die Neurofibromatose im HNO-Bereich. Laryngorhinootologie 69: 569–576
Kjaerheim A, Stokke T (1974) Juvenile xanthogranuloma of the oral cavity. An electron microscopic study. Oral Surg Oral Med Oral Pathol 38: 414–425
Kleihues P, Burger PC, Scheithauer BW (1993) WHO histological typing of tumours of the central nervous system,2nd edn. Springer, Berlin Heidelberg New York, pp 30–33
Klima M, Peters J (1987) Malignant granular cell tumor. Arch Pathol Lab Med 11: 1070–1073
Komori A, Koike M, Kinjo T, Azuma T, Yoshinari M, Inabe H, Hizawa K (1984a) Central intravascular papillary endothelial hyperplasia of the mandible. Virchows Arch A Pathol Anat Histopathol 403: 453–459
Komori A, Takeda Y, Kakiichi T (1984b) Alveolar soft-part sarcoma of the tongue. Report of a case with electron microscopic study. Oral Surg Oral Med Oral Pathol 57: 532–539

Koutlas IG, Manivel JC (1996) Epithelioid leiomyoma of the oral mucosa. Oral Surg Oral Med Oral Pathol 82: 670–673

Krannich H-W, Dworak O (1988) Verlaufsform eines malignen Schwannoms (Neurilemmoms) mit Erstmanifestation im Wangenbereich. Dtsch Z Mund Kiefer Gesichtschir 12: 189–192

Krolls S, McGinnis JP Jr, Quon D (1994) Multinodular versus plexiform neurilemoma of the hard palate. Report of a case. Oral Surg Oral Med Oral Pathol 77: 154–157

Kruse CG, Pirsig W, Neumann OG (1973) Benigne und maligne Schwannome des N. facialis unter dem Bild von Parotis-Tumoren. HNO 21: 107–110

Kügler D, Holzhausen H-J (1999) Graduierung von malignen Weichgewebstumoren. Historische Entwicklung und aktueller Stand. Pathologe 20: 217–223

Kuntz AA, Gelderblom HR, Winkel T, Reichart PA (1987) Ultrastructural findings in oral Kaposi's sarcoma (AIDS). J Oral Pathol Med 16: 372–379

Kwan ChY, Min LL, Chung LCh, Hang YY (1996) Intraoral juvenile xanthogranuloma. A case report and literature review. Oral Surg Oral Med Oral Pathol 81: 450–453

Lack EE, Cubilla AL, Woodruff JM (1979) Paragangliomas of the head and neck region. A pathologic study of tumors from 71 patients. Hum Pathol 10: 191–218

Landau H, Wöckel W (1988) Zum Problem der nodulären Fasziitis im Gesichts- und Halsbereich. Dtsch Z Mund Kiefer Gesichtschir 12: 367–371

Landini G, Kitano M, Urago A, Sugihara K, Yamashita S (1989) Chodroma and osteochondroma of the tongue. Oral Surg Oral Med Oral Pathol 68: 206–209

Larsson A, Björlin G (1976) Aggressive fibrous lesions of the oral cavity. J Oral Pathol Med 5: 241–251

Larsson A, Svartz K (1976) Nodular fasciitis in the oral cavity. Int J Oral Surg 5: 122–127

Lasota J, Miettinen M (1999) Absence of Kaposi's sarcoma-associated virus (human herpesvirus-8) sequences in angiosarcoma. Virchows Arch 434: 51–56

Lathouwer C de, Brocheriou C (1976) Sarcoma arising in irradiated jaw bones. Possible relationship with previous non-malignant bone lesion. Report of 6 cases and review of the literature. J Maxillofac Surg 4: 8–20

Lazzaro B, Schwartz D, Lewis J, Weiss W Jr (1990) Rhabdomyosarcoma involving the oral cavity, mandible, and roots of the third molar. A clinical-pathologic correlation and review of literature. J Oral Maxillofac Surg 48: 72–77

Lekkas C, Hoof R van (1979) Lipoma of the tongue. Oral Surg Oral Med Oral Pathol 48: 214–215

Lichtenstein J, Kopp WK, Post A (1965) Lymphangioma. Anlage proliferation induced by chronic irritation. Oral Surg Oral Med Oral Pathol 20: 363–366

Lieberman A, Simring M (1966) Multiple granular-cell myoblastoma of the tongue. Report of a case. Oral Surg Oral Med Oral Pathol 21: 371–374

Lingen MW, Mostofi RS, Solt DB (1995) Myofibroma of the oral cavity. Oral Surg Oral Med Oral Pathol 80: 297–302

Lombardi T, Odell EW (1994) Spindle cell lipoma of the oral cavity. Report of a case. J Oral Pathol Med 23: 237–239

Loyzaga JM, Machin PF, Sala J (1996) Osteogenic sarcoma of the tongue. Case report and review of the literature. Pathol Res Pract 192: 75–78

Lumerman H, Bodner B, Zambito R (1972) Intraoral (submucosal) pseudosarcomatous nodular fasciitis. Report of a case. Oral Surg Oral Med Oral Pathol 34: 239–244

Lumerman H, Freedman PD, Kerpel StM, Phelan JA (1988) Oral Kaposi's sarcoma. A clinicopathologic study of 23 homosexual and bisexual men from the New York metropolitan area. Oral Surg Oral Med Oral Pathol 65: 711–716

MacDonald DG (1969) Smooth muscle tumours of the mouth. Br J Oral Surg 6: 207–214

Maerker R, Burkhardt A (1976) Desmoidtumoren (invasive Fibrome) im Mund-, Kiefer- und Gesichtsbereich (Klinik und Pathologie) Dtsch Zahnärztl Z 31: 536–541

Maes A, Eulderink F (1989) Chondrolipoma of the tongue. Histopathology 14: 660–662

Magnusson B (1996) Palisaded encapsulated neuroma (solitary circumscribed neuroma) of the oral mucosa. Oral Surg Oral Med Oral Pathol 82: 302–304

Mahnke P-F (1958) Angeborene Neurofibromatose der Zunge. Zbl allg Pathol path Anat 98: 576–581

Makek M, Lello G (1982) Intraoral benign mesenchymoma. J Maxillofac Surg 10: 236–239

Manni JJ, Broek P van den, Haelst UJGM van, Slooff JP, Bruaset I (1986) Malignant fibrous histiocytoma of the tongue. J Maxillofac Surg 14: 103–107
Margiotta V, Florena AM, Giuliana G (1994) Primary angiosarcoma of the alveolar mucosa in a haemodialysis patient. Case report and discussion. J Oral Pathol Med 23: 429–431
Mashberg A (1965) Lipoma of the tongue. Report of a case. Oral Surg Oral Med Oral Pathol 20: 690–693
Mason MR, Gnepp DR, Herbold DR (1986) Nerve sheath myxoma (neurothekeoma). A case involving the lip. Oral Surg Oral Med Oral Pathol 62: 185–186
Massarelli G, Tanda F, Salis B (1978) Synovial sarcoma of the soft palate. Report of a case. Hum Pathol 9: 341–345
Matthews JB, Mason GI (1982) Oral granular cell myoblastoma. An immunohistochemical study. J Oral Pathol 11: 343–352
Matthiesen P, Radtke J, Machtens E (1990) Hereditäre intraorale Fibrom- und Exostosenbildung. Dtsch Z Mund Kiefer Gesichtschir 14: 174–176
Maurer J, Mann W (1989) Maligne Schwannome im HNO-Bereich. Laryngorhinootologie 68: 433–436
McCoy JM, Mincer HH, Turner JE (1983) Intraoral ancient neurilemoma (ancient schwannoma). Report of a case with histologic and electron microscopic studies. Oral Surg Oral Med Oral Pathol 56: 174–184
McDaniel RK, Adcock JE (1987) Bilateral symmetrical lymphangiomas of the gingiva. Oral Surg Oral Med Oral Pathol 63: 224–227
McDaniel RK, Newland JR, Chiles DG (1984) Intraoral spindle cell lipoma. Case report with correlated light and electron microscopy. Oral Surg Oral Med Oral Pathol 57: 52–57
McGowan DA, Jones JH (1969) Angioma (vascular leiomyoma) of the oral cavity. Oral Surg Oral Med Oral Pathol 27: 649–652
McLennan WD, Brown RD (1974) Osteoma of the mandible. Br J Oral Surg 12: 219–224
McMillan MD, Smillie AC, Ferguson JW (1986) Malignant fibrous histiocytoma of the tongue. Report of a case and ultrastructural observations. J Oral Pathol Med 15: 255–260
McMurria van Hale H, Handlers JP, Abrams AM, Strahs G (1981) Malignant fibrous histiocytoma, myxoid variant metastatic to the oral cavity. Report of a case and review of the literature. Oral Surg Oral Med Oral Pathol 51: 156–163
Meehan S, Davis V, Brahim JS (1994) Embryonal rhabdomyosarcoma of the floor of the mouth. A case report. Oral Surg Oral Med Oral Pathol 78: 603–606
Miettinen M, Lehtonen E, Lehtola H, Ekblom P, Lehto V-P, Virtanen I (1984) Histogenesis of granular cell tumour. An immunohistochemical and ultrastructural study. J Pathol 142: 221–229
Miles DA, Langlais RP, Aufdemorte ThB, Glass BJ (1984) Lipoma of the soft palate. Oral Surg Oral Med Oral Pathol 57: 77–80
Milewski Ch, Dienes HP, Collo D (1988) Immunhistologische Befunde bei Paragangliomen im Kopf-Hals-Bereich. Laryngorhinootologie 67: 385–388
Miller R, Cheris L, Stratigos GT (1975) Nodular fasciitis. Oral Surg Oral Med Oral Pathol 40: 399–403
Miller AS, Leifer C, Chen SY, Harwick RD (1977a) Oral granular-cell tumors. Report of twenty-five cases with electron microscopy. Oral Surg Oral Med Oral Pathol 44: 227–237
Miller RL, Burzynski NJ, Giammara BI (1977b) The ultrastructure of oral neuromas in multiple mucosal neuromas, pheochromocytoma, medullary thyroid carcinoma syndrome. J Oral Pathol Med 6: 253–263
Miller WB, Ausich JE, McDaniel RK (1982) Mandibular intraosseous lipoma. J Oral Maxillofac Surg 40: 594–596
Mincer HH, Spears KD (1974) Nerve sheath myxoma in the tongue. Oral Surg Oral Med Oral Pathol 37: 429–431
Mintz GA, Abrams AM, Carlsen GD, Melrose RJ, Fister HW (1981) Primary malignant giant cell tumor of the mandible. Report of a case and review of the literature. Oral Surg Oral Med Oral Pathol 51: 164–171
Miyamoto Y, Nagayama M, Hayashi Y (1996) Verruciform xanthoma occurring within oral lichen planus. Case report. J Oral Pathol Med 25: 188–191
Mohr Ch, Richter HJ, Heesen J, Schettler D (1988) Zur Klinik und Morphologie des intraoralen Mesenchymoms. Dtsch Z Mund Kiefer Gesichtschir 12: 185–188

Moussavi H, Ghodsi S (1974) Synovial sarcoma of the tongue. Report of a case. J Laryngol Otol 88: 795–797

Nadimi H, Saatee S, Armin A, Toto PD (1988) Expression of endothelial cell markers PAL-E and EN-4 and Ia-antigens in Kaposi's sarcoma. J Oral Pathol Med 17: 416–420

Nagata M, Semba I, Ooya K, Urago A, Yonezawa S, Sakae K (1984) Malignant endothelial neoplasm arising in the area of lymphangioma. Immunohistochemical and ultrastuctural observation. J Oral Pathol Med 13: 560–572

Nakhleh RE, Swanson PE, Dehner LP (1991) Juvenile (embryonal and alveolar) rhabdomyosarcoma of the head and neck in adults. A clinical, pathologic, and immunohistochemical study of 12 cases. Cancer 67: 1019–1024

Natiella JR, Neiders ME, Greene GW (1982) Oral leiomyoma. Report of six cases and a review of the literature. J Oral Pathol Med 11: 353–365

Nathrath WBJ, Remberger K (1986) Immunohistochemical study of granular cell tumours. Demonstration of neurone specific enolase, S 100 protein, laminin and alpha-1-antichymotrypsin. Virchows Arch A Pathol Anat Histopathol 408: 421–434

Neumann K, Austerman KH, Thomas C (1989) Melanotisches Progonom. Der melanotische neuroektodermale Tumor des Säuglingsalters. Med Welt 40: 1238–1240

Neville BW, Weathers DR (1980) Verruciform xanthoma. Oral Surg Oral Med Oral Pathol 49: 429–434

Neville BW, Hann J, Narang R, Garen P (1991) Oral neurofibrosarcoma associated with neurofibromatosis type I. Oral Surg Oral Med Oral Pathol 72: 456–461

Nikai H, Ijuhin N, Yamasaki A, Niitani K, Imai K (1977) Ultrastructural evidence for neural crest origin of the melanotic neuroectodermal tumor of infancy. J Oral Pathol Med 6: 221–232

Nitze H (1966) Das sog. Myeloblastenmyom und seine maligne Verlaufsform. Z Laryngol Rhinol Otol 45: 740–747

Nowparast B, Mesgarzadeh A, Lassemi I (1979) Benign osteoblastoma of the mandible. Int J Oral Surg 8: 386–390

Nowparast B, Howell FV, Rick GM (1981) Verruciform xanthoma. A clinicopathologic review and report of fifty-four cases. Oral Surg Oral Med Oral Pathol 51: 619–625

Nunez-Alonso C, Gashti EM, Christ ML (1979) Maxillofacial synovial sarcoma. Light and electron microscopic study of two cases. Am J Surg Pathol 3: 23–30

Obwegeser HL, Makek MS (1983) Benign lipoblastoma in the mandible. Head Neck Surg 5: 251–256

Odell E, Lock C, Lombardi T (1994) Phenotypic characterization of stellate and giant cells in giant cell fibroma by immunocytochemistry. J Oral Pathol Med 23: 284–287

Olson RAJ, Perkins KD (1976) Alveolar soft-part sarcoma in the oral cavity. Report of a case. J Oral Surg 34: 73–76

Ophir D, Lifschitz-Mercer B, Czernobilsky B (1988) Expression of intermediate filaments and stromal proteins in granular cell tumor of the tongue. Oral Surg Oral Med Oral Pathol 66: 689–696

Padayachee A, Wyk CW van (1991) Human papillomavirus (HPV) DNA in focal epithelial hyperplasia by in situ hybridization. J Oral Pathol Med 20: 210–214

Papanicolaou StJ, Eversole LR (1982) Glandular structures in neural sheath neoplasms. Oral Surg Oral Med Oral Pathol 53: 69–72

Patron M, Palacios J, Rodriguez-Peralto JL, Burgos E, Contreras F (1988) Malignant rhabdoid tumor of the tongue. A case report with immunohistochemical and ultrastructural findings. Oral Surg Oral Med Oral Pathol 65: 7–10

Perez-Atayde AR, Kozakewich WP, McGill T, Fletcher JA (1994) Hemangiopericytoma of the tongue in a 12-year-old child. Ultrastructural and cytogenetic observations. Hum Pathol 25: 425–429

Peters E, Cohen M, Altini M, Murray J (1989) Rhabdomyosarcoma of the oral and paraoral region. Cancer 63: 963–966

Piatelli A, Fioroni M, Rubini C (1998) Solitary fibrous tumour of the tongue. Oral Oncol 34: 431–434

Pisanty S (1976) Bilateral lipomas of the tongue. Oral Surg Oral Med Oral Pathol 43: 451–453

Piscioli F, Leonhardi E, Scappini P, Christofoline M (1986) Primary angiosarcoma of the gingiva. Case report with immunohistochemical study. Am J Dermatopathol 8: 430–435

Pizer BL, Ashworth M, Berry PJ, Foreman NK (1997) Congenital malignant rhabdoid tumour of the gum margin. Oral Oncol 33: 447–450
Plath T, Dallenbach H, Ohnesorge I, Hoffmeister B (1997) Synoviale Chondromatose (Chondrometaplasie). Beitrag zur Differentialdiagnose von Kiefergelenkerkrankungen. Mund Kiefer Gesichtschir 1: 349–352
Posen J, Isaacson C (1982) Malignant mesenchymal tumours of the oral cavity. J Dent Assoc S Afr 37: 560–572
Potdar GG (1970) Ewing's tumor of the jaws. Oral Surg Oral Med Oral Pathol 29: 505–512
Ramon Y, Berman W, Bubis JJ (1967) Gingival fibromatosis combined with cherubism. Oral Surg Oral Med Oral Pathol 24: 435–448
Rapoport A, Sobrinho J de A, Carvalho MB de, Magrin J, Costa F de Qu, Quadros JV, et al. (1977) Ewing's sarcoma of the mandible. Oral Surg Oral Med Oral Pathol 44: 89–94
Rasmussen OC (1980) Painful traumatic neuromas in the oral cavity. Oral Surg Oral Med Oral Pathol 49: 191–195
Reade PC, Radden BG (1966) Oral fibrosarcoma. Oral Surg Oral Med Oral Pathol 22: 217–225
Regezi JA, Zarbo RJ, Tomich CE, Lloyd RV, Courtney RM, Crissman JD (1987) Immunoprofile of benign and malignant fibrohistiocytic tumors. J Oral Pathol Med 16: 260–265
Regezi JA, MacPhail LA, Daniels TE, Greenspan JS, Greenspan D, Dodd CL, et al. (1993) Oral Kaposi's sarcoma. A 10-year retrospective histopathologic study. J Oral Pathol Med 22: 292–297
Reibel J (1982) Oral fibrous hyperplasias containing stellate and multinucleated cells. Scand J Dent Res 90: 217–226
Reichart PA, Reznik-Schüller H (1977) The ultrastructure of an oral angiomyoma. J Oral Pathol Med 6: 25–34
Reichart PA, Langford-Kuntz A, Pohle H-D (1993) Epidemic oro-facial Kaposi's sarcoma (eKS). Report on 124 cases. Eur J Cancer B Oral Oncol 29: 187–189
Reichart PA, Wyk CW van, Becker J, Schuppan D (1994) Distribution of procollagen type III, collagen type VI and tenascin in oral submucous fibrosis (OSF). J Oral Pathol Med 23: 394–398
Reyes JM, Vangore SK, Putong PB, Harwick R, Miller AS, Chen S-Y (1981) Osteogenic sarcoma of the tongue. Oral Surg Oral Med Oral Pathol 51: 421–425
Rodu B, Weathers DR, Campbell WG (1981) Aggressive fibromatosis involving the paramandibular soft tissues. A study with the aid of electron microscopy. Oral Surg Oral Med Oral Pathol 52: 395–403
Roy JJ, Klein HZ, Tipton DL (1970) Osteochondroma of the tongue. Arch Pathol Lab Med 89: 565–568
Rosenmertz SK, Schare HJ (1969) Osteogenic sarcoma arising in Paget's disease of the mandible. Oral Surg Oral Med Oral Pathol 28: 304–309
Ruacan S, Önerci M, Gedikoglu G, Dal T (1993) Liposarcoma of the cheek. Report of a case. J Oral Pathol Med 22: 46–47
Saddik M, Oldring DJ, Mourad WA (1996) Liposarcoma of the base of tongue and tonsillar fossa. A possibly underdiagnosed neoplasm. Arch Pathol Lab Med 120: 292–295
Sadeghi EM, Sauk JJ Jr (1982) Liposarcoma of the oral cavity. Clinical, tissue culture, and ultrastructure study of a case. J Oral Pathol Med 11: 263–275
Sage HH, Salman I (1968) Malignant hemangiopericytoma in the area of a previous ameloblastoma of the mandible. Oral Surg Oral Med Oral Pathol 26: 275–283
Said JW, Chien K, Tasaka T, Koeffler HPh (1997) Ultrastructural characterization of human herpesvirus 8 (Kaposi's sarcoma-associated herpesvirus) in Kaposi's sarcoma lesions. Electron microscopy permits distinction from cytomegalovirus (CMV). J Pathol 182: 273–281
Saku T, Okabe H, Matsutani K, Sasaki M (1985) Glomus tumor of the cheek. An immunohistochemical demonstration of actin and myosin. Oral Surg Oral Med Oral Pathol 6: 65–71
Sano K, Ogawa A, Inokuchi T, Takahashi H, Hisatsune K (1988) Buccal hemangioma with phlebitis. Report of two cases. Oral Surg Oral Med Oral Pathol 65: 151–156
Sato M, Yanagawa T, Yoshida H (1981) Submucosal nodular fasciitis arising within the buccal area. Int J Oral Surg 10: 210–213
Schajowicz F (1993) WHO histological typing of bone tumours. 2nd edn. Springer, Berlin Heidelberg New York

Schenberg ME, Slootweg PJ, Koole R (1993) Leiomyosarcomas of the oral cavity. Report of four cases and review of the literature. J Craniomaxillofac Surg 21: 342–347

Scher N, Dobleman TJ, Poe DS (1987) Proliferative myositis of the masseter muscle. Laryngoscope 97: 591–593

Schlosnagle MDC, Kratochvil FJ, Weathers DR, McConnel FMS, Campbell WG (1983) Intraoral multifocal adult rhabdomyoma. Report of a case and review of the literature. Arch Pathol Lab Med 107: 638–642

Schneider LC, Dolinsky HB, Grodjesk JE (1980) Solitary peripheral osteoma of the jaws. Report of case and review of the literature. J Oral Surg 38: 452–455

Schock RK (1969) Familial focal epithelial hyperplasia. Report of a case. Oral Surg Oral Med Oral Pathol 28: 598–602

Schröder F (1982) Fibromatosa aggressiva. Dtsch Z Mund Kiefer Gesichtschir 6: 309–313

Schröder JM (1999) Pathologie peripherer Nerven. Springer, Berlin Heidelberg New York, S 667–717

Schulz A, Maerker R, Delling G (1978) Ultrastructural study of tumor cell differentiation in osteosarcomas of jaw bones. J Oral Pathol Med 7: 69–84

Schwetschke O, Heppt W, Born JA (1992) Leiomyosarkom von Mundboden und Oropharynx. HNO 40: 277–279

Sciubba JJ, Sachs StA (1980) Schwannoma of the inferior alveolar nerve in association with the organ of Chievitz. J Oral Pathol 9: 16–28

Sciubba JJ, D'Amico E, Attie JN (1987) The occurrence of multiple endocrine neoplasia type IIb, in two children of an affected mother. J Oral Pathol Med 16: 310–316

Shafer WG (1971) Verruciform xanthoma. Oral Surg Oral Med Oral Pathol 31: 784–789

Shah N, Sharma PP (1998) Role of chewing and smoking habits in the etiology of oral submucous fibrosis (OSF). A case-control study. J Oral Pathol Med 27: 475–479

Shapiro DN (1969) Lipoma of the oral cavity. Report of two cases. Oral Surg Oral Med Oral Pathol 27: 571–576

Shapiro StD, Abramovitch K, Dis ML van, Skoczylas LJ, Langlais RP, Jorgenson RJ, et al. (1984) Neurofibromatosis. Oral and radiographic manifestations. Oral Surg Oral Med Oral Pathol 58: 493–498

Shin HI, Choi KS, Nagatsuka H, Murata M, Nagai N (1997) Verruciform xanthoma of the oral mucosa. An immunohistochemical and ultrastructural study of two cases. Oral Oncol 33: 279–283

Shmookler BM, Enzinger FM, Brannon RB (1982) Orofacial synovial sarcoma. A clinicopathologic study of 11 new cases and review of the literature. Cancer 50: 269–276

Sist ThC, Greene GW (1979) Benign nerve sheath myxoma. Light and electron microscopic features of two cases. Oral Surg Oral Med Oral Pathol 47: 441–444

Sist ThC, Greene GW (1981) Traumatic neuroma of the oral cavity. Report of thirty-one new cases and review of the literature. Oral Surg Oral Med Oral Pathol 51: 394–402

Slootweg PJ (1992) Heterologous tissue elements in melanotic neuroectodermal tumor of infancy. J Oral Pathol Med 21: 90–92

Slootweg PJ, Müller H (1977) Malignant fibrous histiocytoma of the maxilla. Report of a case. Oral Surg Oral Med Oral Pathol 44: 560–564

Slootweg PJ, Straks W, Dussen MF van der (1983a) Primitive neuroectodermal tumour of the maxilla. Light microscopy and ultrastructural observation. J Maxillofac Surg 11: 54–57

Slootweg P, Wilde P de, Vooijs P, Ramaekers F (1983b) Oral granular cell lesions. An immunohistochemical study with emphasis on intermediate-sized filaments proteins. Virchows Arch A Pathol Anat Histopathol 402: 35–45

Small GS, Rowe NH (1975) A „True giant cell tumor" in the mandible. J Oral Surg 33: 296–301

Small IA, Nathan LE (1985) Intramuscular hemangioma of the tongue. J Oral Maxillofac Surg 43: 214–217

Smith BC, Ellis GL, Meis-Kindblom JM, Williams StB (1995) Ectomesenchymal chondromyxoid tumor of the anterior tongue. Nineteen cases of a new clinicopathologic entity. Am J Surg Pathol 19: 519–530

Smith JF, Drake J, Sollee N (1966) Massive oral hemangioma with phlebolithiasis. Oral Surg Oral Med Oral Pathol 21: 83–88

Sobel HJ, Chug J (1964) Granular cells and granular cell lesions. Arch Pathol Lab Med 77: 132–141
Sobel HJ, Schwarz R, Marquet E (1973) Light- and electron-microscope study of the origin of granular-cell myoblastoma. J Pathol 109: 101–111
Sobel HJ, Avrin E, Marquet E, Schwarz R (1974) Reactive granular cells in sites of trauma. A cytochemical and ultrastructural study. Am J Clin Pathol 61: 223–234
Solomon MP, Sutton AL (1973) Malignant fibrous histiocytoma of the soft tissues of the mandible. Oral Surg Oral Med Oral Pathol 33: 653–660
Solomon MP, Rosen Y, Delman A (1974) Intraoral submucosal pseudosarcomatous fibromatosis. Oral Surg Oral Med Oral Pathol 38: 264–269
Som PM, Krespi YP, Hermann G, Shugar JM (1980) Ewing's sarcoma of the mandible. Ann Otol 89: 20–23
Souza PEA de, Paim JFO, Carvalhais JN, Gomez RS (1999) Immunohistochemical expression of p53, MDM 2, Ki-67 and PCNA in central giant cell granuloma and giant cell tumor. J Oral Pathol Med 28: 54–58
Spahr J, Elzay RP, Kay S, Frable WJ (1982) Chondroblastoma of the temporomandibular joint arising from articular cartilage. Oral Surg Oral Med Oral Pathol 54: 430–435
Speight PM, Dayan D, Fletcher CDM (1991) Adult and infantile myofibromatosis. A report of three cases affecting the oral cavity. J Oral Pathol Med 20: 380–384
Steinberg B, Shuler C, Wilson St (1988) Melanotic neuroectodermal tumor of infancy. Evidence for multicentricity. Oral Surg Oral Med Oral Pathol 66: 666–669
Stewart CM, Watson RE, Eversole LR, Fischlschweiger W, Leider AS (1988) Oral granular cell tumors. A clinicopathologic and immunocytochemical study. Oral Surg Oral Med Oral Pathol 65: 427–435
Störkel S, Sorger K, Scheunemann H (1988) Tumorförmige histiozytäre Läsion der Mundhöhle. Ein differentialdiagnostisches Problem. Dtsch Z Mund Kiefer Gesichtschir 12: 89–92
Sumi Y, Taguchi N, Kaneda T (1991) Blue rubber bleb nevus syndrome with oral hemangiomas. Oral Surg Oral Med Oral Pathol 71: 84–86
Sund S, Bang G (1990) Intramuscular hemangioma in the oral region. Report of three cases. Oral Surg Oral Med Oral Pathol 70: 765–768
Tabata M, Sugihara K, Matsui R, Yonezawa S, Abeyama K, Maruyama I (1999) Angiosarcoma of the tongue. Report of a case with immunohistochemical findings. J Oral Pathol Med 28: 92–95
Tajima Y, Weathers DR, Neville BW, Benoit PW, Pedley DM (1981) Glomus tumor (glomangioma) of the tongue. A light and electron microscopic study. Oral Surg Oral Med Oral Pathol 52: 288–293
Takagi M, Ishikawa G (1973) Fibrous tumour of infancy. Report of a case originating in the oral cavity. J Oral Pathol Med 2: 293–300
Takeda Y, Suzuki A, Fujioka Y, Takayama K (1986) Xanthogranuloma of the oral cavity in adult. A case report and review of the literature. Acta Pathol Jpn 36: 1565–1570
Tandler B, Rossi EP, Stein M, Matt MM (1970) Rhabdomyoma of the lip. Light and electron microscopical observation. Arch Pathol 89: 118–127
Theegarten D, Philippou S, Borkowski G (1994) Sekundäres malignes fibröses Histiozytom nach Strahlentherapie eines Plattenepithelkarzinoms der Zunge. Dtsch Z Mund Kiefer Gesichtschir 18: 304–306
Thompson RPJ (1973) A lipoma in the floor of the mouth. Report of case. J Oral Surg 31: 718–719
Thompson StH (1984) Myoglobin content of granular cell tumor of the tongue. An immunoperoxidase study. Oral Surg Oral Med Oral Pathol 57: 74–76
Thompson S, Shear M (1984) Fibrous histiocytomas of the oral and maxillofacial regions. J Oral Pathol Med 13: 282–294
Toida M, Koizumi H (1993) Verruciform xanthoma involving the lip. A case report. J Oral Maxillofac Surg 51: 432–434
Tomich ChE (1974) Oral focal mucinosis. A clinicopathologic and histochemical study of eight cases. Oral Surg Oral Med Oral Pathol 38: 714–724
Tomich ChE, Moll MC (1976) Palisaded encapsulated neuroma of the lip. J Oral Surg 34: 265–268
Tosios K, Koutlas IG, Kapranos N, Papanicolaou SI (1995) Spindle-cell hemangioendothelioma of the oral cavity. A case report. J Oral Pathol Med 24: 379–382

Toth BB, Long WH, Pleasants JE (1975) Central pacinian neurofibroma of the maxilla. Oral Surg Oral Med Oral Pathol 39: 630–634

Traiger J, Lawson W (1969) Soft-tissue myxoma of the oral cavity. Report of a case. Oral Surg Oral Med Oral Pathol 27: 247–251

Tran LMN, Mark R, Meier R, Calcaterra ThC, Parker RG (1992) Sarcomas of the head and neck. Prognostic factors and treatment strategies. Cancer 70: 169–177

Trodahl JN, Carroll GW (1967) Traumatic neuroma of the mandibular ridge. Report of a case. Oral Surg Oral Med Oral Pathol 24: 563–566

Ulrich J, Heitz PhU, Fischer T, Obrist E, Gullotta F (1987) Granular cell tumors: evidence for heterogeneous tumor cell differentiation. An immunocytochemical study. Virchows Arch B Cell Pathol Incl Mol Pathol 53: 52–57

Upton LG, Hayward JR, Kerr DA (1977) Neurofibrosarcoma of the mandible. J Oral Surg 35: 504–506

Viglioglia PA, Stirparo MA (1970) Chondroma of the tongue. Oral Surg Oral Med Oral Pathol 29: 820–826

Vuong PN, Neveux Y, Balaton A, Pham-Thominet L, Houissa-Vuong S, Schoonaert M-F, Fombeur J-P (1990a) Adult-type rhabdomyoma of the palate. Cytologic presentation of two cases with histologic and immunologc study. Acta Cytol 34: 413–419

Vuong PN, Pham-Thominet L, Neveux Y, Balaton A, Houissa-Vuong S, Fombeur JP, Soudan P (1990b) Rhabdomyome de type adulte du palais mou: anatomie pathologique. A propos de deux cas avec revue de la littérature médicale. Arch Anat Cytol Pathol 38: 152–158

Wal JE van der, Waal I van der (1996) Ectomesenchymal chondromyxoid tumor of the anterior tongue. Report of a case. J Oral Pathol Med 25: 456–458

Wal N van der, Baak JPA, Schipper NW, Waal I van der (1989) Morphometric study of pseudoepitheliomatous hyperplasia in granular cell tumors of the tongue. J Oral Pathol Med 18: 8–10

Wasserman BS, Finkleman A, John M, Attie JN, Tuazon R, Bronstein E (1977) Malignant schwannoma of the lingual nerve. J Oral Med 32: 67–69

Weathers DR, Callihan MD (1974) Giant-cell fibroma. Oral Surg Oral Med Oral Pathol 37: 374–384

Weathers DR, Campbell WG (1974) Ultrastructure of the giant-cell fibroma of the oral mucosa. Oral Surg Oral Med Oral Pathol 38: 550–561

Webber WB, Wienke EC (1977) Malignant fibrous histiocytoma of the mandible. Case report. Plast Reconstr Surg 60: 629–634

Weiss SW (1994) WHO histological typing of soft tissue tumours, 2nd edn. Springer, Berlin Heidelberg New York

Weitzner S (1980) Leiomyosarcoma of the anterior maxillary alveolar ridge. Oral Surg Oral Med Oral Pathol 50: 62–64

Weitzner St, Moynihan PC (1978) Angiolipoma of the cheek in a child. Oral Surg Oral Med Oral Pathol 45: 95–97

Weitzner St, Lockey MW, Lockard VG (1979) Adult rhabdomyoma of soft palate. Oral Surg Oral Med Oral Pathol 46: 70–73

Werning JT (1979) Nodular fasciitis of the orofacial region. Oral Surg Oral Med Oral Pathol 48: 441–446

Wesley RK, Minth SM, Wertheimer FW (1975) Primary malignant hemangioendothelioma of the gingiva. Report of a case and review of the literature. Oral Surg Oral Med Oral Pathol 39: 103–112

Wharam MD, Beltangady MS, Heyn RM, Lawrence W, Raney RB, Ruymann FB, et al. (1987) Pediatric orofacial and laryngopharyngeal rhabdomyosarcoma. An intergroup rhabdomyosarcoma study report. Arch Otolaryngol Head Neck Surg 113: 1225–1227

Williams ED, Pollock DJ (1966) Multiple mucosal neuromata with endocrine tumours. A syndrome allied to von Recklinghausen's disease. J Pathol Bacteriol 91: 71–80

Wittekind Ch, Wagner G (1997) TNM-Klassifikation maligner Tumoren, 5. Aufl. Springer, Berlin Heidelberg New York

Wood RE, Nortje CJ, Hesseling P, Grotepass F (1990) Ewing's tumor of the jaw. Oral Surg Oral Med Oral Pathol 69: 120–127

Wright BA, Jackson D (1980) Neural tumors of the oral cavity. A review of the spectrum of benign and malignant oral tumors of the oral cavity and jaws. Oral Surg Oral Med Oral Pathol 49: 509–522

Wyk CW van, Seedat HA, Phillips VM (1990) Collagen in submucous fibrosis. An electron-microscopic study. J Oral Pathol Med 19: 182–197

Yamamoto H, Kawana T (1988) Oral nerve sheath myxoma. Report of a case with findings of ultrastructural and immunohistochemical studies. Acta Pathol Jpn 38: 121–127

Yamamoto H, Kozawa Y, Takagi M, Otake S (1984) Rhabdomyosarcoma of the left mandible. J Oral Maxillofac Surg 42: 613–618

Yoshikawa F, Nishiyama T, Sakuda M (1993) Pedunculated cavernous hemangioma. Oral Surg Oral Med Oral Pathol 75: 688–689

Zanetti B, Signori E, Consolaro G, Ottolenghi A (1982) Congenital fibrosarcoma of the tongue. Z Kinderchir 35: 7–8

Zarbo RJ, Regezi JA, Baker SR (1984) Periosteal osteogenic sarcoma of the mandible. Oral Surg Oral Med Oral Pathol 57: 643–647

Zegarelli DJ (1977) Chondroma of the tongue. Oral Surg Oral Med Oral Pathol 43: 738–745

Zegarelli DJ, Zegarelli-Schmidt EC, Zegarelli EV (1974) Verruciform xanthoma. A clinical, light microscopic, and electron microscopic study of two cases. Oral Surg Oral Med Oral Pathol 38: 725–734

Zegarelli DJ, Zegarelli-Schmidt EC, Zegarelli EV (1975) Verruciform xanthoma. Further light and electron microscopic studies, with the addition of a third case. Oral Surg Oral Med Oral Pathol 40: 246–256

Kapitel 12

Melanozytäre (melanogene) orale Tumoren

G. SEIFERT

1 Klassifikation und Terminologie

Die Klassifikation der oralen melanozytären Tumoren basiert auf der neuen revidierten WHO-Klassifikation der melanozytären Hauttumoren (HEENAN et al. 1996). Dabei mußte eine gezielte Auswahl unter dem Gesichtspunkt des Vorkommens der einzelnen Tumorentitäten in der oralen Mukosa vorgenommen werden (s. Tabelle 12.1). Die Selektion (Abb. 12.1) erfolgte in Anlehnung an die Abhandlung der „pigmentierten Läsionen und Tumoren" im Atlas der Oralpathologie (CAWSON u. EVESON 1987).

Eine Reihe von melaninhaltigen nicht-neoplastischen Läsionen und Tumoren wurde bereits im Rahmen einer systematischen Tumorklassifikation in folgenden Kapiteln dieses Bandes abgehandelt:

- Kap. 4, Abschn. 1.3.1: Nicht-neoplastische Melaninablagerungen,
- Kap. 11, Abschn. 9.1.8: Melanotisches Schwannom (pigmentierter peripherer Nervenscheidentumor, NST),
- Kap. 11, Abschn. 9.2.4: Malignes melanotisches Schwannom (maligner peripherer pigmentierter, NST),
- Kap. 11, Abschn. 9.1.9: Pigmentierter neuroektodermaler infantiler Tumor (Retina-Anlage-Tumor, melanotisches Prognom),
- Kap. 17, Abschn. 2.8: Orale Metastasen maligner extraoraler Melanome.

Die oralen Mukosamelanozyten kommen im Stratum basale vorwiegend im Zahnfleisch sowie an der Wange und Lippe vor (BARRETT u. SCULLY 1994). Die oralen Melanozyten sind histologisch und elektronenmikroskopisch weitgehend identisch mit den Hautmelanozyten. Sie enthalten intrazytoplasmatische Organellen (rauhes endoplasmatisches Retikulum, Mitochondrien und Golgiapparate) als Hinweis auf eine aktive Proteinsynthese, stehen jedoch weder durch Tonofilamente noch Desmosomen in Verbindung zu den angrenzenden Keratinozyten. Die Zellen zeigen eine starke Variation in der Form (uni-, bipolare oder multiple dendritische Fortsätze) und Größe. Die Melaningranula sind 0,1–0,3 μm groß und bilden bei starker Pigmentierung Aggregate von 1–3 μm großen Komplexen.

Immunhistochemisch zeigen die Melanozyten in oralen Pigmentnaevi und malignen Melanomen eine einheitliche Expression von S-100-Protein, während sich Unterschiede in der Expression der Untereinheiten von S-100-Protein und des Markers HMB 45 ergeben (FUJITA et al. 1991; GAZIT u. DANIELS 1994). So exprimieren die oralen Pigmentnaevi in 100% sowohl die

Tabelle 12.1. Lokalisation und morphologische Merkmale oraler melanozytärer Tumoren

Tumortyp	Hauptlokalisation	Morphologische Merkmale
Melanotische Flecken (Maculae)	33% Unterlippe 20% Gaumen 20% Gingiva	Durchmesser 0,1–0,3 cm Verstärkte Melaninpigmentierung im Stratum basale Melanophagen im Stratum proprium
Lentigo simplex	–	Sehr selten im Gegensatz zu den melanotischen Flecken Durchmesser 0,5–1,0 cm Lineare Proliferation von Melanozyten entlang dem Stratum basale ohne Zellnester Vergrößerte Melanozyten mit verstärkter Pigmentierung Verlängerte Reteleisten mit Melanozyten in den Retespitzen Makrophagen in der Lamina propria
Pigment-Naevi	40% Gaumen 19% Wange 9% Gingiva	85% flach, pigmentiert 15% klinisch nicht pigmentiert, etwas erhaben
Intradermaler Naevus		Am häufigsten (63%) Submuköse Nester von vorwiegend rundlichen lymphoiden Naevuszellen Keine junktionale Aktivität
Junktional-Naevus		Durchmesser kleiner als 0,5 cm Oral sehr selten (5%) Proliferierte Melanozyten als Einzelzellen oder Zellnester an der Grenze zwischen Stratum basale und Lamina propria, vor allem an der Basis verlängerter Reteleisten Melanozyten mit reichlich Zytoplasma
Compound-Naevus		Etwas häufiger (9%) Durchmesser kleiner als 1,0 cm Analoger Aufbau wie Junktional-Naevus, zusätzlich vorwiegend epitheloide Melanozyten im submukösen Bindegewebe
Combined-Naevus		Oral sehr selten (4%) Assoziation eines intradermalen Naevus mit einem submukösen stark pigmentierten blauen Naevus
Blauer Naevus	Gaumen	Zweithäufigster oraler Naevus (19%) Bipolare spindelförmige oder dentritische, stark pigmentierte Melanozyten zwischen kollagenem Fasergewebe der Submukosa
Spitz-Naevus		Oral extrem selten Aufbau aus spindelförmigen und/oder epitheloiden, submukös gelegenen Melanozyten, vereinzelt auch mehrkernige Riesenzellen Verlängerte Reteleisten Fokale lymphozytäre Infiltrate

Tabelle 12.1 (Fortsetzung)

Tumortyp	Hauptlokalisation	Morphologische Merkmale
Melanoakanthom	Gaumen Wange Lippe	Akanthotische Epithelhyperplasie mit dazwischen gelegenenen dendritischen pigmentierten Melanozyten Meist weibliche Patienten Reaktive und reversible Läsion
Orale Mukosa-Melanome	45% Gaumen 40% Gingiva	Nur 0,6-1,5% aller malignen Melanome 2-3 mal häufiger bei Männern 45% 4.-6. Dekade 37% nach 6. Dekade
In-situ-Mukosa-Melanom		15% der Fälle Lentiginöse Infiltration mit atypischen Melanozyten an der Mukosa-Bindegewebsgrenze Irreguläre Verteilung melanozytärer Einzelzellen, weniger auch Zellnester in der basalen Mukosa mit Zunahme im zeitlichen Ablauf
Invasives Mukosa-Melanom		30% der Fälle Größere Variation der Melanozyten (spindelförmig, plasmazytoid, epitheloid) Infiltration der Submukosa Invasionstiefe 0,2-0,9 cm und mehr organoid-alveoläre Zellverbände 10% amelanotisch (schlechtere Prognose mit geringerer Überlebensrate)
Invasives Mukosa-Melanom mit In-situ-Komponente		55% als Kombinationsform
Desmoplastisches und/oder neurotropes Mukosa-Melanom	Gingiva Unterlippe	Sehr selten Spindelförmige, neoplastische Melanozyten, durchsetzt von desmoplastischem Stroma oder perineurale Invasion

Untereinheiten α und β, die oralen Melanome dagegen die Untereinheit α nur in 60% und β in 0%. S-100-Protein und HMB 45 sind zwar in 100% in oralen Melanomen und Pigmentnaevi nachweisbar, jedoch wird HMB 45 vermehrt in rundzelligen Melanomen und S-100-Protein vermehrt in spindelzelligen Melanomen exprimiert. Auch in oralen Pigmentnaevi fällt die Raktion für S-100-Protein stärker aus als für HMB 45.

Bei der Differentialdiagnose melanotischer nicht-neoplastischer und tumoraler Läsionen müssen auch andersartige orale pigmentierte Läsionen berücksichtigt werden (s. Kap. 4, Abschn. 1; Brocheriou et al. 1985).

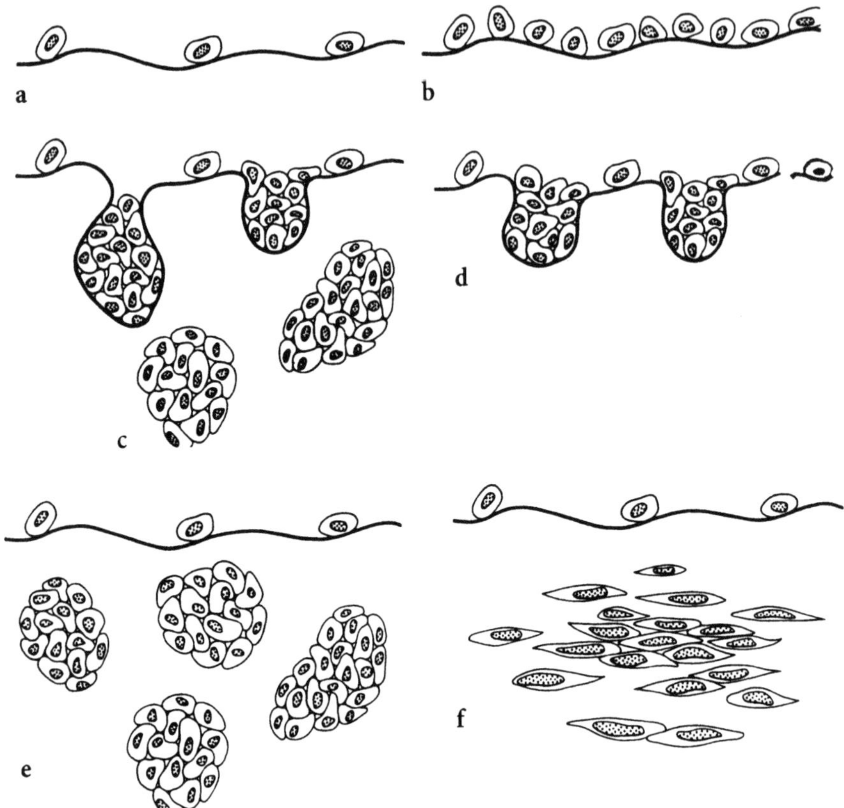

Abb. 12.1 a–f. Schematische Darstellung benigner melanozytärer Läsionen der oralen Mukosa. (Mod. nach CAWSON u. EVESON 1987). **a** Normale Melanozyten im Stratum basale oberhalb der Basalmembran. **b** Lentigo simplex mit linearer Proliferation von Melanozyten entlang des Stratum basale. **c** Intradermaler („intramucosal") Naevus mit Naevuszellnestern in der Lamina propria. **d** Junktional-Naevus mit proliferierten Melanozyten vorwiegend im Bereich verlängerter Reteleisten. **e** Compound-Naevus mit zusammengesetztem Aufbau aus Junktional-Naevus und „intramucosal" Naevus. **f** Blauer Naevus mit Aufbau aus bipolaren, stark pigmentierten Melanozyten in der tieferen Submukosa

2 Benigne Tumoren

2.1 Melanotische Flecken (Maculae)

In einem oralen Biopsiematerial werden in 0,4% orale Flecken beobachtet (KAUGARS et al. 1993). Histologisch (Abb. 12.2) wird der orale melanotische Fleck als ein kleines, durchschnittlich 0,1–0,3 cm im Durchmesser großes flaches, braunes Areal definiert, in dem eine verstärkte Melaninpigmenteinlagerung in die Basalzellen vorliegt, jedoch ohne zahlenmäßige Vermehrung der Melanozyten (WEATHERS et al. 1976; PAGE et al. 1977; BUCHNER u. HANSEN 1979a; KAUGARS et al. 1993). Aus großen Fallstatistiken gehen folgende weitere Merkmale hervor:

- Vorkommen in 65% bei Frauen,
- durchschnittliches Lebensalter 43 Jahre,
- Entwicklung in 83,4% solitär und in 16,5% multipel,
- Melaninablagerung im Stratum basale und in der Lamina propria (dort meist in Melanophagen),
- keine verlängerten Reteleisten und keine melanozytäre Aktivität,
- Lokalisation in 33% an der Unterlippe, in je ca. 20% an Gaumen und Zahnfleisch und in ca. 18% an der Wange.

Bei AIDS-Patienten ist vermehrt die Entwicklung von oralen melanotischen Flecken beobachtet worden (Ficarra et al. 1990). Bei einigen Beobachtungen an der Lippe, die als Lentigo labialis beschrieben wurden (Shapiro u. Zegarelli 1971), handelt es sich ebenfalls um melanotische Flecken. Die oralen melanotischen Flecken entsprechen zwar in ihrem Aufbau Epheliden („Sommersprossen"), sollten jedoch nicht so bezeichnet werden, da Epheliden unter dem Einfluß der Sonneneinwirkung entstehen. Desgleichen sollten Läsionen, die in Verbindung mit anderen Schleimhautveränderungen (Leukoplakie, Lichen, Reizfibrome) auftreten und klinisch keine Pigmentierung erkennen lassen, nicht als orale melanotische Flecken, sondern als „fokale orale Melanose" bezeichnet werden (Buchner u. Hansen 1979b).

Beim autosomal-dominant vererblichen Syndrom „Myxome, Pigmentflecken und endokrine Aktivität" wurden bei einer Analyse von 58 Fällen folgende orale Manifestationen festgestellt (Cook et al. 1987): melanozytäre Pigmentflecken an den Lippen (in 50% der Fälle) und orale Myxome (in 7% der Fälle). Die melanotischen Flecken waren 0,1–2,0 mm groß und um die Mundöffnung verteilt. Die Myxome waren an der Zunge und am Gaumen lokalisiert. Die endokrine Aktivität ging von der Nebennierenrinde und Hypophyse aus. Fälle mit kardialen Myxomen hatten oft einen letalen Ausgang.

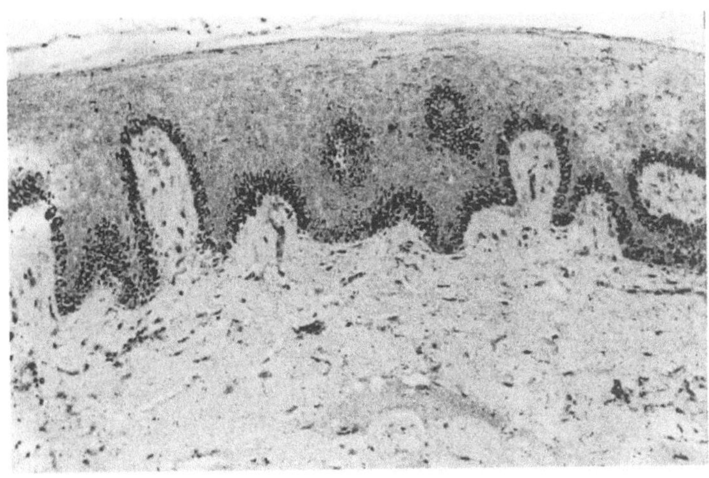

Abb. 12.2. Melanozytischer Flecken der oralen Mukosa: verstärkte Melanineinlagerung in die Basalzellen, jedoch ohne zahlenmäßige Vermehrung der Melanozyten; vereinzelte Pigmentablagerungen in der Lamina propria. Fontana, × 160. (Aus: Brocheriou et al. 1985)

2.2 Lentigo simplex

Die orale Lentigo simplex ist im Gegensatz zu den melanotischen Flecken sehr selten, kommt häufiger bei Frauen vor und imponiert makroskopisch als eine im Durchmesser 0,5 – 1,0 cm große flache pigmentierte Läsion mit definierten Rändern. Histologisch ist die Lentigo simplex im Gegensatz zu den melanotischen Flecken durch folgende Merkmale definiert (Buchner et al. 1991; Ludwig et al. 1996):

- lokalisierte lineare Proliferation von Melanozyten entlang des Stratum basale ohne Bildung von Zellnestern (im Gegensatz zu den Pigmentnaevi);
- vergrößerte Melanozyten mit Hyperpigmentierung und Ausbildung von konfluierenden Bezirken;
- deutlich verlängerte Reteleisten mit Ansammlung von Melanozyten bis in die Spitzen der Reteleisten;
- Ansammlung von Melanophagen in der Lamina propria;
- keine ausgeprägten Prädilektionsstellen.

2.3 Orale Pigmentnaevi

Die Melanozyten in den oralen Pigmentnaevi sind meist größer als normale Melanozyten, besitzen eine höhere mitotische Aktivität und bestehen aus einer Kombination von drei Zelltypen, die in der Regel keine dendritische Struktur aufweisen (Buchner et al. 1990). Der Typ A der Naevuszellen ist analog epitheloider Zellen aufgebaut, der Typ B analog lymphoider rundlicher Zellen und der Typ C analog spindelförmiger fibroblastärer Zellen. Außerdem finden sich meist in der Peripherie der Naevi vereinzelte vielkernige Riesenzellen mit schmalem Zytoplasma und kleinen Zellkernen. Im Lebenszyklus durchlaufen die Zellnaevi eine Entwicklung, die mit der Lentigo simplex beginnt, sich über Junktional-Naevi und Compound-Naevi fortsetzt und mit intradermalen („intramucosal“) Naevi endet.

2.3.1 Statistische Daten

Aus größeren Sammelstatistiken (Weathers u. Waldron 1965; Buchner u. Hansen 1979 a, b, 1980 u. 1987 a, b) ergibt sich folgende Häufigkeitsverteilung der verschiedenen Subtypen:

- 63 % intradermale („intramucosal“) Naevi,
- 18 % blaue Naevi,
- 9 % „Compound“-Naevi,
- 5 % „Junktional“-Naevi,
- 4 % „Combined“-Naevi.

Bezüglich der Altersverteilung ergibt sich ein Gipfelpunkt zwischen der 2. Dekade (14 %), 3. Dekade (27 %) und 4. Dekade (22 %). Eine Tumorgröße von 0,1 – 0,3 cm liegt in 53 % der Fälle vor, eine Größe von 0,4 – 0,6 cm in 26 % und eine Größe von 0,7 – 0,9 cm in 12 %. 6 % der Fälle waren größer als 1,0 cm.

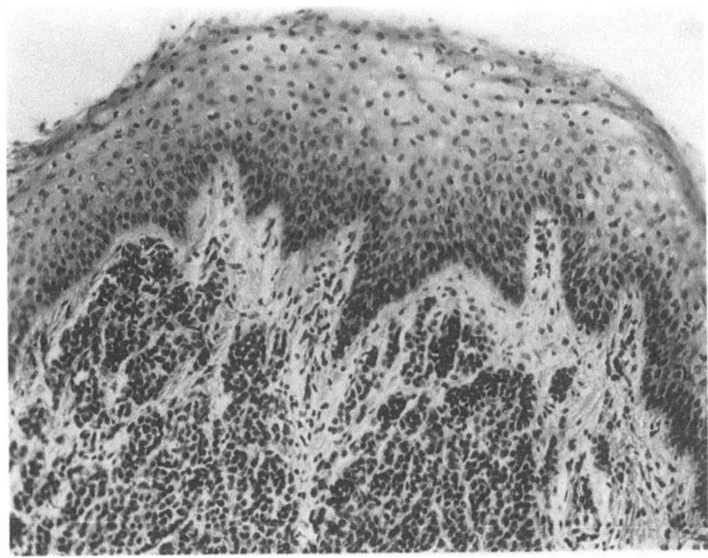

Abb. 12.3. Intradermaler („intramucosal") Naevus der Gingiva: Nester vom Typ B der Naevuszellen (lymphoide rundliche Zellen) in der Lamina propria. HE, × 150

Die Pigmentnaevi imponieren klinisch in 85% als pigmentierte Herde und stellen meist flache oder gering erhabene Läsionen dar. In 15% handelt es sich um klinisch nicht pigmentierte, meist etwas erhabene Herde überwiegend vom Subtyp der intradermalen („intramucosal") Naevi.

2.3.2 Intradermaler („intramucosal") Naevus

Dieser Naevustyp stellt das Gegenstück zum intradermalen Hautnaevus dar und zeigt keine junktionale Aktivität. Die angelsächsische Bezeichnung als „intramucosal"-Naevus ist insofern nicht logisch, da dieser Naevustyp nicht innerhalb der Mukosa lokalisiert ist, sondern submukös, so daß es eigentlich „submucosal" Naevus heißen müßte. Die Naevuszellen liegen im submukösen Bindegewebe in Nestern (Abb. 12.3) und enthalten auch einzelne vielkernige Riesenzellen meist in der Peripherie der Naevi. An der Oberfläche der Naevi zeigt die orale Mukosa meist eine Hyperplasie. Die Naevi sind vorwiegend an der Wange lokalisiert und aus rundlichen lymphoiden Zellen aufgebaut.

2.3.3 Junktional-Naevus

Dieser oral am seltensten vorkommende Naevustyp (SILVERMAN et al. 1975) besteht aus proliferierten Melanozyten, welche als Einzelzellen oder in Nestern an der Grenze zwischen Stratum basale und Lamina propria, vor allem an der Basis der verlängerten Reteleisten angeordnet sind (Abb. 12.4). Die Naevi sind meist kleiner als 0,5 cm und flach oder leicht erhaben. Die Melanozyten besitzen reichlich Zytoplasma, welches mitunter vakuolär umgewandelt ist, und enthalten relativ kleine Melaningranula.

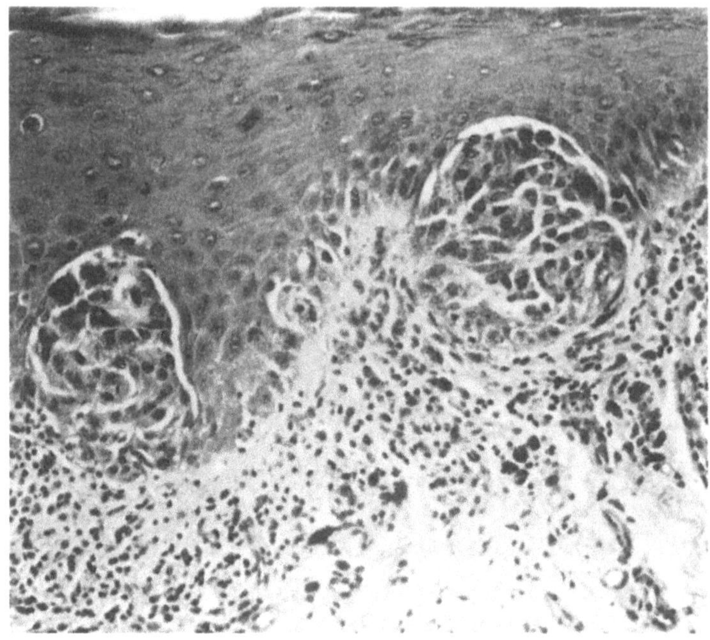

Abb. 12.4. Junktional-Naevus der Unterlippe: proliferierte Melanozyten an der Grenze von Stratum basale und Lamina propria. HE, × 250. (Aus: Silverman et al. 1975)

2.3.4 Compound-Naevus

Hierbei finden sich neben der Proliferation von Melanozyten wie im Junktional-Naevus zusätzlich Naevuszellnester im submukösen Bindegewebe (Nathan u. Traiger 1965). Die darüber liegende Mukosa ist mitunter hyperplastisch. Die Reteleisten sind verlängert, und die Basalzellen zeigen eine verstärkte Pigmentierung. Zytologisch dominieren epitheloide Zellen, doch finden sich auch rundliche und spindelförmige Zellen sowie vereinzelte Riesenzellen. Die im submukösen Bindegewebe lokalisierten Zellen sind meist kleiner und diffuser angeordnet. Die Naevi sind in der Regel weniger als 1,0 cm groß und flach, mitunter auch papillomatös. Bei einer Stimulation durch Traumen kann es zu einer Auflockerung der melanozytären Zellgruppen kommen, so daß eine frühe Invasion vorgetäuscht wird.

2.3.5 Combined-Naevus

Hierbei handelt es sich um eine Assoziation eines epitheloiden intradermalen („intramucosal") Naevus mit einem im tieferen Bindegewebe gelegenen blauen Naevus (Ficarra et al. 1987). Die stark pigmentierten spindelförmigen und dendritischen Zellen des blauen Naevus liegen zwischen kollagenen Faserbündeln. Orale Combined-Naevi sind selten und an der Gingiva und am harten Gaumen beobachtet worden.

2.4 Blauer Naevus

Von den zwei Subtypen des blauen Naevus (einfacher und zellreicher Subtyp) ist in der oralen Mukosa nur der einfache Subtyp beobachtet worden (LOVAS et al. 1986). Der blaue Naevus ist nach dem intradermalen Naevus mit einer Häufigkeit von über 30% (BUCHNER u. HANSEN 1987 a, b) der zweithäufigste orale Naevustyp. Die Naevuszellen sind meist in der mittleren Höhe der Lamina propria lokalisiert. Histologisch handelt es sich um stark pigmentierte bipolare spindelförmige und dendritische Melanozyten, die einzeln oder in Gruppen zwischen den kollagenen Faserbündeln angeordnet sind (Abb. 12.5). Das Hauptvorkommen liegt am harten Gaumen (HARPER u. WALDRON 1965; MARK u. KAPLAN 1967; MACK u. WOODWARD 1968; GOLDBERG et al. 1969; HASSE et al. 1978). Einzelne Fälle sind an der Unterlippe (BHASKAR u. JACOWAY 1965; MCCREA et al. 1968; TELES et al. 1974) sowie an der Gingiva und am Mundboden (BARKER u. SLOAN 1988) beschrieben worden.

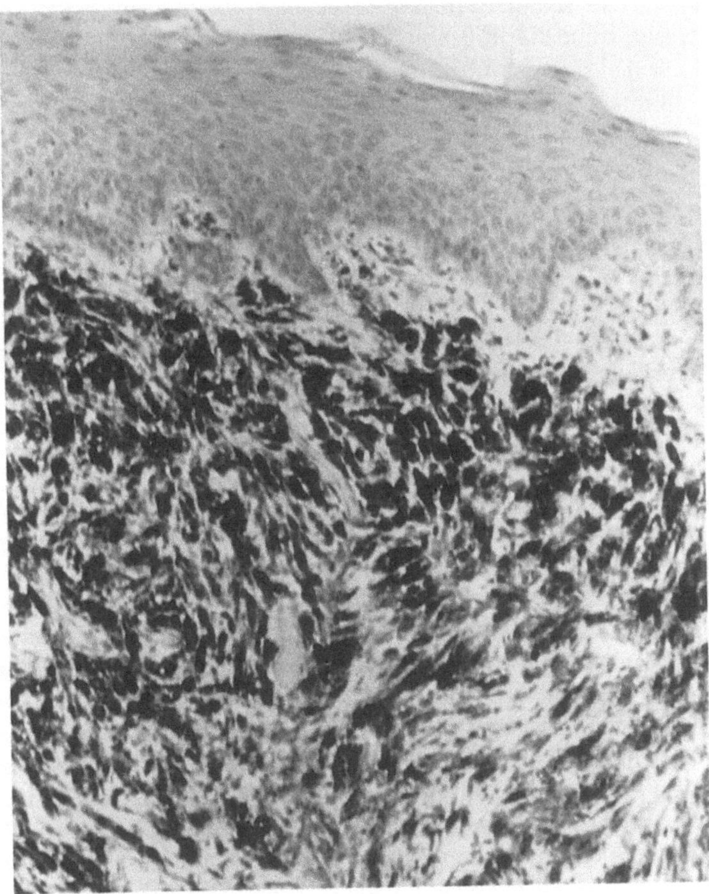

Abb. 12.5. Blauer Naevus der Unterlippe: Nester von stark pigmentierten bipolaren spindelförmigen Melanozyten in der Lamina propria. HE, × 160

Die Tumorzellen exprimieren – im Gegensatz zu den dermalen blauen Naevi – S-100-Protein (Lovas et al. 1986). Elektronenmikroskopisch findet sich ein analoger Bauplan zu den dermalen blauen Naevi (Kjaerheim et al. 1970; Lovas et al. 1983). Die Melanozyten besitzen Zilien und Mikrotubuli und zeigen eine pinozytotische Aktivität. An der Oberfläche finden sich zahlreiche dendritische Pseudopodien mit Einschluß von Mikrotubuli als Zytoskelett. Die Melanozyten, nicht dagegen die Melanophagen, sind von einer Basalmembran umgeben.

2.5 Spindel- und Epitheloidzell-Neavus (Spitz-Naevus)

Der oral extrem seltene Spitz-Naevus – ursprünglich auch „juveniles Melanom" genannt – ist aus großen spindelförmigen und/oder epitheloiden Melanozyten aufgebaut. Eine bisher singuläre Fallmitteilung betraf ein 4 Jahre altes Mädchen (Nikai et al. 1990). Der Naevus war am harten Gaumen lokalisiert, 0,5 cm groß und lag in der Submukosa. Die Reteleisten der Mukosa waren verlängert. Die Tumorzellen zeigten eine Expression von S-100-Protein und NSE. Neben spindelförmigen und epitheloiden Melanozyten fanden sich auch vereinzelt mehrkernige Riesenzellen. Das Stroma enthielt teilweise lymphozytäre Infiltrate. Eosinophile Kügelchen (Kamino-Körper) wie bei den dermalen Spitz-Naevi waren in diesem Falle nicht vorhanden.

Eine weitere ungewöhnliche Beobachtung betrifft einen desmoplastischen Spitz-Naevus an der vorderen Zungenoberfläche (Abb. 12.6 a, b) bei einer 30 Jahre alten Frau (Teh u. Sinniah 1989). Der Tumor war in der Submukosa analog zu einem intradermalen Naevus lokalisiert und aus spindelförmigen und epitheloiden Melanozyten sowie vereinzelten Riesenzellen mit ganglienzellartigen Strukturen aufgebaut. Zwischen den Melanozyten war ein desmoplastisches Stroma mit geringer lymphozytärer Infiltration entwickelt. Die Tumorzellen exprimierten S-100-Protein.

2.6 Ota-Naevus

Dieser seltene Naevus ist aus dendritischen und spindelförmigen Melanozyten aufgebaut, die im Bindegewebe um Blutgefäße oder Nerven angeordnet sind. Eine Proliferation der Melanozyten in die Mukosa liegt nicht vor. Bei einer Fallbeobachtung am Gaumen fand sich eine im Durchmesser 2,5 cm große flache irreguläre Pigmentationszone (Page et al. 1985). Die bisherigen Fallmitteilungen betreffen vorwiegend Japaner, wobei in 12–18% der Fälle analoge Pigmentnaevi am Gaumen vorlagen. Weitere Kennzeichen sind eine Dominanz des weiblichen Geschlechts (in 80%), kongenitaler Beginn (in 60%) und Sklerapigmentierungen (in 65%). Nur sechs weitere Fälle (3mal harter Gaumen, 3mal Wange) wurden bei der weißen Bevölkerung beobachtet.

2.7 Melanoakanthom

Hierbei liegt eine akanthotische Epithelhyperplasie vor, wobei zwischen den basaloiden Epithelzellen in großer Anzahl dendritische Melanozyten einge-

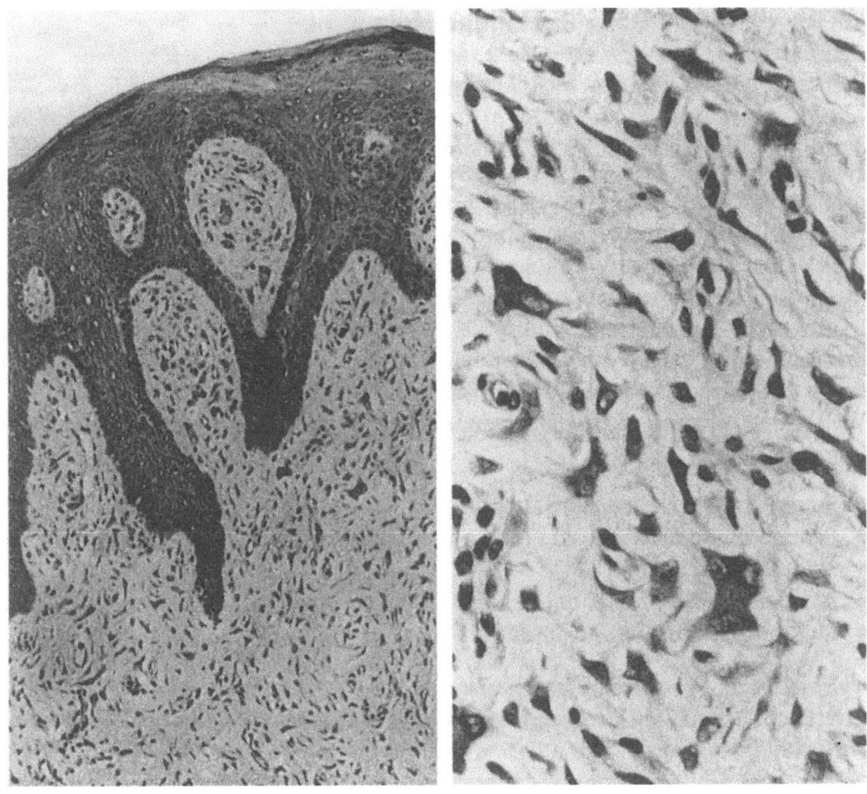

Abb. 12.6 a, b. Spitz-Naevus der Zunge: submuköse Durchsetzung mit spindelförmigen und epitheloiden Melanozyten sowie vereinzelten Riesenzellen. HE, **a** × 120, **b** × 600. (Aus: Teh u. Sinniah 1989)

lagert sind. Meist handelt es sich um jüngere negroide Patienten. Die bisherigen, in der oralen Mukosa beobachteten Fälle waren am Gaumen (Chandler et al. 1997), an der Wange (Schneider et al. 1981), der Lippe (Sexton u. Maize 1987) oder der Gingiva lokalisiert. Meist handelt es sich um weibliche Patienten mit einem Durchschnittsalter von 40 Lebensjahren. Histologische Merkmale sind Akanthose, Basalzellhyperplasie, dendritische Melanozyten zwischen den Keratinozyten, aktivierte Fibroblasten und mitunter Teleangiektasien. Die Läsion wird als reaktiv und reversibel eingestuft (Wright 1988) und auch als melanozytärer Fleck vom reaktiven Typ bezeichnet.

Einen analogen Befund stellt die melanozytäre Kolonisation in oralen Plattenepithelkarzinomen dar (Modica et al. 1990). Zwischen den Karzinomzellen liegen dendritische Melanozyten mit Expression von HMB 45. Die angrenzende orale Mukosa ist nicht pigmentiert. Ähnliche Beobachtungen mit melanozytärer Kolonisation sind in Mamma-, Ovarial und kolorektalen Karzinomen beschrieben, desgleichen auch in zervikalen Lymphknotenmetastasen oraler Karzinome.

3 Maligne Melanome

3.1 Klassifikation

Bei einem Vergleich der WHO-Klassifikation der malignen Melanome der Haut (McGOVERN et al. 1986; CLEMENTE et al. 1991; HEENAN et al. 1996) mit den oralen malignen Melanomen ergeben sich eine Reihe von Unterschieden in der Klassifikation, die auf der meist späten Entdeckung der Tumoren in fortgeschrittenen Stadien mit variabler histologischer Struktur beruhen (UMEDA u. SHIMADA 1994; MANGANARO et al. 1995; BARRETT et al. 1995; MANOLIDIS u. DONALD 1997). Außerdem sind orale Melanome wesentlich seltener als Hautmelanome und zeigen auch Besonderheiten in der Häufigkeit des geographischen Vorkommens, des klinischen Verlaufs und histologischen Aufbaus. In der WHO-Klassifikation werden folgende Haupttypen der kutanen Melanome unterschieden:

- Superfizial-spreitendes Melanom (SSM),
- Lentigo maligna (LM) und Lentigo-maligna-Melanom (LMM),
- Noduläres Melanom (NM),
- Akrolentiginöses Melanom (ALM),
- Mukosa-lentiginöses Melanom (MLM).

Demgegenüber wurde von einer speziellen Arbeitsgruppe von Oralpathologen (BARKER et al. 1997) folgende modifizierte Gliederung der oralen Melanome vorgeschlagen:

- in situ orales Mukosa-Melanom,
- invasives orales Mukosa-Melanom,
- invasives orales Mukosa-Melanom mit einer In-situ-Komponente,
- atypische orale melanozytäre Proliferation.

Das orale Mukosa-Melanom zeigt im Aufbau weitgehend analoge Strukturen zum akro-lentiginösen Melanom und zum Mukosa-lentiginösen Melanom der Haut (CLARK et al. 1979; BATSAKIS et al. 1982; McDONALD et al. 1983; PAULUS et al. 1984; RAPINI et al. 1985). Beim sog. radikalen Wachstum liegen einzelne oder kleine Gruppen von atypischen Melanozyten im Papillarkörper der Lamina propria, beim sog. vertikalen Wachstum große Nester und Gruppen von Melanozyten im Bindegewebe der Submukosa, wobei beide Wachtstumstypen im gleichen Tumor vorkommen können (OHASHI et al. 1992). Eine weitere Heterogenität der oralen Melanome besteht in folgenden Merkmalen:

- radikales Wachstum sowohl in flach-erhabenen oralen Melanomen als auch in nodulär melanotischen und amelanotischen Melanomen und ulzerierten Melanomen; nicht-radikales Wachstum besonders in nodulären melanotischen und amelanotischen Melanomen;
- zytologische Heterogenität im gleichen Tumor mit spindelförmigen, rundzelligen und epitheloiden Melanozyten;
- prognostische Unterschiede in der Überlebensrate (ca. 24 Monate bei radikalem Wachstumstyp, nur 7,5 Monate bei nicht-radikalem Wachstumstyp).

Beim In-situ-Mukosa-Melanom sind die neoplastischen Melanozyten auf die Mukosa und die Mukosa-Bindegewebsgrenze begrenzt, während beim invasiven Mukosa-Melanom die atypischen Melanozyten das submuköse Bindegewebe infiltrieren. 15% der Fälle enfallen auf das In-situ-Mukosa-Melanom, 30% auf das invasive Mukosa-Melanom, während in 55% eine Kombination beider Melanomformen vorliegt (Barker et al. 1997).

Zytologische Kriterien sind in der Feinnadel-Aspirationsbiopsie irreguläre große Zellkerne, vakuoläres Zytoplasma, unscharfe Zellgrenzen, vereinzelte pigmentierte Riesenzellen und starke Variationen in der Größe und Form der Melaningranula mit Aggregation und Verklumpung der Granula (Medak et al. 1969).

3.2 Statistische Daten

Bezüglich der Häufigkeit oraler Melanome ergeben sich folgende Vergleichszahlen (Tanaka et al. 1994; Manganaro et al. 1995; Manolidis u. Donald 1997):

- 1% aller humanen malignen Tumoren,
- 1% aller oralen malignen Tumoren,
- 0,6–1,5% aller malignen Melanome,
- 0,01% aller oralen Biopsien.

Die malignen Schleimhautmelanome der Kopf-Hals-Region sind überwiegend im Bereich der Nasenschleimhaut und Nasennebenhöhlen und nur zu 6% am Gaumen lokalisiert (Gorsky u. Epstein 1998). Im Gegensatz zu den europäischen und amerikanischen Ländern liegt die Häufigkeit maligner oraler Melanome in Afrika bei 8% und in Japan sogar bei 11–12,5% (Tanaka et al. 1994).

Maligne orale Melanome kommen 2–3 mal häufiger beim männlichen Geschlecht vor. Auf das 40. –60. Lebensjahr entfallen ca. 45% der Fälle, auf Tumoren nach dem 60. Lebensjahr ca. 37% der Fälle.

Aus großen Statistiken (Barker et al. 1997; Barrett et al. 1995) geht hervor, daß 45% der Fälle am Gaumen (Abb. 12.7 a–c) und 40% am Zahnfleisch lokalisiert sind, wobei auf die maxillare Gingiva 32% der Fälle und auf die mandibulare Gingiva nur 8% der Fälle entfallen. Mitunter werden die Tumoren zunächst als Riesenzellepulis fehlinterpretiert (Koch et al. 1998). Die übrigen Lokalisationen sind die Wange (7,5%) und die Lippe (6,5%; insbesondere die Unterlippe). Selten handelt es sich um ulzerierte, meist nodulär aufgebaute Melanome des Zungenrückens (Principato et al. 1965; Folz et al. 1998), wobei in einem Fall eine Strahlenbehandlung vorausgegangen war (Kalemeris et al. 1985). Eine Rarität stellt ein primäres intraossäres Melanom der Maxilla dar (Lombardi et al. 1995), welches zwischen lateralen Schneide- und Eckzähnen lokalisiert und aus spindelförmigen, epitheloiden und hellzelligen Melanozyten aufgebaut war und eine Expression von S-100-Protein, HMB 45 und Vimentin aufwies.

Die Invasionstiefe ist im Gegensatz zu den Hautmelanomen schwerer zu bestimmen und besitzt daher keine prognostische Bedeutung. Insgesamt wird die Invasionstiefe mit 0,2–0,9 cm angegeben (Ohashi et al. 1992). Eine gewisse Relation zwischen Invasionstiefe und Überlebensrate wird jedoch von einigen Autoren angegeben (Shah et al. 1977). Danach soll bei einer Invasionstiefe von

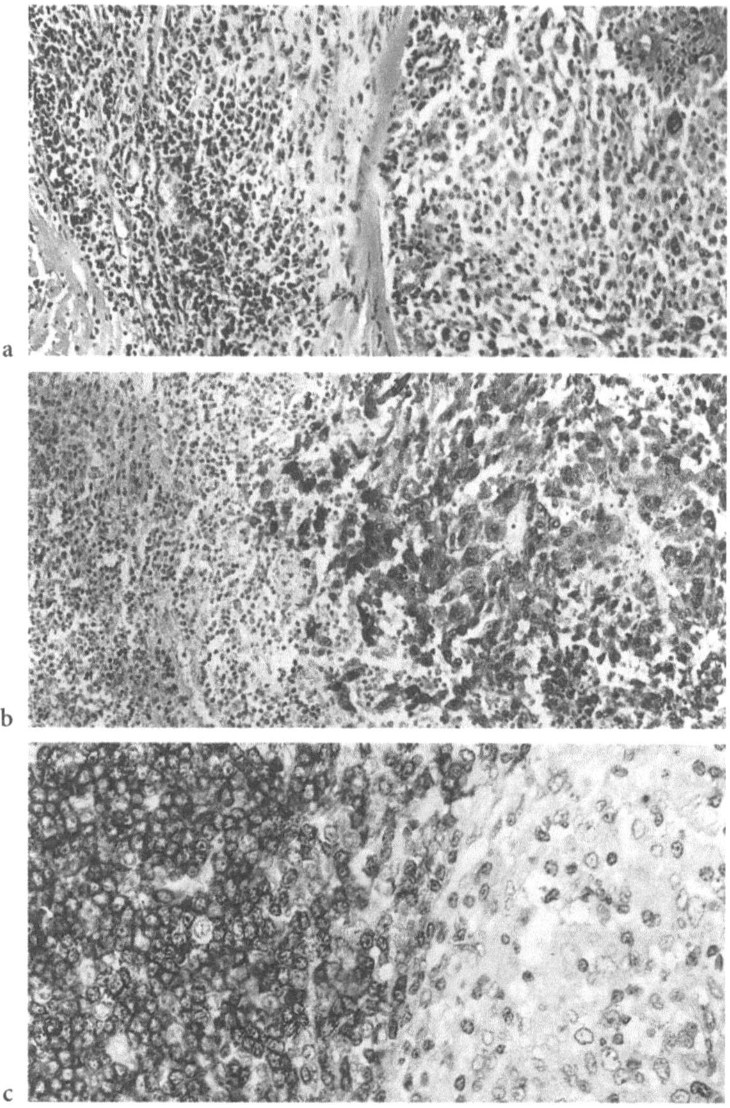

Abb. 12.7 a–c. Zervikale Lymphknotenmetastase eines weitgehend amelanotischen Melanoms des Gaumens. **a** Neoplastische Melanomzellen (*rechts*), **b** Expression von S-100-Protein in den Tumorzellen, **c** Expression von LCA nur im Lymphknotengewebe (*links*). PAP-Methode, × 175

weniger als 0,5 cm die Überlebensrate 30% der Fälle betragen, bei einer Invasionstiefe von 0,6–1,0 cm nur 18% und bei einer Invasionstiefe von über 1,0 cm sogar nur 10%. Ein Stadium I mit lokaler Tumorausbreitung liegt bei 75,5% der Fälle vor, ein Stadium II mit Lymphknotenmetastasen bei 18% und ein Stadium III mit hämatogener Ausbreitung bei 6,5% (Shah et al. 1977).

Lymphknotenmetastasen (Abb. 12.7 a–c) finden sich bei der klinischen Erstmanifestation oraler Melanome bereits in 19% der Fälle, bei Fällen nach einer

Operation des Tumors in 16% der Fälle. Hämatogene Metastasen werden in durchschnittlich 10% beobachtet, vor allem in Lunge, Leber und Skelettsystem (MANOLIDIS u. DONALD 1997). Die durchschnittliche Überlebensrate beträgt nach 5 Jahren 17%, nach 10 Jahren nur noch 5%. Bei bestehenden Lymphknotenmetastasen liegt die 5-Jahres-Überlebensrate bei nur 5% der Fälle. Unterschiede in der Überlebensrate ergeben sich aus dem Tumortyp (TANAKA et al. 1994). Sie liegt bei invasiven, nodulär aufgebauten pigmentierten Melanomen bei 4 Jahren, bei nichtpigmentierten Tumoren dagegen nur bei 8 Monaten. Pigmentierte In-situ-Mukosa-Melanome haben dagegen eine durchschnittliche Überlebensrate von 14 Jahren.

Zu den Risikofaktoren gehören in 30% der Fälle eine über Monate oder Jahre vorausgegangene orale Melaninpigmentablagerung, familiär-erbliche Belastungen und eine Schwangerschaft mit einem 3fach höheren Risiko zur Entwicklung eines Melanoms.

3.3 In-situ-Mukosa-Melanom

Die Tumoren sind auf die orale Mukosa und die Mukosa-Bindegewebsgrenzen begrenzt (BARKER et al. 1997). Makroskopisch sind die Tumoren entsprechend der Menge der Pigmentierung braun bis blau-schwarz. Nichtpigmentierte Tumoren haben eine mehr rötliche Farbe. Insgesamt besteht jedoch oft keine uniforme Verfärbung, sondern eine starke Variation in der Farbtönung entsprechend dem unterschiedlichen Pigmentgehalt. Mitunter liegen auch multiple Tumoren vor.

Die atypischen Melanozyten (Abb. 12.8) zeigen eine dichtere, zahlenmäßig vermehrte konfluierende lineare Infiltration der Mukosa entlang der Mukosa-

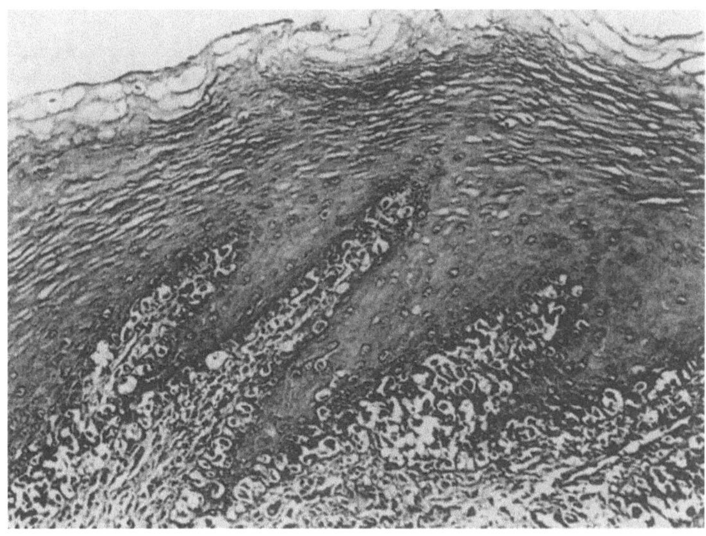

Abb. 12.8. In-situ-Mukosa-Melanom: „lentiginöse" Ausbreitung von atypischen Melanozyten entlang der Mukosa-Bindegewebsgrenze; außerdem melanozytische Einzelzellen wie beim Junktional-Naevus. HE, × 400. (Aus: BROCHERIOU et al. 1985)

Bindegewebsgrenze („lentiginöse" Ausbreitung). Außerdem finden sich in irregulärer Verteilung melanozytische Einzelzellen, weniger Melanozytennester in der basalen Mukosa analog zu den Junktional-Naevi. Die Zellkerne sind hyperchromatisch und etwas gekantet. Mitosen sind wenig vorhanden. Im zeitlichen Ablauf nimmt die Infiltration junktional angeordneter Melanozyten zu. Gleichzeitig findet sich eine geringe lymphozytäre Stromareaktion.

Beim Vorkommen einzelner atypischer Melanozyten in der Lamina propria soll der Befund als „fragliche Invasion" interpretiert werden. Fälle mit zweifelhafter unsicherer Zytologie oder Architektur sollen als „atypische melanozytäre Proliferation" bezeichnet werden. Dies entspricht in der Terminologie der WHO-Klassifikation der Hautmelanome einer „intraepithelialen melanozytären Atypie" (HEENAN et al. 1996).

3.4 Invasives orales Mukosa-Melanom

In den invasiven Mukosa-Melanomen (Abb. 12.9) findet sich eine größere Variation in der Form und Größe der neoplastischen Melanozyten. Hierzu gehören spindelförmige, plasmazytoide und epitheloide Melanozyten (Abb. 12.10a). Die Zellnester bilden teils bogenförmige oder organoid-alveoläre Zellverbände, selten auch desmoplastische oder neurotrope Formationen. 10% der Tumoren sind amelanotisch (Abb. 12.10b). Die spindelförmigen Melanozyten exprimieren stärker S-100-Protein, die epitheloiden Melanozyten verstärkt HMB 45.

Bei einer Reihe von Tumoren fanden sich Übergange oder gleichzeitiges Vorkommen von In-situ-Melanomen mit invasiven Melanomen (HANSEN et al. 1968; CURRAN u. WHITTAKER 1973; REGEZI et al. 1978; HAAS et al. 1988).

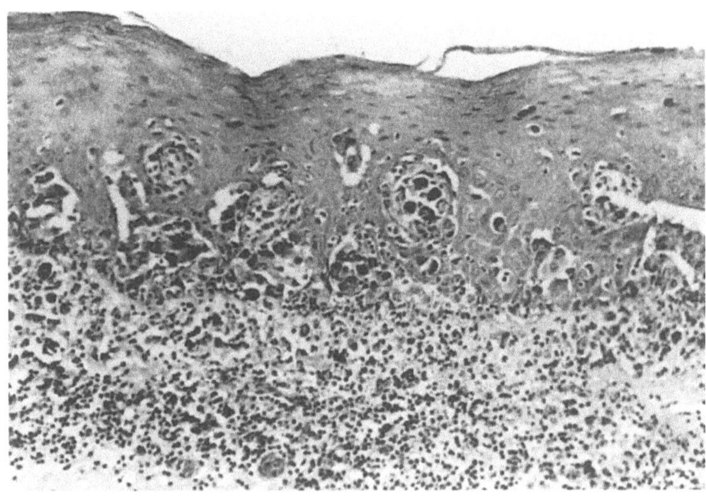

Abb. 12.9. Invasives Mukosa-Melanom des Gaumens: neoplastische Melanozyten mit Infiltration der Mukosa und des angrenzenden Gewebes. HE, ×250. (Aus: BROCHERIOU et al. 1985)

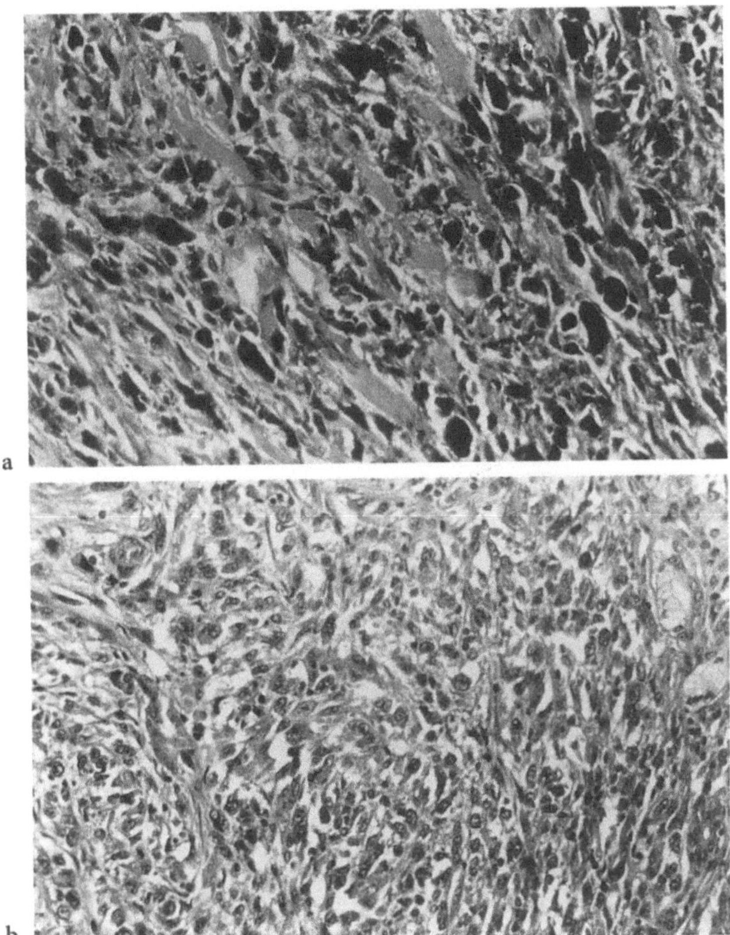

Abb. 12.10 a, b. Invasives Mukosa-Melanom des Gaumens. **a** Neoplastische, stark melaninhaltige Melanozyten, **b** spindelförmige Nester eines vorwiegend amelanotischen Melanoms. HE, ×250

3.5 Desmoplastisches und/oder neurotropes orales Mukosa-Melanom

Unter den oralen Melanomen stellen desmoplastische und/oder neurotrope Formen eine große Seltenheit dar. Die bisherigen wenigen Mitteilungen beziehen sich auf die maxillare Gingiva (Batsakis et al. 1979; Kuhihara et al. 1992; Ueta et al. 1996) oder die Unterlippe (McGinnis et al. 1986; Madrigal et al. 1998). Die spindelförmigen neoplastischen Melanozyten sind von einem desmoplastischen Stroma durchsetzt. Die Tumorzellen exprimieren S-100-Protein, NSE und HMB 45. Eine Lokalisation am Zahnfleisch kann eine Epulis vortäuschen (Kuhihara et al. 1992).

Bei kombiniert desmoplastisch-neurotropen Melanomen liegt ein biphasischer Aufbau des Tumors vor. Einerseits finden sich analog zum Schleimhautmelanom atypische spindelförmige, vorwiegend amelanotische Melanozyten mit Ausbreitung in der Lamina propria, andererseits faszikuläre schwannomartige Zellnester mit perineuraler Ausbreitung und teilweise konzentrischer Lamellenbildung um Nervenfasern. Die Tumoren gehen mit Rezidiven sowie mit lympho- und/oder hämatogenen Metastasen einher. Beim desmoplastischen Phänotyp besteht eine enge Korrelation zur Expression von p75NTR („neurotrophin receptor") als Hinweis auf die Abstammung der Spindelzellen aus der Neuralleiste (IWAMOTO et al. 1996). Im Gegensatz zur aktinischen Variante des desmoplast-neurotropen Melanoms zeigen die oralen de-novo-Varianten eine höhere Aggressivität.

Literatur

Barker BF, Carpenter WM, Daniels TE, Kahn MA, Leider AS, Lozada-Nur F, et al. (1997) Oral mucosal melanomas. The WESTOP Banff workshop proceedings. Oral Surg Oral Med Oral Pathol 83: 672–679

Barker GR, Sloan P (1988) An intraoral combined blue naevus. Br J Oral Maxillofac Surg 26: 165–168

Barrett AW, Scully C (1994) Human oral mucosal melanocytes: a review. J Oral Pathol Med 23: 97–103

Barrett AW, Bennett JH, Speight PM (1995) A clinicopathological and immunohistochemical analysis of primary oral mucosal melanoma. Eur J Cancer B Oral Oncol 31: 100–105

Batsakis JG, Bauer R, Regezi JA, Campbell T (1979) Desmoplastic melanoma of the maxillary alveolus. Oral Surg Oral Med Oral Pathol 37: 107–109

Batsakis JG, Regezi JA, Salomen AR, Rice DH (1982) The pathology of head and neck tumors: mucosal melanomas. Head Neck Surg 4: 404–418

Bhaskar SN, Jacoway JR (1965) Blue nevus of oral mucosa. Oral Surg Oral Med Oral Pathol 19: 678–683

Brocheriou C, Kuffer R, Verola O (1985) Lésions pigmentées de la cavité buccale. Ann Pathol 5: 221–229

Buchner A, Hansen LS (1979a) Pigmented nevi of the oral mucosa: a clinicopathologic study of 32 new cases and review of 75 cases from the literature. Part I. A clinicopathologic study of 32 new cases. Oral Surg Oral Med Oral Pathol 48: 131–142

Buchner A, Hansen LS (1979b) Melanotic macule of the oral mucosa. A clinicopathologic study of 105 cases. Oral Surg Oral Med Oral Pathol 48: 244–249

Buchner A, Hansen LS (1980) Pigmented nevi of the oral mucosa: a clinicopathologic study of 32 new cases and review of 75 cases from the literature. Part II. Analysis of 107 cases. Oral Surg Oral Med Oral Pathol 49: 55–62

Buchner A, Hansen LS (1987a) Pigmented nevi of the oral mucosa: a clinicopathologic study of 35 new cases and review of 155 cases from the literature. Part I: A clinicopathologic study of 36 new cases. Oral Surg Oral Med Oral Pathol 63: 566–572

Buchner A, Hansen LS (1987b) Pigmented nevi of the oral mucosa: a clinicopathologic study of 36 new cases and review of 155 cases from the literature. Part II: Analysis of 191 cases. Oral Surg Oral Med Oral Pathol 63: 676–682

Buchner A, Leider AS, Merrell PW, Carpenter WM (1990) Melanotic nevi of the oral mucosa: a clinicopathologic study of 130 cases from northern California. J Oral Pathol Med 19: 197–201

Buchner A, Merrell PW, Hansen LS, Leider AS (1991) Melanocytic hyperplasia of the oral mucosa. Oral Surg Oral Med Oral Pathol 71: 58–62

Cawson RA, Eveson JW (1987) Oral pathology and diagnosis. Color atlas with integrated text. Heinemann, London New York, pp 15.2–15.16

Chandler K, Chaudhry Z, Kumar N, Barrett AW, Parter StP (1997) Melanoacanthoma. A rare cause of oral hyperpigmentation. Oral Surg Oral Med Oral Pathol 84: 492–494

Clark WH Jr, Bernardino EA, Reed RJ, Kopf AW (1979) Acral lentiginous melanomas including melanomas of mucous membranes. In: Clark WJ Jr, Goldman LI, Mastrangelo MJ (eds) Human malignant melanoma. Grune and Stratton, New York, pp 109–134

Clemente C, Cochran AJ, Elder DE, et al. (1991) Histopathologic diagnosis of dysplastic nevi. Concordance among pathologists convened by the WHO melanoma programme. Hum Pathol 122: 313–319

Cook CA, Lund BA, Carney JA (1987) Mucocutaneous pigmented spots and oral myxomas: the oral manifestation of the complex of myxomas, spotty pigmentation, and endocrine overactivity. Oral Surg Oral Med Oral Pathol 63: 175–183

Curran JB, Whittaker JS (1973) Primary malignant melanoma of the oral cavity. Oral Surg Oral Med Oral Pathol 36: 701–706

Ficarra G, Hansen LS, Engebretsen S, Levin LS (1987) Combined nevi of the oral mucosa. Oral Surg Oral Med Oral Pathol 63: 196–201

Ficarra G, Shillitoe EJ, Adler-Storthz K, Gaglioti D, Pietro M, Riccardi R, et al. (1990) Oral melanotic macules in patients infected with human immunodeficiency virus. Oral Surg Oral Med Oral Pathol 70: 748–755

Folz BJ, Niemann AM, Lippert BM, Werner JA (1998) Primäres Schleimhautmelanom des Zungengrundes. Laryngorhinootologie 77: 226–230

Fujita S, Takahashi H, Tsuda N, Okabe H (1991) Immunohistochemical localization of S-100-protein and its subunits in melanotic lesions in the oral mucosa and skin. J Oral Pathol Med 20: 429–432

Gazit D, Daniels TE (1994) Oral melanocytic lesions: differences in expression of HMB 45 and S-100 antigens in round and spindle cells of malignant and benign lesions. J Oral Pathol Med 23: 60–64

Goldberg JR, Beasley JD, Andrews JL (1969) Blue nevus of the oral mucosa. Report of a case. Oral Surg Oral Med Oral Pathol 27: 697–701

Gorsky M, Epstein JB (1998) Melanoma arising from the mucosal surfaces of the head and neck. Oral Surg Oral Med Oral Pathol 86: 715–719

Haas N, Ernst Th-M, Finke Ch (1988) Zum Konzept oberflächlicher Melanome an der Mundschleimhaut. 2 Fallberichte. Dtsch Z Mund Kiefer Gesichtschir 12: 97–102

Hansen LS, Silverman S Jr, Beumer J (1968) Primary malignant melanoma of the oral cavity. Report of two cases. Oral Surg Oral Med Oral Pathol 26: 352–359

Harper JC, Waldron ChA (1965) Blue nevus of palate. Report of a case. Oral Surg Oral Med Oral Pathol 20: 145–149

Hasse ChD, Zoutendam GL, Gombas OF (1978) Intraoral blue (Jadassohn-Tieche) nevus. Oral Surg Oral Med Oral Pathol 45: 755–761

Heenan PJ, Elder DE, Sobin LH (1996) WHO histological typing of skin tumours. 2nd edn. Springer, Berlin Heidelberg New York, S 13–38

Iwamoto S, Odland PB, Piepkorn M, Bothwell M (1996) Evidence that p75 neurotrophin receptor mediates perineural spread of desmoplastic melanoma. J Am Acad Dermatol 35: 725–731

Kalemeris GC, Rosenfeld L, Gray GF, Glick AD (1985) Malignant melanoma of the tongue following low-dose radiation. Arch Pathol Lab Med 109: 290–291

Kaugars GE, Heise AP, Riley WT, Abbey LM, Svirsky JA (1993) Oral melanotic macules. A review of 353 cases. Oral Surg Oral Med Oral Pathol 76: 59–61

Kjaerheim A, Martinez MG, Montes LF (1970) Blue nevus of the oral cavity. An electron microscopic study. Oral Surg Oral Med Oral Pathol 29: 718–728

Koch A, Boldt C, Hilge G, Schüttrumpf U (1998) Differentialdiagnose der Riesenzellepulis – das maligne Melanom der Mundschleimhaut. Mund Kiefer Gesichtschir 2: 160–162

Kurihara K, Sanada E, Yasuda S, Yamasaki H (1992) Desmoplastic malignant melanoma of the gingiva. Oral Surg Oral Med Oral Pathol 74: 201–205

Lombardi T, Haskell R, Morgan PR, Odell EW (1995) An unusual intraosseous melanoma in the maxillary alveolus. Oral Surg Oral Med Oral Pathol 80: 677–682

Lovas GL, Wysocki GP, Daley TD (1983) The oral blue nevus: histogenetic implications of its ultrastructural features. Oral Surg Oral Med Oral Pathol 55: 145–150

Lovas G, Wysocki G, Daley T, Rowden G (1986) S-100 protein content of dermal and oral mucosal blue nevi. J Oral Pathol Med 15: 363–365

Ludwig A, Kunze E, Wiltfang J, Merten H-A, Wiese G (1996) Die Lentigo simplex der Mundschleimhaut. Ein klinisch-pathologischer Fallbericht mit Differentialdiagnose. Dtsch Z Mund Kiefer Gesichtschir 20: 73–76

Mack LM, Woodward HW (1968) Blue nevus of oral mucous membrane. Oral Surg Oral Med Oral Pathol 25: 929–932
Madrigal B, Fresno F, Junquera L, Veiga M, Ablanedo P, Herrero A (1998) De novo desmoplastic neurotropic melanoma of the lower lip. A neoplasm with ominous behaviour. Oral Surg Oral Med Oral Pathol 86: 452–456
Manganaro AM, Hammond HL, Dalton MJ, Williams ThP (1995) Oral melanoma. Case reports and review of the literature. Oral Surg Oral Med Oral Pathol 80: 670–676
Manolidis S, Donald PJ (1997) Malignant mucosal melanoma of the head and neck. Review of the literature and report of 14 patients. Cancer 80: 1373–1386
Mark HI, Kaplan SI (1967) Blue nevus of the oral cavity. Review of the literature. Oral Surg Oral Med Oral Pathol 24: 151–157
McCrea MW, Miller AS, Rosenthal SL (1968) Intraoral blue nevi. Oral Surg Oral Med Oral Pathol 25: 590–593
McDonald JS, Miller RL, Wagner W, Giammara B (1983) Acral lentiginous melanoma of the oral cavity. Head Neck Surg 5: 257–262
McGinnis JP Jr, Greer JL, Wolfe NL (1986) Neurotropic melanoma of the lower lip. J Oral Pathol Med 15: 445–449
McGovern VJ, Cochran AJ, Van der Esch EP, Little JH, McLennan R (1986) The classification of malignant melanoma, its histological reporting and registration: a revision of the 1972 Sydney classification. Pathology 18: 12–21
Medak H, McGrew EA, Burkalow P, Jans RB (1969) Definitive cytopathologic characteristics of primary oral melanoma. Oral Surg Oral Med Oral Pathol 27: 237–246
Modica LA, Youngberg GA, Avila FO (1990) Melanocyte colonization of an oral carcinoma. Histopathology 17: 477–478
Nathan AS, Traiger J (1965) Compound naevus of the palate. Report of a case. Oral Surg Oral Med Oral Pathol 19: 174–178
Nikai H, Miyauchi M, Ogawa I, Takata T, Hayashi Y, Okazaki H (1990) Spitz nevus of the palate. Report of a case. Oral Surg Oral Med Oral Pathol 69: 603–608
Ohashi K, Kasuga T, Tanaka N, Enomoto S, Horiuchi J, Okada (1992) Malignant melanomas of the oral cavity: heterogeneity of pathological and clinical features. Virchows Arch A Pathol Anat Histopathol 420: 43–50
Page LR, Crawford BE, Giansanti JS, Weathers DR (1977) The oral melanotic macule. Oral Surg Oral Med Oral Pathol 44: 219–226
Page DG, Svirsky JA, Kaugars GE (1985) Nevus of ota with associated palatal involvement. Oral Surg Oral Med Oral Pathol 59: 282–284
Paulus GW, Hardt N, Steinhäuser EW, Gebbers JO (1984) Maligne Melanome der Mundschleimhaut. Übersicht und Kasuistik. Schweiz Monatsschr Zahnmed 94: 791–800
Principato JJ, Sika JV, Sandler HC (1965) Primary malignant melanoma of the tongue. A case report and review of the literature. Cancer 18: 1641–1645
Rapini RP, Golitz LE, Greer Ro Jr, Krekorian EA, Poulson T (1985) Primary malignant melanoma of the oral cavity: a review of 177 cases. Cancer 55: 1543–1551
Regezi JA, Hayward JR, Pickens TN (1978) Superficial melanomas of oral mucous membranes. Oral Surg Oral Med Oral Pathol 45: 730–740
Schneider LC, Mesa ML, Haber StM (1981) Melanoacanthoma of the oral mucosa. Oral Surg Oral Med Oral Pathol 52: 284–287
Sexton FM, Maize JC (1987) Melanotic macules and melanoacanthomas of the lip: a comparative study with census of the basal melanocyte population. Am J Dermatopathol 9: 438–444
Shah JP, Huvos AG, Strong EW (1977) Mucosal melanomas of the head and neck. Am J Surg 134: 531–535
Shapiro L, Zegarelli DJ (1971) The solitary labial lentigo. A clinicopathologic study of twenty cases. Oral Surg Oral Med Oral Pathol 31: 87–92
Silverman S Jr, Greenspan JS, Christie TM (1975) Junctional nevus of the oral mucosa. Light and electron microscopic observations. Oral Surg Oral Med Oral Pathol 39: 259–267
Tanaka N, Amagasa T, Iwaki H, Shioda S, Takeda M, Ohashi K, et al. (1994) Oral malignant melanoma in Japan. Oral Surg Oral Med Oral Pathol 78: 81–90
Teh M, Sinniah R (1989) Spindle and epitheloid cell nevus of tongue at an unusual site. Oral Surg Oral Med Oral Pathol 67: 68–72

Teles JCB, Cardoso AS, Goncalves AR (1974) Blue nevus of the oral mucosa. Review of the literature and report of two cases. Oral Surg Oral Med Oral Pathol 38: 905–910

Ueta E, Miki T, Osaki T, Iwata J, Sonobe H (1996) Desmoplastic malignant melanoma of the gingiva: case report and review of the literature. Eur J Cancer B Oral Oncol 32: 423–427

Umeda M, Shimada K (1994) Primary malignant melanoma of the oral cavity: its histological classification and treatment. Br J Oral Maxillofac Surg 32: 39–47

Weathers DR, Waldron ChA (1965) Intraoral cellular nevi. Review of the literature and report of five cases. Oral Surg Oral Med Oral Pathol 20: 467–475

Weathers DR, Corio RL, Crawford BE, Giansanti JS, Page LR (1976) The labial melanotic macule. Oral Surg Oral Med Oral Pathol 42: 196–205

Wright JM (1988) Intraoral melanoacanthoma: a reactive melanocytic hyperplasia. Case report. J Periodontol 59: 53–55

Kapitel 13

Sonstige orale Tumoren

G. SEIFERT

1 Kongenitale Granularzell-Epulis

1.1 Terminologie und Definition

Seit der Erstbeschreibung durch NEUMANN (1871) unter der Bezeichnung „kongenitale Epulis“ wird bis zur Gegenwart eine kontroverse Diskussion über die Histogenese und über die Frage, ob es sich um einen echten Tumor oder um eine hamartomartige Läsion handelt, geführt. Synonyme sind „kongenitale Granularzell-Epulis“ (FLISS et al. 1989) und „kongenitale Granularzell-Läsion (LOYOLA et al. 1997). Eine weitere Problematik entstand aus der Verwendung des Begriffes „Granularzelltumor“ sowohl für die kongenitale Epulis als „kongenitaler Granularzelltumor“ als auch für den eindeutig neuralen „Granularzelltumor“, der zwar phänotypisch von der kongenitalen Epulis nicht zu unterscheiden ist, sich jedoch durch die bevorzugte Lokalisation an der Zunge und die Expression von S-100-Protein von der kongenitalen Granularzell-Epulis unterscheidet (s. Kap. 11, Abschn. 9.1.4). Die Begriffsverwirrung wurde zusätzlich noch dadurch verstärkt, daß der typische neurogene Granularzelltumor auch als „Granularzell-Myoblastom“ bezeichnet wurde.

Der Phänotyp von Granularzellen wird auch in anderen Tumoren – so im Granularzell-Ameloblastom – und auch als reaktive nicht-neoplastische Granularzellreaktion nach traumatischen Einwirkungen in Zellen beobachtet, deren granuläre Zytoplasmabeschaffenheit dem Zelltypus der Makrophagen entspricht.

Die Histogenese der Granularzellen in der kongenitalen Granularzell-Epulis ist bis heute nicht exakt geklärt. Diskutiert wurde die Herkunft der Granularzellen aus odontogenen Progenitorzellen, da mitunter Einschlüsse von odontogenem Epithel in den Tumoren vorhanden sind, aus fibroblastären Zellen (KAMEYAMA et al. 1983), histiozytären Zellen (LACK et al. 1981 u. 1982; LIFSHITZ et al. 1984), myoblastären Zellen (ZARBO et al. 1983) oder perizytären Zellen (ROHRER u. YOUNG 1982). Als Ausweg aus diesem Dilemma wird daher eine pluripotente mesenchymale Zelle als Progenitorzelle mit weiterer Differenzierung zu einer fibro-histiozytären oder myofibroblastären Zelle angenommen.

Die kongenitale Granularzell-Epulis ist durch folgende typische Merkmale gekennzeichnet:

- Vorkommen vorwiegend bei weiblichen Neugeborenen;
- Lokalisation in drei Vierteln der Fälle am Alveolarfortsatz des Oberkiefers in Höhe der Eckzahnregion und nur in einem Viertel der Fälle am Alveolarfortsatz des Unterkiefers;

- meist solitäre gestielte Vorwölbung, nur in 10% der Fälle multiple Entwicklung;
- keine Rezidive – auch nicht bei beträchtlicher Größe –, mitunter spontane Rückbildung;
- Aufbau aus Zellnestern mit granulärem Zytoplasma, deutlicher Zellmembran und Einschluß eines kapillären Netzwerkes;
- fehlende Expression von S-100-Protein.

1.2 Pathohistologie, Immunhistologie und Elektronenmikroskopie

Ältere kasuistische Mitteilungen berichten übereinstimmend über den typischen histologischen Aufbau der kongenitalen Granularzell-Epulis (Abb. 13.1 a, b) und unterscheiden sich nur bezüglich der Lokalisation im maxillären (KOPPANG 1972; HENEFER et al. 1979) oder mandibulären Alveolarfortsatz, dem multiplen Vorkommen im maxillären und mandibulären Bereich (NICOLE u. SCHEIDEGGER 1968; BLAIR u. EDWARDS 1977; ENGELSKIRCHEN u. PFISTERER 1980), der Tumorgröße oder einem zweilappigen Tumoraufbau (BIRMAN et al. 1972). Die Tumoren sind meist gestielt, wobei Tumorgrößen von 1–3 mm bis zu über 5 cm angegeben werden (Abb. 13.2). Besonders große Tumoren hängen aus der Mundöffnung heraus (FUHR u. KROGH 1972).

In neuerer Zeit stehen elektronenmikroskopische und immunhistochemische Untersuchungen im Mittelpunkt. Elektronenmikroskopisch (Abb. 13.3) enthalten die Granularzellen reichlich membrangebundene lysosomale Partikel, dagegen kaum zytoplasmatische Organellen (KAMEYAMA et al. 1983). Die Zellen besitzen keine Basallamina. Die immer wieder beobachteten intrazellulären Filamente, die teilweise bis in die Zellfortsätze hineinreichen, sind verschieden interpretiert worden, so als Kollagenfibrillen (KAMEYAMA et al. 1983; LAURIOLA et al. 1984), Intermediärfilamente (TUCKER et al. 1990; KAISERLING et al. 1995) oder kontraktile Mikrofilamente (DAMM et al. 1993). Neben den Granularzellen mit großen Autophagenlysosomen (LIFSHITZ et al. 1984; DAMM et al. 1993), langen Zellfortsätzen, tiefen Invaginationen der Zelloberfläche sowie Pinozytose und Exozytose wurden auch interstitielle Zellen als zweite Zellform in perikapillärer Lokalisation beobachtet (LIFSHITZ et al. 1984; TAKAHASHI et al. 1990), die im Gegensatz zu den Granularzellen S-100-Protein, Zytokeratin, Vimentin und NSE exprimieren und als mögliche neuroendokrine Zellen interpretiert werden. Diese perikapillären Zellen sind jedoch auch als perizytäre Zellen klassifiziert worden (ROHRER u. YOUNG 1982). Insgesamt wird angenommen, daß die Granularzellen eine Autophagozytose mit einer Reduktion der Zellorganellen durchlaufen.

Immunhistochemisch unterscheidet sich die kongenitale Granularzell-Epulis eindeutig von den adulten Granularzelltumoren durch die stets fehlende Expression von S-100-Protein und in der Regel auch von NSE (ZARBO et al. 1983; LIFSHITZ et al. 1984; FILIE et al. 1996; LOYOLA et al. 1997). Die positive Immunreaktion für α-1-Antitrypsin und den Makrophagenmarker CD68 reflektiert lediglich die intrazytoplasmatische Akkumulation von Phagolysosomen als gemeinsamer Immunphänotyp sowohl in der kongenitalen Riesenzell-Epulis als auch im adulten Granularzelltumor und widerspricht nicht der Annahme einer differenten

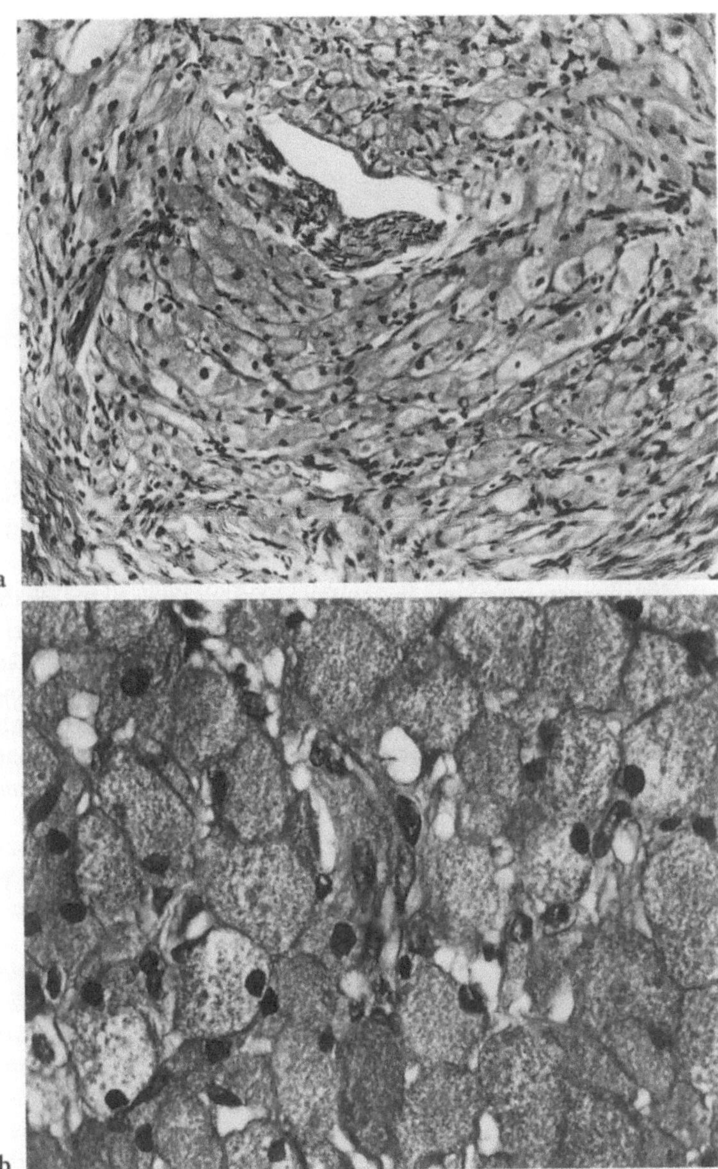

Abb. 13.1 a, b. Kongenitale Granularzell-Epulis am Alveolarfortsatz des Oberkiefers. **a** Dicht gelagerte Zellverbände aus großen polygonalen Zellen mit granulärem Zytoplasma und kleinen dunklen Zellkernen; im Zentrum Einschluß einer kleinen Nervenfaser. **b** Granularzellen mit typischem granulärem Zytoplasma. HE, **a** × 300, **b** × 500

Histogenese der beiden Tumoren (Filie et al. 1996). Weiterhin ist die Expression von Vimentin (Takahashi et al. 1990; Damm et al. 1993), Lektinen und Interzellularsubstanzen (Kaiserling et al. 1995) in der kongenitalen Granularzell-Epulis beschrieben worden. Dagegen konnten weder Östrogen noch Progesteron in der Granularzell-Epulis nachgewiesen werden (Tucker et al. 1990; Damm et al. 1993).

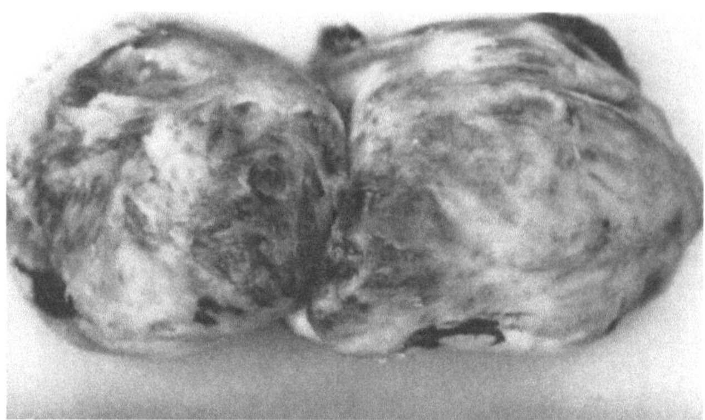

Abb. 13.2. Schnittfläche einer 3 cm im Durchmesser großen Granularzell-Epulis des Oberkiefer-Alveolarfortsatzes. (Operationspräparat)

Weitere Mitteilungen betreffen das multiple Vorkommen in den maxillären oder mandibulären Alveolarfortsätzen (TUCKER et al. 1990; TAKAHASHI et al. 1990; ZUCKER et al. 1993) oder die zusätzliche Ausbildung einer Granularzell-Epulis am Zungenrücken (DIXTER et al. 1975; LOYOLA et al. 1997). Eine Besonderheit stellt ein Autopsiebefund bei einem 29 Wochen alten männlichen Feten dar, wobei neben einer Granularzell-Epulis Granularzell-Läsionen in verschiedenen Organen (Niere, Lunge, Herz, Darm, Schilddrüse, Nebenniere,

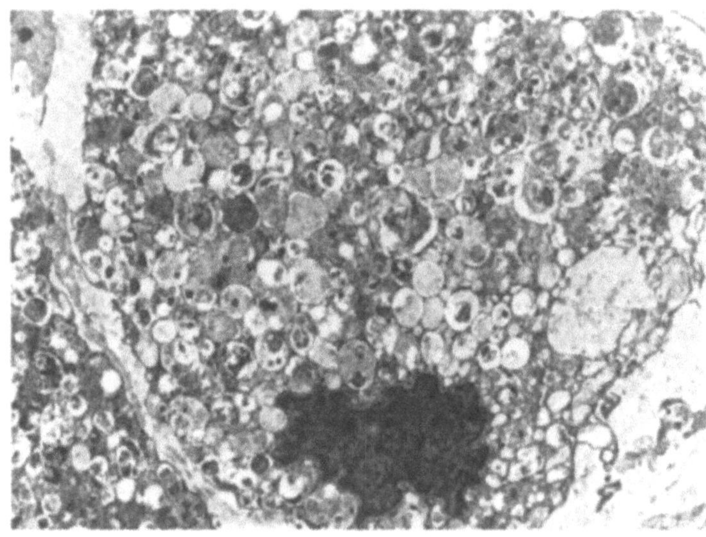

Abb. 13.3. Kongenitale Granularzell-Epulis: Ultrastruktur einer Granularzelle mit membranbegrenzten intrazytoplasmatischen Granula; innerhalb der Granula kleine Vesikel und elektronendichtes Material; peripherer gelappter Zellkern (*unten*). × 4000. (Aus: KAMEYAMA et al. 1983)

Milz, Harnblase, Hoden, Hypophyse und Leptomeninx) nachgewiesen wurden (Park et al. 1991). Die Granularzellen waren im Stroma der Organe ausgebildet und zeigten keine Expression von S-100-Protein, Vimentin, Zytokeratin oder anderen Markern. Ob es sich hierbei um myofibroblastenartige Zellformen handelt, muß offenbleiben.

2 Radiogene Tumoren

Strahleninduzierte Tumoren der oralen Mukosa oder der Kieferknochen sind sehr selten im Gegensatz zu den langen Röhrenknochen, dem Becken oder der Wirbelsäule, wo sie häufiger beobachtet werden (Weatherby et al. 1981). Unter 47 Sarkomen nach vorausgegangener Strahlentherapie wurden nur ein Fall in der Maxilla und ein Fibrosarkom der Mandibula registriert (Kim et al. 1978). Strahleninduzierte Weichteilsarkome sind vorwiegend in der Kopf-Hals-Region, in der Axilla und im Abdomen beobachtet worden (Laskin et al. 1988). Aus größeren Studien geht hervor, daß das maligne fibröse Histiozytom das häufigste strahleninduzierte Sarkom darstellt (Weiss u. Enzinger 1978).

Als Kriterien für die Diagnose eines strahleninduzierten Tumors sind folgende Merkmale aufgestellt worden (Lin et al. 1994):

- eindeutiger Nachweis einer früheren Bestrahlung,
- Entstehung des Tumors im Bestrahlungsfeld,
- Latenzperiode von mindestens 2 Jahren nach Bestrahlung,
- histologische Unterscheidung vom Primärtumor,
- ausreichende Höhe der Strahlendosis (7000 cGys).

In einer Analyse von 5 Fällen strahleninduzierter maligner fibröser Histiozytome waren je 2 Fälle in der Maxilla bzw. der Mandibula lokalisiert und 1 Fall in der Mandibula mit zusätzlicher Infiltration des Mundbodens und der Zunge (Lin et al. 1994). Die bestrahlten Primärtumoren waren Nasopharynxkarzinome, die mit einer Strahlendosis von 7000 cGys behandelt worden waren. Weitere Beobachtungen über strahleninduzierte maligne fibröse Histiozytome betreffen die Maxilla nach Radiotherapie eines bilateralen Retinoblastoms (Nishizawa et al. 1985), die orale Mukosa nach Bestrahlung von Plattenepithelkarzinomen der Zunge (Theegarten et al. 1994) sowie die Kieferknochen nach Bestrahlung von Mundhöhlentumoren (Ireland et al. 1988). Weiterhin wird über ein Angiosarkom der Wange 17 Jahre nach Bestrahlung eines zystischen Lymphangioms berichtet (Nagata et al. 1984) und über Osteosarkome der Kiefer nach Strahlentherapie (De Lathouwer u. Brocheriou 1976). Eine weitere seltene Fallbeobachtung betrifft ein strahleninduziertes extraossäres Osteosarkom bei einer 55 Jahre alten Patientin, die wegen eines Vierfachkarzinoms der Mundhöhle mehrfach intensiv bestrahlt worden war (Ayad et al. 1999). Insgesamt handelte es sich um vier Plattenepithelkarzinome, die nacheinander an der Wange, der Oberkiefergingiva, der Unterlippe und im Sulcus glosso-alveolaris entstanden waren. 13 Jahre nach der Strahlentherapie entwickelte sich in der Bestrahlungsregion ein rasch wachsender, im Durchmesser 3 cm großer Tumor in den submandibulären Weichteilen. Histologisch handelte es sich um eine Osteosarkom mit Osteoidbildung, Einschluß von Riesenzellen und herd-

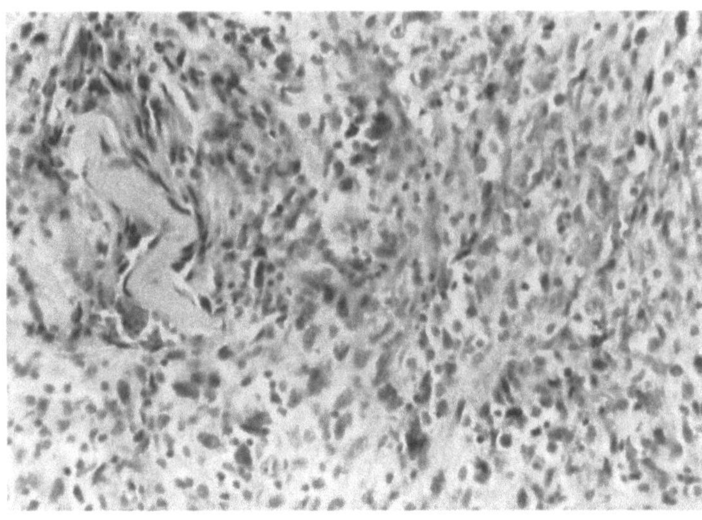

Abb. 13.4. Radiogenes extraossäres submandibuläres Osteosarkom: Aufbau aus atypischen Osteoblasten und zahlreichen Riesenzellen; dazwischen osteoide Matrix. HE, × 400. (Aus: Ayad et al. 1999)

förmigen Verkalkungen (Abb. 13.4). Die Tumorzellen exprimierten Vimentin, dagegen keine epithelialen Marker.

Ein weiterer Fallbericht betrifft ein malignes, vorwiegend spindelzelliges Melanom, welches bei einem 47 Jahre alten Mann am Zungenrücken 35 Jahre nach einer Radiotherapie mit 800 rad wegen eines Lichen planus entwickelt war (Kalemeris et al. 1985). Zwischenzeitlich hatten wiederholt Steroidinjektionen in die Zunge wegen einer ulzerösen Stomatitis stattgefunden. Der Patient verstarb 21 Monate nach der Operation des Melanoms an multiplen lympho- und hämatogenen Metastasen. Da primäre Melanome der Zunge extrem selten sind (s. Kap. 12, Abschn. 3), muß offenbleiben, ob es sich in diesem Falle um ein radiogenes Melanom gehandelt hat.

Im Hinblick auf das lange Intervall zwischen der Strahleneinwirkung und der Entwicklung von metachronen Doppeltumoren stellt die Beobachtung eines Osteosarkoms der rechten Mandibula 28 Jahre nach radiogener Einwirkung und eines Plattenepithelkarzinoms der rechten Wange 33 Jahre nach Strahlenexposition eine Besonderheit dar (Onodera et al. 1998). Die 59 Jahre alte Patientin hatte wegen eines entzündlichen Pseudotumors der rechten Wange eine Kobaltbestrahlung mit einer Gesamtdosis von 44 Gy erhalten. Da die Tumoren direkt im früheren Strahlenfeld lokalisiert waren, war die radiogene Entstehung der beiden Tumoren anzunehmen. Die Patientin verstarb an den Metastasen des Osteosarkoms.

Differentialdiagnostisch müssen strahleninduzierte maligne Tumoren von strahleninduzierten Pseudosarkomen abgegrenzt werden (s. Kap. 16, Abschn. 2).

3 Chordom

Chordome sind lokal aggressive Tumoren, die aus Rudimenten der Chorda dorsalis entstehen und entlang dem Achsenskelett entwickelt sind. 50% der Tumoren sind als kaudale Chordome in der Kreuz- und Steißbeinregion lokalisiert (sakro-kokzygeale Chordome), ca. 30% an der Schädelbasis (sphenookzipitale Chordome) und die übrigen als zervikale Chordome im Bereich der oberen Halswirbelsäule (SEIFERT u. DONATH 1998). Speziell die kranialen und zervikalen Chordome können sich para- und retropharyngeal ausdehnen und bei Ausbreitung in die Speicheldrüsen- oder Kieferregion einen oralen Tumor vortäuschen (MARTIN et al. 1990; MITCHELL et al. 1993; O'CONNELL et al. 1994; NABESHIMA et al. 1997; SEIFERT u. DONATH 1998).

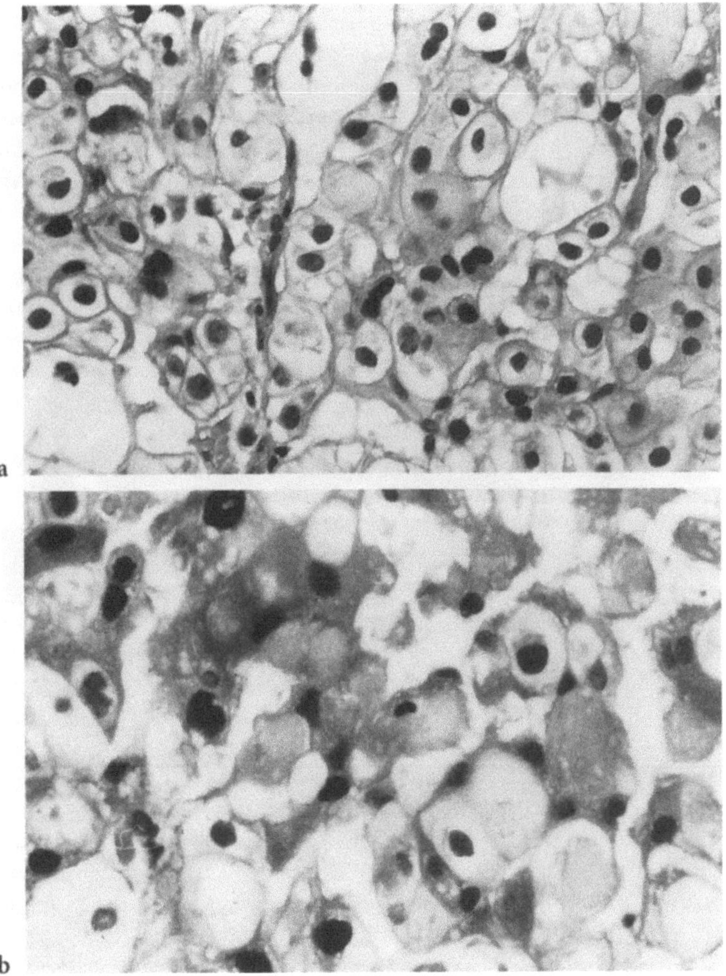

Abb. 13.5 a, b. Zervikales Chordom. **a** Lobulärer Aufbau aus epitheloiden, bläschenförmig umgestalteten Zellen, **b** physaliforme Zellen mit Schleimtropfen im vakuolär umgestalteten Zytoplasma. **a** HE, × 250, **b** PAS-Reaktion, × 400. (Aus: SEIFERT u. DONATH 1998)

Eigene Beobachtungen betreffen kraniale oder zervikale Chordome mit Ausdehnung und Infiltration des Gaumens oder der Parotis. In Übereinstimmung mit den Angaben des Schrifttums handelt es sich um Patienten mit einem Lebensalter über 40 Jahren. Histologisch (Abb. 13.5 a, b) zeigten die Tumoren einen lobulären Aufbau aus Nestern und Strängen von bläschenförmig umgestalteten Zellen („physaliforme Zellen") mit Schleimtropfen im Zytoplasma. Zwischen den Zellen findet sich eine reichliche mukoide Matrix mit Ausbildung von Schleimseen. Die Zellen exprimieren nicht nur Zytokeratin und Vimentin (Abb. 13.6 a, b), sondern auch EMA, S-100-Protein und gering auch CEA (Seifert u. Donath 1998). Neuerdings wurde in Chordomen Kathepsin K nachgewiesen, eine Zysteinprotease mit hoher lytischer Aktivität für Kollagen und Elastin (Haeckel et al. 1999). Die Expression erfolgt besonders in der Tumor-

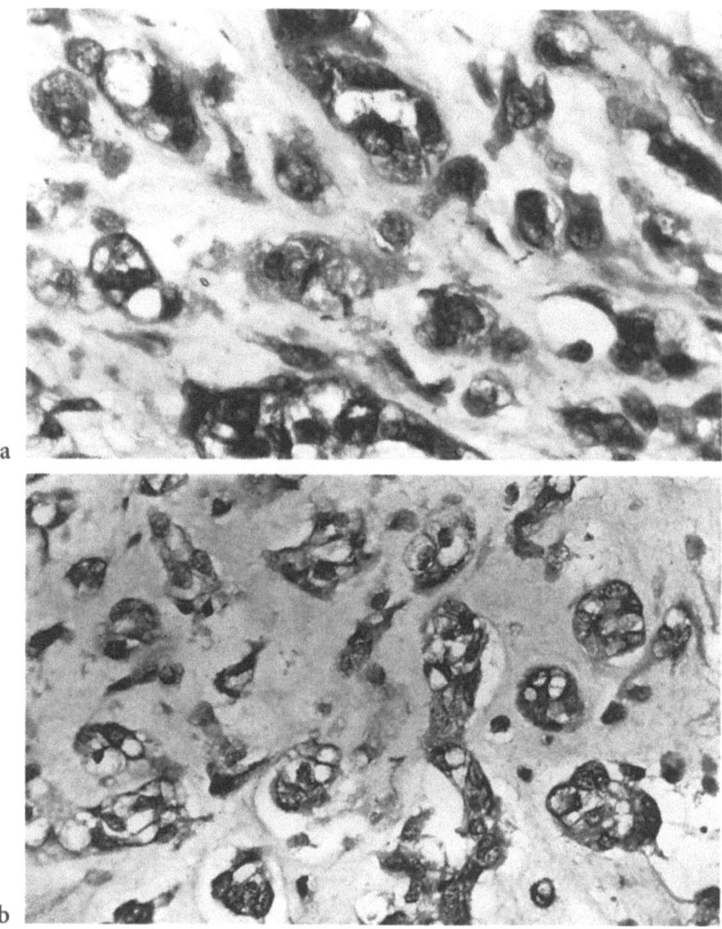

Abb. 13.6 a, b. Fall wie Abb. 13.5. **a** Expression von Zytokeratin vorwiegend in physaliformen Zellen, **b** deutliche Expression von Vimentin. APAAP-Methode, **a** × 400, **b** × 250. (Aus: Seifert u. Donath 1998)

peripherie in Arealen mit Invasion oder Knochendestruktion. Klinisch sind die Tumoren durch ein relativ langsames Wachstum, eine lokal infiltrative Ausbreitung und häufige Rezidive gekennzeichnet. Differentialdiagnostische Probleme bestehen in der Abgrenzung gegenüber pleomorphen Adenomen und Mukoepidermoidkarzinomen der Speicheldrüsen und Chondrosarkomen. Dies gilt besonders für das chondroide Chordom, welches in der Regel eine bessere Prognose als das typische Chordom besitzt.

4 Choristom, Hamartom

4.1 Choristom

Choristome sind tumorartige Wachstumsprozesse von Zellen oder Geweben, deren Aufbau zwar dem normaler Zellen oder Gewebe entspricht, deren Entstehung jedoch entfernt von der normalen Lokalisation erfolgt (Chou et al. 1992). Die Heterotopie kann auf einer kongenitalen Abnormität beruhen, außerdem auf Gewebsrudimenten aus der Embryonalentwicklung. Weitere Erklärungsmöglichkeiten ergeben sich aus der Annahme einer Entstehung aus multipotenten Zellen oder auch einer Metaplasie als Folge von irritativen Noxen. Zusätzlich wird auf Kap. 3, Abschn. 3.3 verwiesen.

Unter den relativ seltenen oralen Choristomen finden sich vor allem Berichte über *„ossäre Choristome“* (s. Kap. 11, Abschn. 11.1.6) oder osteokartilaginäre Choristome (s. Kap. 11, Abschn. 11.1.1). Die ossären Choristome sind meist im hinteren lateralen Drittel des Zungenrückens in der Nachbarschaft der Papillae circumvallatae oder des Foramen caecum lokalisiert, die osteokartilaginären Choristome mehr in den vorderen zwei Dritteln der Zunge (Krolls et al. 1971; McClendon 1975; Wesley u. Zielinski 1978; Tohill et al. 1987; Ishikawa et al. 1993). Die meist gestielten knotenförmigen Erhebungen sind unterschiedlich groß (0,3–2,5 cm im Durchschnitt) und kommen häufiger beim weiblichen Geschlecht vor (m : w = 1 : 4,5). Histologisch sind die Choristome aus lamellären kompakten Knochen mit Einschluß von Havers-Kanälen aufgebaut und von einer fibrösen Kapsel umgeben. Die darüber gelegene Schleimhaut zeigt keine pseudoepitheliomatöse Hyperplasie. Selten sind die ossären Choristome an der Wange (Long u. Koutnik 1991) oder in der Retromolarregion beobachtet worden (Tohill et al. 1987), wobei der Aufbau mehr einem spongiösen Knochengewebe mit Einschluß von Fettmark entsprach. Bisher finden sich im Schrifttum Mitteilungen von mehr als 55 Fällen mit ossären Choristomen vorwiegend an der Zunge (Batsakis et al. 1993).

Bei einer weiteren Gruppe von Choristomen handelt es sich um *„gingivale Choristome“*. Sie waren an der maxillaren Gingiva der Prämolarregion lokalisiert und verschiedenartig aufgebaut. In einem Fall bestand das Choristom aus läppchenförmig angeordneten regulären Talgdrüsen und benachbarten mukösen Drüsenläppchen (Moskow u. Baden 1964), in einem anderen Fall ebenfalls aus Talgdrüsen und zusätzlich aus Haarfollikeln, Haaren und kleinen Keratozysten (Arwill et al. 1973) – ein Befund, welcher als „follikuläres Choristom“ interpretiert wurde. Ein weiteres analoges Choristom mit der Struktur eines Trichoadenoms (Abb. 13.7) wurde in der Parotis beschrieben (Seifert et al. 1999).

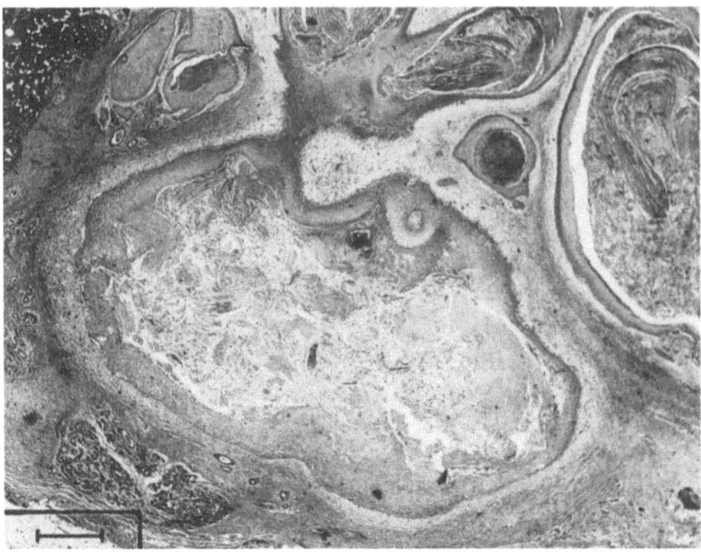

Abb. 13.7. Orales Choristom vom Typus eines Trichoadenoms: multiple, von mehrschichtigem Plattenepithel begrenzte und mit hornartigen Massen angefüllte Hohlräume. HE, × 3. (Aus: SEIFERT et al. 1999)

Choristome, die reifes Neurogliagewebe mit Einschluß anderer Gewebsanteile enthalten, werden als *„gliale Choristome"* definiert (IDE et al. 1997). Sie sind entweder am Gaumen (AL-NAFUSSI et al. 1990; HORIE et al. 1991; IDE et al. 1997) oder an der Zunge (BUCHKOV et al. 1988; LANDINI et al. 1990; GARCIA-PRATS et al. 1994) lokalisiert. Die Choristome werden auf eine Fehlbildung von heterotopem Gewebe des Zentralnervensystems mit begrenztem Wachstum zurückgeführt. Neben Neuroglia mit astrozytären Zellelementen enthalten die Choristome auch Teile des Plexus chorioideus, daneben melaninhaltige Epithelverbände, Fettgewebe, Knorpel, Knochen oder Nester von glatter Muskulatur, ein komplexer Aufbau, welcher teilweise mehr einem Hamartom als Choristom entspricht. Immunhistochemisch exprimieren die neuralen Strukturen CD57, GFAP, S-100-Protein und Vimentin, teilweise auch NSE und Neurofilamente (IDE et al. 1997).

4.2 Hamartom

Hamartome sind im Gegensatz zu den Choristomen tumorartige Fehlbildungen, die aus einer willkürlichen Anordnung von normalen Zellen und Geweben aufgebaut und an einem Gewebsort lokalisiert sind, wo auch das normale Gewebe entwickelt ist (s. Kap. 3, Abschn. 3.3). Hamartome des Kopf-Hals-Bereichs sind meist vaskuläre Hamartome (Hämangiome; s. Kap. 11, Abschn. 7) und pigmentierte melanozytäre Naevi (s. Kap. 12, Abschn. 2), seltener andere Formen des Hamartoms.

Bei den oralen Hamartomen handelt es sich vorwiegend um *leiomyomatöse Hamartome*, die an der Zunge (BECKER et al. 1984; TAKIMOTO et al. 1989; OWEN et al. 1993), am harten Gaumen (NAPIER et al. 1996) oder an der Gingiva

(Semba et al. 1993) lokalisiert sind. Mitunter bestehen Verbindungen zu Spaltbildungen der Lippe oder des Gaumens. Die Hamartome sind im Durchschnitt 0,5–1,0 cm groß und histologisch aus Bündeln glatter Muskulatur aufgebaut. Dazwischen ist ein fibrovaskuläres Stroma, mitunter auch reifes Fettgewebe entwickelt. Das leiomyomatöse Hamartom muß histologisch vom Leiomyom (s. Kap. 11, Abschn. 6.1.1) und nach der Lokalisation von der kongenitalen Granularzell-Epulis (s. Kap. 13, Abschn. 1) abgegrenzt werden.

Teratome sind aus willkürlich angeordneten Geweben aufgebaut, enthalten allerdings im Gegensatz zum Hamartom heterotope Gewebsanteile und sind nicht in der Region lokalisiert, wo diese Gewebe normalerweise vorkommen. Sie leiten sich von mehreren embryonalen Linien ekto-, meso- oder endodermaler Herkunft ab und sind echte Neoplasien (Batsakis et al. 1993). Weitere Details finden sich im Kap. 3, Abschn. 3.3.

5 Sonstige seltene Tumoren

5.1 Extragonadale Keimzelltumoren

Extragonadale Keimzelltumoren machen 65% aller Keimzelltumoren aus und kommen vorwiegend in der 1.–2. Lebensdekade vor (Dehner et al. 1990). 40% davon sind in der Steißbeinregion lokalisiert und nur 6% im Kopf-Hals-Bereich, und zwar überwiegend im zerviko-thyroidalen Raum. Meist handelt es sich um Teratome, daneben um endodermale Sinustumoren mit und ohne Teratom. Unter 16 Fällen aus dem Kopf-Hals-Bereich war nur ein Fall am Mundboden nahe der Mittellinie lokalisiert (Lack 1985), während es sich bei den übrigen Fällen um zervikale Teratome unterschiedlicher Malignitätsgrade sowie um fasziale, orbitale oder oro- und nasopharyngeale Tumoren handelte. Der am Mundboden lokalisierte Fall war ein endodermaler Sinustumor, welcher innerhalb des submukösen Gewebes entwickelt war. Histologisch fanden sich papilläre und glomeruloide Strukturen, Schiller-Duval-Körper und wenig vaskuläres Bindegewebe. Die Tumoren waren weich-mukoid und von hämorrhagischen Arealen durchsetzt. Der Tod trat innerhalb von 7 Monaten mit Lungen- und Lymphknotenmetastasen ein.

5.2 Choriokarzinom

Die seltene Beobachtung betrifft einen 47 Jahre alten Mann mit einem 5,5 cm im Durchmesser großen Tumor der Submandibularregion (Sugano et al. 1984). Der Tumor war von Blutungen und Nekrosen durchsetzt und exprimierte HCG (human chorionic gonadotropin). Die Geschwulst hatte sich innerhalb des M. mylohyoideus ausgebreitet und zu Metastasen in der Lunge und Leber geführt.

Literatur

Ayad W, Walendzik F, Freitag P, Wierich W (1999) Strahleninduziertes submandibulares extraossäres osteogenes Sarkom. Mund Kiefer Gesichtschir 3: 106–108

Al-Nafussi A, Hancock K, Sommerlad B, Carder PJ (1990) Heterotopic brain presenting as a cystic mass of the palate. Histopathology 17: 81–84

Arwill T, Heyden G, Ramstedt A (1973) Follicular choristoma of the gingiva: a peculiar lesion. Oral Surg Oral Med Oral Pathol 35: 89–92

Batsakis JG, El-Naggar AK, Hicks MJ (1993) Epithelial choristomas and teratomas of the tongue. Ann Otol Rhinol Laryngol 102: 567–569

Becker GD, Ridolfi R, Ingber C (1984) Lingual hamartoma in a newborn. Otolaryngol Head Neck Surg 92: 357–359

Birman EG, Lopes RA, Barbosa J (1972) Abbreviated case report. Congenital epulis. Oral Surg Oral Med Oral Pathol 34: 437–439

Blair AE, Edwards DM (1977) Congenital epulis of the newborn. Oral Surg Oral Med Oral Pathol 43: 687–691

Buchkov V, Gatti WM, Fresco R (1988) Tumor of the tongue containing heterotopic brain tissue. Oral Surg Oral Med Oral Pathol 66: 71–73

Chou L, Hansen LS, Daniels TE (1992) Choristomas of the oral cavity: a review. Oral Surg Oral Med Oral Pathol 72: 584–593

Damm DD, Cibull ML, Geissler RH, Neville BW, Bowden M, Lehmann JE (1993) Investigation into the histogenesis of congenital epulis of the newborn. Oral Surg Oral Med Oral Pathol 76: 205–212

Dehner LP, Mills A, Talerman A, Billman GF, Krous HF, Platz ChE (1990) Germ cell neoplasms of head and neck soft tissues: a pathologic spectrum of teratomatous and endodermal sinus tumors. Hum Pathol 21: 309–318

Dixter CT, Konstat MS, Giunta JL, Schreier E, White GE (1975) Congenital granular-cell tumor of alveolar ridge and tongue. Oral Surg Oral Med Oral Pathol 40: 270–277

Engelskirchen R, Pfisterer HG (1980) Die kongenitale Epulis – ein Beitrag zum sog. „Myoblastenmyom des Neugeborenen". Laryngorhinootologie 59: 327–330

Filie AC, Lage JM, Azumi N (1996) Immunoreactivity of S100 protein, alpha-1-antitrypsin, and CD68 in adult and congenital granular cell tumors. Mod Pathol 9: 888–892

Fliss DM, Puterman M, Zirkin H, Leiberman A (1989) Granular cell lesions in head and neck: a clinicopathologic study. J Surg Oncol 42: 154–160

Fuhr AH, Krogh PHJ (1972) Congenital epulis of the newborn: centennial review of the literature and report of case. J Oral Surg 30: 30–35

Garcia-Prats MD, Rodriguez-Perallo JL, Carrilo R (1994) Glial choristoma of the tongue: report of a case. J Oral Maxillofac Surg 52: 977–980

Haeckel C, Ostertag H, Krueger S, Buehling F, Broemme D, Czerniak B, Roessner A (1999) Expression of cathepsin K in chordoma. Mod Pathol 12: 11 A, Abstract 46

Henefer EP, Abaza NA, Anderson SP (1979) Congenital granular-cell epulis. Report of a case. Oral Surg Oral Med Oral Pathol 47: 515–518

Horie N, Shimoyama T, Ozawa T, Ide F (1991) Heterotopic brain tissue in the palate: case report. J Oral Maxillofac Surg 49: 750–753

Ide F, Shimoyama T, Horie N (1997) Glial choristoma in the oral cavity: histopathologic and immunohistochemical features. J Oral Pathol Med 26: 147–150

Ireland AJ, Eveson JW, Leopard PJ (1988) Malignant fibrous histiozytoma: a report of two cases arising in sites of previous irradiation. Br J Oral Maxillofac Surg 26: 221–227

Ishikawa M, Mizukoshi T, Notani K, Iizuka T, Amemiya A, Fukuda H (1993) Osseous choristoma. Report of two cases. Oral Surg Oral Med Oral Pathol 76: 561–563

Kaiserling E, Ruck P, Xiao J-Ch (1995) Congenital epulis and granular cell tumor. A histologic and immunohistochemical study. Oral Surg Oral Med Oral Pathol 80: 687–697

Kalemeris GC, Rosenfeld L, Gray GF, Glick AD (1985) Malignant melanoma of the tongue following low-dose radiation. Arch Pathol Lab Med 109: 290–291

Kameyama Y, Mizohata M, Takehana S, Murata H, Manabe H, Mukai Y (1983) Ultrastructure of the congenital epulis. Virchows Arch A Pathol Anat Histopathol 401: 251–260

Kim JH, Chu FC, Woodward HQ, Melamed MR, Huvos A, Cantin J (1978) Radiation-induced soft tissue and bone sarcomas. Radiology 129: 501–508

Koppang HSt (1972) Abbreviated case report. Congenital gingival granular-cell myoblastoma. Oral Surg Oral Med Oral Pathol 34: 98–100

Krolls SO, Jacoway JR, Alexander WN (1971) Osseous choristomas (osteomas) of intraoral soft tissues. Oral Surg Oral Med Oral Pathol 32: 588–595

Lack EE (1985) Extragonadal germ cell tumors of the head and neck region: review of 16 cases. Hum Pathol 16: 56–64

Lack EE, Worsham GF, Callihan MD, Crawford BE, Vawter GF (1981) Gingival granular cell tumors of the newborn (congenital „epulis"). A clinical and pathologic study of 21 patients. Am J Surg Pathol 5: 37–46

Lack EE, Perez-Atayde AR, McGill TJ, Vawter GF (1982) Gingival granular cell tumor of the newborn (congenital „epulis"): ultrastructural observations relating to histogenesis. Hum Pathol 13: 686–688

Landini G, Kitano M, Urago A, Sugihara K, Yamashita S (1990) Heterotopic central neural tissue of the tongue. Int J Oral Maxillofac Surg 19: 334–336

Laskin WB, Silverman TA, Enzinger FM (1988) Postradiation soft tissue sarcomas. Cancer 62: 2330–2340

Lathouwer C de, Brocheriou C (1976) Sarcoma arising in irradiated jaw bones: possible relationship with previous non-malignant bone lesion. Report of 6 cases and review of the literature. J Maxillofac Surg 4: 8–20

Lauriola L, Musiani P, Bracaglia R, Maggiano N, Dina MA (1984) Congenital epulis: an ultrastructural and immunohistochemical study. Appl Pathol 2: 153–159

Lifshitz MS, Flotte ThJ, Greco MA (1984) Congenital granular cell epulis. Immunohistochemical and ultrastructural observations. Cancer 53: 1845–1848

Lin S-K, How S-W, Wang J-T, Liu B-Y, Chiang Ch-P (1994) Oral post-radiation malignant fibrous histiocytoma: a clinicopathological study. J Oral Pathol Med 23: 324–329

Long DE, Koutnik AW (1991) Recurrent intraoral osseous choristoma: report of a case. Oral Surg Oral Med Oral Pathol 72: 237–239

Loyola AM, Gatti AF, Pinto DS Jr, Mesquita RA (1997) Alveolar and extra-alveolar granular cell lesions of the newborn: report of case and review of literature. Oral Surg Oral Med Oral Pathol 84: 668–671

Martin H, Janda J, Werbs M, Dorste P (1990) Ungewöhnliches, ein pleomorphes Speicheldrüsenadenom imitierendes Chordom der Halsregion. HNO 38: 462–464

McClendon EH (1975) Lingual osseous choristoma. Oral Surg Oral Med Oral Pathol 39: 39–44

Mitchell A, Scheithauer BW, Unni KK, Forsyth PJ, Wold LE, McGivney DJ (1993) Chordoma and chondroid neoplasms of the spheno-occiput: an immunohistochemical study of 41 cases with prognostic and nosologic implications. Cancer 72: 2943–2949

Moskow BS, Baden E (1964) Gingival choristoma. Report of a case. Oral Surg Oral Med Oral Pathol 18: 504–516

Nabeshima K, Sato S, Sameshima T, Goya T, Ohno A, Hinoura Y, Koono M (1997) Intraoperative squash and touch cytology of chondroid chordoma of the skull base. Report of a case with immunocytochemical and immunohistochemical studies. Acta Cytol 41: 913–918

Nagata M, Semba I, Ooya K, Urago A, Yonezawa S, Sakae K (1984) Malignant endothelial neoplasm arising in the area of lymphangioma: immunohistochemical and ultrastuctural observation. J Oral Pathol Med 13: 560–572

Napier SS, Devine JC, Rennie JS, Lamey P-J (1996) Unusual leiomyomatous hamartoma of the hard palate. A case report. Oral Surg Oral Med Oral Pathol 82: 305–307

Neumann E (1871) Ein Fall von congenitaler Epulis. Arch Heilkd 12: 180–190

Nicole R, Scheidegger S (1968) Kongenitale Epulis. Z Kinderchir 5: 315–319

Nishizawa S, Hayashida T, Horiguchi S, Inouye E, Imamura T (1985) Malignant fibrous histiocytoma of maxilla following radiotherapy for bilateral retinoblastoma. J Laryngol Otol 99: 501–504

O'Connell JX, Renard LG, Liebsch NJ, Efird JT, Munzenrider JE, Rosenberg AE (1994) Base of skull chordoma: a correlative study of histologic and clinical features of 62 cases. Cancer 74: 2262–2267

Onodera K, Ichinohasama R, Ooya K (1998) Double malignant neoplasms occurring long after local radiation to the oral mucosa. Virchows Arch 433: 391–394

Owen G, Berry J, Bicknell P (1993) Hamartoma of the tongue. J Laryngol Otol 107: 363–367

Park SH, Kim TJ, Chi JG (1991) Congenital granular cell tumor with systemic involvement. Immunohistochemical and ultrastructural study. Arch Pathol Lab Med 115: 934–938

Rohrer MD, Young StK (1982) Congenital epulis (gingival granular cell tumor): ultrastructural evidence of origin from pericytes. Oral Surg Oral Med Oral Pathol 53: 56–63

Seifert G, Donath K (1998) Kraniale und zervikale Chordome. Ein differentialdiagnostisches Problem. Mund Kiefer Gesichtschir 2: 153–159

Seifert G, Donath K, Jautzke G (1999) Unusual choristoma of the parotid gland in a girl: a possible trichoadenoma. Virchows Arch 434: 355–359

Semba I, Kitano M, Mimura T (1993) Gingival leiomyomatous hamartoma: immunohistochemical and ultrastructural observation. J Oral Pathol Med 22: 468–470

Sugano I, Nagao K, Kondo Y, Hatakeyama Y, Numata T, Kohno H (1984) Primary nongestational choriocarcinoma of submental region. Acta Pathol Jpn 34: 895–900

Takahashi H, Fujita S, Satoh H, Okabe H (1990) Immunohistochemical study of congenital gingival granular cell tumor (congenital epulis). J Oral Pathol Med 19: 492–496

Takimoto T, Yoshizaki T, Umeda R (1989) Hamartoma of the tongue. Int J Pediatr Otorhinolaryngol 18: 157–161

Theegarten D, Philippou S, Borkowski G (1994) Sekundäres malignes fibröses Histiozytom nach Strahlentherapie eines Plattenepithelkarzinoms der Zunge. Dtsch Z Mund Kiefer Gesichtschir 18: 304–306

Tohill MJ, Green JG, Cohen DM (1987) Intraoral osseous and cartilaginous choristomas: report of three cases and review of the literature. Oral Surg Oral Med Oral Pathol 63: 506–510

Tucker MC, Rusnock EJ, Azumi N, Hoy GR, Lack EE (1990) Gingival granular cell tumors of the newborn. An ultrastructural and immunohistochemical study. Arch Pathol Lab Med 114: 895–898

Weatherby RP, Dahlin DC, Ivinsic JC (1981) Postradiation sarcoma of bone. Mayo Clin Proc 56: 294–306

Weiss SW, Enzinger FM (1978) Malignant fibrous histiozytoma; an analysis of 200 cases. Cancer 41: 2250–2266

Wesley RK, Zielinski RJ (1978) Osteocartilaginous choristoma of the tongue: clinical and histopathologic considerations. J Oral Surg 36: 59–61

Zarbo RJ, Lloyd RV, Beals ThF, McClatchey KD (1983) Congenital gingival granular cell tumor with smooth muscle cytodifferentiation. Oral Surg Oral Med Oral Pathol 56: 512–520

Zucker RM, Buenechea R (1993) Congenital epulis: review of the literature and case report. J Oral Maxillofac Surg 51: 1040–1043

Kapitel 14

Hämoblastosen, maligne Lymphome

G. SEIFERT

1 Hämoblastosen

1.1 Leukämien

1.1.1 Klassifikation und Terminologie

Durch die neuen Methoden der Zytogenetik und Molekulargenetik haben sich für die Charakterisierung der malignen leukämischen Zellpopulationen und die Definition prognostischer Parameter neue Aspekte ergeben. Für die Diagnostik und Therapie kommt neben der Klinik, Zytomorphologie und Immunologie der Molekulargenetik eine besondere Bedeutung zu. Mit molekularbiologischen Techniken konnten viele genetische Defekte bei Leukämien auf molekularer Ebene aufgedeckt werden. Hierzu gehören Chromosomenaberrationen, Leukämie-typische Translokationen, Deletionen oder Punktmutationen im Tumorsuppressorgen (BURMEISTER et al. 1998).

Nach dem Vorschlag einer französisch-amerikanisch-britischen Arbeitsgruppe (FAB; BENNETT et al. 1976) werden vier Hauptentitäten der akuten und chronischen Leukämie unterschieden:

- akute lymphatische (lymphozytische) Leukämie (ALL),
- akute myeloische (myeloide) Leukämie (AML),
- chronisch myeloische (myeloide) Leukämie (CMM),
- chronisch lymphatische (lymphozytische) Leukämie (CLL).

Nicht nur innerhalb dieser vier Hauptgruppen, sondern auch in den Subgruppen dieser Haupttypen ergeben sich erhebliche Abweichungen im Krankheitsverlauf und der Prognose.

Die WHO hat daher einen neuen Vorschlag zur Klassifikation der Neoplasien des hämatopoetischen und lymphoiden Gewebes vorgelegt (WILLMAN 1999), der drei Hauptgruppen umfaßt (Tabelle 14.1):

- akute myeloide Leukämien und myelodysplastische Syndrome,
- myelodysplastische Syndrome,
- chronische myeloproliferative Erkrankungen.

Hierbei handelt es sich um eine heterogene Gruppe von klonalen neoplastischen Erkrankungen, deren Typisierung neben den zytomorphologischen Kriterien nur durch die Analyse des Immunphänotyps und der Molekulargenetik möglich ist.

Tabelle 14.1. Vorschlag zur WHO-Klassifikation der Neoplasien des hämatopoetischen und lymphoiden Gewebes. (Mod. nach WILLMAN 1999)

Akute myeloide Leukämien und myelodysplastische Syndrome	Akute myeloide Leukämie (AML) Akute promyelozytische Leukämie Akute myelomonozytische Leukämie Akute monozytische Leukämie Akute Erythroleukämie Akute megakaryoblastische Leukämie Akute basophile Leukämie Akute Myelofibrose (akute Myelodysplasie mit Myelofibrose) Hypozelluläre akute myeloide Leukämie Myeloides Sarkom
Myelodysplastische Syndrome	Chronische myelomonozytische Leukämie
Chronische myeloproliferative Erkrankungen	Chronische granulozytäre Leukämie Atypisches myeloproliferatives Syndrom Chronische myelomonozytische Leukämie, myeloproliferativer Typ Chronische neutrophile Leukämie Hypereosinophiles Syndrom/chronische eosinophile Leukämie/ Polycythaemia vera Essentielle Thrombozythaemie Chronische idiopathische Myelofibrose mit myeloider Metaplasie Chronisches myeloproliferatives Syndrom (unklassifiziert)

Ein weiteres Problem der Klassifikation liegt in der Abgrenzung von Leukämien und malignen Lymphomen als lymphoproliferative Erkrankungen (FOUCAR 1999). Da Überlappungen bestehen, wurde eine Trennung in zwei Gruppen vorgeschlagen:

- Leukämien mit überwiegender Manifestation im peripheren Blut und im Knochenmark,
- maligne Lymphome mit überwiegender extramedullärer Manifestation.

So gehören zu den chronischen lymphoproliferativen Erkrankungen der B-Zellen sowohl die chronische lymphozytische Leukämie (CLL) als auch die Promyelozyten-Leukämie, die Haar-Zell-Leukämie, das Mantelzell-Lymphom und das Follikelzentrums-Lymphom, die auch in der WHO-Klassifikation der B-Zell-Neoplasien enthalten sind.

Die hämatopoetischen Neoplasien zeigen oft auch eine *Manifestation* in der *oralen Mukosa* oder in den *Kieferknochen*. Besonders die Einordnung der älteren mitgeteilten Beobachtungen ist deshalb schwierig, weil die pathomorphologischen Befunde allein eine exakte Klassifikation der Leukämietypen nicht ermöglichen. Eine Analyse der Befunde wird erst in einigen neueren Arbeiten versucht (CAWSON u. EVESON 1987). Daher muß bei der nachfolgenden Abhandlung ein relativ grobes Raster angelegt werden.

Wiederkehrende Kardinalbefunde (Abb. 14.1 – 14.3) vor allem bei den akuten Leukämien sind Petechien oder Ekchymosen, Hämatome oder Ulzerationen der oralen Mukosa sowie nekrotisierende Entzündungen. Diese Befunde treten bei

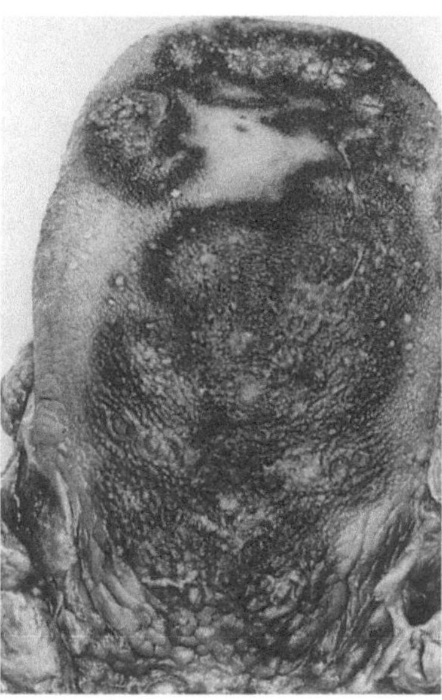

Abb. 14.1. Akute myeloische Leukämie mit Knochenmarkinsuffizienz: Blutungen, Nekrosen und knotige Infiltrate an der Zungenoberfläche. (Sektionspräparat)

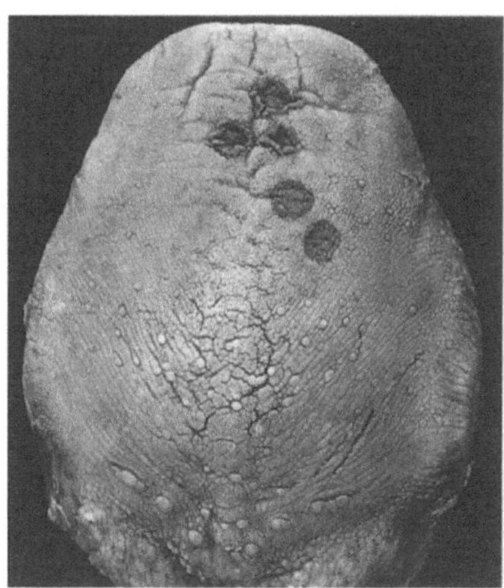

Abb. 14.2. Akute myeloische Leukämie mit sekundärer Agranulozytose: kreisrunde Nekrosen und flache Ulzerationen an der Zungenoberfläche. (Sektionspräparat)

ca. 15% der Patienten mit akuter Leukämie als Erstsymptom auf. Häufig sind auch Schwellungen der Gingiva durch eine maligne Blasteninfiltration mit zusätzlichen Blutungen, Ulzera oder Nekrosen (Stafford et al. 1980; Kleinheinz et al. 1997; Petrasch 1998), die zur Makrulie und zu einem Noma-ähnlichen Gewebszerfall führen können.

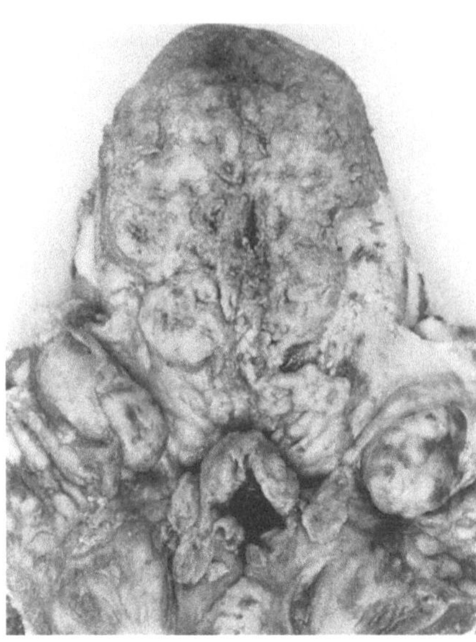

Abb. 14.3. Chronische myeloische Leukämie: ausgedehnte Nekrosen und knotenförmige Infiltrate auf der gesamten Zungenoberfläche mit Übergreifen auf die Tonsillenregion und den Pharynx. (Sektionspräparat)

1.1.2 Akute lymphatische Leukämie (ALL)

Die ALL kommt vor allem im Kindesalter, daneben bei Erwachsenen mit einem Lebensalter über 80 Jahren vor, wobei unter Berücksichtigung von morphologischen, immunologischen und zytogenetischen Kriterien 10 Subgruppen der ALL unterschieden werden (GÖKBUGET u. HOELZER 1998). Zu den initialen oralen Veränderungen gehören die Gingivahyperplasie sowie eine anguläre Cheilitis, Aphten, Blutungen und Ulzera der oralen Mukosa. Diagnostisch bedeutsamer sind die deutlichen Lymphknotenvergrößerungen. In neueren Studien wird auch über die Assoziation einer ALL mit einer „hairy-leukoplakia" bei EBV-positiven, jedoch AIDS-negativen Patienten berichtet (NICOLATOU et al. 1999)

1.1.3 Akute myeloische Leukämie (AML)

Bei der AML liegt eine heterogene maligne Transformation hämatopoetischer Vorläuferzellen vor (HEIL u. GANSER 1998). Die Subgruppen der AML gehen aus Tabelle 14.2 hervor. Wesentlich häufiger als bei der ALL kommt es bei der AML zu Veränderungen in der oralen Mukosa. Diese bestehen in ausgedehnten Schwellungen der Gingiva durch leukämische Zellinfiltrate, die mit Blutungen, Nekrosen und ulzerösen Prozessen einhergehen (KLEINHEINZ et al. 1997). In absteigender Reihenfolge der Häufigkeit treten besonders Purpurablutungen oder Ekchymosen am weichen Gaumen, an Wange und Zunge auf. Die stärksten Läsionen am Zahnfleisch oder an der Zunge wurden bei der Subgruppe der myelomonozytären und monoblastären Infiltrate beobachtet (ZUSSMAN 1966;

Tabelle 14.2. French-American-British (FAB) Klassifikation der akuten myeloischen Leukämie (AML). (Aus: Heil u. Ganser 1998)

FAB	Subtyp	Morphologische Charakteristika	Auerstäbe	MPO	UE	Häufigkeit [%]
M 0	AML ohne Ausreifung	Myeloblasten ohne Granula	–	–[a]	–	<5
M 1	AML mit minimaler Ausreifung	Myeloblasten ± Granula	±	+	–	15–20
M 2	AML mit Ausreifung	Myeloblasten mit Granula, Promyelozyten, einzelne Myelozyten	+	+	–	25–30
M 3	Akute Promyelozytenleukämie	Promyelozyten, deutlich granuliert	++	+	–	5–10
M 4	Akute myelomonozytäre Leukämie	Myeloblasten und Promyelozyten >20% Promonoblasten und Monoblasten >20%	±	+	+	20–30
M 5a	Akute Monoblastenleukämie ohne Ausreifung	Große Monoblasten	–	–	+	5
M 5b	Akute Monoblastenleukämie mit Ausreifung	Monoblasten, Promonozyten und Monozyten; Monozytose im peripheren Blut	–	–	+	5–10
M 6	Akute Erythroleukämie	Megaloblastäre Erythropoese >50%, Myeloblasten >30%	+	+	±	5
M 7	Akute Megakaryoblastenleukämie	Megakaryoblasten	–	–	±	5

MPO Myeloperoxidase; *UE* unspezifische Esterase.
[a] Nur elektronenoptisch bzw. immunologisch nachweisbar; + nachweisbar; ++ stark ausgeprägt; – negativ; ± teilweise positiv.

DREIZEN et al. 1983). Die durch die Chemotherapie mitbedingte Leukopenie stellt einen Risikofaktor für Infektionen durch Gram-positive und Gram-negative Keime, Pilze oder Anaerobier dar (BÖHME 1998). Zu den opportunistischen Pilzinfektionen gehören neben *Candida albicans* die Aspergillose, welche speziell in der Maxilla zur Nekrose und Sequestration führen kann (SHANNON et al. 1991; NAPOLI u. DONEGAN 1991; FILIPPI et al. 1997).

1.1.4 Chronisch lymphatische Leukämie (CLL)

Die CLL ist die häufigste Leukämieform (ca. 25%) und eine Erkrankung des höheren Lebensalters (RUMMEL 1998). Die CLL ist durch eine monoklonale immuninkompetente Proliferation von Lymphozyten im Knochenmark und peripheren Blut gekennzeichnet und führt über eine Verdrängung der normalen Hämatopoese zu einer Knochenmarksinsuffizienz mit Anämie sowie Thrombozyto- und Neutropenie. Die zytogenetischen Aberrationen gehen aus Tabelle 14.3 hervor. Im Gegensatz zu den charakteristischen Merkmalen einer generalisierten Lymphknotenschwellung und Splenomegalie sind die Veränderungen der oralen Mukosa geringer als bei den anderen Leukämieformen und Folgen der Knochenmarksinsuffizienz. Hierzu gehören Purpurablutungen. Die oralen lymphozytären Infiltrate in der Mukosa sind schwer von malignen Lymphomen zu unterscheiden. Selten sind ulzerös-nekrotisierende Läsionen am Zahnfleisch und Mundboden unter einem Noma-artigen Erscheinungsbild (LIMONGELLI et al. 1976).

1.1.5 Chronisch myeloische Leukämie (CML)

In 20% der Leukämiefälle handelt es sich um die CML, die besonders bei Erwachsenen vorkommt und mit einer Splenomegalie einhergeht (HEHLMANN u. HOCHHAUS 1998). Zytologisch liegt eine klonale myeloproliferative Erkrankung der pluripotenten hämatopoetischen Stammzelle mit einer spezifischen

Tabelle 14.3. Zytogenetische Aberrationen bei der CLL. (Aus: RUMMEL 1998)

Karyotyp	Häufigkeit [%]	Prognose	Besonderheiten
Trisomie 12	15	?	Assoziiert mit atypischer Zellmorphologie
del (13q14)	53	Gut	Wird in 50% aller Trisomien 12 gefunden Gute Prognose nur, wenn einzige Aberration
del (17p13)	8	Sehr schlecht	Entspricht del p53 (Deletion des Tumorsuppressorgens). Alle Patienten sind therapierefraktär. Wird in 50% der Richter-Syndrome gefunden
del (11q23)	19	Schlecht	Assoziiert mit jüngerem Lebensalter, ausgeprägten Lymphomen, fortgeschrittenem Stadium, rascher Progredienz
del (6q21)	9	?	

zytogenetischen Abnormalität, dem Philadelphia (Ph)-Chromosom vor, das bei 90% der Patienten mit CML nachweisbar ist. Die oralen Läsionen sind Folge der Knochenmarksinsuffizienz und auch der Chemotherapie. In 30–40% der Fälle treten Gingivaschwellungen verbunden mit Blutungen und Ulzerationen auf (Epstein et al. 1986).

1.1.6 Granulozytäres (myeloides) Sarkom

Hierbei handelt es sich um eine lokalisierte, im Durchmesser 1–10 cm große weißliche oder auch grüne („*Chlorom*") nekrotisch-zerfallende Tumorbildung, die aus unreifen Myeloblasten oder Promyelozyten aufgebaut ist (Abb. 14.4). Die grüne Verfärbung beruht auf dem Gehalt der Tumorzellen an Myeloperoxydase, nachweisbar mit der Naphthol-AS-D-Chlorazetatesterase (Reichart et al. 1984; Ficarra et al. 1987). Die unreifen Tumorzellen besitzen irreguläre Kerne, reichlich Zytoplasma und enthalten eosinophile Granula mit elektronenmikroskopisch nachweisbaren kristalloiden Einschlüssen.

Das „*Myelosarkom*" tritt in der Regel assoziiert mit einer myeloischen Leukämie auf (Barker u. Sloan 1988) und wurde bei der Autopsie von Fällen mit AML in 3–8% nachgewiesen. Das Myelosarkom kann der myeloischen Leukämie auch Monate oder Jahre vorausgehen (Reichart et al. 1984; Ficarra et al. 1987). Außerdem ist die Entwicklung des Tumors bei einer akuten Blastenkrise einer CML beobachtet worden. Sehr selten sind dagegen isolierte Tumorfälle ohne Assoziation mit einer Leukämie, so eine Lokalisation am harten Gaumen (Castella et al. 1984). Die bisherigen Beobachtungen betreffen eine Lokalisation in der Maxilla, Mandibula oder am Gaumen.

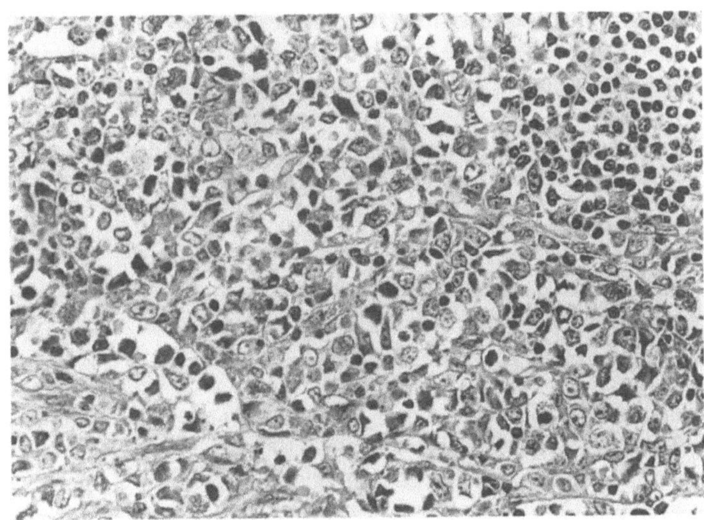

Abb. 14.4. Myeloides (granulozytäres) Sarkom: Aufbau aus großen unreifen mononukleären Myeloblasten und/oder Promyelozyten mit irregulären Zellkernen. Giemsa, × 350. (Präp. Prof. Wacker, Kiel)

2 Monoklonale Gammopathien

2.1 Terminologie und Klassifikation

Klonale Gammopathien bestehen aus Klonen von Plasmazellen oder Lymphozyten mit der Kapazität zur Sekretion homogener Immunglobuline oder deren Komponenten (ALEXANIAN et al. 1999). Die Gruppe der monoklonalen Gammopathien enthält zahlreiche Formvarianten, da es sich nicht nur um maligne Formen wie das multiple Myelom handelt, sondern auch um Symptome zunächst nicht-maligner Grunderkrankungen, die als monoklonale Gammopathien unbestimmter Signifikanz (MGUS) bezeichnet werden (DRAUBE et al. 1999). Die Häufigkeit der einzelnen Formen der monoklonalen Gammopathien geht aus Tabelle 14.4 hervor.

Die häufigste Formvariante stellt mit 55% die *monoklonale Gammopathie* mit *unbestimmter Signifikanz* (MGUS) dar (DRAUBE et al. 1999). Hierbei handelt es sich um eine Ausschlußdiagnose, die zur Abgrenzung von den anderen monoklonalen Gammopathien durch folgende Merkmale charakterisiert ist:

- monoklonale Gammopathie,
- Plasmazellanteil im Knochenmark weniger als 10% (meist nur bis 1%),
- monoklonales IgG weniger als 35 g/l, IgA weniger als 20 g/l,
- Leichtkettenausscheidung in der Urinelektrophorese weniger als 1,0 g/24 Stunden und bei fehlender Amyloidose,
- keine Osteolysen, keine Krankheitssymptome.

Die klonale Expression der Plasmazellen erfolgt somit bei der MGUS ohne Zeichen der Malignität. Allerdings wird bei längerer Beobachtungsdauer in 10–20% der Fälle eine Transformation in ein multiples Myelom, eine lymphatische Neoplasie oder die Entwicklung einer AL-Amyloidose (s. Kap. 4, Abschn. 2) beobachtet, so daß diese Gammopathie als Präkanzerose eingestuft werden muß.

Tabelle 14.4. Häufigkeitsverteilung der monoklonalen Gammopathien. (Mod. nach DRAUBE et al. 1999)

Typ der monoklonalen Gammopathie	Häufigkeit [%]
Multiples Myelom (MM)	18
Solitäres Myelom/Plasmozytom	2
„Schwelendes“ Myelom	3
Monoklonale Gammopathie unbestimmter Signifikanz (MGUS)	55
Amyloidose AL	12
Morbus Waldenström	2
Lymphoproliferative Erkrankungen	3
Sonstige Subtypen	5
Alle Typen insgesamt	100

2.2 Myelom

Hierbei liegt eine neoplastische Proliferation von Plasmazellen mit starker Variation in der Ausreifung einschließlich atypischer Zellformen vor. Die maligne Transformation des B-Zell-Klons erfolgt extramedullär im lymphatischen Gewebe (Drach 1999). Nach Antigen-induzierter Stimulation der Differenzierung von B-Zellen kommt es zur Transformation mit Translokation in jene Genregion, die schwere und leichte Ketten des Ig-Moleküls kodiert. Im weiteren Verlauf erfolgt eine Ansiedlung im Knochenmark, die durch die Expression von Adhäsionsmolekülen begünstigt wird.

Das Myelom zeigt folgende *Manifestationsformen* (Draube et al. 1999):

- diffuses multiples Myelom (MM) in 80%,
- multifokales MM in 10%,
- solitäres Myelom in 7%,
- solitäres ossäres Plasmozytom in 4%,
- solitäres extramedulläres Plasmozytom in 3%.

2.2.1 Multiples Myelom (MM)

Mit einer Häufigkeit von 10% aller hämatologischen Neoplasien zeigt das multiple Myelom (MM) eine gleiche Inzidenz wie das Hodgkin-Lymphom. Die Inzidenz nimmt im höheren Lebensalter mit einem Altersgipfel im 7. Jahrzehnt zu. Nur 2% der MM werden bei Patienten vor dem 40. Lebensjahr beobachtet. Für das männliche Geschlecht besteht eine leicht erhöhte Dominanz. Zu den Risikofaktoren gehören monoklonale Gammopathien unbestimmter Signifikanz (MGUS) und eine erhöhte Exposition gegenüber ionisierenden Strahlen.

Die *Diagnosekriterien* für MM sind durch folgende Merkmale definiert:

- Nachweis eines Plasmozytoms in der Gewebsbiopsie,
- Infiltration des Knochenmarkes durch mehr als 30% Plasmazellen,
- monoklonaler Globulingradient in der Serum-Elektrophorese,
- IgG mehr als 35 g/l,
- IgA mehr als 20 g/l,
- κ- und λ-Leichtketten in der Urin-Elektrophorese mehr als 1 g/24 Stunden bei Fehlen einer Amyloidose,
- osteolytische Knochenläsionen.

Zur Einstufung der Prognose und Malignität sind verschiedene Faktoren herangezogen worden. Hierzu gehört zum einen der Plasmazell-Markierungsindex (PCLI = plasma cell labeling index), der den Anteil der Plasmazellen in der S-Phase angibt und bei hoher Proliferationsrate für eine größere Aggressivität des MM spricht. Zum anderen werden sechs verschiedene Typen von Plasmazellen unterschieden (Bartl et al. 1995), die eine Einteilung in Prognosegruppen ermöglichen (s. Tabelle 14.5). Parallel mit den Prognosegruppen verläuft auch die Höhe des Nachweises von β-2-Mikroglobulin.

Von den Ig-Klassen beim typischen MM entfallen 54% auf IgG, 21% auf IgA und nur 1–2% auf IgD. Der Immunphänotyp zeigt Ähnlichkeiten mit dem der Plasmazellen. Vor allem werden CD138 (B-B4, Syndecan-1), CD38 und CD56

Tabelle 14.5. Einteilung der Plasmazelltypen in 3 prognostische Gruppen. (Mod. nach DRAUBE et al. 1999)

Zelltyp	Malignitätsgrad	Anteil [%]	Mittlere Überlebenszeit
Regulär	Geringgradig	59	51 Monate
Kleinzellig		11	
Gekerbt	Mittelgradig	8	23 Monate
Polymorph		9	
Asynchron		11	
Blastär	Hochgradig	2	9 Monate

(Adhäsionsmoleküle) exprimiert. Hinsichtlich des Genotyps finden sich bei der Metaphasen-Zytogenetik in 30–50% der Patienten mit MM chromosomale Anomalien, jedoch keine MM-spezifischen chromosomalen Veränderungen (DRACH 1999).

Die *osteolytischen Tumorherde* sind vorwiegend in Knochen mit rotem Knochenmark lokalisiert (Wirbelsäule, Becken, Rippen, Sternum, Metaphysen der langen Röhrenknochen, Schädeldach). In den Spätstadien kommt es zur Niereninsuffizienz durch Ablagerung der pathologischen Bence-Jones-Proteine in den Nierentubuli und durch eine Nephrolithiasis in Verbindung mit einer Hyperkalzämie und/oder Amyloidose.

Varianten des MM sind das subklinische „schwelende" („smouldering") Myelom und die sehr seltene Plasmazell-Leukämie (DRAUBE et al. 1999). Das schwelende Myelom erfüllt die diagnostischen Kriterien eines MM, bleibt jedoch über einige Jahre klinisch stationär. Im Knochenmark findet sich meist eine interstitielle Infiltration vorwiegend durch reife Plasmazellen.

Bei *oraler Manifestation* des multiplen Myeloms sind die Tumorherde überwiegend in der Mandibula lokalisiert (CHEN 1979; CAWSON u. EVESON 1987; TAMIR et al. 1992). Die hochdifferenzierten Myelomherde bestehen aus Plasmazellen mit reichlichem Zytoplasma und exzentrisch gelegenen Zellkernen, welche periphere Chromatinverklumpungen und perinukleäre Höfe aufweisen. Bei den niedrig differenzierten Myelomen finden sich Zellen mit unregelmäßigen Kernformen und nur wenig Zytoplasma, außerdem auch vielkernige Plasmazellen und vermehrt Mitosen. Elektronenmikroskopisch enthalten die Tumorzellen reichlich rauhes endoplasmatisches Retikulum in lamellärer Anordnung, zahlreiche vorwiegend perinukleär lokalisierte Mitochondrien, einen prominenten Golgiapparat und Immunglobulingranula mit kristalloiden Einschlüssen (CHEN 1979). Überwiegend bilden die Tumorzellen IgG, seltener IgA. Die mittlere Überlebensrate beträgt 2 Jahre, wobei weniger als 20% auch eine Überlebensrate von mehr als 5 Jahren aufweisen können.

In 20% der Fälle gehen die multiplen Myelome mit einer *Makroglossie* durch eine Amyloidose (s. Kap. 4, Abschn. 2) einher, wobei die Bildung von κ- oder λ-Leichtketten keinen Einfluß auf die Amyloidose hat (RAUBENHEIMER et al. 1986 u. 1988). Mitunter stellt die Myelombildung in der Mandibula oder die Epulis-artige Infiltration der Gingiva das erste klinische Krankheitssymptom eines multiplen Myeloms dar (Barr et al. 1976; Tamir et al. 1992; Lee et al. 1996). Ungewöhnlich sind Myelomfälle, bei denen die Tumorinfiltration der Mandibula zur Knochendestruktion und zur Ausbildung von im Durchmesser bis 10 cm großen solitären Tumoren mit Ulzeration an der Oberfläche und einer Vorwölbung in die Mundhöhle geführt hatte (Raubenheimer et al. 1987; Ozaki u. Yamanaka 1988). Vereinzelt wurde die Assoziation eines multiplen Myeloms mit einer „hairy-Leukoplakie" beobachtet (Blomgren u. Back 1996), außerdem auch das simultane Vorkommen eines multiplen Myeloms mit einem Hodgkin-Lymphom und einer Langerhans-Zell-Histiozytose (De Andrés et al. 1999).

2.2.2 Solitäres Myelom

Solitäre Myelome sind selten und nur bei 2–5% der Patienten Ursache einer monoklonalen Gammopathie. Die lokalisierten solitären Formen, die insgesamt weniger als 10% aller Plasmazellneoplasien ausmachen (Hassfeld et al. 1993), werden auch als „Plasmozytome" definiert, während die disseminierten Erkrankungen als „Myelome" bezeichnet werden sollten. Aus längeren Verlaufsbeobachtungen größerer Fallgruppen ergibt sich, daß nach einem mittleren Intervall von über drei Jahren ein Übergang in ein MM erfolgen kann (Alexanian et al. 1999). Insgesamt haben Patienten mit einem solitären Myelom eine längere durchschnittliche Überlebensrate von 10 Jahren im Vergleich zum MM.

Bei den solitären Myelomen werden zwei Varianten unterschieden (Draube et al. 1999):

- solitäres ossäres Plasmozytom,
- solitäres extramedulläres Plasmozytom.

2.2.2.1 Solitäres orales ossäres Plasmozytom

Patienten mit solitärem ossärem Plasmozytom sind im Durchschnitt 10 Jahre jünger als Patienten mit MM. Klinische Symptome sind Schmerzen und pathologische Frakturen. Die Tumoren sind überwiegend im Achsenskelett lokalisiert. In jedem Fall muß durch eine sorgfältige Untersuchung eine Disseminierung ausgeschlossen werden.

Solitäre *orale* ossäre Plasmozytome sind überwiegend in der Mandibula entwickelt (Hinds et al. 1956; Whitlock u. Hughes 1960; Christensen et al. 1978; Loh 1984; Millesi et al. 1997). Histologisch handelt es sich um eine neoplastische monoklonale Population von Plasmazellen mit Einschluß vereinzelter Riesenzellen. Immunhistochemisch finden sich entweder κ- oder λ-Leichkettenglobuline (Regezi et al. 1983). Außerdem exprimieren die Plasmozytome Vimentin, VS38c als spezifischen Plasmazell-Marker, relativ oft auch noch CD79a (Wieneke et al. 1999).

2.2.2.2 Solitäres orales extramedulläres Plasmozytom

Die solitären extramedullären Plasmozytome stellen unter den malignen Plasmazellerkrankungen die Gruppe mit den größten Heilungschancen dar. Die Tumoren gehen in 70–80% von der Schleimhaut des oberen Aerodigestivtrakts

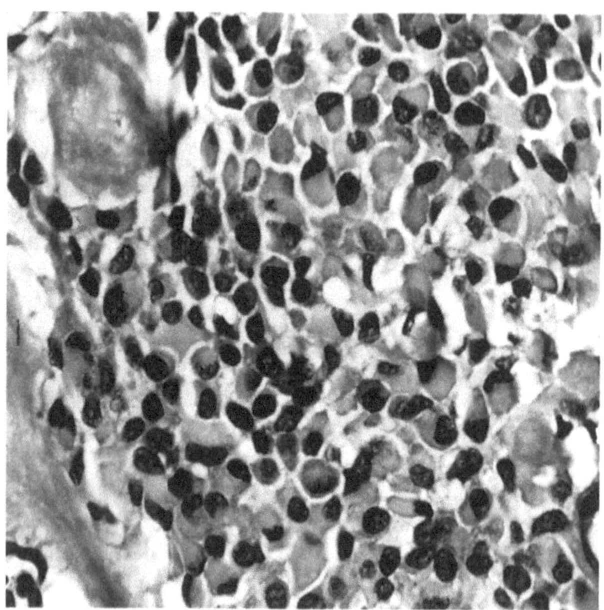

Abb. 14.5. Solitäres orales extramedulläres Plasmozytom: Aufbau aus Plasmazellen mit typischen exzentrisch gelegenen Zellkernen. HE, × 400

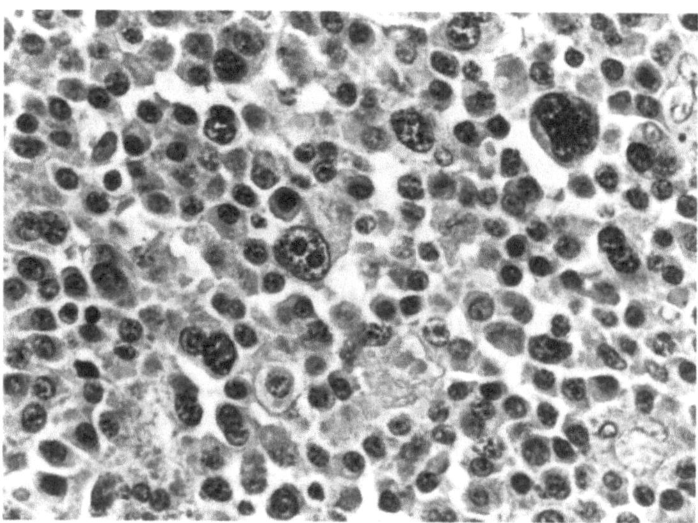

Abb. 14.6. Solitäres orales extramedulläres Plasmozytom: Aufbau aus Plasmazellen mit Einschluß atypischer polymorpher, teilweise mehrkerniger Plasmazellen. HE, × 160

aus, insbesondere von der Nasenschleimhaut, den Nasensinus, dem Oropharynx und Larynx. Weitere 12% sind im Magendarmtrakt lokalisiert, 8% in den regionären Lymphknoten (Schwartz 1954; Kindler 1965). In 25% der Fälle lassen sich Paraproteine im Serum nachweisen, allerdings oft nur mit hochsensiblen Methoden (Alexanian et al. 1999).

Orale solitäre extramedulläre Plasmozytome (Abb. 14.5 und 14.6) sind als gestielte, glasig-rötliche Tumoren besonders am Zahnfleisch (Peison et al. 1982) unter dem klinischen Aspekt einer Epulis beobachtet worden (Yoshimura et al. 1976), außerdem an der Wange und am weichen Gaumen (Cataldo u. Meyer 1966). Bei einem Fall an Zunge und Wange entsprach der makroskopische Befund dem Bild einer plasmazellulären ulzerösen Stomatitis, wobei keine Zeichen eines MM vorhanden waren (Layton et al. 1993).

Neben dem Ausschluß einer Disseminierung mit Übergang in ein MM müssen die Plasmozytome differentialdiagnostisch vom Plasmazellgranulom (s. Kap. 16, Abschn. 1.3) abgegrenzt werden.

2.3 Makroglobulinämie Waldenström

Bei dieser seltenen, hauptsächlich bei älteren Männern vorkommenden Krankheit des hämatopoetischen Systems finden sich anstelle von typischen Plasmazellen plasmazytoide Zellen mit lymphozytenähnlichen kleineren Zellkernen und schmalem Zytoplasma (Abb. 14.7a). Die Tumorzellen produzieren ein monoklonales höhermolekulares IgM-Makroglobulin. Die Tumorzellen exprimieren ähnlich wie bei der chronischen lymphatischen Leukämie CD5, CD19, CD20 und CD23 (Alexanian et al. 1999). Zu den oralen Befunden gehören Schleimhautinfiltrate mit Ulzerationen und Blutungen, insbesondere als hämorrhagische Gingivitis (Hornstein 1996). Ablagerungen von AL-Amyloid (s. Kap. 4, Abschn. 2.2) werden auch beim Morbus Waldenström beobachtet (Abb. 14.7b).

3 Maligne orale Lymphome

3.1 Klassifikation und Terminologie

In den vergangenen Jahren sind die malignen Lymphome nach unterschiedlichen Kriterien eingeteilt worden. In Europa wurde besonders die sog. Kiel-Klassifikation verwendet (Lennert u. Feller 1990), in Amerika die Working Formulation. Da in diesen beiden Klassifikationen die Analyse und Definition der einzelnen Lymphome auf unterschiedlichen Kriterien beruhen und somit nicht ohne weiteres vergleichbar sind, hat eine Lymphomexpertengruppe aus Europa und Amerika eine neue, international verbreitete Lymphom-Klassifikation aufgestellt, die als R.E.A.L.-Klassifikation („Revised European American Lymphoma Classification") bezeichnet wird (Harris et al. 1994; Stein 1995). Dabei werden drei Hauptgruppen unterschieden:

- B-Zell-Lymphome,
- T-Zell-Lymphome,
- Hodgkin-Lymphome.

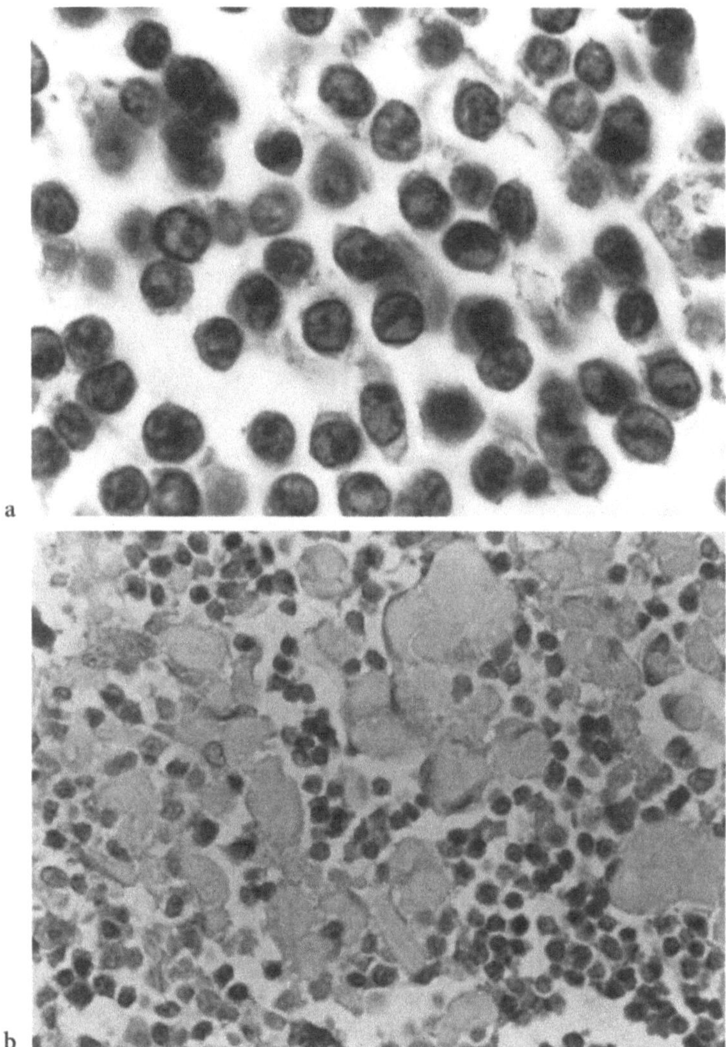

Abb. 14.7 a, b. Morbus Waldenström. **a** Nester von lymphozytenähnlichen Zellen mit kleinen Zellkernen und schmalem Zytoplasmasaum, **b** Bildung von Amyloid zwischen den Tumorzellen. HE, **a** × 400, **b** × 160

Die *B-Zell-Lymphome* stellen die zahlenmäßig stärkste Gruppe der Non-Hodgkin-Lymphome (NHL) dar (ROONEY u. RAMSAY 1994; WOLVIUS et al. 1994; ARTESE et al. 1995). Die Einteilung nach der R.E.A.L.-Klassifikation geht aus Tabelle 14.6 hervor und ist weitgehend mit dem neuen Vorschlag der WHO-Klassifikation (JAFFE 1999) identisch.

Zusätzlich werden bei den B-Zell-Lymphomen *nodale Lymphome* (70%) und *extranodale Lymphome* (ca. 30%) unterschieden. Die extranodalen Lymphome gehen vom Mukosa-assoziierten lymphatischen Gewebe („Mucosa-associated lymphoid tissue“) aus und werden daher auch als MALT-Lymphome bezeichnet

Tabelle 14.6. R.E.A.L.-Klassifikation der B-Zell-Neoplasien. (Nach STEIN 1995) und Vorschlag der WHO-Klassifikation. (JAFFE 1999)

1. Vorläufer-B-Zell-Neoplasien	
B-lymphoblastisches Lymphom/Leukämie	Immunphänotyp: CD79a, CD19, TdT[a], teilweise CD10 u. CD34 Im Kindesalter als ALL (Akute lymphatische Leukämie)
2. Periphere B-Zell-Neoplasien	
CLL (Chronische lymphozytische Leukämie; 20% aller NHL[a]; 90% im höheren Lebensalter)	Immunphänotyp: CD23, CD5, CD19, keine FDC[b] (pathognomonisch) Genotyp: Trisomie 12 (in 30%) Prolymphozyten-Leukämie Kleinzelliges lymphozytisches Lymphom (10% aller NHL; aleukämisch)
Immunozytisches Lymphom (Immunozytom)	Immunphänotyp: IgM, B-Zell-Ag; bei $^1/_4$ der Fälle monoklonale IgM-Erhöhung im Serum (M. Waldenström) Lymphoplasmozytoides Lymphom
Mantelzell-Lymphom (diffus, „small cleaved cell")	Immunphänotyp: CD5, CD 19, CD20, CD22, CD79b, Cyclin D1, FDC Genotyp: t(11;14)
Follikelzentrums-Lymphom/follikuläres Keimzentrums-Lymphom (häufigstes Lymphom bei Erwachsenen)	Immunphänotyp: IgM, IgG; CD10, CD19, CD20, CD22, CD79b, FDC Expression von Bcl-2-Protein Genotyp: t(14;18)
Marginalzonen-Lymphom (extranodales MALT-Lymphom)	Immunphänotyp: IgM (seltener IgM, IgA); B-Zell-Ag; CD43, CD23; keine Expression von CD5, CD10 Hauptvorkommen: Magen, Speicheldrüsen, endokrine Organe
Haarzell-Leukämie	Immunphänotyp: am spezifischsten CD103, CD11c, B-Zell-spezifische Ag
Diffuses großzelliges B-Zell-Lymphom (zentroblastisch; „diffuse large cell")	Immunphänotyp: CD20, CD79a
Burkitt-Lymphom	Immunphänotyp: IgM, B-Zell-Ag, CD19, CD20, CD10 (CALLA)[c]
Plasmozytom Plasmazell-Myelom	Immunphänotyp: Membran-Ig, Zytoplasma-Ig, CD38

[a] *NHL* Non-Hodgkin-Lymphom.
[b] *FDC* Follikuläre dendritische Zellen.
[c] *CALLA* common leucocyte lymphocytic leukaemia antigen.

(ISAACSON 1990, 1992; ISAACSON u. NORTON 1994). Extranodale Lymphome sind vorwiegend im Magen, in der Haut, der Lunge, der Schilddrüse und den Speicheldrüsen (s. Kap. 14, Abschn. 39 in Bd. 1/I) lokalisiert, seltener in der oralen Mukosa (HASHIMOTO u. KURIHARA 1982; WOLVIUS et al. 1994; JORDAN u. SPEIGHT 1996).

T-Zell-Lymphome sind im Vergleich zu den B-Zell-Lymphomen im oralen Bereich mit einer Häufigkeit von 0% bis zu 3% sehr selten; im Gegensatz dazu

Tabelle 14.7. R.E.A.L.-Klassifikation der T-Zell-Neoplasien. (Nach STEIN 1995)

1. Vorläufer-T-Zell-Neoplasien	
T-lymphoblastisches Lymphom/Leukämie	Immunphänotyp: CD7, CD3, TdT[a]
2. Periphere T-Zell Neoplasien	
CLL (Chronische lymphatische Leukämie) Promyelozyten-Leukämie	Immunphänotyp: CD4
Großgranuläre lymphozytische Leukämie	Immunphänotyp: CD8
Mycosis fungoides/Sézary-Syndrom	Immunphänotyp: T-Zell-Ag, CD2- CD4
Periphere T-Zell-Lymphome, unspezifische Formen	Phänotyp: variabel, T-Zell-Ag, CD3
Periphere T-Zell-Lymphome, spezifische Formen	
- Angioimmunoblastisches T-Zell Lymphom	Immunphänotyp: T-Zell-Ag, CD3, FDC
- Angiozentrisches T-Zell-Lymphom	Immunphänotyp: T-Zell-Ag, CD2, CD56, EBV[b]
- Intestinales T-Zell-Lymphom (+/-Enteropathie)	Immunphänotyp: β-Kette der T-Zell-Rezeptoren. CD3, CD8, CD103, CD30
- Adultes T-Zell-Lymphom/Leukämie	Immunphänotyp: CD3, CD4, CD25; HTLV positiv
Anaplastisches großzelliges T-Zell-Lymphom	Immunphänotyp: CD30, T-Zell- und Null-Zell-Typen; Genotyp: t(2;5)

[a] *TdT* terminale Desoxynucleotidyl-Transferase.
[b] *EBV* Epstein-Barr-Virus.

kommen T-Zell-Lymphome im Bereich von Nase und Nasensinus (NOORDUYN et al. 1991; RAMSAY u. ROONEY 1993) sowie in Japan relativ viel häufiger vor (FUKUDA et al. 1987; TAKAHASHI et al. 1989). Die Klassifikation der T-Zell-Lymphome geht aus Tabelle 14.7 hervor. Ein weiterer Vorschlag einer neuen WHO-Klassifikation ist noch nicht definitiv verabschiedet (CHAN 1999). Insgesamt entfallen 10% der NHL (Non-Hodgkin-Lymphome) auf periphere T-Zell- und NK-(„natural killer")Zell-Lymphome (CHAN 1999).

3.2 Orale B-Zell-Lymphome

3.2.1 Statistische und klinische Daten

Auf Grund der unterschiedlichen Kriterien der Klassifikation in früheren Arbeiten sind verläßliche Daten schwierig zu ermitteln. Die hier vorgelegten Angaben beruhen daher auf neueren Publikationen (WOLVIUS et al. 1994; ROONEY u. RAMSAY 1994; SHINDOH et al. 1997).

Bei der *Altersverteilung* ergeben sich zwei Altersgipfel. Bei Kindern liegt der durchschnittliche Altersgipfel bei 8 Jahren, bei Erwachsenen bei 60 Jahren. Im Kindesalter wurden vorwiegend ossäre Lymphome der Kieferknochen (Mandibula, Maxilla oder beider Kieferknochen) beobachtet, wobei es sich vorwiegend um Burkitt-Lymphome und B-lymphoblastische Lymphome gehandelt hat

(Eisenbud et al. 1985). Die Geschlechtsrelation zeigt eine geringe männliche Dominanz (m : w = 60 : 40).

Bei der *Lokalisation* müssen extraossäre und ossäre Lymphome unterschieden werden. Auf die ossären Lymphome entfallen ein Drittel aller Fälle, die in über 90 % im Kiefer (Cook 1961) lokalisiert sind, wobei die Maxilla etwas stärker als die Mandibula befallen ist (Eisenbud et al. 1984; Pileri et al. 1990). Dabei handelt es sich in über 90% um hochgradig maligne extranodale B-Zell-

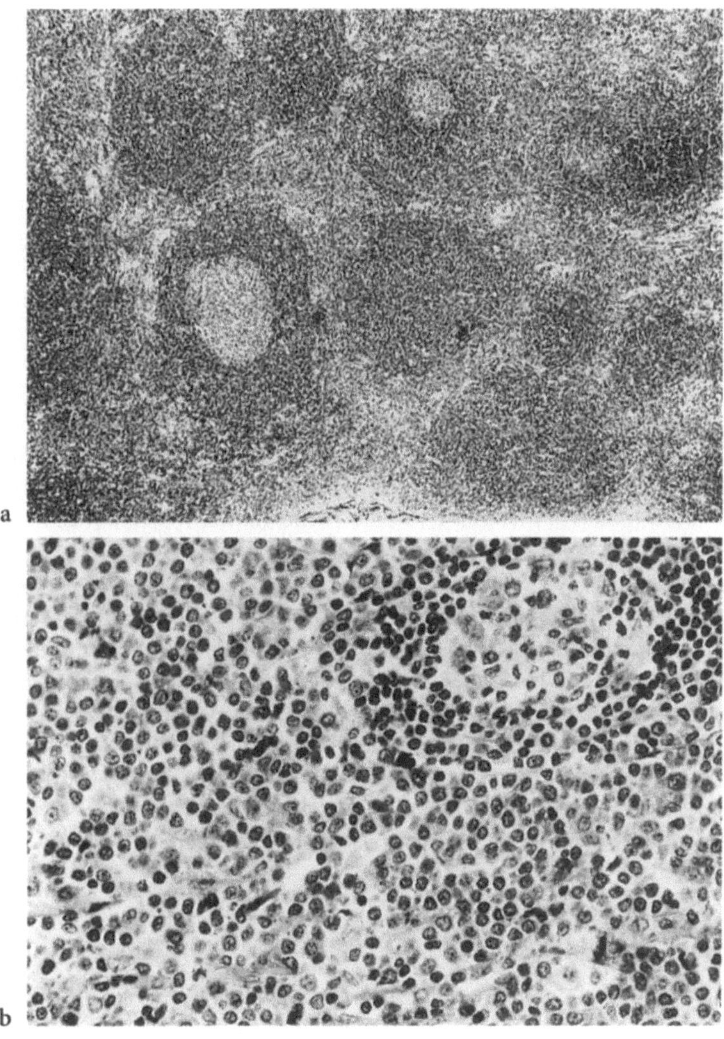

Abb. 14.8 a, b. Geringgradig malignes B-Zell-Lymphom vom MALT-Typ des Waldeyer-Rachenringes. **a** Ringförmiges Wachstum von monozytoiden B-Lymphozyten um die Follikel sowie diffuse interfollikuläre Ausbreitung; **b** extrafollikuläre Ausbreitung von mittelgroßen monozytoiden Zellen mit mehrfachem Durchbruch durch den Follikelmantel (kleine dunkle Zellen); vereinzelte Tumorzellen mit Invasion in den unteren Pol eines Keimzentrums (*links oben*). Giemsa, **a** × 175, **b** × 150. (Aus: Paulsen u. Lennert 1994)

Lymphome (meist diffuse großzellige B-Zell-Lymphome, daneben auch um Burkitt-Lymphome und B-lymphoblastische Lymphome), seltener um unspezifische Formen peripherer T-Zell-Lymphome (Pileri et al. 1990). Die restlichen Fälle waren im Bereich des knöchernen Gaumens entwickelt.

In zwei Dritteln der Fälle liegen *extraossäre Mukosa-Lymphome* vor, die vor allem am Gaumen (Eisenbud et al. 1983; Ratech et al. 1989; Kurihara et al. 1994) und an der maxillaren Gingiva (Shindoh et al. 1997) lokalisiert sind, daneben an der Wange (Cook 1961; Matthews u. Basu 1983; Zanakis et al. 1992; Kurihara et al. 1984), selten an der Zunge, wo über ein ulzeriertes, im Durchmesser 4 cm großes follikuläres Keimzentrums-Lymphom berichtet wird (Piattelli et al. 1996).

Der Waldeyer-Rachenring einschließlich des lymphatischen Gewebes am Zungengrund stellt einen weiteren Manifestationsort für gering maligne B-Zell-Lymphome dar (Zwirner et al. 1990; Paulsen u. Lennert 1994). Unter 329 B-Zell-Lymphomen dieser Region fanden sich 12 MALT-Lymphome (Abb. 14.8 a, b) vom Typus der Marginalzonen-Lymphome mit bevorzugter Lokalisation in den Gaumentonsillen und Expression von B-Zell-Markern sowie Leichtketten-Restriktion (Paulsen u. Lennert 1994).

Zu den *klinischen Symptomen* gehören vor allem Schleimhautschwellungen, Ulzerationen und Zahnverlust (Mittelman u. Kaban 1976; Slootweg et al. 1985; Griffin et al. 1988; Soderholm et al. 1990; Radtke u. Machtens 1990). Bei ossärer Lokalisation der Lymphome – so z. B. bei einem B-lymphoblastischen Lymphom mit Immunphänotyp CD10, CD19, CD79a (Plath et al. 1997) – kann das klinische Bild einer Osteomyelitis, bei Ulzerationen der Mukosa ein Plattenepithelkarzinom (Wolvius et al. 1994) vorgetäuscht werden (Abb. 14.9 a, b). Orale Lymphome werden vermehrt bei AIDS-Patienten registriert (Langford et al. 1991), wobei mitunter das Lymphom die initiale Manifestation einer AIDS-Erkrankung darstellen kann (Rubin et al. 1989). Daneben können Lymphome unter dem Bild eines letalen Mittelliniengranuloms mit ausgedehnten Nekrosen in Erscheinung treten (Maxymiw et al. 1992). Eine weitere klinische Beobachtung besteht darin, daß bei oralen Lymphomen in 15% der Fälle Zweittumoren im HNO-Bereich auftreten, darunter in 93% ein oder mehrere Plattenepithelkarzinome und in 36% zusätzlich Basaliome (Diehl et al. 1990).

Für die *Stadieneinteilung* der oralen Lymphome existieren unterschiedliche Vorschläge. In einer Fallstudie von 34 oralen malignen B-Zell-Lymphomen (Wolvius et al. 1994) werden bei 33 klassifizierten Fällen folgende Stadien unterschieden:

- Stadium 1 (20/33): lokales Lymphom;
- Stadium 2 (1/33): lokales Lymphom, Befall der submandibularen Lymphknoten;
- Stadium 3 (1/33): lokales Lymphom, Befall der paraortalen und inguinalen Lymphknoten;
- Stadium 4 (11/33): lokales Lymphom, Befall der abdominalen, supraklavikularen und zervikalen Lymphknoten, u. a. Befall des Knochenmarkes.

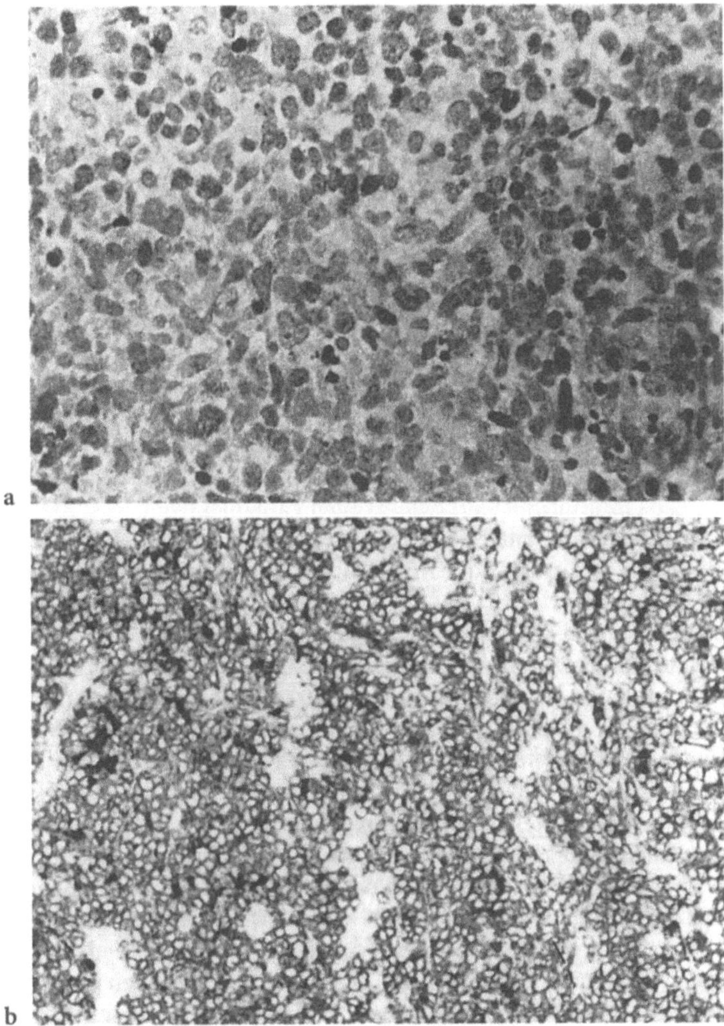

Abb. 14.9 a, b. Hochmalignes B-Zell-Lymphom der Mandibula. **a** Zellreiches lymphoides Tumorgewebe mit feingranulärem Kernchromatin. HE, × 40. **b** Expression von CD79a (dunkler perinukleärer Saum). APAAP-Methode, × 100. (Aus: PLATH et al. 1997)

Als prognostische Gruppen wurden vorgeschlagen (WOLVIUS et al. 1994):

- geringgradig maligne Lymphome: 12%,
- mittelgradig maligne Lymphome: 56%,
- hochgradig maligne Lymphome: 32%.

Zu den geringgradig malignen B-Zell-Lymphomen gehören die CLL bzw. das kleinzellige lymphozytische Lymphom, das Immunozytom, Mantelzell-Lymphom, Follikelzentrums-Lymphom und MALT-Lymphom (SWERDLOW 1998).

3.2.2 Histologische Subtypen

Für eine exakte Typisierung der verschiedenen B-Zell-Lymphome ist der methodische Einsatz der Immunhistologie zur Bestimmung des Immunphänotyps, außerdem der Einsatz der PCR-Methode („Polymerase chain reaction"; MISHIMA et al. 1998) und der molekularbiologischen Techniken zur Analyse des Genotyps erforderlich (STEIN 1995). Ein schnelles diagnostisches Verfahren stellt auch die Feinnadel-Aspirationszytologie in Verbindung mit der Immunzytochemie dar (LILIEMARK et al. 1989). Ein spezielles Beispiel für den diagnostischen Wert der Immunhistologie ist die Abgrenzung hochmaligner oraler B-Zell-Lymphome vom Burkitt-Typ von oralen Seminom-Metastasen (BERNSTEIN et al. 1983; s. Kap. 17, Abschn. 2.6).

Die Wertigkeit der *Immunhistologie* für die Typisierung der Lymphome in der Routinediagnostik wurde in einer Reihe von Studien belegt (REGEZI et al. 1992). Da jedoch orale Lymphome insgesamt selten sind, sind die Fallzahlen in den einzelnen Publikationen begrenzt; daher wurden orale Lymphome bezüglich der Lokalisation auch an heterogenen Fallkollektiven analysiert. Hinzu kommen geographische Unterschiede. So ist in Japan die Zahl der T-Zell-Lymphome höher als in Europa oder Amerika, die Expressionsrate des Bcl-2-Proteins dagegen niedriger (TAKAHASI et al. 1996). Eine Zusammenstellung einer Reihe von publizierten Fallstudien bietet Tabelle 14.8.

Vergleicht man die *Häufigkeit* der oralen extranodalen Lymphome mit den nodalen Lymphomen, so ergibt sich, daß extranodale Follikelzentrums-Lymphome und diffuse großzellige B-Zell-Lymphome ebenso wie in den nodalen Lymphomen die häufigsten Krankheitsgruppen darstellen. Bei den Follikelzentrums-Lymphomen schwanken die Zahlenangaben über die Häufigkeit zwischen 10–65% (in den nodalen Lymphomen von 25–40%; STEIN 1995), bei den diffusen großzelligen B-Zell-Lymphomen von 10–60% (in den nodalen Lymphomen von 25–35%). An dritter Stelle in der Häufigkeit des Vorkommens folgen die Mantelzell-Lymphome mit 10–20% (bei den nodalen Lymphomen nur 2–6%). Starke Schwankungen in der Frequenz des Vorkommens zeigen die extranodalen Immunozytome (5–40%), deren Häufigkeit bei den nodalen Lymphomen nur 1–2% beträgt (STEIN 1995). Auf die Marginalzonen-Lymphome entfallen 5% (bei den nodalen Lymphomen 1–5%). Der Anteil hochmaligner Lymphome (Abb. 14.10) liegt bei den extranodalen oralen Lymphomen wesentlich höher als bei den nodalen Lymphomen: B-lymphoblastische Lymphome 5–10% (nodale Lymphome 1–2%; STEIN 1995).

Die wichtigsten *zytomorphologischen Kriterien* der oralen B-Zell-Lymphome sind in Tabelle 14.9 zusammengefaßt. Bei den Marginalzonen-Lymphomen vom MALT-Typ, die oral besonders in den Speicheldrüsen lokalisiert sind (s. Kap. 14, Abschn. 39 in Bd. 1/I), gibt es Übergänge von Prälymphomen (LENNERT u. SCHMID 1983) zu manifesten Lymphomen. Die Prälymphome sind durch eine noch umschriebene Proliferation von monoklonalen monozytoiden B-Zellen mit Expression meist von IgM-κ-Leichtketten gekennzeichnet (TIEMANN et al. 1996), die im Verlauf der Manifestation des Lymphoms in eine diffuse destruierende Gewebsinfiltration übergeht.

Tabelle 14.8. Fallstudien zur Typisierung oraler extranodaler B-Zell-Lymphome[a]

Autoren	n	Subtypen
Blok et al. (1979)	8	3 Immunozytome 2 Follikelzentrums-Lymphome 3 Diffuse großzellige B-Zell-Lymphome
Handlers et al. (1986) Howell et al. (1987)	34	18% Immunozytome 65% Follikelzentrums-Lymphome 12% Diffuse großzellige B-Zell-Lymphome
Regezi et al. (1992)	27	1 Immunozytom 8 Mantelzell-Lymphome 4 Marginalzonen-MALT-Lymphome 8 Diffuse großzellige B-Zell-Lymphome
Wolvius et al. (1994)	34	8 Follikelzentrums-Lymphome 6 Mantelzell-Lymphome 2 MALT-Lymphome 15 Diffuse großzellige B-Zell-Lymphome 1 Burkitt-Lymphom 2 B-lymphoblastische Lymphome 30 diffuse, 4 follikuläre Lymphome
Takahashi et al. (1987)	11	10 Diffuse großzellige B-Zell-Lymphome 1 Burkitt-Lymphom Insgesamt Autopsiefälle: 64% Zervikaler Lymphknotenbefall 25% Leukämischer Verlauf
Takahashi et al. (1989)	70	1% Immunozytome 3% Marginalzonen-Lymphome 7% Follikelzentrums-Lymphome 20% Mantelzell-Lymphome 60% Diffuse großzellige B-Zell-Lymphome 9% B-lymphoblastische Lymphome 6% follikuläre, 94% diffuse Lymphome
Takahashi et al. (1993)	35	1 MALT-Lymphom 4 Mantelzell-Lymphome 7 Follikelzentrums-Lymphome 17 Diffuse großzellige B-Zell-Lymphome 2 Burkitt-Lymphome 4 B-lymphoblastische Lymphome
Takahashi et al. (1996)	42	2 MALT-Lymphome 4 Mantelzell-Lymphome 7 Follikelzentrums-Lymphome 22 Diffuse großzellige B-Zell-Lymphome 2 Burkitt-Lymphome 5 B-lymphoblastische Lymphome In 26 Fällen (38%) Expression des Bcl-2-Proteins
Shindoh et al. (1997)	31	6 Follikelzentrums-Lymphome 19 Diffuse großzellige B-Zell-Lymphome 5 Burkitt-Lymphome 1 B-lymphoblastisches Lymphom

[a] Reklassifikation nach R. E. A. L.-Klassifikation (s. Tabelle 14.6).

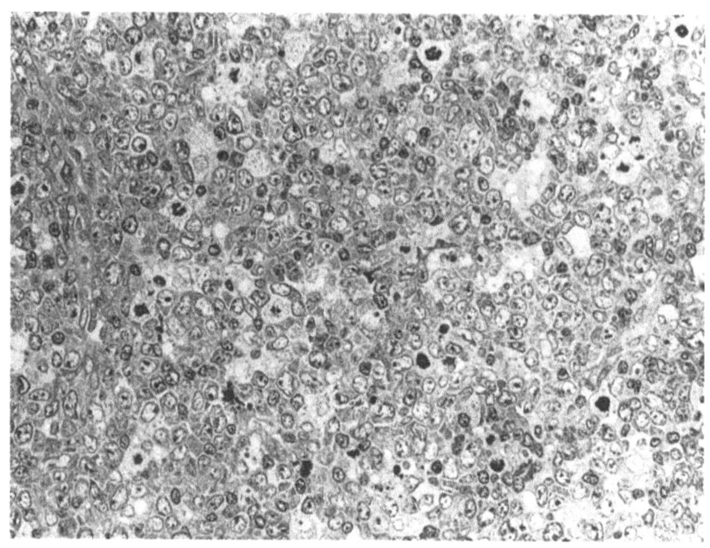

Abb. 14.10. Diffuses großzelliges monomorphes zentroblastisches B-Zell-Lymphom. Giemsa, × 350. (Präp. Prof. WACKER, Kiel)

Tabelle 14.9. Zytomorphologische Kriterien der oralen B-Zell-Lymphome

Lymphomtyp	Merkmale
B-lymphoblastisches Lymphom	Monotoner Aufbau aus dicht gelagerten mittelgroßen Zellen; rundliche Kerne mit lockerer Chromatinstruktur; reichlich Mitosen; schmales Zytoplasma
Immunozytom	Diffuse Proliferation kleiner B-Zellen, plasmazytoider Zellen mit breitem Zytoplasma und typischer Plasmazellen; interfollikuläre Ausbreitung; mitunter Russel-Körperchen
Mantelzell-Lymphom	Proliferation von kleinen bis mittelgroßen B-Zellen mit bevorzugtem Wachstum in den Follikelmantelzonen
Follikelzentrums-Lymphom	Ausbildung von Keimzentrumsstrukturen; Proliferation von Zentrozyten und Zentroblasten; meist follikuläres Wachstum, daneben auch diffuses Wachstum
Marginalzonen-Lymphom	Heterogene Zytologie mit monozytoiden Zellen, B-Lymphozyten; mitunter plasmazytoide Zellen; Beimengung von blastären lymphatischen Zellen; marginalzonenartiges Wachstum
Diffuses großzelliges B-Zell-Lymphom	Diffuse Proliferation großer lymphatischer Zellen (Zellkerne doppelt so groß wie in Lymphozyten); Zellkern mit prominenten Nukleolen; Tumorzellen ähneln Zentroblasten oder Immunoblasten
Burkitt-Lymphom	Monotoner Aufbau aus dicht gepackten Tumorzellen mit runden Kernen und Einschluß von 2–5 Nukleolen; große Proliferations- und Apoptoserate; Durchmischung von Makrophagen (Phagozytose von apoptotischen Zellen, dadurch sog. Sternhimmelbild)

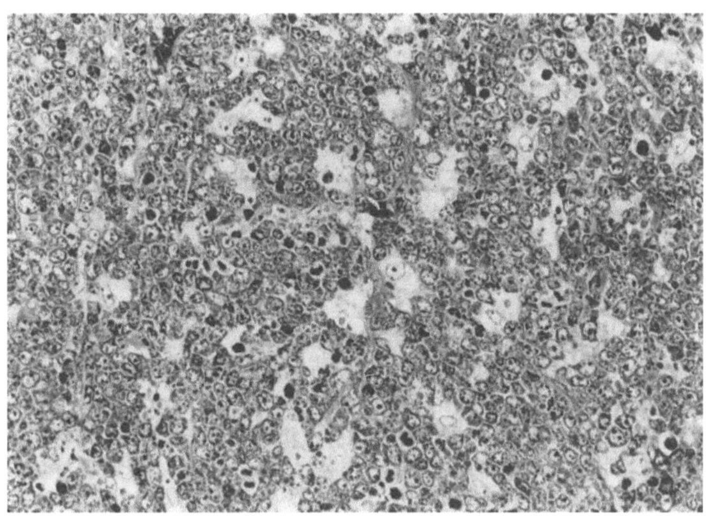

Abb. 14.11. Burkitt-Lymphom: Aufbau aus dicht gelagerten lymphoiden Zellen mit runden Zellkernen und mehreren Nukleolen; Durchmischung mit Makrophagen (sog. „Sternhimmelbild"). Giemsa, × 350. (Präp. Prof. WACKER, Kiel)

Burkitt-Lymphome (Abb. 14.11) (BURKITT 1958) zeigen ein unterschiedliches klinisches Bild bei den endemischen und sporadischen Formen (ROONEY u. RAMSEY 1994; SHAPIRA u. PEYLAN-RAMU 1998). Die endemischen Burkitt-Lymphome treten vor allem in Zentralafrika („Afrikanisches Burkitt-Lymphom"), daneben in Brasilien und Neu-Guinea mit einer Häufigkeit auf, die etwa 100 mal höher als in Gebieten mit sporadischem Vorkommen liegt (besonders auch in Amerika als „Amerikanisches Burkitt-Lymphom"). Ein weiterer Unterschied besteht darin, daß die endemischen Formen in 50–70% im Kiefer lokalisiert sind (im Oberkiefer zweimal häufiger als im Unterkiefer), während die sporadischen Formen eine Manifestation in 90% im Abdominalbereich und nur in ca. 20% im Kiefer (OJI u. IKE 1999) aufweisen. Burkitt-Lymphome kommen häufiger beim männlichen Geschlecht vor, wobei die männliche Dominanz in den einzelnen Regionen unterschiedlich stark ausgeprägt ist (m:w in Afrika 1,7:1, in Nordamerika 2,7:1 und in Europa 3:1).

Auf die *endemischen Formen* entfallen 50% aller malignen Tumoren im Kindesalter. Die jährliche Inzidenz beträgt 2,2–3,8 Fälle/100000 Einwohner (bei den sporadischen Formen nur 0,1–0,3 Fälle/1000000 Einwohner). Eine Altersabhängigkeit besteht bei den endemischen Formen auch hinsichtlich der Häufigkeit des Befalls der Kieferknochen. Sie beträgt bei Kindern bis zum Alter von 3 Jahren über 95%, bei Jugendlichen älter als 15 Jahren nur noch 25%. Ein weiteres Merkmal ist die unterschiedliche Häufigkeit der Assoziation mit dem EBV (Epstein-Barr-Virus). Das EBV-Virus (EPSTEIN et al. 1964) wird bei den endemischen Formen in mehr als 90% nachgewiesen, bei den sporadischen Formen nur in weniger als 20%. Auf das häufigere Vorkommen von Burkitt-Lymphomen bei AIDS-Patienten wird im Kap. 14, Abschn. 4.4 näher eingegangen.

Die *morphologischen Kriterien* sind bei den endemischen und sporadischen Formen weitgehend identisch. Die Tumoren sind aus sehr dicht gepackten Zellen in diffuser Anordnung aufgebaut. Die runden, nicht eingekerbten Kerne enthalten multiple (2–5) Nukleolen und sind von einem mittelgroßen Zytoplasma mit Einschluß von Fettvakuolen umgeben. Charakteristisch ist eine hohe Mitose- und Apoptoserate. Das typische Sternhimmelbild entsteht durch die Beimengung von nicht-neoplastischen Makrophagen, die apoptotische Zelltrümmer phagozytiert haben. Burkitt-Lymphome stellen die am schnellsten wachsende menschliche Tumorform mit einer Verdopplungszeit von nur 26 Stunden dar.

Der Immunphänotyp ist bei den endemischen und sporadischen Formen identisch (Expression von IgG, B-Zell-Antigenen und CD10 (Calla)). Der Genotyp ist durch eine Translokation des c-myc-Gens auf Chromosom 8 (band q24) an das IgH-Gen auf Chromosom 14 band q32 t(8;14) gekennzeichnet, seltener an das Ig-κ-Gen t(8;2) oder das Ig-λ-Gen t(8;22).

Die Infiltration der Kieferknochen durch das Burkitt-Lymphom geht mit Lockerung und Verlust der Zähne (vor allem der Molaren), Schwellung der Alveolarregion und Gingiva, Ulzerationen, Blutungen, Knochendestruktion und einem Übergreifen auf das angrenzende Gewebe einher, so auf die Gingiva, das Zahnsystem oder die Orbita (Sariban et al. 1984; van Sickls et al. 1985; Baden u. Carter 1987; Yih et al. 1990).

Die Entität des hochmalignen B-Zell-Lymphoms (Burkitt-like) muß vom Burkitt-Lymphom abgegrenzt werden. Das Burkitt-like-Lymphom wird vorwiegend in der mittleren Altersgruppe von 34 Lebensjahren beobachtet und ist sehr therapieresistent. Desgleichen besteht keine klinische oder virologische Assoziation mit dem EBV-Virus. Histologisch zeigen die Zellkerne eine größere Variation in der Größe und Form, enthalten nur einen prominenten Nukleolus und sind von einem schmalen Zytoplasma umgeben. Gelegentlich finden sich auch mehrkernige Riesenzellen.

3.3 Orale T-Zell-Lymphome

3.3.1 Klassifikation und klinische Daten

T-Zell-Lymphome werden von Vorläufer-T-Zellen oder peripheren T-Zellen mit unterschiedlichen Differenzierungsstufen gebildet. Im Gegensatz zu den kutanen T-Zell-Lymphomen sind orale T-Zell-Lymphome wesentlich seltener. Bei 824 Patienten mit kutanen T-Zell-Lymphomen entwickelten sich nur bei acht Patienten orale T-Zell-Lymphome meist im Spätstadium der Lymphombildung (Sirois et al. 1993). Die oralen T-Zell-Lymphome haben meist eine schlechte Prognose mit einer Überlebensrate von nur drei Jahren nach der Diagnose der oralen Lymphome. Die Typisierung der T-Zell-Lymphome nach der R.E.A.L.-Klassifikation geht aus Tabelle 14.7 hervor.

Die oralen T-Zell-Lymphome sind vorwiegend am Zahnfleisch, an der Zunge und am Gaumen lokalisiert, seltener an der Wange oder Lippe. Mitunter wurde die Assoziation mit einer nicht-tropischen Sprue (Zöliakie) beobachtet, so bei einem großzelligen T-Zell-Lymphom, welches am Gaumen zu einer im Durchmesser bis 2 cm großen Ulzeration geführt hatte (SHIBOSKI et al. 1993). Ein anderes orales großzelliges T-Zell-Lymphom hatte zunächst das klinische Bild eines Morbus Crohn mit Lippenschwellung, ulzerösen Veränderungen am Gaumen und pflastersteinartigen Umwandlungen der Wangenschleimhaut vorgetäuscht (SCULLY et al. 1993). Nach kurzem progressivem Verlauf erfolgte der Exitus mit einer generalisierten Manifestation des Lymphoms. Bei einer Lokalisation in der Mittellinie des Gaumens können T-Zell-Lymphome unter dem klinischen Bild eines letalen Mittelliniengranuloms mit ausgedehnten Nekrosen und Ulzerationen verlaufen (MOSQUEDA-TAYLOR et al. 1997; TIGGES et al. 1999). Bezüglich der Assoziation mit einer HIV-Infektion wird auf Kap. 14, Abschn. 4.4 verwiesen.

3.3.2 Histologische Subtypen

Die wichtigsten zytomorphologischen Kriterien der oralen T-Zell-Lymphome sind in Tabelle 14.10 zusammengefaßt.

Die *Mycosis fungoides* (Abb. 14.12 a, b) ist eine Erkrankung des Erwachsenenalters und verläuft klinisch unter dem Bild eines multiplen plaqueartigen Haut-

Tabelle 14.10. Zytomorphologische Kriterien der oralen T-Zell-Lymphome[a]

Lymphomtyp	Merkmale
T-lymphoblastisches Lymphom	Identische Zytomorphologie wie bei den B-lymphoblastischen Lymphomen; Abgrenzung nur durch Immunphänotyp
Chronisch lymphatische Leukämie vom T-Zell-Typ Großgranuläre lymphatische Leukämie	Struktur der Tumorzellen ähnlich CD8-positiven peripheren Blutlymphozyten; insgesamt sehr selten
Mucosis fungoides/ Sézary-Syndrom	Kleine Tumorzellen mit zerebriformen (hirnwindungsartigen) Zellkernen mit kondensiertem Chromatin; daneben einzelne mittelgroße Zellen mit lockerem Kernchromatin; Bildung von submukösen Pautrier-Mikroabszessen
Angioimmunoblastisches Lymphom	Einerseits klonale Proliferation von mittelgroßen bis großen T-Zellen mit breitem Zytoplasma; andererseits reaktive nicht-klonale Proliferation von endothelialen Venolen, follikulären dendritischen Zellen, B-Zellen, Plasmazellen und Makrophagen
Angiozentrisches Lymphom	Gefäßinfiltration durch mittelgroße bis große atypische T-Zellen; innerhalb des Tumors ausgedehnte ischämische Nekrosen
Adultes T-Zell-Lymphom	Diffuse Proliferation eines Gemisches von kleinen, mittelgroßen und großen Tumorzellen; Assoziation mit HTLV-Virus (human T-cell leukemia virus)
Anaplastisches großzelliges T-Zell-Lymphom	Aufbau aus großen Blasten mit unregelmäßigen, oft hufeisenartigen Kernen und breitem Zytoplasma; dazwischen multinukleäre Zellen (ähnlich Reed-Sternberg-Riesenzellen)

[a] Siehe auch Tabelle 14.7.

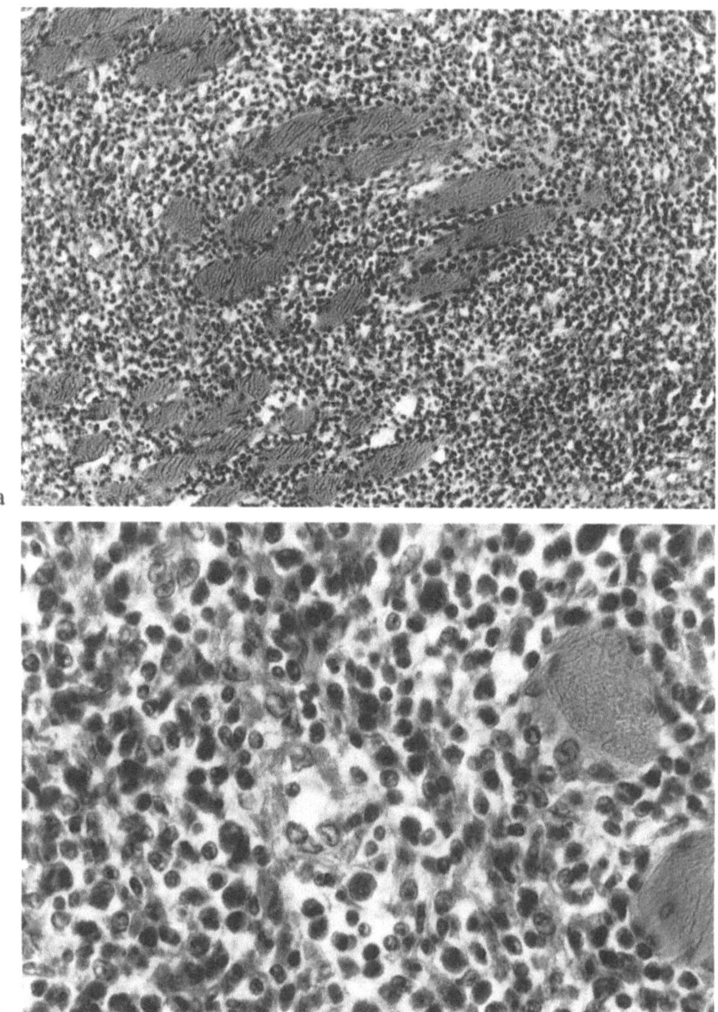

Abb. 14.12 a, b. Mycosis fungoides der Zunge: Infiltration der Zungenmuskulatur durch lymphoide Tumorzellen mit zerebriformen Zellkernen. HE, **a** × 150, **b** × 500

befalls oder einer generalisierten Erythrodermie. Eine hämatogene Ausschwemmung der Tumorzellen ist selten oder fehlt, während sie beim Sézary-Syndrom immer vorhanden ist. Übergänge in anaplastische großzellige Lymphome sind beobachtet worden. Der Genotyp ist durch eine klonale Umlagerung des T-Zell-Rezeptorgens definiert.

Das *klinische Erscheinungsbild* (Abb. 14.13 und 14.14) ist durch solitäre oder multiple ulzeröse Plaques, multiple Papeln oder Knoten, multiple Erosionen oder durch solitäre ulzerierte Tumoren gekennzeichnet (SIROIS et al. 1993). In acht Fällen einer oralen Mycosis fungoides fanden sich dreimal solitäre ulzerierte Tumoren der Gingiva, dreimal multiple Läsionen an der Gingiva, der Zunge und am Gaumen, einmal ulzerierte Plaques an der Zunge und einmal multiple

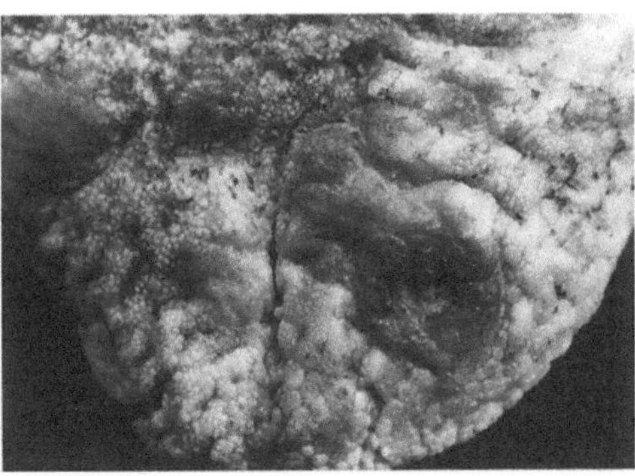

Abb. 14.13. Mycosis fungoides: knotenförmige Infiltrate und Ulzerationen an der Zungenoberfläche. (Sektionspräparat)

ulzerierte Plaques an der gesamten oralen Mukosa. Einmal lag ein Sézary-Syndrom vor.

Aus größeren Fallstudien unter Berücksichtigung der Literatur (Reynolds et al. 1981; Wright et al. 1981) ergibt sich, daß in ca. 10% der Fälle mit oraler Mycosis fungoides die meist ulzerösen, im Durchmesser bis maximal 3 cm großen Lymphome im hinteren und lateralen Bereich der Zunge lokalisiert sind (Brousset et al. 1992). Die Tumoren exprimieren von den T-Zell-Antigenen vor allem CD2–4 und weisen eine hohe Ki-67-Proliferationsrate auf. Relativ häufig ist auch eine Lokalisation der Lymphome meist im hinteren Teil des harten Gaumens mit im Durchmesser bis zu 2,5 cm großen Lymphomen (Damm et al. 1984). Seltener sind Lymphombildungen an Wange (Evans u. Dalziel 1987)

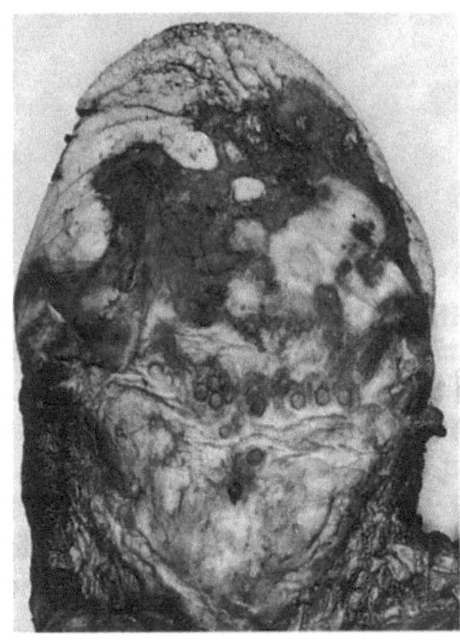

Abb. 14.14. Mycosis fungoides: multiple Plaques, Erosionen und Ulzerationen an der gesamten Zungenoberfläche. (Sektionspräparat)

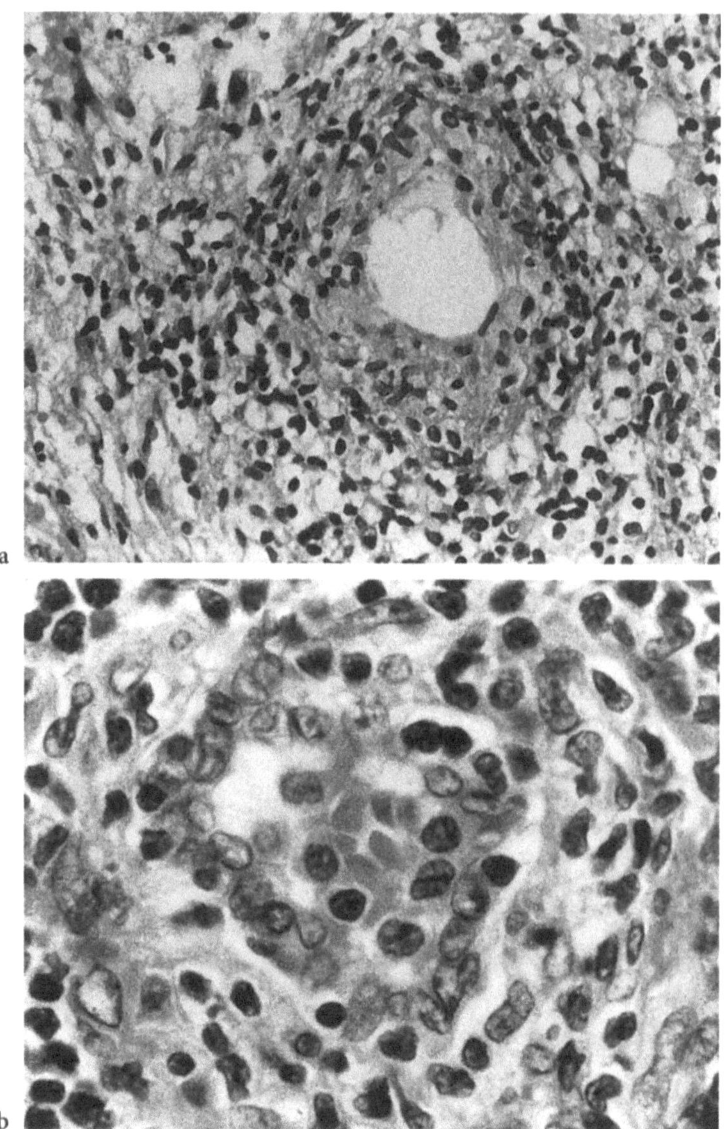

Abb. 14.15 a, b. Angiozentrisches T-Zell-Lymphom des Gaumens. Aufbau aus atypischen T-Zellen und Entzündungszellen mit perivaskulärer Gefäßinfiltration. HE, **a** ×150, **b** ×400. (Aus: Mosqueda-Taylor et al. 1997)

oder Lippe (Laskaris et al. 1978) beobachtet worden. Die Mycosis fungoides-Lymphome werden meist aufgrund der kutanen Manifestation entdeckt. Seltener ist dagegen eine Primärdiagnose der oralen Lymphome vor der Hautmanifestation (Damm et al. 1984).

Über orale angioimmunoblastische T-Zell-Lymphome liegen keine kasuistischen Mitteilungen vor.

Orale *angiozentrische-T-Zell-Lymphome* (Abb. 14.15 a, b) sind vorwiegend am Gaumen lokalisiert (AVILES et al. 1992; MOSQUEDA-TAYLOR et al. 1997). Aus einer speziellen Studie von 12 Fällen aus Mexiko mit Lokalisation am Gaumen ergeben sich folgende Merkmale:

- Vorkommen in 75% beim männlichen Geschlecht; Durchschnittsalter 37 Jahre; Nachweis von EBV; Expression von T-Zell-Antigenen.
- Lokalisation meist in der Mittellinie des Gaumens; ulzeröse Knoten mit einem mittleren Durchmesser von 3,5 cm; klinisches Erscheinungsbild wie beim letalen Mittelliniengranulom.
- Klinische Symptome: Ulzerationen, nasale Obstruktion, Epistaxis und Rhinorrhoe.
- In 25% Tumorstadium 2 (polymorphes Infiltrat mit zytologischen Atypien und Nekrose), in 75% Tumorstadium 3 (monomorphes Infiltrat mit gesteigerter zytologischer Atypie und verstärkten Nekrosen).
- Letaler Ausgang in 25% innerhalb einer Krankheitsdauer von 1–3 Monaten.

Adulte orale T-Zell-Lymphome sind oft mit dem HTL-Virus (human T-cell lymphotropic virus) assoziiert (SEGAMI et al. 1990; KURIHARA et al. 1990). Im Serum lassen sich HTLV-Antikörper nachweisen. Die Lymphome kommen vor allem in Japan, Afrika und Südamerika vor und besitzen eine schlechte Prognose. Die Infektion mit dem HTL-Virus geht der Entwicklung des Lymphoms voraus. Die bisherigen Fallmitteilungen betreffen den hinteren Teil der Zunge oder den Gaumen. Zytomorphologisch findet sich ein pleomorphes diffuses großzelliges Infiltrat mit Einschluß auch von Riesenzellen mit zerebriformen Kernen.

3.4 AIDS-assoziierte orale Lymphome

Im internationalen Maßstab wird eine steigende Frequenz von malignen Non-Hodgkin-Lymphomen (NHL) bei Patienten mit AIDS oder anderen Krankheiten mit Immunsuppression festgestellt (s. Kap. 6, Abschn. 3). In Nordamerika wurden in einer großen Studie von über 97000 AIDS-Fällen 2824 NHL (= 2,9%) registriert (BERAL et al. 1991), wobei es sich in 590 Fällen (= 21%) um Burkitt-Lymphome handelte (SHAPIRA u. PEYLAN-RAMU 1998). In einer europäischen WHO-Studie betrug die Häufigkeit von NHL-Lymphomen bei AIDS-Patienten 3% (SERRAINO et al. 1992). Nach der anatomischen Lokalisation werden systemische (nodale und/oder extranodale) Lymphome (80% der AIDS-Lymphome), primär extranodale Lymphome des Zentralnervensystems (ca. 20%) und primäre Erguß-Lymphome der Körperhöhlen (ca. 5%) unterschieden. 75% der AIDS-assoziierten NHL sind extranodale Lymphome, die meist im Zentralnervensystem, Gastrointestinaltrakt oder Knochenmark lokalisiert sind. Der Anteil extranodaler oraler AIDS-Lymphome beträgt dagegen nur 4,4% (GROOT et al. 1990; LANGFORD et al. 1991).

Die AIDS-Lymphome (Abb. 14.16) sind in mehr als 9% meist hochgradig maligne und aggressive B-Zell-Lymphome mit schlechter Prognose. Sie weisen eine molekularbiologische und histogenetische Heterogenität auf (GAIDANO et al. 1998), wobei in der Pathogenese eine B-Zell-Überstimulierung von Bedeutung ist. Histologisch werden AIDS-assoziierte Burkitt-Lymphome und AIDS-

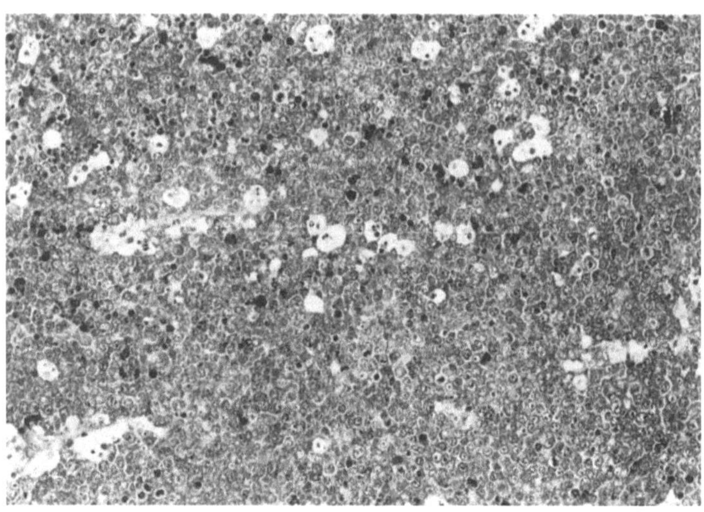

Abb. 14.16. AIDS-assoziiertes hochmalignes B-Zell-Lymphom. Giemsa, × 350. (Präp. Prof. WACKER, Kiel)

assoziierte diffuse großzellige B-Zell-Lymphome unterschieden. Auf der Basis einer Expression von B-Zell-Markern (Bcl-6, LMP-1 und CD138/Syndecan-1) für präterminale und terminale B-Zellen wurde ein histogenetisches Modell für die AIDS-assoziierten B-Zell-Lymphome aufgestellt (GAIDANO et al. 1998).

Die oralen *AIDS-assoziierten B-Zell-Lymphome* waren meist am Gaumen (DODD et al. 1992; PILUSO et al. 1994; VÁZQUEZ-PINEIRO et al. 1997) lokalisiert, daneben an der Zunge (GREEN u. EVERSOLE 1989; PILUSO et al. 1994), vereinzelt auch in der Gingiva oder Mandibula (GREEN u. EVERSOLE 1989). Überwiegend handelte es sich um diffuse großzellige B-Zell-Lymphome. Die Lymphome waren makroskopisch durch große ulzerierte Knoten mit ausgedehnten Nekrosen charakterisiert. In 9 von 15 Fällen lag ein positiver EBV-Nachweis vor.

Orale *AIDS-assoziierte T-Zell-Lymphome* sind gegenüber den B-Zell-Lymphomen sehr selten. In zwei Fällen handelte es sich um hochmaligne anaplastische großzellige T-Lymphome (Ki-1-Typ) mit Lokalisation in den Weichteilen der hinteren Mandibula (HICKS et al. 1993). Die Tumoren zeigten eine starke zelluläre Pleomorphie mit eingekerbten Zellkernen, irregulären Nukleoli, Tetraploidie und hoher Proliferationsrate, so daß eine Fehlinterpretation als metastatisches Karzinom, Melanom oder maligne Histiozytose möglich ist. Die Tumorzellen exprimierten CD30, CD45 und CD45RO. Außerdem war in beiden Fällen bei der in-situ-Hybridisierung der EBV-DNA-Nachweis positiv. In einer Studie von 34 oralen NHL-Lymphomen befanden sich 10 AIDS-assoziierte Lymphome, darunter nur ein EBV-positives diffuses großzelliges T-Zell-Lymphom (GULLEY et al. 1995). Ein höherer Prozentsatz von T-Zell-Lymphomen ergab sich bei einer Studie von 58 oralen NHL unter Einschluß von neun Fällen mit Immunsuppression (LEONG et al. 1998). In 22% der Fälle mit Immunsuppression handelte es sich um periphere T-Zell-Lymphome, die allerdings im Gegensatz zu den B-Zell-Lymphomen nur in 9% EBV-positiv waren. Der unterschiedliche

Ausfall des EBV-Nachweises in oralen Lymphomen beruht offensichtlich nicht auf der Lokalisation, sondern auf dem Zelltyp, wobei hochmaligne Lymphome meist EBV-positiv, gering maligne Lymphome dagegen eher EBV-negativ sind (Borisch et al. 1994; Gulley et al. 1995).

Die AIDS-Lymphome bilden die zweithäufigste Gruppe von Immundefekt-assoziierten lymphoproliferativen Erkrankungen (Knowles 1999). Eine weitere häufige Gruppe von Lymphomen kommt bei Patienten nach Transplantation oder bei Krankheiten mit ausgedehnter immunsuppressiver Therapie vor. Die dabei auftretenden Lymphome zeigen in 90% eine positive EBV-Expression.

Bezüglich weiterer AIDS-assoziierter oraler Veränderungen wird auf Kapitel 6 und auf Bd. 1/I (Kap. 13, Abschn. 7.4 HIV-assoziierte Speicheldrüsenveränderungen und Kap. 14, Abschn. 39.5 AIDS-assoziierte Speicheldrüsen-Lymphome) verwiesen.

3.5 Orale Hodgkin-Lymphome

3.5.1 Klassifikation und klinische Daten

Analog wie bei den Non-Hodgkin-Lymphomen (NHL) ist durch die R.E.A.L.-Klassifikation in Verbindung mit einem WHO-Vorschlag zur Klassifikation eine Typisierung aufgestellt worden, welche eine Kombination des Immunphänotyps mit der histologischen Klassifikation vornimmt (Harris 1999). Darin wird berücksichtigt, daß es sich um ein echtes Lymphom (Hodgkin-Lymphom) und nicht um eine Krankheit (Hodgkin disease) und bei der Reed-Sternberg-Zelle um eine lymphoide, meist klonale B-Zelle handelt. Die neue Klassifikation unterscheidet zwei Haupttypen des Hodgkin-Lymphoms:

- noduläre (oder diffuse) lymphozytenreiche Hodgkin-Lymphome,
- klassisches Hodgkin-Lymphom mit folgenden Subtypen:
  - noduläre-sklerosierende Lymphome,
  - zellulärer Mischtyp als häufige Form,
  - lymphozytenarme Lymphome als seltene Form,
  - lymphozytenreicher Subtyp.

Der *noduläre (oder diffuse) lymphozytenreiche Typ* und das *klassische Hodgkin-Lymphom* repräsentieren zwei verschiedene biologische Entitäten. Die Hodgkin-Lymphome müssen vom anaplastischen großzelligen T-Zell-Lymphom und vom T-Zell- und histiozytenreichen großzelligen B-Zell-Lymphom abgegrenzt werden. In ca. 40% der Fälle läßt sich EBV nachweisen, woraus die pathogenetische Rolle einer Virusinfektion für die Entwicklung eines Hodgkin-Lymphoms abgeleitet wird. Das EBS-Genom ist auch in klonaler Form in Reed-Sternberg-Zellen vorhanden.

Hodgkin-Lymphome sind nodale Lymphome mit bevorzugter Lokalisation im Bereich des Halses (60%), der Axilla (20%) und der Inguinalregion (15%). Das Erkrankungsrisiko steigt mit höherem Lebensalter und nach einer infektiösen Mononukleose an. Immunologisch liegt eine T-Zell-Funktionsstörung vor, die opportunistische Infektionen wie bei HIV-Erkrankungen auslösen kann.

Eine TNM-Klassifikation der Hodgkin-Lymphome wird derzeit als nicht praktikabel erachtet (Wittekind u. Wagner 1997). Es werden daher zwei Klassifikationssysteme angegeben: eine klinische Stadieneinteilung (cS) und eine pathologische Stadieneinteilung (pS). Die pathologisch-anatomische Stadieneinteilung (pS) folgt den Kriterien der klinischen Stadieneinteilung, jedoch unter Berücksichtigung zusätzlicher Informationen nach Laparotomie, Splenektomie, Leber-, Lymphknoten- und Knochenmarkbiopsie.

Die *zytomorphologischen Merkmale* sind Reed-Sternberg-Zellen, Hodgkin-Zellen und ein Gemisch von nicht-neoplastischen Zellen (gemischtzelliger Hintergrund) sowie Fasergewebe. Die Reed-Sternberg-Zellen sind immer mehrkernig und besitzen zwillingsartig konfigurierte Zellkerne mit einem großen eosinophilen Nukleolus und einem breiten Zytoplasma, so daß ein „eulenartiges" Erscheinungsbild entsteht (Stein 1995). Hodgkin-Zellen sind den Reed-Sternberg-Zellen ähnlich, besitzen jedoch nur einen Zellkern.

3.5.2 Histologische Subtypen

Der *noduläre (oder diffuse) lymphozytenreiche Typ* enthält progressiv transformierte Keimzentren mit einem Maschenwerk aus follikulären dendritischen Zellen, das überwiegend IgM und IgD-B-Lymphozyten enthält. Außderdem finden sich kleine Mengen von T-Zellen. Die Tumorzellen besitzen vesikuläre, oft stark gelappte Zellkerne und werden daher als „Popcorn-Zellen" („Puffmais") bezeichnet. Der Immunphänotyp ist durch die Expression von J-Ketten, B-Zell-Antigenen (CD20, CD79a) und EMA gekennzeichnet, der Genotyp durch eine klonale Umlagerung der Ig-Gene und durch somatische Mutationen. Nach heutiger Auffassung stammen die Tumorzellen einheitlich von B-Zellen ab, so daß diese Form des Hodgkin-Lymphoms als B-Zell-Lymphom klassifiziert wird.

Der *nodulär-sklerosierende Typ* entsteht durch breite kollagene Faserbündel, die den Tumor knötchenformig aufteilen. Neben Nekrosen findet sich eine große Varianz in der Tumorzahl mit Einschluß von zytoplasmareichen Zellen. Das Zytoplasma erscheint häufig zerrissen, so daß diese Zellen als Lacunar-Zellen („lacunar" = lückenhaft) bezeichnet werden. Der zelluläre Hintergrund besteht aus Lymphozyten, Makrophagen, Plasmazellen sowie eosinophilen und neutrophilen Granulozyten.

Der *zelluläre Mischtyp* (Abb. 14.17) ist durch ein diffuses Wachstum von Reed-Sternberg-Zellen und Hodgkin-Zellen gekennzeichnet, außerdem durch einen gemischtzelligen Hintergrund. Ebenso wie beim nodulär-sklerosierenden Typ findet sich als Immunphänotyp eine Expression von CD30 und CD15, nicht dagegen von CD45 oder EMA. Die Gene der schweren Immunglobulinketten sind beim Mischtyp ebenso wie beim nodulär-sklerosierenden Typ klonal umgelagert.

Der *lymphozytenarme Subtyp* (Abb. 14.18) ist die seltenste Form des Hodgkin-Lymphoms und durch einen geringen Gehalt an nichtneoplastischen Zellen und eine hohe Zahl von Tumorzellen gekennzeichnet. Außerdem finden sich häufig nekrotische Areale.

Der *lymphozytenreiche Subtyp* des klassischen Hodgkin-Lymphoms zeigt ein diffuses Wachstumsbild mit einem zellulären Hintergrund, der vorwiegend

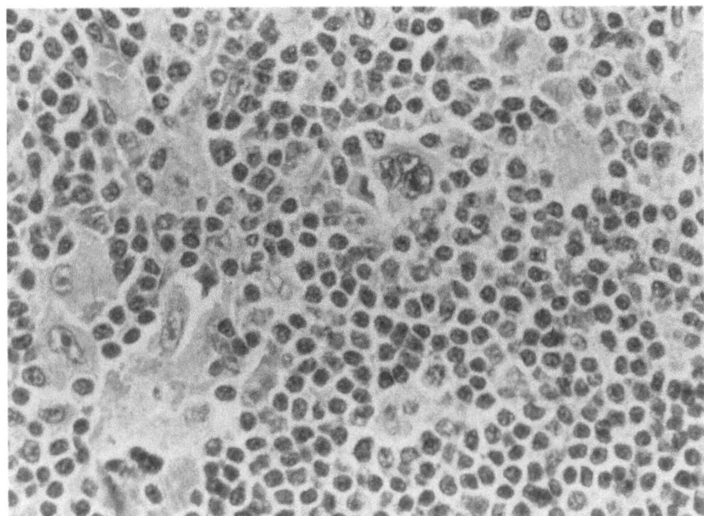

Abb. 14.17. Orales Hodgkin-Lymphom vom zellulären Mischtyp: diffuses Wachstum von Reed-Sternberg-Zellen und Hodgkin-Zellen inmitten eines gemischtzelligen Infiltrates. HE, × 250

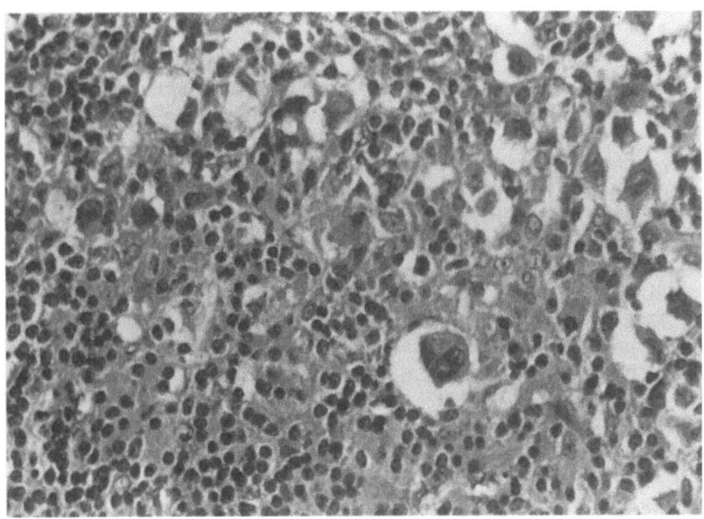

Abb. 14.18. Orales Hodgkin-Lymphom vom lymphozytenarmen Subtyp: große Zahl von polymorphen atypischen Tumorzellen und geringer Gehalt an nichtneoplastischen Zellen. HE, × 250

nichtneoplastische Lymphozyten und nur wenige Tumorzellen enthält. Mitunter finden sich Gruppen von Epitheloidzellen.

Obwohl für die klassischen Hodgkin-Lymphome die Natur der Tumorzellen noch nicht definitiv geklärt ist, wird davon ausgegangen, daß es sowohl Hodgkin-Lymphome vom B-Zell-Typ als auch vom T-Zell-Typ geben kann.

Die *Seltenheit oraler extranodaler Hodgkin-Lymphome* geht übereinstimmend aus den Mitteilungen der Literatur hervor. In einer Studie über 354 extranodale Hodgkin-Lymphome (WOOD u. COLTMAN 1973) fanden sich nur 8 orale Fälle (2%) mit Lokalisation an der Zunge (4×), am Gaumen (1×) oder in den Speicheldrüsen (3×). Weitere Einzelmitteilungen betreffen die Manifestation von Hodgkin-Lymphomen an Wange (EISENBUD u. KOTCH 1954; BATHARD-SMITH et al. 1978) oder Zunge (KINNMAN et al. 1969). Hodgkin-Lymphome sind auch im Bereich der Kiefer selten. In einer Studie über 115 Hodgkin-Lymphome mit ossärer Lokalisation wurde nur ein Fall in der Mandibula beobachtet (FUCILLA u. HAMANN 1961). In einer weiteren Studie wird über 8 Fälle (6x Mandibula, 2× Maxilla) berichtet, die teilweise unter dem klinischen Bild einer chronischen Osteomyelitis verlaufen waren (COHEN et al. 1984). Meist handelt es sich um zelluläre Mischtypen oder lymphozytenarme Subtypen. Das Zahnfleisch wird beim Hodgkin-Lymphom – im Gegensatz zu den Leukämien – meist ausgespart.

Literatur

Alexanian R, Weber D, Liu F (1999) Differential diagnosis of monoclonal gammopathies. Arch Pathol Lab Med 123: 108–113

Andrés CB de, Toscano R, Lahuerta JJ, Martinez-Gonzáles MA (1999) Simultaneous occurrence of Hodgkin's disease, nodal Langerhans' cell histiocytosis and multiple myeloma IgA (kappa). Virchows Arch 434: 259–262

Artese L, Alberti L Di, Lombardo M, Liberatore E, Piattelli A (1995) Head and neck non-Hodgkin's lymphomas. Eur J Cancer B Oral Oncol 31: 299–300

Aviles A, Rodriguez L, Guzmán R, Talavera A, Garcia EL, Diaz-Maqueo JC (1992) Angiocentric T-cell lymphoma of the nose, paranasal sinuses and hard palate. Hematol Oncol 10: 141–147

Baden E, Carter R (1987) Intraoral presentation of American Burkitt's lymphoma after extraction of a mandibular left third molar. J Oral Maxillofac Surg 45: 689–693

Barker GR, Sloan P (1988) Maxillary chloroma: a myeloid leukemic deposit. Br J Oral Maxillofac Surg 26: 124–128

Barr GS, Zweig B, Itkin AB (1976) Intraoral corroboration of systemic plasma-cell myeloma. Abbreviated case report. Oral Surg Oral Med Oral Pathol 42: 22–25

Bartl R, Frisch B, Wilmanns W (1995) Morphology of multiple myeloma. In: Malpas JS, Bergsagel DE, Kyle RA (eds) Myeloma, biology and management. Oxfort University Press, Oxford, pp 82–123

Bathard-Smith PJ, Coonar HS, Markus AF (1978) Hodgkin's disease presenting intra-orally. Br J Oral Surg 16: 64–69

Bennett JM, Catovsky D, Daniel MT, Flandrin G, Galton DAG, Gralnick HR, Sultan C (1976) Proposals for the classification of the acute leukemias. French-American-British (FAB) cooperative group. Br J Haematol 33: 451–458

Beral V, Peterman T, Berkelman R, Jaffe H (1991) AIDS-associated non-Hodgkin lymphoma. Lancet 337: 805–809

Bernstein ML, Miller RL, Steiner M (1983) The differentiation of malignant lymphoma from anaplastic seminoma in a patient presenting with testicular and jaw swelling. Oral Surg Oral Med Oral Pathol 56: 378–387

Blok P, Delden L van, Waal I van der (1979) Non-Hodgkin's lymphoma of the hard palate. Oral Surg Oral Med Oral Pathol 47: 445–452

Blomgren J, Back H (1996) Oral hairy leukoplakia in a patient with multiple myeloma. Oral Surg Oral Med Oral Pathol 82: 408–410

Böhme A (1998) Prophylaxe, Therapie und Diagnostik von Infektionskomplikationen. Onkologe 4: 820–826

Borisch B, Vonlanthen R, Laeng RH, Kuehni S, Laissue JA (1994) Oral non-Hodgkin Lymphome und Epstein-Barr Virus. Verh Dtsch Ges Pathol 78: 321–323

Brousset P, Pages M, Chittal SM, Gorguet B (1992) Tumour phase of mycosis fungoides in the tongue. Histopathology 20: 87–89

Burkitt DP (1958) A sarcoma involving the jaw in African children. Br J Surg 46: 218–223

Burmeister T, Maurer J, Thiel E (1998) Molekulargenetik. Bedeutung für Diagnostik und Therapieverlauf bei akuten und chronischen Leukämien. Onkologe 4: 772–777

Castella A, Davey FR, Elbadawi A, Gordon GB (1984) Granulocytic sarcoma of the hard palate. Report of the first case. Hum Pathol 15: 1190–1192

Cataldo E, Meyer I (1966) Solitary and multiple plasma-cell tumors of the jaws and oral cavity. Oral Surg Oral Med Oral Pathol 22: 628–639

Cawson RA, Eveson JW (1987) Oral pathology and diagnosis. Color atlas with integrated text. Heinemann, London New York, pp 18.1–18.8

Chan JKC (1999) Peripheral T-cell and NK-cell neoplasms. An integrated approach to diagnosis. Mod Pathol 12: 177–199

Chen S-Y (1979) Ultrastructure of a plasma-cell myeloma in the mandible. Oral Surg Oral Med Oral Pathol 48: 57–63

Christensen RE, Sanders B, Mudd B (1978) Local recurrence of solitary plasmacytoma of the mandible. J Oral Surg 36: 311–313

Cohen MA, Bender S, Struthers PJ (1984) Hodgkin's disease of the jaws. Review of the literature and report of a case. Oral Surg Oral Med Oral Pathol 57: 413–417

Cook HP (1961) Oral lymphomas. Oral Surg Oral Med Oral Pathol 14: 690–704

Damm DD, White DK, Cibull ML, Drummond JF, Cramer JR (1984) Mycosis fungoides. Initial diagnosis via palatal biopsy with discussion of diagnostic advantages of plastic embedding. Oral Surg Oral Med Oral Pathol 58: 413–419

Diehl GE, Grevers G, Kastenbauer E (1990) Zum Auftreten epithelialer Neubildungen im Kopf-Hals-Bereich bei Non-Hodgkin-Lymphomen. Laryngorhinootolgie 69: 454–459

Dodd CL, Greenspan D, Schiødt M, Daniels TE, Beckstead JH, MacPhail LA, et al. (1992) Unusual oral presentation of non-Hodgkin's lymphoma in association with HIV infection. Oral Surg Oral Med Oral Pathol 73: 603–608

Drach J (1999) Biologie des multiplen Myeloms. Onkologe 5: 286–289

Draube A, Tesch H, Frickhofer N (1999) Formvarianten monoklonaler Gammopathien. Onkologe 5: 290–296

Dreizen S, McCredie KB, Keating MJ, Luna MA (1983) Malignant gingival and skin „infiltrates" in adult leukemia. Oral Surg Oral Med Oral Pathol 55: 572–579

Eisenbud L, Kotch R (1954) Hodgkin's „sarcoma" of the cheek. Report of a case. Oral Surg Oral Med Oral Pathol 7: 213–216

Eisenbud L, Sciubba J, Mir R, Sachs StA (1983) Oral presentations in non-Hodgkin's lymphoma. A review of the thirty-one cases. Part I. Data analysis. Oral Surg Oral Med Oral Pathol 56: 151–156

Eisenbud L, Sciubba J, Mir R, Sachs StA (1984) Oral presentations in non-Hodgkin's lymphoma. A review of thirty-one cases. Part II. Fourteen cases arising in bone. Oral Surg Oral Med Oral Pathol 57: 272–280

Eisenbud L, Mir R, Sciubba J, Sachs StA (1985) Oral presentations in non-Hodgkin's lymphoma. A review of thirty-one cases. Part III. Six cases in children. Oral Surg Oral Med Oral Pathol 59: 44–51

Epstein JB, Priddy RW, Sparling T, Wadsworth L (1986) Oral manifestations in myelodysplastic syndrome. Review of the literature and report of a case. Oral Surg Oral Med Oral Pathol 61: 466–470

Epstein MA, Achong BG, Barr YM (1964) Virus particles in cultured lymphoblasts from Burkitt's lymphoma. Lancet 1: 702–703

Evans GE, Dalziel KL (1987) Mycosis fungoides with oral involvement. A case report and literature review. Int J Oral Maxillofac Surg 16: 634–637

Ficarra G, Silverman S Jr, Quivey JM, Hansen LS, Giannotti K (1987) Granulocytic sarcoma (chloroma) of the oral cavity. A case with a leukemic presentation. Oral Surg Oral Med Oral Pathol 63: 709–714

Filippi A, Dreyer Th, Bohle R-M, Pohl Y, Rosseau S (1997) Sequestration of the alveolar bone by invasive aspergillosis in acute myeloid leukemia. Case report. J Oral Pathol Med 26: 437–440

Foucar K (1999) Chronic lymphoid leukemias and lymphoproliferative disorders. Mod Pathol 12: 141–150

Fucilla JS, Hamann A (1961) Hodgkin's disease in bone. Radiology 77: 53–60
Fukuda Y, Ishida T, Fujimoto M, Ueda T, Aozasa K (1987) Malignant lymphoma of the oral cavity. Clinicopathologic analysis of 20 cases. J Oral Pathol Med 16: 8–12
Gaidano G, Carbone A, Dalla-Favera R (1998) Pathogenesis of AIDS-related lymphomas. Molecular and histogenetic heterogeneity. Am J Pathol 152: 623–630
Gökbuget N, Hoelzer D (1998) Akute lymphatische Leukämie des Erwachsenen. Onkologe 4: 778–790
Green TL, Eversole LR (1989) Oral lymphomas in HIV-infected patients. Association with Epstein-Barr virus DNA. Oral Surg Oral Med Oral Pathol 67: 437–442
Griffin ThJ, Hurst PS, Swanson J (1988) Non-Hodgkin's lymphoma. A case involving four third molar extraction sites. Oral Surg Oral Med Oral Pathol 65: 671–674
Groot RH, Merkesteyn JP van, Bras J (1990) Oral manifestations of non-Hodgkin's lymphoma in HIV-infected patients. Int J Oral Maxillofac Surg 19: 194–196
Gulley ML, Sargeant KP, Grider DJ, Eagan PhA, Davey DD, Damm DD, et al. (1995) Lymphomas of the oral soft tissues are not preferentially associated with latent or replicative Epstein-Barr virus. Oral Surg Oral Med Oral Pathol 80: 425–431
Handlers JP, Howell RE, Abrams AM, Melrose RJ (1986) Extranodal oral lymphoma. Part I. A morphologic and immunoperoxidase study of 34 cases. Oral Surg Oral Med Oral Pathol 60: 362–367
Harris NL (1999) Hodgkin's disease. Classification and differential diagnosis. Mod Pathol 12: 159–176
Harris NL, Jaffe ES, Stein H, Banks PM, Chan JK, Cleary ML, et al. (1994) A revised European-American classification of lymphoid neoplasms. A proposal from the International Lymphoma Study Group (see comments). Blood 84: 1361–1392
Hashimoto N, Kurihara K (1982) Pathological characteristics of oral lymphomas. J Oral Pathol Med 11: 214–227
Haßfeld St, Zöller J, Herrmann A, Baldauf G, Möller P (1993) Inzidenz, Epidemiologie und Therapie des Plasmozytoms. Dtsch Z Mund Kiefer Gesichtschir 17: 168–171
Hehlmann R, Hochhaus A (1998) Diagnostik und Therapie der CML. Onkologe 4: 798–807
Heil G, Ganser A (1998) Diagnostik und Therapie der akuten myeloischen Leukämie (AML). Onkologe 4: 791–797
Hicks MJ, Flaitz CM, Nichols CM, Luna MA, Gresik MV (1993) Intraoral presentation of anaplastic large-cell Ki-1 lymphoma in association with HIV infection. Oral Surg Oral Med Oral Pathol 76: 73–81
Hinds EC, Pleasanto JE, Bell WE (1956) Solitary plasmacell myeloma of the mandible. Oral Surg Oral Med Oral Pathol 9: 193–202
Hornstein OP (1996) Erkrankungen des Mundes. Ein interdisziplinäres Handbuch und Atlas. Kohlhammer, Stuttgart Berlin Köln, S 507
Howell RE, Handlers JP, Abrams AM, Melrose RJ (1987) Extranodal oral lymphoma. Part II. Relationships between clinical features and the Lukes-Collins classification of 34 cases. Oral Surg Oral Med Oral Pathol 64: 597–602
Isaacson PG (1990) Lymphomas of mucosa-associated lymphoid tissue (MALT). Histopathology 16: 617–619
Isaacson PG (1992) Extranodal lymphomas. The MALT concept. Verh Dtsch Ges Pathol 76: 14–23
Isaacson PG, Norton AJ (1994) Extranodal lymphomas. Churchill Livingstone, Edinburgh
Jaffe ES (1999) Hematopathology. Integration of morphologic features and biologic markers for diagnosis. Mod Pathol 12: 109–115
Jordan RCK, Speight PM (1996) Extranodal Non-Hodgkin's lymphomas of the oral cavity. In: Seifert G (ed) Oral pathology. Actual diagnostic and prognostic aspects. Curr Top Pathol 90: 125–146
Kindler U (1965) Über das extraossale Plasmozytom. Dtsch Med Wochenschr 90: 1043–1049
Kinnman J, Shin HI, Wetteland P (1969) Hodgkin's disease of the tongue. Report of a case in a Korean male. Laryngoscope 89: 446–457
Kleinheinz J, Meyer U, Büchner T, Kösters G, Weingart D, Joos U (1997) Orale Manifestationen der akuten Leukämie. Mund Kiefer Gesichtschir 1: 57–60
Knowles DM (1999) Immunodeficiency-associated lymphoproliferative disorders. Mod Pathol 12: 200–217

Kurihara K, Sakai H, Hashimoto N (1984) Russell body-like inclusions in oral B-lymphomas. J Oral Pathol Med 13: 640–649

Kurihara K, Kohne H, Miyamoto N, Chikamori Y, Kondo T (1990) Pathologic characteristics of human T-cell lymphotropic virus (HTLV)-related extranodal orofacial lymphomas. Oral Surg Oral Med Oral Pathol 70: 199–205

Langford A, Dienemann D, Schürman D, et al. (1991) Oral manifestations of AIDS associated non-Hodgkin's lymphomas. Int J Oral Maxillofac Surg 20: 136–141

Laskaris GC, Nicolis GD, Capatanakis JP (1978) Mycosis fungoides with oral manifestations. Oral Surg Oral Med Oral Pathol 46: 40–42

Layton StA, Cook JN, Henry JA (1993) Monoclonal plasmacytic ulcerative stomatitis. A plasma cell dyscrasia? Oral Surg Oral Med Oral Pathol 75: 483–487

Lee S-H, Huang J-J, Pan W-L, Chan Ch-P (1996) Gingival mass as the primary manifestation of multiple myeloma. Report of two cases. Oral Surg Oral Med Oral Pathol 82: 75–79

Lennert K, Feller AC (1990) Histopathologie der „Non-Hodgkin-Lymphome“ (nach der aktualisierten Kiel-Klassifikation), 2. Aufl. Springer, Berlin Heidelberg New York

Lennert K, Schmid U (1983) Prelymphoma, early lymphoma, and manifest lymphoma in immunosialadenitis (Sjögren's syndrome). A model of lymphomagenesis. Haematol Blood Transfus 28: 418–422

Leong IT, Fernandes BF, Mock D (1998) Non-Hodgkin's lymphomas of the oral regions. Phenotypic characterization and association with Epstein-Barr virus, Abstract. Oral Surg Oral Med Oral Pathol 86: 214

Liliemark J, Tani E, Mellstedt H, Skoog L (1989) Fine-needle aspiration cytology and immunocytochemistry of malignant non-Hodgkin's lymphoma in the oral cavity. Oral Surg Oral Med Oral Pathol 68: 599–603

Limongelli WA, Clark MS, Williams AC (1976) Nomalike lesion in a patient with chronic lymphocytic leukemia. Review of the literature and report of a case. Oral Surg Oral Med Oral Pathol 41: 40–51

Loh HS (1984) A retrospective evaluation of 23 reported cases of solitary plasmacytoma of the mandible, with an additional case. Br J Oral Maxillofac Surg 22: 216–224

Matthews JB, Basu MK (1983) Primary extranodal lymphoma of the oral cavity. An immunohistochemical study. Br J Oral Surg 21: 159–170

Maxymiw WG, Patterson BJ, Wood RE, Meharchard JM, Munro AJ, Gorska-Flipot I (1992) B-cell lymphoma presenting as a midfacial necrotizing lesion. Oral Surg Oral Med Oral Pathol 74: 343–347

Millesi W, Enislidis G, Lindner A, Schobel G, Ewers R, Drach J, Rath T (1997) Solitary plasmocytoma of the mandible – a combined approach for treatment and reconstruction. Int J Oral Maxillofac Surg 26: 295–298

Mishima K, Matsuoka H, Yamada E, Yoshikawa T, Shiotani H, Takayama K, et al. (1998) Application of the polymerase chain reaction for the diagnosis of malignant lymphoma of the nasal and oral cavities. J Oral Pathol Med 27: 43–47

Mittelman D, Kaban LB (1976) Recurrent „non-Hodgkin's lymphoma“ presenting with gingival enlargement. Report of a case. Oral Surg Oral Med Oral Pathol 42: 792–800

Mosqueda-Taylor A, Meneses-Garcia A, Zárate-Osorno A, Ruiz-Godoy Revera LM, Ochoa-Carrillo FJ, Mohar-Betancourt A (1997) Angiocentric lymphomas of the palate. Clinicopathological considerations in 12 cases. J Oral Pathol Med 26: 93–97

Napoli JA, Donegan JO (1991) Aspergillosis and necrosis of maxilla. A case report. J Oral Maxillofac Surg 49: 532–534

Nicolatou O, Nikolatos G, Fisfis M, Belegrati M, Papadaki T, Oikonomaki E, Kalmantis T (1999) Oral hairy leukoplakia in a patient with acute lymphocytic leukemia. Oral Dis 5: 76–79

Noorduyn LT, Torenbeek R, Valk P, Snow GM van der, Balm AJH (1991) Sinonasal non-Hodgkin's lymphoma and Wegener's granulomatosis. A clinicopathological study. Virchows Arch A Pathol Anat Histopathol 418: 235–240

Oji C, Ike I (1999) Burkitt-Lymphom. Studie über 110 Patienten. Mund Kiefer Gesichtschir 3: 220–224

Ozaki M, Yamanaka H (1988) A case of IgD myeloma with extraosseous spread to the gingiva. Oral Surg Oral Med Oral Pathol 65: 726–730

Paulsen, Lennert K (1994) Low-grade B-cell lymphoma of mucosa-associated lymphoid tissue type in Waldeyer's ring. Histopathology 24: 1–11

Peison B, Benisch B, Boopersmith EG (1982) Primary plasmacytoma of the gingiva. J Oral Maxillofac Surg 40: 588–589

Petrasch S (1998) Management hämatologischer Systemerkrankungen und seltener Tumorentitäten bei Manifestation im Mund-Kiefer-Gesichtsbereich. Mund Kiefer Gesichtschir 2: 172–180

Piattelli A, Alberti L Di, Artese L (1996) Non-Hodgkin's lymphoma of the tongue. A case report. Eur J Cancer B Oral Oncol 32: 207–209

Pileri SA, Montanari M, Falini B, Poggi S, Sabattini E, Baglioni P, Bacchini P, et al. (1990) Malignant lymphoma involving the mandible. Clinical, morphological and immunohistochemical study of 17 cases. Am J Surg Pathol 14: 652–659

Piluso S, Lollo S Di, Baroni G, Leoncini F, Gaglioti D, Saccardi A, Ficarra G (1994) Unusual clinical aspects of oral non-Hodgkin lymphomas in patients with HIV infection. Eur J Cancer B Oral Oncol 30: 61–64

Plath T, Herzog K, Anagnostopoulos I (1997) Manifestation eines hochmalignen B-Zell-Lymphoms unter dem klinischen Bild einer Osteomyelitis des Unterkiefers. Mund Kiefer Gesichtschir 1: 150–153

Radtke J, Machtens W (1990) Lymphome mit oromaxillofazialer Manifestation. Dtsch Z Mund Kiefer Gesichtschir 14: 111–115

Ramsay AD, Rooney N (1993) Lymphomas of the head and neck 1. Nasofacial T-cell lymphomas. Oral Oncol 29B: 99–102

Ratech H, Burke JS, Blayney DW, Sheibani K, Rappaport H (1989) A clinicopathologic study of malignant lymphomas of the nose, paranasal sinuses, and hard palate, including cases of lethal midline granuloma. Cancer 64: 2525–2531

Raubenheimer EJ, Dauth J, Coning JP de (1986) Multiple myeloma presenting with extensive oral and perioral amyloidosis. Oral Surg Oral Med Oral Pathol 61: 492–497

Raubenheimer EJ, Dauth J, Jordaan JP, Toit LM du, Coning JP de (1987) Multiple myeloma presenting as a solitary expansive mandibular tumor. J Oral Med 42: 109–114

Raubenheimer EJ, Dauth J, Pretorius FJ (1988) Multiple myeloma and amyloidosis of the tongue. J Oral Pathol Med 17: 554–559

Regezi JA, Zarbo RJ, Keren DF (1983) Plasma cell lesions of the head and neck. Immunofluorescent determination of clonality from formalin-fixed, paraffin-embedded tissue. Oral Surg Oral Med Oral Pathol 56: 616–621

Regezi JA, Zarbo RJ, Stewart JCB (1992) Extranodal oral lymphomas. Histologic subtypes and immunophenotypes (in routinely processed tissue). Oral Surg Oral Med Oral Pathol 72: 702–708

Reichart PA, Roemeling R von, Krech R (1984) Mandibular myelosarcoma (chloroma). Primary oral manifestation of promyelocytic leukemia. Oral Surg Oral Med Oral Pathol 58: 424–427

Reynolds WR, Feldman MI, Bricout PB, Potdar GG (1981) Mycosis fungoides in the maxillary sinus and oral cavity. J Oral Surg 30: 373–377

Rooney N, Ramsay AD (1994) Lymphomas of the head and neck 2: the B-cell lymphomas. Oral Oncol 30B: 155–159

Rubin MM, Gatta CA, Cozzi GM (1989) Non-Hodgkin's lymphoma of the buccal gingiva as the initial manifestation of AIDS. J Oral Maxillofac Surg 47: 1311–1313

Rummel M (1998) Diagnostik und Therapie der chronischen lymphatischen Leukämie (CLL) Onkologe 4: 808–819

Sariban E, Donahue AN, Magrath IT (1984) Jaw involvement in American Burkitt's lymphoma. Cancer 53: 1777–1782

Schwartz L (1954) Plasmacytoma of upper respiratory tract and oral cavity. Arch Otolaryngol 60: 573–589

Scully C, Eveson JW, Witherow H, Young AH, Tan RS, Gilby ED (1993) Oral presentation of lymphoma. Case report of T-cell lymphoma masquerading as oral Crohn's disease, and review of the literature. Eur J Cancer B Oral Oncol 29: 225–229

Segami N, Hosoda M, Fukuda M, Sugihara T, Yahata Y (1990) Adult t-cell leukemia/lymphoma of the tongue. Oral Surg Oral Med Oral Pathol 70: 206–209

Serraino D, Salamina G, Franceschi S, et al. (1992) The epidemiology of AIDS-associated non-Hodgkin's lymphoma in the World Health Organization European region. Br J Cancer 66: 912–916

Shannon MT, Sclaroff A, Colm SJ (1991) Invasive aspergillosis of the maxilla in an immunocompromised patient. Oral Surg Oral Med Oral Pathol 70: 425–427

Shapira J, Peylan-Ramu N (1998) Burkitt's lymphoma. Oral Oncol 34: 15–23

Shibosky CH, Greenspan D, Dodd CL, Daniels TE (1993) Oral T-cell lymphoma associated with celiac sprue. A case report. Oral Surg Oral Med Oral Pathol 76: 54–58

Shindoh M, Takami T, Arisue M, Yamashita T, Saito T, Kohgo T, et al. (1997) Comparison between submucosal (extra-nodal) and nodal non-Hodgkin's lymphoma (NHL) in the oral and maxillofacial region. J Oral Pathol Med 26: 283–289

Sickls JE van, Anderegg C, Aufdermorte TB, et al. (1985) Nonendemic American Burkitt's lymphoma. J Oral Maxillofac Surg 43: 453–456

Sirois DA, Miller AS, Harwick RD, Vonderheid EC (1993) Oral manifestations of cutaneous T-cell lymphoma. A report of eight cases. Oral Surg Oral Med Oral Pathol 75: 700–705

Slootweg PJ, Wittkampf ARM, Kluin PM, Wilde PCM de, Unnik JAM van (1985) Extranodal non-Hodgkin's lymphoma of the oral tissue. An analysis of 20 cases. J Maxillofac Surg 13: 85–92

Soderholm AL, Lindqvist C, Heikinheimo K, Forssell K, Happonen RP (1990) Non-Hodgkin's lymphomas presenting through oral symptoms. Int J Oral Maxillofac Surg 19: 131–134

Stafford R, Sonis S, Lockhart P, Sonis A (1980) Oral pathoses as diagnostic indicators in leukemia. Oral Surg Oral Med Oral Pathol 50: 134–139

Stein H (1995) Lymphatisches System. In: Blümcke S (Hrsg) Pathologie. Walter de Gruyter, Berlin New York, S 981–993

Swerdlow StH (1998) Small B-cell lymphomas of the lymph nodes and spleen. Practical insights to diagnosis and pathogenesis. Mod Pathol 12: 125–140

Takahashi H, Tezuka F, Fujita S, Okabe H (1987) Primary extranodal non-Hodgkin's malignant lymphoma of the oral region. Analysis of 11 autopsy cases. J Oral Pathol Med 16: 241–250

Takahashi H, Tsuda N, Tezuka F, Okabe H (1989) Primary extranodal non-Hodgkin's lymphoma of the oral region. J Oral Pathol Med 18: 84–91

Takahashi H, Fujita S, Okabe H, Tsuda N, Tezuka F (1993) Immunophenotypic analysis of extranodal non-Hodgkin's lymphomas in the oral cavity. Pathol Res Pract 189: 300–311

Takahashi H, Kawazoe K, Fujita S, Okabe H, Hideshima H, Tsuda N, Tezuka F (1996) Expression of Bcl-2 oncogene product in primary non-Hodgkin's malignant lymphoma of the oral cavity. Pathol Res Pract 192: 44–53

Tamir R, Pick AL, Calderon S (1992) Plasmacytoma of the mandible. A primary presentation of multiple myeloma. Oral Surg Oral Med Oral Pathol 50: 413–415

Tiemann M, Asbeck R, Wacker H-H (1996) Klonale B-Zell-Reaktionen und Prälymphome bei Autoimmunerkrankungen. Verh Dtsch Ges Pathol 80: 169–177

Tigges G, Delank KW, Blasius S, Stoll W (1999) Das hochmaligne nasale T-Zell-Lymphom als Differentialdiagnose des Midline-Granuloma-Syndroms (Granuloma gangraenescens). Laryngorhinootologie 78: 139–143

Vázquez-Pineuro T, Frías LV de, Christóbal E, Cosín J, Menárguez J (1997) HIV-associated oral pleomorphic B-cell malignant lymphoma. Oral Surg Oral Med Oral Pathol 84: 142–145

Whitlock BA, Hughes NC (1960) Solitary myeloma of mandible. Report of a case. Oral Surg Oral Med Oral Pathol 13: 23–32

Wieneke JA, Abbondanzo SL, Wei MQ, Wenig BM (1999) Anaplastic plasmacytomas (AP) of the head and neck. A clinicopathologic study of 13 cases. Mod Pathol 12: 131 A, Abstract 762

Willman ChL (1999) Acute leukemias. A paradigm for the integration of new technology in diagnosis and classification. Mod Pathol 12: 218–228

Wittekind Ch, Wagner G (1997) TNM-Klassifikation maligner Tumoren, 5. Aufl. Springer, Berlin Heidelberg New York, S 209–213

Wolvius EB, Valk P van der, Wal JE van der, Diest PJ van, Huijgens PC, Waal I van der, Snow GB (1994) Primary extranodal non-Hodgkin lymphoma of the oral cavity. An analysis of 34 cases. Oral Oncol 30B 121–125

Wood NL, Coltman CA (1973) Localized primary extranodal Hodgkin's disease. Ann Intern Med 78: 113–118

Wright JM Jr, Balciunas BA, Muus JH (1981) Mucosis fungoides with oral manifestations. Report of a case and review of the literature. Oral Surg Oral Med Oral Pathol 51: 24–31
Yih WY, Myers SL, Meshul CK, Bartley MH (1990) African Burkitt's lymphoma. Case report and light and electron microscopic findings. Oral Surg Oral Med Oral Pathol 70: 760–764
Yoshimura Y, Takada K, Kawai N, et al. (1976) Two cases of plasmacytoma in the oral cavity. Oral Surg Oral Med Oral Pathol 5: 82–91
Zanakis StN, Kambas I, Gourlas PG (1992) A non-Hodgkin's lymphoma in the buccal mucosa. Oral Surg Oral Med Oral Pathol 74: 340–342
Zussman WV (1966) Monocytic leukemic glossitis. Report of a case. Oral Surg Oral Med Oral Pathol 21: 205–209
Zwirner P, Grevers G, Wilmes E (1990) Klinische Manifestation von histologisch klassifizierten malignen Lymphomen im HNO-Bereich. Laryngorhinootologie 69: 642–646

Kapitel 15

Destruierende Läsionen umstrittener Ätiologie

G. Seifert

Hierzu gehören vorwiegend folgende Krankheiten:

- letales Mittellinien-Syndrom (Granuloma gangraenescens),
- Wegener-Granulomatose,
- Langerhans-Zellgranulomatose (Histiozytosis X).

Seit dem Einsatz der Immunhistologie und der Molekularbiologie in das diagnostische Repertoire sind eine Reihe von bisher diskutierten ätiologischen Faktoren einer exakten Analyse unterworfen worden, so daß das ätiologische Spektrum weiter eingeengt werden konnte. Daher soll in den folgenden Ausführungen auf eine ausführliche Rekapitulation früherer Hypothesen verzichtet werden und die Darstellung auf der Basis des aktuellen Wissensstandes erfolgen.

1 Letales Mittellinien-Syndrom (LMS, Granuloma gangraenescens)

Bei dieser Erkrankung (Synonym: „Lethal midfacial granuloma", „Midfacial granuloma syndrome") liegt eine progressive zelluläre Infiltration der Nasenhöhle und der Nasensinus vor, die mit Ulzerationen und Nekrosen beginnt und über eine Knochendestruktion zur Ulzeration oder Perforation des Gaumens (Abb. 15.1) führt (Stewart 1933; Michaels u. Gregory 1977). Beim weiteren

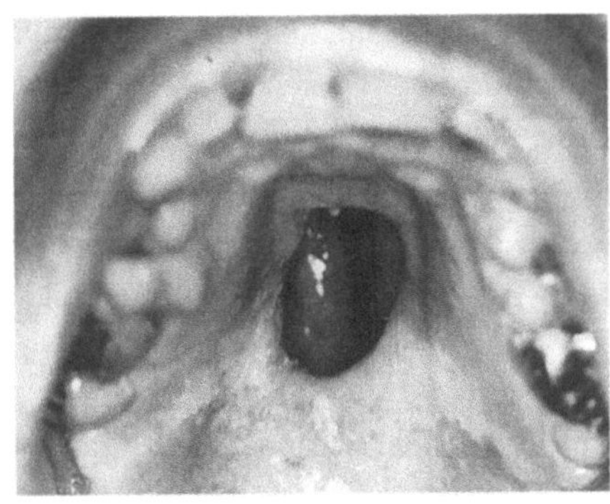

Abb. 15.1. Granuloma gangraenescens: Ulzeration und Zerstörung des knöchernen Gaumens in der Mittellinie. (Präp. Prof. Becker, Münster)

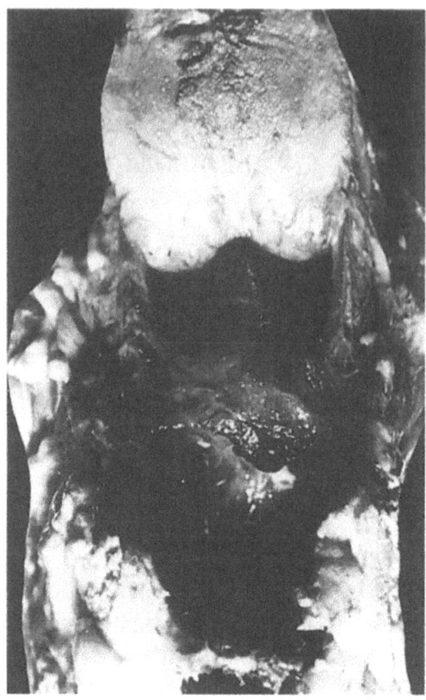

Abb. 15.2. Granuloma gangraenescens: weitgehende Zerstörung des Gaumens und Pharynx. Sektionspräparat nach Gräff mit Ansicht von dorsal

Fortschreiten der Krankheit (Abb. 15.2 und 15.3 a, b) kommt es ohne Behandlung zur Gesichtsdestruktion und in Verbindung mit einer Superinfektion durch eine Aspirationspneumonie zum Tod. Klinische Kennzeichen sind der jahrelange Verlauf, wiederholte Rezidive und die meist fehlende Beteiligung der regionären zervikalen Lymphknoten am Krankheitsprozeß.

Das *histologische Bild* (Abb. 15.4) wird durch eine Proliferation großer lymphoider Zellen in Assoziation mit Histiozyten und Plasmazellen sowie mit Einschluß von Nekrosen geprägt. Aus neueren Arbeiten geht hervor, daß vorwiegend *zwei pathogenetische Formen* abgegrenzt werden können, die unter dem klinischen Bild eines Granuloma gangraenescens verlaufen:

- Wegener-Granulomatose (s. Abschn. 2) mit typischer nekrotisierender Vaskulitis,
- angiozentrisches T-Zell-Lymphom (lymphomatoide Granulomatose).

Bei der lymphomatoiden Granulomatose (Liebow et al. 1972), deren Hauptvorkommen in der Lunge liegt, handelt es sich um eine lymphoretikuläre Proliferation durch ein polymorphes lymphozytäres Infiltrat aus kleinen Lymphozyten, Plasmazellen und atypischen lymphoiden mononukleären Zellen, die mit einer lymphoiden Zellinfiltration der Gefäßwände und Nekrosen einhergeht. Der angiozentrische und lymphoproliferative Aspekt der Granulomatose führte dann zur Bezeichnung als „angiozentrische immunproliferative Läsion" (Jaffe

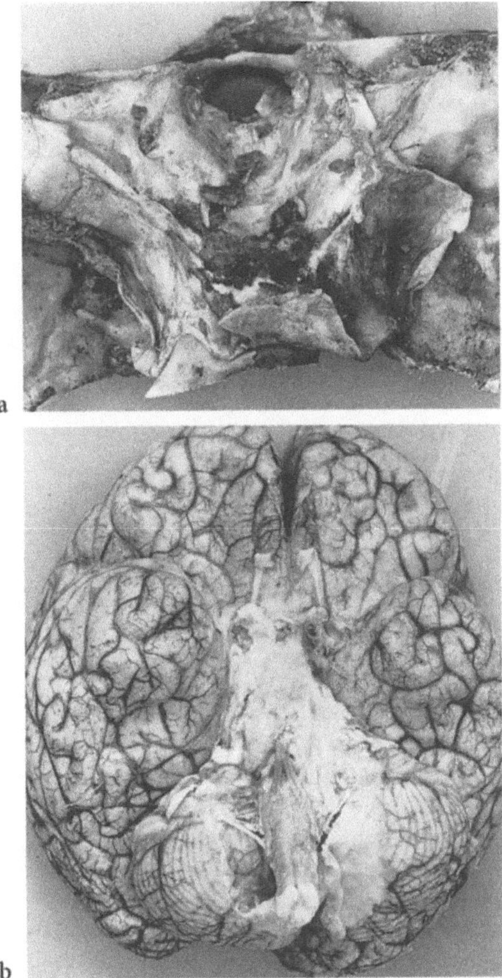

Abb. 15.3 a, b. Granuloma gangraenescens (Sektionspräparat). **a** Aufsicht auf die Innenseite der Schädelbasis mit Zerstörung der Knochenstruktur durch nekrotische Gewebe, **b** fortgeleitete basale eitrige Leptomeningitis

1984) mit Einteilung in drei Schweregrade. Der Schweregrad 3 war durch eine polymorphe lymphoide Infiltration mit deutlichen zytologischen Atypien in allen Zellkompartimenten gekennzeichnet und wurde als „angiozentrisches T-Zell-Lymphom" klassifiziert (LIPFORD et al. 1988).

Nach neueren immunhistologischen Untersuchungen verlaufen speziell periphere nasale oder palatine *T-Zell-Lymphome* unter dem klinischen Bild eines Mittellinien-Syndroms (ISHII et al. 1982; LIPPMAN et al. 1987; GAULARD et al. 1988; RATECH et al. 1989; MOSQUEDA-TAYLOR et al. 1997; TIGGES et al. 1999). Ein Teil der Fälle ist EBV-assoziiert. Aus älteren Fallberichten läßt sich retrospektiv ebenfalls ein T-Zell-Lymphom als Ursache des Granuloma gangraenescens vermuten (MOO 1967; BRAUN-FALCO et al. 1969; QUANTE et al. 1973; SCHÄFER u.

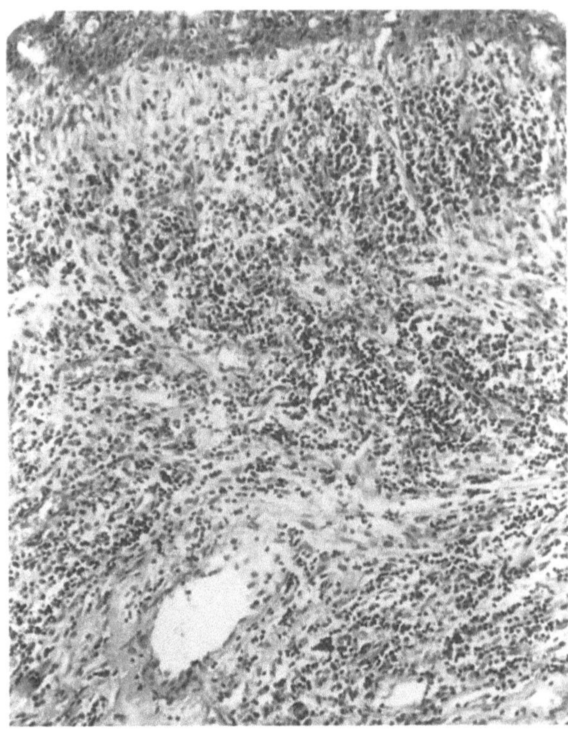

Abb. 15.4. Granuloma gangraenescens: Schleimhautinfiltration durch proliferierende lymphoide Zellen in Assoziation mit Histiozyten und Plasmazellen. HE, × 63

SCHUSTER 1975; SCHLEGEL u. KRAFT 1979). Die lymphoiden Zellen weisen folgende immunhistologische Merkmale auf: Expression von T-Zell-Antigenen (HTL/T48, HLy-1/T72, CD3, CD43, CD45RO), klonales DNA-Rearrangement des β-T-Zellrezeptors, zusätzlich auch Expression von NK-Zellmarkern (ISHII et al. 1982; LIPPMAN et al. 1987; GAULARD et al. 1988; MOSQUEDA-TAYLOR et al. 1997). Bei der Mehrzahl der Fallbeobachtungen liegen angiozentrische T-Zell-Lymphome (s. Kap. 14, Abschn. 4.3) mit infiltrativer Angiodestruktion vor. Allerdings bestehen noch nicht geklärte geographische Unterschiede mit einer höheren Inzidenz von T-Zell-Lymphomen in Asien und Südamerika im Vergleich zu Nordamerika oder Europa, wo auch B-Zell-Lymphome beobachtet wurden (FELLBAUM et al. 1989; MAXYMIW et al. 1992).

Weitere seltene Konditionen für das klinische Bild eines Granuloma gangraenescens (BATSAKIS u. LUNA 1987) können eine schwere Tuberkulose, eine tiefe Mykose oder eine maligne Histiozytose (s. Abschn. 4.1; CRISSMAN 1979; AOZASA et al. 1981) sein. Fälle ohne ätiologische Zuordnung werden auch als idiopathisches Mittellinien-Syndrom klassifiziert (CRISSMAN et al. 1982). Bezüglich der Häufigkeit ergibt sich aus einer Studie von 13 Fällen mit einem Mittellinien-Syndrom, daß es sich in sieben Fällen um eine Wegener-Granulomatose gehandelt hat, in weiteren fünf Fällen um eine lymphoide Proliferation analog einer lymphomatoiden Granulomatose und nur in einem Fall um einen spezifischen histologischen Befund vom Typus eines idiopathischen Mittellinien-Syndroms (Crissman et al. 1982). In den Fällen mit einem idiopathischen Mittellinien-Syndrom muß offenbleiben, ob sich bei exakter immunhistologischer Befunderhebung nicht doch noch ein malignes Lymphom ergeben hätte.

2 Wegener-Granulomatose (WG)

2.1 Definition und Terminologie

Die Wegener-Granulomatose (WG) ist eine progressive systemische granulomatös-nekrotisierende und ulzeröse Läsion, die durch die *Trias*:

- granulomatös-nekrotisierender Prozeß vorwiegend des Respirationstraktes,
- nekrotisierende granulomatöse Vaskulitis und
- fokale granulomatöse, zentral nekrotisierende Glomerulonephritis

definiert ist (Wegener 1990). Seit der Erstbeschreibung durch Wegener 1936 als „generalisierte septische Gefäßerkrankungen" und 1939 als „eigenartige rhinogene Granulomatose mit besonderer Beteiligung des Arteriensystems und der Nieren" hat die systemische Krankheit erst 1954 durch die amerikanischen Pathologen Godman und Churg im Rahmen einer Publikation über 22 Fälle der Literatur und sieben eigene Beobachtungen mit der Bezeichnung „Wegener's granulomatosis" eine weltweit akzeptierte Terminologie erhalten.

Inzwischen sind umfangreiche Studien über die Morphologie, Klinik, Prognose und Therapie der WG publiziert worden (Beigel et al. 1981; Fienberg 1981; Fauci et al. 1983; Devaney et al. 1990; Hoffman et al. 1992).

Die *klinische Symptomatik* der WG ist in der Regel durch einen stadienartigen Ablauf gekennzeichnet. Im Initialstadium finden sich in 90% entzündlich-granulomatöse Prozesse der Nase, der Nasensinus und oberen Luftwege, die mit einer purulenten Rhinorrhoe, nasaler Obstruktion sowie einer Sinusitis und Otitis einhergehen. Bei einer weiteren Progression kommt es zu einer Lungenbeteiligung und bei ausgeprägter systemischer Ausbreitung zur Glomerulonephritis und zum Nierenversagen.

Bei der weiteren Klärung der *Ätiologie* und *Pathogenese* der granulomatös-nekrotisierenden Vaskulitis werden drei Gesichtspunkte diskutiert:

- exakte Definition der Klassifikation der Vaskulitis in der Differentialdiagnose gegenüber anderen Formen der Vaskulitis,
- Wertigkeit der bioptischen Untersuchung zur Verifizierung der klassischen Trias,
- Abklärung der ätiologischen Faktoren.

Die *nekrotisierende Vaskulitis* betrifft vorwiegend die Arteriolen und Venolen und geht mit zentralen fibrinoiden Nekrosen einher, die zu Gefäßverschlüssen führen. Außerdem finden sich palisadenartig angeordnete granulomatöse Infiltrate mit Epitheloidzellen, Riesenzellen und Lymphozyten. Der phänomenologische Befund ähnelt einer Panarteriitis nodosa. In Biopsiepräparaten besonders aus den Frühstadien der WG werden folgende diagnostische Kriterien hervorgehoben (Matsubara et al. 1996):

- Mikroabszesse in der Gefäßwand in 82%,
- leukozytoklastische Vaskulitis in 73%,
- fibrinoide Gefäßnekrosen in 45%,
- leukozytoklastische Endovaskulitis in 27%,
- palisadenartige Granuloma in der Gefäßwand in 9%,
- extravaskuläre palisadenartige Granuloma in 100%,
- extravaskuläre palisadenartige Mikroabszesse in 91%,
- diffuse granulomatöse Gewebsreaktion in 82%.

Die *leukozytoklastische Vaskulitis* fand sich mehr bei den letalen Krankheitsverläufen, die leukozytoklastische Endovaskulitis ausschließlich bei letalem Krankheitsausgang. Palisadenartige Granulome waren der erste Befund für die histopathologische Diagnose, gefolgt von Mikroabszessen in der Gefäßwand. Die leukozytoklastische Vaskulitis war meist ein Merkmal für eine weitere Dissemination der Krankheit und eine schlechte Prognose. In einer anderen Studie von 126 Biopsien bei WG der Kopf-Hals-Region wurden die Befundtrias „Vaskulitis, Nekrosen und granulomatöse Reaktionen" nur in 16% der Fälle beobachtet, Vaskulitis und Granulombildung in 21% sowie Vaskulitis und Nekrose in 23% (Devaney et al. 1990). Aus diesen Biopsiestudien ergibt sich, daß die morphologische Diagnose oft erst durch mehrere Biopsien gestellt und die Differentialdiagnose zu anderen granulomatösen und vaskulären Läsionen abgeklärt werden muß. Hierzu gehören das Mittellinien-Syndrom (s. Abschn. 1), die Sturge-Strauss Vaskulitis (Lanham et al. 1984), die lymphomatoide Granulomatose (Gibbs 1977) sowie die große Gruppe der infektiösen Granulomatosen (Mykosen, Tuberkulose u. a.).

Ätiologisch wird die WG als pathergische Granulomatose bezeichnet, ohne daß bisher eine exakte Klärung der Krankheitsursache durch spezifische Bakterien, Pilze oder Viren erreicht werden konnte. Daher geht eine Hypothese davon aus, daß als Auslöser für nur eine kurze Initialzeit ein Agens in Betracht kommt, das in der späteren Phase der Krankheit mit den Methoden der Labortechnik nicht mehr nachgewiesen werden kann. Ein neuer Aspekt hat sich aus dem Nachweis von zwei Autoantikörpern bei der Wegener-Vaskulitis ergeben. Es handelt sich zum einen um das c-ANCA („antineutrophil cytoplasmic antibody; van der Woude et al. 1985), zum anderen um PR-3 („serine proteinase"; Niles et al. 1989). Aus zahlreichen Studien geht hervor, daß beide Autoantikörper für die Diagnose einer WG in 97% einen spezifischen und in 90% einen sensitiven diagnostischen Befund besonders in der aktiven Krankheitsphase darstellen (Nölle et al. 1989; Lilly et al. 1998). c-ANCA steigert speziell die Aktivierung und Degranulierung der neutrophilen Granulozyten. Der positive Nachweis der Autoantikörper ist offensichtlich davon abhängig, ob es sich um einen akuten floriden Prozeß handelt. Bei floriden Stadien wurden die Autoantikörper in 100% der Fälle nachgewiesen, nicht dagegen in den Initialstadien oder bei Fällen in Remission (Beigel et al. 1986; Kempf et al. 1992). Eine Einschränkung erfahren die erzielten Ergebnisse allerdings dadurch, daß die Autoantikörper auch bei Fällen mit Polyarthritis oder Glomerulonephritis ohne WG nachgewiesen worden sind.

Tabelle 15.1. Organlokalisationen bei der Wegener-Granulomatose. (Mod. nach Caselitz 1999)

Lokalisation	Häufigkeit [%]	Merkmale
Nasopharynx	75	Nekrotisierende Granulome, Ulzerationen, granulomatös-nekrotisierende Vaskulitis
Nasensinus	90	Pansinusitis, nekrotisierende Granulome
Ohren	35-45	Seröse Otitis media, Mastoiditis, Schwerhörigkeit/Hörverlust
Larynx	8	Subglottische Stenose, Heiserkeit, Stridor, Dyspnoe
Lungen	85-95	Multiple noduläre Infiltrate, nekrotisierende granulomatöse Vaskulitis
Nieren	18-85	Initial in 18%, im Spätstadium in 85%; fokale und segmentale Glomerulonephritis, nekrotisierende Glomerulonephritis
Haut	40	Dermale Vaskulitis mit Ulzerationen
Gelenke	50	Polyarthralgien
Nervensystem	20	Mononeuritis multiplex, kraniale Neuritis
Herz	15	Vaskulitis der Kranzarterien, Perikarditis
Orale Mukosa	5-13	Initial nur in 2%, Ulzerationen der oralen Mukosa, granuläre rötliche Schwellung der Gingiva („Strawberry gums")

2.2 Extraorale Manifestation der WG

Die WG als generalisierte systemische Erkrankung zeigt aufgrund zahlreicher größerer Studien in den Organen eine unterschiedliche Manifestation (Tabelle 15.1). Speziell im HNO-Bereich wird eines der drei typischen Merkmale (s. Abschn. 2.1) in 55% in den Nasensinus, in 20% in der Nasenschleimhaut und in 18% im Larynx nachgewiesen (Devaney et al. 1990). Bei 19 Fällen von WG aus dem HNO-Bereich fand sich in 77% ein Organbefall der Lunge, in 72% der Niere, in 56% der Augen, in 28% der Gelenke, in 22% des Herzens, in 17% der Leber und in je 11% der Haut sowie des Nervensystems (Beigel et al. 1981). Neben einer Gesamtübersicht über die Manifestation im HNO-Bereich (Murty 1990) liegen detaillierte Angaben über die Lokalisation der WG in der Nase und den Nasennebenhöhlen (Caselitz 1999), dem Larynx (Burkhardt 1999) und dem Ohr (Arnold et al. 1999) vor.

2.3 Orale Manifestation der WG

Aus größeren Fallstudien geht hervor, daß eine orale Manifestation der WG in 6-13% vorliegt, eine orale Manifestation als Initialsymptom dagegen nur in 2% (Duna et al. 1995). Die Fälle mit oraler Beteiligung betreffen überwiegend Patienten in den mittleren Lebensjahren mit einem leichten Überwiegen des männlichen Geschlechts.

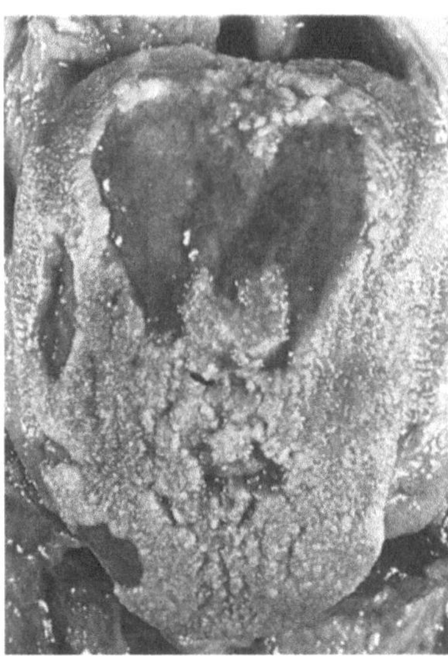

Abb. 15.5. Wegener-Granulomatose (WG): Zungenoberfläche mit flachen Ulzerationen der Schleimhaut. (Präp. Prof. HAMPERL, Bonn)

Bei den initialen Läsionen (Abb. 15.5) handelt es sich meist um Veränderungen an der *Gingiva*, die von Zahnärzten oder Kieferchirurgen anläßlich einer Zahnbehandlung entdeckt werden (KAKEHASHI et al. 1965; SCOTT u. LAWRENCE 1972; SIMON u. GASSENMAIER 1987; LILLY et al. 1998). Der makroskopische Befund an der Gingiva ist durch eine im Durchmesser bis 2,5 cm große granuläre, rötlich oder weißlich gefleckte Schwellung gekennzeichnet, die im angelsächsischen Schrifttum als „Strawberry gums" („Erdbeer-Gingiva") beschrieben wird (NAPIER et al. 1991). Mitunter sind die Veränderungen auf den Bereich einzelner Zahnalveolen beschränkt, so daß der makroskopische Befund einem Granuloma pyogenicum ähnelt. Im weiteren Verlauf kann der Prozeß von der Gingiva auf das Zahnsystem und den Kieferknochen übergreifen und durch eine Knochendestruktion das Bild eines malignen Tumors vortäuschen.

Bei der Manifestation am *Gaumen* liegt meist eine destruierende Ausbreitung der WG von der Nase oder den Nasensinus zum Gaumen vor. Bei begrenzten Formen der WG, die im Beginn auf ein oder nur zwei Organe beschränkt sind, wurden in den früheren Stadien ein Befall der Haut und der Oberlippe beobachtet (HANSEN et al. 1985). Die knotenförmige Schwellung an der Oberlippe hatte einen Durchmesser von 1,5 cm und zeigte histologisch den typischen Befund einer WG mit einer granulomatösen Infiltration des Bindegewebes, einer granulomatös-nekrotisierenden Vaskulitis mit Gefäßverschluß, Gewebsnekrosen und Einschluß mehrkerniger Riesenzellen. Im weiteren Krankheitsverlauf entwickelte sich eine fokal-segmentale Glomerulonephritis.

Der *histologische Befund* (s. Kap. 5, Abschn. 4.4 und Kap. 7, Absch. 4.3) an der oralen Mukosa ist im Gegensatz zu den Biopsieergebnissen an der Nasenschleimhaut oder den Nasensinus oft nicht pathognomonisch (ALLEN et al. 1991; EUFINGER et al. 1992; ODELL u. MORGAN 1998). Vielfach finden sich nur

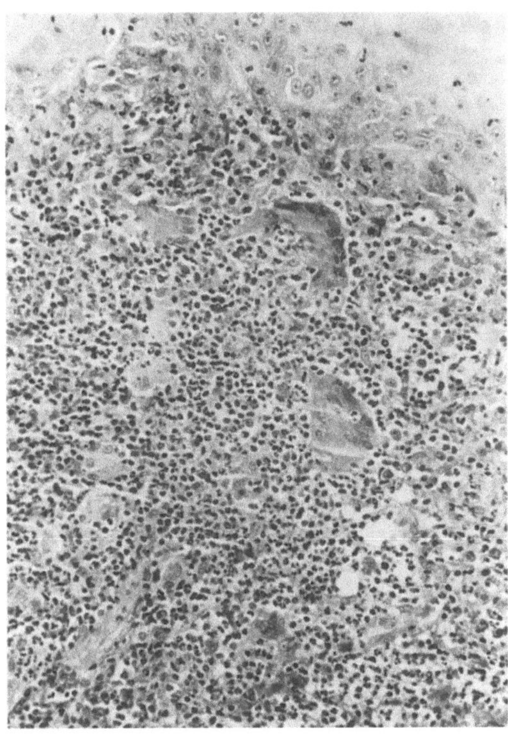

Abb. 15.6. WG der Gingiva: entzündliches submuköses Infiltrat mit Lymphozyten, Plasmazellen und einzelnen Riesenzellen. PAS-Reaktion, × 200. (Präp. Prof. SCHRÖDER, Hamburg)

entzündliche Infiltrate, mitunter auch mit Einschluß von Riesenzellen (Abb. 15.6 und 15.7). Dagegen sind typische Granulome oder eine Vaskulitis (Abb. 15.8) mit fibrinoiden Nekrosen selten nachzuweisen, so daß die Forderung nach mehrfachen Biopsien zur Sicherung der Diagnose berechtigt ist. Die meist diffuse granulomatöse Infiltration geht mit einer epithelialen Hyperplasie der Gingiva einher. Charakteristisch sind dabei irreguläre und tief penetrierende hyperplastische Reteleisten, die von einem ausgeprägten entzündlichen Infiltrat aus neutrophilen und eosinophilen Granulozyten, Lymphozyten und vereinzelten Riesenzellen umgeben sind und auch Epithelinseln einschließen. Die Epithelhyperplasie entspricht mehr einer exophytischen Papillomatose als einer pseudoepitheliomatösen invasiven Hyperplasie. In einer elektronenmikroskopischen Studie eines Falles mit typischer WG der Gingiva konnte eine granulomatös-nekrotisierende Vaskulitis mit einer Auflösung der Endothelzellen, einer Aggregation von degranulierten Blutplättchen und einer leukozytoklastischen Infiltration beobachtet werden (RAUSTIA et al. 1985). Als Resümee aus verschiedenen Studien ergibt sich, daß die Diagnose einer oralen WG auf der Kombination folgender Merkmale beruht (NAPIER et al. 1991): erythematös-granulomatöse geschwollene Gingiva („strawberry gums"), irreguläre pseudoepitheliale papillomatöse Epithelhyperplasie, Mikroabszesse und vielkernige Riesenzellen in Verbindung mit systemischen Allgemeinerscheinungen.

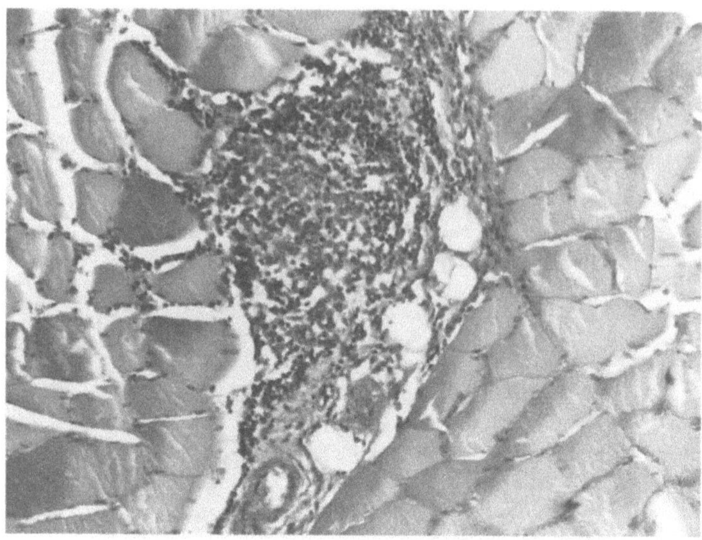

Abb. 15.7. WG mit granulomatösem perivaskulärem Infiltrat in der Kaumuskulatur. HE, × 100

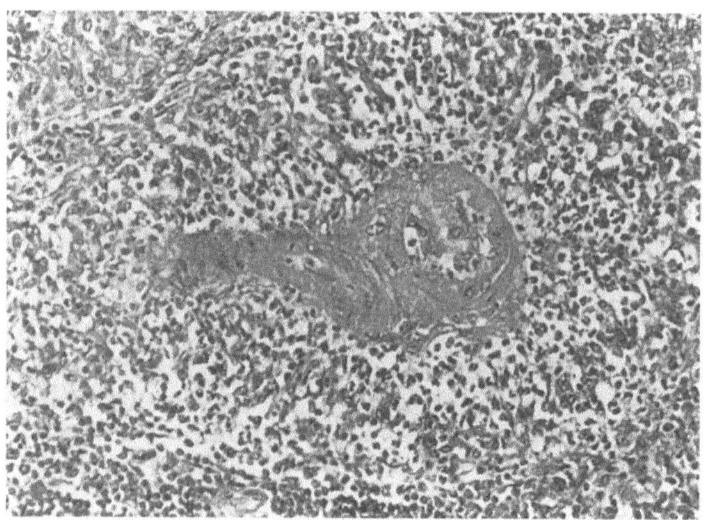

Abb. 15.8. WG mit nekrotisierender Vaskulitis: fibrinoide Wandnekrose und granulomatöse Periarteriitis mit Riesenzellen. HE, × 160. (Präp. Prof. WEGENER, Lübeck)

3 Langerhans-Zellgranulomatose (LZG; Histiozytosis X)

3.1 Terminologie und Definition

Synonyme für die Langerhans-Zellgranulomatose (LZG; LIEBERMAN et al. 1996) sind Langerhans-Zellhistiozytose (LZH; SCHAJOWICZ 1983; CALLIHAN 1995) oder Histiozytosis X (LICHTENSTEIN 1953). Die Langerhans-Zellgranulomatose beruht auf einer Erkrankung durch eine Proliferation von Zellen, deren morphologische, immunhistochemische und immunologische Eigenschaften den Langerhans-Zellen der Haut entsprechen. Unter dem Begriff der Langerhans-Zellgranulomatose werden drei Krankheitsentitäten zusammengefaßt:

- eosinophiles Granulom,
- Hand-Schüller-Christian-Krankheit,
- Abt-Letterer-Siwe-Krankheit.

Die *Ätiologie* und *Pathogenese* ist nach wie vor umstritten (FAVARA et al. 1983). Ein sicherer Hinweis auf eine Virus-Ätiologie liegt bisher nicht vor (McCLAIN et al. 1994). Allerdings wurde in einer neuerlichen Studie von 27 Fällen mit LZG eine Assoziation mit dem Zytomegalievirus (CMV) registriert und zwar speziell in Zellherden mit Langerhans-Zellen (KAWAKUBO et al. 1999). Dabei wurde in einem Drittel der Fälle CMV mit der Immunhistochemie, der In-situ-Hybridisierung und der PCR nachgewiesen. Der Befund wurde als Frühphase einer CMV-Infektion oder auch als Reaktivierung einer CMV-Infektion interpretiert und in Relation zur erhöhten Zytokinproduktion und TNF-α-Expression gestellt.

Es gilt allgemein als akzeptiert, daß die *Langerhans-Zelle* eine antigenpräsentierende Zelle und kein Teil des mononukleären Phagozytensystems und auch keine Gewebsmakrophage ist (LIEBERMAN et al. 1996). Die Frage, ob es sich um eine echte Neoplasie oder die Manifestation einer abnormen Immunantwort handelt, wird nach wie vor kontrovers diskutiert. In einigen Studien wurden bei allen Formen der LZG eine klonale Proliferation von Langerhans-Zellen gefunden, die identisch mit CD1a-positiven Zellen waren (WILLMAN et al. 1994). Daraus wurde geschlossen, daß es sich bei der LZG um eine klonale neoplastische Erkrankung mit sehr variablem klinischem Verhalten handelt. Für die Hypothese als abnorme Immunantwort spricht andererseits die Beobachtung, daß Dysfunktionen des Immunsystems eine Komponente der LZG sind und die proliferierende Langerhans-Zelle eine wichtige Rolle in der Immunantwort spielt. Es ist ebenso unklar, ob es sich um eine Proliferation abnormer oder normaler Langerhans-Zellen handelt.

Zur exakten Klassifikation der KZG sind zahlreiche Vorschläge gemacht worden, die teils mehr die morphologischen Befunde, teils auch den klinischen Verlauf und das Lebensalter der Patienten berücksichtigen. Die in Tabelle 15.2 aufgeführte Klassifikation basiert auf möglichst vielen Parametern (CHASE et al. 1974; HARTMAN 1980).

Dendritische Langerhans-Zellen sind antigen-präsentierende Zellen, die von hämatopoetischen, CD34-positiven Vorläuferzellen abstammen (WRIGHT-BROWNE et al. 1997). Die Zellen (Abb. 15.9) haben einen Durchmesser von 12–25 µm, ein reichliches azidophiles bis helles Zytoplasma und ovale uniforme eingebuchtete oder gelappte („dudelsackartige") blasse Zellkerne mit Längsfurchen. Der Immunphänotyp ist vor allem durch die Expression von CD1a und CD4 gekennzeichnet. Weitere Merkmale sind der Nachweis von ATPase, PNA (peanut agglutinin), S-100-Protein, Vimentin und HLA-DR. Elektronenmikroskopisch enthalten die Langerhans-Zellen als charakteristische zytoplasmatische Organelle Birbeck-Granula, die eine multilamelläre („tennisschläger-

Tabelle 15.2. Klassifikation der Langerhans-Zellgranulomatose (LZG). (Nach HARTMANN 1980)

Erscheinungstyp der LZG	Häufigkeit [%]	Merkmale
Monoostotisches eosinophiles Granulom	58	Solitäre ossäre Läsion Mitunter extraossäres Vorkommen Altersgipfel 1.–2. Lebensdekade Gute bis exzellente Prognose
Polyostotisches eosinophiles Granulom	25	Befall von 2 oder mehr Knochen Mitunter extraossäres Vorkommen Altersgipfel 1.–2. Lebensdekade Gute Prognose
Chronische disseminierte LZG	12	Hand-Schüller-Christian-Syndrom Häufig multiple ossäre Läsionen Klassische Trias „Schädeldefekte, Exophthalmus, Diabetes insipidus" Selten Vorkommen bei Kindern mit einem Alter über 3 Jahren Zurückhaltende Prognose bei fehlender Behandlung
Akute disseminierte LZG	10	Abt-Letterer-Siwe-Syndrom Multipler Organbefall (Leber, Milz, Lymphknoten, Lunge, Knochen, Haut) Typisches Vorkommen bei Kindern mit einem Alter unter 3 Jahren Schlechte Prognose, vor allem bei fehlender Behandlung

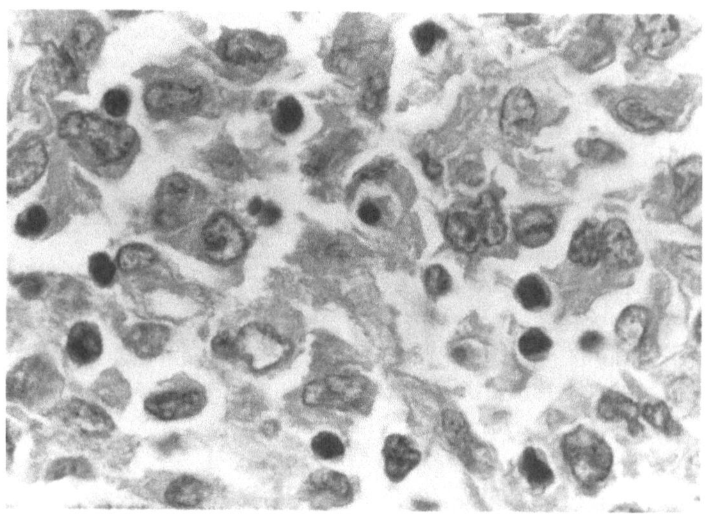

Abb. 15.9. Langerhans-Zellgranulomatose (LZG): Langerhans-Zellen mit reichlichem azidophilem bis hellem Zytoplasma und gefurchten Zellkernen. HE, × 400

Tabelle 15.3. Organmanifestation der Langerhans-Zellgranulomatose. (Nach Callihan 1995)

Lokalisation	Häufigkeit des Vorkommens [%]
Knochen	80
Haut	60
Leber, Milz, Lymphknoten	33
Knochenmark	20–30
Lungen	25
Orbita	25
Mundhöhle und Zahnsystem	20
Ohr	20
Zentralnervensystem	
ohne Diabetes insipidus	5–10
mit Diabetes insipidus	20–30
Gastrointestinaltrakt	weniger als 5

artige") Struktur mit variabler Länge, jedoch konstantem Durchmesser sowie eine zentrale gestreifte Membran besitzen und mit der Zellmembran in Verbindung stehen. Die Langerhans-Zellen produzieren Interleukin-1, Prostaglandin E2, Inteferron-γ und GM-CSF („granulocyte/macrophage-colony stimulating factor") (Emile et al. 1993). Der Zytokinproduktion wird eine spezifische pathogenetische Rolle zugeschrieben (Kannourakis u. Abbas 1994).

Weitere Zellformen bei der LZG sind vielkernige Riesenzellen, die in kleineren Gruppen oder auch solitär-disseminiert angeordnet sind und deren Kernstruktur der von mononukleären Zellen entspricht. Außerdem findet sich eine variable Anzahl von Entzündungszellen mit Einschluß von Eosinophilen, Neutrophilen, Lymphozyten und wenigen Plasmazellen. Mitunter dominieren die Eosinophilen in herdförmigen Aggregaten und bilden eosinophile Abszesse. Nekrosen mit umgebenden Schaumzellen kommen besonders bei multiplen oder rasch fortschreitenden Läsionen vor, interstitielle Fibrosen vorwiegend bei älteren Läsionen.

Die Organmanifestation der LZG geht aus Tabelle 15.3 hervor. Von den Knochen sind am häufigsten Schädel, Kiefer, Femur und Rippen befallen.

3.2 Orale Manifestationen der LZG

3.2.1 Statistische und klinische Daten

Aus einer Klassifikation von 1.120 Fällen mit LZG ergibt sich, daß in 114 Fällen (= 10%) eine orale Manifestation vorgelegen hatte (Hartman 1980). Unifokale orale Läsionen waren 2 mal häufiger als multifokale Herde. Eosinophile Granuloma traten beim männlichen Geschlecht 2 mal häufiger auf (Odell u. Morgan 1998). In zwei Dritteln der Fälle waren die Läsionen im Kiefer lokalisiert, wobei die Mandibula besonders im posterioren Anteil 3–4 mal häufiger befallen waren als die Maxilla. In einem Drittel der Fälle lag die Manifestation in den oralen Weichteilen, insbesondere in der Gingiva (ca. 80% der Fälle), daneben im harten Gaumen (ca. 15%) und selten in den übrigen oralen Regionen (Mundboden, Wange u. a.).

Zu den *oralen Symptomen* gehören speziell am Zahnfleisch eine Schwellung, die mit Ulzerationen, Blutungen und einer Lockerung der Zähne einhergeht. Mitunter verläuft die LZG unter dem Bild einer schweren nekrotisierenden Gingivostomatitis im Bereich des Ober- und Unterkiefers, ohne daß extraorale Befunde einer LZG nachweisbar sind (Zimmermann et al. 1998). Nekrosen werden in 25% der Fälle beobachtet, Rezidive bei den lokalisierten Formen in 16–22%.

3.2.2 Ossäre orale eosinophile Granulome

Solitäre orale eosinophile Granulome der Kieferknochen (s. Bd. 1/II, Kap. 8, Abschn. 10.5) sind die häufigste orale Manifestation der LZG. Voraussetzung für diese Diagnose ist der Ausschluß einer Dissemination der LZG außerhalb der Oralregion. Hauptlokalisation ist die Mandibula besonders im posterioren Anteil (Cutler u. Krutchkoff 1977; Hartman 1980; Duncan et al. 1988).

Seltener sind multifokale orale ossäre eosinophile Granulome mit Entwicklung in der rechten und linken Mandibula (Storrs 1976; Krutchkoff u. Jones 1984) oder sowohl in der Mandibula als auch Maxilla (Shklar et al. 1965; Schultze et al. 1999). Die multifokalen Herde können über 10 Jahre bestehen, ohne daß eine Dissemination stattfindet Krutchkoff u. Jones 1984). Diskutiert wird ein erworbener Immundefekt durch eine T-Zell-Virusinfektion.

Der *makroskopische und radiologische Befund* ist durch eine Schwellung und Ulzeration der darüber gelegenen Gingiva, osteolytische Herde mit periostaler Reaktion, Destruktion des Zahnsystems mit Zahnverlust und durch pathologische Frakturen gekennzeichnet. Als Erstsymptom wird mitunter eine nichtheilende Extraktionswunde genannt.

Der *histologische Befund* entspricht dem Bild der LZG mit Langerhans-Zellen, welche oft nierenförmige Zellkerne mit kaffeebohnenartigen Einfaltungen besitzen, S-100-Protein und CD1a exprimieren und Birbeck-Granuloma enthalten. Außerdem liegt eine gemischtzellige Infiltration vor, die vorwiegend aus eosinophilen Granulozyten, daneben auch aus Makrophagen, Lymphozyten und Riesenzellen besteht. Im Zentrum der Granulome finden sich Nekrosen, die von vielkernigen Osteoklasten und Langerhans-Zellen umgeben sind (Odell u. Morgan 1998). In älteren Nekrosezonen lassen sich lipidbeladene Schaumzellen beobachten. Elektronenmikroskopisch enthalten die eosinophilen Leukozyten membranbegrenzte eosinophile Granula mit zentralen typischen kristalloiden Einschlüssen (Cutler u. Krutchkoff 1977).

3.2.3 Extraossäre orale eosinophile Granulome

Eosinophile Granulome der oralen Weichteile sind seltener als die ossären Manifestationen. Bei der Mehrzahl der Beobachtungen handelt es sich um Granulome der *Gingiva* ohne Knochenbeteiligung (Pringle et al. 1992; Cleveland et al. 1996). Betroffen ist vorwiegend die maxilläre Gingiva (Abb. 15.10), wobei die Läsionen teilweise in der Tiefe darüber lokalisierter Leukoplakien entwickelt waren. In einer Studie von sechs Fällen lagen entzündliche periapikale Granulome mit immunologisch typischen Langerhans-Zellen vor (Pringle et al. 1992). Da normalerweise keine Langerhans-Zellen in periapikalen Granu-

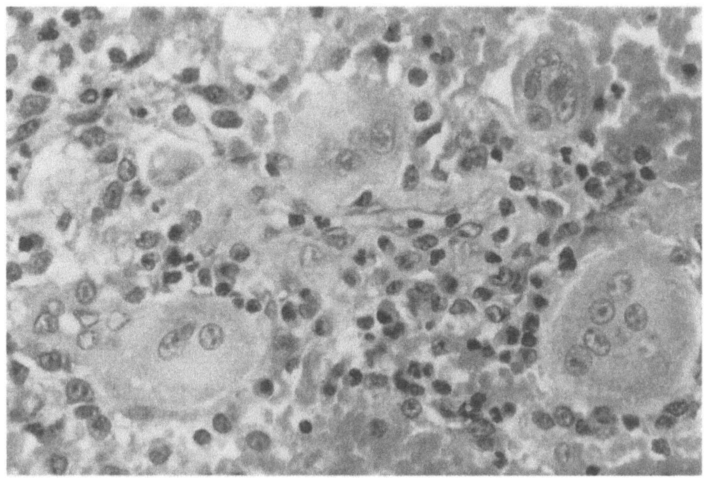

Abb. 15.10. Orales eosinophiles Granulom der Gingiva: Aufbau aus Langerhans-Zellen, eosinophilen Leukozyten und Riesenzellen. HE, × 400

lomen vorkommen, wurden die Läsionen als minimale Variante einer LZG interpretiert.

Eine weitere Beobachtung betrifft multiple Ulzerationen am *harten Gaumen* (Bottomley et al. 1987). Histologisch fanden sich sowohl in diesem Falle als auch in den anderen Fallbeschreibungen die immunphänotypischen Merkmale von Langerhans-Zellen mit Expression von S-100-Protein und CD1a. Ein weiterer Befund war in diesem Fall der Nachweis einer LZG in der Lungenbiopsie.

Bei allen beobachteten Fällen wird darauf hingewiesen, daß der histologische Befund oft durch eine starke unspezifische entzündliche Begleitreaktion überlagert ist und damit die Diagnosestellung kompliziert wird (Odell u. Morgan 1998).

3.2.4 Orale Läsionen bei disseminierten Formen der LZG

Bei den in Tabelle 15.2 aufgeführten Formen der LZG stehen die oralen Veränderungen meist nicht im Mittelpunkt der Fallmitteilungen und lassen sich daher nur mehr summarisch charakterisieren.

Beim *Abt-Letterer-Siwe-Syndrom* treten die oralen Läsionen erst mehr sekundär im Krankheitsverlauf auf und sind vor allem an der maxillaren und mandibularen Gingiva lokalisiert (Sedano et al. 1969). Neben einer Gingivaschwellung kommt es zu entzündlichen Gingivaveränderungen oder einer ausgeprägten Stomatitis. Der histologische Befund entspricht den Merkmalen der LZG.

Bei der *Hand-Schüller-Christian-Krankheit* (Abb. 15.11 a, b) finden sich neben multiplen Knochendestruktionsherden und einem Diabetes insipidus bilaterale Ulzerationen der Gingiva sowohl über der Maxilla als auch Mandibula, die mitunter einen Durchmesser von 2,0–2,5 cm erreichen (McDonald et al. 1980). Die Schleimhautoberfläche zeigt eine erythematöse Beschaffenheit. Mitunter

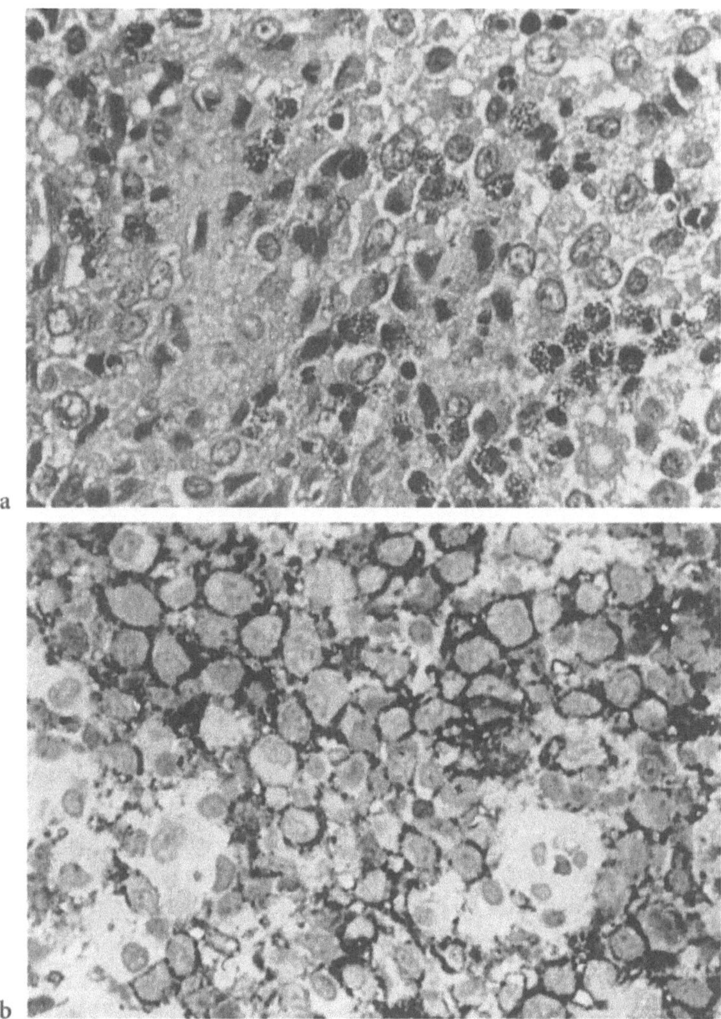

Abb. 15.11 a, b. Orale Läsionen bei disseminierter LZG (Schüller-Christian-Hand-Krankheit). **a** Große Langerhans-Zellverbände mit breitem eosinophilem Zytoplasma und blassen, eingebuchteten Zellkernen; dazwischen einzelne eosinophile Leukozyten und Lymphozyten; **b** Ausgeprägte Expression von CD1a an den Zellmembranen. **a** HE, **b** CD1a PAP-Methode. **a** und **b** × 600. (Aus: SCHULTZE et al. 1999)

treten die ulzerösen Gingivaveränderungen auch als ein Initialsymptom der LZG auf und gehen mit Nekrosen, Blutungen, Zahnverlust speziell in der Molarregion einher (SEDANO et al. 1969). In einer Studie von sechs Fällen, in denen in unterschiedlichem Ausmaß die Befunde einer disseminierten LZG (Befall der Lunge, des Skelettsystems, der Lymphknoten, des Mittelohres) vorlagen, wurden folgende orale Veränderungen beobachtet (GORSKY et al. 1983): 3mal schwere Läsionen der Gingiva mit Blutungen und Zahnverlust, 2mal Zahnverlust, 1mal Gingivaschwellung und lytische ossäre Läsionen der Mandibula.

4 Maligne Histiozytose und follikulärer dendritischer Zelltumor (bzw. Sarkom)

Bei beiden Entitäten handelt es sich um maligne Zellproliferationen des mononukleären Phagozytensystems, die trotz ihrer Verschiedenheiten Überlappungen aufweisen (Jaffe 1995). Beide Entitäten müssen von der LZG und auch von den malignen Lymphomen abgegrenzt werden. An dieser Stelle soll wegen der Seltenheit des Vorkommens im Oralbereich nur ein kurzes „Addendum" im Hinblick auf die Differentialdiagnose zu anderen histiozytären Läsionen gebracht werden.

4.1 Maligne Histiozytose

Nachdem die Erkrankung zunächst unter verschiedenen Synonymen (histiozytäre medulläre Retikulose, atypischer Morbus Hodgkin, Retikulumzellsarkom, Retikulohistiozytosis) beschrieben worden war, prägte Rapaport 1966 den Begriff der „malignen Histiozytose" mit folgender Definition:

Systemische progressive invasive Proliferation von morphologisch atypischen Histiozyten und ihrer Vorläuferzellen.

Nach dem *klinischen Bild* wurden eine kutane Form und eine viszerale Form der hämatopoetischen Organe unterschieden und sowohl von der Gruppe der reaktiven histiozytären Proliferationen als auch von der LZG abgegrenzt. Klinische Merkmale sind eine Lymphadenopathie, Hepato- und Splenomegalie, Fieber und ein erhöhtes Vorkommen beim männlichen Geschlecht in allen Altersklassen.

Der *histologische Befund* ist durch große (im Durchmesser bis 50 μm) atypische zytoplasmareiche Histiozyten mit deutlichen Zytoplasmamembranen gekennzeichnet, außerdem durch große pleomorphe vesikuläre gelappte Zellkerne mit verklumptem Chromatin und 1–2 prominenten irregulären Nukleoli. Das relativ blasse Zytoplasma enthält Vakuolen und weist eine Erythrophagozytose auf (Jaffe 1995). Der Immunphänotyp entspricht mit einer Expression von CD68, CD4, CD11c und CD14 weitgehend dem von mononukleären Phagozyten oder Monozyten.

Ein *orales Vorkommen* ist nur vereinzelt beschrieben, so in einem Fall mit Lokalisation im Bereich der Gingiva und Mandibula bei einem 2 Jahre alten Knaben unter dem klinischen Bild eines „eruptiven Hämatoms" (Cannon et al. 1982), außerdem in zwei weiteren Fällen am harten Gaumen (Abele u. Griffin 1972) und in einem Fall in der Submandibularregion (Hidvegi u. Nunez-Alonso 1979).

4.2 Follikulärer dendritischer Zelltumor (bzw. Sarkom)

Hierbei handelt es sich um eine extrem seltene maligne Neoplasie, die teils als „Tumor" (Perez-Ordonez et al. 1996), teils auch als „Sarkom" (Chan et al. 1997) klassifiziert wird.

Der *histologische Tumoraufbau* ist durch storiform oder faszikulär angeordnete Gruppen von spindeligen, ovalen oder polygonalen Zellen gekennzeichnet. Die Tumorzellen haben ovale Zellkerne mit zarter Kernmembran, vesikulärem oder granulärem Chromatin und deutlichen Nukleoli. Die Zellgrenzen sind unscharf. Häufig findet sich eine fibrilläre Zytoplasmastruktur. Die Zellen bilden zirkuläre wirbelartige Formationen, follikelartige Strukturen, Trabekel oder pseudovaskuläre Spalträume. Kennzeichnend ist der Immunphänotyp mit Expression von CD21, CD35, daneben weniger oft die Expression von Desmoplakin, EMA und S-100-Protein, dagegen nicht von Zytokeratin.

Eine *orale Manifestation* ist eine Rarität. Die Fälle waren am Gaumen (CHAN et al. 1994) oder an der Tonsille (CHAN et al. 1994; PEREZ-ORDONEZ et al. 1996) lokalisiert. Ob es sich bei einer älteren Mitteilung mit Lokalisation an der Zunge (BENJAMIN 1983) um ein dentritisches Sarkom gehandelt hat, muß offenbleiben, da für die damalige Diagnose eines „Retikulumzellsarkoms“ keine ausreichende histologische Beschreibung abgegeben wurde.

Auf die komplexe Differentialdiagnose zu „dendritischen Retikulumzell-Sarkomen“ und „interdigitierenden Retikulumzell-Sarkomen“ (JAFFE 1995) soll wegen der extremen Seltenheit im Rahmen der Oralpathologie nicht näher eingegangen werden.

Literatur

Abele DC, Griffin TB (1972) Histiocytic medullary reticulosis. Report of two cases and review of the literature. Arch Dermatol 106: 319–329

Allen CM, Camisa S, Salewski C, Weiland JE (1991) Wegener's granulomatosis: report of three cases with oral lesions. J Oral Maxillofac Surg: 49: 294–298

Aozasa K, Watanabe Y, Ikeda H (1981) Malignant histiocytosis presenting as lethal midline granuloma. Pathol Res Pract 171: 314–324

Arnold W, Kau RJ, Niedermeyer HP (1999) Wegener-Granulomatose. In: Seifert G (Hrsg) HNO-Pathologie. Springer, Berlin Heidelberg New York, S 426–428

Batsakis JG, Luna MA (1987) Midfacial necrotizing lesions. Semin Diagn Pathol 4: 90–116

Beigel A, Lehmann H, Müller-Hermelink KH (1981) Die Diagnose und Therapie der Wegenerschen Granulomatose. Dargestellt an 18 eigenen Beobachtungen. HNO 29: 192–199

Beigel A, Gross K, Kaiserling E, Feller A, Lennert K (1986) Wegenersche Granulomatose – Granuloma gangraenescens. Immunhistologische und elektronenoptische Untersuchungen. Arch Otorhinolaryngol Suppl II: 28–31

Benjamin I (1983) Histiocytic lymphoma (reticulum-cell sarcoma) of the tongue manifesting as macroglossia. Hum Pathol 14: 375–377

Bottomley WK, Gabriel SA, Corio RL, Jacobson RJ, Rothschild N (1987) Histiocytosis X: report of an oral soft tissue lesion without bone involvement. Oral Surg Oral Med Oral Pathol 63: 228–231

Braun-Falco O, Lukacs I, Nasemann Th (1969) Zum Granuloma gangraenescens nasi. Schweiz Med Wochenschr 99: 703–708

Burkhardt A (1999) Wegener-Granulomatose. In: Seifert G (Hrsg) HNO-Pathologie. Springer, Berlin Heidelberg New York, S 934–939

Callihan ThR (1995) Langerhans' cell histiocytosis (histiocytosis X). In: Jaffe ES (ed) Surgical pathology of the lymph nodes and related organs. 2nd edn. Saunders, Philadelphia London Toronto Montreal Sydney Tokyo, pp 534–559

Cannon ML, Cooley RO, Gonzales-Crussi F, Labokta R (1982) Oral manifestations of malignant histiocytosis (histiocytic medullary reticulosis). Oral Surg Oral Med Oral Pathol 54: 180–186

Caselitz J (1999) Wegener-Granulomatose. In: Seifert G (Hrsg) HNO-Pathologie. Springer, Berlin Heidelberg New York, S 33–36

Chan JKC, Tsang WYW, Tang SK, Yu HC, Lee AWM (1994) Follicular dendritic cell tumors of the oral cavity. Am J Surg Pathol 18: 148–157

Chan JKC, Fletcher CDM, Nayler SJ, Cooper K (1997) Follicular dendritic cell sarcoma. Clinicopathologic analysis of 17 cases suggesting a malignant potential higher than currently recognized. Cancer 79: 294–313

Chase DC, Eversole LR, Hall HD (1974) Histiozytosis X with jaw involvement. J Oral Surg 32: 494–502

Cleveland DB, Goldberg KM, Greenspan JS, Seitz TE, Miller AS (1996) Langerhans' cell histiocytosis. Report of three cases with unusual oral soft tissue involvement. Oral Surg Oral Med Oral Pathol 82: 541–548

Crissman JD (1979) Midline malignant reticulosis and lymphomatoid granulomatosis. Arch Pathol Lab Med 103: 561–564

Crissman JD, Weiss MA, Gluckman J (1982) Midline granuloma syndrome. A clinicopathologic study of 13 patients. Am J Surg Pathol 6: 335–346

Cutler LS, Krutchkoff D (1977) An ultrastructural study of eosinophilic granuloma: the Langerhans cell – its role in histogenesis and diagnosis. Oral Surg Oral Med Oral Pathol 44: 246–252

Devaney KO, Travis WD, Hoffman G, Leavitt R, Lebovics R, Fauci AS (1990) Interpretation of head and neck biopsies in Wegener's granulomatosis. A pathologic study of 126 biopsies in 70 patients. Am J Surg Pathol 14: 555–564

Duna GF, Galperin C, Hoffman GS (1995) Wegener's granulomatosis. Rheum Dis Clin North Am 21: 949–986

Duncan WK, Post ACh, McCoy BP (1988) Eosinophilic granuloma. Oral Surg Oral Med Oral Pathol 65: 736–741

Emile JF, Peuchmaur M, Fraitag S, Bodemer C, Brousse N (1993) Immunohistochemical detection of granulocyte/macrophage colony-stimulating factor in Langerhans' cell histiocytosis. Histopathology 23: 327–332

Eufinger H, Machtens E, Akuamoa-Boateng F (1992) Oral manifestations of Wegener's granulomatosis. Review of the literature and report of a case. J Oral Maxillofac Surg 21: 50–53

Fauci AS, Haynes BF, Katz P (1983) Wegener's granulomatosis: prospective clinical and therapeutic experience with 85 patients for 21 years. Ann Intern Med 98: 76–85

Favara BE, McCarthy RC, Mireau GW (1983) Histiocytosis X. Hum Pathol 14: 663–676

Fellbaum C, Hansmann M-L, Lennert K (1989) Malignant lymphomas of the nasal cavity and paranasal sinuses. Virchows Arch A Pathol Anat Histopathol 414: 399–405

Fienberg R (1981) The protracted superficial phenomenon in pathergic (Wegener's) granulomatosis. Hum Pathol 12: 458–467

Gaulard Ph, Henni T, Marolleau J-P, Haioun C, Henni Z, Voisin M-C, et al. (1988) Lethal midline granuloma (polymorphic reticulosis) and lymphomatoid granulomatosis. Evidence for a monoclonal T-cell lymphoproliferative disorder. Cancer 62: 705–710

Gibbs AR (1977) Lymphomatosis granulomatosis – a condition with affinities to Wegener's granulomatosis and lymphoma. Thorax 32: 71–79

Godman GC, Churg J (1954) Wegener's granulomatosis: pathology and review of the literature. Arch Pathol Lab Med 6: 533–553

Gorsky M, Silverman S, Lozada F, Kushner J (1983) Histiocytosis X. Occurrence and oral involvement in six adolescent and adult patients. Oral Surg Oral Med Oral Pathol 55: 24–28

Hansen LS, Silverman S Jr, Pons VG, Hales M, Greenspan JS, Sagebiel RW, Tuffanelli DL (1985) Limited Wegener's granulomatosis. Report of a case with oral, renal, and skin involvement. Oral Surg Oral Med Oral Pathol 60: 524–531

Hartman KS (1980) Histiocytosis X. A review of 114 cases with oral involvement. Oral Surg Oral Med Oral Pathol 49: 38–54

Hidvegi DF, Nunez-Alonso C (1979) Cytomorphologic and cytochemical aspects of malignant histiocytosis with spindle-cell differentiation. A case report. Acta Cytol 23: 402–407

Hoffman GS, Kerr GS, Leavitt RY (1992) Wegener's granulomatosis: an analysis of 158 patients. Ann Intern Med 116: 488–498

Ishii Y, Yamanaka N, Ogawa K, Yoshida Y, Takami T, Matsuura A, et al. (1982) Nasal T-cell lymphomas as a type of so-called „lethal midline granuloma". Cancer 50: 2336–2344

Jaffe ES (1984) Pathologic and clinical spectrum of post-thymic T-cell malignancies. Cancer Invest 2: 413–426

Jaffe ES (1995) Malignant histiocytosis and true histiocytic lymphoma. Major problems in pathology, vol 16: Surgical pathology of the lymph nodes and related organs. 2nd edn. Saunders, Philadelphia London Toronto, pp 560–593

Kakehashi S, Hammer JE, Baer PN, McIntire JA (1965) Wegener's granulomatosis. Report of a case involving the gingiva. Oral Surg Oral Med Oral Pathol 19: 120–127

Kannourakis G, Abbas A (1994) The role of cytokines in the pathogenesis of Langerhans cell histiocytosis. Br J Cancer 70: 37–40

Kawakubo Y, Kishimoto H, Sato Y, Yanagimoto K, Tsuruta T, Ogawa Y, Kameya T (1999) Human cytomegalovirus infection in foci of Langerhans cell histiocytosis. Virchows Arch 434: 109–115

Kempf HG, Bootz F, Berg PA (1992) Wegener'sche Granulomatose: Otologische und klinisch-immunologische Gesichtspunkte. Laryngorhinootologie 71: 26–30

Krutchkoff DJ, Jones CR (1984) Multifocal eosinophilic granuloma: a clinical pathologic conference. J Oral Pathol 13: 472–488

Lanham JG, Elkon KB, Pusey CD, Hughes GR (1984) Systemic vasculitis with asthma and eosinophilic: a clinical approach to the Sturge-Strauss syndrome. Medicine 63: 65–81

Lichtenstein L (1953) Histiozytosis X: integration of eosinophilic granuloma of bone, „Letterer-Siwe disease“ and „Schuller-Christian disease“ as related manifestations of a single nosologic entity. Arch Pathol Lab Med 56: 84–102

Lieberman PH, Jones ChR, Steinman RM, Erlandson RA, Smith J, Gee T, et al. (1996) Langerhans cell (eosinophilic) granulomatosis. A clinicopathologic study encompassing 50 years. Am J Surg Pathol 20: 519–552

Liebow AA, Carrington CRB, Friedman PI (1972) Lymphomatoid granulomatosis. Hum Pathol 3: 457–461

Lilly J, Juhlin T, Lew D, Vincent St, Lilly G (1998) Wegener's granulomatosis presenting as oral lesions. A case report. Oral Surg Oral Med Oral Pathol 85: 153–157

Lipford EH, Margolick JB, Longo DL, Fauci AS, Jaffe ES (1988) Angiocentric immunoproliferative lesions: a clinicopathologic spectrum of post-thymic T-cell proliferation. Blood 72: 1674–1681

Lippman SM, Grogan TM, Spier CM, Koopmann CF, Gall EP, Shimm DS, Durie BGM (1987) Lethal midline granuloma with a novel T-cell phenotype as found in peripheral T-cell lymphoma. Cancer 59: 936–939

Matsubara O, Yoshimura N, Doi Y, Tamura A, Mark EJ (1996) Nasal biopsy in the early diagnosis of Wegener's (pathergic) granulomatosis. Significance of palisading granuloma and leukocytoclastic vasculitis. Virchows Arch 428: 13–19

Maxymiw WG, Patterson BJ, Wood RE, Meharchand JM, Munro AJ, Gorska-Flipot I (1992) B-cell lymphoma presenting as a midfacial necrotizing lesion. Oral Surg Oral Med Oral Pathol 74: 343–347

McClain K, Jim H, Gresnik V, Favara B (1994) Langerhans cell histiocytosis: lack of a viral etiology. Am J Hematol 47: 16–20

McDonald JS, Miller RL, Bernstein ML, Olson JW (1980) Histiocytosis X: a clinical presentation. J Oral Pathol Med 9: 342–349

Michaels L, Gregory MM (1977) Pathology of „non healing“ (midline) granuloma. J Clin Pathol 30: 317–327

Moo WAH (1967) Lethal midline granuloma of the face. Report of a case. Oral Surg Oral Med Oral Pathol 23: 578–585

Mosqueda-Taylor A, Moneses-Garcia A, Zárate-Osorno A, Ruiz-Godoy Rivera LM, Ochoa-Carrillo FJ, Mohar-Betancourt A (1997) Angiocentric lymphomas of the palate: clinicopathological considerations in 12 cases. J Oral Pathol Med 26: 93–97

Murty GE (1990) Wegener's granulomatosis: otorhinolaryngological manifestations. Clin Otolaryngol 15: 385–393

Napier SS, Allen JA, Irwin CR, McCluskey DR (1991) Strawberry gums: a clinicopathological manifestation diagnostic of Wegener's granulomatosis? J Clin Pathol 46: 709–712

Niles JL, McCluskey RT, Ahmad MF (1989) Wegener's granulomatosis autoantigen is a novel serine proteinase. Blood 74: 1888–1893

Nölle B, Specks U, Lüdemann J (1989) Anticytoplasmic autoantibodies: their immunodiagnostic value in Wegener's granulomatosis. Ann Intern Med 111: 28–40

Odell EW, Morgan PR (1998) Biopsy pathology of the oral tissues. Chapman & Hill, London Weinheim New York Tokyo Melbourne Madras, pp 302–305

Perez-Ordonez B, Erlandson RA, Rossai J (1996) Follicular dendritic cell tumor. Report of 13 additional cases of a distinctive entity. Am J Surg Pathol 20: 944–955

Pringle GA, Daley ThD, Veinot LA, Wysocki GP (1992) Langerhans' cell histiocytosis in association with periapical granulomas and cysts. Oral Surg Oral Med Oral Pathol 74: 186–192

Quante M, Kuhn H, Huth F, Hausamen T (1973) Kasuistischer Beitrag zum Krankheitsbild des Granuloma gangraenescens. Med Welt 24: (N F) 1810–1812

Rapaport H (1966) Tumors of the hematopoetic system. In: Atlas of tumor pathology. Armed Forces Institute of Pathology, Washington, pp 49–63

Ratech H, Burke JS, Blayney DW, Sheibani K, Rapaport H (1989) A clinicopathologic study of malignant lymphomas of the nose, paranasal sinuses, and hard palate, including cases of lethal midline granuloma. Cancer 64: 2525–2531

Raustia AM, Autio-Harmainen HI, Knuuttila MLE, Raustia JM (1985) Ultrastructural findings and clinical follow-up of „strawberry gums" in Wegener's granulomatosis. J Oral Pathol Med 14: 581–587

Schäfer RJ, Schuster H-H (1975) Granuloma gangraenescens als maligne Retikulose. Zentralbl Allg Path 119: 111–115

Schajowicz F (1983) WHO histological typing of bone tumours, 2nd edn. Springer, Berlin Heidelberg New York, p 39

Schlegel M, Kraft R (1979) „Midline granuloma". Eine Literaturübersicht mit besonderer Beachtung von diagnostischen und therapeutischen Problemen, ergänzt durch drei eigene Fallbeobachtungen. HNO 27: 334–344

Schultze A, Eckardt A, Kuske M (1999) Langerhans-Zell-Histiozytose mit oraler Manifestation. Therapiestrategien mit Beteiligung der Mund-, Kiefer- und Gesichtschirurgie. Mund Kiefer Gesichtschir 3: 158–164

Scott J, Lawrence D (1972) Wegener's granulomatosis presenting as gingivitis. Review of the clinical and pathologic features and report of a case. Oral Surg Oral Med Oral Pathol 34: 920–933

Sedano HO, Cernea P, Hosxe G, Gorlin RJ (1969) Histiocytosis X. Clinical, radiologic, and histologic findings with special attention to oral manifestations. Oral Surg Oral Med Oral Pathol 27: 760–771

Shklar G, Taylor R, Schwartz ST (1965) Oral lesions of eosinophilic granuloma. Histologic and clinical consideration. Oral Surg Oral Med Oral Pathol 19: 613–622

Simon M Jr, Gassenmaier A (1987) Wegener-Granulomatose der Mundhöhle. Dtsch Z Mund Kiefer GesichtsChir 11: 452–453

Stewart JP (1933) Progressive lethal granulomatous ulceration of the nose. J Laryngol Otol 48: 657–701

Storrs J (1976) Bilateral eosinophilic granuloma of the mandible. Oral Surg Oral Med Oral Pathol 41: 93–100

Tigges G, Delank KW, Blasius S, Stoll W (1999) Das hochmaligne nasale T-Zell-Lymphom als Differentialdiagnose des Midline-Granuloma-Syndroms (Granuloma gangraenescens). Laryngorhinootologie 78: 139–143

Wegener F (1936) Über generalisierte septische Gefäßerkrankungen. Verh Dtsch Ges Pathol 29: 202–227

Wegener F (1939) Über eine eigenartige rhinogene Granulomatose mit besonderer Beteiligung des Arteriensystems und der Nieren. Beitr Pathol Anat 102: 36–51

Wegener F (1990) Die Wegener'sche Granulomatose (WG). Betrachtungen und Gedanken eines Pathologen. HNO-Informationen 2: 6–21

Willman CL, Busque L, Griffith BB, Favara BE, McClain KL, Duncan MH, Gilliland DG (1994) Langerhans'-cell histiocytosis (histiocytosis X) – a clonal proliferative disease. N Engl J Med 331: 154–160

Woude FJ van der, Rasmussen N, Lobatto S (1985) Autoantibodies against neutrophils and monocytes: tool for diagnosis and marker of disease activity in Wegener's granulomatosis. Lancet 1: 425–429

Wright-Browne V, McClain KL, Talpaz M, Ordonez N, Estrov Z (1997) Physiology and pathophysiology of dendritic cells. Hum Pathol 28: 563–579

Zimmermann R, Rutsatz K, Stengel B, Gross G (1998) Orale Langerhans-Zell-Granulomatose unter dem Bild einer nekrotischen Gingivostomatitis. Mund Kiefer Gesichtschir 2: 101–103

Kapitel 16

Reaktive und tumorartige Läsionen

G. Seifert

Hierzu zählt eine Gruppe von Erkrankungen mit granulomatösen Gewebsreaktionen, die von mitunter ähnlich aufgebauten echten Tumoren abgegrenzt werden müssen. Dies gilt speziell für das Plasmazellgranulom im Gegensatz zum Plasmozytom und das reparative Riesenzellgranulom im Gegensatz zum Riesenzelltumor. Bei den entzündlichen Pseudotumoren kann im Erscheinungsbild ein Sarkom (sog. Pseudosarkom) vorgetäuscht werden. Schließlich existieren tumorartige Läsionen, bei denen differentialdiagnostische und histogenetische Probleme in der Abgrenzung von echten Tumoren bestehen. Da in die WHO-Klassifikation der Weichteiltumoren eine Reihe von tumorartigen Läsionen eingereiht worden ist (Weiss 1994), sind in diesem Kapitel nur diejenigen Läsionen abgehandelt, die im Kapitel 11 oder an anderer Stelle noch nicht analysiert worden sind. Einzelheiten über die Hinweise auf andere Kapitel gehen aus Tabelle 16.1 hervor. Schließlich sind auch die tumorartigen Fehlbildungen nochmals kurz aufgelistet.

Tabelle 16.1. Tumorartige orale Läsionen

Art der Läsion	Kapitel, Abschnitt
Entzündliche Pseudotumoren	16.2.1 u. 16.2.2
Strahleninduzierte Pseudosarkome	16.2.3
Extrakraniale Fasziitis	16.3.1
Eosinophiles Granulom	15.3.2
Angiolymphoide Hyperplasie mit Eosinophilie	16.3.3
Reizfibrom	11.3.1.1
Juveniles Xanthogranulom	11.4.1.2
Traumatisches Neurom	11.9.1.5
Myxom	11.13.1
Noduläre Fasziitis	11.3.1.3
Myositis ossificans circumscripta	4.3.4.1
Proliferative Myositis	11.3.1.4
Papilläre endotheliale Hyperplasie	11.7.1.1
Pseudoepitheliomatöse Hyperplasie	16.3.4
Synoviale Chondromatose der Kiefergelenks	11.11.1.3
Tumorale Kalzinose	4.3.2
Amyloidtumor	4.2.6
Choristom	13.5.1
Hamartom	13.5.2

1 Reaktive Granulome

1.1 Pyogene Granulome

Hierbei liegt eine meist erbs- bis haselnußgroße pilzförmige Erhebung (Granuloma pediculatum) vor, die vorwiegend am Zahnfleisch unter dem makroskopischen Bild einer „Epulis" sowie an der Unterlippe oder Zunge (Abb. 16.1 a, b) lokalisiert ist (LEYDEN u. MASTER 1973). Histologisch handelt es sich um eine lobulär angeordnete Proliferation von erweiterten Kapillaren, die an der Oberfläche von einer mit einem Fibrinschorf bedeckten Ulzeration überkleidet wird und mit einem entzündlichen Stromaödem einhergeht. Wegen des Gefäßreich-

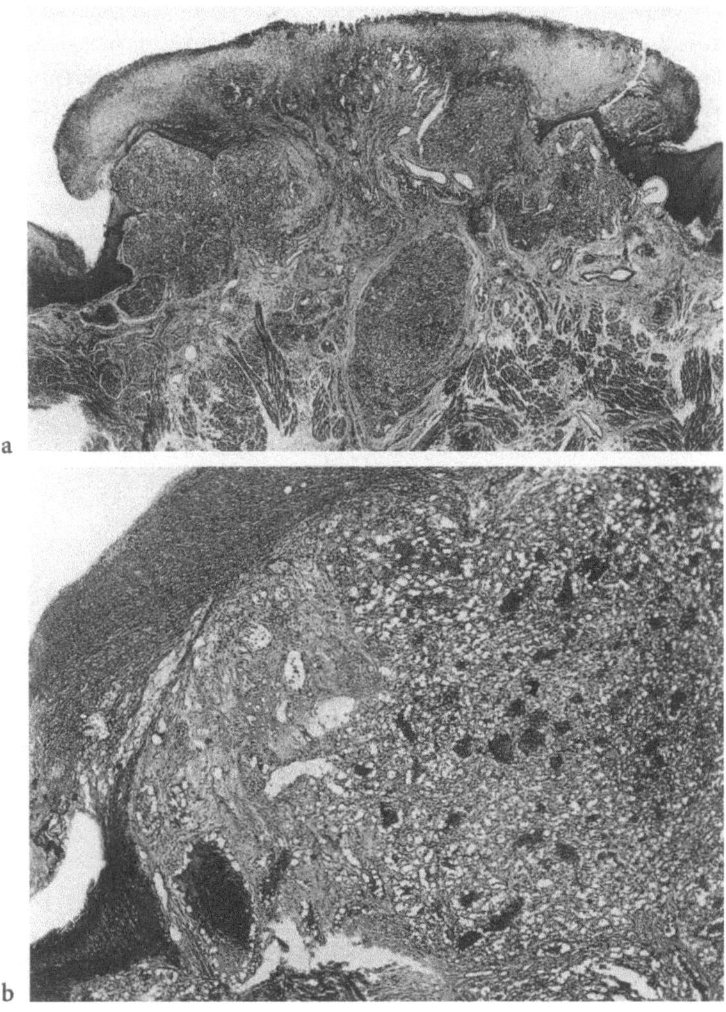

Abb. 16.1 a, b. Pyogenes Granulom der Zunge. **a** Pilzförmig über die Oberfläche wachsendes Granulationsgewebe, **b** Ausschnitte aus dem linken Bildrand mit Kapillarektasien unter einem Fibrinschorf an der Oberfläche. HE, **a** × 13, **b** × 40

tums wird die Läsion auch als „Hämangiom vom Granulationsgewebstyp" (Granuloma teleangiectaticum) bezeichnet.

Das pyogene Granulom kommt besonders beim weiblichen Geschlecht vor. Eine spezielle Erscheinungsform stellt der sog. Schwangerschafts-Tumor dar, der besonders gefäßreich ist (DALEY et al. 1991). Die Frage einer hormonalen Beeinflussung durch Östrogene oder Progesteron ist wiederholt, allerdings etwas kontrovers diskutiert worden. Eine spezielle immunhistochemische Analyse der Östrogen- und Progesteron-Rezeptoren bei pyogenen Granulomen in der Schwangerschaft im Vergleich zu weiblichen und männlichen Kontrollpersonen hat ergeben, daß Östrogen-Rezeptoren in allen Patientengruppen sowohl im Mukosaepithel als auch in den Endothelzellen des Schleimhautstromas nachweisbar sind, Progesteronrezeptoren dagegen nur relativ schwach im Mukosaepithel (WHITAKER et al. 1994).

Neuerdings wurden pyogene Granuloma an der Gingiva auch bei Patienten mit Knochenmarktransplantation wegen einer Leukämie beobachtet (GEHRKE et al. 1986; LEE et al. 1994), wobei die Zyklosporintherapie als mitwirkender Faktor diskutiert wird.

1.2 Fremdkörpergranulome

Bei den Fremdkörpergranulomen lassen sich trotz der unterschiedlichen Entstehungsfaktoren zwei Hauptgruppen unterscheiden:

- dentogen-iatrogene Ursachen im Rahmen der zahnärztlichen Behandlung oder der oralen Hygiene,
- traumatische exogene Einwirkungen.

Differentialdiagnostisch müssen die Fremdkörpergranulome von infektiösen oder immunologisch bedingten Granulomen abgegrenzt werden (s. Kap. 7).

1.2.1 Dentogen-iatrogene Fremdkörpergranulome

Handschuh-Stärkepudergranulome bei oralen chirurgischen Eingriffen

Etwa 3–4 Wochen nach dem operativen Eingriff (Zahnextraktionen u.a.) sind bei den Patienten granulomartige Schwellungen der Wangenschleimhaut beobachtet worden (WILSON u. GARACH 1981). Histologisch fand sich ein granulomatöses Infiltrat aus irregulär angeordneten Herden von Histiozyten, vielkernigen Riesenzellen und entzündlicher Infiltration durch Lymphozyten und Plasmazellen. Die Riesenzellen enthielten intrazytoplasmatische Vakuolen mit amorphen Granula, die im polarisierten Licht eine deutliche Doppelbrechung mit typischem Malteserkreuz analog dem Aufbau von Stärkekörnern erkennen ließen. Experimentell konnten bei Wistarratten durch Implantation von Stärkepuder, wie er bei der Vorbereitung der chirurgischen Handschuhe verwendet wird, analoge Granulome mit großen histiozytären Zellen erzeugt werden (PETERS et al. 1986b). Die histiozytären Zellen enthielten PAS-positive, diastaseresistente doppelbrechende Einschlüsse. Die Bezeichnung als „Surgical glove starch granuloma" ist daher ätiologisch berechtigt.

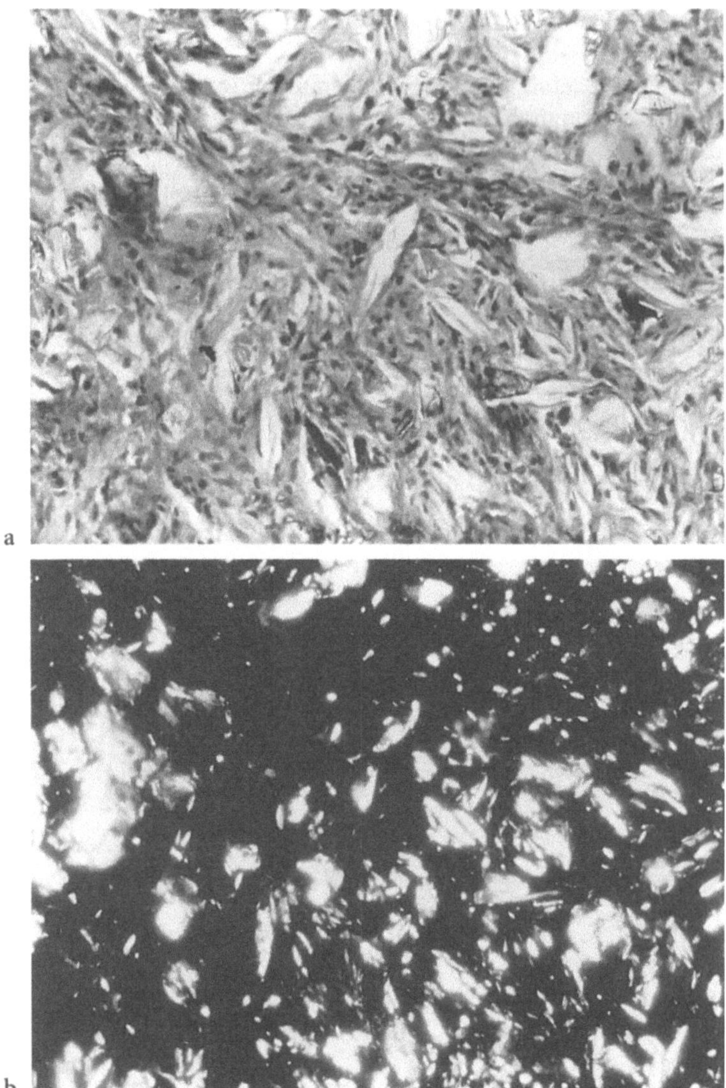

Abb. 16.2 a, b. Talkum-Granulom. **a** Ablagerung von Talkumpartikeln (Magnesiumsilikat) mit Fremdkörperreaktion, **b** doppelbrechende kristalline Partikel. HE, × 250

In gleicher Weise können durch das Pudern der Handschuhe mit Talkum (Magnesium-Silikat) Fremdkörpergranulome mit Einschluß doppelbrechender Partikel im Zytoplasma von mehrkernigen Riesenzellen entstehen (Abb. 16.2 a, b).

Granulome durch Pflanzenprodukte

Durch vorausgegangene operative Eingriffe – meist Zahnextraktionen oder Wurzelkanalfüllungen – können pflanzliche Produkte in das tiefere Weichteil-

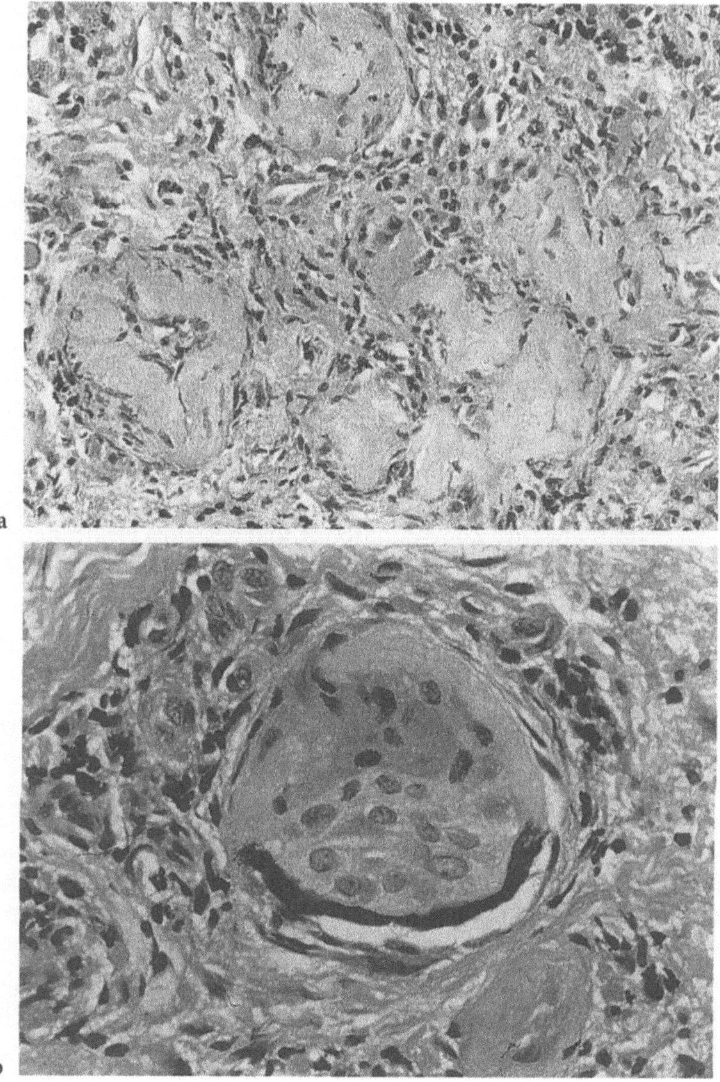

Abb. 16.3 a, b. Pflanzenproduktgranulom („pulse granuloma"). **a** Multiple, schwach angefärbte pflanzliche Produkte mit typischer Ringstruktur; **b** hyaline Ringstruktur mit zentral gelegenen Riesenzellen; an der Außenseite entzündliches Infiltrat mit Makrophagen und fokaler Verkalkung (*obere Bildmitte*). HE, × 160. (Aus: ODELL u. MORGAN 1998)

gewebe oder in die Kieferknochen eindringen und dort zur Entstehung von Fremdkörpergranulomen führen (CHOU et al. 1990). Die Granulome enthalten vielkernige Riesenzellen, in denen hufeisenförmige Partikel - umgeben von einem hyalinen Ring (s. auch Bd. 1/II, Kap. 5, Abschn. 4.1.3, Abb. 49) - eingeschlossen sind, und die mitunter auch granuläres doppelbrechendes Material oder Hämosiderin enthalten (Abb. 16.3 a, b). Die hyalinen Einschlüsse zeigen elektronenmikroskopisch einen analogen Aufbau zu den Schalen gekochter

Hülsenfrüchte, z. B. Bohnen oder Erbsen (HARRISON u. MARTIN 1986). Im Tierversuch konnten bei Ratten nach Implantation von gekochten Hülsenfrüchten analoge Granulome erzeugt werden (TALACKO u. RADDEN 1988). Die Granulome sind in ca. 80% in der Mandibula und nur in 20% in der Maxilla lokalisiert (MINCER et al. 1979; CHOU et al. 1990). Sie liegen sowohl intraossär als auch extraossär vor. Die Granulome werden im angelsächsischen Schrifttum als „Vegetable granuloma" (HARRISON u. MARTIN 1986), „Hyaline ring granuloma" (CHOU et al. 1990; LOMBARDI et al. 1999) oder als „Pulse granuloma" (pulse = Hülsenfrucht) bezeichnet (MINCER et al. 1979).

PVP-Granulom

Nach langjähriger peripherer Leitungsanästhesie mit Lokalanästhetika, welche Polyvinylpyrrolidon (PVP) enthalten, sind an der Wange Granulome beobachtet worden, die vielkernige Riesenzellen mit schaumigem Zytoplasma enthalten (ZÖLLER et al. 1990). Dabei finden sich in den Riesenzellen intrazytoplasmatische Vakuolen mit PVP-Ablagerungen. Die Partikel sind PAS-positiv, färben sich braunrot bei der Kongorotfärbung und bestehen elektronenmikroskopisch aus einem granulären amorphen Material. Makroskopisch handelt es sich um unscharf abgegrenzte sulzig-gelbliche Läsionen.

Fremdkörper-Gingivitis

Der makroskopische Befund ist durch eine erythematöse Gingivitis gekennzeichnet, welche bilateral zwischen den maxillaren lateralen und medialen Schneidezähnen entwickelt ist (DALEY u. WYSOCKI 1990). Das entzündliche Infiltrat enthält deutliche oder leicht übersehbare feine puderartige Partikel. Aus der Mikroanalyse geht hervor, daß es sich meist um Partikel aus Kalzium, Aluminium, Silizium, Titan oder Phosphor handelt, während Pilze oder Bakterien nicht nachgewiesen werden konnten. Die Veränderungen stehen im Zusammenhang mit zahnärztlichen vorangegangenen Eingriffen. Dentales Material wird auch in einer anderen Studie von 61 Fällen als Ursache angegeben (GORDON u. DALEY 1997 a, b). Die Fremdkörperpartikel liegen inmitten eines Infiltrates aus Lymphozyten, Histiozyten und Plasmazellen.

1.2.2 Traumatische Granulome

Sarkoidose-artige Fremdkörpergranulome können viele traumatische Ursachen haben. Hierzu gehört die aus religiösen Gründen (z. B. bei Hindus in Malaysien) vorgenommene Praxis, „heilige Asche" durch Stichpunktionen in die Wangenmukosa einzubringen (s. Kap. 4, Abschn. 4.5). Die Granulome enthalten Riesenzellen mit Zytoplasmavakuolen und Phagolysosomen, dagegen keine infektiösen Erreger (NG et al. 1997).

Das traumatische Granulom wird auch als „traumatisches eosinophiles Granulom" bezeichnet und vom typischen ossären eosinophilen Granulom (s. Kap. 15) abgegrenzt (GODFREY u. SLOAN 1985; REGEZI et al. 1993; FICARRA et al. 1997). Weitere Synonyme sind „traumatisches ulzeröses Granulom mit Stromaeosinophilie" (ELZAY 1983), „eosinophiles Ulkus" oder „atypisches histiozytäres Granulom" (EVERSOLE et al. 1985; DE VINCENTE-RODRIGUEZ et al. 1991). Das Vorkommen bei Kindern in Verbindung mit familiären geistigen Störungen wird als Riga-Fede-Krankheit bezeichnet (EICHENFIELD et al. 1990). Traumatische ulzeröse Granulome sind überwiegend an der Zunge (VON DOMARUS 1974; SNIJDER u. MERKOW 1973; TANG et al. 1981; WRIGHT et al. 1983), selten am Zahnfleisch lokalisiert (TORNES u. BANG 1974). Makroskopisch handelt es sich um im Durchmesser 1–2 cm große, oberflächlich ulzerierte Knoten, die den Aspekt eines Karzinoms oder Lymphoms vortäuschen können (REGEZI et al. 1993). Sie sind überwiegend aus großen mononukleären Zellen aufgebaut und von eosinophilen Leukozyten und Lymphozyten durchsetzt. Immunhistochemisch exprimieren die mononukleären Zellen meist CD68 als Makrophagenmarker und Faktor XIIIa als Marker für dendritische Zellen, daneben auch S-100-Protein (REGEZI et al. 1993). Aus einer neueren Studie geht hervor, daß es sich bei den Lymphozyten um CD3-, CD4- und CD8-positive T-Lymphozyten handelt und 30% dieser T-Lymphozyten CD30 (Ki-1)-Antigen exprimieren (FICARRA et al. 1997). Da eine Expression von CD30-Antigen bei kutanen lymphoproliferativen Läsionen beobachtet wird, wird angenommen, daß das traumatische eosinophile Granulom ein Analogon darstellt und eine nicht-aggressive, mit Ulzeration, Nekrose und teilweise mit Selbstheilung einhergehende Erkrankungsform vorliegt. Differentialdiagnostisch unterscheidet sich das traumatische eosinophile Granulom vom ossären eosinophilen Granulom als Variante der Histiozytosis X durch die Lokalisation in den oralen Weichteilen und durch das Fehlen von Birbeck-Granula in den Histiozyten (s. Kap. 15). Weitere Krankheitsformen mit Eosinophilie sind die angiolymphoide Hyperplasie mit Eosinophilie (s. Abschn. 3.2) und das eosinophile lymphoide Granulom (Kimura-Krankheit; s. Abschn. 3.2).

1.3 Plasmazellgranulom

Im Gegensatz zum neoplastischen monoklonalen Plasmozytom (s. Kap. 14, Abschn. 2.2) handelt es sich beim oralen Plasmazellgranulom um eine reaktive polyklonale Läsion (BALLESTEROS et al. 1998). Meist ist die Granulombildung bei Kindern und Jugendlichen entwickelt und zeigt eine ähnliche Lokalisation wie das solitäre Plasmozytom. Die mitunter gestielten und exophytisch wachsenden Granulome sind an der Gingiva (ACEVEDO u. BUHLER 1977), der Zunge (SOARES et al. 1987) und im periodontalen Gewebe (BHASKAR et al. 1968) beobachtet worden.

Plasmazellgranulome zeigen einen läppchenförmigen Aufbau aus Plasmazellen, Lymphozyten und Histiozyten. Zwischen diesen Zellinfiltraten liegen dicke kollagene Faserbündel. Die Plasmazellen zeigen immunhistochemisch ein polyklonales Muster aus κ- und λ-Leichtketten (REGEZI et al. 1983). Ursächlich werden infektiöse oder autoimmune Faktoren diskutiert. Wegen der reaktiven Natur werden die Plasmazellgranulome auch als entzündliche Pseudotumoren (ANTHONY 1993; EARL et al. 1993; COFFIN et al. 1995) bezeichnet (s. Abschn. 2).

Ein weiteres differentialdiagnostisches Problem besteht in der Abgrenzung des Plasmozytoms und des Plasmazellgranuloms von der diffusen Plasmazell-

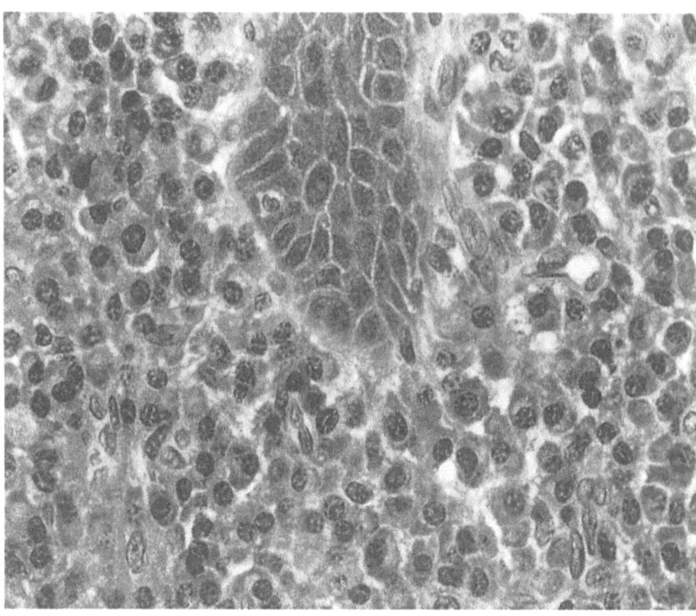

Abb. 16.4. Plasmazell-Gingivitis: dichtes Infiltrat aus polyklonalen Plasmazellen. HE, × 250. (Aus: ODELL u. MORGAN 1998)

infiltration als entzündliche Reaktion. Die plasmazelluläre Entzündung ist meist am Zahnfleisch als „Plasmazell-Gingivitis" (Abb. 16.4) lokalisiert (PALMER u. EVESON 1968; SOLLECITO u. GREENBERG 1992), daneben auch am Gaumen als „hyperplastische Uranitis plasmacellularis" (PETERS et al. 1992). Weitere Synonyme sind „Plasmozytosis der Gingiva" (POSWILLO 1968), „Plasmazell-Gingivostomatitis" (SILVERMAN u. LOZADA 1977), „allergische Gingivostomatitis" (KERR et al. 1981) und „Plasmocytosis circumorificialis" (SCHUERMANN 1962). Die plasmazellulären Infiltrate sind polyklonal, wobei es sich meist um IgG-Plasmazellen mit 55% κ- und 45% λ-Leichtketten handelt. Zwischen den Plasmazellen liegen weitere Infiltrate aus Lymphozyten und anderen Entzündungszellen. Die ursprüngliche Annahme, daß eine allergische Reaktion besonders gegenüber Zahnpasten oder Kaugummi vorliegt, konnte in späteren Fallstudien nicht bestätigt werden. Bezüglich der Einordnung der Plasmazellinfiltrate wird auf Kapitel 7 (Stomatitis) verwiesen.

1.4 Reparatives Riesenzellgranulom

Das reparative nicht-neoplastische Riesenzellgranulom unterscheidet sich vom echten Riesenzelltumor (s. Kap. 11, Abschn. 13.3) durch eine Reihe von Befundmerkmalen (ANDERSEN et al. 1973a, b und 1975; ABRAMS u. SHEAR 1974; AUCLAIR et al. 1988). Reparative Riesenzellgranulome enthalten reichlich fibröses Stroma mit Einschluß von Blutungen und Nekrosen. Die Nester von vielkernigen Riesenzellen bestehen aus kleineren Riesenzellen mit weniger Zellkernen als die Riesenzellen in Riesenzelltumoren. Die Expression von Ki-67-

und PCNA-positiven Zellen ist in Riesenzellgranulomen höher als in Riesenzelltumoren.

Zwischen zentralen Riesenzellgranulomen (s. Bd. 1/II, Kap. 8, Abschn. 10.4), die meist uni- oder multilokulär im vorderen Teil der Mandibula lokalisiert sind, und peripheren Riesenzellgranulomen besteht kein histochemischer oder ultrastruktureller Unterschied (ANDERSEN et al. 1975). Die peripheren Riesenzellgranulome sind meist an der bukkalen Gingiva der Maxilla und Mandibula entwickelt. Braune Tumoren beim Hyperparathyreoidismus zeigen einen analogen histologischen Aufbau zu Riesenzellgranulomen (PARBATANI et al. 1998).

2 Entzündliche Pseudotumoren

Entzündliche intraorale Pseudotumoren (EARL et al. 1993) imponieren klinisch als Tumor und sind pathohistologisch durch eine zelluläre Proliferation von ungeordneten Spindelzellen sowie durch entzündliche Infiltrate aus Lymphozyten, Plasmazellen und Histiozyten gekennzeichnet. Sie werden auch als „Granulationsgeschwülste" bezeichnet, wobei drei Subtypen unterschieden werden (INUI et al. 1993):

- histiozytär-granulomatöser Typ,
- plasmazellulär-granulomatöser Typ und
- sklerosierender Pseudotumor.

Das Hauptvorkommen ist in der Lunge beschrieben. Aus einer Übersicht über extrapulmonale entzündliche Pseudotumoren geht hervor, daß über 50% der Läsionen im Bereich des Abdomens - insbesondere im Magen, Mesenterium und Omentum oder der Leber (PECORELLA et al. 1999) - und nur vereinzelte Fälle in der Kopf-Hals-Region lokalisiert sind (COFFIN et al. 1995).

2.1 Orale entzündliche Pseudotumoren

Vereinzelte Beobachtungen sind im Bereich der Wange bei Kindern (LISTON et al. 1981), in der Mandibula (RUDY et al. 1964; ZEGARELLI et al. 1974; IDE et al. 1998b) sowie in der Submandibularregion mit Infiltration des M. sternocleidomastoideus und der Glandula submandibularis (INUI et al. 1993) beschrieben worden. Histologisch findet sich eine diffuse gemischtzellige Infiltration aus Fibroblasten, Plasmazellen und Lymphozyten sowie dazwischen gelegenes kollagenes Fasergewebe. Die Läsionen sind im Durchmesser bis über 5 cm groß und weisen zentral mitunter eine Nekrose auf.

2.2 Oraler myofibroblastärer Pseudotumor

Myofibroblasten (SCHMITT-GRÄFF et al. 1994; SCHÜRCH 1999; DESMOULIÈRE u. TUCHWEBER 1999) kommen sowohl im normalen Gewebe - z.B. in der intestinalen Mukosa - und bei der Wundheilung (GABBIANI et al. 1971) vor, als auch bei pseudotumoralen Proliferationen (SEEMEYER et al. 1980), als desmoplastische Stromareaktion in Tumoren (SCHÜRCH et al. 1981) und als Tumorkomponente in benignen und malignen Tumoren (HERRERA et al. 1991), so in Myofibroblastomen (s. Kap. 11, Abschn. 3.1.4).

Speziell die pseudotumoralen Proliferationen der Myofibroblasten können zu sarkomähnlichen geweblichen Strukturen führen. Hierzu gehören die noduläre Fasziitis (s. Kap. 11, Abschn. 3.1.3) und andere Fibromatosen.

Beim oralen myofibroblastären Pseudotumor handelt es sich um eine atypische Spindelzellproliferation mit Einschluß entzündlicher Infiltrate und einem pseudosarkomatösen Erscheinungsbild, das nach der WHO-Klassifikation auch als „entzündliches Fibrosarkom" bezeichnet wird (WEISS 1994). Histologisch finden sich spindelförmige Zellen in wechselnder Menge und ein ausgeprägtes entzündliches Infiltrat mit Einschluß zahlreicher eosinophiler Leukozyten (PEREZ u. BARNES 1999). Das kollagene Stroma enthält fokale myxoide Areale, so daß Ähnlichkeiten mit der nodulären Fasziitis bestehen. Die Läsion hat die Tendenz zu Rezidiven und zu einem persistierenden Wachstum. Immunhistochemisch exprimieren die spindelförmigen Zellen Vimentin und Aktin, dagegen nicht Desmin (COFFIN et al. 1995).

Eine weitere orale Besonderheit stellt ein intravenöser myofibroblastärer Pseudotumor der Wange dar (IDE et al. 1998a). Dabei ist die Spindelzellproliferation intravenös lokalisiert und besteht aus ungeordneten bizarren Spindelzellen und entzündlichen Infiltraten. Die Zellproliferation wird von glatten Muskelzellen der Gefäßwände abgeleitet und als Folge einer vorausgegangenen traumatischen Einwirkung interpretiert. Die proliferierten Zellen exprimieren Vimentin und Aktin, dagegen nicht Desmin.

2.3 Strahleninduzierte Pseudosarkome

Vereinzelte Beobachtungen liegen über orale Pseudosarkome nach vorausgegangener Strahlentherapie von malignen oralen Primärtumoren vor. Eine entsprechende Fallmitteilung betrifft einen 88 Jahre alten Patienten, der wegen eines Plattenepithelkarzinoms der maxillären Wangenregion mit 600 ras bestrahlt worden war (EISENBUD et al. 1982). Vier Jahre später hatte sich am Zungenrand eine 1 cm große polypoide Läsion entwickelt, die makroskopisch als pyogenes Granulom imponierte. Histologisch fanden sich spindelförmige Fibroblasten in paralleler Anordnung, durchsetzt von wellenförmigen kollagenen Fasern, entzündlichen Infiltraten und Extravasaten von Erythrozyten. Daneben waren bizarre Zellen mit einer Wagenradstruktur und hyperchromatischen Zellkernen vorhanden. Elektronenmikroskopisch wurden aktinartige Filamente und zytoplasmatische Organellen (Mitochondrien, Lysosomen, Glykogengranula) nachgewiesen.

Eine weitere Beobachtung stellen posttraumatische Spindelzellknoten in der Wangenmukosa dar (ZELLERS et al. 1992). Die Knoten waren nach einer schweren Basketballverletzung entstanden und aus Fibroblasten sowie Aktin-positiven Myofibroblasten aufgebaut, so daß ein Leiomyom oder eine noduläre Fasziitis (s. Kap. 11, Abschn. 3.1.3) vorgetäuscht wurden.

3 Tumorartige Läsionen

3.1 Extrakraniale Fasziitis

Unter den Fasziitis-artigen Läsionen stellt die noduläre Fasziitis (s. Kap. 11, Abschn. 3.1.3) speziell im Kindesalter die häufigste Form mit ca. 75% der Fälle dar. Die extrakraniale Fasziitis zeigt einen analogen Aufbau zur kranialen Fasziitis, unterscheidet sich jedoch durch die Lokalisation im Mund- und Halsbereich von der kranialen Form, die im Bereich der Stirn-, Parietal- und Temporalregion entwickelt ist (Sarangarajan u. Dehner 1999). Im Gegensatz zur nodulären Fasziitis, die meist zuerst ab 4.–5. Lebensjahr auftritt, liegt das Hauptvorkommen der extrakranialen Fasziitis in den ersten beiden Lebensjahren. Das histologische Bild ist etwas uniformer als bei der nodulären Fasziitis und durch spindel- oder sternförmige Zellen inmitten eines myxoiden Stromas gekennzeichnet. Bei den Zellen handelt es sich um eine fibro-myofibroblastäre Proliferation mit einer immunhistochemischen Expression von Vimentin und Aktin. Unter 10 Fällen mit einer extrakranialen Fasziitis waren zwei Fälle in der oralen Mukosa lokalisiert (1 Fall am Gaumen bei einem 2 Monate alten weiblichen Säugling und 1 Fall in der Maxilla bei einem 18 Monate alten Knaben).

3.2 Lymphoide (follikuläre) Hyperplasie

Bei der ursprünglich als „Pseudolymphom" bezeichneten tumorartigen Läsion liegt eine polyklonale reaktive lymphoproliferative Hyperplasie mit günstigem Verlauf vor. Histologisch finden sich Lymphfollikel mit Keimzentren und monomorphe kleinzellige lymphoide Infiltrate mit Einschluß von Plasmazellen (Schmid u. Eckert 1989). Die B-Lymphozyten zeigen ein polyklonales Expressionsmuster, die Plasmazellen eine polytope Immunglobulin-Produktion. Die Veränderungen kommen besonders an der Haut als follikuläre „Lymphadenosis cutis benigna Bäfverstedt" vor und enthalten B- und T-Zellpopulationen.

In der oralen Mukosa sind vorwiegend follikuläre lymphoidzellige Hyperplasien vor allem am Gaumen (Abb. 16.5 a, b) beschrieben worden (Wright u. Dunsworth 1983; Bradley et al. 1987; Napier u. Newlands 1990). Weitere Beobachtungen stammen von der maxillaren Gingiva (Kabani et al. 1988), der Zunge (Ruckley et al. 1984) und der Wange (Tomich u. Shafer 1975). Bei Verlaufsbeobachtungen über 3–10 Jahre traten weder maligne Lymphome noch Leukämien auf (Bradley et al. 1987). Das klinische Bild war durch diffuse Schwellungen der oralen Mukosa, teilweise auch durch oberflächliche Ulzerationen gekennzeichnet. Immunhistologisch fanden sich polyklonale κ- und λ-Leichtketten, daneben auch eine Expression von Leu-4 als T-Zellmarker und von Lysozym bei zusätzlicher Infiltration von Histiozyten. Die polyklonale polytypische Immunreaktion wird als wichtiges diagnostisches Kriterium angesehen (Torlakovic et al. 1997). Ohne Durchführung einer immunhistologischen Analyse ist eine sichere Abgrenzung von Frühstadien eines Lymphoms nicht möglich. Dies geht aus einer Untersuchungsserie hervor, in der von 83 Fällen einer oralen lymphoproliferativen Läsion in 8 Fällen zu einem späteren Zeitpunkt ein malignes Lymphom mit letalem Ausgang entstanden war (Tomich u. Shafer 1975).

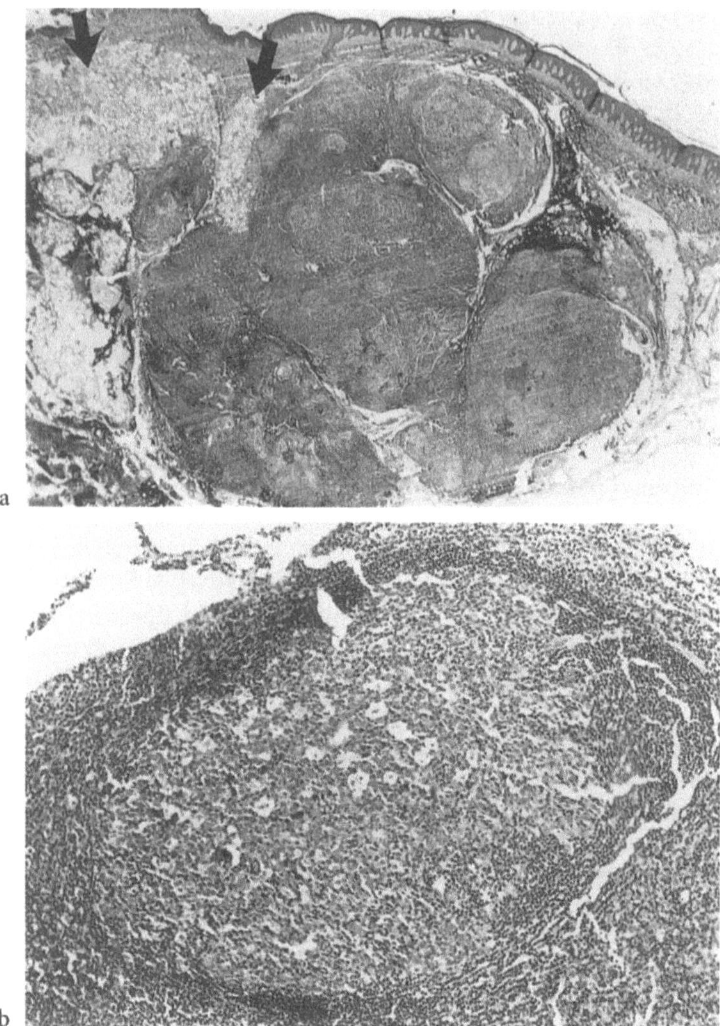

Abb. 16.5 a, b. Lymphoide follikuläre Hyperplasie des Gaumens. **a** Dichte submuköse lymphoidzellige Infiltrate mit Einschluß von Keimzentren; Reste von Gaumendrüsen (*Pfeile*), **b** großes, regulär aufgebautes Keimzentrum, umgeben von lymphoidzelligen Infiltraten. HE, **a** × 5, **b** × 64. (Aus: BRADLEY et al. 1987)

Eine andere Situation liegt bei Non-Hodgkin-Lymphomen vom MALT-Typ vor (SCHMID u. ECKERT 1989; TIEMANN et al. 1996). MALT-Lymphome sind besonders in den Speicheldrüsen, der Schilddrüse, im Magendarmkanal und der Lunge auf dem Boden des „Mukosa-assoziierten lymphatischen Gewebes" (MALT) entwickelt. In den Frühstadien kommt dem MALT-Gewebe eine Vorläuferrolle als „Prälymphom" zu. Dabei finden sich in der Umgebung von aktiven Keimzentren mit einem polytypischen Immunmuster monotypische monoklonale monozytoide Zellverbände, die im weiteren Verlauf in ein manifestes MALT-Lymphom übergehen (s. Bd. 1/I, S. 743–759 und Kap. 14, Abschn. 4).

3.3 Angiolymphoide Hyperplasie mit Eosinophilie

Die angiolymphoide Hyperplasie mit Eosinophilie ist meist in der Haut und Subkutis der Kopf-Hals-Region entwickelt und sehr selten in der oralen Mukosa beobachtet worden. Aus größeren Sammelstatistiken (Peters et al. 1986 a; Mariatos et al. 1999) ergeben sich für das orale Vorkommen folgende statistische Daten:

- geringe Dominanz des männlichen Geschlechts mit einem Durchschnittsalter von 35 Jahren;
- Lokalisation in ca. 60% in der Unterlippe (Buckerfield u. Edwards 1979; Eveson u. Lucas 1979; Peters et al. 1986 a; Bartralot et al. 1996), in ca. 25% in der Wange und Zunge (Razquin et al. 1991) und in ca. 10% in der Oberlippe (Buchner et al. 1980; Lopez u. Battaglino 1993) und am Gaumen (Moran et al. 1987);
- makroskopischer Aspekt meist als noduläre, 1,0–1,5 cm im Durchmesser große Herde, seltener ulzeröse oder fleckförmige Veränderungen;
- Rezidive in ca. 50% der Fälle;
- inkonstant regionale Lymphadenopathie, in der Regel keine Bluteosinophilie.

Der histologische Befund (Abb. 16.6) ist durch zwei Gewebskomponenten gekennzeichnet. Einerseits finden sich proliferierte hyperplastische kapilläre Gefäße, die von endothelialen Zellen mit großen, runden vesikulären Zellkernen ausgekleidet sind und Faktor-VIII exprimieren (Mariatos et al. 1999). Teilweise wölben sich eingekerbte Zellkerne in das Kapillarlumen hinein. Das Zytoplasma

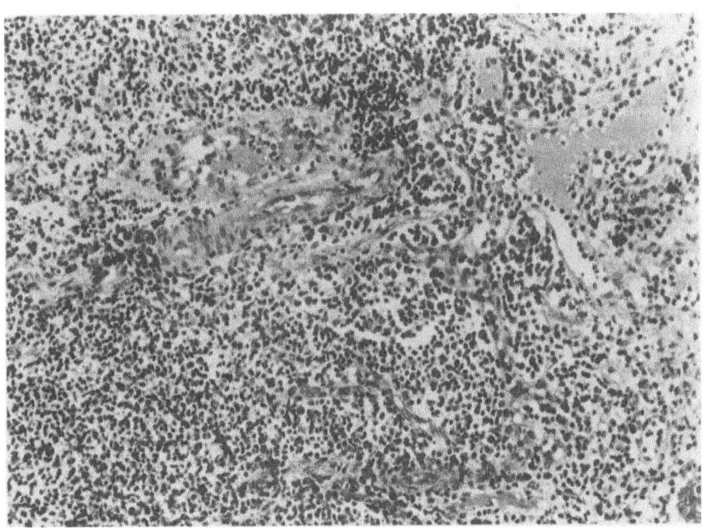

Abb. 16.6. Angiolymphoide Hyperplasie mit Eosinophilie der Unterlippe: biphasischer Aufbau mit proliferierten hyperplastischen kapillären Gefäßen sowie einem entzündlichen Infiltrat mit Einschluß von eosinophilen Leukozyten, Lymphozyten und Plasmazellen; peripher gelegene Lymphfollikel mit Keimzentren (im Präparat nicht enthalten). HE, × 130. (Aus: Buchner et al. 1980)

der Endothelzellen ist eosinophil und oft vakuolär umgewandelt. Andererseits besteht die zweite Komponente aus einem entzündlichen Infiltrat mit eosinophilen Leukozyten, Lymphozyten und Plasmazellen, welches in der Peripherie von Lymphfollikeln mit Keimzentren umgeben ist. Innerhalb der Knotenbildungen oder an deren Rand befinden sich dickwandige arterielle Gefäße mit Intimaproliferation oder fokaler Destruktion der Lamina elastica interna.

Die angiolymphoide Hyperplasie mit Eosinophilie wird dem Spektrum des epitheloiden Hämangioms (s. Kap. 11, Abschn. 7.2.2) zugeordnet (Rosai 1982) und muß differentialdiagnostisch vom malignen Lymphom, pyogenen Granulom und Kaposi-Sarkom abgegrenzt werden (Mariatos et al. 1999).

Die *Kimura-Krankheit* zeigt zwar Ähnlichkeiten mit der angiolymphoiden Hyperplasie, unterscheidet sich jedoch durch folgende Merkmale (Iguchi et al. 1986):

- Hauptvorkommen in China, Japan und Südostasien,
- Dominanz des männlichen Geschlechts (85%) und Manifestation in der 2.–3. Lebensdekade,
- deutliche Bluteosinophilie (in 80% der Fälle mit mehr als 10% eosinophilen Blutzellen),
- Lokalisation meist in der Parotisregion oder Wange.

Histologisch sind im Gegensatz zur angiolymphoiden Hyperplasie reichlich Lymphfollikel ausgebildet. Neben einer eosinophilen Infiltration finden sich proliferierte Kapillaren und eine ausgeprägte Fibrose.

3.4 Pseudoepiteliomatöse Hyperplasie

Pseudoepitheliomatöse („pseudokarzinomatöse") Hyperplasien können bei einer Reihe von oralen Läsionen auftreten und im Einzelfall erhebliche differentialdiagnostische Probleme in der Abgrenzung zu Karzinomen bereiten (Odell u. Morgan 1998). Der histologische Befund ist durch eine ausgeprägte floride Retehyperplasie und das vermehrte Auftreten von Mitosen gekennzeichnet. Speziell in der mastikatorischen Mukosa mit regulärer Orthokeratose können zusätzlich tiefe Verhornungsareale mit Hornperlen entwickelt sein.

Eine pseudoepitheliomatöse Hyperplasie kommt fast immer an der Oberfläche von Granularzelltumoren der Zunge (s. Kap. 11, Abschn. 9.1.4), nicht dagegen bei der kongenitalen Granularzell-Epulis vor (s. Kap. 13, Abschn. 1). Pseudoepitheliomatöse Hyperplasien finden sich oft auch bei chronischen Entzündungen und traumatischen Einwirkungen durch die Zähne oder Prothesen, besonders bei chronischen traumatischen Ulzerationen an den Ulkusrändern. Weitere Beispiele sind der Lupus erythematodes als prämaligne Kondition, die Wegener-Granulomatose mit Entwicklung florider epithelialer Proliferationen oder die hierzulande seltene orale Blastomykose der Gingiva mit pseudoepitheliomatösen Veränderungen im Entzündungsgebiet.

Differentialdiagnostisch muß die pseudoepitheliomatöse Hyperplasie vom Keratoakanthom (s. Kap. 8, Abschn. 5), invertem Papillom (s. Kap. 8, Abschn. 1) und auch vom Carcinoma cuniculatum (s. Kap. 10, Abschn. 8.2) abgegrenzt werden.

3.5 Sonstige Läsionen

Nach der neuen WHO-Klassifikation der Weichteiltumoren (WEISS 1994) sind zahlreiche tumorartige Läsionen bei den einzelnen Tumorkategorien abgehandelt. Die verschiedenartigen Läsionen und ihre Darstellung in den Kapiteln dieses Bandes sind in Tabelle 16.1 zusammengefaßt.

4 Tumorartige Fehlbildungen

Choristome sind tumorartige heterotope Wachstumsprozesse. Hierzu gehören ossäre, gingivale und gliale Choristome der Mundhöhle. Eine detaillierte Darstellung findet sich in Kap. 3, Abschn. 3.3 und Kap. 13, Abschn. 4.

Hamartome sind tumorartige Fehlbildungen mit willkürlicher Anordnung normaler Zellen und Gewebe, jedoch Entwicklung am regulären Gewebsort – im Gegensatz zum Choristom (s. Kap. 3, Abschn. 3.3 und Kap. 13, Abschn. 4). Hierzu gehören leiomyomatöse orale Hamartome, weiterhin auch die kongenitale Granularzell-Epulis (s. Kap. 13, Abschn. 1), die Myofibromatose (s. Kap. 11, Abschn. 3.1.4) und eine Reihe von hamartomatösen Gefäßveränderungen, so Hämangiome (s. Kap. 11, Abschn. 7.1.2), Lymphangiome (s. Kap. 11, Abschn. 7.1.3) oder die diffuse Angiomatose (s. Kap. 11, Abschn. 7.1.4).

Literatur

Abrams B, Shear M (1974) A histologic comparison of the giant cells in the central giant cell granuloma of the jaws and the giant cell tumor of long bone. J Oral Pathol 3: 217–223

Acevedo A, Buhler JE (1977) Plasma-cell granuloma of the gingiva. Oral Surg Oral Med Oral Pathol 43: 196–200

Andersen L, Fejerskov O, Philipsen HP (1973a) Oral giant cell granulomas. A clinical and histological study of 129 new cases. APMIS 81: 606–616

Andersen L, Arwill T, Fejerskov O, Heyden G, Philipsen HP (1973b) Oral giant cell granulomas. An enzyme histochemical and ultrastructural study. APMIS 81: 617–629

Andersen L, Fejerskov O, Theilade J (1975) Oral giant cell granulomas. APMIS 83: 69–76

Anthony PP (1993) Inflammatory pseudotumor (plasmacell granuloma) of lung, liver and other organs. Histopathology 23: 501–503

Auclair PL, Cuenin P, Kratochvil FJ, Slater LJ, Ellis GL (1988) A clinical and histomorphologic comparison of the central giant cell granuloma and the giant cell tumor. Oral Surg Oral Med Oral Pathol 66: 197–208

Ballesteros E, Osborne BM, Matsushima AY (1998) Plasma cell granuloma of the oral cavity: a report of two cases and review of the literature. Mod Pathol 11: 60–64

Bartralot R, Garcia-Patos V, Hueto H, Haguet P, Raspall G, Castells A (1996) Angiolymphoid hyperplasia with eosinophilia affecting the oral mucosa. Report of a case and a review of the literature. Br J Dermatol 134: 744–748

Bhaskar SN, Levin MP, Frisch J (1968) Plasma cell granuloma of the periodontal tissues. Report of 45 cases. Periodontics 6: 272–276

Bradley G, Main JHP, Birt BD, From L (1987) Benign lymphoid hyperplasia of the palate. J Oral Pathol Med 16: 18–26

Buchner A, Silverman S Jr, Wara WM, Hansen LS (1980) Angiolymphoid hyperplasia with eosinophilia (Kimura's disease). Oral Surg Oral Med Oral Pathol 49: 309–313

Buckerfield JB, Edwards MB (1979) Angiolymphoid hyperplasia with eosinophils in oral mucosa. Oral Surg Oral Med Oral Pathol 47: 539–544

Chou L, Ficarra G, Hansen LS (1990) Hyaline ring granuloma: a distinct oral entity. Oral Surg Oral Med Oral Pathol 70: 318–324

Coffin ChM, Watterson J, Priest JR, Dehner LP (1995) Extrapulmonary inflammatory myofibroblastic tumor (inflammatory pseudotumor). A clinicopathologic and immunohistochemical study of 84 cases. Am J Surg Pathol 19: 859–872
Daley TD, Wysocki GP (1990) Foreign body gingivitis: an iatrogenic disease? Oral Surg Oral Med Oral Pathol 69: 708–712
Daley TD, Nartery NO, Wysocki GP (1991) Pregnancy tumor: an analysis. Oral Surg Oral Med Oral Pathol 72: 196–199
Desmoulière A, Tuchweber B (eds) (1999) Tissue repair and fibrosis. The role of the myofibroblast. Curr Top Pathol 93: 1–221
Domarus H von (1974) Ein eosinophiles Granulom der Zunge. Hautarzt 25: 348–351
Earl PD, Lowry JC, Sloan P (1993) Intraoral inflammatory pseudotumor. Oral Surg Oral Med Oral Pathol 76: 279–283
Eichenfield L, Honig P, Nelson L (1990) Traumatic granuloma of the tongue (Riga-Fede disease): association with familial dysautonomia. J Pediatr 116: 742–744
Eisenbud L, Selub L, Sciubba J (1982) Radiation-induced pseudosarcoma of the tongue. Oral Surg Oral Med Oral Pathol 53: 64–68
Elzay RP (1983) Traumatic ulcerative granuloma with stromal eosinophilia (Riga-Fede disease and traumatic granuloma). Oral Surg Oral Med Oral Pathol 55: 497–506
Eversole LR, Leider AS, Jacobsen PL, Kidd PM (1985) Atypical histiocytic granuloma. Cancer 55: 1722–1729
Eveson JW, Lucas RB (1979) Angiolymphoid hyperplasia with eosinophilia. J Oral Pathol 8: 103–108
Ficarra G, Prignano F, Romagnoli P (1997) Traumatic eosinophilic granuloma of the oral mucosa: a CD30+(Ki-1) lymphoproliferative disorder? Oral Oncol 33: 375–379
Gabbiani G, Ryan GB, Majno G (1971) Presence of modified fibroblasts in granulation tissue and their possible role in wound contraction. Experientia 27: 549–550
Gehrke G, Schmelzle R, Meyle J, Krüger U (1986) Granuloma pyogenicum bei einem Patienten mit Erythroleukämie nach Knochenmarktransplantation. Dtsch Zahnärztl Zentralbl 41: 434–436
Godfrey RM, Sloan P (1985) Traumatic (eosinophilic) granuloma of oral soft tissue: a report of two cases with pseudo-lymphomatous features. Br J Oral Maxillofac Surg 23: 351–354
Gordon SC, Daley TD (1997a) Foreign body gingivitis. Clinical and microscopic features of 61 cases. Oral Surg Oral Med Oral Pathol 83: 562–570
Gordon SC, Daley TD (1997b) Foreign body gingivitis. Identification of the foreign material by energy-dispersive x-ray microanalysis. Oral Surg Oral Med Oral Pathol 83: 571–576
Harrison JD, Martin IC (1986) Oral vegetable granuloma: ultrastructural and histological study. J Oral Pathol Med 15: 322–326
Herrera GA, Johnson WW, Lockard VG, Walker BL (1991) Soft tissue myofibroblastomas. Mod Pathol 4: 571–577
Ide F, Shimoyama T, Horie N (1998a) Intravenous myofibroblastic pseudotumour of the buccal mucosa. Case report. Oral Oncol 34: 232–235
Ide F, Shimoyama T, Horie N (1998b) Inflammatory pseudotumor in the mandibular retromolar region. Case report. J Oral Pathol Med 27: 508–510
Iguchi Y, Inoue T, Shimono M, Yamamura T, Shigematsu T, Takahashi S (1986) Kimura's disease and its relation to angiolymphoid hyperplasia with eosinophilia: report of three cases and review of the literature. J Oral Pathol Med 15: 132–137
Inui M, Tagawa T, Mori A, Yoneda J, Nomura J, Fukumori T (1993) Inflammatory pseudotumor in the submandibular region. Clinicopathologic study and review of the literature. Oral Surg Oral Med Oral Pathol 76: 333–337
Kabani S, Cataldo E, Folkerth R, Delellis RA, Bhan I, Farren P, Neville T (1988) Atypical lymphohistiocytic infiltrate (pseudolymphoma) of the oral cavity. Oral Surg Oral Med Oral Pathol 66: 587–592
Kerr DA, McClatchy KD, Regezi JA (1981) Allergic gingivostomatitis (due to chewing gum). J Periodontol 42: 709–712
Lee L, Miller PA, Maxymiw WG, Messner HA, Rotstein LE (1994) Intraoral pyogenic granuloma after allogeneic bone marrow transplant. Report of three cases. Oral Surg Oral Med Oral Pathol 78: 607–610

Leyden JL, Master GH (1973) Oral cavity pyogenic granuloma. Arch Dermatol 108: 226–228
Liston SL, Dehner LP, Jarvis CW, Pitzele C, Huseby TL (1981) Inflammatory pseudotumor in the buccal tissue of children. Oral Surg Oral Med Oral Pathol 51: 287–292
Lombardi T, Kuffer R, DiFelice R (1999) Hyaline ring granuloma (Pulse granuloma). Virchows Arch 435: 257, Abstract P-258
Lopez JL, Battaglino SB (1993) Angiolymphoid hyperplasia with eosinophilia of the lower lip. Int J Dermatol 32: 361–362
Mariatos G, Gorgoulis VG, Laskaris G, Kittas C (1999) Epitheloid hemangioma (angiolymphoid hyperplasia with eosinophilia) in the oral mucosa. A case report and review of the literature. Oral Oncol 35: 435–438
Mincer HH, McCoy JM, Turner JE (1979) Pulse granuloma of the alveolar ridge. Oral Surg Oral Med Oral Pathol 48: 126–130
Moran WJ, Dobleman TJ, Bostwick DG (1987) Epitheloid hemangio-endothelioma (histiocytoid hemangioma) of the palate. Laryngoscope 97: 299–302
Napier SS, Newlands C (1990) Benign lymphoid hyperplasia of the palate: report of two cases and immunohistochemical profile. J Oral Pathol Med 19: 221–225
Ng KH, Siar ChH, Ganesapillai T (1997) Sarcoid-like foreign body reaction in body piercing. A report of two cases. Oral Surg Oral Med Oral Pathol 84: 28–31
Odell EW, Morgan PR (1998) Biopsy pathology of the oral tissues. Chapman & Hall, London Weinheim New York Tokyo Melbourne Madras, pp 241–244
Palmer RM, Eveson JW (1968) Plasma cell gingivitis. J Oral Surg 51: 187–189
Parbatani R, Tinsley GF, Danford MH (1998) Primary hyperparathyroidism presenting as a giant-cell epulis. Oral Surg Oral Med Oral Pathol 85: 282–284
Pecorella I, Ciardi A, Memeo L, Trombetta G, de Quarto A, de Simone P, di Tondo U (1999) Inflammatory pseudotumor of the liver – evidence for malignant transformation. Pathol Res Pract 195: 115–120
Perez MCN, Barnes I (1999) Inflammatory (myofibroblastic) pseudotumors (IPT) of the head and neck. Mod Pathol 12: 129 A, Abstract 753
Peters E, Altini M, Kola AH (1986a) Oral angiolymphoid hyperplasia with eosinophilia. Oral Surg Oral Med Oral Pathol 61: 73–79
Peters E, Gardner DG, Altini M, Crooks J (1986b) Granular cell reaction to surgical glove powder. J Oral Pathol Med 15: 454–458
Peters KP, Vigneswaran N, Hornstein OP (1992) Hyperplastische uranitis plasmacellularis. Eine wichtige Differentialdiagnose zum extraossären Plasmozytom. Dtsch Z Mund Kiefer Gesichtschir 16: 289–292
Poswillo D (1968) Plasmacytosis of the gingiva. Br J Oral Surg 5: 194–202
Razquin S, Mayayo E, Citores MA, Alvira R (1991) Angiolymphoid hyperplasia with eosinophilia of the tongue: report of a case and review of the literature. Hum Pathol 22: 837–839
Regezi JA, Zarbo RJ, Keren DF (1983) Plasma cell lesions of the head and neck; immunofluorescent determination of clonality from formalin-fixed, paraffin-embedded tissue. Oral Surg Oral Med Oral Pathol 56: 616–621
Regezi JA, Zarbo RJ, Daniels TE, Greenspan JS (1993) Oral traumatic granuloma. Characterization of the cellular infiltrate. Oral Surg Oral Med Oral Pathol 75: 723–727
Rosai J (1982) Angiolymphoid hyperplasia with eosinophilia of the skin. Its nosological position in the spectrum of histiocytoid hemangioma. Am J Dermatol 4: 175–184
Ruckley RW, Gordon D, Conroy B (1984) Pseudolymphoma of the tongue mimicking Hodgkin's disease. A case report. J Laryngol Otol 98: 737–741
Rudy HN, Conn H, Scheingold SS (1984) Solitary xanthogranuloma of the mandible. Oral Surg Oral Med Oral Pathol 18: 262–271
Sarangarajan R, Dehner LP (1999) Cranial and extracranial fasciitis of childhood; a clinicopathologic and immunohistochemical study. Hum Pathol 30: 87–92
Schmid U, Eckert F (1989) Das Pseudolymphom – eine reaktive lymphatische Hyperplasie oder Prälymphom? Eine Übersicht mit besonderer Berücksichtigung des MALT. Pathologe 10: 332–339
Schmitt-Gräff A, Desmoulière A, Gabbiani G (1994) Heterogeneity of myofibroblast phenotypic features: an example of fibroblastic cell plasticity. Virchows Arch 425: 3–24

Schürch W (1999) The myofibroblast in neoplasia. In: Desmoulière A, Tuchweber B (eds) Tissue repair and fibrosis. The role of myofibroblast. Curr Top Pathol 93: 135–148
Schürch W, Seemayer TA, Lagacé R (1981) Stromal myofibroblasts in primary invasive and metastatic carcinoma. A combined immunological, light and electron microscopic study. Virchows Arch A Pathol Anat Histopathol 391: 125–139
Schuermann H (1962) Plasmacytosis circumorificialis. Dtsch Zahnärztl Zentralbl 15: 601–610
Seemayer TA, Lagacé R, Schürch W, Thelmo WL (1980) The myofibroblast: biologic, pathologic and theoretical considerations. Pathol Annu 15: 443–470
Silverman S Jr, Lozada F (1977) An epilogue to plasma-cell gingivostomatitis (allergic gingivostomatitis). Oral Surg Oral Med Oral Pathol 43: 211–217
Snijder SR, Merkow LP (1973) Traumatic granuloma of the tongue. Oral Surg Oral Med Oral Pathol 36: 397–400
Soares J, Moura Nunes JF, Sacadura J (1987) Plasma cell granuloma of the tongue. Report of a case. Histopathology 2: 199–201
Sollecito ThP, Greenberg MS (1992) Plasma cell gingivitis. Report of two cases. Oral Surg Oral Med Oral Pathol 73: 690–693
Talacko AA, Radden BG (1988) The pathogenesis of oral pulse granuloma: an animal model. J Oral Pathol Med 17: 99–105
Tang ThT, Glicklich M, Hodach AE, Oechler HW, McCreadie SR (1981) Ulcerative eosinophilic granuloma of the tongue: a light- and electronmicroscopic study. Am J Clin Pathol 75: 420–425
Tiemann M, Asbeck R, Wacker H-H (1996) Klonale B-Zell-Reaktionen und Prälymphome bei Autoimmunerkrankungen. Verh Dtsch Ges Pathol 80: 169–177
Tomich ChE, Shafer WG (1975) Lymphoproliferative disease of the hard palate: a clinicopathologic entity. A study of twenty-one cases. Oral Surg Oral Med Oral Pathol 39: 754–768
Torlakovic E, Cherwitz DL, Jessurun J, Scholes J, McGlennen R (1997) B-cell gene rearrangement in benign and malignant lymphoid proliferations of mucosa-associated lymphoid tissue and lymph nodes. Hum Pathol 28: 166–173
Tornes K, Bang G (1974) Traumatic eosinophilic granuloma of the gingiva. Oral Surg Oral Med Oral Pathol 38: 99–102
Vincente-Rodriguez JC de, Santos-Oller JM, Junquera-Gutierrez LM, Lopez-Arranz JS (1991) Atypical histiocytic granuloma of the tongue: case report. Br J Maxillofac Surg 29: 350–352
Weiss SW (1994) WHO histological typing of soft tissue tumours, 2nd ed. Springer, Berlin Heidelberg New York, S 48
Whitaker SB, Bouquot JE, Alimario AE, Whitaker ThJ (1994) Identification and semiquantification of estrogen and progesterone receptors in pyogenic granulomas of pregnancy. Oral Surg Oral Med Oral Pathol 78: 755–760
Wilson DF, Garach V (1981) Surgical glove starch granuloma. Oral Surg Oral Med Oral Pathol 51: 342–345
Wright JM, Dunsworth AR (1983) Follicular lymphoid hyperplasia of the hard palate: a benign lymphoproliferative process. Oral Surg Oral Med Oral Pathol 55: 162–168
Wright JM, Rankin KV, Wilson JW (1983) Traumatic granuloma of the tongue. Head Neck Surg 5: 363–365
Zegarelli DJ, Rankow RM, Zegarelli EV (1974) A large dental granuloma (? inflammatory pseudotumor) with unusual features: report of case. J Am Dent Assoc 89: 891–894
Zellers RA, Bicket WJ, Parker MG (1992) Posttraumatic spindle cell nodule of the buccal mucosa. Report of a case. Oral Surg Oral Med Oral Pathol 74: 212–215
Zöller J, Kristen K, Born IA (1990) Das PVP-Granulom – eine Komplikation in der Therapie der Gesichtsneuralgien. Dtsch Z Mund Kiefer Gesichtschir 14: 170–173

Kapitel 17

Metastasen extraoraler Tumoren

G. SEIFERT

Die Unterscheidung zwischen primären malignen oralen Tumoren und Metastasen extraoraler Primärtumoren ist von entscheidender Bedeutung für das therapeutische Vorgehen und die Prognose. Dies gilt besonders auch für Tumoren mit niedriger Differenzierung wie kleinzellige oder anaplastische Tumoren und für Tumoren, deren histologische Klassifikation mit extraoralen Tumoren weitgehend identisch ist. Bezüglich der Metastasen in den Speicheldrüsen (SEIFERT et al. 1986) wurde die differentialdiagnostische Problematik bereits im Band 1/I (s. Kap. 14, Abschn. 40) erörtert.

Eine weitere Differenzierung muß im Hinblick auf lymphogene oder hämatogene Metastasen getroffen werden. Primärtumoren des Kopf-Hals-Bereiches können überwiegend auf dem Lymphweg zu oralen Metastasen führen. Hierzu gehören insbesondere Hauttumoren und Melanome der Kopfregion. Die übrigen Tumoren des Organismus metastasieren vorwiegend hämatogen in die Mundhöhle, wobei zwei Metastasierungswege in Betracht kommen (DEL REGATO 1977; VIDER et al. 1977). Tumoren des Beckenraums, Abdomens und Thorax können sich über den vertebralen Venenplexus zur Mundhöhle ausbreiten. Der andere Metastasierungsweg führt über die Lunge als Filtersystem und Bypass.

1 Statistische Daten

1.1 Lokalisation und Häufigkeit der oralen Metastasen

Insgesamt sind orale Metastasen in der Mukosa, den angrenzenden Weichteilen und den Kieferknochen selten (MEYER u. SHKLAR 1965) und machen nur 1% aller Tumormetastasen aus. Von den oralen Metastasen sind 90% in den Kieferknochen lokalisiert (CLAUSEN u. POULSON 1963), wobei allein auf den Unterkiefer 70–80% der Fälle entfallen (ANICETO et al. 1990; HIRSHBERG u. BUCHNER 1995). In 30% der Fälle stellt die orale Metastase die erste Manifestation eines bis dahin unbekannten Primärtumors dar. In den oralen Weichteilen sind die Metastasen vorwiegend in der Zunge und Gingiva lokalisiert, danach in absteigender Reihenfolge am Gaumen und Mundboden, an der Wange und Lippe (HIRSHBERG et al. 1994).

Die Metastasen im Unterkiefer sind bevorzugt im Bereich der Molaren und Kondylen lokalisiert (DE BOOM et al. 1985; LÖWICKE u. TEUBER 1987; WALZ u. GERLACH 1987; HASHIMOTO et al. 1987). In einem Teil der Fälle waren die Metastasen im Bereich von vorausgegangenen Zahnextraktionen entwickelt. Im Gegensatz zur Mandibula waren Metastasen in der Maxilla mit 20–25% wesentlich seltener (BERNSTEIN et al. 1966). Die Häufigkeit von Metastasen in der Gingiva (ELLIS et al. 1977) beruht einerseits auf der hohen Vaskularisation in Verbindung mit entzündlichen und anderen Irritationen, zum anderen auch darauf, daß Gingiva und Kiefer eng verflochten sind. So läßt sich aus zahlreichen Fallmitteilungen nicht sicher entscheiden, ob es sich um eine primäre Kiefermetastase mit sekundärer Infiltration der Gingiva oder um eine primäre Metastase der Gingiva mit Übergreifen auf den Kieferknochen handelt. Bei einer echten Gingivametastase muß der angrenzende Kieferknochen eindeutig tumorfrei sein. Zungenmetastasen sind nach größeren Statistiken mit 34% vorwiegend an der Zungenbasis und dem hinteren Zungenrücken lokalisiert, in 19% an der Zungenseite, in 10% am übrigen Zungenrücken und in 6,5% an der Zungenspitze (WEITZNER u. HENTEL 1968; ZEGARELLI et al. 1973; BADEN et al. 1992). Bei den übrigen 27% der Fälle fehlen präzise Angaben. In 13% der Fälle war die Zungenmetastase das erste Manifestationsmerkmal für einen extraoralen Primärtumor.

1.2 Lokalisation der extraoralen Primärtumoren

Das Ergebnis aus größeren Sammelstatistiken von über 500 Fallmitteilungen (HIRSHBERG u. BUCHNER 1995) geht aus Tabelle 17.1 hervor. Danach sind Primärtumoren der Brustdrüse, Lunge und Nieren der häufigste Sitz des Primärtumors für orale Fernmetastasen. Relativ häufig sind auch Primärtumoren des Knochensystems, des Magen-Darm-Traktes, der Haut, der Nebennieren, der

Tabelle 17.1. Vergleich der Häufigkeit extraoraler Primärtumoren und der Lokalisation der oralen Metastasen. (Nach HIRSHBERG u. BUCHNER 1995)

Primärtumor	Gesamtzahlen n	Orale Mukosa n	Kieferknochen n
Brustdrüse	99	14	85
Lunge	91	42	49
Niere	53	22	31
Knochen	38	9	29
Dickdarm	34	8	26
Haut	34	20	14
Nebenniere (Neuroblastom)	34	–	34
Weibliche Genitalorgane	25	10	15
Prostata	23	1	22
Leber	20	7	13
Auge	19	2	17
Schilddrüse	15	–	15
Hoden	15	5	10
Magen	10	6	4
Gehirn	8	–	8
Ösophagus	7	3	4
Harnblase	6	1	5
Sonstige Organe	16	7	9
Insgesamt	547	157	390

weiblichen Genitalorgane, der Prostata und Leber. In ca. 90 % handelt es sich um primäre Karzinome, in ca. 10 % um Sarkome und andere seltenere Primärtumoren. Speziell bei Osteosarkomen, Ewing-Sarkomen und malignen peripheren Neuroblastomen ist eine Entscheidung mitunter darüber schwierig, ob multizentrische Tumorbildungen oder Metastasen vorliegen. Bei den Karzinomen handelt es sich meist um Adenokarzinome (MEYER u. SHKLAR 1965). Weitere Einzelheiten über die Klassifikation der Primärtumoren und die spezielle Lokalisation der aufgetretenen Metastasen werden im folgenden Abschn. 2 abgehandelt.

2 Klassifikation der Primärtumoren

2.1 Mammatumoren

Histologisch (Abb. 17.1 und 17.2) handelt es sich überwiegend um invasive Adenokarzinome vom duktalen oder seltener vom lobulären Typ, die in 55 – 80 % der Fälle in das Skelettsystem metastasieren. Orale Metastasen von Mammakarzinomen wurden überwiegend in der Mandibula beobachtet (EPKER et al. 1969; AGERBERG u. SODERSTROM 1974; MACE 1977/78; YAGAN et al. 1984, CHOUKAS et al. 1993; STAVROPOULOS u. ORD 1993). Durch die Lokalisation in den Kondylen wurden teilweise die Symptome einer Kiefergelenkerkrankung vorgetäuscht. In einem anderen Fall bestand zunächst die Verdachtsdiagnose eines Ameloblastoms (YAGAN et al. 1984). An zweiter Stelle der Häufigkeit war die Lokalisation der Metastasen in der Gingiva angegeben (PERLMUTTER et al. 1974; EL DIBANY et al. 1984; SWEET et al. 1985; NEEDLEMAN u. SALAH (1992), wobei in einem Fall multiple Gingivametastasen zunächst den Verdacht auf ein multiples Vorkommen einer Epulis ergeben hatten (NEEDLEMAN u. SALAH 1992). In zwei Fällen waren die Metastasen in der Zunge entwickelt (KOLSON 1966; PERCHICK u. KIM 1986).

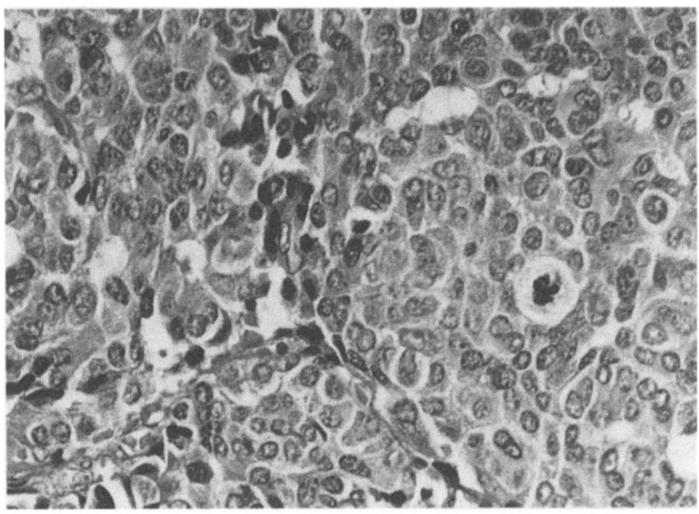

Abb. 17.1. Orale Metastase eines soliden Mammakarzinoms. HE, × 250

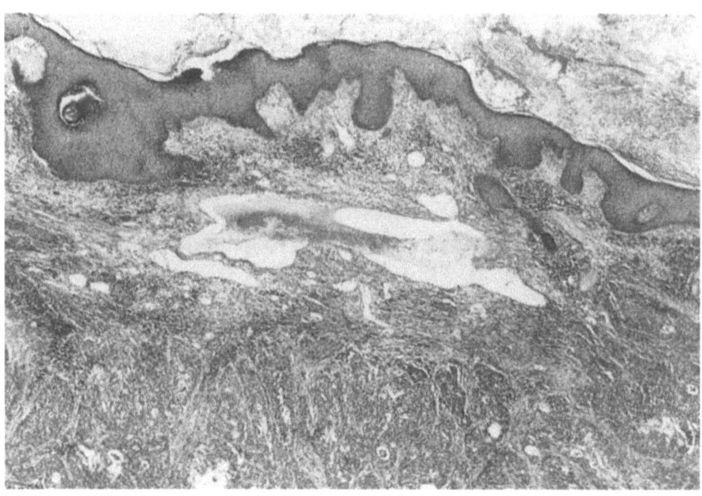

Abb. 17.2. Unterlippenmetastase eines soliden Mammakarzinoms. HE, × 160

Aus einer Statistik über ein Kollektiv von 77 Tumoren mit Zungenmetastasen geht hervor, daß in 8% der Fälle der Primärtumor in der Mamma lokalisiert war (BADEN et al. 1992).

Sonstige seltene maligne Mammatumoren mit oralen Metastasen sind ein Angiosarkom mit multiplen Metastasen der Gingiva in Höhe des 2. Molaren (EPSTEIN et al. 1987) und ein malignes Cystosarcoma phylloides mit Metastasen in der Mandibula beiderseits, später auch in der Wange und schließlich Metastasen in der Lunge und dem Skelettsystem (COONEY et al. 1988).

2.2 Lungentumoren

Bei den älteren Fallmitteilungen war noch keine exakte Klassifikation der Karzinome nach der WHO-Typisierung vorgenommen worden. Überwiegend handelt es sich jedoch um bronchogene Plattenepithel- oder Adenokarzinome (Abb. 17.3 a, b), einmal auch um ein selteneres Riesenzellkarzinom (VAUGHAN et al. 1991). Die meisten Metastasen waren in der Mandibula lokalisiert (MAW 1980; GERLACH et al. 1982; PEACOCK u. FLEET 1982; REDMAN et al. 1983), etwas weniger häufig auch in der Maxilla (TUCKER et al. 1968; ADLER et al. 1973; BIRKHOLZ 1982). Als weitere Lokalisation der Metastasen wird die Gingiva genannt (SHKLAR u. TAYLOR 1965; O'NEIL 1964/65; SANNER et al. 1979; STAALSEN u. NIELSEN 1992), wobei auch hier in einigen Fällen zunächst der Verdacht auf eine Epulis bestand. Zungenmetastasen werden nur vereinzelt erwähnt (DAVIES-PAYNE et al. 1986). Aus einer größeren Sammelstatistik von 3047 primären malignen Lungentumoren geht hervor, daß nur in 46 Fällen (1,6%) Zungenmetastasen bestanden hatten (OCHSNER u. DEBAKEY 1942). Hierzu gehört auch die seltene Beobachtung eines malignen fibrösen Histiozytoms der rechten Lunge mit einer Metastase am Zungenrücken (GEIST et al. 1990). Bei einer Analyse von 77 Zungenmetastasen ergab sich jedoch andererseits, daß in 20% der Fälle als Ausgangsort der Metastasierung ein Lungenkarzinom nachgewiesen werden konnte (BADEN et al. 1992).

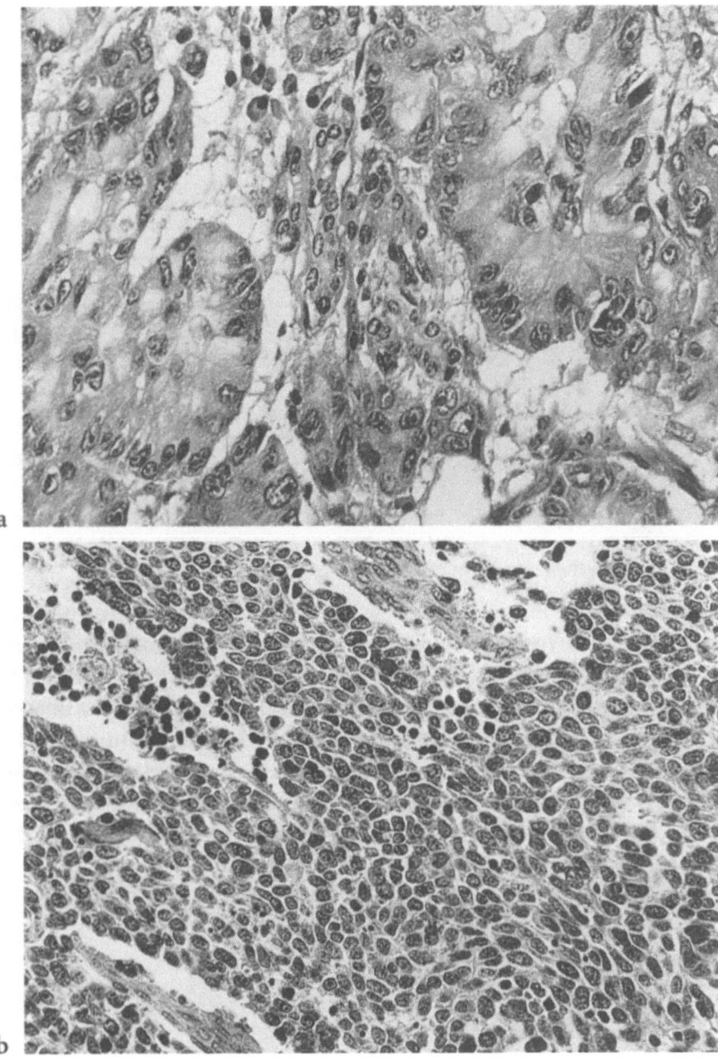

Abb. 17.3 a, b. Orale Metastasen von Lungenkarzinomen. **a** Adenokarzinom der Lunge, **b** kleinzelliges Bronchialkarzinom. HE, × 250

Eine weitere seltene Fallmitteilung betrifft ein epitheloides Hämangioendotheliom der Lunge mit Metastasen in der Gingiva (Nagata et al. 1999). Immunhistochemisch zeigte die Metastase ein gleiches Expressionsmuster wie der pulmonale Primärtumor (Faktor VIII-assoziiertes Antigen, CD31 und CD34).

2.3 Nierentumoren

Meist liegen typische hellzellige Nierenkarzinome (Abb. 17.4) mit einer Doppelexpression von Zytokeratin und Vimentin vor. Hauptorte der oralen Metastasen sind die Mandibula (Hagen et al. 1989; Carroll et al. 1993) und die man-

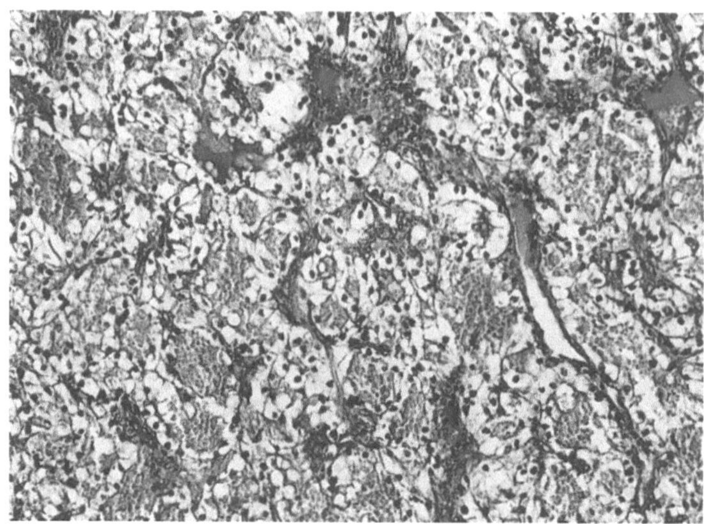

Abb. 17.4. Orale Metastase eines hellzelligen Nierenkarzinoms: ausgeprägte Vaskularisation zwischen den Tumorzellverbänden. PAS-Reaktion, × 250

dibulare Gingiva (PERSON u. WALLENIUS 1961), mitunter auch die Gingiva sowohl der Mandibula als auch der Maxilla (TSIANOS et al. 1987). Teilweise besteht bei den Fallmitteilungen keine exakte Abgrenzung zwischen Gingiva und angrenzendem Kieferknochen. Vereinzelt finden sich auch Beobachtungen, in denen zunächst eine Metastase in der Wange und erst Monate später im Unterkiefer aufgetreten war (CORSI et al. 1995). In einer Sammelstatistik wird auch über Zungenmetastasen (Abb. 17.5) bei Nierenkarzinomen berichtet (BADEN et al. 1992).

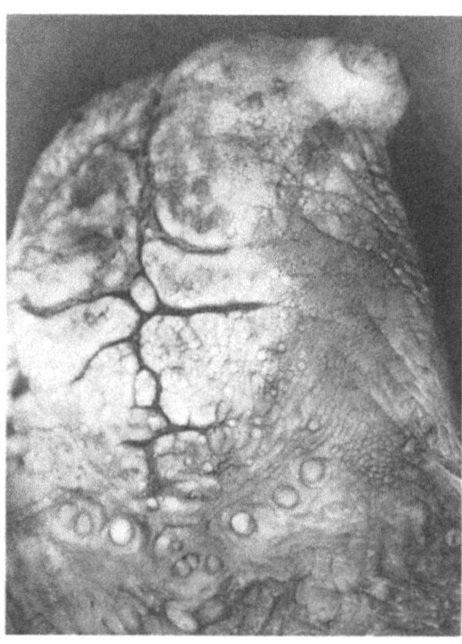

Abb. 17.5. Erbsgroße knotige Metastase eines Nierenkarzinoms in der rechten Zungenspitze. (Sektionspräparat)

Bei Wilms-Tumoren (Nephroblastomen) kommt es im Rahmen einer meist ausgedehnten Metastasierung auch zu Absiedlungen speziell in der Mandibula und den angrenzenden oralen Weichteilen (MYERS 1967; DYKOS 1969), desgleichen beim Sarkom der Niere als sarkomatöser Variante des Nephroblastoms (FLORINE et al. 1988). Neben multiplen Skelettmetastasen traten multiple zystische Metastasen in der Mandibula auf.

2.4 Karzinome des Magen-Darm-Traktes

Adenokarzinome des Magens metastasieren vorwiegend in die mandibulare Gingiva (LUND et al. 1968; ASTACIO u. ALFARO 1969) oder die Mandibula (CATONE u. HENNY 1969), ganz vereinzelt auch in die Gaumenmukosa (FLORIO u. HURD 1995).

Häufiger wird über orale Metastasen von Adenokarzinomen des Kolon, Sigma oder Rektum berichtet. Hauptort der Metastasierung ist auch hier die Mandibula (HOGGLUND 1959; DELFINO et al. 1982; GILES u. MCDONALD 1982; MAST u. NISSENBLATT 1987; NAYLOR et al. 1989), wobei vereinzelt durch die Lokalisation zunächst eine periodontale Erkrankung vorgetäuscht wurde (NAYLOR et al. 1989). Weitere Fallbeobachtungen betreffen die Maxilla (RUSTHOVEN et al. 1984) und die Gingiva (RENTSCHLER u. THRASHER 1982). Selten sind dagegen Metastasen in der Unterlippe (RUSTHOVEN et al. 1984) und der Zunge (Abb. 17.6) (SCHUCHARDT 1982). Die Seltenheit von oralen Weichteilmetastasen geht auch aus einer Sammelstatistik über Zungenmetastasen hervor, in der nur in 6,5% der Fälle als Ausgangspunkt der Metastasierung ein Dickdarmkarzinom angegeben war (BADEN et al. 1992).

Bei Adenokarzinomen des Ösophagus wird gelegentlich über Metastasen in der Maxilla (TIDEMAN et al. 1986) oder Mandibula (ANDERSON u. PEEPLES 1990)

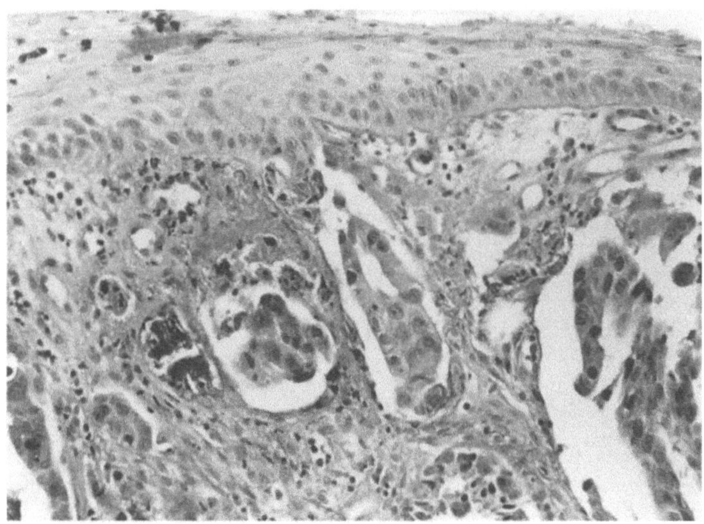

Abb. 17.6. Metastase eines Adenokarzinoms des Kolon in der Zungenspitze. PAS-Reaktion, × 200. (Präp. Prof. SCHRÖDER, Hamburg)

berichtet. In einem Fall war der Metastasierung in die Maxilla eine Zahnextraktion am Ort der Metastase vorausgegangen (Tideman et al. 1986).

2.5 Lebertumoren

Bei allen bisherigen Fallmitteilungen handelte es sich um primäre hepatozelluläre Karzinome. Aus einer statistischen Zusammenstellung von 51 Fällen der Jahre 1957–1998 geht hervor, daß in 75% der Fälle die orale Metastase vor dem primären Lebertumor festgestellt worden ist (Chin et al. 1998). Teilweise war die Metastase durch eine unklare Kieferfraktur aufgedeckt worden (Takinami et al. 1995). Aus allen Publikationen ergibt sich übereinstimmend, daß die Mandibula besonders im Bereich der Molaren Manifestationsort der Metastasen war (Appenzeller et al. 1971; Yacabucci et al. 1972; Goveia u. Bahn 1978; Vigneul et al. 1982; Lalikos et al. 1992; Doval et al. 1992; Yoshimura et al. 1997). In einem Fall wurden Metastasen sowohl in der Mandibula als auch in der Maxilla festgestellt (Mucitelli et al. 1988). In ca. 25% der Fälle wird über Metastasen in der Gingiva berichtet (Lund et al. 1970: Wedgwood et al. 1979; Morishita u. Fukuda 1984), wobei sowohl die maxilläre als auch die mandibuläre Gingiva metastatisch infiltriert waren. Über Metastasen in den übrigen oralen Weichteilen liegen keine Berichte vor.

2.6 Tumoren der Genitalorgane

Aus einer großen Sammelstatistik (Tabelle 17.1) geht hervor, daß bei insgesamt 547 Tumorfällen mit oralen Metastasen in 25 Fällen die weiblichen Genitalorgane und in 38 Fällen die männlichen Genitalorgane Ausgangspunkt der Metastasierung waren (Hirshberg u. Buchner 1995).

Bei den *weiblichen Genitalorganen* waren die Metastasen in 10 Fällen in der oralen Mukosa und in 15 Fällen in den Kieferknochen lokalisiert. Einzelmitteilungen betreffen Endometriumkarzinome mit Metastasen in der Mandibula (Maxymiv u. Wood 1991) oder in der Zunge (Abb. 17.7) (Baden et al. 1992), außerdem sonstige Uterustumoren (Tsounlas 1988; Davidson u. Moyo 1991). Bei einem malignen Granulosazelltumor des Ovars wird über Metastasen im Gaumen berichtet (Hatziotis et al. 1973). Beim metastasierenden Chorionepitheliom sind Metastasen in der Gingiva vereinzelt beobachtet worden (Lehnert u. Zeitz 1957; Englert u. Pasqual 1957; Nespeca u. Sass 1980).

Orale Metastasen bei *männlichen Genitalorganen* gehen vom Hoden oder der Prostata aus. Bei 15 Hodentumoren fanden sich 5 mal Metastasen in der oralen Mukosa und 10 mal Metastasen in den Kieferknochen (Hirshberg u. Buchner 1995). Bei den Primärtumoren handelte es sich teils um Teratome mit embryonalem Karzinom (Abb. 17.8), die zu Metastasen in die Gingiva (Castigliano u. Rominger 1954; Fantasia u. Chen 1979) oder in beide Unterkiefer (Porter et al. 1996) geführt hatten, teils um Seminome mit embryonalem Karzinom, bei denen Metastasen in der Mandibula oder Maxilla aufgetreten waren (Degnan 1970; Lainson et al. 1975). Allerdings wird auch kritisch betont, daß bei älteren Mitteilungen die Differentialdiagnose zwischen einem metastasierenden Semi-

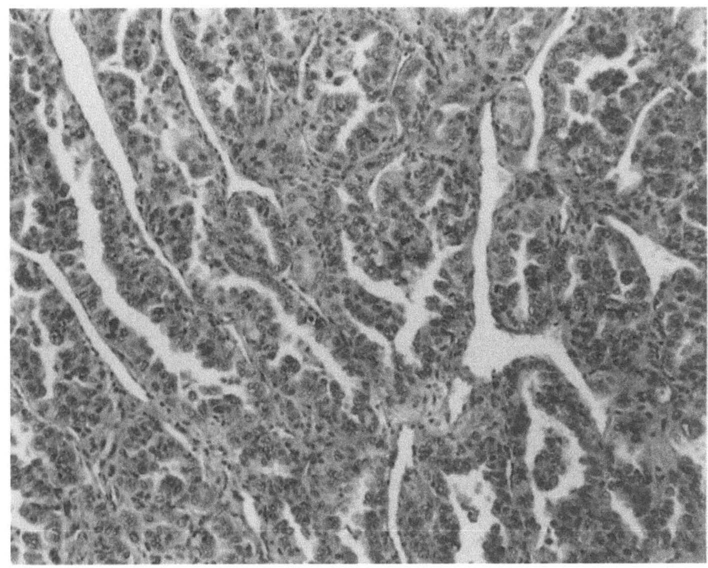

Abb. 17.7. Metastase eines papillären Endometriumkarzinoms der Zunge. HE, × 125. (Aus: BADEN et al. 1992)

nom und einem malignen Lymphom nicht ausreichend analysiert worden ist (BERNSTEIN et al. 1983; s. Kap. 14, Abschn. 4.2).

Beim *Prostatakarzinom* erfolgen die Metastasen überwiegend in den Knochen (CUMMINGS et al. 1990) und nicht in die orale Mukosa. Bei 23 metastasierenden Prostatakarzinomen waren die Metastasen in 22 Fällen in den Kieferknochen

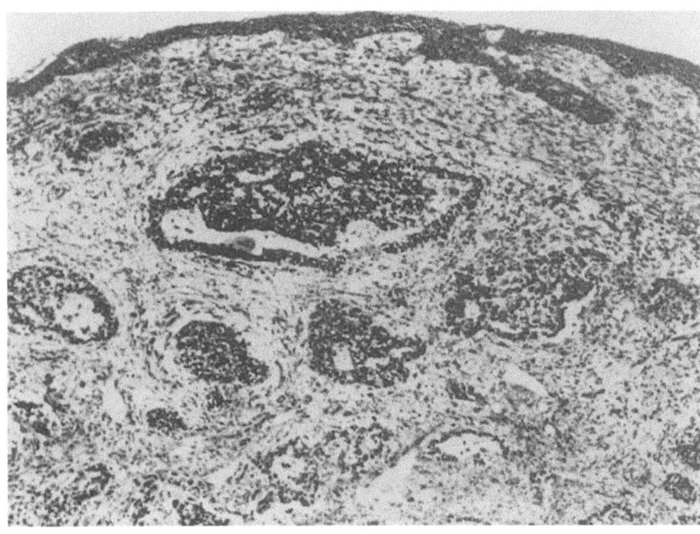

Abb. 17.8. Metastase eines embryonalen Hodenkarzinoms in der Gingiva: inselartig angeordnete submuköse Tumorzellverbände. HE, × 40. (Aus: FANTASIA u. CHEN 1979)

und nur einmal in der oralen Mukosa lokalisiert (HIRSHBERG u. BUCHNER 1995). Diese Beobachtung wird durch weitere Einzelmitteilungen mit Metastasen vorwiegend in der Mandibula bestätigt (CLAUSEN u. POULSON 1963; MESA 1977; WOLUJEWICZ 1980; CUMMINGS et al. 1990). Eine Rarität stellt die ungewöhnliche Metastasierung eines Peniskarzinoms in die Wangenschleimhaut dar (HORNSTEIN 1957).

2.7 Karzinome sonstiger Organe

Harnblasenkarzinome vom Transitionalzelltyp haben wiederholt zu oralen Metastasen geführt. Überwiegend waren die Metastasen in der Mandibula lokalisiert (SELDIN et al. 1953; TREGIDDEN 1976; WERTHMAN et al. 1988), vereinzelt auch in der Maxilla (COHEN et al. 1989) und nur einmal in der Zunge (KOPER et al. 1975).

Metastasen von *Schilddrüsenkarzinomen* (Abb. 17.9 a, b) sind vornehmlich in der Mandibula lokalisiert (NISHIMURA et al. 1982; KAHN u. MCCORD 1989). Ein diagnostisches Problem resultiert daraus, daß speziell bei hellzelligen Schilddrüsenkarzinomen eine Abgrenzung von hellzelligen Tumoren der oralen Mukosa oder Speicheldrüsen schwierig sein kann (WHITAKER et al. 1993). Die

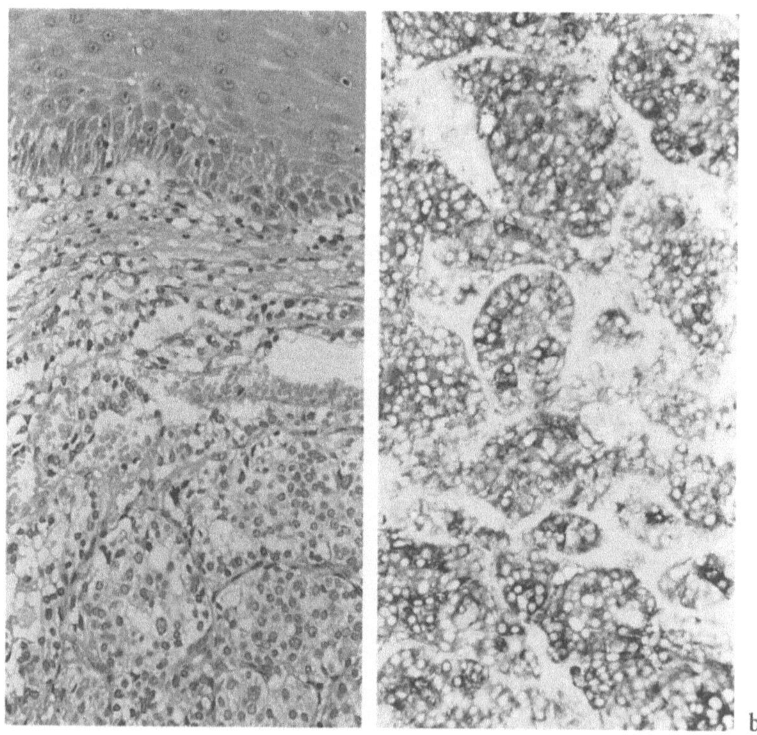

Abb. 17.9 a, b. Orale Metastase eines follikulären Schilddrüsenkarzinoms. **a** Submuköse Tumorausbreitung, **b** Expression von Thyreoglobulin. **a** HE, **b** APAAP-Methode, × 200. (Präp. Prof. SCHRÖDER, Hamburg)

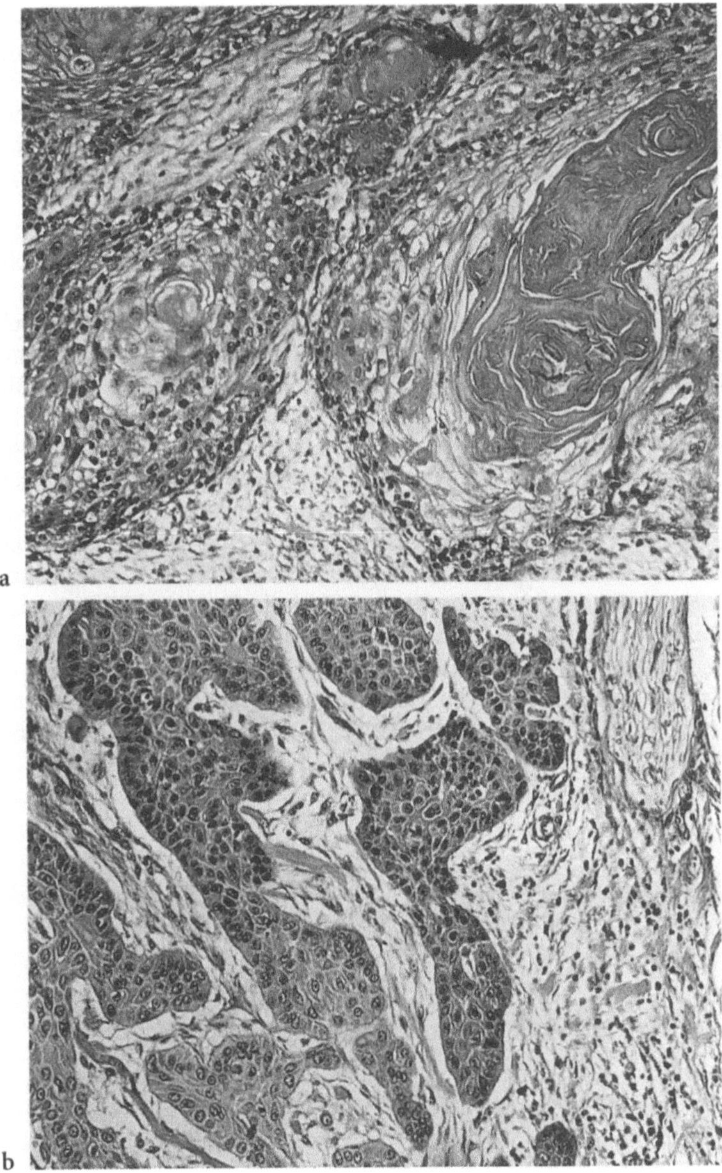

Abb. 17.10 a, b. Orale Metastase von Kopfhautkarzinomen. **a** Plattenepithelkarzinom Grad 1, **b** Plattenepithelkarzinom Grad 2. HE, × 100

Differentialdiagnose wurde an anderer Stelle (s. Bd. 1/I Kap. 14, Abschn. 40.1) besprochen.

Bei den Metastasen von *Hautkarzinomen* (Abb. 17.10 a, b) muß zwischen Primärtumoren der Kopfregion und solchen Hautkarzinomen unterschieden werden, die an den Extremitäten oder am Stamm lokalisiert waren. Bei einer Analyse von Hautkarzinomen aller Körperregionen lagen in 34 Fällen orale

Metastasen vor. Davon waren 20 in der oralen Mukosa und nur 14 Fälle in den Kieferknochen lokalisiert (HIRSHBERG u. BUCHNER 1995). Hautkarzinome der Kopfregion metastasieren überwiegend auf dem Lymphweg, während es sich bei Hautkarzinomen der übrigen Körperregion mehr um hämatogene Metastasen handelt. Ein spezielles Beispiel betrifft ein Merkel-Zellkarzinom der Halsregion, welches zu einer Metastase in die Gingiva geführt hatte (SCHMIDT-WESTHAUSEN et al. 1996).

2.8 Melanome

Melanome der Haut metastasieren sowohl auf dem Lymphweg als auch hämatogen (PATEL et al. 1978; HENDERSON et al. 1986). Aus größeren statistischen Übersichten über maligne Melanome mit oralen Metastasen (WELCH et al. 1985; PATTON et al. 1994) geht hervor, daß orale Melanommetastasen in ca. 3% der Melanomfälle beobachtet worden sind (Abb. 17.11). Zwischen dem Primärtumor und dem Auftreten der Metastase liegt ein Intervall von durchschnittlich 4 Jahren. In zwei Dritteln der Fälle sind die Metastasen in der oralen Mukosa lokalisiert. Dabei liegt das Hauptvorkommen an der Zunge (MILLER u. PULLON 1971; STERN et al. 1993). Weitere Lokalisationen sind in abnehmender Reihenfolge die Wange, Lippe, der Gaumen und die Gingiva (MOSBY et al. 1973). Die Metastasen in den Kieferknochen sind überwiegend in der Mandibula entwickelt (BLUESTONE 1953; HURWITZ 1971; SAMIT et al. 1978; MYALL et al. 1978). Orale Melanommetastasen müssen von den seltenen primären malignen Melanomen der Mundhöhle abgegrenzt werden (s. Kap. 12: Melanozytäre orale Tumoren).

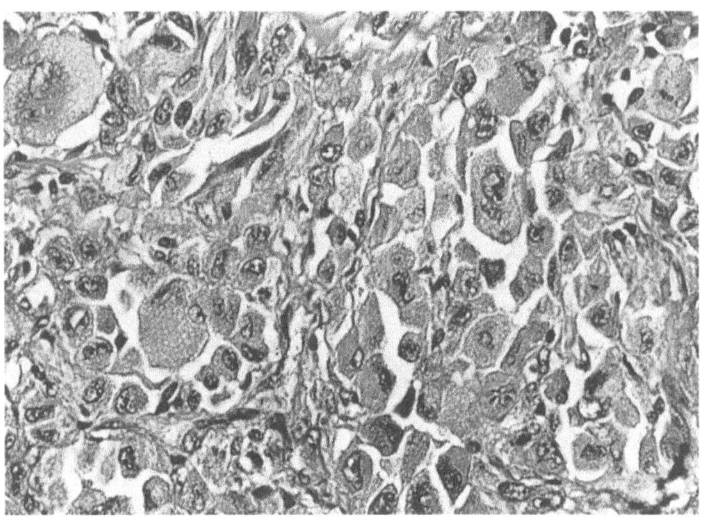

Abb. 17.11. Orale Metastase eines weitgehend amelanoblastischen Melanoms der Kopfhaut mit großen alveolären Zellkomplexen. HE, × 250

2.9 Maligne mesenchymale Tumoren

Chondrosarkome des Beckengürtels oder der Extremitäten führen bei einer Metastasierung in der Regel zu zahlreichen Metastasen in der Lunge und anderen Organen. Bei einer Tumorabsiedlung in die Mundhöhle handelt es sich somit meist nicht um isolierte Metastasen, sondern um das Teilbild einer generalisierten Metastasierung. Als orale Lokalisation der Metastasen werden die Gingiva (Sherr et al. 1985), die Mandibula (Englert et al. 1978) oder die Maxilla (Roser et al. 1976) angeführt.

Osteosarkome metastasieren sehr selten in die Mundhöhle. Erwähnt werden vereinzelt Metastasen in der Mandibula (Cataldo et al. 1965; Ohba et al. 1975). Bei einem multizentrischen Osteosarkom mit Tumorherden in der Mandibula muß offenbleiben, ob es sich um eine Metastase gehandelt hat (Stroncek et al. 1982).

Bei einem *Fibrosarkom* der Tibia wird eine Metastase in der Gingiva erwähnt (McMurria van Hale et al. 1981).

Beim *malignen fibrösen Histiozytom* sind vereinzelt auch orale Metastasen beobachtet worden. Hierzu gehören die myxoide Variante eines malignen fibrösen Histiozytoms der Tibia mit Metastasen an der Wange und am harten Gaumen vier Jahre nach Operation des Primärtumors (McMurria van Hale et al. 1981) sowie ein malignes fibröses Histiozytom der Lunge vom storiform-pleomorphen Typ mit einer Metastase am Zungenrücken 15 Monate nach Feststellung des Primärtumors (Geist et al. 1990).

Orale Metastasen wurden vereinzelt bei Leiomyosarkomen (Allen et al. 1993), Angiosarkomen (Nardi u. Ficarra 1988) und alveolären Weichteilsarkomen (Porter et al. 1988) in der Mandibula oder Zunge beobachtet.

Ausgesprochen selten sind Metastasen in der Mandibula bei einem synovialen Sarkom (Karr et al. 1991). Bei zwei Fällen von biphasischen maligen Pleuramesotheliomen kam es 1–2 Jahre nach Feststellung der Primärtumoren zu oralen Metastasen, einmal in die rechte Zungenseite und einmal in den Molarbereich der Mandibula (Kerpel u. Freedman 1993).

2.10 Sonstige maligne Tumoren

Aus einer Zusammenstellung von 120 primären und metastatischen Ewing-Sarkomen der Kiefer geht hervor, daß es sich nur in 8% der Fälle um Metastasen handelte (Wang et al. 1991). Mitteilungen über Metastasen von extraoralen Ewing-Sarkomen betreffen die Mandibula, vereinzelt auch die Gingiva (McGlumphy et al. 1987).

Beim Askin-Tumor als Variante des malignen peripheren neuroektodermalen Tumors handelt es sich um einen kleinen rundzelligen stromaarmen Tumor mit angedeuteten Pseudorosetten. Weitere Kennzeichen sind die Expression von NSE und S-100-Protein, intrazytoplasmatische neurosekretorische Granula und eine chromosomale Translokation von t(11;22) analog zum Ewing-Sarkom. Die Tumoren haben eine schlechte Prognose mit Tendenz zur ausgedehnten Metastasierung mit Einbeziehung des Tuber maxillae (Meier et al. 1989).

Bei malignen Neuroblastomen sind vereinzelt Metastasen sowohl im Bereich der Mandibula als auch Maxilla beschrieben worden (DE LEON et al. 1970; ANGELOPOULOS et al. 1972; HARDT 1975).

Chordome können ebenfalls gelegentlich in die Mandibula metastasieren (GORSKY et al. 1983; WOOLF u. CRUMLEY 1984; SLEE et al. 1989).

Orale Metastasen bei Hirntumoren sind selten. Hierzu gehört die Mandibulametastase eines Kleinhirnmedulloblastoms (AMAGASA et al. 1990).

Literatur

Adler CI, Sotereanos GC, Valdivieso JG (1973) Metastatic bronchogenis carcinoma to the maxilla: report of a case. J Oral Surg 31: 543–546

Agerberg G, Soderstrom U (1974) Metastasis of mammary carcinoma in the mandibular condyle. J Oral Surg 3: 34–40

Allen CM, Neville B, Damm DD, Marsh W (1993) Leiomyosarcoma metastatic to the oral region. Report of three cases. Oral Surg Oral Med Oral Pathol 76: 752–756

Amagasa M, Matsuda K, Matsuda N, Tamura M (1990) Mandibular metastasis from a cerebellar medulloblastoma. J Oral Maxillofac Surg 48: 993–996

Anderson PS, Peeples WJ (1990) Mandibular osseous metastasis from esophageal carcinoma: a case report and review of the literature. J Oral Maxillofac Surg 48: 188–192

Angelopoulos AP, Tilson HB, Stewart FW (1972) Metastatic neuroblastoma of the mandible: review of literature and report of case. J Oral Surg 30: 93–106

Aniceto G, Penin A, Pages R, Moreno J (1990) Tumors metastatic to the mandible. J Oral Maxillofac Surg 48: 246–251

Appenzeller J, Weitzner S, Long GW (1971) Hepatocellular carcinoma metastatic to the mandible: report of a case and review of the literature. J Oral Surg 29: 688–671

Astacio JN, Alfaro C (1969) Oral mucosa metastasis from gastric adenocarcinoma. Oral Surg Oral Med Oral Pathol 28: 859–861

Baden E, Divillard P, Micheau Ch (1992) Metastatic papillary endometrial carcinoma of the tongue. Case report and review of the literature. Arch Pathol Lab Med 116: 965–968

Bernstein ML, Miller RL, Steiner M (1983) The differentiation of malignant lymphoma from anaplastic seminoma in a patient presenting with testicular and jaw swelling. Oral Surg Oral Med Oral Pathol 56: 378–387

Bernstein JM, Montgomery WW, Balogh K Jr (1966) Metastatic tumors of the maxilla, nose, and paranasal sinuses. Laryngoscope 76: 621–650

Birkholz H (1982) Metastatic bronchogenic carcinoma to the maxilla. J Oral Maxillofac Surg 40: 532–534

Bluestone LI (1953) Malignant melanoma metastatic to the mandible. Oral Surg Oral Med Oral Pathol 6: 237–242

Boom GW de, Jensen JL, Siegel W, Bloom C (1985) Metastatic tumors of the mandibular condyle. Review of the literature and report of a case. Oral Surg Oral Med Oral Pathol 60: 512–516

Carroll MKO, Krolls SO, Mosca NG (1993) Metastatic carcinoma of the mandible. Report of two cases. Oral Surg Oral Med Oral Pathol 76: 368–374

Castigliano SG, Rominger CJ (1954) Metastatic malignancy of the jaws. Am J Surg 87: 496–507

Cataldo E, Salvage M, Shklar G (1965) Osteogenic sarcoma of femur metastatic to mandible. Report of a case. Oral Surg Oral Med Oral Pathol 19: 86–92

Catone GA, Henny FA (1969) Metastatic gastric adenocarcinoma of the mandible: report of a case. J Oral Surg 27: 36–40

Chin A, Liang TS, Borislow AJ (1998) Initial presentation of hepatocellular carcinoma as a mandibular mass. Case report and review of the literature. Oral Surg Oral Med Oral Pathol 86: 457–460

Choukas C, Toto PD, Choukas NC (1993) Metastatic breast carcinoma mandible in gynecomastia gynecomastic. Case report. Oral Surg Oral Med Oral Pathol 76: 757–759

Clausen F, Poulson J (1963) Metastatic carcinoma to the jaws. APMIS 57: 361–374

Cohen DM, Green JG, Diekmann SL, Howell RM, Horn StT (1989) Maxillary metastasis of transitional cell carcinoma. Report of a case. Oral Surg Oral Med Oral Pathol 67: 185–189

Cooney BM, Ruth GJ, Behrman DA, Bova GS, Behrman StJ (1988) Malignant cystosarcoma phyllodes of the breast metastatic to the oral cavity: report of a case and review of the literature. Oral Surg Oral Med Oral Pathol 66: 599–604

Corsi A, Guerra F, Grippaudo G, Bosman C (1995) Oral metastasis of renal cell carcinoma. Report of case and critical evaluation of morphologic features for differential diagnosis. Pathologica 86: 665–669

Cummings J, Hacking N, Fairhurst J, Ackery D, Jenkins JD (1990) Distribution of bone metastases in prostatic carcinoma. Br J Urol 66: 411–414

Davidson NG, Moyo C (1991) Oral cavity metastasis from carcinoma of the cervix. Int J Gynaecol Obstet 35: 79–82

Davies-Payne HF, Irvine GH, Parsons PA (1986) Primary squamous cell carcinoma of the bronchus presenting as a lingual metastasis. Br Dent J 16: 213–214

Degnan EJ (1970) Oral metastatic seminoma with embryonal carcinoma: report of case. J Oral Surg 28: 789–790

Delfino JJ, Wilson TK, Reinera DM (1982) Metastatic adenocarcinoma from the colon to the mandible. J Oral Maxillofac Surg 40: 188–190

Dibany MM El, Azab AS, Kutty MK (1984) Breast carcinoma metastatic to the maxillary gingiva. J Oral Maxillofac Surg 42: 459–461

Doval DC, Kanan V, Kumaraswamy SV, Reddy BKM, Bapsy PP, Rao CR (1992) Mandibulary metastasis in hepatocellular carcinoma. Int J Oral Maxillofac Surg 21: 97–98

Doykos JD (1969) Wilms' tumor metastatic to mandible and oral mucosa. Oral Surg Oral Med Oral Pathol 27: 220–224

Ellis GL, Jensen JL, Reingold IM, Barr RJ (1977) Malignant neoplasms metastatic to gingivae. Oral Surg Oral Med Oral Pathol 44: 238–245

Englert RJ, Pasqual HN (1957) Metastatic chorionepithelioma of the gingival tissue: report of a case. Oral Surg Oral Med Oral Pathol 10: 813–818

Englert TP, Kahn MR, Bushkoff SH, Mendelow H (1978) Mandibular metastasis of an extraskeletal chondrosarcoma arising on the plantar surface of the foot: report of case. J Oral Surg 36: 401–405

Epker BN, Merrill RG, Henry F (1969) Breast adenocarcinoma metastatic to the mandible. Report of seven cases. Oral Surg Oral Med Oral Pathol 28: 471–479

Epstein JB, Knowling MA, Riche JC Le (1987) Multiple gingival metastases from angiosarcoma of the breast. Oral Surg Oral Med Oral Pathol 64: 554–557

Fantasia JE, Chen L-C (1979) A testicular tumor with gingival metastasis. Oral Surg Oral Med Oral Pathol 48: 64–68

Florine BL, Simonton SC, Sane SM, Stickel FR, Singher LJ, Dehner LP (1988) Clear cell sarcoma of the kidney; report of a case with mandibular metastasis simulating a benign myxomatous tumor. Oral Surg Oral Med Oral Pathol 65: 567–574

Florio SJ, Hurd TC (1995) Gastric carcinoma metastatic to the mucosa of the hard palate. J Oral Maxillofac Surg 53: 1097–1098

Geist J, Azzopardi M, Domanowski A, Plezia R, Venkat H (1990) Thoracic malignant fibrous histiocytoma metastatic to the tongue und skin of the face. Oral Surg Oral Med Oral Pathol 69: 199–204

Gerlach K, Hoch H-H, Lacroix WF de (1982) Condylar metastasis from bronchial carcinoma. J Maxillofac Surg 10: 250–252

Giles DL, McDonald PJ (1982) Pathologic fraction of mandibular condyle due to carcinoma of the rectum. Oral Surg Oral Med Oral Pathol 53: 247–249

Gorsky M, Silverman S, Greenspan D, Deluchi St, Merrell Ph (1983) Metastatic chordoma to the mandible. Oral Surg Oral Med Oral Pathol 55: 601–604

Goveia G, Bahn S (1978) Asymptomatic hepatocellular carcinoma metastatic to the mandible, report of a case. Oral Surg Oral Med Oral Pathol 45: 424–430

Hagen M, Müller-Mattheis V, Frenzel H, Fritzmeier CU (1989) Intraorale Weichteilmetastase eines Nierenzellkarzinoms. Dtsch Z Mund Kiefer Gesichtschir 13: 155–160

Hale HM van, Handlers JP, Abrams AM, Strahs G (1981) Malignant fibrous histiocytoma, myxoid variant metastatic to the oral cavity. Oral Surg Oral Med Oral Pathol 51: 156–163

Hardt N (1975) Beitrag zur Metastasierung des Sympathicoblastoms in den Kiefer. Dtsch Zahnärztl Z 30: 287–294
Hashimoto N, Kurihara K, Yamasaki H, Ohba S, Sakai H, Yoshida S (1987) Pathological characteristics of metastatic carcinoma in the human mandible. J Oral Pathol Med 16: 362–367
Hatziotis JCh, Constantinidou H, Papanayotou PH (1973) Metastatic tumors of the oral soft tissues. Review of the literature and report of a case. Oral Surg Oral Med Oral Pathol 36: 544–550
Henderson LT, Robbins T, Weitzner S (1986) Upper aerodigestive tract metastase in disseminated malignant melanoma. Arch Otolaryngol Head Neck Surg 112: 659–663
Hirshberg A, Buchner A (1995) Metastatic tumours to the oral region. An overview. Eur J Cancer B Oral Oncol 31: 355–360
Hirshberg A, Leibovich P, Buchner A (1994) Metastatic tumors to the jawbones: analysis of 390 cases. J Oral Pathol Med 23: 337–341
Hogglund G (1959) Adenocarcinoma of the mandible, a metastasis from a primary tumor in the sigmoid colon. Oral Surg Oral Med Oral Pathol 12: 1228–1234
Hornstein O (1957) Über gewöhnliche Metastasierung eines Peniskarzinoms in die Wangenschleimhaut. Dermatol Wochenschr 136: 1307–1310
Hurwitz MN (1971) Metastatic tumours of the mandible: case report of secondary malignant melanoma and review of the literature. Diastema 3: 27–31
Kahn MA, McCord PT (1989) Metastatic thyroid carcinoma of the mandible: case report. J Oral Maxillofac Surg 47: 1314–1316
Karr RA, Best CG, Salem PA, Toth BB (1991) Synovial sarcoma metastatic to the mandible: report of two cases. J Oral Maxillofac Surg 49: 1341–1346
Kerpel StM, Freedman PD (1993) Metastatic mesothelioma of the oral cavity. Report of two cases. Oral Surg Oral Med Oral Pathol 76: 746–751
Kolson H (1966) Adenocarcinoma of the breast metastatic to base of tongue: a case report. Laryngoscope 76: 531–536
Koper A, Skinner DG, Calcaterra TC (1975) Carcinoma of the bladder metastatic to the tongue. Br J Urol 47: 644
Lainson PA, Khowassah MA, Tewfik HH (1975) Seminoma metastatic to the jaws. Oral Surg Oral Med Oral Pathol 4: 404–408
Lalikos JF, Sotereanos GC, Nawrocki JS, Tzakis AG (1992) Isolated mandibular metastasis of hepatocellular carcinoma. J Oral Maxillofac Surg 50: 754–759
Lehnert KH, Zeitz H (1957) Ein Beitrag zur Kasuistik der Mundhöhlentumoren: Metastasen eines Chorionepithelioms. Dtsch Zahn Mund Kieferheilk 26: 291–297
Leon EL de, Finney RA, Ruth A, Sullivan JE (1970) Neuroblastoma with metastasis to maxilla and mandible: review of literature and report of a case. J Oral Surg 28: 773–780
Löwicke G, Teuber S (1987) Fernmetastasen im Unterkiefer. Dtsch Z Mund Kiefer Gesichtschir 11: 316–318
Lund BA, Moertel ChG, Gibilisco JA (1968) Metastasis of gastric adenocarcinoma to oral mucosa. Oral Surg Oral Med Oral Pathol 25: 805–809
Lund BA, Soule EH, Moertel CG (1970) Hepatocellular carcinoma with metastasis to the gingival mucosa: report of case. J Oral Surg 28: 604–607
Mace M (1977–78) Condylar metastasis from mammary adenocarcinoma. Br J Oral Surg 15: 227–239
Mast HL, Nissenblatt MJ (1987) Metastatic colon review to the jaw: a case report and review of the literature. J Surg Oncol 34: 202–207
Maw RB (1980) Insidious mandibular metastasis of bronchogenic carcinoma. J Oral Surg 38: 207–209
Maxymiv WG, Wood RE (1991) Metastatic endometrial carcinoma to the mandible. A case report. J Oral Maxillofac Surg 49: 78–80
McGlumphy EA, Zysset MK, Montgomery MT (1987) Ewing's sarcoma metastatic to the gingiva. J Oral Maxillofac Surg 45: 444–447
McMurria van Hale H, Handlers JP, Abrams AM, Strahs G (1981) Malignant fibrous histiocytoma, myxoid variant metastatic to the oral cavity. Report of a case and review of the literature. Oral Surg Oral Med Oral Pathol 51: 156–163

Meier K, Horch H-H, Fink U, Gain Th, Gössner W (1989) Der Askin-Tumor. Ein seltener neurogener Tumor mit Beteiligung der Mund-Kiefer-Gesichtsregion. Dtsch Z Mund Kiefer Gesichtschir 13: 178–183

Mesa ML (1977) Metastatic prostate carcinoma to the mandible: report of case. J Oral Surg 35: 133–135

Meyer I, Shklar G (1965) Malignant tumors metastatic to mouth and jaws. Oral Surg Oral Med Oral Pathol 20: 350–362

Miller AS, Pullon PA (1971) Metastatic malignant melanoma of the tongue. Arch Dermatol 103: 201–205

Morishita M, Fukuda J (1984) Hepatocellular carcinoma metastatic to the maxillary incisal gingiva. J Oral Maxillofac Surg 42: 812–815

Mosby EL, Sugg WE, Hiatt WR (1973) Gingival and pharyngeal metastasis from a malignant melanoma. Oral Surg Oral Med Oral Pathol 36: 6–10

Mucitelli DR, Zuna RE, Archard HO (1988) Hepatocellular carcinoma presenting as an oral cavity lesion. Oral Surg Oral Med Oral Pathol 66: 701–705

Myall RWT, Morton TH, Worthington P (1978) Malignant melanoma metastatic to the mandible. Int J Oral Surg 12: 56–59

Myers AA (1967) Metastatic nephroblastoma of the mandible. Oral Surg Oral Med Oral Pathol 23: 375–378

Nagata N, Takatsu H, Sato Y, Yoshimatsu T, Urabe M, Kido M (1999) Metastatic pulmonary epitheloid hemangioendothelioma with peculiar radiographic features. Respiration 66: 78–80

Nardi P, Ficarra G (1988) Mandibular metastasis of angiosarcoma. A case report. Int J Oral Maxillofac Surg 17: 386–387

Naylor GD, Auclair PL, Rathbun WA, Hall EH (1989) Metastatic adenocarcinoma of the colon presenting as periradicular periodontal disease: a case report. Oral Surg Oral Med Oral Pathol 67: 162–166

Needleman IG, Salah MW (1992) Metastatic breast carcinoma presenting multiple gingival epulides. Br Dent J 172: 448–450

Nespeca JA, Sass JK (1980) Choriosarcoma metastatic to maxillary gingiva. J Oral Maxillofac Surg 38: 534–537

Nishimura Y, Nakahima T, Yakata H, et al. (1982) Metastatic thyroid carcinoma of the mandible. J Oral Maxillofac Surg 30: 221–224

Ochsner A, DeBakey M (1942) Significance of metastases in primary carcinoma of the lungs: report of two cases with unusual site of metastasis. J Thorac Surg 11: 357–387

Ohba T, Katayama H, Nakagawa E, Takeda N (1975) Mandibular metastasis of osteogenic sarcoma. Report of a case. Oral Surg Oral Med Oral Pathol 39: 821–825

O'Neil R (1964–65) Bronchial adenocarcinoma presenting as epulis. Br J Oral Surg 2: 148–150

Patel JK, Didolkar MS, Pickren JW, Moore RH (1978) Metastatic pattern of malignant melanoma: a study of 216 autopsy cases. Am J Surg 135: 807–810

Patton LL, Brahim JS, Baker AR (1994) Metastatic malignant melanoma of the oral cavity. A retrospective study. Oral Surg Oral Med Oral Pathol 78: 51–56

Peacock TR, Fleet JD (1982) Condylar metastases from a bronchogenic carcinoma. Br J Oral Surg 20: 39–44

Perchick JS, Kim TH (1986) Breast cancer metastatic in the tongue: report of a case. J Oral Maxillofac Surg 44: 484–486

Perlmutter S, Buchner A, Smukler H (1974) Metastasis to the gingiva. Report of a case of metastasis from the breast and review of the literature. Oral Surg Oral Med Oral Pathol 38: 749–754

Person P, Wallenius K (1961) Metastatic renal cell carcinoma (hypernephroma) in the gingiva of the lower jaw. Acta Odontol Scand 19: 289–296

Porter KM, Porter SR, Scully C (1988) Lingual metastasis of alveolar soft part sarcoma. Oral Surg Oral Med Oral Pathol 65: 742–744

Porter SR, Chaudhry Z, Griffiths MJ, Scully C, Kabala J, Whipp E (1996) Bilateral metastatic spread of testicular teratoma to mandibular condyles. Case report. Eur J Cancer B Oral Oncol 32: 359–361

Redman RS, Behrens AS, Calhoun NR (1983) Carcinoma of the lung presenting as a mandibular metastasis. J Oral Maxillofac Surg 41: 747–750

Regato JA Del (1977) Pathways of metastatic spread of malignant tumors. Semin Oncol 4: 33–38

Rentschler RE, Thrasher TV (1982) Gingival and mandibular metastases from rectal adenocarcinoma. Case report and 20 year review of the English literature. Laryngoscope 92: 795–798

Roser SM, Nicholas TR, Hirose FM (1976) Metastatic chondrosarcoma to the maxilla: review of the literature and report of case. J Oral Surg 34: 1012–1015

Rusthoven JJ, Fine S, Thomas G (1984) Adenocarcinoma of the rectum metastatic to the oral cavity: two cases and a review of the literature. Cancer 54: 1110–1112

Samit AM, Falk JH, Ohanian M, Leban SG, Mashberg A (1978) Malignant melanoma metastatic to the mandible. J Oral Surg 36: 816–821

Sanner JR, Ramin JE, Yang CH (1979) Carcinoma of the lung metastatic to the gingiva. Review of the literature and report of case. J Oral Maxillofac Surg 37: 103–106

Schmidt-Westhausen A, Reichart PA, Gross UM (1996) Gingival metastasis of Merkel cell carcinoma: a case report. J Oral Pathol Med 25: 44–47

Schuchardt W (1982) Ein ungewöhnlicher metastasierender Zungentumor. Laryngorhinootologie 61: 529–530

Seifert G, Hennings K, Caselitz J (1986) Metastatic tumors to the parotid and submandibular glands – Analsys and differential diagnosis of 108 cases. Pathol Res Pract 181: 684–692

Seldin HM, Seldin SD, Rakower W (1953) Metastatic carcinoma of the mandible: report of cases. J Oral Surg 11: 336–340

Sherr DL, Fountain KS, Piro JD (1985) Chondrosarcoma metastatic to the oral cavity. Oral Surg Oral Med Oral Pathol 59: 622–626

Shklar G, Taylor R (1965) Metastasis of pulmonary carcinoma to oral mucosa: report of a case. J Oral Surg 23: 549–552

Slee RW, Al-Hilli F, Abdul-Wahab AW (1989) Secondary chordoma of the mandible. Br J Oral Maxillofac Surg 27: 346–349

Staalsen NH, Nielsen JS (1992) Bronchogenic metastasis to the gingiva. Oral Surg Oral Med Oral Pathol 74: 561–562

Stavropoulos MF, Ord RA (1993) Lobular adenocarcinoma of breast metastatic to the mandibular condyle. Report of a case and review of the literature. Oral Surg Oral Med Oral Pathol 75: 575–578

Stern Y, Braslavsky D, Spitzer T, Segal K, Feinmesser R (1993) Metastatic malignant melanoma of the tongue. J Otolaryngol 22: 150–153

Stroncek GG, Dahl EC, Fonseca RJ (1982) Multiosseous osteosarcoma involving the mandible: metastatic or multicentric? Oral Surg Oral Med Oral Pathol 52: 271–276

Sweet JB, McDaniel RK, Buttler DP (1985) Gingival metastasis from breast carcinoma. J Oral Maxillofac Surg 43: 546–549

Takinami S, Yahata H, Kanoshima A, Yamasaki M, Funaoka K, Nakamura E, Fuhiwara T, Totsuka Y (1995) Hepatocellular carcinoma metastatic to the mandible. Oral Surg Oral Med Oral Pathol 79: 649–654

Tideman H, Arvier JF, Bosanquet AG, Wilson DF (1986) Esophageal adenocarcinoma metastatic to the maxilla. Oral Surg Oral Med Oral Pathol 62: 564–568

Treggiden R (1976) Mandibular metastasis from carcinoma of the bladder. J Oral Surg 34: 1016–1018

Tsianos EB, Karentzos C, Papadopolous NE (1987) Metastatic renal cell carcinoma in the gingiva of the maxilla and mandible: report of a case. J Oral Maxillofac Surg 45: 975–977

Tsounlas B (1988) Metastatic uterine tumor to the oral cavity: case report and 20-year review of the English literature. Ann Dent 47: 26–27

Tucker WM, Newman CW, Holt RT (1968) Metastasis of bronchogenic carcinoma to the maxilla: report of a case. J Am Dent Assoc 76: 1047–1049

Vaughan GG, Murrah VA, Montgomery MT (1991) Orofacial metastasis of pulmonary giant cell carcinoma. Oral Surg Oral Med Oral Pathol 71: 80–83

Vider M, Maruyam Y, Narvaey R (1977) Significance of the vertebral venous (Batson's) plexus in metastatic spread of colorectal carcinoma. Cancer 40: 67–71

Vigneul JC, Nouel O, Klap P, Helali MA (1982) Metastatic hepatocellular carcinoma of the mandible. J Oral Maxillofac Surg 40: 745–749

Walz Ch, Gerlach KL (1987) Metastasen im Bereich der Kiefer. Ein Überblick über 11 Fälle. Dtsch Z Mund Kiefer Gesichtschir 11: 389–392

Wang Ch-L, Yacobi R, Pharoah M, Thorner P (1991) Ewing's sarcoma: metastatic tumor to the jaw. Oral Surg Oral Med Oral Pathol 71: 597–602

Wedgwood D, Rusen D, Balk S (1979) Gingival metastasis from primary hepatocellular carcinoma: Report of a case. Oral Surg Oral Med Oral Pathol 47: 263–266

Weitzner S, Hentel W (1968) Metastatic carcinoma in the tongue; report of a case. Oral Surg Oral Med Oral Pathol 25: 278–281

Welch RD, Hirsch StA, Davis RG (1985) Melanoma with metastatic to an apical periodontal cyst. Oral Surg Oral Med Oral Pathol 59: 189–193

Werthman AM, Morrison G, Hurt MA (1988) Metastatic transitional-cell carcinoma to the mandible. A case report. Diagn Cytopathol 4: 156–158

Whitaker B, Robinson K, Hewan-Lowe K, Budnick S (1993) Thyroid metastasis to the oral soft tissue: a case report of a diagnostic dilema. J Oral Maxillofac Surg 51: 588–593

Wolujewicz MA (1980) Condylar metastasis from a carcinoma of the prostate gland. Br J Oral Surg 18: 175–198

Woolf MA, Crumley RA (1984) Cordoma: report of a rare mandibular metastasis. Otolaryngol Head Neck Surg 92: 237–240

Yacabucci JE, Mainous E, Kramer HS (1972) Hepatocellular carcinoma diagnosed following metastasis to the mandible: report of a case. Oral Surg Oral Med Oral Pathol 33: 888–891

Yagan R, Bellon EM, Radivoyevitch M (1984) Breast carcinoma metastatic to the mandible mimicking ameloblastoma. Oral Surg Oral Med Oral Pathol 57: 189–194

Yoshimura Y, Matsuda S, Naitoh SI (1997) Hepatocellular carcinoma metastatic in die mandibular ramus und condyle. J Oral Maxillofac Surg 55: 297–306

Zegarelli DJ, Tsukada Y, Pickren JW, Greene GW Jr (1973) Metastatic tumor to the tongue; report of twelve cases. Oral Surg Oral Med Oral Pathol 35: 202–211

Kapitel 18

Topische Besonderheiten der Mundhöhle

G. Seifert

Unter Hinweis auf die vorangegangenen Kapitel soll lediglich ein kurzer Überblick über solche Krankheiten erfolgen, deren bevorzugte Lokalisation in bestimmten oralen Regionen diagnostisch bedeutsam erscheint (Übersichten: Schuermann et al. 1966; Hornstein 1996).

1 Lippen

Von den in Tabelle 18.1 aufgelisteten Veränderungen ist die Mehrzahl in anderen Kapiteln bereits analysiert worden.

Zu den *Staphylokokken-Infektionen* gehören das staphylogene Pemphigoid und die staphylogene Dermatitis exfoliativa neonatorum mit erythematösen und erosiven Läsionen, außerdem die Sykosis staphylogenes als chronische Staphylodermie der Oberlippe mit intrafollikulären Abszessen und tuberkuloiden plasmazellreichen Granulomen im Schleimhautstroma. Die Pyostomatitis vegetans greift von den Mundwinkeln auf die Mundschleimhaut über und geht mit Pustelbildungen, Ulzera und einer pseudomembranösen Entzündung einher. Außerdem finden sich miliare Abszesse und Granulome sowie eosinophile Zellinfiltrate im Randgebiet der Schleimhautnekrosen.

Zur großen Gruppe der *Cheilitisformen* gehört die Cheilitis exfoliativa, als deren Vorstufe die „aufgesprungenen Lippen" anzusehen sind. Merkmale sind Erosionen, später diffuse Schuppen- und Krustenbildungen und auch ekzematöse Veränderungen. Die Cheilitis actinica wird durch Strahlen- und Hitzeeinwirkungen ausgelöst und tritt besonders in den Sommermonaten an der Unterlippe als sog. Sommercheilitis in Erscheinung. Die Cheilitis photoactinica stellt eine Sonderform des Lippenekzems dar und beruht auf der Einwirkung photosensibler Stoffe mit allergischer Komponente. Merkmale sind eine Schwellung und Rötung der Lippenregion, verbunden mit Blasen, Schuppen, Krusten und Flechten. Häufige Ursachen sind Kosmetika, Farbstoffe, Zigarettenpapier und Tabakeinwirkung. Bei chronischem Verlauf stellt die Cheilitis eine Präkanzerose dar.

Die Trichophytie kann von der behaarten Gesichtshaut auf die Lippen, besonders den kutanen Oberlippenanteil übergreifen. In die vereiterten Knotenbildungen, die vorwiegend bei Berufen mit Tierkontakt vorkommen, sind Pilzfäden und Sporen eingeschlossen. Das Ekthyma contagiosum (Lippengrind der Schafe) entsteht durch ein den Pocken verwandtes Virus und wird durch Schafe übertragen. Vor allem an der Oberlippe bilden sich verkrustete, pyodermiaartige vegetierende Herde. In der oralen Mukosa kommt es zu einer aphthösen Stoma-

Tabelle 18.1. Topische Besonderheiten der Lippe (mit Hinweisen auf andere Kapitel)

Art der Veränderung	Hinweis auf Kapitel, Abschnitt
Entzündungen	7.7
Strepto- und Staphylokokken-Infektionen	
Impetigo contagiosa streptogenes	
Lippenfurunkel	
Staphylogenes Pemphigoid	
Staphylogene Dermatitis	
Sykosis staphylogenes	
Pyostomatitis vegetans	
Angulus infectiosus	
Cheilitis	
Cheilitis glandularis simplex	3.8.2
Cheilitis glandularis apostematosa	7.7.5
Cheilitis actinica	
Cheilitis granulomatosa Miescher	7.7.6
Melkersson-Rosenthal-Syndrom	7.7.7
Sonstige erregerbedingte Krankheiten	
Trichophytie	
Ekthyma contagiosum	
Melkerknoten	
Molluscum contagiosum	6.6.5
Makrocheilie	Tabelle 3.6
Oedema persistens	
Ascher-Syndrom	3.4.3
Tumoren	
Keratoakanthom	8.5. u. 10.8.1
Trichoepitheliom	8.6.
Adenome	8.7
Basalzell-Karzinom	10.8.4
Merkelzell-Karzinom	10.8.5

titis. Der Melkerknoten entsteht durch Übertragung des Paravaccinevirus vom kranken Kuheuter auf pockengeimpfte Personen. Bei der Entwicklung des Melkerknotens lassen sich histologisch drei Stadien unterscheiden. Die gefäßreichen Granulome enthalten lymphoide Rundzellen und eosinophile Leukozyten. Das darüber gelegene Epithel zeigt eine retikulierende Degeneration, Hyper- und Parakeratose und Akanthose sowie intrazytoplasmatische Einschlußkörper im Stratum spinosum.

Die Ursachen für eine *Makrocheilie* (s. Tabelle 3.6) sind sehr unterschiedlich, so daß im Einzelfall eine ätiologische differentialdiagnostische Abklärung erforderlich ist. Das Oedema persistens tritt meist an der Oberlippe auf und beruht auf entzündlichen Lymphbahnverödungen mit Lymphangiektasien und Elephantiasis.

Die Mehrzahl der *Lippentumoren* ist an der Unterlippe lokalisiert. Die Oberlippe weist dagegen einen geringeren Tumorbefall auf, wobei es sich meist um

Basalzellkarzinome oder Speicheldrüsentumoren mit besonderer Disposition des weiblichen Geschlechts handelt. Die Unterschiede sind vor allem durch exogene Faktoren bedingt, die stärker auf die Unterlippe einwirken. Eine Reihe von Lippentumoren sind primär im kutanen Lippenanteil lokalisiert und greifen erst sekundär auf das Lippenrot oder die orale Lippenschleimhaut über. Dies gilt besonders für das Lupuskarzinom und das Keratoakanthom.

2 Zunge

Veränderungen der Zunge spielen in der ärztlichen Diagnostik eine große Rolle und gestatten mitunter Rückschlüsse auf Krankheiten anderer Organsysteme (Tabelle 18.2).

Die *Schleimhautoberfläche* zeigt Abweichungen in der Farbe und im Relief, die entweder auf Änderungen des Epithelaufbaus oder des angrenzenden ge-

Tabelle 18.2. Topische Besonderheiten der Zunge (mit Hinweisen auf andere Kapitel)

Art der Veränderung	Hinweis auf Kapitel
Schleimhautveränderungen	
Zungenbelag	5.1
Lingua nigra	4.1.2.3
Lingua migrans (geographica)	3.9.1
Lingua plicata	3.9.1
Lingua lobata	7.4.5
Glossitis rhombica mediana	3.9.1, 7.8.1
Möller-Hunter-Glossitis	4.5
Akanthosis nigricans	4.8.1
Pyogenes Granulom	16.1.1
Sonstige Zungenanomalien	3.9.1
Glossitis	7.8
Gefäßveränderungen	
Stauungszunge	5.1
Varizen	5.3
Zungeninfarkt	5.5.1
Arteriosklerose, Arteriitis	5.4, 5.5
Makroglossie	3.4.3, 4.6, Tabelle 3.6
Amyloidose	4.2
Akromegalie	4.6
Angiome	11.7
Tumoren	
Granularzell-Tumor	11.9.1.4
Rhabdomyom	11.6.1.4
Myofibromatose	11.3.1.4
Angiome	11.7
Sonstige Veränderung	
Zungengrundstruma	3.8.1, 10.8.8
Skelettreste	3.9.1

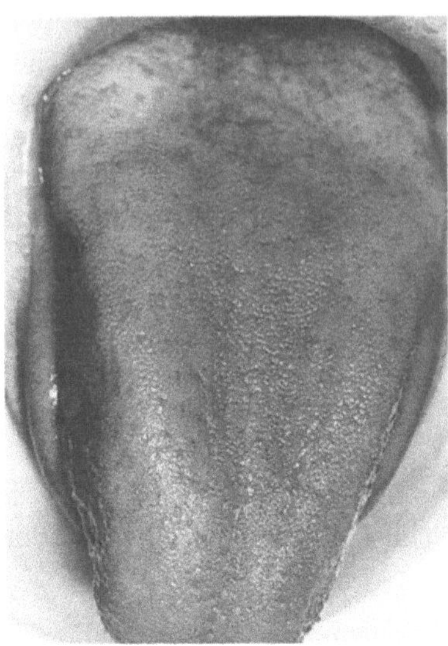

Abb. 18.1. Muskuläre Makroglossie bei einem 9 Jahre alten Mädchen. (Präp. Prof. R. BECKER, Münster)

fäßführenden Bindegewebes beruhen. Der „*Zungenbelag*" besteht aus verhornten Plattenepithelien auf den Papillae filiformes, Speiseresten und Mikroorganismen. Die Reinigung der Zungenoberfläche erfolgt bei gesunden Personen durch den Kauakt. Bei zahlreichen Krankheiten des Magendarmtraktes, fieberhaften Infektionen, Tumorkachexie oder Urämie unterbleibt die mechanische Abstreifung des Zungenbelages beim Kauakt. Die Diabeteszunge ist gekennzeichnet durch ihre Sauberkeit, die leuchtend hellrote Farbe und die Schleimhautatrophie mit relativ glatter Oberfläche (sog. „Pökelzunge"). Auch bei zahlreichen Mangelkrankheiten (Eiweiß-, Vitamin-B-Mangel u. a.) kommt es zu einer spiegelroten glatten Schleimhautatrophie, die auf einer Epithelatrophie mit Schwund der filiformen Zungenpapillen beruht und meist an der Zungenspitze beginnt. Beispiele sind die feuchte dunkelrote Leberzunge oder die Möller-Hunter-Glossitis.

Änderungen der *Blutzirkulation* in der terminalen Strombahn führen zur Umgestaltung des Schleimhautreliefs der Zunge als sog. Stauungszunge, vor allem bei Herz- und Gefäßkrankheiten.

Die *Makroglossie* hat eine sehr umfangreiche Ätiologie. Eine rein muskuläre Makroglossie (Abb. 18.1) kann beim partiellen Riesenwuchs entstehen. Eine Hyperplasie der Zungengrundtonsille (Abb. 18.2) wird vor allem im höheren Lebensalter beobachtet. Verschiedene Formen der Glossitis (Abb. 18.3) können ebenfalls zur Makroglossie führen.

Die sog. *Rida-Fede-Krankheit* ist am Zungenbändchen lokalisiert und beruht im Säuglingsalter auf dem Durchbruch der unteren mittleren Schneidezähne. Histologisch handelt es sich um bis bohnengroße Granulationsgeschwülste nach Art eines pyogenen Granuloms mit Fibrinschorf an der Oberfläche und sekundärer fibromatöser Umwandlung.

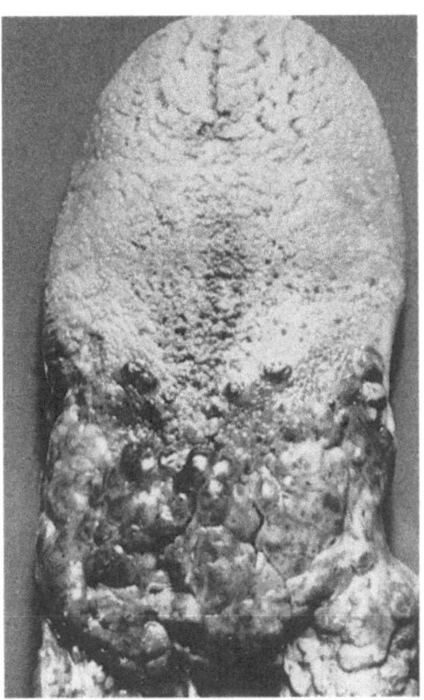

Abb. 18.2. Ausgeprägte noduläre lymphatische Hyperplasie am Zungengrund bei einem 80 Jahre alten Mann

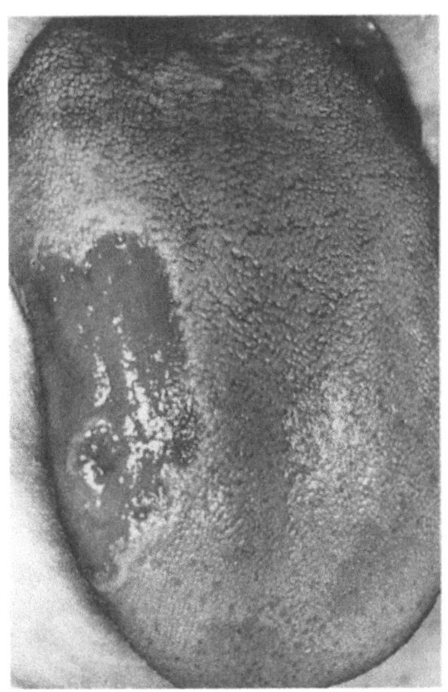

Abb. 18.3. Lingua migrans geographica: großer erosiv-rötlicher Schleimhautbezirk am rechten Zungenrand. (Präp. Prof. E. WANNENMACHER, Münster)

3 Wangen, Gaumen und Gingiva *(Tabelle 18.3)*

Wangen

Der *Wangensaum* in Höhe der Zahnfleischleiste weist am häufigsten Schleimhautläsionen auf. Dies gilt einerseits für die Lokalisation von Dermatosen mit Einbeziehung der oralen Mukosa, zum anderen für die Entwicklung von Tumoren (fissurale Fibrome, Angiome u.a.). Auch die sog. Adenomatosis oris ist hier lokalisiert und beruht auf submukös gelegenen derben knotigen Drüsenhyperplasien ähnlich der Cheilitis glandularis simplex.

Tabelle 18.3. Besonderheiten von Wange, Gaumen, Gingiva, Kieferknochen und Speicheldrüsen (mit Hinweisen auf andere Kapitel)

Topik	Art der Veränderung	Hinweis auf Kapitel, Abschnitt
Wange	Dermatosen	6.5
	Fissurale Fibrome	11.3.1.1
	Fordyce-Flecken	3.8.3
	Chievitz-Organ	1.1.3, 2
	Panniculitis ossificans	4.3.4.2
	Kubo-Wangenzyste	
	Granuloma eosinophilicum faciei	16.1.2.2
Gaumen	Leukokeratosis nicotinica palati	
	Letales Mittellinien-Syndrom	15.1
	Gaumenanomalien (Torus palatinus)	3.9.2
	Uvula bifida	3.9.2
	Apoplexia uvulae (Gaumensegelhämatom)	5.6
	Epignathie, Teratome	3.3.3, 13.4
	Angiomyom	11.6.1.2
	Maligne Melanome	12.3
	Kaposi-Sarkom	11.7.3.2
Gingiva		Bd. 1/II
	Schwermetallintoxikationen	4.4.2
	Pigmentablagerungen	4.1.2
	Kontaktallergien	4.4.5
	Riesenzell-Epulis	Bd. 1/II 5.3
	Gingivitis, Parodontitis, Parodontose	Bd. 1/II 5.1 - 5.4
	Makrulie (Hydantoin-Hyperplasie)	Bd. 1/II 5.2.1
	Kongenitale Granularzell-Epulis	13.1
	Pigmentierter infantiler neuroektodermaler Tumor	11.9.1.9
Kieferknochen		Bd. 1/II
	Osteomyelitis, Osteosklerose	Bd. 1/II 8.1, 8.2
	Osteomalazie, Osteoporose	Bd. 1/II 8.3, 8.4
	Dysplastische Osteopathien	Bd. 1/II 8.7
	Fibröse Dysplasie	Bd. 1/II 8.10.1
	Cherubismus	3.6.4.6 u. Bd. 1/II 8.10.3
	Mikro- und Makrognathie	3.4.2, 3.4.3 u. Bd. 1/II 8.12.2, 8.12.3
	Speicheldrüsen	Bd. 1/I

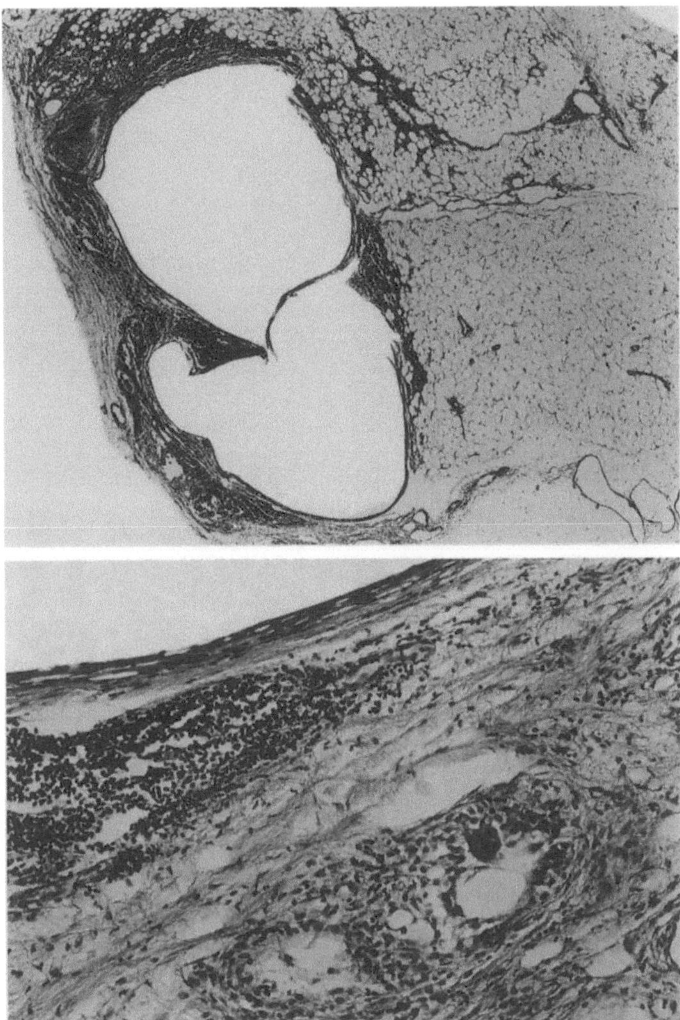

Abb. 18.4. Postoperative Kubo-Wangenzyste: multiple Zystenbildungen im Fettgewebe der Wange, umgeben von einem entzündlichen reparativen Granulationsgewebe. HE, × 17 und × 150

Die postoperative *Kubo-Wangenzyste* (Abb. 18.4) entsteht im Anschluß an Radikaloperationen der Oberkieferhöhle bei chronischer Sinusitis. Durch eine Proliferation des Schleimhautepithels in verbliebenen Schleimhautresten kommt es zur Zystenbildung im Weichteilgewebe der Wange. Die Zysten sind teils mit kubischem Epithel, teils auch mit Plattenepithel ausgekleidet und von einem chronisch entzündeten Bindegewebe umgeben. Meist liegt eine Spätkomplikation mit Neigung zum Rezidiv vor. Das Granuloma eosinophilicum faciei (Abb. 18.5) gehört in die Gruppe der traumatischen Ulzera. Das polymorphzellige Granulationsgewebe enthält zahlreiche eosinophile Leukozyten, histiozytäre

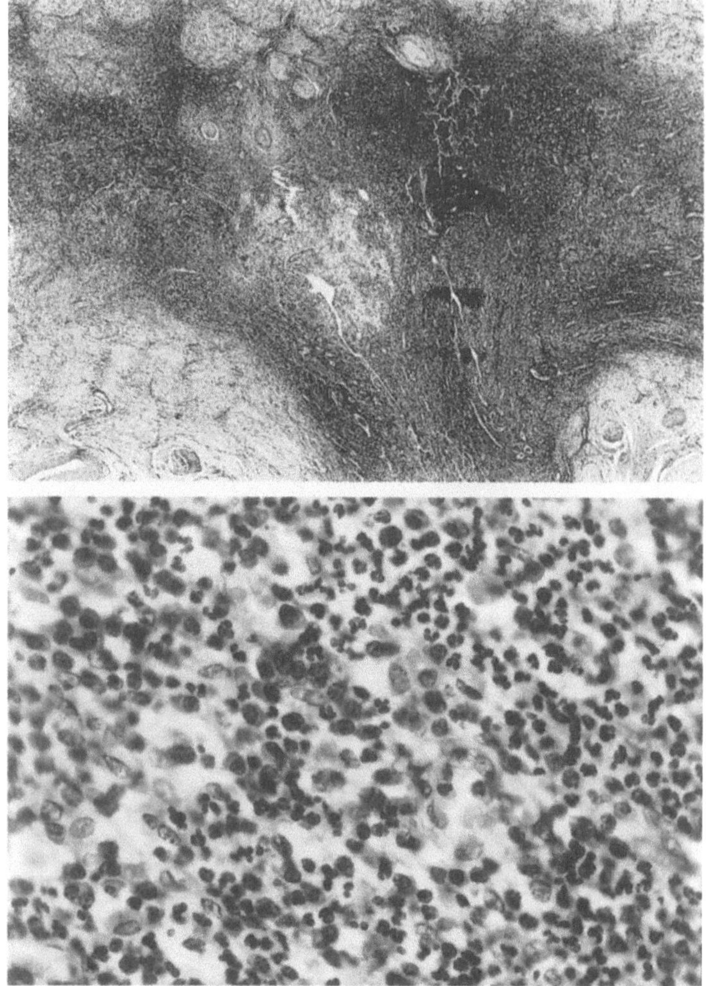

Abb. 18.5. Granuloma eosinophilicum faciei der Wange: Infiltration der Wangenweichteile durch ein polymorphzelliges Granulationsgewebe mit Einschluß eosinophiler Leukozyten (sog. traumatisches eosinophiles Ulkus). HE, × 17 und × 500

Zellen und Fibroblasten. Die Pareiitis granulomatosa der Wange (Abb. 18.6) ist Teilbild des Melkersson-Rosenthal-Syndroms.

Gaumen

Schleimhautveränderungen finden sich neben der „Stomatitis nicotinica" (Leukokeratosis nicotinica palati) vor allem bei *Prothesenträgern.* Durch die Abflußbehinderung kommt es unter der Schleimhaut zu einer ausgeprägten obstruktiven Sialadenitis der Gaumendrüsen. Durch Lokalanästhetika können Schleimhautnekrosen entstehen.

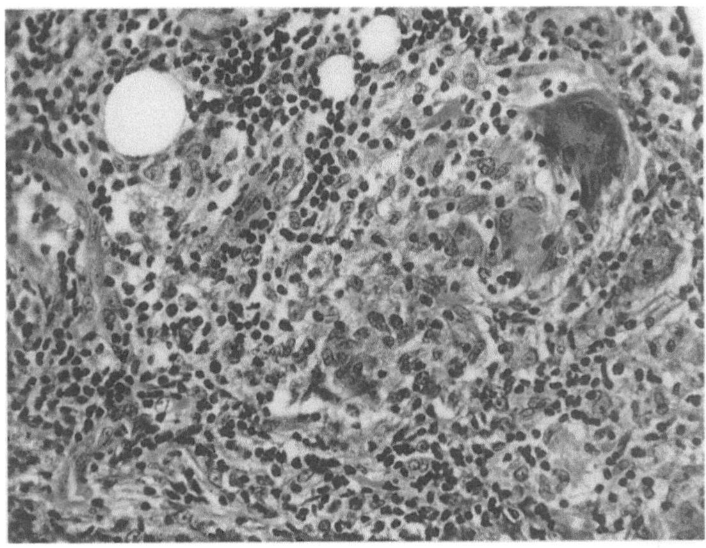

Abb. 18.6. Pareiitis granulomatosa bei Melkersson-Rosenthal-Syndrom: histiozytär-epitheloidzelliges Granulom im submukösen Wangengewebe mit Einschluß einer mehrkernigen tuberkuloiden Riesenzelle, umgeben von einem lymphozytären Infiltrat. HE, × 300

Die *Uvula* zeigt Veränderungen, die auf der besonderen Angioarchitektur und der Anordnung des Fasergewebes beruhen. Charakteristisch für die Urämie ist das Uvulaödem. Bei zahlreichen Infektionskrankheiten (Pneumonie, Grippe u.a.) findet sich eine entzündliche Mitbeteiligung der Uvula als „Uvulitis" mit serofibrinöser Durchtränkung und Zellinfiltration.

Gingiva, Kieferknochen und Speicheldrüsen

Aus der Tabelle 18.3 geht hervor, daß die meisten der krankhaften Veränderungen der Gingiva und Kieferknochen bereits im Band 1/II abgehandelt worden sind. Bezüglich der Speicheldrüsen wird auf Band 1/I verwiesen.

Literatur

Hornstein OP (1996) Erkrankungen des Mundes. Ein interdisziplinäres Handbuch und Atlas. Kohlhammer, Stuttgart Berlin Köln

Schuermann H, Greither A, Hornstein O (1966) Krankheiten der Mundschleimhaut und der Lippen. Urban & Schwarzenberg, München Baden Wien

Sachverzeichnis

G

H

I

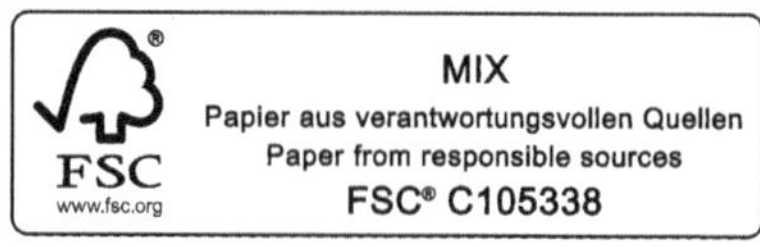

If you have any concerns about our products,
you can contact us on
ProductSafety@springernature.com

In case Publisher is established outside the EU,
the EU authorized representative is:
Springer Nature Customer Service Center GmbH
Europaplatz 3, 69115 Heidelberg, Germany

Printed by Libri Plureos GmbH
in Hamburg, Germany